からだと光の事典

太陽紫外線防御研究委員会
・・・・・・・・・・・・・・・[編集]・・・・・・・・・・・・・・・

朝倉書店

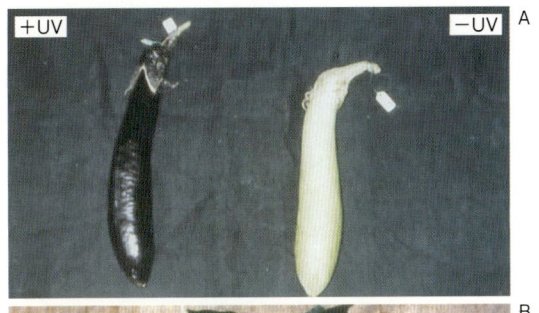

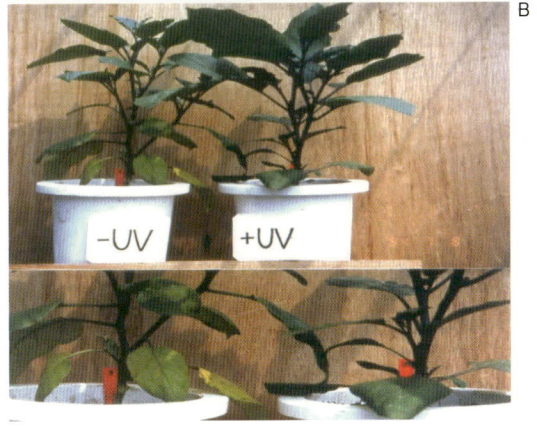

口絵1 ナス（品種クルメオーナガ）の果実着色に及ぼす紫外線の影響（A）と老化に及ぼす紫外線の影響（B）
A：UVは果実の色素成分（アントシアニン）を誘導．＋UVは可視光＋near UV照射，−UVは可視光のみ照射（図I.26）．
B：上は植物の全体像，下は基部の拡大像．−UV区での基部の数枚葉に黄化現象（老化作用）が見られるが，＋UV区ではまだ緑葉のままである．＋UVは可視光＋near UV照射，−UVは可視光のみ照射（図I.27）．

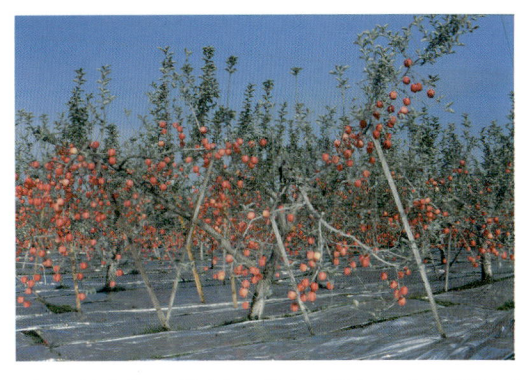

口絵2 除袋後の'陸奥'の果実に反射シートを敷設し葉を取り除いて着色させている様子（図I.32）

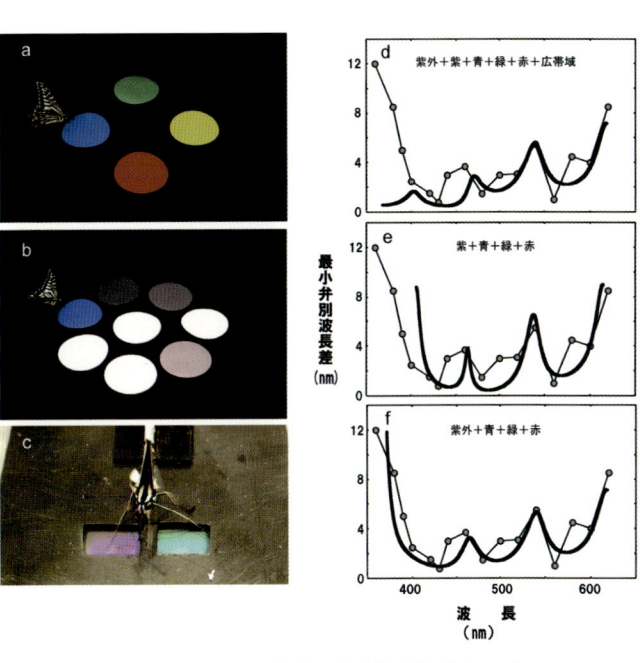

口絵3 アゲハの色覚と波長弁別能（図I.37）
青色紙の上で蜜を吸うことを学習したアゲハは，他の色紙（a）からも灰色の色紙（b）からも正確に青を選ぶ．単色光の上で蜜を吸うことを学習することができ，この行動によって近い2つの波長を識別させることができる（c）．波長弁別能は3ヵ所でとくに高く（d〜f），この結果は，紫外・青・緑・赤受容細胞が関わっていると仮定するとうまく説明できる（f）．

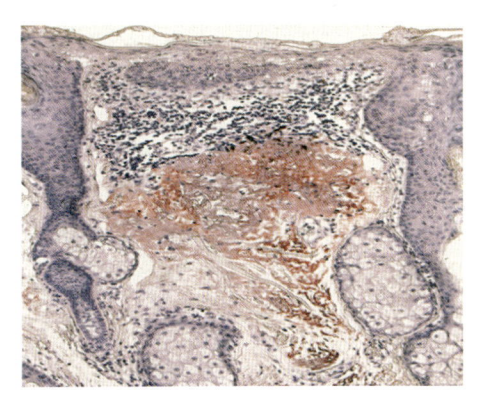

口絵4 86歳のヒトの顔の皮膚のD-β-Asp含有蛋白質抗体による免疫組織染色（赤色部がD-β-Asp含有蛋白質の存在部位）（図II.26）

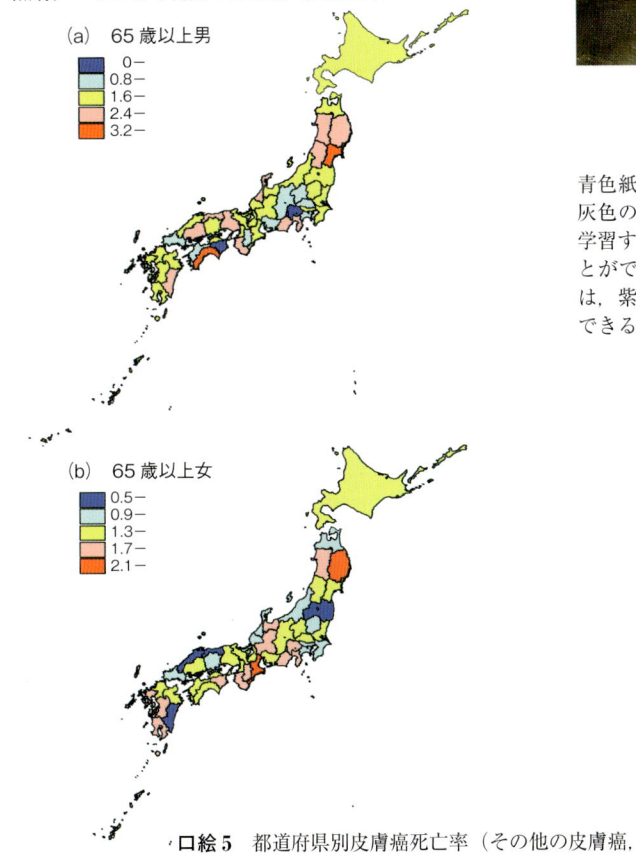

口絵5 都道府県別皮膚癌死亡率（その他の皮膚癌，人口10万対）（図III.7）

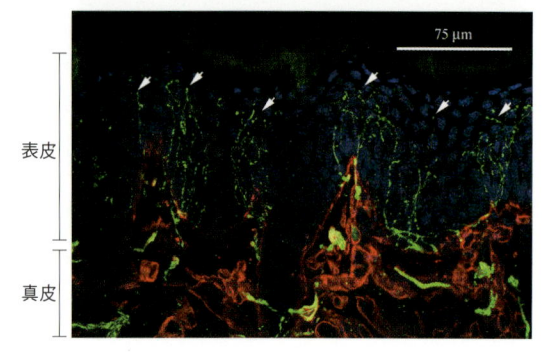

口絵 6 アトピー性皮膚炎モデル NC/Nga マウスの表皮内神経線維の分布（図 III.32）

アトピー性皮膚炎様の症状を呈する NC/Nga マウスの皮膚を 4% パラホルムアルデヒドで固定後，凍結切片を作製し，表皮内神経線維を視覚化するために，抗 PGP9.5 抗体（緑色）で免疫組織化学染色を行った．また，基底膜は抗 nidogen 抗体（赤色），細胞核は dapi（青色）で染色することで視覚化した．正常皮膚では主に表皮-真皮境界部に位置する知覚神経線維が，アトピー性皮膚炎では表皮内へ侵入，またはスプラウティングすることで，表皮内神経線維が増生する．この表皮内神経線維の稠密化，つまり，かゆみ刺激を受け取る側の増加により，物理的，化学的刺激等によって神経線維が活性化され，かゆみが惹起されると推定される．

口絵 7 PUVA 治療前後のアトピー性皮膚炎患者の皮膚における表皮内神経線維の分布（図 III.33）

健常者および PUVA 治療前後のアトピー性皮膚炎患者からの皮膚検体（3 mm）を，抗 PGP9.5 抗体（緑色）で免疫組織化学染色し，表皮内神経線維の分布を検討した．(a) 健常者の皮膚では，神経線維は主に表皮-真皮境界部に分布した．(b) アトピー性皮膚炎患者の皮膚では，表皮内神経線維が増生し，角層直下まで伸長する神経線維が観察された（矢印）．(c) PUVA 治療後のアトピー性皮膚炎患者の皮膚では，表皮内神経線維の消退が観察された．点線は，表皮-真皮境界部を示している．

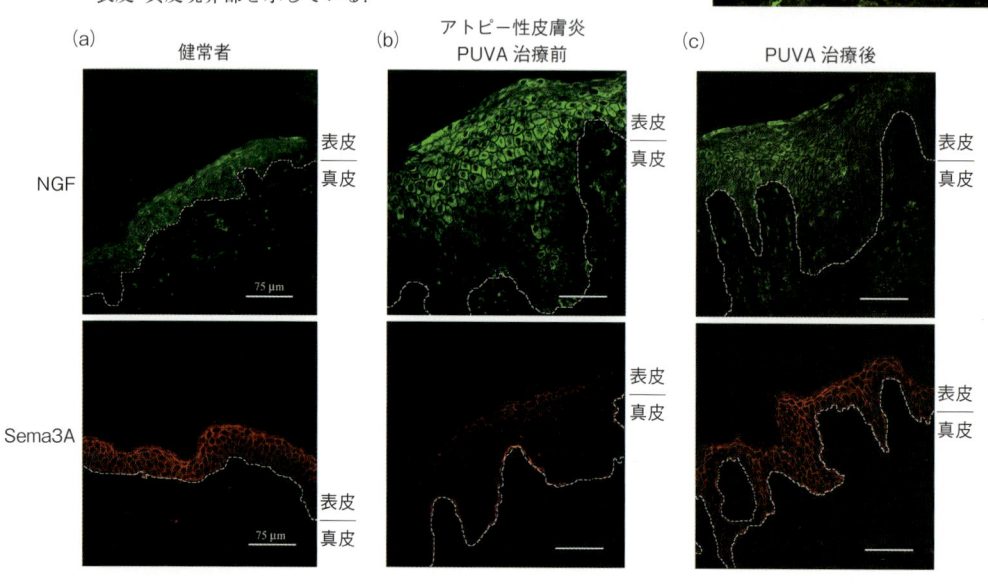

口絵 8 PUVA 治療前後のアトピー性皮膚炎患者の皮膚における軸索ガイダンス分子（NGF，Sema3A）の発現変化（図 III.34）

健常者および PUVA 治療前後のアトピー性皮膚炎患者からの皮膚検体（3 mm）を，抗 NGF 抗体（緑色）または抗 Sema3A 抗体（赤色）で免疫組織化学染色し，これら軸索ガイダンス分子の発現レベルを検討した．健常者（a）と比較して，アトピー性皮膚炎患者（b）の表皮では，NGF の発現増加と Sema3A の発現低下が観察された．一方，PUVA 治療前のアトピー性皮膚炎患者と比較して，PUVA 治療後（c）では，NGF と Sema3A の異常な発現が正常化された．点線は，表皮-真皮境界部を示している．

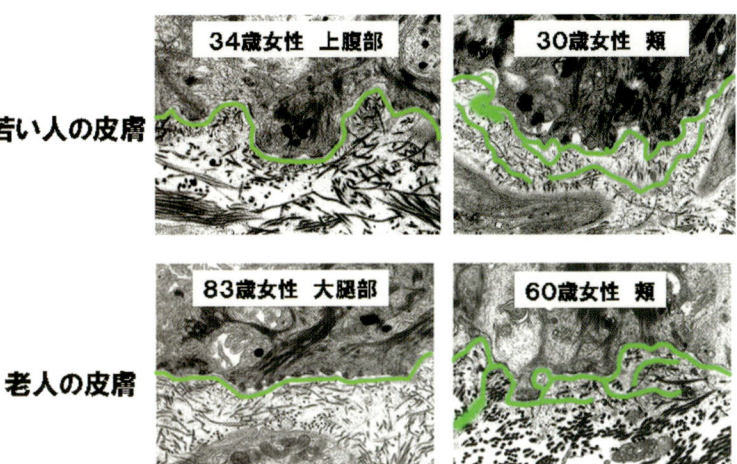

口絵 9 露光部皮膚の基底膜ダメージ（電子顕微鏡写真）（図 III.42）
皮膚の基底膜を緑の線で示したが，露光部皮膚では，30 歳と 60 歳の頬で基底膜の多重化や断裂が高頻度に観察された．一方，非露光部皮膚では 34 歳と 83 歳の表皮基底膜ではほぼ正常な構造を維持していた．

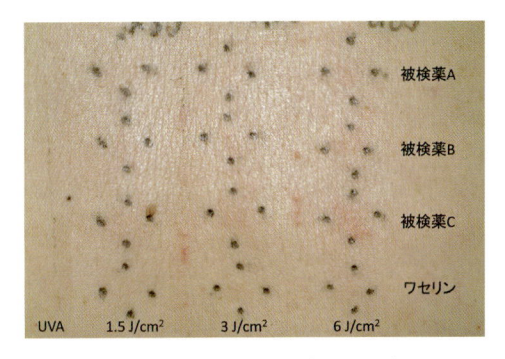

口絵 10 光貼付試験（図 III.56）
被検薬 A（ロサルタンカリウム），B（ヒドロクロロチアジド），C（ロサルタンカリウム・ヒドロクロロチアジド合剤）を貼付した 24 時間後に UVA を 1.5, 3, 6 J/cm^2 照射した．6 J/cm^2 照射では被検薬 C 部で紅斑と丘疹が明瞭に見られるが，1.5 J/cm^2 照射部では明らかではない．

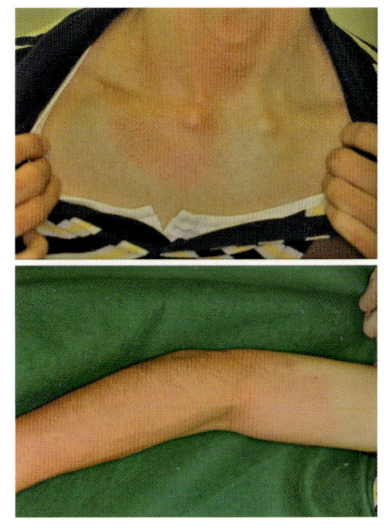

口絵 11 日光蕁麻疹の症状（図 III.69）
17 歳，男性．自動車乗車中に日光曝露し，紅斑と膨疹が出現した（上：上胸部，下：上肢）．

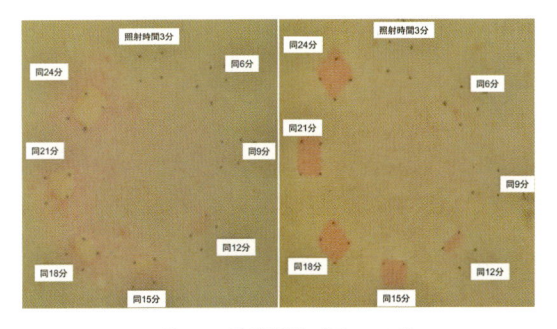

口絵 12 誘発試験（図 III.70）
可視光を作用波長とする患者の背部で，スライドプロジェクターによる誘発試験を行った．最長で 24 分間照射したが，12 分間照射した部位より紅斑の出現を認め，照射時間の延長とともに膨疹が誘発された（左）．同様の誘発試験を抗ヒスタミン薬（オロパタジン）内服 2 時間後に行うと，紅斑出現までの照射時間は同様に 12 分間であったが，膨疹の誘発は抑制された（右）．

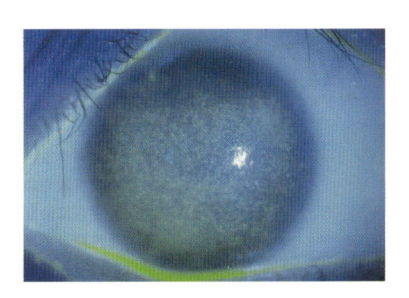

口絵 13 紫外線による角膜上皮障害（図 III.94）
角膜全体にびまん性の上皮欠損（点状表層角膜炎）を認める．色素で染まった点状の黄白色部分が上皮の欠損部を示している．

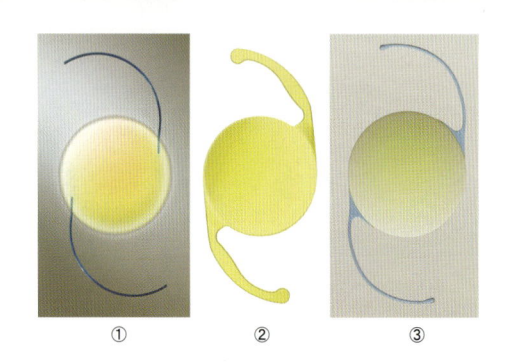

口絵14　着色眼内レンズ（図III.97）
①アバンシー Natural（興和社提供），②AcrySof® Natural（Alcon 社提供），③ YA-60BBR®（HOYA 社提供）．

① ② ③

口絵15　サル眼網膜断面（Snodderly et al, 1984 より改変）（図III.111）
左：トルイジンブルー染色写真．網膜は 10 層の層構造をなす．
右：無染色写真．黄色く見えるのが黄斑色素で，主に外網状層と内網状層にみられる．

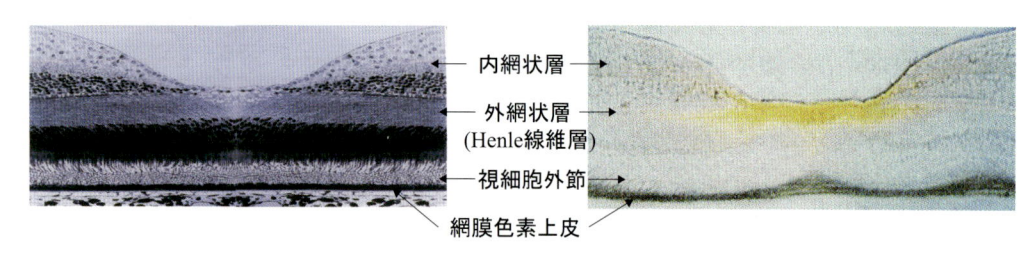

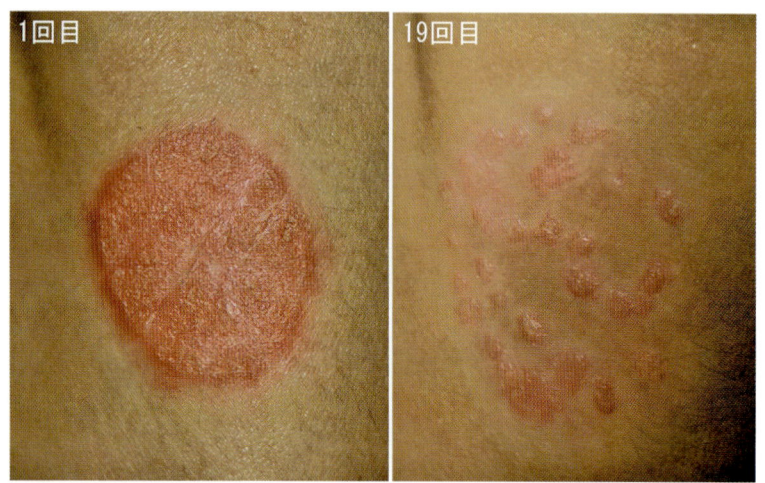

→内網状層
→外網状層（Henle線維層）
→視細胞外節
→網膜色素上皮

1回目　19回目

口絵16　ターゲット型ナローバンドUVB療法の尋常性乾癬治療例（図III.144）
19 回の照射で，紅斑，浸潤の改善と病変の縮小がみられる．

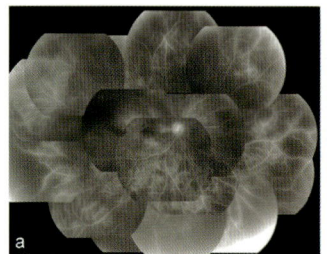

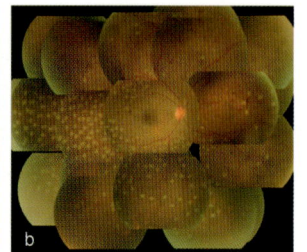

口絵17　糖尿病網膜症（図III.162）
（a）治療前のフルオレセイン蛍光造影写真．網膜毛細血管が広範囲に閉塞している．
（b）汎網膜光凝固術後の眼底写真．白い斑点は比較的新しい光凝固斑で，色素を持つ斑点は時間の経過した凝固斑である．

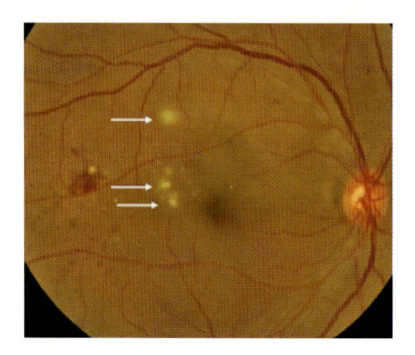

口絵18　糖尿病黄斑症の限局性浮腫に対するレーザー光凝固術後の眼底写真（図III.163）
矢印は網膜毛細血管瘤を直接光凝固した凝固斑である．

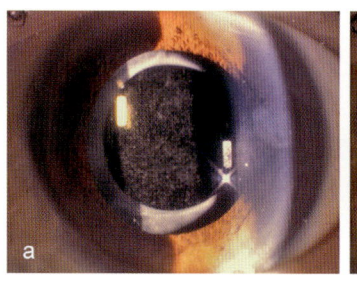

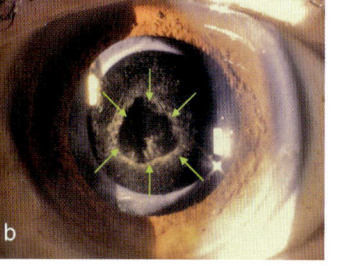

口絵19　後発白内障に対する後囊切開術（図III.168）
（a）術前．水晶体後囊が白濁している．
（b）パルス Nd：YAG レーザーで混濁した後囊に丸い穴（矢印）を開けて光の透過を図る．

序

　生命は宇宙の中で地球のみに存在しているのであろうか．地球の生命体は水を媒体にして，化学反応でいのちを営んでいます．とくに水の存在が気体（水蒸気），液体，固体（氷）の三態となって存在しているのは，太陽からの距離が実に妙を得ているこの地球だからです．今から約36億年前，原始の海で太陽放射光などのエネルギーによって無機物から有機物が生成され，より複雑な化合物である蛋白質や核酸へと変化し，やがて自己と同じものを複製することができる生命体が誕生したと考えられています．一方，太陽紫外線は生命体の遺伝情報を担うDNAに傷を生成し，死をもたらす脅威でもありました．生命誕生後まもなく，DNAの傷をできるだけ少量にとどめる防御機構や，傷ができても元に戻す修復機構を身につけてきました．さらに，DNAの損傷部位では，DNA複製や修復過程でエラーが混入して，元とは異なる塩基配列となることもありました．生命誕生から今日までの幾世代にもわたる突然変異の繰り返しによる遺伝情報の変化は進化の原動力であったと考えられています．今日の多種多様な微生物，動物界，植物界の繁栄によって「いのちの地球」となりました．地球の生命体はその誕生の時から，今日もなお，太陽から離れることはできません．植物はエネルギーの源を太陽から得て，化学物質に転換してエネルギーを蓄積し，動物は光を感知して生活を営み，植物からそのエネルギーの恩恵を直接的にまたは間接的に得ています．しかし，進化しても失うことのできない多くの能力に変異が生じると，「いのちの営み」に不都合が生じます．とくにヒトは医療に頼るのです．

　本書『からだと光の事典』では太陽光の物理学，測定法などの基礎からはじまって，光と生命体とのかかわりあいがいかに多くの生命体に共通しているかを最新の研究成果とともに紹介しました．生命体が光をいかに上手に利用して生命活動を営んでいるか，そしてヒトに対する太陽光の影響，とくに皮膚への影響を光アレルギー・光過敏症をはじめとして，その臨床における検査法，症状，緩和法，根本的治癒の局面から詳しくわかりやすく解説しました．目についても太陽光の影響を基礎から臨床までを解説しました．一方，光の恩恵を上手に利用した癌治療をはじめとした医学応用についても取りあげました．予防医学としての太陽光のリスクをいかに抑えるか，病気にならない生活の工夫や太陽光との上手なつきあい方も紹介しました．本書は光に関係した医療人，光と生命の関係を勉強しようとする方々，皮膚をいつまでも若々しく美しく保ちたいと考えている方々，すでに光の影響を受けてしまった方々の手引きに大いに貢献するものと考えております．なお，広汎な研究領域上，各領域において慣用される用語・定義が若干異なります．その点をご理解いただければ幸いです．

　本研究委員会創設者である菅原　努先生が平成22年10月1日ご逝去されました．先生の死を悼むとともに，本書がここに発刊できることを先生に深く感謝いたします．

2010年10月吉日

太陽紫外線防御研究委員会理事長
奈良県立医科大学医学部放射線腫瘍医学教室特任教授
大西　武雄

監修者

大西 武雄 （おおにし・たけお） 奈良県立医科大学

編集委員 （担当順）

佐々木 政子 （ささき・まさこ） 東海大学名誉教授 ［Ⅰ, Ⅴ, Ⅵ編］
二階堂 修 （にかいどう・おさむ） 金沢学院短期大学 ［Ⅱ編］
上出 良一 （かみで・りょういち） 東京慈恵会医科大学 ［Ⅲ編1章］
大平 明弘 （おおひら・あきひろ） 島根大学 ［Ⅲ編2-4章］
藤堂 剛 （とうどう・たけし） 大阪大学 ［Ⅳ編］

執筆者 （五十音順）

青木 秀敏	八戸工業大学		尾花 明	聖隷浜松病院
天野 聡	（株）資生堂		角谷 寛	京都大学
荒川 修	弘前大学		上出 良一	東京慈恵会医科大学
蟻川 謙太郎	総合研究大学院大学		川副 智行	（株）資生堂
飯郷 雅之	宇都宮大学		川田 暁	近畿大学
池畑 広伸	東北大学		川内 康弘	筑波大学
石川 治	群馬大学		川西 利昌	日本大学
市橋 正光	再生未来クリニック神戸		川原 繁	近畿大学
井上 幸次	鳥取大学		関東 裕美	東邦大学
岩田 利枝	東海大学		北山 陽子	名古屋大学
岩月 啓氏	岡山大学		木村 修一	昭和女子大学
植田 俊彦	昭和大学		郷渡 有子	聖隷浜松病院
内山 真	日本大学		児玉 達夫	島根大学
浦上 逸男	千代田工販（株）		小山 恵美	京都工芸繊維大学
海老澤 尚	東京警察病院		近藤 矩朗	前 帝京科学大学
海老原 史樹文	名古屋大学		齊藤 昌子	共立女子大学
大川 匡子	滋賀医科大学		櫻井 武	金沢大学
大黒 浩	札幌医科大学		佐々木 洋	金沢医科大学
大西 武雄	奈良県立医科大学		佐々木 政子	東海大学名誉教授
大平 明弘	島根大学		佐々木 りか子	りかこ皮膚科クリニック
岡野 俊行	早稲田大学		清水 忠道	富山大学
岡本 祐之	関西医科大学		鈴木 民夫	山形大学
小野 雅司	国立環境研究所		砂田 香矢乃	東京大学
小野 道夫	AGCオートモーティブ高橋（株）		関口 美保	東京海洋大学

高井 直樹	名古屋大学	
高井 保幸	島根大学	
高萩 俊輔	広島大学	
高橋 昭久	奈良県立医科大学	
高森 建二	順天堂大学	
竹内 常道	東京慈恵会医科大学	
竹下 秀	東海大学	
田澤 信二	岩崎電気（株）	
多島 新吾	防衛医科大学校	
谷戸 正樹	島根大学	
太根 ゆさ	島根大学	
段野 貴一郎	だんの皮フ科クリニック	
手塚 修文	名古屋大学名誉教授	
寺尾 純二	徳島大学	
戸倉 新樹	産業医科大学	
冨永 光俊	順天堂大学	
鳥飼 章子	前 名古屋大学	
中島 映至	東京大学	
長沼 毅	広島大学	
長沼 雅子	前（株）資生堂	
中根 英昭	国立環境研究所	
二階堂 修	金沢学院短期大学	
西井 貴美子	西井皮膚科クリニック	
錦織 千佳子	神戸大学	
野口 公喜	パナソニック電工（株）	
橋本 和仁	東京大学	
花田 勝美	弘前大学	
秀 道広	広島大学	
日出間 純	東北大学	
藤井 紀子	京都大学	
船坂 陽子	日本医科大学	
古畑 宏幸	太陽光採光システム協議会	
細井 孝之	国立長寿医療研究センター	
堀尾 武	聖護院皮膚科クリニック	
堀川 達弥	西神戸医療センター	
本田 計一	広島大学	
本間 さと	北海道大学	
町田 繁樹	岩手医科大学	
松江 浩二	（株）カネボウ化粧品	
松永 司	金沢大学	
松本 顕	順天堂大学	
松本 義也	愛知医科大学	
三島 和夫	国立精神・神経センター	
宮川 博行	旭硝子（株）	
森 飛鳥	ラフォーレエンジニアリング（株）	
森 俊雄	奈良県立医科大学	
森田 明理	名古屋市立大学	
森脇 真一	大阪医科大学	
八木田 和弘	京都府立医科大学	
矢澤 一良	東京海洋大学	
山口 裕史	名古屋市立大学	
山田 陽三	神戸大学	
吉川 朋子	北海道大学	
吉廻 浩子	島根大学	
吉村 崇	名古屋大学	
渡辺 晋一	帝京大学	
渡辺 正勝	総合研究大学院大学	

目　次

I. 光と環境 …………………………………………………………………………… 1
1. 太陽紫外線環境 ……………………………………………………………… 1
- 1.1 太陽と地球の光環境 …………………………………… [中島映至, 関口美保]… 1
- 1.2 オゾン層の破壊と太陽紫外線 …………………………………… [中根英昭]… 7
- 1.3 地上で太陽紫外線を計測する …………………………………… [竹下　秀]… 11

2. 植物と太陽紫外線 ……………………………………………………………… 15
- 2.1 太陽紫外線の増加は植物にどのような影響を与えるか ………… [近藤矩朗]… 15
- 2.2 植物の太陽紫外線防御機構；イネとUVB ……………………… [日出間　純]… 19
- 2.3 植物による太陽光紫外線の有効利用 …………………………… [手塚修文]… 23
- 2.4 太陽紫外線とリンゴの着色 ……………………………………… [荒川　修]… 26

3. 動物と太陽紫外線 ……………………………………………………………… 30
- 3.1 チョウの色覚と紫外線 ………………………………………… [蟻川謙太郎]… 30
- 3.2 昆虫の生活と太陽紫外線 ………………………………………… [本田計一]… 34
- 3.3 プランクトンと太陽光 …………………………………………… [長沼　毅]… 36

4. 材料と太陽紫外線 ……………………………………………………………… 40
- 4.1 太陽紫外線による材料劣化とその防御 ………………………… [鳥飼章子]… 40
- 4.2 窓ガラスと太陽紫外線 …………………………………………… [小野道夫]… 42

5. 環境と太陽紫外線 ……………………………………………………………… 46
- 5.1 光触媒による環境浄化の進展 …………………………… [砂田香矢乃, 橋本和仁]… 46
- 5.2 宇宙ステーションと太陽粒子線 ………………………… [高橋昭久, 大西武雄]… 49

6. 人工光源の利用 ………………………………………………………………… 53
- 6.1 ソーラーシミュレーターと日焼け反応評価 …………………… [松江浩二]… 53
- 6.2 大型スペクトログラフ利用研究 ………………………………… [渡辺正勝]… 55
- 6.3 水殺菌 …………………………………………………………… [浦上逸男]… 57
- 6.4 植物工場 ………………………………………………………… [田澤信二]… 59
- 6.5 各種の人工光計測 ……………………………………………… [竹下　秀]… 64

II. 光と基礎医学 ……………………………………………………………………… 69
1. 光探求の歴史 ………………………………………………… [佐々木政子]… 69
2. 光への生体反応 ……………………………………………………………… 74
- 2.1 紫外線誘導シグナルトランスダクション ……………… [大西武雄, 高橋昭久]… 74
- 2.2 生体反応のアクションスペクトル ……………………………… [二階堂　修]… 78

3. 光による生体高分子の障害 ………………………………………………… 86
- 3.1 DNA損傷の種類 ………………………………………………… [森　俊雄]… 86
- 3.2 D-アミノ酸の生成と蛋白質の変異 …………………………… [藤井紀子]… 89
- 3.3 コラーゲンの変化 ……………………………………………… [清水忠道]… 94
- 3.4 エラスチンの変化 ……………………………………………… [多島新吾]… 97

3.5　脂質の酸化変性 ……………………………………………………［寺尾純二］…99
　4. 光によって惹起された生体高分子傷害の修復 ……………………………………104
　　4.1　DNA損傷に対する修復機構 …………………………………［松永　司］…104
　　4.2　HSPの発現機構とはたらき ……………………………………［大西武雄］…108
　　4.3　メタロチオネインなど生体内金属の役割 ……………………［花田勝美］…109
　5. 光による細胞障害 …………………………………………………………………112
　　5.1　紫外線誘導細胞死（アポトーシス）……………………………［大西武雄］…112
　　5.2　突　然　変　異 …………………………………………………［池畑広伸］…114
　　5.3　癌化─分子，細胞，動物からヒトへ─ ………………………［堀尾　武］…117

Ⅲ．光と臨床医学 …………………………………………………………………………123
　1. 光　と　皮　膚 ………………………………………………………………………123
　　1.1　光による急性皮膚障害 …………………………………………………………123
　　　a. サンバーン …………………………………………………［市橋正光］…123
　　　b. サンタン ……………………………………………………［山口裕史］…125
　　1.2　光による慢性皮膚障害 …………………………………………………………126
　　　a. 日本における皮膚癌統計 …………………………………［小野雅司］…126
　　　b. 光発癌の機序 ………………………………………………［錦織千佳子］…129
　　　c. 光老化の機序 ………………………………………………［船坂陽子］…133
　　　d. 光老化の予防・治療 ………………………………………［川田　暁］…137
　　1.3　光　と　細　胞 …………………………………………………………………140
　　　a. 角化細胞 ……………………………………………………［川内康弘］…140
　　　b. メラノサイト ………………………………………………［鈴木民夫］…143
　　　c. 線維芽細胞 …………………………………………………［石川　治］…148
　　　d. ランゲルハンス細胞 ………………………………………［岡本祐之］…151
　　　e. 神　経 ………………………………………［冨永光俊，高森建二］…154
　　　f. 髪 ……………………………………………………………［川副智行］…157
　　1.4　光と免疫能 ………………………………………………………［戸倉新樹］…159
　　1.5　光と皮膚の防御構造 ……………………………………………［天野　聡］…162
　　1.6　皮膚色と光感受性 ………………………………………………［山口裕史］…165
　　1.7　光線過敏症 ………………………………………………………………………167
　　　a. 光線過敏症とは ……………………………………………［上出良一］…167
　　　b. 色素性乾皮症 ………………………………………………［森脇真一］…171
　　　c. ポルフィリン症 ……………………………………………［川原　繁］…175
　　　d. 光線過敏型薬疹 ……………………………………［堀川達弥，山田陽三］…179
　　　e. 光接触皮膚炎 ………………………………………………［関東裕美］…183
　　　f. 多形日光疹 …………………………………………………［竹内常道］…185
　　　g. 慢性光線性皮膚炎 …………………………………………［戸倉新樹］…187
　　　h. 種痘様水疱症 ………………………………………………［岩月啓氏］…188
　　　i. 日光蕁麻疹 ……………………………………［高萩俊輔，秀　道広］…190

  j．光線で悪化する疾患 ………………………………………………［段野貴一郎］…192
 2．光　　と　　眼 …………………………………………………………………………196
  2.1　視覚のしくみ …………………………………………………………［児玉達夫］…196
  2.2　光受容の分子機構 ……………………………………………………［大黒　浩］…199
  2.3　眼による光の屈折・調節の仕組み …………………………………［太根ゆさ］…204
  2.4　可視放射による眼の急性傷害 ………………………………………［植田俊彦］…208
  2.5　紫外線による角・結膜の急性慢性障害 ……………………………［高井保幸］…211
  2.6　光と白内障 ……………………………………………………………［吉廻浩子］…213
  2.7　光と加齢黄斑変性 ……………………………………………………［大平明弘］…217
  2.8　光と網膜色素変性 ……………………………………………………［町田繁樹］…220
  2.9　光による眼の診断 ……………………………………………………［谷戸正樹］…223
  2.10　黄斑色素の役割と測定法 ……………………………………………［尾花　明］…227
 3．皮膚の光線防御 …………………………………………………………………………233
  3.1　生活習慣での光線防御 ………………………………………………［市橋正光］…233
  3.2　皮膚の光線防御機構 …………………………………………………［上出良一］…235
  3.3　サンスクリーン剤 ……………………………………………………［長沼雅子］…238
  3.4　ガラスによる紫外線防御 ……………………………………………［宮川博行］…245
  3.5　眼の光線防御 …………………………………………………………［佐々木　洋］…247
  3.6　日焼けサロン …………………………………………………………［上出良一］…252
 4．光による治療 ……………………………………………………………………………254
  4.1　紫外線療法 ……………………………………………………………［森田明理］…254
  4.2　光化学（PUVA）療法 ………………………………………………［堀尾　武］…259
  4.3　光線力学的療法（PDT） ……………………………………………［松本義也］…264
  4.4　レーザー治療 …………………………………………………………［渡辺晋一］…268
  4.5　眼のレーザー治療 ……………………………………………………［郷渡有子］…272
  4.6　レーザー屈折矯正手術 ………………………………………………［井上幸次］…278

Ⅳ．光　と　行　動 ………………………………………………………………………………281
 1．生　体　時　計 …………………………………………………………………………281
  1.1　光環境応答性—概日リズム …………………………………………［本間さと］…281
  1.2　光環境応答—光周性 …………………………………………［高井直樹，吉村　崇］…285
  1.3　シアノバクテリアの生物時計 ………………………………………［北山陽子］…288
  1.4　ショウジョウバエの生物時計 ………………………………………［松本　顕］…291
  1.5　哺乳類の生物時計 ……………………………………………………［八木田和弘］…293
  1.6　光と生物時計 …………………………………………………………［海老原史樹文］…297
  1.7　概日リズムの光受容体 ………………………………………………［岡野俊行］…300
  1.8　概日リズム睡眠障害 …………………………………………………［内山　真］…304
  1.9　ヒトの生物時計とリズム障害 ………………………………………［海老澤　尚］…307
  1.10　睡眠調節機構 …………………………………………………………［角谷　寛］…310
  1.11　ナルコレプシー ………………………………………………………［櫻井　武］…314

1.12	メラトニンの分子機構	［飯郷雅之］	320
1.13	メラトニンによる睡眠・生体リズムの調節	［三島和夫］	324
1.14	光と生殖（モデル生物）	［高井直樹, 吉村　崇］	331
1.15	光と生殖（哺乳動物）	［吉川朋子］	334
2. 光とこころ			337
2.1	光環境のヒトへの影響	［大川匡子］	337
2.2	現代社会の光環境	［小山恵美］	340
2.3	人工光環境がヒト睡眠・生体リズムへ及ぼす影響	［三島和夫］	345
2.4	光と認知症	［大川匡子］	349

V. 光と衣・食・住 ……353

1. 光と衣生活（布による光防御）	［齊藤昌子］	353
2. 光と食生活		359
2.1	光と栄養	［木村修一］	359
2.2	光とビタミンD	［細井孝之］	362
2.3	光と抗酸化食品	［矢澤一良］	365
2.4	光と旨み	［青木秀敏］	371
3. 光と住生活		375
3.1	日射・光・紫外線の遮蔽用日除け	［川西利昌］	375
3.2	照明と生体リズム	［野口公喜］	378
3.3	太陽を有効に利用する屋内照明	［岩田利枝］	382
3.4	自然光を室内に導入する方法	［森　飛鳥, 古畑宏幸］	384

VI. 光と子供の健康 ……393

1.	日本の小学生の日常生活行動と紫外線曝露	［小野雅司］	393
2.	国内におけるサンケアプログラム	［小野雅司］	397
3.	小学校における太陽紫外線防御の現状	［佐々木りか子］	399
4.	プール授業の紫外線防御	［西井貴美子］	403
5.	子供の時からのサンケア（紫外線ケア）	［長沼雅子］	407
6.	国内外の子供の太陽紫外線防御対策	［佐々木政子］	409

索　引 ……413

I 光と環境

1. 太陽紫外線環境

1.1 太陽と地球の光環境

a. 放射場の定義

大気，海洋，陸域表層を含む地球表層系は，太陽からの電磁波（太陽放射）を受け，熱赤外線（地球放射）を宇宙空間に放出することにより，その運動が駆動されている．したがって，その中で育まれた生命は，これらの電磁放射（以下，放射と呼ぶ）に大きく影響されており，その動態を理解することは非常に重要である．このような地球表層環境に存在するエネルギー的に重要な放射は，波長が $0.2\,\mu m$ 程度の紫外線から，$100\,\mu m$ 程度の熱赤外線まで3桁にわたる波長域に存在する．表 I.1 に示すように，これらの放射の名称は，使用される分野によってさまざまなものが使われる．「光」という言葉は太陽放射に対して使われることが多いが，ここでは環境に存在する放射を「光」として，これらのすべてを扱うことにする．

ここでいう放射あるいは輻射（radiation）とは，大気や海洋のなかを伝達する互いに独立な電磁波束である．そのエネルギーが放射エネルギー E（J）であり，その単位時間当たりの流れが放射フラックス（Wあるいは$J\,sec^{-1}$）である．ある単位面積を通過する放射フラックスを放射照度 F（irradiance, Wm^{-2}）と呼ぶ．さらに，伝達方向の単位立体角当たりのエネルギーフラックスを放射輝度（radiance）L（$Wm^{-2}\,str^{-1}$）と呼ぶ（図 I.1）．したがって，直断面積 dS，立体角範囲 $d\Omega$ でセンサーが放射を受ける時，放射エネルギー dE（J）は次のように表される．

$$dE = FdtdS = L(\Omega)d\Omega dtdS \qquad (1)$$

ここで伝達方向 Ω に関する放射輝度を $L(\Omega)$，dt は観測時間幅（sec）である．多くの放射伝達の議論では，単位面積を通過する放射フラックスを使

表 I.1 地球表層環境に関わる電磁波

電磁波の名称	波長域*
短波長紫外線（UVC），中波長紫外線（UVB），長波長紫外線（UVA）	$0.20\,\mu m\text{-}0.29\,\mu m\text{-}0.32\,\mu m\text{-}0.40\,\mu m$
近紫外線，遠紫外線	$0.01\,\mu m\text{-}0.20\,\mu m\text{-}0.38\,\mu m$
可視光	$0.38\,\mu m\text{-}0.77\,\mu m$
近赤外線，中赤外線，遠赤外線	$0.7\,\mu m\text{-}2.5\,\mu m\text{-}4\,\mu m\text{-}1,000\,\mu m$ 短波長赤外，中間赤外といった分類もある．
マイクロ波	$100\,\mu m\text{-}1\,m$
太陽放射，地球放射	$0.2\,\mu m\text{-}4\,\mu m\text{-}100\,\mu m$ に大きなエネルギーがある．気象学では短波放射，長波放射とも呼ばれる．
熱赤外放射	物質から射出される熱放射．地球大気では $4\,\mu m\text{-}100\,\mu m$ に主に存在する．

*波長域は目安であって，定義によって若干変わる．

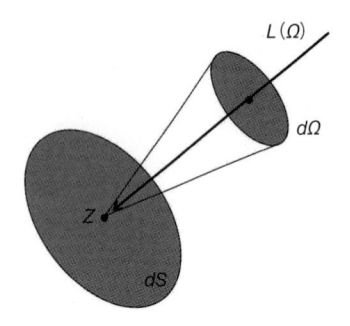

図 I.1 放射輝度の定義

うことが多いため，ここでは放射フラックスを放射照度と同じ意味に用いる．これらのエネルギーはさまざまな波長の電磁波の集まりであり，全放射エネルギーはこれらの波長別の量（スペクトル）の合計になる．

$$F = \int F_\lambda d\lambda = \int \lambda F_\lambda d\ln\lambda \tag{2}$$

波長の単位は状況にあわせてナノメーター（nm），ミクロン（μm）や，波数 $\nu = 1/\lambda$（cm^{-1}），それらの対数などが用いられる．それにしたがって波長別の放射輝度や照度の単位も変化する．

放射場の構造を記述するためには，放射輝度スペクトルをあらゆる方向（Ω）で与える必要がある．方向 Ω は図 I.2 に示すようなある平面を基準とした極座標を用いて表すことが多い．平面が水平面の場合は，極軸（z 軸）は天頂方向あるいは天底方向に取られる．このような基準面に対する放射場のモーメントを次のように定義する．

$$F^m(\Delta\Omega) = \int_{\Delta\Omega} L(\mu, \phi) \mu^m d\mu d\phi \tag{3}$$

$$\mu = \cos\theta$$

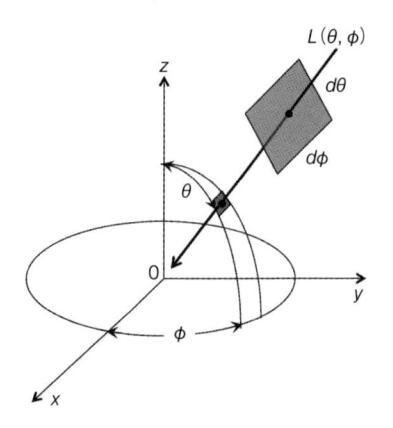

図 I.2 座標系

$m = 1$ の場合，立体角範囲 $\Delta\Omega$ を半球（$\theta = 0 \sim \pi/2$；$\phi = 0, 2\pi$）とすると，地表面の単位面積を通過する水平面放射フラックス（plane radiative flux）が定義される．$\Delta\Omega$ を全球（$\theta = 0 \sim \pi$；$\phi = 0, 2\pi$）とする場合は，下向き放射フラックス F^+ と上向き放射フラックス F^- の差，すなわち正味のフラックス（net flux）が得られる．

$$F_N = F^+ - F^- \tag{4a}$$

$$F^\pm = \int_0^1 d\mu\mu \int_0^{2\pi} d\phi L(\pm\mu, \phi) \tag{4b}$$

また（3）で $m = 0$ の場合，$\Delta\Omega$ を全球とすると，$H = F^0(4\pi)$ は球フラックス（spherical flux），あるいはスカラー照度（scalar irradiance）と呼ばれる．$H/4\pi$ は平均放射輝度である．また電磁波理論によると，H は単位体積当たりの放射エネルギー密度 u と次の関係にある．

$$u = H/c \tag{5}$$

ここで c は光速度である．放射エネルギーの代わりに光量子数（$L_\lambda\lambda/hc$）について 0 次のモーメントを定義すると，これを光化学作用フラックス（actinic flux）と呼び，光化学反応の計算に使われる．

b. 地球表層系における放射場

全球年平均の放射エネルギー収支を図 I.3 に示す．大気上端に入射した太陽放射は，地表面に届くまでに大気分子，水蒸気，その他の微量気体，大気エアロゾル，雲，地表面によって吸収，散乱をうけ，その一部は大気圏外に反射される．そのために地球全体として利用できる太陽放射エネルギーは大気圏外での入射量の約 7 割である．そのうち，大気で 78 Wm^{-2} が，また地表面によって 161 Wm^{-2} が吸収される．吸収された太陽放射によって地球は暖められる結果，熱赤外線が射出される．その結果，宇宙空間に 239 Wm^{-2} の地球放射が射出され，系はほぼ熱的平衡状態を保っている（厳密には現在気候では海洋深層への流出分 0.9 Wm^{-2} だけバランスしていない）．

熱赤外域では水蒸気などの大気微量気体による吸収によって，地表面を出た放射はすぐに吸収さ

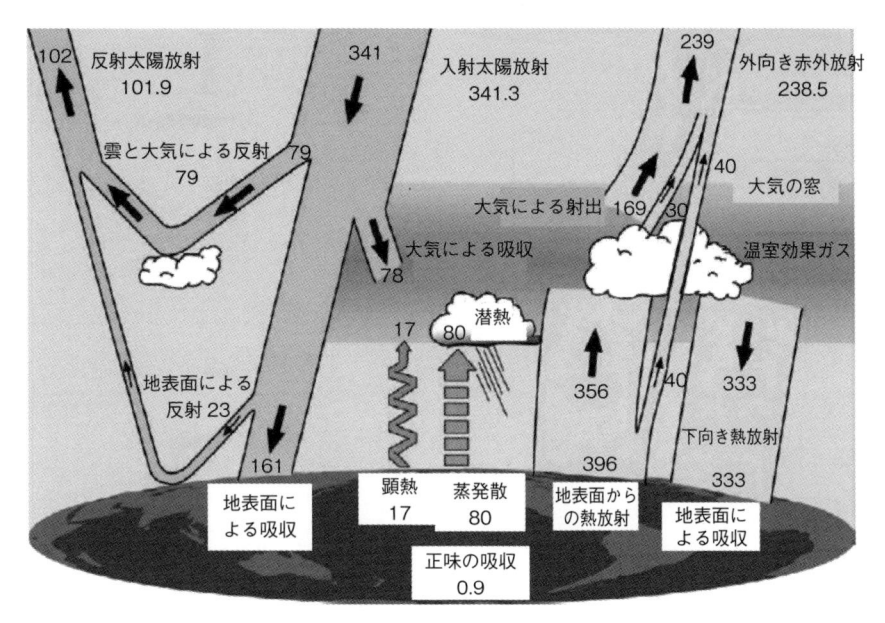

図 I.3 全球平均の地球放射エネルギー収支（Wm^{-2}）
数値は文献3による．

れ，その場の温度に応じた熱放射が再射出されるために，各高度では上向きと同時に，同じ程度の大きさの下向き熱赤外放射が再射出されている．そのために，その高度より下の層は再射出された熱赤外放射によって暖められている．これを温室効果という．たとえば，地表面では396 Wm^{-2}の熱放射が上向きに射出されることによって熱を失っているが，同時に大気から333 Wm^{-2}の再射出があるために，熱放射の損失は63 Wm^{-2}程度になり，地表面が過度に冷えるのを防いでいる．現在，問題になっている地球温暖化は，人為起源の二酸化炭素などの温室効果気体による熱赤外放射の吸収が増加するために，この下向き放射が増え，過度の温室効果が発生することによって引き起こされている．同時に，成層圏では冷却が起こっている．

中緯度夏の状況における典型的な放射場の構造を図 I.4 に示す．図には太陽放射，地球放射，および地表面からの熱赤外放射を黒体近似した場合に対応する，絶対温度5,800度，255度，294度の黒体放射スペクトルも同時に示す．大気圏外の太陽入射フラックスは，フラウンホーファー線などの太陽表面での光吸収によって複雑に変化しているが，おおまかには5,800度の黒体放射スペクトルに従っている．晴天域では，大気上端での上向き太陽放射は地球大気と海洋および陸面によって反射された部分で構成されているが，その大きさは100 Wm^{-2}μm^{-1}以下と小さい．一方，地表面には大部分の太陽放射が到達していることがわかる．しかし波長0.35 μm以下の放射は，オゾンと酸素原子による強い光吸収のためにほとんど地表面には到達しない．また，1 μmより長い近赤外波長域では水蒸気による吸収によって，1.6 μm，2.2 μmなどの大気の窓をのぞいて大きな減衰が起こっている．一方，曇天域では雲による強い反射によって，大気上端での上向き太陽放射と地表面太陽放射が同じような値になっている．

また晴天域の熱赤外の窓（8 μmから15 μm）では，地表面温度の黒体放射に近い上向き放射が大気上端から射出されており，それ以外の波長域では地球の有効黒体放射温度（255度）の黒体放射に近い放射が射出されている．また，逆に地表面では，255度の黒体放射に近い下向き放射が大気の窓において卓越しているが，それ以外の波長域では地表面温度の黒体放射に近い値になっている．一方，曇天域では，雲による地表面放射の吸収と

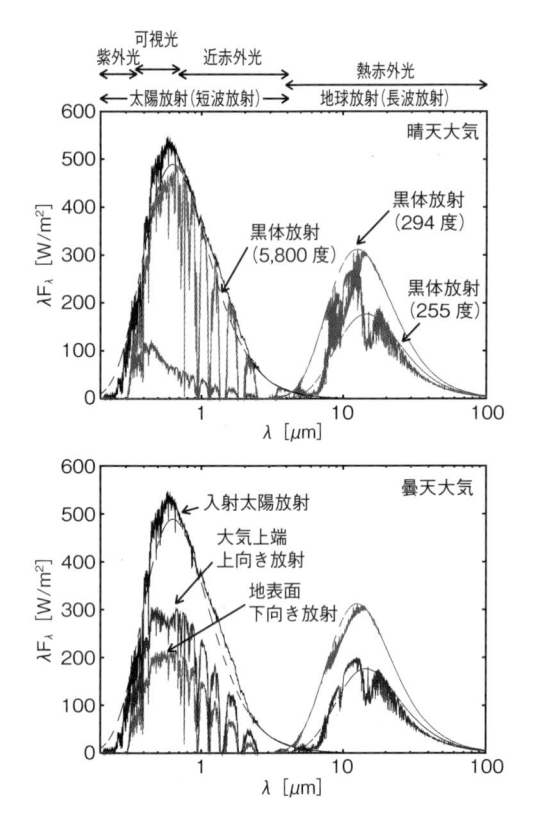

図 I.4 晴天域（上）と曇天域（下）における大気放射場の構造

太陽入射フラックス，大気上端における上向き放射フラックス，地表面における下向き放射フラックスを示す．AFGL 中緯度夏大気．波長軸は対数とし，縦軸は放射フラックスに波長をかけた量（λF_λ）を示す．また，5,800 K，255 K，294 K の黒体放射関数のスペクトルも示す．太陽天頂角を 60 度，雲層の光学的厚さは 10 で 4 km から 5 km の高度に存在すると仮定した．

雲層からの熱放射によって，大気上端と地表面では，それぞれ雲層温度と地表面温度に近い黒体放射が卓越する．

以上のような地球大気の放射場のスペクトルは，大気組成気体の光吸収によって非常に複雑な微細構造を持っている．その構造を図 I.5 に示すが，気体分子の量子状態の遷移に伴う多数の吸収線や連続吸収帯によって構成されている．図に示すように，紫外域ではオゾンと酸素原子，可視域ではオゾンと酸素，赤外波長域では水蒸気，オゾン，二酸化炭素，メタン，一酸化二窒素による強い吸収がみられる．

気体と同時に大気の放射収支を決めているのは，エアロゾルと雲である．これらの大気粒子の光学

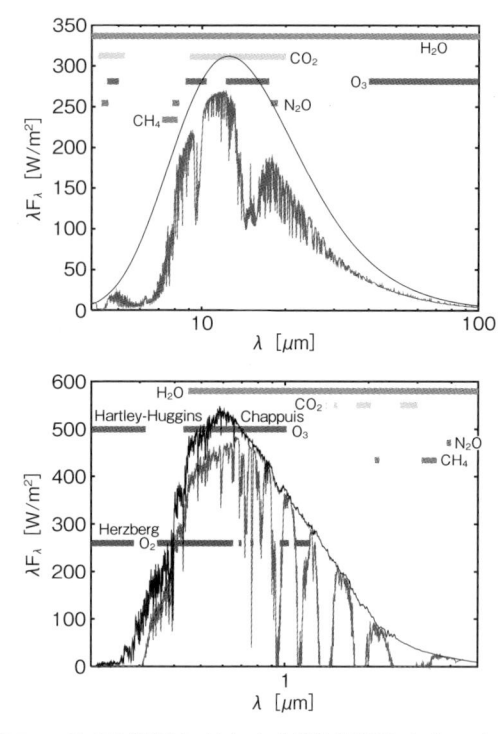

図 I.5 地球放射領域（上）と太陽放射領域（下）における大気中の微量気体による吸収帯構造

特性の波長依存性は気体に比べてずっと滑らかであるが，粒子の組成と大きさ，形状によって複雑に変化する．その中で，もっとも重要な光学パラメーターは，粒子の吸収断面積 C_a（m^2）と散乱断面積 C_s（m^2）である．考えている層の単位面積当たりの全粒子の断面積の和を光学的厚さと呼ぶ．

$$\tau = \sum_n (C_{a,n} + C_{s,n}) \quad (6)$$

ここで n は単位面積当たりの層に存在する粒子の番号，$C_{a,n}$, $C_{s,n}$ は n 番目の粒子の吸収断面積と散乱断面積である．粒子系の光学的厚さのスペクトルは，太陽放射波長域においてオングストロームの法則によって比較的よく表される．

$$\tau_\lambda = \beta \lambda^{-\alpha} \quad (7)$$

ここで β はオングストローム係数，α はオングストローム指数と呼ばれる．雲粒子は半径が 10 μm 以上で太陽放射波長に比べて大きいので，波長依存性が小さく $\alpha = 0$ としてよい．エアロゾルの場合は代表的な値は 1 であるが，0 から 2 程度の範囲で変化し，小粒子が卓越するほど α が大きい．

図 I.6 は波長 0.3 μm から 2 μm における地表面

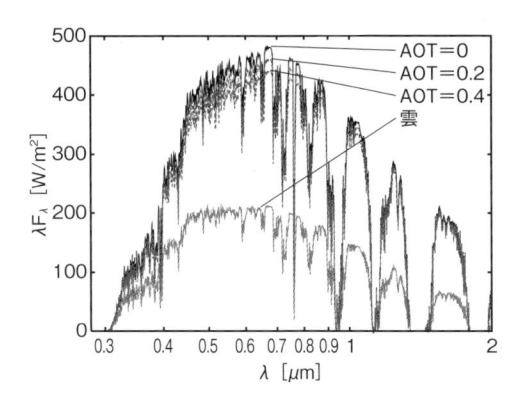

図 I.6 太陽放射スペクトル域における地表面全天日射量（λF_λ の単位で示す）
対流圏で代表的なエアロゾルの光学的厚さ（AOT）が 0，0.2，0.4 の場合を示す．また，雲のある大気では高度 4 km から 5 km に光学的厚さが 10 の雲があると仮定した．太陽天頂角を 60 度とする．

下向き太陽放射フラックス（全天日射量と呼ばれる）を示す．エアロゾルの光学的厚さが増えるにつれて，全天日射量は減衰するが，オングストローム則によって波長が短いほど大きな減衰を引き起こす．しかし，波長が 0.4 μm を下回ると大気分子による散乱が卓越するために，エアロゾルの効果は相対的に小さくなる．したがって，エアロゾルによる減衰効果は可視光域で顕著である．また，雲に関してはオングストローム指数が 0 であるために，その影響はどの波長域でも非常に大きい．紫外域の大気圏外太陽放射量は非常にわずかで，波長が 0.4 μm 以下は全体の約 9% にすぎないが，大きな健康被害を与えるために紫外線量の変動の把握は重要である（図 I.7）．図 I.8 に波長が 0.3 μm から 0.4 μm 域の全天日射量を示す．この波長域では大気分子による散乱，およびオゾンと酸素原子による強い吸収が卓越するために，もともとわずかな大気圏外太陽放射フラックスはさらに非常に小さな値になる．とくに，オゾンの吸収の強い 0.32 μm 以下では雲，エアロゾル，オゾンの変動が同時に大きく影響をするので，変化は複雑である．

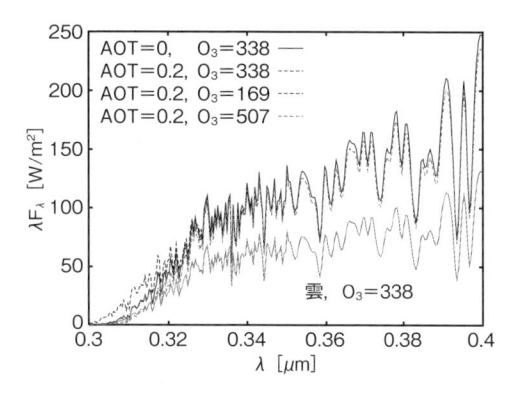

図 I.8 図 I.6 と同様の図であるが，波長域を 0.3 から 0.4 μm として，オゾン量が 169，338，507 ドブソンの場合を示す．

c. 海洋中における放射場の構造

海洋中における放射場は大気の場合に比べてさらに大きな波長依存性や組成依存性を持っている．図 I.9 に 10 m 水深における放射フラックスの減衰率（透過率）を示す．長波長側では水自体の光吸収により減衰が大きく，他の組成にはあまり依存しない．短波長側では，水の吸収が 300 nm 付近まで小さいために，海洋懸濁物（プランクトン，溶存有機物，固体粒子）によって著しい減衰を受

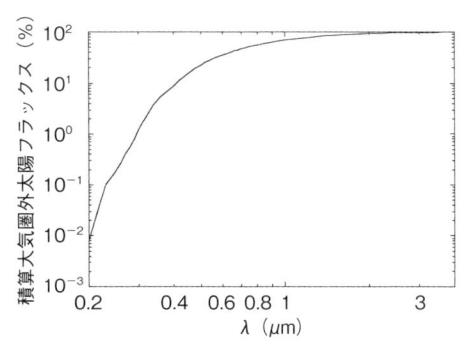

図 I.7 大気圏外太陽放射フラックスの積算分布

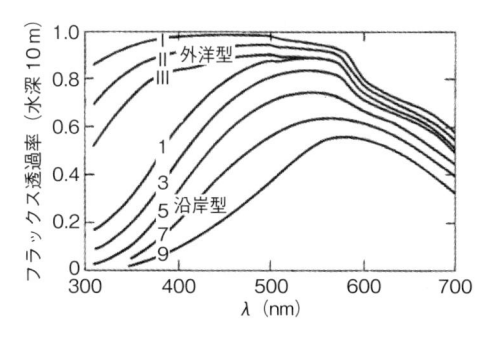

図 I.9 水深 10 m における海洋層の放射フラックス透過率の波長依存性
Jerlov[1] による外洋タイプ I，II，III および沿岸タイプ 1，3，5，7，9 を示す．

表 I.2　地球表層環境の放射場に関わる放射伝達コード

ソフトウェア名称	開発者/管理者	説明
HITRAN	ハーバード・スミソニアン天体物理学センター	気体光学パラメーター
GEISA	気象力学研究所（フランス）	気体光学パラメーター
OPAC	ミュンヘン大学	エアロゾル光学パラメーター
AERONET	NASA	地上観測によるエアロゾル統計データ
ISCCP	NASA	衛星解析による雲統計データ
SYMBIOS	NASA	海洋懸濁物統計
LBLRTM	AER Inc.	ラインバイライン計算
MODTRAN	アメリカ空軍	中分解能気体吸収計算
DISORT	NASA	多重散乱放射伝達計算
6S	LOA	多重散乱放射伝達計算，偏光計算，BDRF モデル
star シリーズ	OpenCLASTR	多重散乱放射伝達計算，fstar（フラックス），rstar（輝度）pstar（偏光），hstar（高波長分解能）大気海洋系計算，高速放射輝度計算
SHDOMPP	コロラド大学	3次元DOM法
MCARaTS	MCARaTS 開発チーム	3次元モンテカルロ法

ける．そのため，外洋域と沿岸では大きな光環境の違いがある．図にはJerlov[2]によるさまざまな海域でのスペクトル型を示す．海洋域での光減衰は大気に比べて大きいために，100 m以深に届く太陽放射は可視域（とくに青色光）が主である．このような深度における詳細なスペクトル分布の再現にはクロロフィルの蛍光や水分子のラマン散乱を考慮する必要がある[2]．

d. 放射基準，気体吸収線データベースと放射コード

直達日射量の正確な測定には，空洞輻射理論を利用した絶対放射計が用いられるが，その値付け（検定，校正などと呼ばれる）は，世界気象機関（WMO）が管理している世界放射基準器によって行われている．日本の気象庁はこの基準器に値づけられた第II地区（アジア）の地区基準器を管理している．また，気象庁の紫外線観測に使われるブリューワー分光光度計の基準器は，米国国立標準技術研究所（NIST）の標準ランプによって値づけられている．

地球表層系における放射場を計算するには，温度や湿度，微量気体の分布以外に，組成気体の吸収線パラメーター，エアロゾルの光学パラメーター，エアロゾルの粒径分布等の全球分布統計，雲の全球分布統計が必要である．また，放射場の伝達方程式を解くための計算コードが必要である．そのために今日では非常に詳細な光学パラメーターのデータベースと放射伝達コードが開発されている．それらの代表的なものを表I.2にまとめる．それぞれのソフトウェアは問題ごとに最適になるように開発されているので，問題にあわせて適切なものを選ぶ必要がある．（中島映至，関口美保）

参考文献

1) Jerlov NG : Marine Optics. Elsevier Oceanography Series, Elsevier, 1976.
2) Sugihara S, Kishino M, Okami N : Contribution of Raman scattering to upward irradiance in the sea. J Oceanogr Soc Japan 40 : 397-404, 1984.
3) Trenberth KE, Fasullo JT, Kiehl J : Earth's global energy budget. Bull Amer Meteor Soc 90 : 311-323, 2009.

1.2 オゾン層の破壊と太陽紫外線

a. オゾン層とその役割
1) 成層圏とオゾン層
　成層圏と呼ばれる高度約 15-50 km の大気領域では，上空ほど気温が高く対流が起こらないため，高度 20-30 km に多く存在するオゾンは，層をなして地球を取り巻いており，オゾン層あるいは成層圏オゾン層と呼ばれている．成層圏において上空ほど気温が高い理由は，オゾンが成層圏に多く存在し，太陽紫外線を吸収して大気を暖めているからである．また，オゾン層は，有害な太陽紫外線から地上の生命を守ってくれている．

2) 地球大気および生物の進化とオゾン層
　太陽系の惑星の中で太陽からの距離が地球に近い金星，火星の大気組成を地球と比較すると，酸素分子が大幅に少ない．この違いは，地球上には光合成を行う生物が存在するが，火星，金星には存在しないことによる．酸素分子は 240 nm 付近より短い波長の太陽紫外線を吸収する．さらに，酸素分子と酸素原子が結合して作られるオゾンが約 315 nm より短い波長の紫外線を吸収する．このように，現在は地上の生命体にとって有害な太陽紫外線が遮蔽されているが，地球の大気中に最初から酸素分子やオゾンが存在したのではない．太陽紫外線が届きにくい水中において光合成細菌シアノバクテリアが酸素分子を放出し，地球大気中の酸素濃度が増加した．それによってオゾン濃度が増加すると，陸上の生物が太陽紫外線から守られるようになり，進化することができるようになった．また，陸上の植物の進化と繁栄によって光合成で生成される酸素分子がさらに増え，オゾン濃度がさらに上昇し，地上の生命体の生存により適した紫外線環境が作られていった．

b. オゾン層の生成と破壊
1) オゾン層生成の化学：純酸素理論
　成層圏，とくにその上部では酸素分子を分解する短波長の紫外線が届く．また，酸素分子の濃度も十分である．この高度で，酸素原子と酸素分子が結合してオゾンは作られる．

$$O_2 + h\nu \rightarrow O + O \quad (1)$$
$$O_2 + O + M \rightarrow O_3 + M \quad (2)$$

ここで M は第 3 体と呼ばれ，酸素分子と酸素原子が結合するときに再び分解してしまわないよう衝突してエネルギーを持ち去る役割を果たしている．具体的には窒素分子や酸素分子である．生成されたオゾンは，光によって分解し，酸素分子とオゾン原子に戻るので，実際には一種の平衡状態になっている．

$$O_3 + h\nu \rightarrow O_2 + O \quad (3)$$

このようなオゾンの生成理論は純酸素理論あるいはチャップマン理論と呼ばれている．

2) オゾン層生成の化学：窒素酸化物，水素酸化物の役割
　実際に測定されるオゾン濃度は，純酸素理論によって計算される濃度の約半分しかない．この問題は，窒素酸化物によるオゾン破壊反応を導入することで概ね解決される．

$$O_3 + NO \rightarrow O_2 + NO_2 \quad (4)$$
$$O + NO_2 \rightarrow O_2 + NO \quad (5)$$

(4) と (5) の正味の反応は，

$$O_3 + O \rightarrow 2O_2 \quad (6)$$

であるので，(4)，(5) の反応では窒素酸化物 NO および NO_2 は増加も減少もしない．つまり触媒として働く．そして，オゾンと酸素原子が減少する．ここでは省略するが，水蒸気が光分解して生成される OH などの水素酸化物も触媒的にオゾンを破壊する．これらの触媒反応によるオゾンの破壊は，それぞれ，NO_x サイクルおよび HO_x サイクルと呼ばれている．

3) フロンによるオゾン層破壊のメカニズム
　フロン，正式名称クロロフルオロカーボン (CFC) は，メタン，エタンなどの炭化水素の水素がフッ素原子あるいは塩素原子によって置き換えられた一連の分子のことである．代表的なフロンには，CF_3Cl（CFC-11），CF_2Cl_2（CFC-12）がある．フロンは，不燃性で人体に無害であるうえに，さまざまな有用な物理的，化学的性質を持

っているために,「夢の化学物質」として1930年代から生産,使用が増加した.

a) フロンによるオゾン層破壊のメカニズム（気相反応）

フロンの化学的に安定で壊れにくいという性質は,大気中に放出された場合にも大気汚染をもたらさないという長所につながる.しかし,大気中で除去されにくいために蓄積するという問題を引き起こす.実際に,フロンは対流圏では破壊されず,成層圏に輸送され,短波長の紫外線によって分解されるが,その際に塩素原子を放出する.この塩素原子は,(4),(5)と同様の触媒反応,ClO_xサイクルによってオゾン層を破壊する.

$$O_3 + Cl \rightarrow O_2 + ClO \quad (7)$$
$$O + ClO \rightarrow O_2 + Cl \quad (8)$$

このサイクルの正味の反応も,

$$O_3 + O \rightarrow 2O_2 \quad (6)$$

である.このようにして,フロンなどの塩素原子を含む化合物が成層圏に到達すると,それがわずかな量であっても大量のオゾンを破壊する.この触媒反応サイクルは,(8)の反応で酸素原子を必要とするため,酸素原子の多い高度40 km付近の上部成層圏で効率よく働く.

NO_xサイクルやClO_xサイクルによるオゾン破壊は永遠に続くのではなく,終結反応によって止まる.代表的な終結反応は,

$$ClO + NO_2 \rightarrow ClONO_2 \quad (9)$$
$$Cl + CH_4 \rightarrow HCl + CH_3 \quad (10)$$

である.

b) もう1つのオゾン層破壊：南極オゾンホール

南極域上空では,高度15 km付近の下部成層圏で,オゾンがほとんどなくなってしまう激しいオゾン層破壊が起こっている.「南極オゾンホール」と呼ばれるこのような激しいオゾン層破壊が起こるのは,南極域上空の成層圏では冬に太陽光が当たらず,また,中緯度の温かい空気が流れ込むことがないため,容易に気温が-78℃（195 K）以下に下がり,極域成層圏雲（polar stratospheric clouds；PSC）という成層圏の雲が生成することによる.その雲粒の表面で,終結反応の生成物であるHClや$ClONO_2$などが反応して再び反応性の高い塩素化合物が生成されるからである.

オゾンホールは南極域だけの問題ではない.北極域においても,南極オゾンホール内で起こっている反応と同様,PSCが関わる反応でオゾン層破壊が起こってきた.しかし,北極域では大気の変動が激しく,極域と中緯度の成層圏の空気が南極域より混合しやすいため,極端なオゾン層破壊が起こりにくい.

4) 古くて新しい問題—N_2Oが原因のオゾン層破壊

2009年10月に「N_2Oは21世紀最大のオゾン層破壊物質である」という主旨の論文がScienceに発表された[1].その内容の主要な部分は以下のように要約できる.

・地上で放出されるN_2Oは成層圏に輸送され,酸化されて窒素酸化物（NO_x）になり,NO_xサイクルによってオゾン層を破壊する.

・CFCと同様にオゾン破壊係数をN_2Oについて計算すると,現在の成層圏の状態では0.0017（CFC-11の0.0017倍）になる

・オゾン破壊係数に人間活動による放出量の重み付けをして比較すると,N_2Oを原因物質とするオゾン層破壊は,オゾン層保護のためのモントリオール議定書が締結された1987年には,CFC-12,CFC-11,CFC-113に続き4番目であったが,2008年には1番になっており,今後その差は開く.これは,CFCおよびHCFCによるオゾン層破壊が今後減少するのに対し,N_2Oの放出量は増え続けるからである.

自然起源のN_2Oは産業革命以前から存在しており,NO_xサイクルによるオゾン層「破壊」反応も含めたオゾン層の状態が自然な状態であったといえる.人為起源のN_2Oは,化学肥料の使用,汚水,ナイロン製造に使用するアジピン酸の製造などに伴って放出される.この中で,化学肥料の使用に伴う放出が,N_2Oの緩やかではあるが確実な増加トレンドの主因である.もう1つのNO_xサイクルによるオゾン層破壊の話題は,1970年代に大

きな問題として取り組まれた，成層圏を飛行する超音速ジェット機の排ガスとして放出される NO_x を原因とするものであった．これは，原因こそ違うが，同じ NO_x サイクルによるオゾン層破壊という意味では同じ化学反応によるオゾン層破壊である．

NO_x サイクルによるオゾン層破壊は，多くのオゾン層の将来予測モデルに含まれており，Ravishankara らによる Science の論文[1]は，発見というよりも問題提起あるいは警告ととらえるべきであろう．

c. 成層圏オゾン層破壊およびその他の原因による地上紫外線の変化

1） 太陽紫外線量（UVB量）

太陽から地球に届く電磁波には，ガンマ線，エックス線，紫外線，可視光線，赤外線，マイクロ波，電波がある．紫外線は，最も波長の短い可視光である紫よりも波長が短い電磁波であるが，その英語名が"ultraviolet"であるので，UV と省略して呼ばれる．紫外線の生物への影響は波長によって大きく異なるため，UVC（280 nm より短い波長），UVB（280-315 nm），UVA（315-400 nm）に分けられている．現在のオゾン層の状況では，UVC は地上に届かない．地上の UVB 量はオゾン層中のオゾン量で大きく異なる．UVA 量はオゾン量の影響をほとんど受けない．また，人間や生物にとって有害なのは UVC と UVB である．したがって，UVB 量が問題になる．

地上に届く UVB 量を正確に測るには，その分光強度（スペクトル）を測ればよい．その測器として，ドブソン分光光度計を改良した「ブリューワー分光光度計」が多くの観測所で使われている．図 I.10 上段に地上紫外線の分光強度を太線で示した．290 nm から 300 nm にかけて紫外線強度が急激に増加している．このような分光強度では健康や生物に対する影響を表わせない．そこで，それぞれの波長の単位紫外線量が人間の日焼け（紅斑）に及ぼす影響のスペクトル（作用スペクトル；図 I.10 中段）を紫外線強度（図 I.10 上段）にかけ

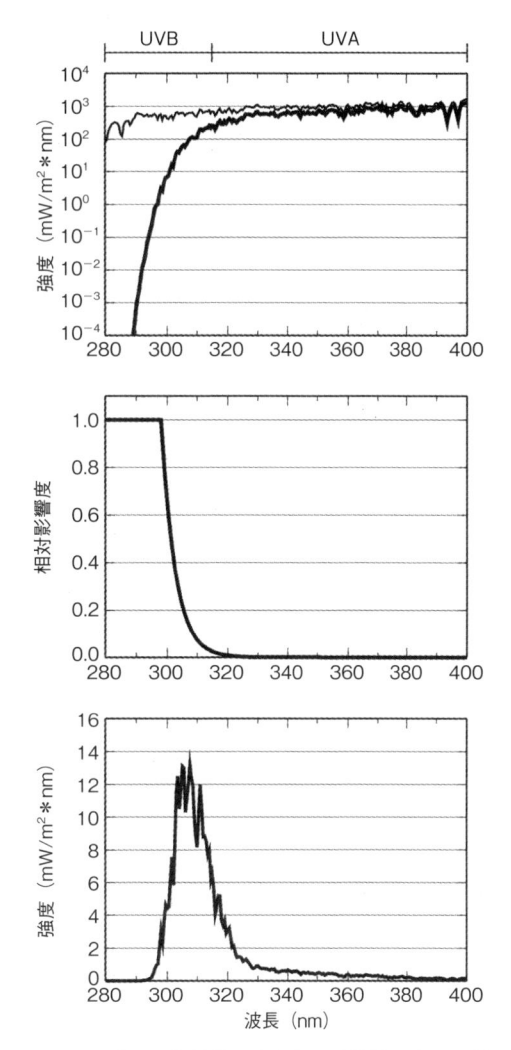

図 I.10 波長別紫外線強度と紅斑紫外線強度の関係
上図は放射伝達モデルを用いて算出した波長別紫外線強度（細線：大気圏外，太線：地表），中図は CIE 紅斑作用スペクトルの相対影響度，下図は波長別紅斑紫外線強度を示す[2]．

て，波長積分したものとして UVB 量を再定義する．単位面積当たり，単位波長当たりのエネルギーの次元を持つ量，Wm^{-2} などの単位として表わす．この量を 25 で除した「UV インデックス」が，UVB 量を専門家以外にもわかりやすく示す手段として，「紫外線予報」などに用いられている．UV インデックスの 1〜2 は弱い紫外線，3〜5 は中程度，6〜7 は強い紫外線，8〜10 は非常に強い紫外線，11 以上は極端に強い紫外線を表す．

2） UVB 量の変化をもたらすもの

オゾン層がなければ陸上の生物が現在のように

1. 太陽紫外線環境　　9

栄えることはなかったであろうと先に述べたが，UVB量の変化をもたらすものは，オゾン量だけではない．ここでは実際のUVB量について観測データに基づいて例示する．

図I.11は，札幌，つくば，鹿児島，那覇で観測された2002年までのUVB量の時系列である．非常に変動が大きいが，包絡線は冬に少なく夏に多くなる規則的な変化を示している．包絡線から下に外れている点の多くは雲の影響を受けたUVB量の減少である．太陽高度角（太陽の高さ）が同じであれば，晴天時のUVB量とオゾン全量（地上から大気の上端までのオゾン量）の関係はかなりよい逆相関を示すことがわかっている[4]．つまり，雲の影響を除けばUVB量はオゾン全量でほぼ決まるということである．逆の見方をすると，現実に人間が受けるUVB量は，オゾン量以外にも，季節や時間や緯度による太陽高度角の違いおよび雲の有無で大きく左右されるということである．

d．オゾン層と地上紫外線の将来

オゾン層が破壊されると，オゾンによる太陽紫外線の吸収量が少なくなり成層圏の気温が下がるため気候に影響を及ぼす．気候の変化は成層圏の気温を変え，オゾン層破壊に関わる化学反応の速度を変える．オゾン層と地上紫外線の将来予測には気候変動を考慮に入れることが必要である．幸い，現在のオゾン層の将来予測は，地球温暖化の予測に使用されるものと同じような3次元全球気候モデルに，オゾン層破壊に関連する化学反応を付け加えた「化学気候モデル」を使って行われている．最近のモデルでは，気候の変化がオゾン層に及ぼす影響とオゾン層の変化が気候に及ぼす影響を含めて将来予測を行っている．その結果を半定量的にまとめたものが図I.12である．(a)はCFCなどのオゾン層破壊物質生産量の推移である．2006年現在，CFCはほとんど生産されておらず，塩素を含んだ寿命の短い代替物質であるHCFCの生産が増加している．(b)は成層圏塩素量である．実は臭素化合物もオゾン層を破壊するが，ここでは塩素量に換算している．HCFCは現

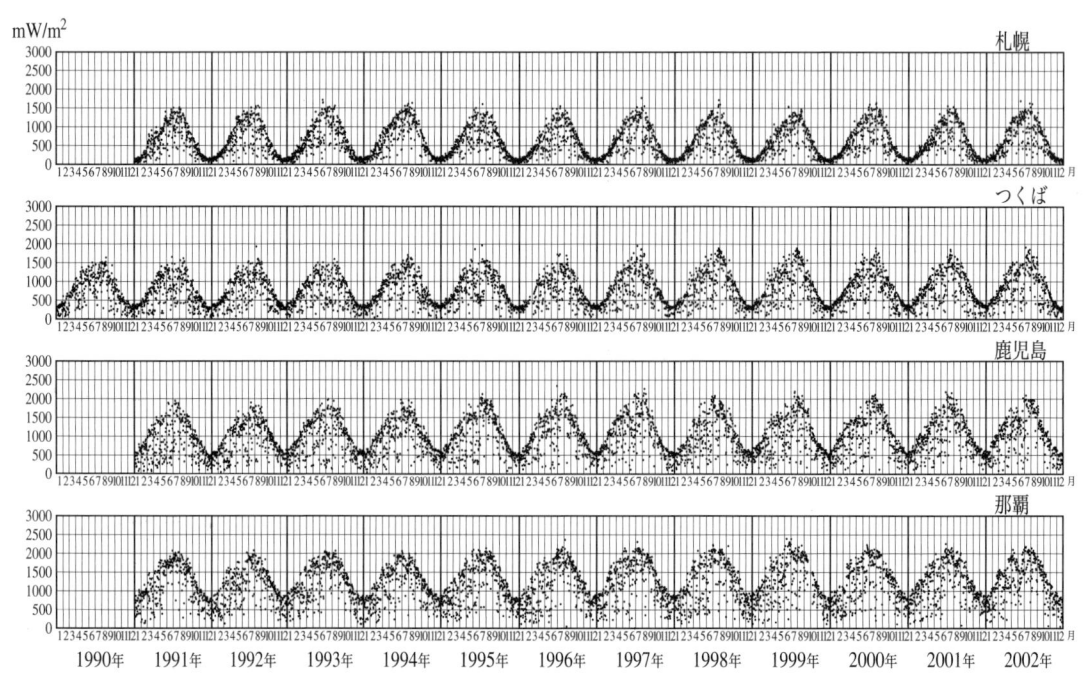

図I.11 観測開始から2002年までのUVB量日最大値の推移
札幌，つくば，鹿児島，那覇における気象庁の観測値[3]．

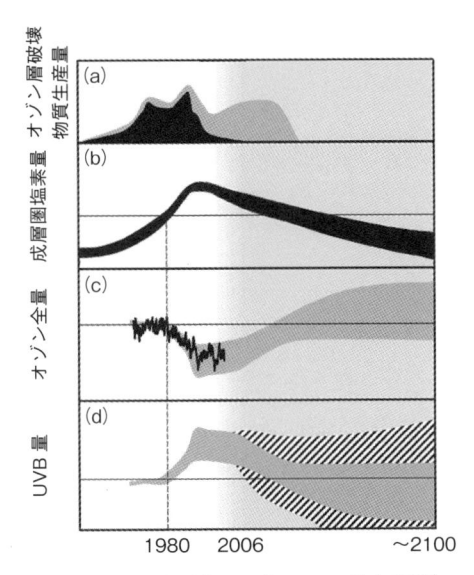

図 I.12　オゾン層および UVB の将来予測[5]
(a) の灰色部分は代替フロン HCFC，黒色部分は CFC 等それ以外のオゾン層破壊物質生産量を表す．(b) の黒色の幅はオゾン層破壊物質放出シナリオおよびその輸送過程の不確実性を表す．(c) の実線はオゾン全量の観測値，灰色の幅は，オゾン全量の予測の不確実性を表す．(d) の灰色の幅は (c) の不確実性を主因とする UVB 量の不確実性，斜線の幅は気候変動に伴う UVB 量の不確実性．

時点で増加しているにもかかわらず，対流圏寿命が CFC よりかなり短いためにオゾン破壊係数が小さく，成層圏塩素量は減少し始めており，今世紀の中ごろには，1980 年のレベルにまで減少するとされている．それに伴い，(c) に示すようにオゾン全量も回復する見込みであるが，予測の不確実性は大きい．不確実性の主要な原因は成層圏塩素量の不確実性と気候変動の影響による不確実性である．(d) は地上紫外線量の予測である．灰色部分は，(c) に示した成層圏オゾンの変化に対応する地上紫外線量の予測である．斜線の部分は，主に気候変動を原因とする紫外線の変化によって生じる不確実性，つまり，気候変動によって晴天日が増加するか減少するか，雲量が増加するか減少するかなどの予測に伴う不確実性である．いずれにしても，気候変動はオゾン層の変化と気候の変化を通して，二重に地上紫外線量に影響を及ぼしているといえる．

〔中根英昭〕

参考文献
1) Ravishankara AR, Daniel J, Portmann RW：Science 326：123-125, 2009.
2) 気象庁オゾン層観測報告：2006, p42, 2009.
3) 気象庁オゾン層観測報告：2002, p45, 2003.
4) 気象庁オゾン層観測報告：2001, p41, 2002.
5) WMO, Assessment of Ozone Depletion：2006. Executive Summary, 2007.

1.3　地上で太陽紫外線を計測する

紫外線とは，波長が 400 nm から 1 nm の電磁波の名称であり，国際照明委員会（Commission Internationale de l'Eclairage；CIE）と国際電気標準会議（International Electrotechnical Commission；IEC）によって波長の長い方から UV-A（波長 400-315 nm），UV-B（波長 315-280 nm），UV-C（波長 280-100 nm）に分類される[1]．大気圏外にはこれらの紫外線すべてが到達している．しかし，最も波長が短い UV-C は，地上に到達する間に通過する大気によって吸収されるため，地上に到達しない．地上で太陽紫外線を計測する場合には，波長 400-280 nm の UV-A と UV-B を計測することになる．

太陽紫外線を地上で計測する場合，2 種類の太陽紫外線が計測可能である．第 1 はある面に到達する紫外線量を計測する場合（放射照度計測）であり，第 2 はある面から放射される紫外線量を計測する場合（放射輝度計測）である．前者は簡便であり，これまで実施されている大部分の太陽紫外線計測はこれに相当する．一方，後者は，空のどの方向からどのくらいの紫外線が到達しているのかを測定する場合であり，特殊な計測器が必要なため，報告例が少ない．本節では，主に前者について解説する．

太陽紫外線の計測方法として 2 種類の方法が存在する．物理計測と生物・化学計測である．また，物理計測はさらに帯域分光計測と分光計測に分類される．本節では，生物・化学計測について簡単に触れ，物理計測について詳細に解説する．

a. 生物・化学計測

　生物・化学計測とは，紫外線によって引き起こされる生物の不活化量や化学反応量を計測することによって，その系に吸収され，各種生物・化学作用を引き起こした紫外線量を評価する手法である．紫外線による実作用量を計測可能という利点を持つ．しかし，生物・化学反応は多種多様であり，それぞれの反応の分光特性（作用スペクトル）は異なる．このため，計測に使用したある特定の生物・化学反応しか計測できないという短所も併せ持つ．また，紫外線照射後，後処理が不可欠なため，リアルタイム計測は不可能である．生物計測には枯草菌やバクテリオファージが，化学計測にはポリスルフォン酸フィルムが一般的に用いられている．

b. 物理計測

　一方，物理計測はリアルタイム計測が可能という利点を持つ．このため，幅広く利用されている．生物・化学計測の実作用量計測に対して，系に照射されている紫外線量計測（紫外放射照度計測）や光源から放出される紫外線量計測（紫外放射輝度計測）である点が異なる．また，前述のとおり帯域分光計測と分光計測に分類される．はじめに，帯域分光計測について解説する．

1） 帯域分光計測

　帯域分光計測は，ある特定の波長域の紫外線を波長積分した形で計測する方式である．この方式の計測器は特定波長域を取り出すための光学フィルターと受光素子で構成されており，部品点数が比較的少なく，特殊な部品を必要としないため比較的安価である．また，測定場所に設置し，電源を入れるだけで測定可能なため，手軽に使用できる．このため，とくにUV-A用の帯域分光計測器（以後，UV-A計）は多種多様な製品が世界各国で市販されている．ただし，この方法の計測器を使って太陽紫外線を計測する場合は，計測対象として太陽紫外線を挙げている計測器を選択することを推奨する．理由を以下に説明する．

　大気圏外と地上に到達する太陽光の分布の一例

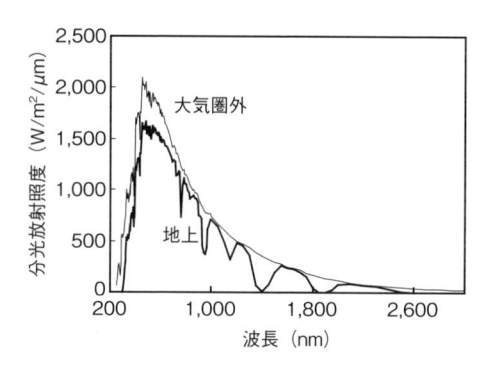

図 I.13　太陽スペクトル

（太陽高度90度）を図I.13に示す．この分布の場合，太陽放射に含まれる紫外線は5.4％，可視光は52.2％，赤外線は42.5％である．すなわち，太陽紫外線をUV-A計で計測する場合，95％の可視光と赤外線に対して感度を持たないように設計しなければならない．大部分のUV-A計は，紫外透過・可視吸収ガラスフィルターと受光素子であるシリコンフォトダイオードから構成されている．紫外透過・可視吸収ガラスフィルターの透過特性とシリコンフォトダイオードの分光感度特性の一例を図I.14に示す．図I.14に示すように紫外透過・可視吸収ガラスフィルターは紫外線を透過し，大部分の可視光は吸収する．しかし，一部の赤外線は透過する（図I.14矢印）．一方，シリコンフォトダイオードはシリコンのバンドギャップに相当するエネルギーである近赤外域に感度ピークを有する．すなわち，この組み合わせのUV-A計を使って太陽紫外線を計測した場合，計測対象である紫外線だけでなく，赤外線も同時に計測する可能性がある．一般に，UV-A計のカタログや取扱

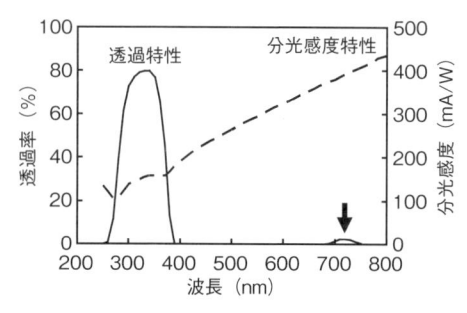

図 I.14　紫外透過・可視吸収ガラスフィルターの透過特性とフォトダイオードの分光感度特性

説明書に測定波長域は明記されているが，可視光や赤外線に対する感度（領域外光に対する感度）は明記されていない場合が多い．以上の理由から太陽紫外線を帯域分光方式の計測器で計測する際は，太陽紫外線を計測対象と明記している計測器を選択することを推奨する．一例としてUV-A計を挙げたが，UV-B計についても同じことが言える．

さらに，太陽紫外線用のUV-A計やUV-B計を用いる場合も，次の点に注意が必要である．人工光源用を含むUV-A，UV-B用の計測器の場合，その分光感度は理想的にはUV-A域，UV-B域で矩形にならなければならない．しかし，実際のUV-A計やUV-B計はある分光感度特性を有する．このため，計測器に入射する光放射の分布が変化すると計測器の出力を放射照度に変換する感度定数が変化する．この現象はスペクトルミスマッチエラーと呼ばれ，帯域分光計測器を使用する場合は，計測する光源の分光分布と校正に使用した光源の分光分布が同一の場合しか絶対値を測定できないことを意味する．本節の計測対象である地上の太陽の分光分布は太陽高度，雲の種類，エアロゾルの質と量によって変化する．さらに，太陽UV-Bの場合はオゾンの量によっても分光分布は異なる．すなわち，帯域分光計測器を用いて太陽紫外線の絶対値を計測することはたいへん難しい．図I.15に筆者らが開発した太陽UV-B計[2,3]のスペクトルミスマッチエラーの一例を示す．この太陽UV-B計の場合，太陽天頂角（90度－太陽高度）が増加すると感度定数が低下する傾向を示すことがわかる．しかし，この太陽UV-B計の場合も，計測値を瞬時値としてではなく，1日の合計放射量として取り扱う場合は，その測定の不確かさは小さくなる[4]．なお，スペクトルミスマッチエラーは可視光の計測器である照度計の場合には色補正係数と呼ばれる．

2） 分光計測

次に分光計測について解説する．分光計測とは，狭帯域干渉フィルターや回折格子などの分光素子を使って太陽紫外線を波長毎に分けて測定する方法である．狭帯域干渉フィルターを使ったタイプは現在では少数派であり，回折格子を使ったタイプが大多数である．このため，本節では狭帯域干渉フィルターを使ったタイプの説明は割愛し，回折格子を使ったタイプについて解説する．

分光計測の長所は，波長毎の放射照度（分光放射照度）が得られるためデータの汎用性が高いことである．たとえば，取得された分光放射照度を単純に波長積分するとその波長帯域の放射照度を計測可能である．また，取得された分光放射照度に各種の作用スペクトルを乗じて波長積分すれば，各種作用効果量を計測可能である．すなわち，生物・化学計測と同様の計測も可能なのである．気象庁がホームページ上で毎日発表しているUV Indexは後者の最も身近な応用例である．

分光計測の代表的な計測器はブリューワー分光光度計である．この計測器は，ドブソンオゾン分光光度計の後継機種として開発されたもので，世界各国の気象機関がオゾン全量や太陽紫外線計測に採用している．日本の気象庁でも，この装置を使った分光太陽紫外線計測を札幌，つくば，那覇で実施している．ブリューワー分光光度計では分光素子として回折格子が用いられている．この計測器の初期タイプは回折格子が1枚しか使われていなかったため迷光が多く，その処理に工夫を要した．迷光とは，測定しなければならない光放射以外の光放射のことである．分光器内部での散乱などによって発生し，計測値に大きな影響を与える．しかし，最近は回折格子を2枚使ったタイプに切り替えが進んでおり，低迷光の測定が可能になった．また，測定波長範囲も初期タイプは290

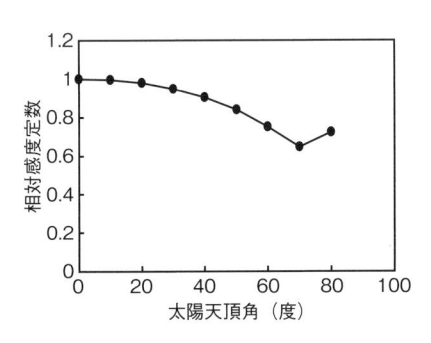

図I.15 太陽UVB計の感度定数のスペクトル依存性

nmから325 nmであったが，最近のタイプは286.5 nmから363.0 nmと拡張されており，気象観測分光計測器として確固たる地位を築いている．ブリューワー分光光度計は優れた計測器であるが，回折格子を回転させて波長走査するため時間分解能が低いという短所もある．太陽紫外線は天候の状況にもよるが短時間の変動が大きい．このため，天候の変動が激しい状況での測定精度は低下する．

近年，フォトダイオードアレイやCCDを検出器として採用し，一度に特定の波長域の光放射を波長走査なしで測定可能なマルチチャネル分光計測器が広く市販され，さまざまな分野で応用されている．このマルチチャネル分光計測器は，波長走査の必要がないため高時間分解測定が可能である．さらに，前述のブリューワー分光光度計と比較すると非常に安価である．しかし，太陽紫外線を計測する場合には，迷光という大きな課題を有している．基本的に回折格子を使用したシングルモノクロ分光計測器の場合，波長走査，波長非走査にかかわらず迷光処理は必須である．しかし，波長非走査形はその構造上，迷光が多く，高度な迷光処理が必要である．とくに，光放射強度が低く，検出器の感度が低いUV-B領域は迷光の影響が顕著に現れるため，迷光処理に工夫を要する．図I.16にマルチチャネル分光計測器を使って測定した分光太陽紫外放射照度の測定例を示す．実線は計測値を，丸印はモデル計算値を示す．この分光器は分光放射照度標準電球によって校正されている．この図から短波長側の計測値はモデル計算値より高くなっており，迷光の影響が明らかである．このタイプの計測器の使用に当たっては十分な迷光処理が必要である．

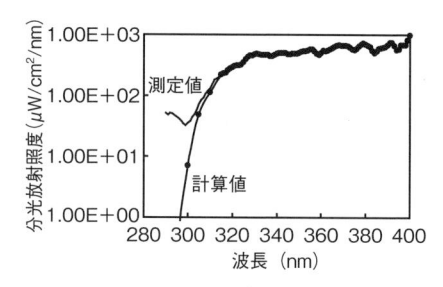

図I.16 マルチチャネル分光計測器を使った太陽スペクトルの測定例

3） 放射輝度計測

最後に放射輝度計測について述べる．放射輝度計測は，ある光源の微小面積からある方向に向かって放射される単位立体角当たりの紫外線量を計測することである．前述の放射照度は，放射輝度から算出可能である．このため，放射輝度分布を明らかにすることで，さまざまな面での放射照度が測定可能となる．たとえば，天空の紫外放射輝度分布を明らかにすることで人体の紫外線被曝量の推定も可能である．また，最適な日よけの設計にも用いることができる．　　　　（竹下　秀）

参考文献

1) IEC 50 (845)-1987/CIE 17.4-1987：International Lighting Vocabulary.
2) Sasaki M, Takeshita S, et al：Ground-based observation of biologically active solar ultraviolet-B irradiance at 35°N latitude in Japan. J Geomag Geoelectr 45：473-485, 1993.
3) 竹下，坂田，佐々木：太陽紫外UV-B放射計の開発と諸特性の評価．照明学会誌 78 (10)：537-544, 1994.
4) Takeshita S, et al：Uncertainty of the Measurement of Global UV-B Irradiance using a Narrow-band Filter Radiometer. Proc. the 8th Conference on Atmospheric Radiation, 199-201, 1994.

2. 植物と太陽紫外線

2.1 太陽紫外線の増加は植物にどのような影響を与えるか

a. 回避と耐性

地上に到達している太陽紫外線は波長により UVA（320-400 nm），UVB（280-320 nm）に分けられる（注：気象庁と環境省では UVA と UVB の境界を 315 nm としている）．成層圏オゾン層の破壊によって地上に到達する波長は短い方にシフトし，UVB が増加する．UVA 量はほとんど変化しない．したがって，成層圏オゾン層破壊による紫外線の影響を考える場合には UVB 領域の紫外線の増加が問題になる．中緯度地帯では成層圏のオゾン量が 1% 減少すると，UVB 量はほぼ 2% 増加するといわれている．

遺伝情報をもつ生体物質である核酸は 260 nm 付近に，生体を構成すると共に生体内のさまざまな制御に関与する蛋白質は 280 nm 付近に吸収スペクトルのピークをもつ．糖や有機酸などを除きオーキシンなどの植物ホルモンや他の多くの生体物質も短波長の紫外線 UVC（200-280 nm）に吸収のピークをもち，吸収スペクトルの裾は UVB 領域に伸びている．これらの物質は太陽光の紫外線を吸収すると損傷を受けるため，UVB 量が増加したり，到達する波長が短くなると生物は悪影響を受けると考えられる．実際，活発に増殖している植物の培養細胞に UVB を照射すると細胞分裂は止まる．しかし，強烈な太陽光が降り注ぐ野外でも植物は何事もないように生育している．それは植物が紫外線から身を守り，さらに紫外線を利用する仕組みをもっているからである．環境のストレス因子に対する防御機構は，一般に，回避（avoidance）と耐性（tolerance）に分けられる．植物には紫外線を吸収する物質（フラボノイドなどのフェノール性物質）を表皮に蓄積して葉肉細胞に到達する紫外線量を減らす仕組みがあり，これは回避機構に当たる（図 I.17 参照）．また，紫外線によって損傷を受けた生体物質を修復する仕組みがある．これは耐性機構である．同様の防御機構は動物にもあるが，紫外線を避けるための移動手段をもたない植物の防御機構は動物よりも強力である．

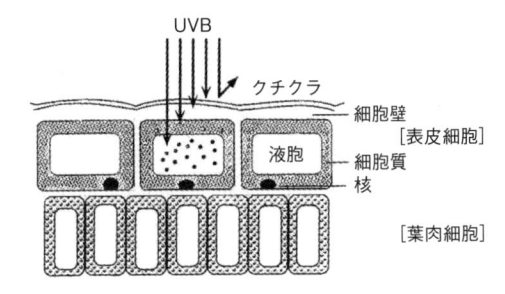

図 I.17 表皮による UVB の散乱と吸収の概念図

b. 紫外線影響実験

太陽 UVB 量の増加の影響を解明するために，①室内での UVB 照射実験，②太陽光からフィルターにより UVB を除去した野外実験，③自然の太陽光に UVB を加えた照射実験，などが実施された．①では，紫外線を含む蛍光灯（日焼け用の健康線用蛍光灯などが用いられる）にフィルターをつけ 290 nm 以下の波長をカットしたものが用いられる．通常は，同時に可視光も照射して自然条件の照射に近づける試みがされているが，太陽光とは放射スペクトルが異なることや太陽光ほどの強力な可視光は得られにくいことなどから，自然条件とはかなり異なった条件になっている．しかし，実験条件は正確に再現することができるため，信頼度の高い結果が得られる．②は比較的容易に実験系が設定できる利点はあるが，紫外線増加の影響をみるには適していないことや，自然環境は変化するため実験条件に再現性がないなどの問題がある．③の野外実験では①と同様の紫外線ランプを用いて太陽光に UVB を付加して，UVB 増加がダイズやイネなどの作物の収穫に及ぼす影響が調べられている．昼の時間帯（明期）に一定の強度の UVB を付加する照射システムや太陽光

強度をモニターして太陽光強度に比例した強度のUVBを照射する実験系が設定されている．朝や夕方には太陽高度が低く，太陽光が大気圏を通る距離が長いために，UVBの多くは成層圏や対流圏の大気によって吸収されたり散乱されたりする．そのため，朝や夕方に地上に到達する太陽光には短波長（300 nm 以下の波長）のUVBはほとんど含まれていない．しかし，このような状況を考慮した実験はあまり行われていない．UVBは生物に対する障害作用のほかに紫外線吸収物質の生成や光回復酵素の生成を誘導する働きをもっているため，早朝からのUVB付加照射は自然環境での紫外線増加を再現する実験系としては問題がある．また，②と同様に実験条件が毎回変わるという問題がある．

　上で述べたように，成層圏オゾン層が破壊されて増加する紫外線はUVBであるが，単に強度が増えるだけではなく，地上に到達する紫外線の波長が短波長側にシフトする．しかし，紫外線照射用のランプを用いて自然光と同様の照射スペクトルをもった照射条件を作り出すことはできない．そこで，下に記す式により生物学的影響量を算出してUVB量とし，これにより実験系のUVBが成層圏オゾン層のどの程度の減少に対応しているかを推定している．

$$\text{UVB}_{\text{BE}} = \int I_\lambda E_\lambda d\lambda$$

ここで，I_λは波長λにおける照射強度，E_λは波長λにおける影響の重み付け係数である．積分する波長は照射する紫外線の波長によるが通常280から315 nmである．自然の太陽光にはオゾン層が破壊しても290 nm以下の紫外線は含まれないが，照射に使うランプでは290 nm以下の波長が含まれることがある．重みは波長300 nmでの影響の程度を1とした各波長の相対的な影響度であり，それを示すのが作用スペクトルである．たとえば，ダイズの収穫に対する生物学的影響量を算出するためにはダイズの収穫に関する作用スペクトルが必要になるが，そのような作用スペクトルは得られていないし，将来的にも得られる可能性は低い．

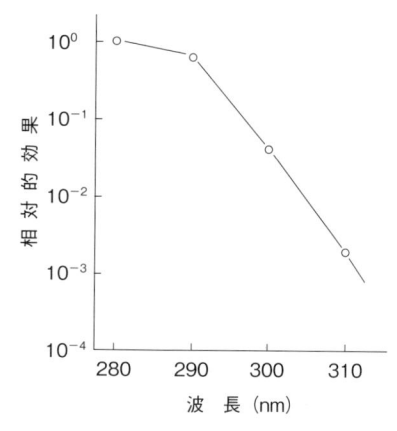

図I.18　キュウリ第一本葉のUVBによる成長阻害に関する作用スペクトル

そこで，通常はCaldwellによって提唱された「一般化植物反応作用スペクトル」が用いられる[1]．この作用スペクトルでは314 nm以上の波長の光は植物に対して影響がないとしている．

　キュウリの成長阻害に関する作用スペクトルを図I.18に示す．キュウリは蛍光灯を用いて12時間日長で育成され，基礎生物学研究所の大型スペクトログラフを用いて単色光が1日に4時間繰り返し照射されたが，単色光照射のときには単色光以外の光は照射されていない[2]．得られた作用スペクトルはDNA損傷の作用スペクトルによく似ており，Caldwellの「一般化植物反応作用スペクトル」にはあまり似ていない．

c. 照射実験によるUVBの植物への影響

　UVBが植物に与える影響を明らかにするために多くの室内実験が行われてきた．影響は植物の種や品種によって異なるが，まとめると次のようになる．

①葉の面積成長を阻害する．
②葉を厚くする．
③植物体の伸長成長を阻害する．
④光合成を阻害し，乾物生産を低下させる．
⑤葉の成長を抑制する（図I.19参照）．
⑥葉面に斑点状のクロロシス（白化，黄化）を生じる（図I.19参照）．
⑦葉の表面にワックス状物質を蓄積させる．

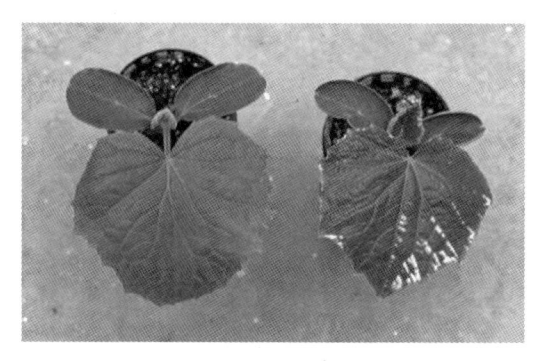

図 I.19 UVB によるキュウリの障害
左：対照（UVB 照射なし），右：UVB 照射．

などがある．①，②，⑦は植物葉の葉肉細胞が UVB を受ける量を抑えるための一種の回避反応と考えることができる．UVB による光合成阻害に関わる要因として，光化学系 II 周辺の阻害，炭酸固定に関与する酵素 RuBisCO の生合成阻害，気孔の開口阻害などが知られている．野外で太陽紫外線に曝されるときには，必ず UVA や可視光にも曝されることになる．紫外線影響の研究において，UVB だけを照射する場合があるが，これでは自然条件下での紫外線の影響を評価するための実験としては不適切である．

UVB の影響はさまざまな環境要因の影響を受ける．とくに UVB と同時に照射する可視光の強度の影響は大きい．可視光が強いほど UVB による阻害が弱くなる傾向がある．自然太陽光のもとでは UVB の影響はほとんどないという報告がある．また，施肥による栄養状態が良いときの方が UVB による成長阻害の程度が大きいことも報告されている．栄養条件が良いとサイトカイニンなどの植物ホルモンの生成が促進され，さらに光合成産物も増大することにより成長が促進されるが，UVB 照射により植物ホルモンや光合成産物の蓄積が抑えられ，阻害効果が大きくなると考えられている．一方，UVB を照射した葉では，植物ホルモンを添加しても阻害効果は回復しない．UVB 照射により葉の成長能力が低下したことになるが，その仕組みはわかっていない．

UVB 強度の影響も複雑である．一般に UVB の強度が高いほど成長阻害効果は大きいが，UVB 強度が高いときよりも強度が低いときの方が影響が大きいという報告がある．UVB 強度が低いときには紫外線吸収物質の生成・蓄積が少なく，そのために紫外線の影響を強く受けるのに対し，UVB がある程度以上に強いと紫外線吸収物質の生成量が多く，紫外線のほとんどを表皮で吸収した結果，葉肉細胞まで到達する紫外線が著しく減少したためと解釈されている．

野外で自然光に UVB を付加する実験では，オゾン層が 20% 程度減少したときに増加すると推定される UVB 量を照射して，ダイズやイネなどの収穫に対する影響が調べられている．とくに，ダイズを用いた実験が多いが，結果は実験ごとに異なり，UVB 付加が収穫を大きく増やしたり減らしたりしている．イネに対する影響は比較的小さい．同一グループによる同様の照射実験でも実験年ごとにまったく異なる結果が得られている[3]．これは年により環境条件が違うためと考えられており，なかでも乾燥条件が UVB 増加の効果に大きな影響を与えると推測されている．

また，植物は一般に生育環境に順応あるいは適応する．標高の異なる場所で収集した同一植物種の種子を低地の温室で播種し栽培した植物体を用いた実験において，低地で生育している植物に比べて高地で生育している植物は，温室内の光に UVB を付加した方が成長がよいという傾向がある．低地と比べて高地の方が紫外線照射量が多いため，高地の植物は紫外線に適応したためと考えられる．獲得した環境耐性が後代まで受け継がれることを適応というが，これは適応の典型的な例といえる．

d．DNA の損傷と修復

遺伝子は生物の生存や機能を支える情報を担っているため，遺伝子に損傷が起こると正常な生育ができなくなり，生存が脅かされることになる．DNA が UVB の照射を受けると隣り合った核酸塩基のピリミジン（チミン，シトシン）どうしで共有結合して 2 量体が形成される．2 量体として，塩基どうしが 2 カ所で共有結合するシクロブタン

型ピリミジン2量体（CPD）と，ピリミジンの6位の炭素と隣のピリミジンの4位の炭素が結合したピリミジン（6-4）ピリミジノン型光産物（6-4光産物）などがある．6-4光産物は320 nmの紫外線により異性化し，ジュワー型光産物になる．太陽光のUVBに曝される環境では320 nmの紫外線が十分に当たるため，6-4光産物は直ちにジュワー型光産物に変わる．これらの損傷産物のなかでCPDがもっとも多く80-90%を占める．このような2量体がDNA鎖のなかにできると，チミンやシトシンとして認識できなくなるほかにDNAの高次構造が乱されるためDNAの複製や転写が阻害される．これに対して，植物はこれらの損傷を直ちに修復する仕組みをもっている．UVAから青色光にわたる領域の光を利用してCPDや6-4光産物それぞれを修復する光回復酵素（photolyase）があり（図I.20参照），蛍光灯を用いた白色光照射（110 μmol m^{-2} s^{-1}）により約30分でCPDの80%程度が修復される．ほかに，DNAの損傷部位の近くに切れ目を入れて損傷部位を切り出し，DNAの相補鎖を利用して正しい塩基配列を切り跡に入れてつなぐ除去修復などがあるが，これには時間がかかるためほとんどの修復は光回復に依存している．遺伝情報をもつDNAの損傷は生物の生死に関わるため，他にSOS修復や組換え修復など数種の修復機構が備わっている．

光回復は光回復酵素，除去修復は除去修復酵素によって触媒される．酵素反応は温度の影響を受けるため，修復速度は温度に依存する．たとえば，キュウリの光回復酵素の活性ピークは25℃付近にあり，20℃では活性はかなり低下する．これに対応するかのように，20℃でのUVB照射はキュウリの葉の成長を顕著に阻害するが，25℃ではほとんど阻害がみられない．

e. 紫外線防御機構

植物は回避の機構として，フラボノイドなどの紫外線吸収物質を表皮の液胞に蓄積して紫外線が内部の細胞に到達するのを防いでいる．フラボノイドの欠損変異体はUVBに強い感受性を示すことが知られている．フラボノイド等の紫外線吸収物質は青色光やUVBさらには赤色光によって生成が促進されるので，これらの物質が植物の成長過程で蓄積し，UVBに対する抵抗性を増大させることになる．ソラマメ葉表皮のメタノール抽出物は400 nm以下の紫外線を吸収する一方，400 nmから700 nmまでの光合成有効放射はほとんど吸収しない．UVBは光合成を阻害するが，表皮の紫外線吸収物質は葉肉細胞における光合成が十分に機能できる光環境を整えていることになる．

フラボノイドなどの二次代謝物質は環境ストレスや病原菌などに対する耐性にも関与している．UVB照射が成長を促進することが時々観察されているが，これは紫外線吸収物質のストレス耐性作用により，病原菌，乾燥，低温などに対する抵抗性が増加した結果ではないかと推測される．

一方，室内実験において，UVB照射を受けた植物葉にはCPDが蓄積するが，UVBと同時に白色光が照射されるとCPDの蓄積量は減少する．これは植物葉内で生成したCPDが光回復酵素によって修復されていることを示唆している．光回復酵素の活性は，太陽光の紫外線がもっとも強い正午ころに最大を示す．1日のさまざまな時間帯にキュウリに3時間だけUVB照射を行うと，朝や夕方にはUVBによる成長阻害がみられるが，

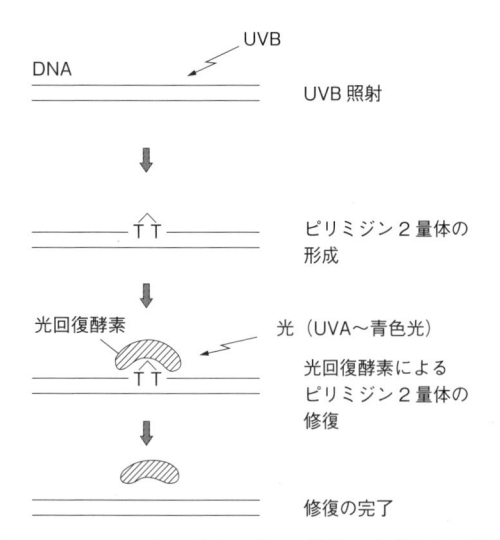

図I.20　UVBによるピリミジン2量体の生成と光回復の概念図

正午ころには UVB 照射による成長阻害効果はほとんどみられず，光回復酵素活性とは逆の相関がある．

この光回復酵素の活性は植物葉の成長とともに急速に低下するが，紫外線吸収物質は葉の成長とともに増大することから，紫外線吸収物質と光回復酵素活性は植物の紫外線防御において相補い合って働いているように見える（図 I.21 参照）．

キュウリを用いた分子生物学的実験によると，光回復酵素遺伝子（*CsPHR*）は酵素活性が最大を示す昼ころの 3 時間前に最大の転写速度を示した．また，*CsPHR* は光によって転写が誘導されることが観察され，この誘導には UVB と青色光が関与していること，とくに 310 nm に誘導のピークがあることが報告された[4]．CPD を生成する効果が大きいのは 300 nm 以下の波長であり，光回復酵素を活性化して CPD を修復する光の波長は 400 nm 周辺である．自然の太陽光中の 300 nm の波長の光はわずかであるが，310 nm はそれよりはるかに多く，400 nm 付近の光はさらに多くなる．したがって，CPD が生成する時には，必ず光回復酵素が誘導され，CPD が確実に修復されることになる（図 I.22 参照）．このように，植物は巧みな UVB 防御機構を獲得して太陽紫外線から身を守っている．

〔近藤矩朗〕

参考文献

1) 野内 勇：紫外線（UVB）増加に対する植物の反応．野内 勇（編著）大気環境変化と植物の反応．養賢堂，2001．
2) 近藤矩朗：紫外線増加の生物への影響．日本化学会（編）化学総説，フロンの環境化学と対策技術．学会出版センター，1991．
3) Teramura AH, Sullivan JH, Lydon J：Effects of UVB radiation on soybean yield and seed quality：a 6-year field study. Physiol Plant 80：5-11, 1990.
4) Ioki M, Takahashi S, Nakajima N, et al：An unidentified ultraviolet-B-specific photoreceptor mediates transcriptional activation of the cyclobutane pyrimidine dimer photolyase gene in plants. Planta 229：25-36, 2008.

2.2 植物の太陽紫外線防御機構；イネと UVB

植物は，太陽光に含まれる可視光領域の光をエネルギー源（光合成），環境情報源（光屈性，光形態形成など）として利用して生命を営んでいる．しかし太陽光には有害紫外線 B（UVB：280-320 nm）も含まれているため，動くことのできない植物は，常に UVB を浴び続けている．ここでは，植物の中でも，世界主要作物であり，また我々日本人にとって馴染みの深いイネを例に挙げ，植物の紫外線防御機構について概説する．

a．イネの栽培地域と UVB 抵抗性

イネは，アジアのモンスーン地帯を中心に，北はロシアと中国国境のアムール川河畔（北緯 53 度）から南はアルゼンチン（南緯 40 度），さらにはネパール，インドの山岳地帯，パキスタン，イラン，エジプトの砂漠地帯など，種々の気候条件の下で，土地の環境や風土に合わせて栽培されている．したがってイネは，紫外線環境においても相対的に紫外線量が高い地域から低い地域の広い

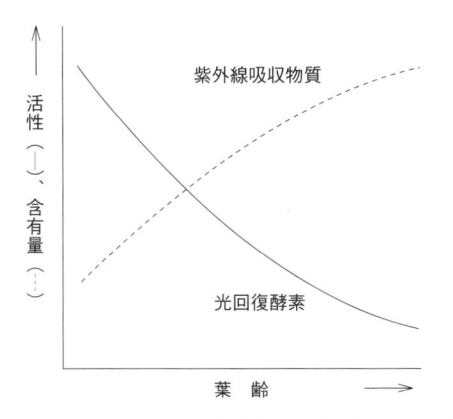

図 I.21　光回復酵素活性と紫外線吸収物質含有量の変化（概念図）

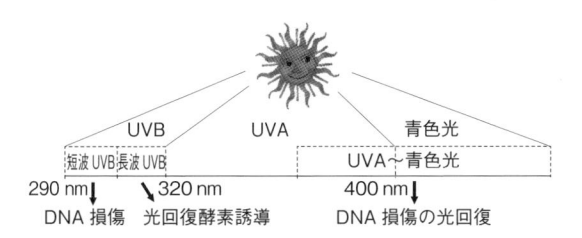

図 I.22　DNA 損傷，光回復酵素の誘導，DNA の光回復の波長の関係（概念図）

範囲で栽培されている．

Sato & Kumagai は，アジアを中心に紫外線量が異なるさまざまな地域で栽培されているイネ 198 品種を材料に，UVB 付加条件下での UVB 抵抗性試験を行っている[1]．その結果，UVB の増加はすべてのイネの生育を阻害するものの，南方地方や高山など紫外線量が高い地域で栽培されているイネ品種が必ずしも抵抗性を示すのではなく，同じ地域で栽培されているイネ品種間でも，UVB 抵抗性は大きく異なっていた．たとえば，日本のイネ品種の遺伝的変異は狭小であるにもかかわらず，ササニシキやコシヒカリは抵抗性を示すが，それと近縁関係にある農林 1 号は感受性を示す（図 I.23A）．また，フィリピンの国際イネ研究所でも同様の試験が Dai らにより行われ（188 品種を対象），結果としてイネの UVB 抵抗性は品種間で異なり，その違いは栽培されている地理的環境とは相関が認められず，むしろインド型など紫外線量が多い地域で栽培されているイネには，UVB 感受性を示す品種が多いことが報告されている[2]．

b. UVB 抵抗性差異の要因と UVB 防御機構

1） 紫外線吸収物質（フラボノイド，アントシアニン）の蓄積量

では一体，何がイネの UVB 抵抗性の違いを決めているのか[3]．これまでに植物の UVB に対する防御機構に関する研究は，イネや双子葉植物のモデル植物でもあるシロイヌナズナ，ダイズ，キュウリなどを材料に解析が行われてきている．UVBを付加照射した際に多くの植物で認められる現象としては，葉の厚みの増加，フラボノイド，アントシアニンといった紫外線吸収物質と総称される物質が，葉の表皮細胞の液胞に蓄積することが挙げられる．これらの現象はともに，葉の表面の下にある葉肉細胞に到達する UVB 量を減少させることで，UVB による細胞内の障害を軽減するための防御（適応）機構と考えられる．事実，シロイヌナズナでは，フラボノイドを多く蓄積できる変異体が，UVB 抵抗性を示すことが報告されてい

る．一方，Teranishi らは，UVB 抵抗性の異なるイネ品種間における，紫外線吸収物質の蓄積量と UVB 抵抗性との関係を調べた結果，イネにおいては両者に相関関係が認められないことを報告している[4]．同様の結果は，Dai らによっても報告され[5]，一概にイネにおいては紫外線吸収物質の蓄積量が UVB 抵抗性を決定しているわけではないようである．したがって，UVB による生育障害，さらには防御機構を考えるには，葉の表皮細胞に蓄積した紫外線吸収物質を通り抜けて，葉の内部へと透過してきた UVB が，細胞にどのような障害を与えているのかを考える必要がある．

2） 光合成活性の低下

細胞内に透過した UVB は，その波長特性から DNA，蛋白質，脂質などに吸収され，これら分子に直接的に障害を引き起こすこと，さらには活性酸素種等を発生させ，それら活性酸素種によって直接的または間接的に DNA や蛋白質に障害を与えることはよく知られている．これらの障害は，すべての生物に対して共通した現象であり，植物も決して例外ではない．UVB が付加された環境下で生育した植物は，光合成活性が低下することが知られている．この UVB による光合成活性の低下について考えてみる[3]．

光合成は，クロロフィル等の色素により光を捕集し，捕集した光エネルギーを化学エネルギー（ATP）に変換する電子伝達反応（光化学系 I と光化学系 II から構成される）と，気孔から取り込んだ二酸化炭素を固定する炭酸固定反応からなる．紫外線を照射した植物体では，よく葉が褐色化する現象が認められるが，これは葉内のクロロフィルが紫外線によって分解された結果である．また，光合成活性の低下は，電子伝達活性の低下（とくに光化学系 II の活性の低下）と炭酸固定反応のキー酵素であるリブロース 1,5 二リン酸カルボキシラーゼ（Rubisco）の活性の低下に起因すると考えられている．とくに，光化学系 II の低下は，光化学系 II を構成する酸素発生複合体によって発生する酸素が紫外線によってスーパーオキシド（O_2^-）といった活性酸素に変換され，それら活性

酸素が複合体近傍にある光化学系 II 反応中心蛋白質（D1，D2 蛋白質）に障害を与えていると考えられている.

一方，炭酸固定酵素である Rubisco の UVB による活性の低下に関しては，UVB による Rubisco 蛋白質自身の損傷，活性化状態の低下（Rubisco は Rubisco activase によって活性化状態が制御されている），また蛋白質含量の低下などさまざまな障害が報告されている．中でも蛋白質含量の低下には，品種間差異が認められる．先に述べた UVB 抵抗性の異なる日本型イネ品種（UVB 抵抗性を示すササニシキと UVB 感受性を示す農林 1 号）を材料に解析した結果では，UVB 感受性を示す農林 1 号は抵抗性を示すササニシキと比較して，葉が出葉して完全に葉が展開するまでの間の最も蛋白質合成が盛んな時期に，mRNA の蓄積量の低下を伴う Rubisco 蛋白質の合成が著しく阻害され，結果として蛋白質含量が低下していたことが報告されている[5]．したがって，UVB は蛋白質の合成過程に影響を及ぼすと同時に，UVB 抵抗性が異なるイネ品種間では，この蛋白質合成過程の UVB による影響の受け方が異なっていることが予想される．

3） DNA 損傷と修復

遺伝情報の担い手である DNA は，UVB によって隣り合ったピリミジン塩基間で共有結合を形成したシクロブタン型ピリミジン 2 量体（cyclobutane pyrimidine dimer［CPD］）や（6-4）光産物といった DNA 損傷が誘発される．とくに CPD は，紫外線によって誘発されるピリミジン 2 量体の大半（80-90%）を占め，これら損傷は DNA の複製や転写を阻害し，さらには細胞死や突然変異の原因となる．一方，生物はこれら DNA 損傷を修復する機構を兼ね備えている．植物においてこれらピリミジン 2 量体を修復する最も主要な経路は，光回復酵素による"光修復機構（photorepair）"である．光回復酵素には CPD，（6-4）光産物のそれぞれを特異的に認識して修復する酵素が存在する．両者ともにフラビンアデニンジヌクレオチド（flavin adenine dinucleotide；FAD）を光受容体として有する蛋白質で，各々のピリミジン 2 量体を認識して結合した後，370-550 nm（青色光・UVA 光）の光エネルギーを吸収・利用して，2 量体を元の単量体へと修復する．一方，植物は光に依存せず，損傷が生じた部位を含む周辺の塩基を取り除き，損傷を含まない相補鎖を鋳型として，de novo 合成によって元通りの 2 本鎖 DNA に修復する "除去修復機構（excision repair）または暗修復機構" も有しているが，その修復速度は光修復機構と比べてかなり遅い．しかし，夜間など日中蓄積した DNA 損傷の修復には有効に働いている[5]．

4） CPD 光回復酵素活性と UVB 抵抗性

筆者らは，UVB 抵抗性の異なるイネ品種を材料に，UVB 抵抗性と，UVB によって誘発される CPD の蓄積量ならびに CPD の修復活性との関連について解析を行い，CPD 光回復酵素の活性と，UVB 抵抗性の程度の間に高い相関関係があることを見出している．すなわち，UVB 抵抗性を示すイネ品種ほど，CPD 光回復酵素の活性は高く，感受性を示す品種ほど活性は低い．そして，このような CPD 光回復酵素活性の違いは，CPD 光回復酵素遺伝子の自然突然変異によって酵素の構造が変化し，酵素活性が変化した結果に由来している事実も見出されている（図 I.23 B）[5]．CPD 光回復酵素の活性とその遺伝子型，さらには UVB 抵抗性との関係について調査した結果では，CPD 光回復酵素の活性は，CPD 光回復酵素遺伝子の 126 番目と 296 番目のアミノ酸のパターンによって大きく分けて 3 グループ（ササニシキ型：$Q(Gln)^{126}$-Q^{296}，農林 1 号型：$R(Arg)^{126}$-Q^{296}，サージャンキ型：R^{126}-$H(His)^{296}$）に分けられ，これら遺伝子型と UVB 抵抗性との間に高い相関関係が認められている（図 I.23 B）[5]．

5） CPD 光回復酵素活性の増加は，イネの UVB による生育障害を軽減させる

CPD 光回復酵素活性の違いは，イネの UVB 抵抗性差異を決定しているのか否か，また CPD 光回復酵素活性を増加させることで，UVB による生育障害が軽減されるのか否か．イネに，イネ由来

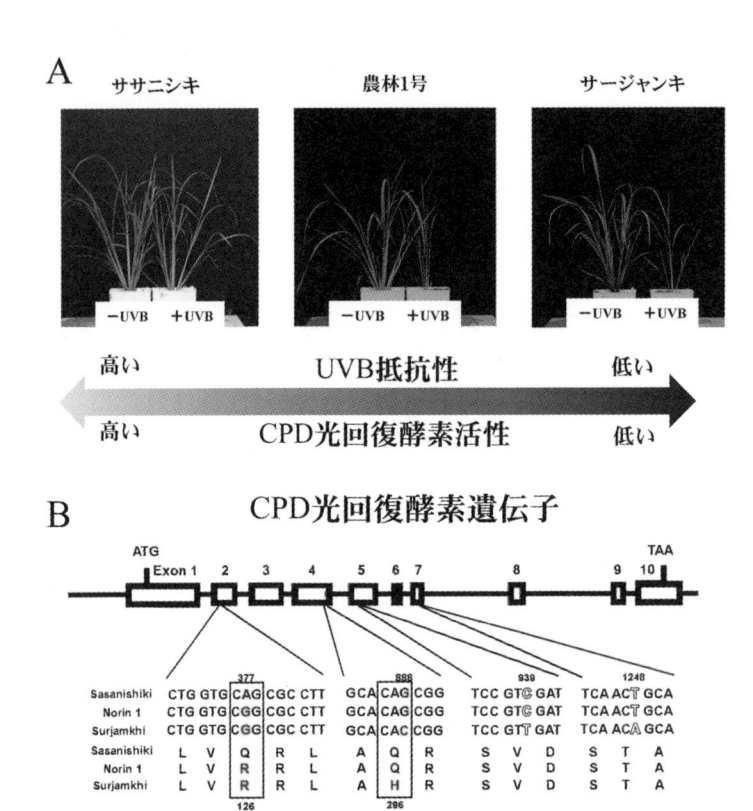

図I.23 イネのUVB感受性とCPD光回復酵素活性およびCPD光回復酵素遺伝子の変異の関係
A：UVB抵抗性を示すササニシキ，UVB感受性を示す農林1号，UVB超感受性を示すインド型イネ品種サージャンキを，紫外線を付加した環境と付加しない環境で28日間生育させた後の写真．B：CPD光回復酵素遺伝子の変異箇所の比較．

のCPD光回復酵素遺伝子を過剰発現させた形質転換体を作製し，CPD光回復酵素活性とUVB抵抗性との関係について解析した研究では，CPD光回復酵素が過剰発現した形質転換体は野生型と比較して，明らかにUVBによる生育障害が軽減されている．したがって，イネ品種間のUVB抵抗性は主としてCPD光回復酵素活性によって決定されており，CPD光回復酵素活性を増加させることで，UVB抵抗性を獲得できるということである[6]．しかしながら，CPD光回復酵素活性の増加によるUVB抵抗性の獲得にも限界があることも事実である．したがって，今後さらなるUVB抵抗性を高めたイネの作出には，CPD光回復酵素以外の抵抗性に関わる因子の探索が必要である．

c. 現在の太陽光紫外線がイネの生育に及ぼす影響

"CPD光回復酵素活性を増加させることで，UVBによる生育障害が軽減する"という事実は，UVBによって誘発されたCPDが生育障害の主要因となっていることを意味する．今日の自然環境下で生育しているイネ葉内細胞のDNA上にはどの程度のCPDが存在しているのか．日中のCPD量は，天候やイネの葉齢等によっても大きく異なるが，イネでは，およそDNA 1 Mb当り3-6個のCPDが常に存在していることが報告されている．これは，イネゲノム当りに換算すると，およそ1,300-2,600個に相当する．この結果は，今日の自然環境下においても，太陽光に含まれるUVBによって，イネの生育は障害を受けている可能性が示唆される[6]．

今日の地球環境は，紫外線環境のみならず，温暖化現象，砂漠化など急激に変化している．食料，そして酸素の供給源であり，この地球環境を維持するため必要不可欠である植物は，今日の地球規模での環境変化をどのように受け止めているのか．自らより適切な環境を求めて移動し，生命を営むことができない植物は，芽を出した環境で，一生を終えなくてはならない．紫外線量が多い南方地方では，CPD 光回復酵素活性が低い UVB 感受性品種が多く栽培され，これらの品種は，現在の紫外線環境でも生育障害を受けていることが十分に予想される．我々は，植物が現在の環境をどのように感じ，そしてどのような状態にあるのかを的確に診断し，そして，いち早く治療する必要があるであろう．

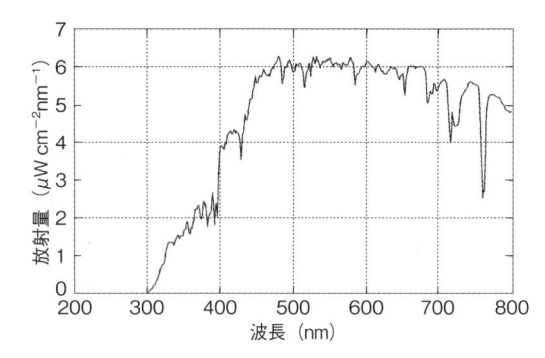

（日出間　純）

図 I.24　太陽から地球に到達している太陽光放射線の波長域とその放射量
現在の地上に到達している紫外線波長域は 290-400 nm ではなく 300-400 nm の near UV である（名古屋大学構内で 2000 年の初夏に測定）．

参考文献

1) Sato T, Kumagai T : Cultivar differences in resistance to the inhibitory effects of near-UV radiation among Asian ecotype and Japanese lowland and upland cultivars of rice (Oryza sativa L.). Jpn J Breeding 43 : 61-68, 1993.
2) Dai Q, Peng S, et al : Intraspecific responses of 188 rice cultivars to enhanced UVB radiation. Environ Exp Bot 34 : 433-442, 1994.
3) Hidema J, Kumagai T : Sensitivity of rice to ultraviolet-B radiation. Ann Bot 97 : 933-942, 2006.
4) Teranishi M, Iwamatsu Y, et al : Ultraviolet-B sensitivities in Japanese lowland rice cultivars : cyclobutane pyrimidine dimer photolyase activity and gene mutation. Plant Cell Physiol 45 : 1845-1856, 2004.
5) Dai Q, Coronel VP, et al : Ultraviolet-B radiation effects on growth and physiology of four rice cultivars. Crop Sci 32 : 1269-1274, 1992.
6) Hidema J, Taguchi T, et al : Increase in CPD photolyase activity functions effectively to prevent growth inhibition caused by UVB radiation. Plant J 50 : 70-79, 2007.

2.3　植物による太陽光紫外線の有効利用

a.　地表に到達している太陽光波長スペクトル

太陽から地球に到達している紫外線（UV）は 290-400 nm の波長域とされているが，筆者らが，2000 年代初頭に名古屋大学構内（標高 50 m），東京大学宇宙線研究所付属乗鞍観測所（2,770 m），中国のチベット・プマユムツォ湖周辺（5,070 m）の 3 地点で測定した快晴時の太陽光放射線の UV 波長域は 300 nm 以上であり，290 nm およびそれ以下は到達していなかった（図 I.24）．つまり成層圏オゾン層の他に大気中に浮遊する SO_x・NO_x・その他多種の増加している汚染物質なども 300 nm 未満の UV 波長域を吸収（カット）しており，地上に到達している太陽光 UV は 300-400 nm の近紫外光（near UV）である[1,2]．従来，オゾンだけを対象にしたシミュレーションによる解析から，地上では UV の放射量が増えているという報告が多く，かつ大気環境に放出されるクロロフルオロカーボン（CFC）類の大気汚染物質などによりオゾン層の破壊が進み，地表には UV の放射量が増加するものと誤認されている．たとえば，1997 年にオーストラリア南東部地域の上空でオゾンホールが生じた時にその地域の地表では UV の著しい増加が想定されたにも拘らず，実際の測定では 1-2 ％程度の誤差範囲内の増加であったと報告されている．現存する生物（植物・動物・微生物）は，地上に到達している太陽光［UVB の長波長側（300-320 nm）と UVA（320-400 nm）］つまり近紫外光（near UV；300-400 nm）ならびに可視光（400-700 nm）と遠赤色光（700 nm 以

上）が同時に放射されている自然光環境下で生活・生命・子孫を維持している．この事実を基に，自然光中の near UV と可視光の照射量割合（照射バランス）を重視した実験系を意識して植物・動物・微生物に対する UV の影響評価をすべきであるが，残念ながらどの生物分野でもその照射バランスを考慮しない実験結果に基づいて影響評価がなされている例が多い[3]．筆者らが名古屋大学構内で測定した初夏の near UV 照射量割合は 7% である[2]．この照射バランスを意識した基礎実験に基づく生物への正しい影響評価が望まれる．

b. 太陽光中の紫外線による植物への影響

自然界の生物は 300 nm 以上（near UV と可視光）の波長域の放射線を同時に浴びて生活していることを考慮して，筆者らは特製ビニールフィルム・ハウス内でトマト，ラディッシュ，ピーマン，キュウリ，ナス，ダイズ，エンドウ，イネなどの植物を用いて太陽光の可視光透過のもと near UV 透過の「有無」条件で実験した．植物の生育初期には，near UV の有の条件下よりも無の条件下で生育（バイオマス）を促進したが，生育段階に伴いその後の生育は両条件下で差がなくなり，むしろ有の条件下で生育促進の傾向［太陽光 UV（= near UV）は植物の生育段階に伴って異なる作用を及ぼすこと］が明らかになった（図 I.25）．near UV 有による生育促進は光合成系，窒素代謝系およびその他の代謝系の酵素活性のレベル上昇および蛋白質，ビタミン C，ピリジンヌクレオチド，クロロフィル，フラボノイド，アントシアニンなどの成分レベルの上昇などに起因していた[1, 4]．たとえば near UV は，果実着色の誘導（図 I.26），マメ科植物の根粒形成・窒素固定能の促進，さらに植物のストレスを緩和して老化遅延の誘導（図 I.27），害虫・微生物による被害の抑制などを引き起こした．淡水産クロレラの増殖（細胞分裂）も near UV 有の条件下で促進された[2]（図 I.28）．これはストレスの緩和やエチレン生成系の抑制に起因していた[5]．以上の筆者らの実験結果と UV は植物の生育を阻害すると流布されて

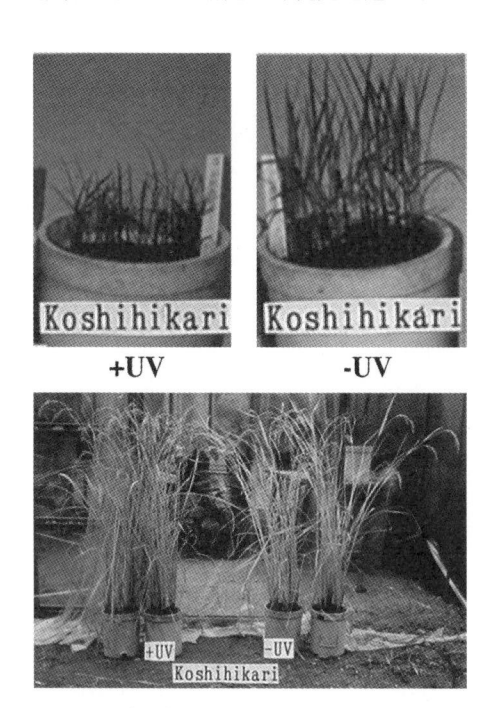

図 I.25 イネ（品種コシヒカリ）の生育に及ぼす紫外線の影響

上は幼苗期，下は収穫期（−UV 区は幼苗期に著しい徒長のため，収穫期には軽い倒伏が見られる）．UV は生育段階によって異なる作用を示す．＋UV は可視光＋near UV 照射，−UV は可視光のみ照射．

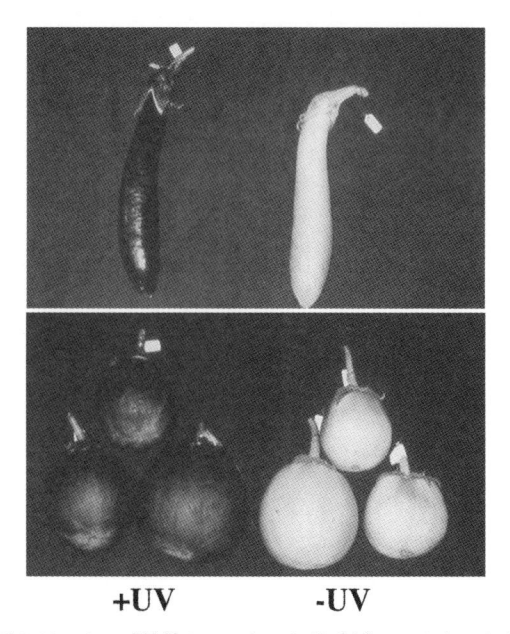

図 I.26 ナス［品種クルメオーナガ（上），ワセオーナガ（下）］の果実着色に及ぼす紫外線の影響（口絵 1 参照）

UV は果実の色素成分（アントシアニン）を誘導．＋UV は可視光＋near UV 照射，−UV は可視光のみ照射．

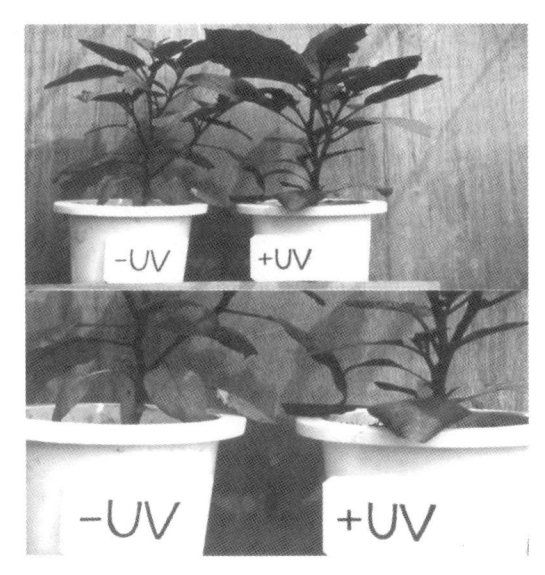

図 I.27 ナス（品種クルメオーナガ）の老化に及ぼす紫外線の影響（口絵1参照）
上は植物の全体像，下は基部の拡大像．−UV区での基部の数枚葉に黄化現象（老化作用）が見られるが，＋UV区ではまだ緑葉のままである．＋UVは可視光＋near UV照射，−UVは可視光のみ照射．

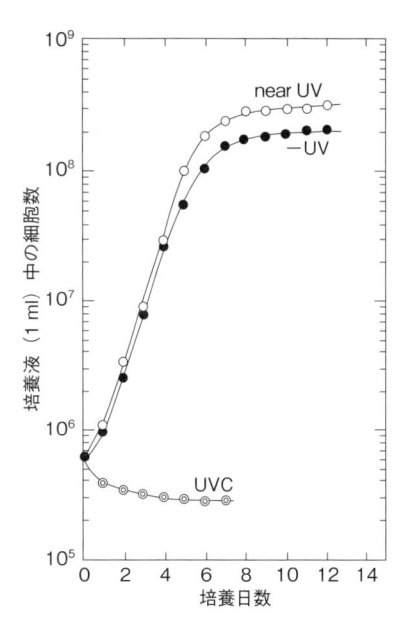

図 I.28 クロレラの増殖（細胞分裂）に及ぼす紫外線の影響
near UVは細胞分裂を促進（注：縦軸は対数目盛），UVCは細胞を死に至らせている．near UVは可視光＋near UV照射，−UVは可視光のみ照射．UVCは可視光＋254 nmの波長スペクトルの殺菌灯ランプ照射．

いる内容とは矛盾する．これは後者では地表の自然光条件とは異なるUVの波長や照射バランスの人為的条件下で実験が行われている場合が多い点にある．植物にUVAや可視光をUVBと共に照射するとUVBによる害作用が修復・軽減されることが知られており[6]，植物に照射される波長スペクトルおよびそのバランスは重要な要因になっていることを意識した実験が肝心である．現存の植物は地上の可視光に対するnear UVの照射バランスが上記7％以内の光環境に順応しているにも拘らず，その生育は自然光UVによって阻害されると流布され「通説」のようになっている．仮に「通説」通りであれば，野山では緑の減少や田畑による農業生産高の減収が叫ばれ非常事態宣言が出されパニック状態になるはずであるが，農林水産省による毎年の発表では米の生産高は平年並みかそれ以上である．従来のUVと植物の生長に関する多くの研究報告には，太陽光中のUVの波長域およびその照射バランス（上記7％）が考慮されていない，とくに自然光下のUV照射バランスよりも著しく強いUV照射バランスの人為的条件下で実験がなされている例が実に多い（このような例は植物以外の動物・微生物などの研究報告でも多く見られる）．このような人為的実験条件は，地球環境の自然光条件とは大きく異なるので，現存のいかなる生物も未経験の光条件に強制的に暴露されたことになりマイナスの影響を受けるのは当然である．これまで植物以外の実験で可視光線なしのUVだけを照射した実験の極端な例も多く見られるが，これは生物が太陽光環境下で生活していることをまったく無視した意味のない不自然な光条件の実験に等しい．このような実験では，いかなる生物も不健全な生育を強いられストレスを被ることになる．現存の生物は永い間の進化・自然淘汰などによって太陽からの自然光下で生存し続けた子孫であることを考慮すれば，その細胞内の代謝系にはnear UVをむしろ有効利用するようなメカニズムが組み込まれ，地表の光環境に順応しているものと考えるのが自然である．従来は，①可視光なしのUV照射だけ，②可視光と強い放射量のUVB（280-320 nm）照射，③可視光と強

いUVC（とくに254 nm）照射の条件下で，太陽光中のUV（＝near UV）と可視光の照射バランスを考慮しないで実験がなされている．①～③のいずれの実験系でも，得られたそれぞれの結果は正しいと思われるが，その結果からはUVの生物への影響を考察する時に過大評価・誤評価になりがちであり，地球上の自然光UV下の事象とはかけ離れた場合が多いことを認識することが肝心である．

（手塚修文）

参考文献

1) 手塚修文：植物による太陽光紫外線（近紫外光）の有効利用．太陽紫外線防御研究委員会学術報告 12：1-10, 2002.
2) Gojo R, et al：Near-UV radiation promotes growth of *Chlorella*. Environ Sci 11：189-198, 2004.
3) Quaite FE, et al：Action spectrum for DNA damage in alfalfa lowers predicted impact of zone depletion. Nature 358：576-578, 1992.
4) 手塚修文：紫外線による植物の生長促進．蛋白質核酸酵素 36：1941-1945, 1991.
5) Gojo R, et al：Regulation of ethylene-forming system in *Chlorella* by near-UV radiation. Environ Sci 11：199-208, 2004.
6) Caldwell MM, et al：Spectral balance and UV-B sensitivity of soybean：a field experiment. Plant Cell Environ 17：267-276, 1994.

2.4 太陽紫外線とリンゴの着色

a. リンゴ果実の着色

リンゴ果実の赤い色は，その美しさで長い間人間を魅了し，関心が持たれてきた．リンゴ果実の着色は品種によって異なり，赤色，黄色，緑色とさまざまであるが，とくに赤色の着色が問題となることが多い．そして，その良否は商品性を大きく左右するために，栽培上，とくに注意が払われている．リンゴ果実は果皮にアントシアニン色素を蓄積して赤色に着色するが，外観的な着色の良否はアントシアニンの量だけで決まるのではなく，地色となるクロロフィル類（クロロフィルa, b），カロテノイド類（カテキンやβ-カロテンなど）およびアントシアニン以外のフラボノイド類などとのバランスによる．そして，これらの色素類の生成には光や温度などの環境的要因と，果実の成熟や栄養状態などの生理的要因が相互に関係しており，着色の機構は複雑であり，着色の良いリンゴ生産を難しくしている．

リンゴ果実のアントシアニン生成は光に依存しており，とくに紫外線の作用が大きいので，ここでは，リンゴ果実の着色に及ぼす太陽光の影響について，とくに紫外線を中心に概説する．

b. 紫外線とアントシアニン生成

1） リンゴ果実のアントシアニン

リンゴ果実のアントシアニジン（アグリコン）は赤色のシアニジンであり，シアニジン 3-ガラクトシドが大部分で，その他に，シアニジン 3-グルコシド，シアニジン 3-アラビノシド，シアニジン 7-アラビノシド，シアニジン 3-キシロシドなどが認められている．リンゴには世界中に数多くの品種が存在しているが，これまでの報告や，現在日本で栽培されている品種について調べた限りでは，品種によって個々のアントシアニンの相対的な割合は多少異なるものの，その組成には大きな違いは認められない．したがって，品種による色調の違いはアントシアニンの組成によるものではなく，アントシアニン量の多少や，クロロフィルなど他の色素とのバランスによる．

2） 光とアントシアニン生成

リンゴ果実のアントシアニン生成は光に依存し，暗黒下ではアントシアニンをまったく生成せず着色しない．リンゴ果実のアントシアニン生成に大きな作用を持つのは，可視域の赤色光（650 nm）と紫外域のUVB（280-320 nm）の波長域であるが，とくに紫外線の作用が大きい．特徴的なことは，可視光線とUVB紫外線が同時に照射された時に，アントシアニン生成量が相乗的に増加し赤色が濃くなることである（図I.29）．紫外線が樹上のリンゴ果実のアントシアニン生成に大きな働きを持っていることは，果実に紫外線除去フィルムを貼り付けると着色が著しく悪くなることからも確認できる（図I.30）．また，果実の葉の影に

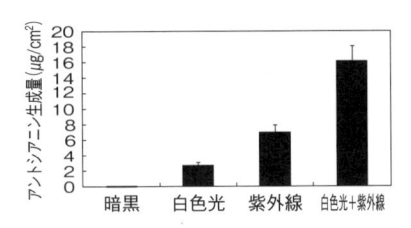

図 I.29 光質の違いが'紅玉'果実のアントシアニン生成量に及ぼす影響
採取した'紅玉'果実に,蛍光灯による 2.6 W/m² の白色光と 1.8 W/m² の UVB 紫外線,および両者の組み合わせを 15℃ で 96 時間照射した.

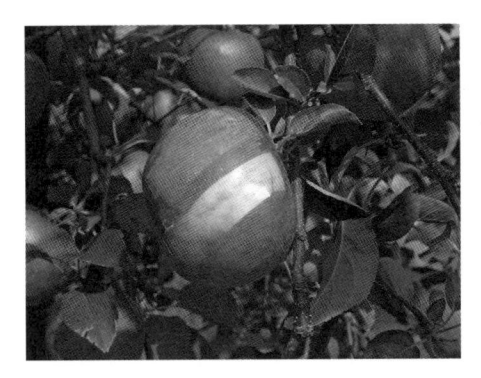

図 I.30 樹上の'ふじ'果実に対する紫外線除去フィルム(帯状の白色部分)が着色に及ぼす影響

なっている部分や,樹の内部の果実で着色が悪くなるのは,これらの部位でとくに紫外線が減少しているためであるといえる.

3) 紫外線の作用様式と光受容体

リンゴ果実のアントシアニン生成に対して,赤色光や紫外線の効果が発現するには,かなり強い強度の光が,数時間に渡って長時間照射されることが必要である.このような UVB の光受容体については,その効果が近赤外光の照射に影響されないことから,フィトクロムとは異なる特異的な UVB 受容体によることが推察されている.また,UVB の効果は,赤色光との同時照射によって相乗的に増加するが,その効果の発現にはフィトクロムが関与していることが示唆されている.このような UVB の効果は他の植物でも認められ,UVB 受容体の存在が示唆されているが,その実体は未だに不明である.

赤色光に関してはその作用のピークが 650 nm にあり,それはフィトクロムに作用していることが明らかにされている.リンゴ果実で特徴的なことは,光強度に依存した数時間以上の長時間の照射を必要とすることである.その原因として,赤色光は,フィトクロムのみならず光合成にも作用していることが示唆されている.

4) 紫外線とフラボノイド代謝

紫外線の照射によって,フェニルアラニンアンモニアリアーゼ (PAL) やカルコンシンターゼ (CHS) などのフラボノイド代謝に関わる酵素をコードしている遺伝子が順次発現し,それらの酵素活性が高まることが認められている.また,UVB 照射による PAL 活性の増加は可視光線の白色光の照射に比べてより高く,さらに PAL 活性とアントシアニン生成量は UVB と白色光の光強度に比例すること,また,UVB と白色光の同時照射によってアントシアニン生成量が相乗的に増加するときに,PAL 活性も相乗的に増加することが認められ,相乗作用の発現に PAL が関与し,UVB は PAL 活性を高めて二次代謝を促進すると考えられる.

アントシアニンを含むフラボノイド類は抗酸化能を持ち,食品機能性成分として注目されている.紫外線の照射は二次代謝全体を活性化するが,その中でもとくにケルセチンなどのフラボノール類の生成がアントシアニン生成と関係しており,アントシアニン含量が多い果皮や UVB の照射ではアントシアニン生成と同時にケルセチン類の生成も増加することが認められる.

c. 紫外線の作用と果実生理

1) 品種の違い

リンゴは品種によって着色の難易が異なり,とくに現在最も栽培の多い'ふじ'は着色しにくく問題となりやすい.これは,どのような光質でアントシアニンを生成するかという質的な特性(光質反応)と,ある光強度でどれだけのアントシアニンを生成するかという量的な特性(反応性)が品種によって異なるためである.すなわち,'紅玉'や'スターキングデリシャス'などの着色しやすい品種は,同じ光強度でも,また,可視光線

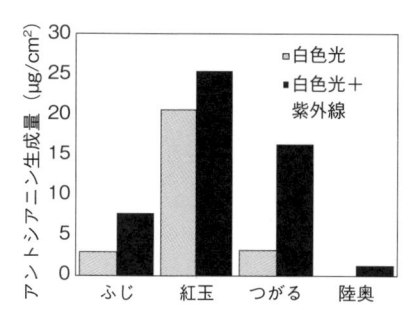

図 I.31　アントシアニン生成量の品種間差異
採取した果実に，蛍光灯による 2.6 W/m² の白色光と 1.8 W/m² の UVB 紫外線の組み合わせを 15℃で 96 時間照射した．

だけでも多くのアントシアニンを生成し着色するが，'陸奥'および'ゴールデンデリシャス'は可視光線ではまったくアントシアニンを生成せずに，その生成量も少ない品種である．これらの中間的な特性を持つ'つがる'や'ふじ'のような品種は，紫外線を含む光でもアントシアニン生成量が少なく，とくに，可視光線によるアントシアニン生成量が著しく少ない品種である（図 I.31）．このような本来着色しにくい品種では，より色濃く着色する突然変異（枝変わり）の着色系の栽培が多くなっている．

2) 果実の成熟

未熟なリンゴ果実は光が十分当たっているにも拘らず緑色であるが，成熟が進んで収穫期が近づくと赤色に着色する．これは成熟によってクロロフィルが分解されて緑色が薄くなると同時に，光に反応してアントシアニンを蓄積することによって赤色に着色するためである．また，成熟が進むにつれて光に対する反応性が変化し，とくに，可視光線に対する反応性が高くなることによって樹冠内部の果実もアントシアニンを蓄積して着色するようになり，樹全部の果実が着色する．このように，適度な成熟はアントシアニン生成を促進するが，成熟がさらに進んだ状態ではアントシアニンを生成する活性を失ってしまう．これらのことから，リンゴ果実が良好に着色するためには，比較的短い適熟期に，光や温度などが好適になることが必要であり，このことが着色の良否を不安定にさせている．

d. 着色と栽培技術・環境
1) 着色管理技術

光条件はリンゴ果実が着色するための絶対的な条件であるために，着色を良くするためには光環境を改善することが効果的である．そのために工夫された栽培技術が，地面に反射シート（プラスチックフィルムにアルミを蒸着したものなど）を敷設して反射光を多くし，樹内隅々まで光を入れることと，果実を被っている葉を取る葉摘みである．また，果実が小さい幼果の時に袋を被せる袋掛けは，除袋時（収穫の約 1 カ月前）にクロロフィルの少ない白色化した果実となることで，着色をより鮮やかに見せる技術である（図 I.32, I.33）．これらの管理は，'陸奥'や'ふじ'のような着色にとくに強い光を必要とし，着色しにくい品種で多く行われている．基本的には光が入りやすいような整枝・剪定が重要である．

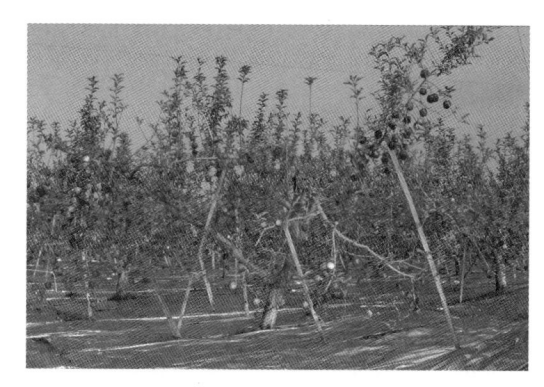

図 I.32　除袋後の'陸奥'の果実に反射シートを敷設し葉を取り除いて着色させている様子（口絵 2 参照）

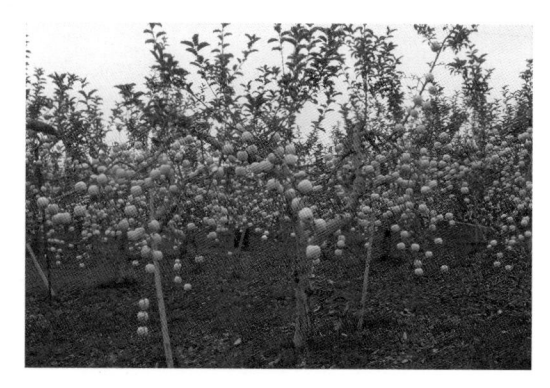

図 I.33　除袋直後の様子

2） 環境変動

　オゾン層の減少によるUVB紫外線の増加はリンゴ果実の着色を良くするが，紫外線が強すぎると日焼けのような紫外線障害が発生する．また，リンゴ果実のアントシアニン生成は温度にも強く影響され，15-20℃程度の低温でアントシアニン生成が促進され，着色が良好になる．この影響はとくに'ふじ'のような着色しにくい品種で顕著であり，温暖な地域で'ふじ'を栽培すると着色が悪くなる．このことから，温暖化によってとくに'ふじ'などのリンゴ品種の着色が悪くなることが予想される．さらに温暖化は果実の成熟や貯蔵性，食味にも影響を及ぼすことが懸念されている．

〈荒川　修〉

参考文献

1) Lancaster LE：Regulation of skin color in apples. Critical Rev Plant Sci 10：487, 1992.
2) Arakawa O, Hori Y, Ogata R：Relative effectiveness and interaction of ultraviolet-B, red and blue light in anthocyanin synthesis of apple fruit. Physiol Plant 64：323, 1985.
3) Arakawa O：Photoregulation of anthocyanin synthesis in apple fruit under UV-B and red light. Plant Cell Physiol 29（8）：1385, 1988.
4) Wang H, Arakawa O, Motomura Y：Influence of maturity and bagging on the relationship between anthocyanin production and phenylalanine ammonia-lyase（PAL）activity in 'Jonathan' apple fruit. Postharv Biol Tech 19：123, 2000.
5) 荒川　修：リンゴ果実の着色生理—アントシアニン生成とフラボノイド代謝—．植物の化学調節 35（2）：149-159, 2000.

3. 動物と太陽紫外線

3.1 チョウの色覚と紫外線

a. 紫外線の認識
1) 視覚と紫外線

ヒトに見える可視光線は波長が 400 nm から 700 nm の範囲の電磁波である．400 nm の光は暗い紫色または菫色に見えるので，これよりも波長の短い光を紫の外の光，紫外線と呼ぶ．赤く見える 700 nm よりも波長が長い光は赤外線である．紫外線はもちろん太陽光にかなり含まれている．日蔭に届く太陽光の絶対量は日向に比べると非常に少ない．しかし，日蔭は日向よりも，可視光線と比較すると紫外線の相対存在割合は大きい（図 I.34a）．

紫外線が見えるというと何か特殊なことのようだが，さまざまな動物を調べてみると，昆虫や甲殻類をはじめとする無脊椎動物はもちろん，鳥類・爬虫類・魚類などの脊椎動物でも多くのものが紫外線に対する感度をもつことがわかる．紫外線が見えない我々は，動物界ではむしろ例外的な存在なのである．花にも紫外線の反射と吸収で作られる模様があり，これは花の蜜を食糧とする動物との共進化の結果と考えられている．

2) モンシロチョウの交尾行動と紫外線

昆虫については早くから紫外線が見えることがわかっていた．たとえばモンシロチョウの翅はオス・メスともに白く見えるが，実はメスだけが紫外線をよく反射している（図 I.34b）．オスは，それがたとえ死んだメスの翅であっても，あるいは小さな紙片であっても，紫外線を反射してさえいればそこへ飛んでいって交尾を試みる[1]．オスがメスを発見する効率は日蔭の方が高い．これは，日向より紫外線の相対存在比が多い日蔭でメスがより目立つためだろう（図 I.34a）．紫外線を通さないビニールで作ったハウスの中では交尾率は有意に下がる．紫外線がない条件ではモンシロチョウ自身もオスとメスの区別がつきにくいようだ．

こうした事実から，モンシロチョウには紫外線が見えていることはわかる．ではその仕組みはどうなっているのだろうか．

b. 紫外線を見る仕組み
1) 色覚と視細胞

紫外線が見えるかどうかを決める最大のポイントは視細胞の性質である．ヒトの網膜には，波長に対する感度（分光感度）の異なる4種の視細胞がある．そのうち1つは桿体で，薄暗い環境での視覚を担当する．残りは赤（R）・緑（G）・青（B）3種の錐体で，これらは明るい環境で色を見るのに使われる．B細胞だけが刺激されれば青を，R細胞とG細胞が同時に刺激されれば黄色を感じる．これが我々の色覚がRGBの3色性であることの生理学的基礎である．我々に紫外線が見えないのは，紫外線に応答する視細胞がないためである．

2) 視細胞分光感度の多様性

視細胞の分光感度は電気生理学的な方法で調べることができる．この方法は，1つの視細胞に電

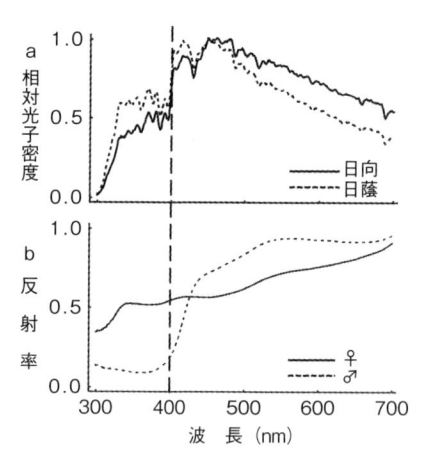

図 I.34 昆虫と紫外線
太陽光の放射スペクトルには紫外線が含まれる．日蔭は，日向より紫外線の相対存在率が高い（a）．モンシロチョウのオスとメスの，翅の分光反射率（b）．メスの翅は紫外線をよく反射するが，オスは反射しない．オスは紫外線反射の有無でオスメスを見分ける．

極を刺した上でさまざまな波長の光を照射して，波長と反応の関係を調べるというものだ．ミツバチ複眼からは紫外・青・緑の3種の視細胞が見つかった．ミツバチには赤が見えないが，その代わりに紫外線が見える[2]．Karl von Frisch によるこの研究がたいへん印象的だったためか，"昆虫は紫外線が見えるが赤は見えない"と考えられていた期間は長い．

しかし，すべての昆虫がミツバチと同じわけではない．ミツバチはあまり赤い花を訪れないが，チョウ類には赤い花を好むものが多い．そういうチョウの複眼に電極を刺して調べてみると赤受容細胞が見つかる．図I.35aとbはモンシロチョウ（*Pieris rapae*）とアゲハ（*Papilio xuthus*）の複眼視細胞の分光感度である．いずれも紫外受容細胞と赤受容細胞を含む6種の視細胞があることは共通しているが，全部が同じというわけではない．一口に"昆虫"といっても，また同じチョウの仲間であっても，その複眼の機能はきわめて多様なのである．

視細胞の複眼内分布にも特徴がある．複眼は個眼という小さな単位からできており，1つの個眼には9個の視細胞が含まれる．アゲハでもモンシロチョウでも9個の視細胞は個眼の中央軸に向かって微絨毛を伸ばし，受光部である感桿を作っている．感桿の上半分は視細胞1〜4番が，下半分は視細胞5〜8番の出す微絨毛でできている．視細胞9番は感桿の根元でわずかに微絨毛を出す小さな細胞である（図I.35c）．アゲハの場合，感桿の周囲には赤または黄色の色素があり，この色素の色によって個眼は3つのタイプに分けられる．3タイプの個眼にはそれぞれ異なる種類の視細胞が含まれる．タイプIには，紫外・青・緑・赤，タイプIIには紫・緑・広帯域，タイプIIIには青・緑である[3]．

モンシロチョウの複眼にもやはり色素で特徴づけられる3タイプの個眼があって，タイプI個眼には紫外・青・黄緑・赤，タイプIIに紫・黄緑・

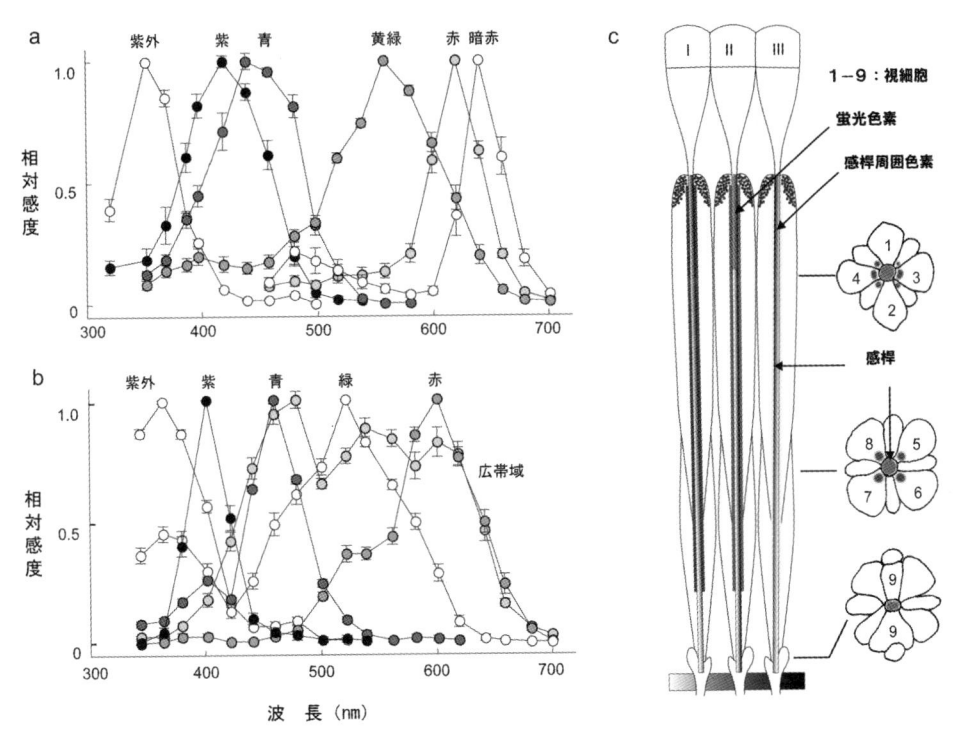

図I.35　視細胞分光感度と個眼構造
モンシロチョウ（a）にもアゲハ（b）にも，紫外受容細胞と赤受容細胞を含む6種の視細胞がある．アゲハの個眼（c）は，感桿周囲および感桿上端に含まれる色素の色によってI〜IIIの3タイプに分けられる．

3. 動物と太陽紫外線

暗赤，タイプIIIに紫外・黄緑・赤の受容細胞が含まれる[4]．

3） 視物質

視細胞の分光感度を決める最大の要因は，視細胞に含まれる光受容蛋白質（視物質）の分光学的な性質である．視物質は蛋白質オプシンとレチナール（ビタミンAのアルデヒド型）が結合したもので，オプシン部分の構造は遺伝子を調べればかなりのことがわかる．

図I.36はさまざまな昆虫の複眼で同定された視物質オプシンの分子系統樹である．昆虫オプシンは短波長吸収型と長波長吸収型に大別され，短波長吸収型はさらに紫外型と青型に分かれる．これまで調べられた限り，ハエ類以外の昆虫にはかならず1種の紫外吸収型オプシンがある．ハエ類には例外的に2種の紫外吸収型オプシンがある．アゲハの場合，紫受容細胞（図I.35b）にも紫外線吸収型オプシンが発現しているが，これは360 nmに感度ピークをもつ紫外受容細胞に330 nmを吸収するフィルターとしてはたらくレチノール（ビタミンA）分子が含まれているためである[3]．

熱帯のサンゴ礁に棲むハナシャコ類には，4種もの紫外受容細胞をもつものがいるが，その視物質オプシンの数はまだわかっていない[5]．

c． 色覚と紫外線
1） 色覚行動

紫外受容細胞があれば紫外線を感じることはできると考えて間違いはない．しかし紫外線が"どのように"見えるかは別の問題である．紫外線も可視光線と連続しているので，直感的には特別な"色"として見えていると思われる．この問いに答えるには，行動実験が必要である．

図I.37はアゲハの色覚を調べた行動実験の様子である．このアゲハは青の円板上で蜜を吸うようにトレーニングされ，その結果として4色の円板からも（図I.37a）さまざまな濃さの灰色の中からも（図I.37b），正解の青を選べるようになった．もしもアゲハが明るさを指標として青を選んでいたのだとすると，アゲハは青と同じくらいの明るさに見える灰色を混同すると考えられるが，それは決して起こらなかった．したがって，求蜜中のアゲハには色覚があることが確かめられたことになる．

2） 色としての紫外線

アゲハの複眼には6種の視細胞があるが，そのすべてが色覚に関わっているとは限らない．実際ヒトには4種の視細胞があって，そのうち3種が色覚用である．ヒト色覚の3色性を示す指標となるのは，最小弁別波長差（2つの光が異なる色に見える最小の波長差）である．ヒトの場合，最小弁別波長差は500 nm付近と600 nm付近で小さくなる．前者ではB細胞とG細胞の感度が，後者ではG細胞とR細胞の感度が重なっているためである．

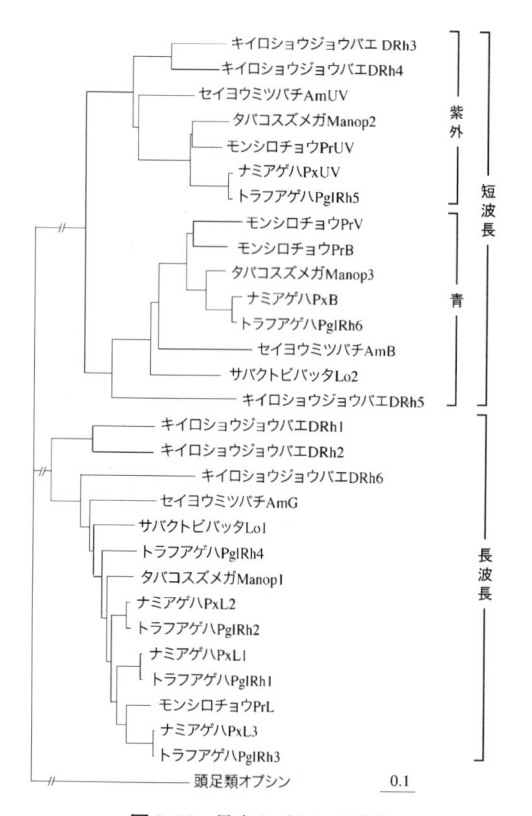

図I.36 昆虫オプシンの系統
昆虫オプシンは短波長吸収型と長波長吸収型に分けられる．短波長吸収型はさらに紫外と青に分けられる．アゲハには紫外と青が各1つ，長波長が3つ，モンシロチョウには紫外が1つ，青が2つ，長波長が1つある．モンシロチョウでは黄緑・赤・暗赤受容細胞はすべて同じ視物質オプシンを含む．

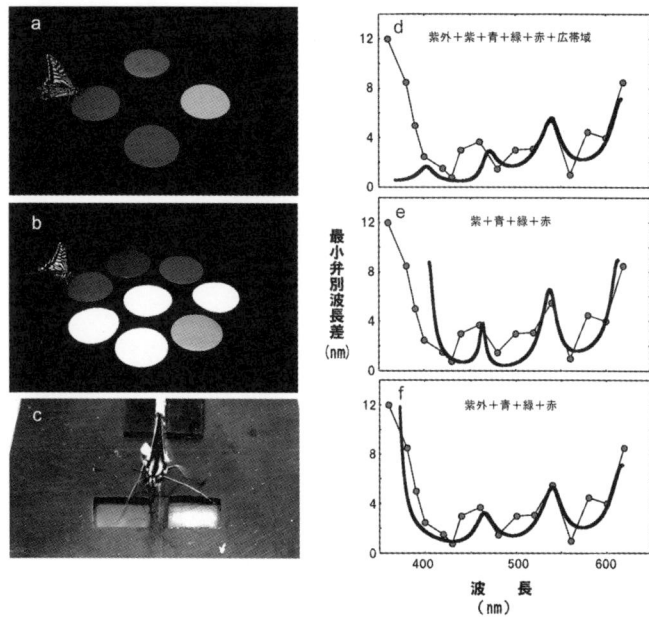

図 I.37 アゲハの色覚と波長弁別能（口絵3参照）
青色紙の上で蜜を吸うことを学習したアゲハは，他の色紙（a）からも灰色の色紙（b）からも正確に青を選ぶ．単色光の上で蜜を吸うことを学習することができ，この行動によって近い2つの波長を識別させることができる（c）．波長弁別能は3カ所でとくに高く（d～f），この結果は，紫外・青・緑・赤受容細胞が関わっていると仮定するとうまく説明できる（f）．

　アゲハの色覚は何色性か，そこに紫外受容細胞が関わっているのかという疑問に答えるため，アゲハで波長弁別能を測定した．ある波長で蜜を吸うように学習させたアゲハに，学習波長と共にもう1つ別の波長の光を見せる．2つの違いがわかればアゲハは学習波長に向かって口吻を伸ばす（図 I.37c）．たとえば480 nmを学習したアゲハは，わずか1-2 nmの違いが識別できた．16の波長で学習させて弁別能を測定した結果，アゲハは430，480，580 nmの3カ所で高い弁別能を示した（図 I.37d-f）．これはアゲハの色覚が4色系であることを示している．

　6つのうちの4つの視細胞が関係しているかは，ノイズ制限モデルで推定した[3]．モデルに6種の視細胞すべてを入れて計算すると，計算と実験の結果は短波長側で大きく食い違う（図 I.37d）．紫外線と広帯域を除くと多少改善がみられるが，合っているとは言い難い（図 I.37e）．よく一致したのは，紫と広帯域を除いた場合である（図 I.37f）．つまりアゲハ求蜜行動の色覚は，紫外・青・緑・赤の4色性ということである．この結果は，アゲハは紫外線を我々には知り得ない，何か特別な"色"として見ているということを示唆している．

〈蟻川謙太郎〉

参考文献

1) 小原嘉明：モンシロチョウの結婚ゲーム．蒼樹書房，東京，1994．
2) フリッシュ，Kv（著），桑原万寿太郎（訳）：ミツバチの生活から．岩波書店，東京，1975．
3) 寺北明久，蟻川謙太郎（編）：見える光，見えない光．共立出版，東京，2009．
4) 岡　良隆，蟻川謙太郎（編）：行動とコミュニケーション．培風館，東京，2007．
5) ポーター，ML，クローニン，TW（著），粟田ひろ子（訳）：シャコ類における視覚の進化．科学 79（6）：660-666，2009．

3.2 昆虫の生活と太陽紫外線

昼間活動する昆虫は程度の差こそあれ，可視・紫外光など光線の暴露を受けると同時に，一方ではそれらを巧みに利用して合目的的行動をとっていると考えられる．周知のように，紫外領域の光はその生理作用の違いによって概ねA，B，Cの3つに分類されているが，昆虫，とくに植食性昆虫（主に幼虫時に植物を食餌として成長する昆虫で，全昆虫種の過半数を占める）にとってUVBは，直接あるいは間接的に概して好ましくない生理作用を及ぼすことが知られている．他方，昆虫の可視領域は一般に人間のそれよりもやや短波長側に偏っていることはよく知られており（ただし，チョウなど一部の昆虫では長波長側の赤色も認識可能），UVA領域の近紫外光は，彼らにとっては可視光として生活の中でさまざまな役割を演じていることもわかっている．

a. 採餌（訪花）行動などにおける紫外線の役割

近年，ビニールハウスなどを利用した野菜・果樹などの促成・通年栽培（施設園芸）が盛んに行われている．ハウス内は外部からの病害虫の侵入を防ぐことが可能な反面，一度侵入した害虫にとってはきわめて快適な住環境にもなりうる．そこで，太陽紫外線が不足あるいは欠如した環境下では，いもち病，アザミウマ，アブラムシ，オンシツコナジラミなどの病害虫の発生が抑制されることから，ハウスの被覆フィルムとしてUVカットフィルム（400 nm以下の波長を遮断）が汎用されてきた．一方，園芸施設内では訪花昆虫による自然受粉が行われないために，しばしば適当な受粉媒介昆虫を放つ必要が生じるが，このような目的で放たれたハナバチやセイヨウミツバチがUVカットフィルムの下では正常な訪花行動を行うことができないことが知られている．また最近，チョウ目昆虫（ガやチョウ）に特異的に有効な生物農薬としてバキュロウィルスが広く使用されつつあるが，これは紫外線に弱いため，紫外線吸収剤との併用が考案されている．1つの有力な候補物質は，ペンキや紙類などに既に広く使用されているスチルベン系の蛍光漂白剤（UV吸収に伴い青白色光を発する）で，これとの併用によりウイルスの活性も高まることが報告されている．一方，この薬剤で処理された花にはミツバチは容易に訪花できないことも報告されている[1]．このように紫外線がカットされた環境下では，彼らは花を認識することが困難で，UVカットフィルム被覆施設内では出巣や帰巣すらも不可能になる場合がある．実は彼らは太陽光の近紫外部の偏光を定位行動に利用しているのである．青空からの反射光は偏光を含んでおり，3チャンネル方式の偏光アナライザーを持つミツバチなどは，太陽の方向と偏光の振動面の角度から自分の位置を特定することができ，これにより出巣や帰巣が可能になっている．

さて例外はあるが，虫媒花は一般に目立つ色彩と特有の香りを持っている．昆虫の訪花行動に花の香りから得られる嗅覚情報は重要な働きをなすが[2]，視覚（とくに色覚）情報はさらに重要である場合が多い．一部の花は可視光領域に蜜標（nectar guide）と称されるマークを持っており，これが昆虫の訪花を助けている．蜜標は訪花昆虫に蜜のありかを教えるためのものと推定されており，花冠の中心部が別の色彩を呈している花はこの例といえる．また花種によっては近紫外領域に蜜標を持つものが少なからず知られている．ミツバチやモンシロチョウが好んで訪れるナノハナはその好例であり，中心部に強く紫外線を吸収する部位

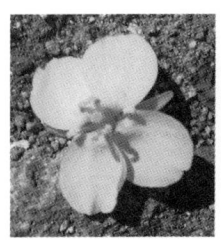

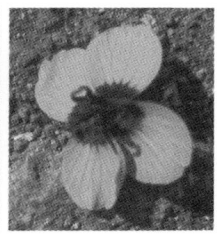

図I.38 ナノハナのモノクロ写真（左）とUV写真（右）
周知のように実際の花は全面一様に黄色を呈するが，UVフィルターを通して見ると，花冠中央部に明瞭なUV吸収性の蜜標が観察される．

を持つ（図 I.38）．このような紫外部の蜜標は，とくにハチ類の蜜源探索やスズメガなどのようにピンポイントで敏捷な採餌行動を行う昆虫にとっては有効な手がかりになっているものと考えられる．

　紫外線はこのように昆虫の訪花行動にかなり重要な役割を担っており，花冠から反射される紫外線が花の重要な色彩情報の一部を提供していると考えられる．しかしこれに反して，我々が調べた限りでは，大部分の花は適度に紫外線を吸収しており，紫外線を強く反射している花は逆に昆虫にあまり好まれない傾向がみられる．とくにチョウの場合は「花」であることの認識に，この紫外線の適度な吸収が1つの重要な要因となっているようである．

　シロオビアゲハというチョウを使って，彼らが花を認識する際に花冠の紫外線反射（吸収）がどのように関係しているかを造花を使って調べてみた．ろ紙を加工して白色の UV 吸収造花（処理区）を作製し，未処理のろ紙を UV 反射造花（対照区）として，どちらの造花により多くの個体が訪れ，口吻伸展反射（proboscis extension reflex；PER）を行うかを調べた．PER はチョウ類の採餌行動を直接的に示す行為であり，この行動が触発された場合には採餌を目的とした行動と認定することが可能で，行動上のノイズを除去して信頼度の高いデータを得ることができる[2]．

　結果は，雄雌どちらにおいても，訪花の80％前後は UV 吸収造花に行われた．このことはチョウが紫外線を認識できることを明瞭に示すと同時に，このチョウは適度に紫外線を吸収する花を強く好むことをも示している．おそらく，自然界における花のほとんどが紫外線をある程度吸収していることから，単なるろ紙のように色彩を持たず紫外線を強く反射する物体は花とは認識され難いものと推察される．

b. チョウ類の配偶行動における紫外線の役割

　主として夜行性であるガと異なり，チョウ類の

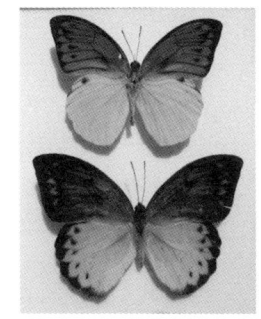

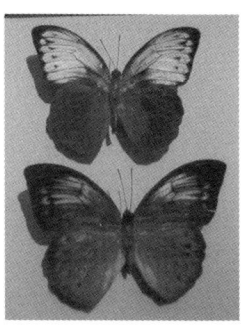

図 I.39 ヒイロツマベニチョウの翅の紫外線反射パターン
左：モノクロ写真，右：UV 写真．上段：雄，下段：雌．雄の前翅は美しいオレンジ色，後翅は淡黄色を呈するが，UV 写真でみると前翅は外縁部を除いて紫外線を強く反射しているのがわかる．一方雌には顕著な反射は認められず，可視・紫外光から見た雌雄の違いは昆虫にとっても明瞭であろう．

多くが美しい斑紋を示す事実は，これらの昆虫種の配偶行動においては視覚情報が重要な役割を担っていることを示唆する．実際，チョウ類では，一般的には，雄による雌の認知は遠隔的には翅の色彩・斑紋パターンによって行われると考えられており，探雌行動中の追飛翔のリリーサー（触発因）にもなっている．この場合，大部分の種においては人間の可視光領域の色覚が重要である（近距離における雌雄相互の認知には，性フェロモンのような嗅覚・接触化学情報の関与が認められる場合がある）．しかしながらシロチョウ科やシジミチョウ科のある種では，翅の近紫外線反射度の違いに基づく性的二型が見られ（図 I.39），これが雌雄の認知に，また個体差とも相まって性選択にも重要な機能を担っていることが知られている．

　モンシロチョウの雌雄の認知が，主に翅の紫外線反射度の違いにより行われていることはよく知られているが，米国に棲むモンキチョウの仲間やヨーロッパのウスルリシジミでも同様のことが報告されている．たとえば，オオアメリカモンキチョウでは雌の翅の表面は紫外線を吸収するが，雄では逆によく反射している．モデルを使った実験から，紫外線反射の少ないモデルは雄をよく惹きつけることが判明し，翅の紫外線反射パターンが雌雄の判別にきわめて重要であることが証明された[4]．

一方，ウスルリシジミはムラサキウマゴヤシなどのマメ科植物を食餌植物としているチョウであるが，このチョウでは幼虫時代に摂取したフラボノイド（クェルセチンやケンフェロール配糖体）を体内で少し化学変換して翅に色素として蓄えることが知られている．その傾向はとくに雌に顕著で，そのために雌の翅（とくに裏面）は紫外線を強く吸収することになる．雄による雌の認知様式を調べたところ，やはり雄は紫外線を吸収するモデルにより強く反応し，この場合も配偶行動に雌雄の翅の紫外線反射の違いが重要な意味を持っていることがわかった[3]．

c. 昆虫の成育に及ぼす紫外線の影響

以上のように，昆虫は紫外線の反射・吸収から得られる視覚情報をうまく利用して生活に役立てているが，一方で紫外線は昆虫の成育に負の影響を直接・間接的に与えることも知られている．

昆虫類の大半は植食性であるが，近年のオゾン層破壊に起因する紫外線量（とくにUVB）の増加が，植物やそれを餌とする昆虫の成育に及ぼす影響が懸念されている．植物の種類によって影響の受け方は異なるようであるが，一般にUVBの過剰照射により代謝産物の質的・量的変化をきたし，とくに窒素含有量の低下する例が知られている．窒素原子を含むアミノ酸や蛋白質は昆虫の成長に不可欠な栄養素であるため，これらの減少は草食昆虫による植物の被食の増加を引き起こす可能性のあることが指摘されている．

実験的にUVBを照射したヘラオオバコ（オオバコ科植物）を用いてイラクサギンウワバの幼虫を飼育すると，顕著に成長の遅延がみられ，また，人工食餌を用いてUVB照射下で飼育すると，生存率が著しく低下することもわかった[5]．

フロクマリン類はこれを摂取して紫外線に暴露されると，活性酸素やスーパーオキシドアニオンなどのオキシラジカルを発生して細胞膜脂質，蛋白質，DNAに損傷を与え，いわゆる光毒性を発現することがよく知られている．セリ科やミカン科の植物にはこれらの物質が比較的多く含まれ

いて，このような植物を食べている昆虫では，摂取した一部のフロクマリン（ソラレン類）を混合機能酸化酵素群などにより解毒（代謝）したり，さまざまな抗酸化酵素の活性を高めて影響を回避しているが，本来耐性のない昆虫類に投与して紫外線を照射すると死亡する．

このように昆虫にとって，紫外線（とくにUVB）は概して生理的には好ましくない影響を与えるが，近紫外線（UVA）は重要な外部情報として，種々の生活に広く活用されていることがわかる．

（**本田計一**）

参考文献

1) Goulson D, Martínez A, et al：Effects of optical brighteners used in biopesticide formulations on the behavior of pollinators. Biol Control 19：232-236, 2000.
2) Honda K, Ômura H, Hayashi N：Identification of floral volatiles from *Ligustrum japonicum* that stimulate flower-visiting by cabbage butterfly, *Pieris rapae*. J Chem Ecol 24：2167-2180, 1998.
3) Knüttel H, Fiedler K：Host-plant-derived variation in ultraviolet wing patterns influences mate selection by male butterflies. J Exp Biol 204：2447-2459, 2001.
4) Silberglied RE, Taylor OR：Ultraviolet reflection and its behavioral role in the courtship of the sulfur butterflies *Colias eurytheme* and *C. philodice* (Lepidoptera, Pieridae). Behav Ecol Sociobiol 3：203-243, 1978.
5) McCloud ES, Berenbaum M：Effects of enhanced UV-B irradiation on a weedy forb (*Prantago lanceolata*) and its interactions with a generalist and specialist herbivore. Entomol Exp Appl 93：233-247, 1999.

3.3 プランクトンと太陽光

a. プランクトンの生態学的な重要性

生物におよぼす紫外線の悪影響に関する知見が蓄積するにつれ，生態系への悪影響も懸念されるようになってきた．生態系を支える基礎生産（一次生産）は植物の光合成によってまかなわれるのだが，そのエネルギー源である太陽光に紫外線が

含まれている以上，生態系は紫外線の影響からまぬがれることはできない．

地球生物圏の生態系には，陸上生態系と海洋生態系，そして，近年になって研究の進んだ地下生態系がある．このうち，暗黒の地下生態系に最大の生物量（バイオマス）のあることが知られているが，その大半は微生物によるものであり，太陽光に支えられている陸上生態系や海洋生態系とは異質である．したがって，ここではまず地下生態系には言及しないこととする．次に，陸上生態系と海洋生態系を比較すると，面積比は陸：海＝3：7，海の有光層（後述）の厚さは約200 m（平均水深は3,800 m）なので，海洋生態系は暗黒の深海を除いた有光層だけでも陸上生態系より大きいことがわかる．

さらに，太陽光の恩恵である光合成生産は，地球全体だと炭素ベースで年間約1,000億トンC，そのうち陸上生態系と海洋生態系の寄与はほぼ等しく各々年間約500億トンCである．しかし，それを担っているのは，陸上では目にみえる草木類（合計5,000億トンCという巨大なバイオマス）であるのに対し，海洋では微視的な植物プランクトン（合計してもわずか10億トンC）である．この小さく少ないプランクトンに対する太陽光の影響，とくに紫外線の影響について概説する．

b. 水中の光環境
1） 透過する光の色（波長特性）

他の液体に比べて水は太陽光をよく透す方だが，それでも水面に届いた太陽光の約半分である赤外線は透さない．表層の数 m で水分子に吸収されて熱に変わるのである．紫外線も表層で散乱・吸収されてしまうので，水中の深くには届かない．しかし，表層に漂う生物には悪影響をおよぼし得る．

太陽光の残りの半分（波長約 400-700 nm）は可視光線であるとともに，植物の光合成に使われる光合成有効放射（photosynthetically active radiation；PAR）である．この波長帯にはいわゆる虹の七色（紫藍青緑黄橙赤）が含まれているが，水中ではこの両端から先に減衰していく．もっと

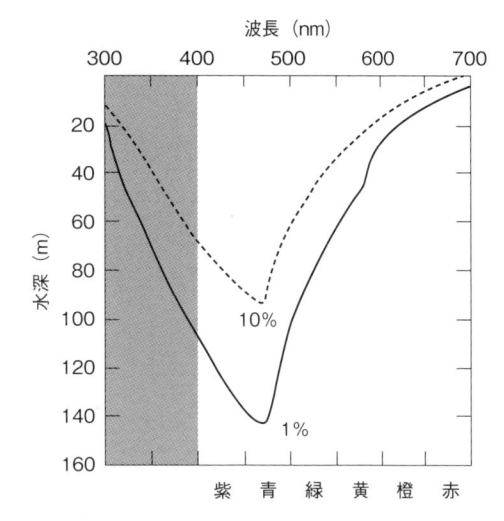

図 I.40 澄んだ水中を透過する光の波長特性（文献1より改変）
水面での光強度を100％として，それが10％あるいは1％に減衰する水深は波長ごとに異なる．たとえば，1％まで減衰する水深は赤色光なら10 m程度だが，青色光なら100 m以深まで到達する．アミかけ部分は紫外線波長領域．

も深くまで透過するのは青色光（図 I.40）であり，澄んだ水中のやや深いところは青一色の世界になる．

実際には，水中にプランクトンやマリンスノーなどの懸濁粒子があると青色光は散乱される一方，赤色光は散乱されにくい．塵が多い低空を太陽光が透る「夕焼け」が赤くなるのと同じ原理である．したがって，懸濁粒子の多い水中では緑色光（青色光より赤側）が卓越することになる．

2） 透過する光の強さ

水中を透過する光の強度によって，水柱（water column）は上下3層に分けられる（図 I.41）．まず，植物が光合成できるだけの光強度のある表層を有光層（euphotic zone）といい，水深約 150-200 m 程度までが相当する．これは偶然にも大陸棚の水深とほぼ一致しているので，これよりも深いところを深海，浅いところを浅海と一般に呼んでいる．

有光層の下は薄暮の弱光層（disphotic zone）である．ここは，ある種の魚類や動物プランクトンは光を感知できるが，植物プランクトンによる光合成生産はできないような光強度である．そして，弱光層の下から海底までが無光層（aphotic

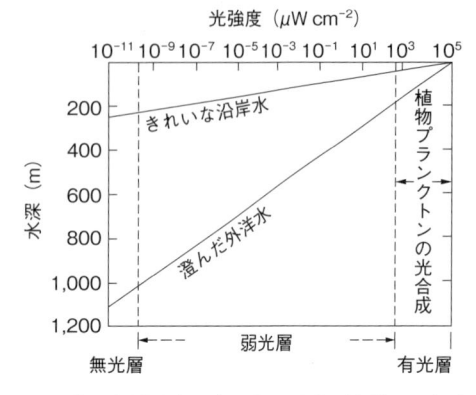

図 I.41 水中を透過する太陽光の強度（文献 1 より改変）水深 200 m までは植物プランクトンが光合成できる有光層であり，その下に，ある種の魚類や動物プランクトンが光を感知できる弱光層，さらに，いかなる生物も光を感知できない無光層がある．

zone）であり，ここではいかなる生物も太陽光を感知できない．

c．植物プランクトンへの影響
1）光合成

植物は光合成有効放射（PAR）がエネルギー源なので，PAR と赤外線・紫外線を含む太陽光の影響を必然的に受ける．光強度 $[I]$ と光合成速度 P の間には酵素反応のミカエリス-メンテン型の関係が知られている．つまり，酵素反応における基質濃度 $[S]$ を光強度 $[I]$ に置き換えて，$P = P_{max}[I]/(K_I + [I])$ と表すことができる．ここで P_{max} は最大光合成速度，K_I は最大光合成速度の 1/2 を達成する光強度（半飽和定数に相当）である．

植物にはしばしば強光阻害（photoinhibition），すなわち，光が強過ぎると光合成速度が低下する現象がみられる．南極海の植物プランクトンでの実験では，太陽光そのままだと強光阻害がみられるが，太陽光から紫外線を除去するとみられないので，紫外線が強光阻害を誘発する可能性が示唆されている．

2）呼吸

植物も動物と同じように呼吸して酸素 O_2 を消費する．自身で消費するより多くの O_2 を光合成で生産したら，それを純生産という（消費分を加味した場合は総生産という）．植物の呼吸に対する太陽光の影響はそれほど顕著でなく，紫外線の影響もほとんど報告されていない．

しかし，植物は，ふつうの呼吸と異なる光呼吸（photorespiration）を行って O_2 を消費する．これは，光合成の鍵である CO_2 固定を触媒する酵素 RuBisCO の性質を反映した反応である．RuBisCO はリブロース 1,5-ビスリン酸という糖に CO_2 を付加して固定する酵素であるが，O_2 も付加する両機能酵素（bifunctional enzyme）である．過剰な光合成により CO_2 が減少し O_2 が過剰に生産されると，O_2 から活性酸素ができてしまう．それを防ぐために O_2 を消費する反応として光呼吸があると考えられている．

植物プランクトンの光呼吸でつくられたグリコール酸などは細胞外に浸出する．これは光合成生産物の数％から数十％に上ることが知られており，生産という観点からは無駄なようにみえる．しかし，浸出物がバクテリアなどに利用されるという報告もあるので，生態系全体としては栄養源供給としての機能が光呼吸にあると考えることもできる．

3）色素生産

植物には光合成の主要色素であるクロロフィル以外に，補助色素としてカロテノイドとフィコビリンがある．カロテノイドは光合成に寄与するだけでなく，活性酸素を除去する抗酸化物質としても機能する．したがって，紫外線による活性酸素生成への対策としてカロテノイドを生産することが考えられる．実際，植物プランクトンの多くはカロテノイドを含有し，紫外線照射によりその含量が増えることも報告されている．一方，フィコビリンは蛋白質に共有結合して存在し，数個が集合してフィコビリソームという光捕集用の巨大分子を形成する．フィコビリンは，カロテノイドと違って，紫外線照射により含量が減少するという報告がある．

d．動物プランクトンへの影響
1）日周鉛直移動

動物プランクトン，とくに植食性の動物プラン

クトンは，植物プランクトンの生産（一次生産）を魚類生産に結びつける重要な仲介者（二次生産者）である．しかし，その餌である植物プランクトンの近傍にいると，明るい水面を背景にした自身の影がよく視認され，捕食者に襲われやすくなる．したがって，動物プランクトンの多くは，昼間は深部の暗所に身を隠し，夜間に表層に上がって摂食するという日周鉛直移動（diel vertical migration）を行う．動物プランクトンは遊泳能力が乏しいが，それでも1日に数百mという上下移動も稀ではない．

2） 初期発生

動物プランクトンの受精卵における胚発生および孵化した幼生の発生において，紫外線は孵化率や正常発生率を低下させる（奇形率を増加させる）．海洋生態系において重要な動物プランクトンであるカイアシ類でもそれが知られており，これを餌とする魚類の生産低下が懸念される．しかし，一方で，紫外線の悪影響が可視光線の同時照射により低減する光回復（photoreactivation）という現象があり，青色光を多く含む蛍光灯や青色の単色光（波長430 nm）でカイアシ類の光回復が知られている（図I.42）．上述のように水中では青色光が卓越するので，この波長を用いた光回復の適応進化があったことが示唆される．

e. 魚類の浮遊卵への影響

魚類は遊泳能力が高いので，紫外線を含む強い太陽光から深層の暗所へ容易に移動できる．しかし，魚卵，とくに浮遊性の魚卵（浮遊卵）は紫外線の影響を受けることが予想できる．浮遊卵には分離浮遊卵と浮遊性帯状塊がある．そのいずれかを産卵する食用魚種は多く，たとえば，ブリ，ヒラメ，マダイ，マグロ，キアンコウなどが挙げられる．これら浮遊卵をもつ魚種が紫外線の悪影響で実際に減少するかどうかについて，現時点では確定的な証拠はない．また，可視光線との同時照射による光回復の有無についても，まだ研究が進んでいない．

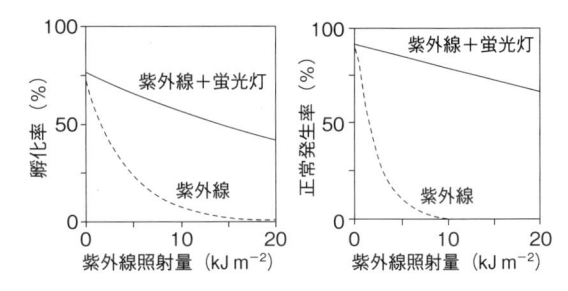

（長沼　毅）

図I.42 紫外線の悪影響に対する動物プランクトンの光回復（文献3より改変）
代表的な海産動物プランクトンであるカイアシ類 *Calanus sinicus* の孵化率（左）とその幼生の正常発生率（右）に対する紫外線照射の影響（点線）．蛍光灯を同時照射すると紫外線の影響が低減する（実線）．

参考文献

1) Lalli CM, Parsons TR（著），関　文威（監訳），長沼　毅（訳）：生物海洋学入門．第2版，講談社サイエンティフィク，東京，2005．
2) de Mora S, Demers S, Vernet M（eds）：The Effects of UV Radiation in the Marine Environment. Cambridge University Press, Cambridge, UK, 2000.
3) Naganuma T, Inoue T, Uye S：Photoreactivation of UV-induced damage to embryos of a planktonic copepod. J Plankton Res 19：783-787, 1997.
4) 長沼　毅：深層水「湧昇」，海を耕す！　集英社，東京，2006．

4. 材料と太陽紫外線

4.1 太陽紫外線による材料劣化とその防御

 高分子材料（プラスチック成型品・繊維・ゴム製品・フィルムなど）は，金属・セラミックスと並んで，三大材料の1つであり，優れた物性と易加工性とによって多くの分野で使用されている．また，その使用割合は今後増え続けていくと予想される．これら材料は，屋外で使用されるとき，また，屋内でも太陽紫外線の影響を受ける．さらに，太陽紫外線のみならず，環境中のさまざまな要因によっても影響され，化学的・物理的変化を受け，ついには実用に耐えられなくなる．このような過程を劣化という．ここでは，まず高分子の光による劣化の基礎を紹介し，その防御（劣化に対して抵抗性のある材料の開発）についての考え方を述べる．

a. 高分子劣化の基礎

1） 劣化はどのようにして起こり分子にどのような変化を起こすか

 劣化（deterioration）とは，「化学反応による主鎖切断に伴う物理的性質の変化により，機能的に諸物性の低下をもたらすこと」と定義される．劣化は，せん断，引っ張り，圧縮，粉砕，超音波衝撃などによる物理的分解，熱，光，放射線，酸化，加水分解などによる化学的分解，微生物，バクテリア，昆虫などによる生分解，その他の環境要因による分解，およびこれらが組み合わさった要因によって起こると考えられている．

 劣化はこのように多くの外的要因の作用によって引き起こされるが，その他に高分子材料の持つ多くの内的要因（材料自身に由来するもの）によっても影響される[1]．高分子に劣化が起こると，分子内の変化（微視的変化）として，分子量低下，橋かけの生成，特定基（カルボニル，二重結合など）の生成，低分子化合物の生成などを引き起こし，巨視的変化として，材料の諸物性の低下，着色，脆化，表面物性，その他各種機能の低下を示すようになる．高分子材料の劣化には，多くの要因が複雑に絡み合っているので，その全容を明らかにするにはかなりの困難が伴う．図I.43には，材料が劣化していくとき，どのような変化が見られるかを示した．

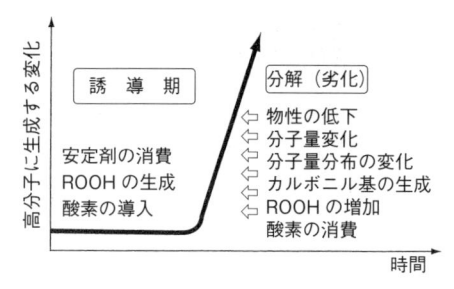

図I.43 材料劣化の経時変化

2） 劣化反応の研究はどのように役立つか

 上に述べたようにさまざまな要因によって引き起こされる高分子の劣化の研究は，大別して次の3分野に寄与していると考えられる．

 ①高分子材料の耐久性向上： 劣化を起こすメカニズムを明らかにし，劣化に対して耐久性のある材料の設計をしたり，安定剤の開発を行う．

 ②材料の評価と寿命予測： 用いられている材料が，その使用条件下でどのくらいの期間使用できるかを予測する．

 ③劣化の直接的応用： 高分子の劣化を積極的に活用する．機能性材料（レジスト材料，生体内分解ポリマーなど），光分解性ポリマー，生分解性ポリマー，廃プラスチックスの処理などに応用される．

3） 光による劣化反応の基礎

 高分子の劣化のメカニズムは，光や熱によって生成するラジカルと酸素との反応から始まる自動酸化である．ここでは，光による劣化反応をとりあげて解説する．

 a） 高分子による光吸収

 地上に到達する太陽光は，290-1,400 nm領域

の波長を持っている．そのうち，紫外線は，400 nm より短波長の光と定義され，その分布はおおよそ次の通りである[2]．

780-1,200 nm：53%，400-780 nm：43%，290-400 nm：4-6%．

290-400 nm の太陽光は割合としては少ないが，このエネルギー値は，有機化合物を構成する共有結合の結合解離エネルギーとほぼ同等であり，有機化合物はこの領域の光を吸収することによって結合解裂を起こし得る．

実用上問題となる太陽光は，地上に到達する 290 nm より長波長の光であるから，高分子の光吸収種は，大別して次の2つになる．

①高分子の構成単位に 290 nm 以上の光を吸収する chromophore（光吸収種）を含むもの：ポリスチレン，芳香族ポリアミド，ポリエステル，ポリカーボネートなど．

②純粋な化学構造には，290 nm 以上の光を吸収する chromophore を含まないが，異種結合や不純物が chromophore となるもの：ポリエチレン，ポリプロピレン，ポリ塩化ビニルなど．

異種結合や不純物は，重合，成型加工過程や，保存期間中に生成したり混入したりすると考えられる．

b）光分解反応

光を吸収すると高分子は励起され，励起状態からラジカルを生成する．このラジカルが開始種となって分解反応が始まる．詳細については，参考文献を参照されたい[3]．

b. 材料劣化の防御
1） 安定剤の種類と劣化の過程との関係

図 I.44 には，光酸化反応をどのように防御するかが示されている．劣化の各段階で生成する活性種を各種の添加剤（紫外線安定剤）で，防御するという考え方である．

2） 安定化のメカニズム

①紫外線吸収剤（UV-absorber）：無色の化合物で，300-400 nm に大きな分子吸光係数（ε）を持ち，太陽光中の紫外光部分を吸収して励起状態

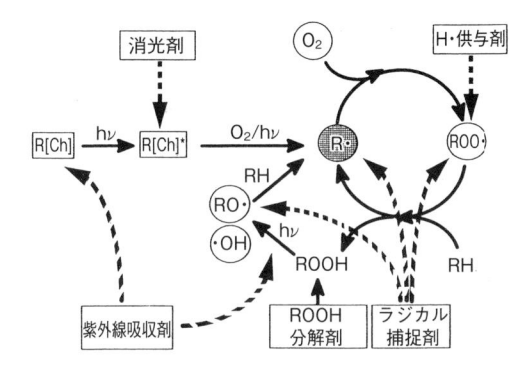

図 I.44 光酸化劣化の防御メカニズム

になるが，非常に速い分子内プロセスで基底状態に戻る．このため光が高分子に吸収されるのを抑制する．

②消光剤（quencher）：高分子の励起状態を消光（quenching）する．

③水素ラジカル供与剤・ラジカル捕捉剤（H・donor, radical scavenger）：自動酸化の過程で生ずる各種のラジカルを捕捉して次の過程に進むのを防ぐ．

④ヒドロペルオキシド分解剤（hydroperoxide decomposer）：③と同様に自動酸化の過程で生ずる ROOH を捕捉する．

以上のような働きをする各種の添加剤として，現在までに数多くの紫外線安定剤が開発されている．また，劣化を防御するために材料の表面を coating したり不透明化したりする技術も含まれる．これらは主として建築材料などに応用されている．さらに，分子の構造を制御することによって，劣化を防ごうという考え方もある．

以上，太陽紫外線による材料劣化とその防御について，基礎的な考え方を紹介した．劣化のメカニズムは，対象としている材料がどのような構造・履歴を持っているか，どのような条件下で使用されるかによっても異なってくる．このため，劣化の全過程を明らかにするには，さまざまな困難が伴う．高分子材料の劣化とその安定化に関しては，劣化の基礎を解明するための膨大なデータが蓄積されていて，より有効な紫外線安定剤の開発も盛んに行われているので，優れた耐光性材料

が今後も開発されていくと期待される.

（鳥飼章子）

参考文献
1) Torikai A：Ang Makromol Chem 216：225, 1994.
2) Andrady AL, Hamid SH：Handbook of Polymer Degradation. p32, Marcel Dekker, 1992.
3) Rabek JF：Polymer Photodegradation. pp24-25, Chapman & Hall, 1995.

4.2 窓ガラスと太陽紫外線

a. 窓ガラスの組成

　ガラスの歴史は約5千年前にさかのぼる．ガラスが人工的に作られるようになったのは古代エジプトまたはメソポタミア文明のどちらかであることが定説になっている．メソポタミア文明の方が有力になっているが，はっきりとは断定できないのが現状である．焚火をした後に透明なものがあるのを発見したのがガラスの始まりであると伝えられているが，事実は定かでない．しかし，ガラスは砂を高温で溶かして作るものであるため，あながち嘘ともいえない.

　建物や乗り物に使われる窓ガラスの組成はケイ素が主体である．二酸化ケイ素が網目構造を形成してガラス構造の主体となっている．現在，使われている窓ガラスの組成は概略表I.3の通りである．窓ガラスの切断面を観察すると緑色に見えるが，これは微量含まれる鉄分のためである．ガラスは無機質でアモルファスである．ガラス構造は図I.45のようにSiO_2を主体とした網目構造とな

●：Siイオン　　○：架橋酸素イオン
◎：非架橋酸素イオン　●：修飾イオン
　　　　　　　　　　　（Na, K, Ca…）

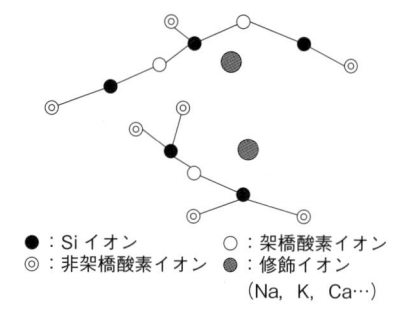

図I.45　ガラス構造

っている.

b. 窓（板）ガラスの製造方法

　1959年，英国のPilkington社が開発したフロート法によってほとんどの板ガラスは工業的に製造されている．フロート法の製造概要を図I.46に示す．水の上の油が水面上を広がって一定厚みになるのにヒントを得て開発されたのがフロート法である．溶融ガラスを，ガラスよりも比重が重くガラスに濡れない溶融金属の上に流すと，ガラスは金属面上に浮かび，重力・ガラス・金属・雰囲気のそれぞれの間の界面張力との平衡に達するまで広がって薄くなり，一定の厚みとなる．このとき，ガラスの両面は完全平行，平滑な面となる．このようにフロート法によって製造された板ガラスは反射像の歪がほとんどなく透明性，採光性に優れているため，建物や自動車の窓ガラスとして，また鏡用ガラスとして使われている.

　溶融金属には錫が使われている．その他の製造工程で溶解槽は原料を1,600℃の温度で溶融する．溶解槽の内壁は耐火煉瓦が敷詰められている．したがっていったん加熱を開始して，途中加熱を止めると煉瓦が破壊してしまうため，煉瓦の寿命の

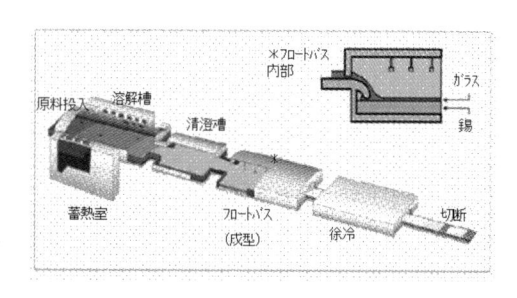

図I.46　フロート法板ガラス製造装置[1]

表I.3　窓ガラスの主要組成

成分	組成比(wt%)	ガラス中の役割
SiO_2	70	主成分
Al_2O_3	2	弾性率と硬度を向上
CaO	10	原料溶融時，粘性低下，電気絶縁性向上
MgO	4	水溶性向上，失透性を低下
$Na_2O + K_2O$	14	原料溶融温度低下，切断性向上
Fe_2O_3	微量	原料ケイ砂中の不純物

約15年くらいは稼動し続けるのが通例である．また，溶解槽は500 t/day以上の溶融能力があるものが多い．

清澄槽は溶融ガラス中に残存する空気，その他ガスを放出する工程である．ガラス中に泡が残っていてはガラスとしての価値がなくなるので，非常に大事な工程である．溶融されたガラスを急激に冷却するとガラスに残留応力が残り，後で切断できない特性になってしまうため，フロート槽からでたガラスはゆっくり徐冷する必要がある．そのため，冷却槽は非常に長い工程になっている．板ガラスの製造工程は全長150-200 mくらいになるのが普通である．

なお，視線を遮り，光線だけを透過する型板ガラス，防火目的で使われる金属網入りガラスは別の製法で製造される．

c. 板ガラスの紫外線吸収（カット）性能

板ガラスの主成分は二酸化ケイ素であるが，二酸化ケイ素だけからできているシリカガラスの紫外線吸収は162 nm波長くらいまでである．とても太陽紫外線の波長域までカットする性能はない．ナトリウム等のアルカリ分が添加されると，だいたい230 nm波長まで吸収範囲が広がる．これは図I.47の化学式に示すように，アルカリ分が添加されると非架橋の酸素イオンができ，この非架橋酸素イオンが励起または解放されて紫外線の長波長域まで吸収可能となるからである．表I.3の板ガラス組成は図I.48の分光透過率曲線に示すように波長310 nmまで不透過となる．

310 nm以上の紫外線波長域までカットするにはさらに長波長側に吸収能を持つ別の成分を添加する必要がある．ガラス組成中に添加可能で紫外線波長域に吸収能を持つイオンの例を図I.49に示

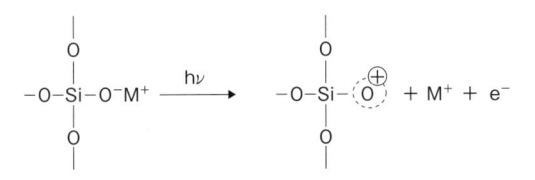

図I.47 非架橋酸素イオン

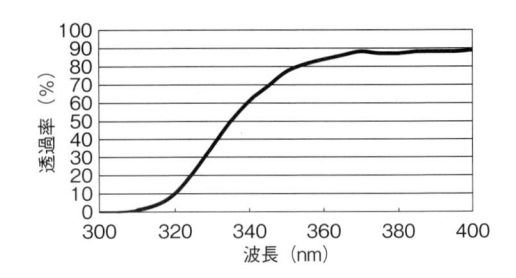

図I.48 透明板ガラスの分光透過率曲線

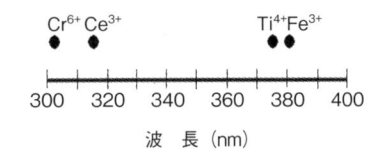

図I.49 イオンの紫外線吸収波長域

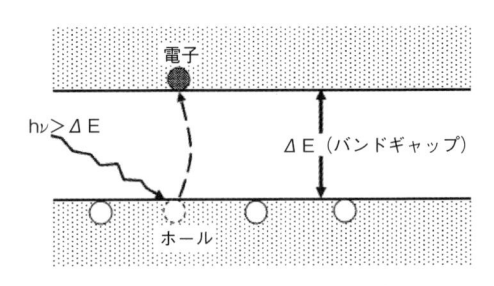

図I.50 エネルギーバンド間遷移

す．実用例として酸化セリウムだけを添加した場合，紫外線短波長域の吸収に留まるため，酸化鉄や酸化チタンを一緒に添加して長波長側も吸収するよう工夫されている．

バンドギャップ（ΔE）が3.0-3.5 eVの半導体が紫外線を選択的に吸収する（図I.50）．酸化亜鉛（ZnO）のΔEもこの範囲にあるが，ZnOは板ガラス原料溶融温度で揮散してしまうので板ガラスの組成中には添加できない．なお，酸化セリウムのΔEは3.1 eVである．

d. 紫外線カット板ガラスの実用例

紫外線カットを目的とした板ガラス（バルクタイプ）は自動車用窓ガラスに普及している．近年，女性ドライバーが多くなるとともに，自動車用窓ガラスに紫外線カット機能を求めるニーズが高まり，多くの車種に使われているのが現状である．当初はガラス組成中に紫外線吸収材を添加したバ

ルクタイプの板ガラスではなく，板ガラスの表面に紫外線を吸収する薄膜をコーティングするタイプが実用化されたが，コーティングする2次加工費が高かったため，バルクタイプの板ガラスへと切り替わっていった．

一方，建物用窓ガラスでは紫外線カットを目的とした板ガラスのニーズは高まっていないのが現状である．建物内では直接太陽光線に曝されないため，日焼け，皮膚老化の心配がないからと思われる．しかし，畳，障子紙，カーテン等の内装材劣化防止のためには建物用窓ガラスにも紫外線カット機能のニーズは高まっていくと考えられる．なお，建物用窓ガラスは冷暖房負荷軽減のための断熱ガラスのニーズが高く，現在，断熱ガラスが普及している．

自動車用窓ガラス用バルクタイプの板ガラスはガラス組成中に酸化鉄を添加したものと酸化鉄と酸化セリウムとを添加したものが実用化されている．鉄分はガラス原料のケイ砂中に不純物として含まれていることは先に述べたが，紫外線カット機能を高めるために積極的に鉄分を添加している．このため，ガラスの色調は一般透明ガラスよりもグリーン色が強くなっている．自動車用窓ガラスは安全上，さまざまな法規制やデザイン上の制約があり，紫外線吸収材料を多く添加できない．酸化セリウムを多く添加するとガラスの色調が黄色となる．黄色は自動車の窓ガラスとして外観デザイン上，非常に嫌われる．鉄分は添加量を増していくと可視光線透過率が低下する．自動車用窓のフロントおよびフロントドアガラスは可視光線透過率が70%以上と義務付けられている．欧州，オーストラリアのそれは75%以上である．このため，酸化鉄の添加も制限される．鉄分だけを添加したガラスおよびセリウムと鉄を添加したガラスの紫外線透過率を図I.51に示す．鉄分だけを添加した場合330 nmまで，鉄分とセリウム分を添加した場合355 nmまで吸収するが，紫外線全波長域を吸収するところまでには至らない．

e. 合せガラス

2枚のガラスを透明プラスチックフィルム（中間膜）を介して一体化させた合せガラス（図I.52）も窓ガラスとして使用されている．建物用は防犯が主目的で，自動車フロントガラスは安全が主目的で使用が義務付けられている．中間膜にはプラスチックフィルムのポリビニールブチラール（PVB，図I.53）が使われる．建物用にはEVA膜も使われることがある．PVBは非常に強靭で簡単に引き裂かれず，接着性も良好であることから多く使われている．

合せガラスでは，ガラスではなく中間膜のPVB中に有機系の紫外線吸収剤が添加されているものが多い．有機系紫外線吸収剤はn-π*遷移の吸収原理で紫外線が吸収される．代表的な吸収剤として，ベンゾフェノン系，ベンゾトリアゾール系，シアノアクリレート系などがある．どの吸収剤を使っているかは中間膜メーカーのノウハウとなっている．

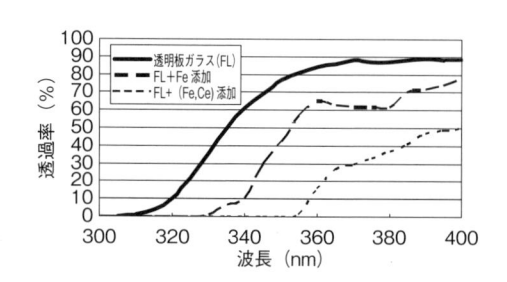

図I.51 バルク型紫外線カットガラス分光透過率曲線

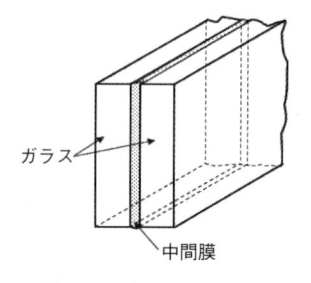

図I.52 合せガラス断面

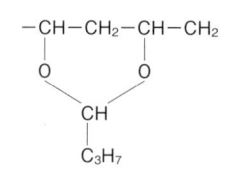

図I.53 PVB化学式

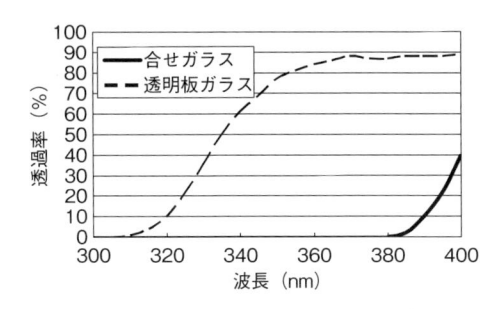

図 I.54 合せガラス分光透過率曲線

有機系紫外線吸収剤は耐久性に問題があると言われているが，窓ガラスとして使用されるには耐久性を考慮した吸収剤が添加される．合せガラスの紫外線カット機能は，図 I.54 に示すように，380 nm までカットする性能を持つ．無機系紫外線吸収剤に比べて有機系の方が優れているといえる．

f. 今後の展望

窓ガラスとして使われているガラスはいずれも 400 nm までカットする性能はない．バルクタイプのガラスを 400 nm までカットした場合，色調が黄色となり，外観デザインや可視光線の透過率に制約がでるため，難しい．合せガラスのように中間膜に紫外線吸収剤を添加した場合は可能性があるが，価格が高いため，合せガラスが窓ガラスの主流として普及するのは難しい現状にある．化粧品のように 400 nm までカットする性能が求められるか否かは今後の人の皮膚や内装諸材料に対する紫外線の影響度の研究の進展と必要性にかかっている．

〈小野道夫〉

参考文献

1) 朝吹　明，村田道紀：できるまで，とどくまで ガラス（岩波映画の社会科絵本）．岩波映画製作所，1981.

5. 環境と太陽紫外線

5.1 光触媒による環境浄化の進展

酸化チタンを主とした光触媒反応に関する研究は，酸化チタン電極を用いた水の光分解の発見から光エネルギー変換の研究として行われていたが，その効率の悪さからやがて，酸化チタン光触媒の持つ強い酸化力を利用して，水や空気や土壌中の環境汚染物質を分解・無害化しようとする研究に移行していった．分解効率や光吸収効率を高めるための光触媒材料の開発，反応機構の解明などの研究が人工光源の強い紫外光を使って行われてきた．一方で，酸化チタンをガラスやタイルなどに薄膜コーティングすることによって，特別な強い光源を用いなくても，太陽光などの日常にある紫外線で，普段の生活の中で気になる汚れや細菌や臭いなどが分解できることが筆者の1人である橋本の研究からわかってきた．その研究から生まれ上市された光触媒製品は現在30種類以上を数え，日本・欧米・アジアを合わせたマーケットサイズは，およそ1,000億円となっている．日本オリジナルの技術として発展してきた光触媒に関して，本節においては，太陽光や室内光など生活空間にある光によるヒトを取りまく生活環境の浄化について紹介する．

a. 光誘起分解反応

酸化チタンは酸化物半導体の1つで，3.2 eVのバンドギャップを持っているため，光触媒反応が起こるには3.2 eVより大きなエネルギー，光の波長に換算して380 nm以下の紫外線が必要である．その紫外線が照射されると，酸化チタン表面では，光誘起分解反応と光誘起親水化反応の2つの光触媒反応が起きる．光誘起分解反応は，表面に吸着している有機物を酸化分解する反応であり，

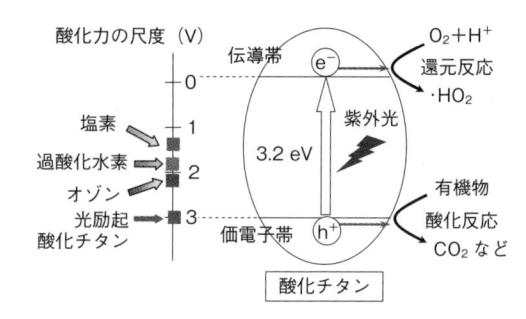

図 I.55 酸化チタンのエネルギーバンド図
酸化チタン光誘起分解反応は，3.2 eV以上（380 nm以下）の紫外光励起によって生成する正孔と電子が表面拡散し，表面に吸着している分子と酸化還元反応を行うことによる．

光誘起親水化反応は，表面が水となじみやすい親水性となる反応である．これら2つの反応によって，細菌に対する抗菌効果，不快なにおいなどに対する空気清浄効果，汚れが洗い流されることによるセルフクリーニング効果などが得られる[1,2]．

ここでは光誘起分解反応に着目すると，その反応は，紫外線照射されることによって生成した正孔と電子が酸化チタン表面に拡散し，吸着している分子と酸化還元反応を行う（図 I.55）．とくに正孔は，塩素や過酸化水素，オゾンというような通常使われる酸化剤よりも大きい正の電位を持ち，強い酸化力を持っているため，あらゆる有機物を二酸化炭素などの最終酸化生成物まで酸化分解することができる．すなわち，汚れや細菌が酸化チタン表面に吸着していれば酸化分解され，表面から汚れや細菌は消滅し，二酸化炭素に変化するということになる．ただし，照射された紫外線量に比例して反応が起き，暗所では反応が起きないので，光誘起分解反応と呼んでいる．主に，この光誘起分解反応を用いた環境汚染物質の分解・浄化について屋外の太陽光を用いた場合，生活空間にある室内光を用いた場合について次に紹介する．

b. 屋外の太陽光下での環境浄化

環境汚染物質は，自然本来の姿からすれば，微生物などによる自浄作用で無害化されてきたが，化石燃料がプラスチックなどの化成品を作るのに大量消費されたために，排出された汚染物質も大量となり，自然の自浄作用では間に合わなくなっ

てしまったため環境中に蓄積し，環境問題を引き起こしたのだと考えられる．このような環境汚染物質への対策として，活性炭などに汚染物質を吸着させ「産業廃棄物」として処理するといった単なる汚染物質の「移動・除去」がとられている場合が多いが，汚染物質は地球上からなくなったわけではなく，本質的な無害化となっていない．一方，上述したように，酸化チタン光触媒は太陽光にふくまれる紫外線が照射されるとあらゆる有機物を酸化分解して無害化することができる．すなわち，自然の自浄作用と同じ反応を，太陽光という自然エネルギーを使って行うことができ，環境汚染物質の浄化に非常に適した材料であるといえる．

しかし，酸化チタン光触媒反応は，分解性・親水性ともに表面反応であるので，酸化チタン表面にある，すなわち2次元表面にある汚れや細菌などは太陽光の紫外線で分解できるが，水や土壌や空気中すなわち3次元空間にある汚染物質を分解することは困難となる．なぜなら，3次元では2次元表面に比べ分解するべき物質量が格段に多くなり，より多くの光エネルギーを必要とすること，また，3次元空間に拡散した汚染物質を酸化チタン表面まで輸送する必要があるためである．そのため，水浄化や土壌浄化に対して，真に実用化された光触媒製品は現在までほとんど出ていない．一方で，筆者の1人である橋本は，多くの光エネルギーを得ることができるように，光触媒の面積を大きくとり，反応系をできるだけ2次元に近づけることを考えた（図I.56）．すなわち，水や空気中に拡散している環境汚染物質を濃縮せずに，太陽光のエネルギーで分解できるくらい希薄な濃度のまま光触媒表面に輸送し，分解させようというものである．このような考えのもとに，2次元に近づけて反応させることができる光触媒シート（図I.57）や光触媒シラスバルーンなどの材料を開発し，揮発性有機化合物（VOC）に汚染された土壌の浄化や農業廃液浄化など，実用化が困難であった3次元空間での汚染物質浄化が太陽光と光触媒反応を利用することにより可能となり始めている．

VOCに汚染された土壌浄化

上記の考えのもと，トリクロロエチレンやテトラクロロエチレンなどのVOCによる土壌汚染を，光触媒シートを使って無害化しようと試みた．そのシステムとは，生石灰などで温度を上昇させた汚染土壌を光触媒シートによって覆い，揮発してきたVOCをシートにトラップし，その後，太陽光により光触媒反応を起こすことでほぼ完全無害化できるというものである（図I.57）．光触媒シートは，図I.57のような構造を持ち，酸化チタン粉末だけでなく，吸着剤である活性炭が入ってい

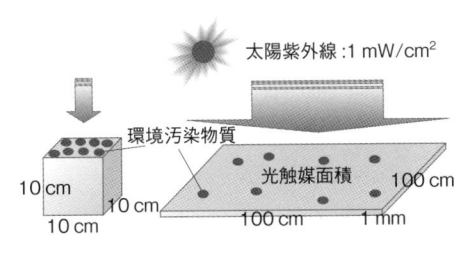

図I.56 光触媒反応と環境浄化
光触媒面積を大きく取ることにより，多くの太陽紫外線エネルギーを得て，3次元空間にある環境汚染物質を分解浄化する．

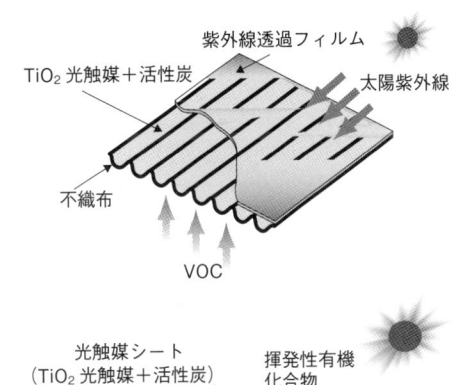

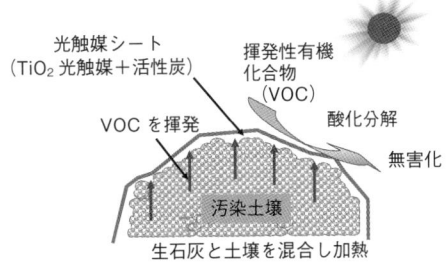

図I.57 光触媒シートの構造と土壌浄化システム
土壌という3次元空間にある環境汚染物質VOCを光触媒シートという2次元に近い光触媒材料に移行させ，太陽紫外線のエネルギーで分解・無害化する．

るため，暗所ではVOCを吸着し，太陽光が照射されれば，VOCを有害な副生成物を大気中に放出することなく，二酸化炭素と塩化水素に分解し無害化する．なお，光触媒シートは太陽光により再生されるので，破損しない限り，何度でも使用可能である．実際の土壌汚染現場で本システムの実証実験を行い，汚染土壌を浄化できることを確認した．さらに，現在は地下汚染土壌の浄化システムにも取り組んでいる．

c. 生活空間（室内光下）における環境浄化

生活空間（室内光下）にある紫外線量は，屋外の太陽光下（$1\,mW/cm^2$）と比較しておよそ1/1,000であるため，屋外と同様の光触媒効果を得るためには，生活空間にある可視光を効率よく利用できる光触媒が必須となる．可視光応答型光触媒に関しては，現在，研究開発が活発に行われ，光触媒活性の高いものが得られてきている[3]．ここでは，室内にある微弱紫外線で，生活空間という環境にあるリスク，とくにヒトの健康に影響を及ぼす細菌・ウイルスに対する光触媒の効果について紹介する．

抗菌・抗ウイルス効果

光触媒製品として最初に上市された光触媒抗菌タイル（TOTO機器(株)製）は，暗所でも抗菌効果のある銅イオンや銀イオンと酸化チタン光触媒が組み合わされている．その組み合わせによって，手術室などの室内で微弱な紫外線しかないところでも十分に抗菌効果を発揮する．また，光触媒反応による抗菌効果は，図I.55の価電子帯に生成するホールや活性酸素による単なる有機物の酸化分解から得られるので，たとえば銅イオンや銀イオンの耐性菌が出現しても殺菌できることとなる．さらに，その殺菌プロセスは，酸化チタン表面に吸着している細菌の外側の細胞壁から分解され，細菌の生命維持に必要な細胞膜の分解からの機能喪失によることがわかっている[4]．図I.58に大腸菌に対する光触媒反応の作用についてのイメージ図ならびにAFM（原子間力顕微鏡）による酸化チタンコーティングガラス上の大腸菌の観察結果を示した．大腸菌の外膜の分解から，殺菌された大腸菌細胞の死骸までも酸化分解していくことが実感でき（図I.58(c)），光触媒反応による有機物分解が抗菌効果をもたらすことがわかる．

次に，日常ではウイルス・細菌はエアロゾル中に浮遊した形で存在していることが多く，生活空間にあるリスクの1つである．光触媒反応とウイルスに関して，たとえば，インフルエンザウイルスは，大腸菌細胞のおよそ1/10の大きさで100 nmくらいであるため，光誘起分解反応によるイ

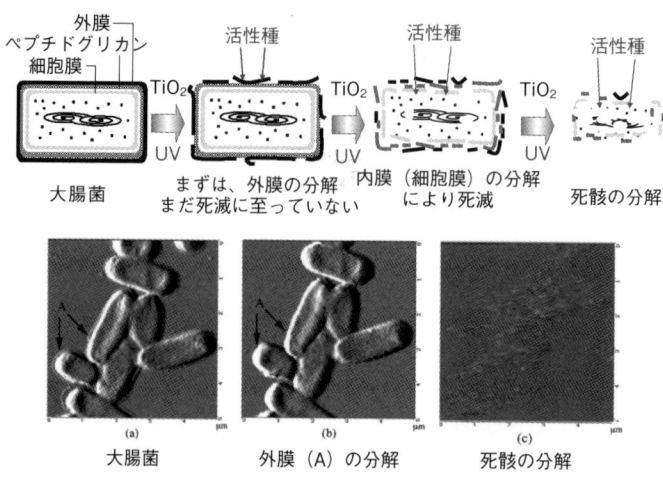

図I.58 光触媒反応による大腸菌の殺菌プロセス
光触媒による抗菌効果は，細菌の細胞壁など外側成分から分解され，細胞膜の機能破壊によりもたらされる．さらに，光が照射され続けば，死骸までも分解される．

ンフルエンザウイルスの不活化は，細菌より短い時間で速やかに得られるか，あるいは微弱紫外線下でも不活化できることとなる．その不活化も細菌と同様で有機物分解がもととなる，すなわちウイルス表面にある蛋白質などの分解による不活化であるため，変異が起きやすく多種多様であるウイルスに対して，確実なウイルスの不活化が得られると考えられ，実験室での評価結果もそれを裏付けている．

室内光でも十分に光触媒活性を発揮する新規な可視光応答光触媒の実用化が進行しつつあり，今後も光触媒による環境浄化は進展が期待される．ヒトの健康を脅かすリスクを低減できる技術として光触媒反応が有効に働くよう研究開発に取り組んでいきたいと考えている．

〈砂田香矢乃，橋本和仁〉

参考文献

1) 藤嶋 昭，橋本和仁，渡部俊也：光触媒のしくみ．日本実業出版社，東京，2000．
2) 橋本和仁，大谷文章，工藤昭彦：光触媒 基礎・材料開発・応用．エヌ・ティー・エス，東京，2003．
3) Irie H, Miura S, et al : Efficient visible light-sensitive photocatalysts : Grafting Cu (II) ions onto TiO_2 and WO_3 photocatalysts. Chem Phys Lett 457 : 202-205, 2008.
4) Sunada K, Watanabe T, Hashimoto K : Studies on photokilling of bacteria on TiO_2 thin film. J Photochem Photobiol A Chem 156 : 227-233, 2003.

5.2 宇宙ステーションと太陽粒子線

a. 太陽粒子線と生物のかかわり[1]

今から約36億年前に地球に生まれた生命体は，途切れることなく現在の地球の生命にまで進化してきた．現存の地球上のどの生命体も同一の遺伝暗号表を用いて生命活動を営み，次世代へと伝達している．原始の海では，太陽粒子線（紫外線・宇宙放射線など）からのエネルギーによって無機物から有機物が生成され，それがやがて，自己と同じものを複製することができる生命体へと進化

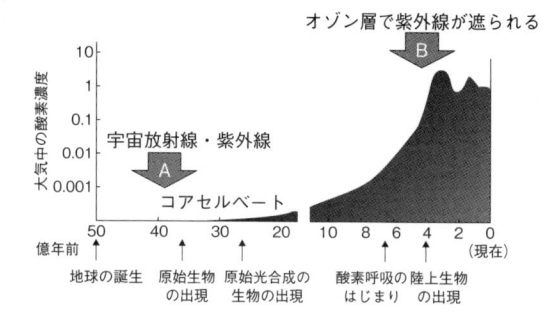

図 I.59 生物の進化と地球環境の変遷
縦軸は地球の大気中の酸素濃度を表し，現在の濃度を1としている．横軸は地球が誕生してからの年を表す．矢印は地球での生物の変化が起こった頃を示す．

したと考えられている（図 I.59A）．さらに，大気中の酸素は紫外線のエネルギーを吸収してオゾンに変わり，太陽粒子線のうち有害な紫外線を遮断して生命の陸上進出を可能にしたと考えられている（図 I.59B）．

一方，生命体をつくった太陽粒子線が，DNAに傷をもたらし，逆に生命体にとって脅威となった．その当時の生命体はDNAの傷をできるだけ少量にとどめるよう，さらにたとえ傷ができても「元に戻す」という修復能力を身につけてきた．その修復能力は遺伝情報としてDNAに織り込まれ，それは生命が持ち備えている基本的能力の1つである．もし，その能力に不都合が生じれば，生命体は太陽粒子線に感受性となる．太陽粒子線は細胞を殺す以外にも，生物にとって重大な変化を引き起こす．それはDNAの一部を本来の塩基配列とは異なる配列に変える突然変異である．DNAの損傷部位ではDNA複製の際や，その損傷を修復する過程でエラーが混入することによって，結果的に異なった塩基配列となる．突然変異とは遺伝情報が正しく伝えられないことであり，体細胞で起これば癌になる可能性があり，生殖細胞に起これば遺伝病を誘発する可能性がある．

しかし，生命誕生から今日までの生命の連続性を考えれば，多世代にわたる突然変異は，生物にとって進化の原動力であったと考えられる．すなわち生物は刻々と変化してきた環境下で，あるものは淘汰され，またあるものは適応し，それまでと異なった生物相として増えてきた．地球上のこ

れまでの生物相は互いに競争しつつ，今日の多様性に富んだ緑豊かな地球生命へと成長してきたと考えられている．実に，宇宙における地球は太陽との距離が，生命の誕生から進化に絶妙に都合のよいものであったといえる．太陽粒子線の光エネルギーこそが生命の誕生から進化における「いのちの連続絵巻」の原動力であったと認識できる．

b. 宇宙ステーション曝露部での宇宙研究の展望[2,3]

地球で生まれた生命はその誕生から進化の歴史において，この太陽粒子線と密接にかかわり，上手に利用してきたものと考えられる．しかし，皮肉にも文明の発達は人類の誕生ゆえにオゾン層を破壊する可能性が生じることになった．オゾン層の破壊により，危険な太陽粒子線が地表に降り注ぎ，生命の危機が警鐘されはじめている．はたしてオゾン層がなくなっても，陸上の生命は生存できるのであろうか．宇宙ステーション曝露部を利用し，オゾン層のない太陽粒子線に各種生物体を曝す宇宙実験が計画されている．生物そのものやDNA標本を，オゾン層のない太陽粒子線に曝すことで，生物の生育限界を調べることができる．また，それぞれの生物種のDNA修復欠損株を用いることによって生物の進化にとってどのような遺伝子獲得が必要であったかを明らかにすることもできる．なお，これまでにドイツのグループが細菌胞子を太陽粒子線に曝露させたことがある．

我々は宇宙ステーション（ISS）曝露部利用実験のモデルを地上で実験することに成功した．太陽粒子線に対する抵抗性の1つとして，「光回復」に注目した．太陽紫外線で生じたDNA損傷のピリミジン2量体に光回復酵素が特異的に結合し，可視光のエネルギーを利用して損傷を修復することができる．1つの酵素で修復反応が完結でき，その反応様式がシンプルなのが特徴である．この酵素は原始地球光環境のオゾン層形成前から生物に持ち備えられ，細菌から植物，昆虫，脊椎動物（有袋類以下）に至る幅広い生物種に存在している．我々は将来の宇宙実験を想定し，小型で取り扱いやすい動物プランクトンのゾウリムシ（図I.60）および植物プランクトンのミドリムシをモデル生物として用いた．UVCを発生するランプの低線量率（$0.02\ \mathrm{J/m^2 \cdot s}$）と太陽光との同時照射ではゾウリムシは光回復する（図I.60C）が，高線量率UVC（$0.15\ \mathrm{J/m^2 \cdot s}$）と太陽光との同時照射では光回復しきれない（図I.60A）．オゾン層が破壊され，UVCが強くなるとゾウリムシは生きられない．オゾン層のない「未来地球光環境」をシミュレーションした結果，ゾウリムシは現在の2倍，ミドリムシは現在の3.5倍の太陽紫外線が生育の限界であることを知った[3]．これらの結果から生物の進化の過程における太陽紫外線とのかかわりを垣間見ることができたと考えている．

バナナも光回復酵素を持っている（図I.61）．バナナに$1\times10^4\ \mathrm{J/m^2}$のUVBを照射した後，可視光線を照射した場合バナナは光回復によって黒色に変色しないが，UVB量を10倍（現在の地球のオゾン層が破壊された場合を想定した線量）照射した後に可視光線を照射しても，もはやバナナは光回復することができなくなった．すなわち，バナナの生育限度を超えていることがわかった．しかし，これらの実験はオゾン層破壊後の太陽紫

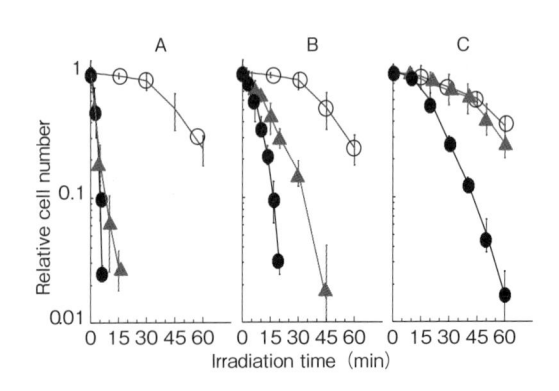

図I.60 ゾウリムシの光回復能の限界
未来の地球の光環境をゾウリムシ（*P. tetraurelia* st51）の光回復能の限界を測定することによって想定した．●はUVCのみを1秒間あたり$0.15\ \mathrm{J/m^2}$（A），$0.05\ \mathrm{J/m^2}$（B），$0.02\ \mathrm{J/m^2}$（C）で照射した．○は8月の快晴日の太陽に曝した．▲はUVCと太陽光両者に同時に曝した場合．UVCが低線量で照射された場合（C）は太陽光で修復することができるが，高線量で照射された場合（A）は太陽光で修復することができない．横軸はUVCまたは太陽に曝した時間．

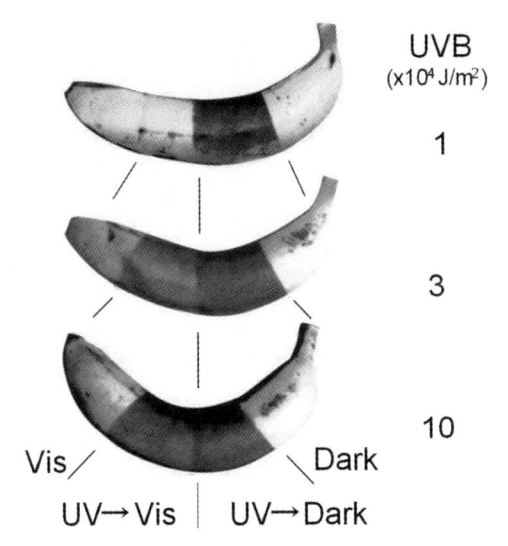

図 I.61 バナナの光回復能の限界
バナナへの可視光線のみ（Vis），UVBと可視光線（UV→Vis），UVBのみ（UV→Dark），非照射（Dark）処理を下に示している．UVBの線量は上から1，3，10×10⁴ J/m²．CPD（ピリミジンダイマー）生成量から，現在の地球の真夏の紫外線量を1×10⁴ J/m²と，オゾン層破壊後を想定した紫外線量を10×10⁴ J/m²と想定した．

外線の線量を想定したものである．オゾン層破壊の環境はオゾン層よりも高度であるISS曝露部でしか実験ができないので，宇宙実験での実証が大いに期待されている．

c. 宇宙放射線による人体影響[4]

現在すでに宇宙実験がISSで行われている．宇宙に人類が長期滞在する時代となってきた．また，火星や月に進出することも計画されはじめている．宇宙環境の四大特徴は，良好な視界・高真空・微小重力・宇宙放射線である．太陽での核融合のみならず，超新星の爆発により銀河の彼方からやってくる高エネルギーの中性子，陽子線，重粒子線やγ線を含み，ISSの金属の壁も貫き，宇宙飛行士の体に達する．宇宙放射線が眼球や視神経を貫くと，アイフラッシュと呼ばれる青い火花が宇宙飛行士には見える．他の組織や臓器に宇宙放射線が飛び込んできたときの影響も懸念される．宇宙環境での長期滞在は，地球上の生命がこれまでに経験したことのない，さまざまな線質の宇宙放射線を低線量率で被曝し続けることになる．宇宙で生活するためには，宇宙放射線の生物影響を「正しく」把握し，傷害を減らすための防護策が求められている．

宇宙放射線は銀河宇宙線，太陽粒子線，補足粒子線に3分類される．銀河宇宙線は，粒子のエネルギーが非常に大きいのが特徴である．10 GeV以上の高エネルギー粒子成分は90％が陽子，10％弱がα粒子，1％程度が重粒子である．太陽から放出される太陽粒子線は，ほとんどが陽子と電子で数％のα粒子と微量の重粒子である．太陽は11年周期で活動しており，太陽表面の爆発（太陽フレア）によって銀河宇宙線とは比較にならないほどの大量の高エネルギー粒子線が放出されている．補足粒子線とは太陽粒子線などが地磁気の磁力線に捕捉されたものである．赤道上空を土星の環のように地球を取り囲み，平均高度が約3,600 kmの陽子帯（内帯）と約18,000 kmの電子帯（外帯）の2層の放射能ベルト（バンアレン帯）がある．内帯の一部は南大西洋の上空に垂れ下がり，これをSAA（South Atlantic Anomaly）という．宇宙放射線の量は，地表からの高度とともに大気層がなくなること，荷電粒子を散乱させる地磁気が弱くなるため，急激に増加する．ISSは，高度約400 km，軌道傾斜角51.6度で飛行する．ISS飛行による被曝線量の多くは，このSAAの下端を通過する際のもので，その内訳は低LET放射線（γ線など）と，高LET放射線（α線，重粒子線，中性子線など）が半々と考えられている．ISSの内部では，1日あたり約0.5 mSvと概算されている．この値は地表の約100倍以上である．我々は，ISSやミールに搭載したヒト細胞でDNA損傷量を測定している．

これまでの数多くの宇宙飛行士は宇宙から地球を見て感動し，地球も宇宙の一部であることを実感した言葉を残してきた．健やかなる地球の保持は21世紀の人類に課せられた命題でもある．宇宙船地球号がいつまでも健やかであれと望む気持ちは，人類が地球外に進出した時にはじめて実感するものなのかも知れない．　（**高橋昭久，大西武雄**）

参考文献

1) 大西武雄：宇宙放射線生物学．pp1-63，アイプリコム，橿原，2001．
2) 高橋昭久，大西　健，大西武雄：宇宙環境での生命活動．放射線生物研究 34：86-97，1999．
3) Takahashi A, Ohnishi T：The significance of the study about the biological effects of solar ultraviolet radiation using the Exposed Facility on the International Space Station. Biol Sci Space 18：255-260, 2004.
4) 大西武雄，長岡俊治：宇宙放射線の生物影響研究の重要性．Biol Sci Space 12：5-13，1998．

6. 人工光源の利用

6.1 ソーラーシミュレーターと日焼け反応評価

化粧品の分野では，日焼け止め製品の，SPFやPAといった紫外線防御効果の測定に，人工光源が用いられている．本稿では，SPFとPAの測定法と，それに用いられるソーラーシミュレーターについて概説する．

a. SPF（Sun Protection Factor）

SPFは紫外線（主としてUVB（290-320 nm））によるサンバーンの防止効果を表している．

SPF測定は，ヒトの背中に紫外線を曝露し（図I.62），18-24時間後の最小紅斑量（minimal erythema dose；MED，わずかな紅斑を惹起する最小の紫外線量）を指標としている．各被験者のSPF（SPFi：individual SPF）は，その被験者の未塗布部位の最小紅斑量（MEDu）に対する，サンプルを一定量（2 mg/cm^2）塗布した部位の最小紅斑量（MEDp）の比として求められる．

$$SPFi = MEDp/MEDu \qquad (1)$$

被験者数は最低10名を必要とし，その平均値の小数点以下を切り捨てたものをSPF ○○として表示することができる．

SPFの測定法は，1978年の米国食品医薬品局の測定法案[1]が最初とされ，その後，この測定法をベースにして，各国毎に基準化が行われてきた．日本においては，1991年に業界の自主基準として発効し，その後，技術の進歩や，国際的なハーモナイゼーションの観点から，数度の改訂が行われている．本稿執筆時の日本における測定法は，「日本化粧品工業連合会 SPF測定法基準〈2007改訂版〉」[2]である．この測定法は欧州，米国，南アフリカ，そして日本の業界団体が共同で作成したInternational Sun Protection Factor Test Method（May, 2006）に，日本独自の補足等を加えたものである．

b. PA（Protection Grade of UVA）

PAは，UVA（320-400 nm）による即時黒化を指標とし，UVAの防御効果を示す指標である．1996年に世界に先駆けて日本の業界自主基準として発効した．測定法の名称は「日本化粧品工業連合会 UVA防止効果測定法基準」[3]である．

この測定法の手順は，SPFのそれと非常によく似たものである．大きく異なる点は2つあり，1つは，SPFは紫外線（UVBとUVA）を使用するのに対し，PAではUVAのみを照射することである．もう1つは，照射2-4時間後の最小持続型即時黒化量（minimal persistent pigment darkening dose；MPPD，わずかな即時黒化を惹起する最小の紫外線量）を指標とする点である．

SPFと同様に，各被験者個人の未塗布部位の最小持続型即時黒化量（MPPDu）に対する，一定量（2 mg/cm^2）のサンプル塗布部位の最小持続型即時黒化量（MPPDp）の比，PFA（protection factor of UVA）を求める．

$$PFAi = MPPDp/MPPDu \qquad (2)$$

被験者数もSPF同様に最低10名を必要とし，その平均値をそのサンプルのPFAとする．製品に表示する上では，SPFは数値を表示するのに対し，PAでは表I.4に従って分類表示を行う．

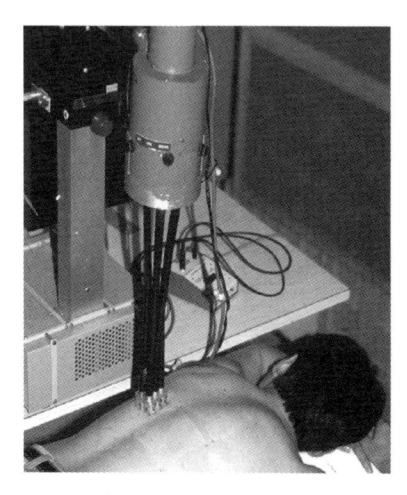

図I.62 SPF測定風景

表 I.4　PFA と PA 表示

PFA 値	表示
2未満	（表示不可）
2以上　4未満	PA+
4以上　8未満	PA++
8以上	PA+++

c. 被験者の選択

被験者の選択においては，SPF, PA とも，Fitzpatrick の skin photo type[4] を用いている．具体的には，春から夏にかけて（まだ日焼けをしていない時期），30-45分日光浴をした場合の皮膚反応を，被験者自身に下記の定義を見せ，個人の経験から選ばせる方法で決定している．SPF ではⅠ，Ⅱ，Ⅲの，PA ではⅡ，Ⅲ，Ⅳのタイプの被験者が試験に参加できる．

タイプⅠ：　非常に日焼け（赤くなる）しやすいが，決して黒くならない．

タイプⅡ：　容易に日焼け（赤くなる）し，かすかに黒くなる．

タイプⅢ：　日焼け（赤くなる）した後に，いつも黒くなる．

タイプⅣ：　あまり日焼け（赤くなる）せず，すぐ黒くなる．

タイプⅤ：　滅多に日焼け（赤くなる）せず，非常に黒くなる．

タイプⅥ：　決して日焼け（赤くなる）せず，非常に黒くなる．

d. ソーラーシミュレーター

SPF 測定の光源としては，UVB 領域は地上で観測される太陽紫外線のスペクトルに近似していること，また，適切な量の UVA を含むことが求められる．さらに，太陽紫外線としては地上に届かない 290 nm より短い波長の放射は完全に除去されること，400 nm 以上の光（可視光，赤外線）も可能な限り除去されるべきとされている．この条件を満たすために，キセノンアークランプと，赤外光除去用のダイクロイックミラー，Schott 社製の WG320（290 nm 以下の紫外線除去用）と UG11（可視光除去用），あるいはそれらと同等のフィルターを装着したソーラーシミュレーターが推奨されている．しかし，規格に合ったランプ，フィルターを組み合わせることが，必ずしも放射スペクトルが規格に合っていることにはならないため，出力光のスペクトルを，分光放射計で確認することも必要とされている．

PA の測定法においては，光源の種類，検定方法についての明確な記載はないものの，放射される UVA 領域が連続スペクトルであり，UVAⅠ（340-400 nm）と UVAⅡ（320-340 nm）の比率が太陽光に近いこと（UVAⅡ/UVA＝8-20％），UVB 領域の紫外線が除去されていること，という条件が設定されている．この条件に適合する装置は，SPF と同様，キセノンアークランプとダイクロイックミラー，Schott 社製の WG345（320 nm 以下の紫外線除去用）と UG11 を組み合わせたもののみであろう．

日本において，SPF 測定法が発効する以前には，水銀ランプや蛍光灯タイプの光源，あるいは自然光を用いて測定が行われていた．しかし異なる光源を用いた場合，放射スペクトルの分布の違いから，同じサンプルでも異なる SPF 値が得られてしまうことが知られている．また自然光を用いた場合には，被験者の負担が大きくなること，天候の変化により，安定した測定ができないこと等の問題があった．同じ基準で測定され，商品の選択に適した，正しい SPF, PA を表示した製品を消費者に提供するために，光源の基準をはじめとする測定法の遵守は必須である．　　　（松江浩二）

参考文献

1) Department of Health, Education and Welfare, FDA, USA : Sunscreen drug products for over-the-counter human drugs ; proposed safety, effective and labeling conditions. Federal register. 43/166, 38206-38269, 25 August 1978.
2) 日本化粧品工業連合会：SPF 測定法基準〈2007 改訂版〉．2007.
3) 日本化粧品工業連合会：UVA 防止効果測定法基準．1996.
4) Fitzpatrick TB : The validity and practicability of sun-reactive skin types I through VI. Arch Derma-

tol 124：869-871, 1988.

6.2 大型スペクトログラフ利用研究

a. 作用スペクトル

生体に及ぼす光の障害源・信号源・エネルギー源等としての作用のメカニズムの解明のために最も基礎的な情報はそれらの波長感度特性（作用スペクトル）である．注意深く決定された作用スペクトルは，当該の光反応において光の入り口となる分子（光受容分子）の吸収スペクトルと一致することが理論的に期待され，光の受容（入力）から生物学的反応（出力）に至る一連のカスケードの最上流の分子実体を同定することにつながるからである．歴史的には，光合成反応（クロロフィル，カロチノイド）・紫外線の突然変異誘起作用（核酸）・植物の発芽（フィトクロム）や光屈性（フォトトロピン）・微細藻類の光走性（パック，チャンネルロドプシン）等を司る光受容分子類（上記括弧内）の同定のために作用スペクトルが必須の役割を果たしてきた[1]．

b. 大型スペクトログラフ

生体光反応の作用スペクトルの決定のためには，各種波長の単色光のさまざまな入射強度（フルエンスレート）の照射を行ってその結果の反応程度を系統的に解析する作業が必要である．一般に生体反応は時間依存的に感度が変動するので，上記のような多数の照射を，生理的な性質の揃った多数のサンプルに対して同一タイミングで一斉に行うことが好ましい．このような目的のためには，強力な白色光源の光をプリズムや回折格子で分光して巨大な虹を作り，それぞれの波長位置において光を半透明鏡を利用して分割し多数強度の照射を同時に行えばよい．このような原理の装置は「大型スペクトログラフ」と呼ばれ，1950年代にアメリカ農務省のベルツビル研究所で植物の光受容色素フィトクロムの発見に活躍したものが始祖である．1980年に世界最大・最高性能の分光照射設備，基礎生物学研究所大型スペクトログラフ

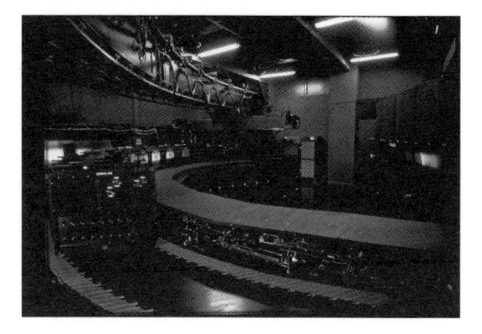

図I.63 基礎生物学研究所大型スペクトログラフ 分光された光の射し込む照射実験室の内部．

（Okazaki Large Spectrograph；OLS）（図I.63）が共同利用設備として設置されて以来，当該設備は世界の光バイオ研究のメッカとして活用されている[1,2]．共同利用の申請手続きや過去の共同利用実験リストおよび成果論文リストについては，基礎生物学研究所大型スペクトログラフ室のホームページ http://www.nibb.ac.jp/lspectro/ols を参照されたい．

1）基礎生物学研究所大型スペクトログラフの性能

出射スペクトルは，波長250-1,000 nmの紫外・可視・赤外領域にわたり，これを全長約10 mの馬蹄型の焦点曲面（図I.64のB1）に分散させる．波長の異なる単色光を，生理的な条件のそろった多数の生物試料に同時に照射して，その作用を比較することが可能である．焦点曲面上の単色光強度は半値幅約5 nmの条件において，波長500 nmでは約10^{16}光量子/秒・cm^2（約150 μmol/秒・m^2；約40 W/m^2）で，これは熱帯の真昼の太陽光の各波長成分の光強度の約2倍以上である．波長分散は約0.8 nm/cmである．

本設備の主たる使用目的は，植物・菌類の成長・分化・物質生成，動物の生殖等の生命活動が光により制御される仕組みを解明するために，光の波長による効果の違いを精密に測定して，作用スペクトルを決定することである．その他にも，強力照射光源として，多種の使用が可能である．

2）基礎生物学研究所大型スペクトログラフの主な構成

主光源（図I.64のA1）は30 kWの電極水冷

6．人工光源の利用　**55**

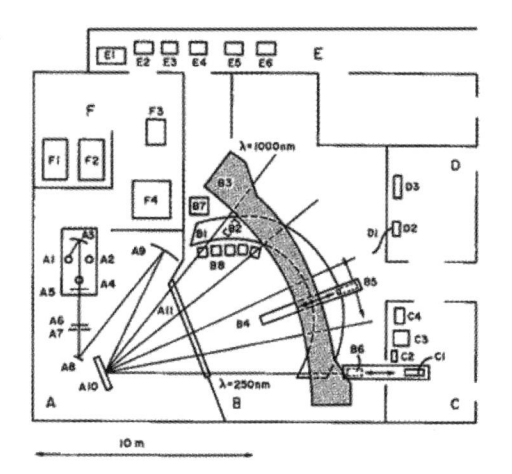

図I.64　大型スペクトログラフの配置図（文献3より）
A，光源・分光室；B，照射室；C，操作室；D，光ファイバー出射室；E，制御機械室；F，電源室；A1，30 kWキセノン短アークランプ；A3，光源部集光鏡；A5，光源部シャッター；A6，熱線吸収フィルター；A7，入射スリット；A8，変向平面鏡；A9，分光器部集光鏡；A10，ダブルブレーズ平面回折格子；A11，出射窓；B1，焦点曲面台；B2，試料箱；B3，自動搬送機X軸フレーム；B4，Y軸フレーム；C1，自動台車；C2，制御パネル；C3，CRT端末；C4，プリンター；D1，光ファイバー束（長さ11 m）；D2，光ファイバー出射ユニット；D3，モニターパネル；E1，制御用コンピューター；E2，データタイプライター；E3，CRT端末；E4，プリンター；E5，自動搬送機用NC（数値制御）装置；E6，NC用インターフェース；F1，ランプ空冷装置；F2，ランプ電源装置；F3，ランプ制御パネル；F4，ランプ水冷装置．

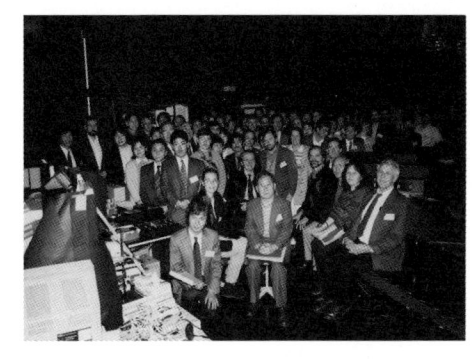

図I.65　「大型スペクトログラフ」の実験経験者が一堂に会した国際シンポジウム[4)]での集合写真（OLS実験照射室の内部にて）

型キセノン短アークランプ，光源部集光鏡（図I.64のA3）は口径約80 cmで曲率半径1.2 mの凹面鏡，分光部の配置はモンク・ギリーソン型，分光部集光鏡（図I.64のA9）は約1 m角で曲率半径9 m，F/7の凹面鏡，回折格子（図I.64のA10）は約15 cm角の，溝数1,200本/mm，ブレーズ波長250 nmと500 nmとのダブルブレーズ平面回折格子を，計36枚モザイク型に配置して，約90 cm角である．回折格子中心より水平焦点面までの距離は約10 m，自動制御型試料照射暗箱（試料箱）（図I.64のB2）多数．試料箱の所定波長への設定には数値制御（NC）方式による自動搬送機構（図I.64のB3～B6，C1）を用い，焦点面方向の設定精度は±1 mm以下である．

3）実験の例

微生物の光感覚を調べると，我々人類の目や植物の光感覚に至るまでの，光受容分子の進化をた

どることもでき始めている．また，特殊な系統のショウジョウバエを使えば，紫外線による「突然変異」の程度を，ハエの羽の毛の形と数で知ることができ，紫外線による皮膚癌の基礎研究にたいへん役に立っている．さらに，植物が紫外線を防ぐためにアントシアン等の色素を作る「色づき」の仕組みも，培養細胞を使って詳しく解明されつつあり，世界的な謎である「紫外線受容分子（紫外線センサー分子）」の実体に迫りつつある．

これらの実験研究は，国内外の科学者の共同利用実験という形で盛んに行われ，国際的に評価される成果論文は230報を越えている．1996年には，これらの研究のまとめと将来展望のための国際シンポジウム[4)]のため，世界の光生物の指導者が一堂に会したが，その大多数が基礎生物学研究所「大型スペクトログラフ」での実験経験者でもあり，岡崎は「光生物学者のメッカ」とも呼ばれている（図I.65）．

4）大型スペクトログラフの高度化・拡充と光バイオの夢

このように大活躍の大型スペクトログラフも，今後いっそう高度な成果を挙げていくために，2002年度に「高度化」を行い，装置の制御システムの高度化と共に，新たに紫外Aレーザー照射システムの追加や2光子顕微鏡等解析装置の充実を行った．

これらの高度な性能をフルに活用した活発な共同研究により，新たな光受容分子の解明，紫外線

皮膚癌の解明と対策，植物の紫外線や強光障害の解明と対策，生物時計の光制御の解明などに，世界を先導する目覚ましい成果があがりつつある．

また，所内研究施設の改組拡充の一環として，「光学解析室」としてさらに活動範囲を広げつつある．
〈渡辺正勝〉

参考文献

1) 渡辺正勝：作用スペクトルと大型スペクトログラフ．南 茂夫，合志陽一（編）分光技術ハンドブック．pp602-610, 朝倉書店, 1990.
2) 渡辺正勝：作用スペクトルと大型スペクトログラフ．和田正三，徳富 哲，長谷あきら，長谷部光泰（監修）植物の光センシング．pp171-175, 秀潤社, 2001.
3) Watanabe M, Furuya M, et al：Design and performance of the Okazaki Large Spectrograph for photobiological research. Photochem Photobiol 36：491-498, 1982.
4) NIBB International Symposium "New Prospects of Photobiology and the Future Plan of the Okazaki Large Spectrograph", Okazaki, Nov. 12-14, 1996.

6.3　水殺菌

紫外線には強力な殺菌作用があり，衛生面や環境浄化の分野では大いに役立っている．とくに水に対しては，その風味や成分を損ねないという利点から，清澄な水を原料とする食品・飲料工場や超純水が要求される半導体工場等で数多く利用されてきた．またプールや浴場水の浄化，鑑賞池やせせらぎ等修景用水でのアオコ対策，さらには下水道で放流水の消毒技術としても適用され，現在では上水道においてもクリプトスポリジウム（原虫）対策として導入され始めた[1]．これは紫外線殺菌装置の高い安全性および信頼性が広く認知されてきたことの証といえるだろう．

a. 紫外線殺菌の原理

紫外線の殺菌効果は，UVC 波長域の 260 nm 付近の波長に特異的に存在する（図Ⅰ.66）．これは細胞内の DNA（核酸）の吸収極大とほぼ一致する波長で，紫外線の標的（作用を及ぼす部位）が

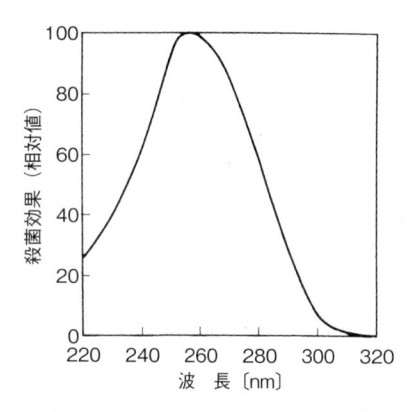

図Ⅰ.66　紫外線の波長別殺菌効果[2]
紫外線の各波長による殺菌効果の大きさを相対値で示した図．260 nm 付近に殺菌効果のピークがある．

DNA であることを強く示唆している．実際，紫外線により DNA の同一鎖上のチミン塩基に 2 量体（ダイマー）が生成されることが知られ，このチミン 2 量体の生成が紫外線による不活性化（死滅）の主因とされている．

しかし生命にとっては，DNA に引き起こされる変異や損傷はまさに致命的とならざるをえないので，このような損傷に対しても修復する機能を備えている．紫外線の場合でも，光回復や暗回復という現象が知られている．光回復とは紫外線により微生物を不活性化させた後，ある条件で可視光を照射すると再び活性が戻る現象をいう．これは可視光により修復酵素が活性化され，生成したチミン 2 量体を含む前後の DNA 鎖を切断除去等して新たに修復する機能であるが，本来は紫外線殺菌に対抗する機能ではない．DNA は UVB 域にも若干吸収があるために，自然界においては日光に含まれる UVB によって絶えずこのような DNA の損傷を受けざるをえず，そのための修復機能である．日光の中で損傷を受けながら，同時に受ける可視光でその傷を修復するという生命のしたたかさが感じられる機能ともいえる．しかし UVC の与える損傷の大きさ（生成されるチミン 2 量体の数）は，UVB の比ではなく圧倒的に多いので，光回復機能が働いたとしても，ある損傷以上になると追いつかなくなり回復はみられなくなる．

また塩素耐性が強いことから上水道で問題とな

っているクリプトスポリジウムでは，紫外線照射による2量体数の増大と不活性化（感染能力の低下）には強い相関があるにもかかわらず，DNAレベルで光回復機能（2量体数の減少）が働いても，いったん紫外線で感染能力を喪失したクリプトスポリジウムはその感染性が回復されないという興味深い現象も確認されている[3]．

b. 紫外線殺菌の光源

紫外線殺菌の主な光源は低圧水銀ランプである．殺菌効果の高い253.7 nmの紫外線を特異的に放射している（図I.67）ので一般的に殺菌ランプと呼称されるが，実は蛍光灯として開発されたランプの副産物である．

蛍光灯は，ランプ管内の水銀が放電により発する253.7 nmの紫外線を管内面に塗布した蛍光塗料で可視光（白色光）に変換して利用しているもので，殺菌ランプは管内面に蛍光塗料を塗布せず，さらに管材質を紫外線透過性の高い石英ガラス等にして，この水銀の発する253.7 nmの紫外線をそのまま管の外に放射させて利用しているランプである．したがって形状や構造は蛍光灯とまったく同じであり，むしろ蛍光灯の方が紫外線をわざわざ蛍光塗料で可視光に変換させて一手間かけて利用しているのであるから，原理的には本来が殺菌ランプとしての素材であったともいえる．なお，殺菌ランプが青く光って見えるのは，わずかに435.8 nm（青紫色）や546.1 nm（緑色）等の可視光が放射されていることによる（図I.67）．

c. 紫外線殺菌の特性

a) 水質に変化を与えず残留性がない

塩素等の薬剤殺菌に比べると，紫外線は水の風味や成分（組成等）に変化を与えず，またトリハロメタン等の有害な副生成物の心配も非常に少ない．これは紫外線殺菌の最大の特徴で，飲料水や超純水の製造にはまさに最適な方法である．

また残留性がないという特性も，下水道では殺菌後の放流水が河川等環境に悪影響を及ぼさない（魚類等への毒性がない）という利点があり，鑑賞池等の修景用水や水族館，あるいは水産養殖場等の分野でも大いに活かされている．

b) 菌種に対する選択性が小さい

これは細菌の紫外線感受性が，菌種によってそれほど差がない，つまり極端に紫外線耐性の強い菌が存在しないということである．

また，殺菌効果は紫外線照射量（mJ/cm^2：紫外線照度と照射時間の積）で決定されるが，実用的には装置内の紫外線照度は十分に高く設定され

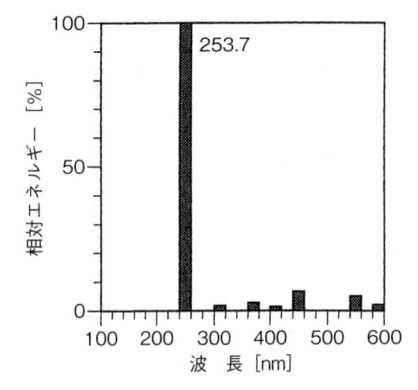

図 I.67　殺菌ランプの分光分布
低圧水銀ランプ（殺菌ランプ）から放射される紫外線の波長分布を示した図．殺菌効果の高い253.7 nmの紫外線を特異的に放射している．

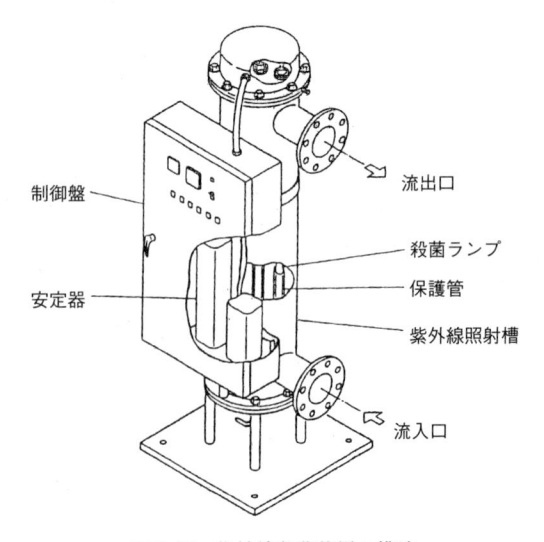

図 I.68　紫外線殺菌装置の構造
一般的な紫外線殺菌装置（流水型）の構造を説明した図．シリンダ部分（紫外線照射槽）と制御盤からなる．シリンダ部分には，殺菌ランプが保護管内に挿入した状態で装着されている．制御盤には，ランプを点灯させるための安定器等が含まれる．

ているので，数秒というきわめて短い照射時間で99.9％以上の殺菌効果が得られる．

　c）設置が簡単で維持管理も容易である

代表的な紫外線殺菌装置の構造を図 I.68 に示す．ステンレス製のシリンダ部分（紫外線照射槽）と制御盤からなり，シリンダ内に殺菌ランプが保護管（スリーブ）とともに装着されている．設置場所をとらず配管の途中に簡単に接続でき，さらに電源や消費電力も照明器具等と同程度で経済性にも優れ，取扱いも容易である．

このように紫外線殺菌装置は，下水道から上水道まで幅広く利用されてきており，その信頼性も従来の加熱や塩素消毒技術に比肩し得る域に達している．これからも安全・安心な殺菌技術としてさらなる展開が期待されている．

〔浦上逸男〕

参考文献
1) 厚生労働省：水道におけるクリプトスポリジウム等対策指針．2007．
2) JIS Z 8811：殺菌紫外線の測定方法．1968．
3) 平田　強：塩素消毒の補完技術としての紫外線消毒—水道におけるクリプトスポリジウム対策として—．水環境学会誌 28：240，2005．

6.4　植物工場

植物工場とは天候に左右されず植物を周年生産できる施設で，葉菜類では約 30 日間で 1 作，日産数百から数万株の安定生産出荷が可能である．その起源は 1889 年デンマークのクリステンセン農場とされている．植物工場の基礎学問としては生物環境調節工学があり，研究施設として 1949 年に米国でファイトトロン（植物環境調節施設，phyto：植物，tron：装置）が完成したのが端緒とされている．我が国では 1952 年に完成した国立遺伝学研究所（三島）のファイトトロンが最初とされている．この技術を野菜生産の植物工場として利用し，我が国で注目されたのは 1985 年に完成したダイエー（船橋）「ららぽーと」内の高圧ナトリウムランプを使用した完全制御型小型施設である．現在では，完全制御型施設（人工光源利用）30 カ所，太陽光併用型施設（太陽光と人工光源の併用）9 カ所の合計 39 カ所が稼働中（2009）である．以下に，植物育成と光環境の基本的な事柄と植物工場に現在利用されている人工光源の種類や特性を示す．

a. 植物育成と光環境

植物育成に必要な光環境条件としては，波長範囲，光質バランス，光強度，照射時間などがある．植物工場では対象植物ごとに最も成育に効率的な光環境が求められる．

1）必要な波長範囲

図 I.69 は植物育成に必要な波長範囲を示し，光合成では 400-700 nm の範囲を光合成有効放射（photosynthetically active radiation；PAR），300-800 nm を生理的有効放射（physiologically active radiation）と呼ぶ．光合成有効放射のみならず，葉色の発色には 300-400 nm，茎の伸長制御には 700-800 nm の波長も重要な要因となる．

2）光質バランス

図 I.70 は光質バランスを示し，McCree（1972）（チャンバー 20 種，圃場 8 種作物）と稲田（1976）（草本 26 種，木本 7 種作物）の示した 61 種の植物の平均光合成作用曲線を示している（青色光：24％，緑色光：32％，赤色光：44％）．実際の植

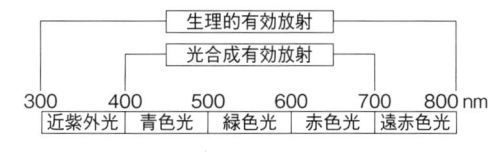

図 I.69　植物育成に必要な波長範囲

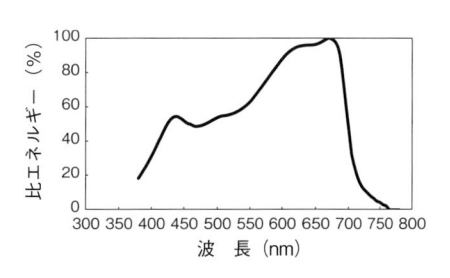

図 I.70　平均光合成作用曲線

表 I.5 代表的光受容体

主な生理反応	光受容体	主な吸収波長範囲（nm）
光合成	クロロフィル（chlorophyll）	青色 400-500 赤色 640-700
	カロテノイド（carotenoid）	青色 400-530
光形態形成	フィトクロム（phytochrome）	UVA＋青色 380-480 赤色 540-690 遠赤色 700-750 （光周性反応）
	クリプトクロム（cryptochrome）	UVA380 付近 青色 450 付近 （胚軸伸長抑制）
	フォトトロピン（phototropin）	UVA380 付近 青色 450 付近 （屈光性反応）

表 I.6 各種植物の光補償点, 光飽和点

	光飽和点（klx）	光補償点（klx）	備考
イネ	40-50 (672-840)	0.5-1.0 (8-17)	村田, 1961
ダイズ	20-25 (336-420)	1-1.5 (17-25)	Böhning&Burnside, 1956
トマト	70 (1,176)	—	巽・堀, 1969
ナス	40 (672)	2 (34)	巽・堀, 1969
キュウリ	55 (924)	—	巽・堀, 1969
メロン	55 (924)	0.4 (7)	巽・堀, 1969
エンドウ	40 (672)	2 (34)	巽・堀, 1969
セルリー	45 (756)	2 (34)	巽・堀, 1969
レタス	25 (420)	1.5-2 (25-34)	巽・堀, 1969
ミツバ	20 (336)	1 (17)	巽・堀, 1969

*（ ）内の数値は，各照度に自然昼光 6,500 K 時の光量子束密度（PPFD）の換算値（16.8 μmol・m^{-2}・s^{-1}/1 klx）を乗じた時の PPFD の参考値.

物生産ではこの波長バランスを調整し，基本的には赤色光を増加することで成育を促進し，青色光の増加で成育を抑制する．表 I.5 は，植物の代表的光受容体（色素）と，吸収波長範囲を示している．

3） 必要な光強度

表 I.6 は各種植物の光補償点，光飽和点を示し，育成光強度設定の参考とする．葉菜類では一般的に光量子束密度（PPFD）で，育苗期 150-200 μmol・m^{-2}・s^{-1}（10,000-15,000 lx 程度），成育期 250-350 μmol・m^{-2}・s^{-1}（20,000-25,000 lx 程度）に設定される．

4） 照射時間

照射時間は栽培植物によって異なるが，14-15 時間照射が葉菜類では一般的とされている．

b. 人工光源の種類と特性

人工光源は図 I.71 に示すように，熱放射と放電発光，電界発光の 3 系統に大別される．この中で植物育成用として実際に利用されているものは，白熱電球，蛍光ランプ，メタルハライドランプ，高圧ナトリウムランプの 4 種類である．キセノンランプや低圧ナトリウムランプ，無電極ランプ，発光ダイオード（LED），レーザーダイオード（LD）はおもに試験研究用として使用されている．とくに LED は容易に単色光に近い光質が選択可能なため光質影響試験用（着色促進，内成分増強など）として種々な植物に利用され，さらには省

```
                    ┌─ 熱放射 ──────────────── 白熱電球（実用中）
                    │                          発芽用
                    │
                    │                ┌─ 低圧放電ランプ ──┬─ 蛍光ランプ（実用中）
                    │                │                   │  棚段式植物工場
                    │                │                   │
                    │                │                   └─ 低圧ナトリウムランプ
                    │                │                      試験研究用
                    │                │
  光源 ─┬─ 放電発光 ─┤                ┌─ メタルハライドランプ（研究中）
         │                │                │  遺伝子組換体植物工場
         │                ├─ 高圧放電ランプ ─┼─ 高圧ナトリウムランプ（実用中）
         │                │                │  植物工場用
         │                │                │
         │                │                └─ キセノンランプ
         │                │                   試験研究用
         │                │
         │                └─ 高周波無電極放電ランプ ─ マイクロ波放電ランプ（研究中）
         │                                            試験研究用
         │
         ├─ 電界発光 ──────────────── 発光ダイオード（LED）
         │                            棚段式植物工場（研究中）
         │
         └─ レーザー発光 ────────────── レーザーダイオード（研究中）
```

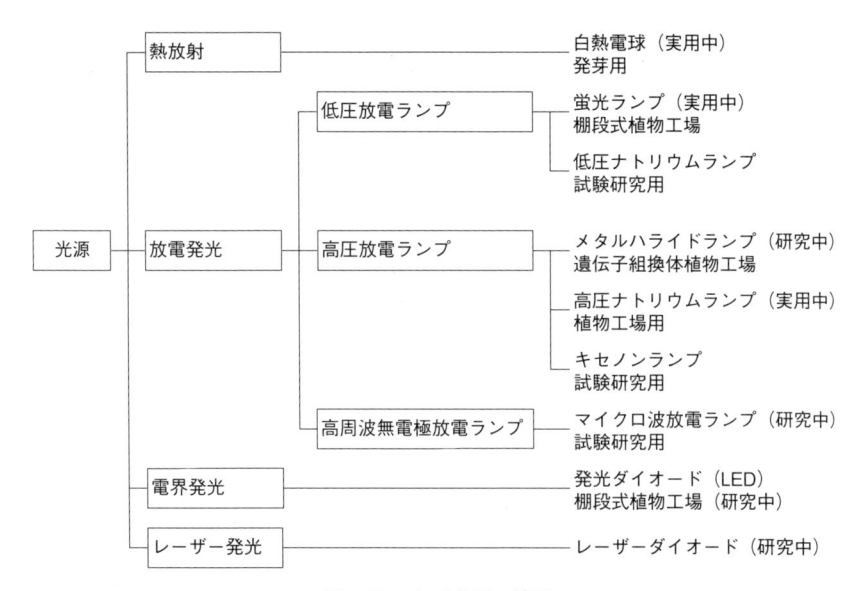

図 I.71 人工光源の種類

表 I.7 光源の用途と特長

ランプ種類	特　長	主な用途
高圧ナトリウムランプ	高効率・長寿命・動程．赤色光成分が多い．	施設園芸：光合成補光用（花き，果菜等） 植物工場：光合成用
メタルハライドランプ	効率・青色光成分が多い．太陽光近似（昼光）型有り．	施設園芸：形態形成補光用（果樹の着色等） 植物工場：形態形成補光用（着色，形態）
蛍光ランプ （一般熱陰極形）	効率・低発熱・多品種．植物育成用ランプ有り．安価．	施設園芸：光合成補光（花き，果菜，果樹） 植物工場：光合成（苗，近接照射で主生産） 組織培養：光合成，形態形成用 花店舗：光合成補光，形態維持
白熱電球	赤色光，遠赤色光成分が多い．安価．	施設園芸：形態形成用（開花制御） 植物工場：形態形成用（発芽促進）

表 I.8 代表的光源の特性

ランプ種類	大きさ(W)	光　色	ランプ効率(lm/W)	育成放射効率(％)	PAR エネルギー(mW/lm)	PPF 効率(総 PPF/W)	換算値(μmol/lx)	備　考
蛍光ランプ	40	白色	77.5	15.1	2.8	0.98	0.0127	
	40	3波長昼白	89	18.5	3.1	1.23	0.0138	
	40	植物用	33.3	7.6	3.1	2.42	0.0727	
	32	3波長昼白	100	18.5	3.1	1.38	0.0138	Hf 形
	110	白色	81.5	15.1	2.8	1.03	0.0127	
	110	3波長昼白	83.8	18.5	3.1	1.16	0.0138	
メタルハライドランプ	400	一般形	100	19.5	2.9	1.32	0.0132	
	400	5波長形	95	20.9	3.2	1.46	0.0146	
	400	白色	95	23.7	3.5	1.55	0.0163	セラミック形
	360	白色	105.6	24.4	3.2	1.57	0.0149	セラミック形
高圧ナトリウムランプ	360	一般形	138.9	28.7	2.6	1.74	0.0126	
	430	植物用	117.9	24.1	2.5	1.46	0.0124	
	660	一般形	152	28.7	2.5	1.90	0.0126	
	940	一般形	157	28.7	2.5	1.98	0.0126	

電力光源とし植物工場への導入が期待されている．また，蛍光ランプの中でも液晶用バックライト用の冷陰極蛍光ランプが長寿命（60,000 時間など）のため近接照射による蔬菜類の植物工場用として提案されている．表 I.7 には光源の用途と特長を，表 I.8 には代表的光源の特性を示す．

1） 蛍光ランプ（fluorescent lamp；FL）

FL は熱陰極を持つ低圧水銀蒸気放電ランプであり，放電により発生する紫外放射をガラス管内に塗布された蛍光体によって可視放射に変換して利用する．蛍光体の種類によって比較的容易に必要な分光エネルギー分布が得られる．現在では，高周波（45 kHz）点灯タイプ（Hf 蛍光ランプ）が開発され，32 W 型で 110 lm/W，50 W 型で 104 lm/W の高効率を達成し，寿命時間も 15,000 時間のものがある．また，液晶用バックライト用の冷陰極蛍光ランプが長寿命（60,000 時間など）のため植物工場用に提案されており，熱陰極蛍光ランプにおいても長寿命型の開発（60,000 時間）が報告されている．応用例としては，小規模閉鎖型苗生産システムや多段棚式植物工場の近接照射での植物生産が行われ，イチゴの育成試験なども行われている．図 I.72 は昼白色形 FL の分光エネルギー分布を，図 I.73 は棚段式完全制御型植物工場例を示す．

2） メタルハライドランプ（metal halide lamp；MHL）

MHL は，高圧水銀ランプをベースに各種ハロゲン化物を添加したもので，輝線を中心とした発光のものと，連続発光を含むものと多様な品種がある．最近では，従来の石英の発光管より耐熱性の優れたセラミックの発光管を使用し，赤色光成分を増強したセラミックメタルハライドランプ（CMH）が製品化されている．CMH では，従来困難とされていた連続調光（100-50％）も可能となり，高ワットの 680 W 型（105 lm/W，12,000 hr 寿命）も発売されるようになった．応用としては主に高圧ナトリウムランプの混光照明用に利用されている．最近では，単独照射で，イネやダイズの高照度型遺伝子組換体用完全制御型施設に利用されている．図 I.74 は CMH の分光エネルギー分布を示す．

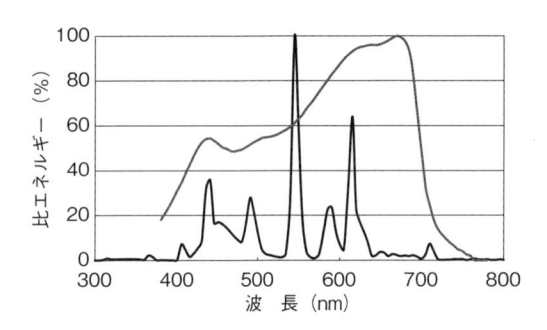

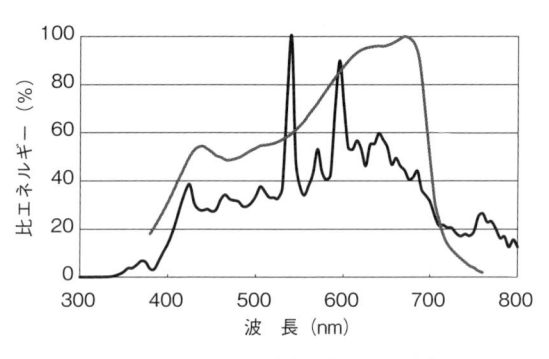

図 I.72　昼白色形 FL の分光エネルギー分布

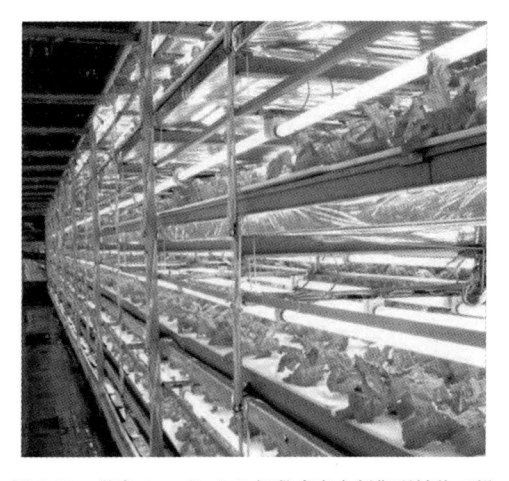

図 I.73　蛍光ランプによる棚段式完全制御型植物工場

図 I.74　CMH の分光エネルギー分布

3） 高圧ナトリウムランプ（high pressure sodium lamp；HPSL）

HPSL は，発光管に光透過率の高い透光性多結晶アルミナを使用し，管内にはナトリウムアマルガムの形で緩衝ガスとして作用する水銀が封入さ

れている．始動補助用にキセノンガスが封入されており，発光管内のNa蒸気圧を制御することで発光分光分布をある程度調整することができる．高圧放電ランプの中でも発光効率が最も高いため，完全制御型植物工場で使用されている．欠点としては，主にNa（589 nm）の発光を利用しているため赤色光/青色光比（R/B比）が高く，低光強度では徒長を引き起こす場合がある．また，一部の植物ではアントシアニンの着色が促進されないことや，葉巻き現象を生じるものがあるため，MHLによる青色光成分の補強が行われる場合がある．最近では寿命が従来の2倍の24,000時間（光束維持率80％時）で，価格もさらに低価格な経済的光源となっている．図I.75はHPSLの分光エネルギー分布を，図I.76は完全制御型植物工場，図I.77は太陽光併用型植物工場例を示す．

4）発光ダイオード（light-emitting diode；LED）

LEDの発光原理は，InGaN（インジウム・ガリウム・ナイトライド），GaP（ガリウム・リン）やGaAsP（ガリウム・ヒ素・リン）などの化合物半導体のp-n接合に順方向電流を流すことにより接合近傍でおこる電子，正孔の再結合により発光す

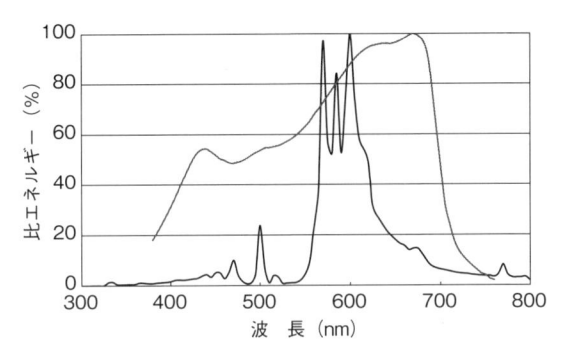

図I.75 HPSLの分光エネルギー分布

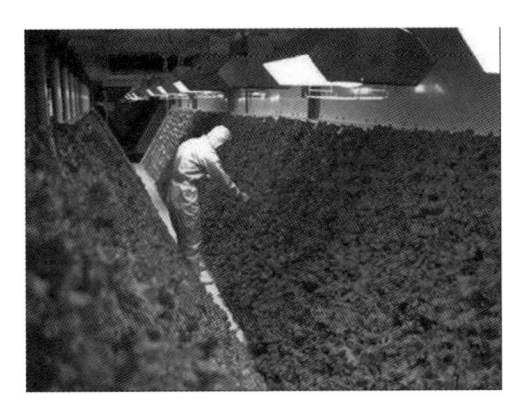

図I.76 完全制御型植物工場（高圧ナトリウムランプ使用）

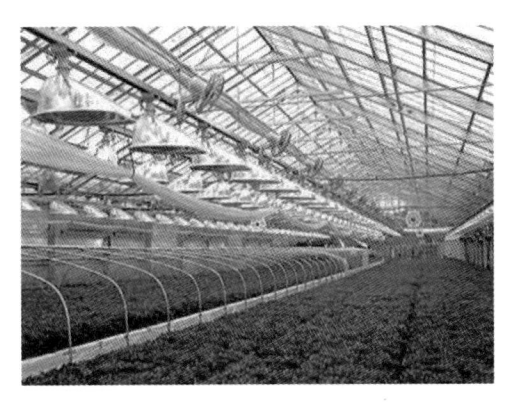

図I.77 太陽光併用型植物工場（高圧ナトリウムランプ使用）

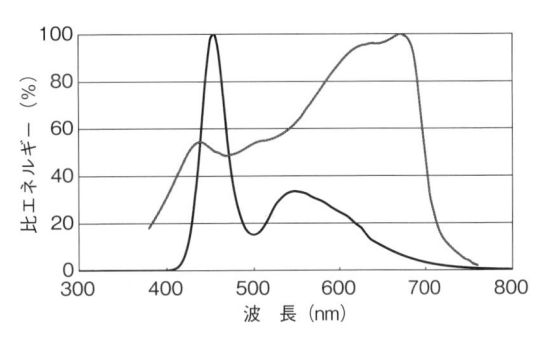

図I.78 白色LEDの分光エネルギー分布

表I.9 各種LEDの特性（市販品・実測例）

光色	形式	ランプ電力(W)	全光束(lm)	ランプ効率(lm/W)	光度(cd)	ピーク波長(nm)
赤色	KR5004X	0.04	0.28	7.9	1.3	660
緑色	NSPG510S	0.07	3.39	47.3	7.5	525
青色	NSPB510S	0.07	0.82	12.4	3.2	470
白色	NSPW510BS	0.07	2.23	32.7	2.9	470

る．特長は低電圧駆動，低発熱，コンパクト，軽量，ノイズレス（放電灯はノイズ源），調光やパルス点灯の容易などがある．欠点としては，温度上昇で光出力が低下するため放熱対策が必要，水分や静電気に弱い，高価格，回路効率（一般的に50-60%）を考慮した総合効率が低いなどがある．植物栽培への応用は宇宙における植物栽培を目的とした研究より始められ，具体的な照射方法は，LED素子を集合して放射源（面）を作り，植物体に近接照射するもので，植物体の成長とともに放射源を移動させるものである．我が国の宇宙ステーション実験モジュール「きぼう」にも植物実験用として赤+青色の育成用照射装置が搭載される．表I.9には各種LEDの特性，図I.78は白色LED（青色光ベース）の分光エネルギー分布を示す．

（田澤信二）

参考文献
1) 田澤信二：植物工場ハンドブック（高辻正基編）．pp35-43，東海大学出版会，1997．
2) 田澤信二：光環境の制御．空気清浄 47（1）：7-11，2009．

6.5　各種の人工光計測

現在，多種多様な光源が市販されている．たとえば一般家庭照明用に限定した場合でも，白熱電球，ハロゲン電球，蛍光灯，LEDランプと大雑把でも4種類存在する．この中に，その用途に応じてさまざまな分光分布，表面形状，消費電力のランプが市販されている．さらに，紫外線を出すような特殊用途のランプを加えると，大手企業の場合は1社当り1,000品種くらいのランプが市販されていると考えてもよい．この節では，これらの人工光の計測についてまとめる．

基本的な計測手法の分類は，I.1.3で記述した帯域分光計測と分光計測に分類できる．さらに，対象波長域を可視光（可視放射）とした場合，帯域分光計測による光放射の量は，測光量と放射量の2つに分類される．この違いについてまず説明する．

a.　測光量と放射量

放射量とは光放射の物理量である．すなわち紫外放射照度の場合はmW/cm^2といった単位が用いられる．一方，測光量は，光放射を眼の分光感度である分光視感効率を乗じて測定した量である．よく聞く"明るさ"という言葉は測光量の言葉であり，"ルクス"という言葉は，放射照度に対応した測光量の単位である．測光量と放射量の間には，次のような関係式が存在しており，分光放射量がわかれば，測光量への変換が可能である．

$$\Phi_v = K_m \int_{\lambda_1}^{\lambda_2} \phi_{e,\lambda}(\lambda) V(\lambda) d\lambda$$

ここで，Φ_vは測光量，$\phi_{e,\lambda}$は分光放射量，$V(\lambda)$は眼の分光視感効率，K_mは定数であり，明所視（明るい場所での視覚）の場合は688 lm/Wとなる．また，積分波長範囲λ_1，λ_2は分光視感効率の上限波長と下限波長であり，通常，それぞれ360 nmと830 nmとする（測色分野では，380 nmと780 nmとする）．

さて，放射量，測光量ともにさまざまな単位が存在する．光源から放射されるエネルギー量を表す単位が放射エネルギー（J，ジュール）である．また，単位時間当りのエネルギー量を表す単位が放射束（W，ワット）である．さらに，点光源から単位立体角当りに放射されるエネルギー量を表す単位を放射強度（$W \cdot sr^{-1}$，ワット毎ステラジアン），点光源ではなくある微小面積をもつ場合の放射強度を放射輝度（$W \cdot sr^{-1} \cdot m^{-2}$，ワット毎ステラジアン毎平方メートル）という．ここまでは，光源から放射される放射量の単位である．一方，ある面で受ける放射束を示す単位が放射照度（$W \cdot m^{-2}$，ワット毎平方メートル）である．測光量にもこれらに対応した単位として，それぞれ光量（lm·s，ルーメン秒），光束（lm，ルーメン），光度（cd，カンデラ），輝度（$cd \cdot m^{-2}$，カンデラ毎平方メートル），照度（lx，ルクス）が存在する．これをまとめて表I.10に示す．なお，ランプのエネルギー効率を表記する単位としてlm/Wという単位が存在する．ここでlmは光束であるが，Wはランプの消費電力であり，放射束でないことに

表 I.10 測光量と放射量の単位

	測光量		放射量		
光量	ルーメン秒	lm・s	放射エネルギー	ジュール	J
光束	ルーメン	lm	放射束	ワット	W
光度	カンデラ	cd	放射強度	ワット毎ステラジアン	$W \cdot sr^{-1}$
輝度	カンデラ毎平方メートル	$cd \cdot m^{-2}$	放射輝度	ワット毎ステラジアン毎平方メートル	$W \cdot sr^{-1} \cdot m^{-2}$
照度	ルクス	lx	放射照度	ワット毎平方メートル	$W \cdot m^{-2}$

注意する必要がある．次に，照度と放射照度の測定方法と測定上の注意点について記述する．

b. 照度と放射照度

照度を測定する計測器が照度計であり，その分光感度は人の眼の明所視における分光視感効率にできる限り一致するよう設計・製造されている．照度計は，日本工業規格（JIS）によって製品規格が定まっており，一般用途の照度計はその性能によって3種類に分類される[1]．製品規格が制定されているため，放射照度計と比較すると個々の製品間のバラツキは小さい．一方，放射照度を測定するための計測器が放射照度計などであり，特に紫外放射照度計は I.1.3 で記述した通り照度計とともにさまざまな企業から市販されているが，製品規格は存在しない．このため，製品によって同一の光源を同一の条件で測定したにもかかわらず値が異なるという事態が発生している．本節では，大きなバラツキが生じる要因のうちで，紫外放射照度計と照度計共通の要因を以下に説明する．

第1は，光源と紫外放射照度計/照度計の距離を十分離さず，計測器に対して大きな角度からも光放射が入射する場合である．光放射の入射角度に対する出力特性を入射角度特性という．光放射が計測器に入射する角度が大きくなると受光面の，みかけの面積はcos関数で減少する．よって，本来ならば出力もcos関数的に減少しなければならない．大部分の照度計や紫外放射照度計は，ある程度の入射角度まではこの特性は保証されている．しかし，入射角度が非常に大きくなると理想的なcos関数から外れることが知られている．この特性は同じ形式の計測器でも個体差が大きい．この入射角度特性による測定誤差は，直管蛍光灯を光源とした場合に発生しやすく，この蛍光灯が実験で多用されている光化学，光生物学，光医学分野では比較的起こりうる．計測器の入射角度特性を考慮した場合，ランプと計測器の間の距離は，ランプ長の2倍以上離さなければならない．ランプと計測器の間の距離が十分とれない場合は，ランプ中央部のみからの光放射を利用するような有孔遮光板をランプと計測器もしくは照射サンプルの間に設ければよい．

第2は，受光面全面に均一に光放射を当てた状態で測定することである．基本的に，照度計をはじめすべての計測器は受光面全面に光を当てた状態で校正されている．計測器の受光面全面に光を当てるのでなく，受光面の一部しか光を当てない場合，絶対値は得られない．

第3は，計測器の温・湿度特性に注意することである．一般的な計測器の場合，−10℃くらいから50℃くらいで，結露しない条件で使用しなければならない．また，校正は，通常，20℃から25℃で，結露しない条件で校正されている．このため，校正条件と大幅に温度が異なる場合は，温度補正を施す必要がある．これは計測時の温度が上昇すると計測器に組み込まれている電気回路の抵抗特性が変化するために発生する．

第4は，計測する光放射の強度に注意することである．すべての計測器は計測可能な光強度域を有しており，その範囲内では入射した光放射の強度と計測器の測定値の間には直線性が保証されている．光放射の強度はどの程度であるか注意して使用しなければならない．とくに，非常に強力な場合，最悪の場合，計測器を破壊する場合もある．

第5は，校正基準面の位置を確認して使用することである．校正基準面とは，校正時の計測器の距離原点である．すべての計測器は，校正基準面における放射照度/照度をランプの校正値から求め，この放射照度/照度を使って校正されている．校正基準面は，各社各機種で異なる．さらに，特殊な光源でない限り光源から発した光放射は空間的な広がりを持つ．すなわち，同じ光源を測定したにもかかわらず計測器によって計測値が異なる要因として，ランプと校正基準面までの距離が異なることも考えられるのである．点光源の場合，距離の2乗則と呼ばれる法則が存在する．ある点から光放射が4π空間に方向依存性を持たずに放射されている場合を考える．光源からの距離rにおける球を仮定した場合，この表面積は$4\pi r^2$である．光源からの距離が2倍（2r）になると，この球体の表面積は$4\pi(2r)^2=4(4\pi r^2)$となる．すなわち，仮定した球体の表面積は元の表面積の4倍になる．一方，光源から出てくる全放射束/全光束は距離が変わっても同じであるので，距離が2倍になると放射照度/照度は1/4になるのである．ランプまでの距離が十分離れている場合はあまり問題にならない．しかし，ランプからの距離が近い場合は，大きな測定不確かさ要因となる．

第6は繰り返し校正である．照度計，紫外放射照度計ともに光放射を計測しつつ，感度は少しずつ低下する．すなわち，購入してある程度使用したら再度校正する必要がある．校正頻度は，使用条件（強度，使用頻度，使用環境）にも依存するが，紫外放射照度計の場合は1年程度で再校正が必要である．

c. 計測器の校正

最後に太陽紫外線計測，人工光計測共通の注意点をまとめる．それは，計測器の校正である．はじめにUV-A放射照度計など帯域分光方式の校正の課題をまとめる．

帯域分光方式の紫外線計のトレーサビリティの最上流には各国の標準研究機関（わが国の場合，独立行政法人産業技術総合研究所）が保持する分光放射照度標準電球が存在する．計測器の製造会社はこの電球を一次標準として保持するとともに，この電球を使って他の電球を校正し実用標準とする．そして，この実用標準から各社独自の手法で製品校正用の光源や受光器を校正し，最終的な製品を校正する流れになっている．照度計の場合は，実際の製品を校正に使用する光源がJIS規格で規定されている．しかし，紫外計測器の場合は，製品規格は世界各国で存在しないため，各社独自の手法で校正している．このため，同じ光源を，まったく同じ光学系で測定してもまったく異なる値が得られる[2]．最近の国産製品のマニュアルやカタログには校正光源が明記されており，この校正光源に対してのみ絶対値の測定が可能であることを認識しなければならない．

分光方式の場合は，分光放射照度標準電球が直接校正光源として用いられる．このため，単純に考えると帯域分光方式と比較すると精度が高いと考えがちであるが，これには落とし穴がある．分光方式の代表例としてブリューワー分光光度計を挙げたが，この計測器を含む北米の各研究機関の分光計測器の比較測定が実施されている[3]．この報告書によると，各研究機関が保持する校正光源を使用して基準局の光源を測定した場合，最大で10%程度の測定誤差が発生している．これらの機関が保持する校正光源の最上流のランプは米国NISTのランプである．すなわち，各機関が保持する校正光源の管理状況によって測定結果が異なり，校正光源の管理がいかに重要であるかということを物語っている．

なお，各国の標準研究機関が保持する分光放射照度標準の比較（波長250-2,500 nm）は，国際度量衡局（BIPM）によって実施されている．直近では2001年から2003年にかけて世界14機関が参加して実施され，2006年に最終報告書が公表されている[4]．

（竹下　秀）

参考文献

1) JIS C1609-1：2006，照度計　第1部：一般計量器．
2) Furusawa Y, Takeshita S, et al：Comparative measurement of performances of six commercially avail-

able ultraviolet-A radiometers. Photomed Photobiol 13：101-104, 1991.
3) Thompson A, Early EA, et al：The 1994 North American interagency intercomparison of ultraviolet monitoring spectroradiometers. J Res Nat Inst Stand Tech 102：279-322, 1997.
4) National Physical Laboratory：CIPM Key Comparison K1-a Spectral Irradiance 250 nm to 2500 nm Final Report.

II

光と基礎医学

1. 光探求の歴史

　光探求の歴史は，物理学，化学，生物学などの関わる分野ごとに展開の仕方が大きく異なってくる．ここでは，太陽光と人間との係わりを中心に考察する．

　"光"は，太陽をはじめとするさまざまな光源から放射される振動数（周波数）特性をもつエネルギー粒子で，質量はなく光子（photon）と呼ばれる．光子のエネルギー値はゼロから無限大までであり，総称して電磁波といわれる．電磁波の名称と波長領域を図 II.1 に示す．光子は真空中を約 3×10^8 m/s の速度，つまり1秒間に地球を7周半する速度で振動しながら伝搬する．この"光"（学術的には光放射）は，狭義には可視光線を指し，広義にはX線より波長が長く，電波より波長が短い電磁波（紫外線，可視光線，赤外線）の総称として使われる．光子のエネルギー（E），振動数（ν）と波長（λ）の関係は次式で与えられる．

$$E = h\nu = hc/\lambda$$

　ここで，h：プランク定数，c：真空中の光の速度．

　光は，いまでは，地球に生命体を誕生させ，水，空気，土と共に生態系の維持に不可欠な環境因子であると認識されている．人間の光探求の歴史をみていくと，紀元前のギリシア・ローマ時代には，光は万物の根源（火，気，土，水）とはみなされず，キリスト教の誕生（紀元1世紀）と共に，光の重要性が認識された．旧約聖書の1ページ目，創世記に光が登場する．「初めに，神が天と地を創造した．神が"Let there be light（光あれ）"と仰せられた．すると光ができた．神は，光をよしとし，光を闇と区別された．光を昼と名づけ，闇を夜と名づけられた．こうして，夕があり，朝があった．」これが，天地創造の第1日目

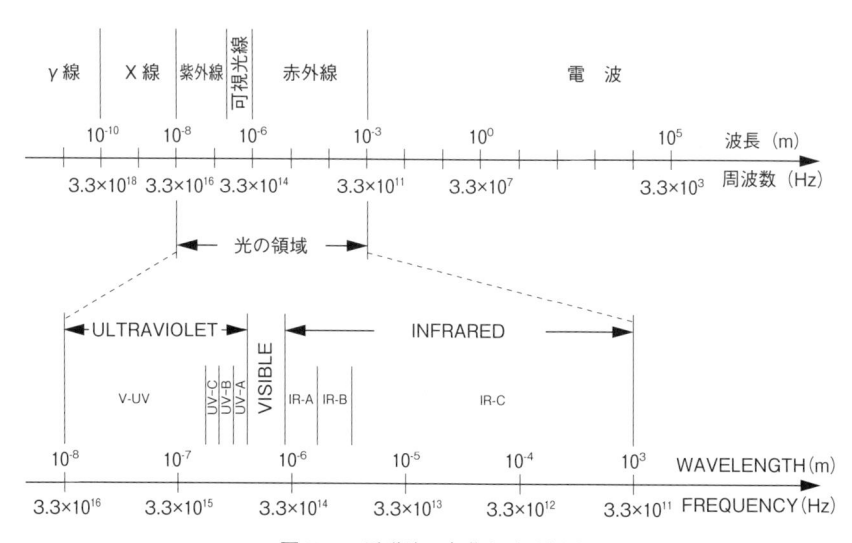

図 II.1　電磁波の名称と波長領域

表 II.1　光探求の略史年表

年　代		発見・発明・実施などの事項
古代エジプト時代		シリヤンアスファルト（瀝青質高分子物質）を混ぜたラベンダー油に漬けた麻布でミイラを覆い，太陽光で光硬化させた．光硬化樹脂の最初の記録[1]．
古代エジプト時代		ナイル川流域では，皮膚が白くなる尋常性白斑（白なまず）という皮膚病の治療に，アミマユスというせり科植物の実（光増感物質：8-methoxypsoralen を含有）と太陽紫外線を併用する民間療法（光化学療法）が知られていた[2]．
ギリシア時代		
前 500	Pythagoras	光の粒子性＝光の微粒子説を唱える．
前 444	Empedokles	視力の理論．
前 300 頃	Aristoteles	光は微細な媒体（後のエーテル）の動き（＝波動性）と提唱．
前 300 頃	Eukleides	光の直進・反射・屈折を論じる．
1 世紀	（ローマ）	太陽光によって物質が変化する事実は古くから観察されていた．
	Plinius	染料の光褪色について記録した[3]．
1 世紀頃	Alhazen	太陽光の大気による屈折，眼球の構造研究．視覚を解明．
1590	Janssen 親子	眼鏡職人．顕微鏡の発明．
1666	Newton	太陽光（白色光）の分散現象を発見[4,5]．
1673	Rømer	木星の衛星の食から光速度を推定．
1727	Schulze	太陽光による硝酸銀の着色（感光性）を発見[6]．
1777	Scheele	塩化銀を塗った紙に太陽光スペクトルを当て，紫色の光が他の色の光より早く黒化させることを見出した[6]．
1800	Herschel	赤外線の発見[7]．
1801	Young	波動説によって光の干渉を説明．光の 3 原色を発見．生物のルミネッセンス発見．
1801	Ritter	紫外線の発見[8]．
1802	Davy	炭素アークランプ発明．
1818	Fresnel	光の波動説を確立．回折現象の解釈．
1826	Niepce	石版上に塗布したピッチに露光すると硬化し，ラベンダー油で洗っても溶解せず，現像されると発表（写真の開祖と呼ばれる）．
1839	Becquerel	太陽光による光起電力を発見．
1839	Daguerre	ヨウ化銀乾板に光を当てて生成する潜像を水銀蒸気で現像し，未露光部をチオ硫酸ナトリウムで洗い去ることに成功（銀塩写真の先駆者）．
1839	Talbot	塩化銀の感光性を利用して写真を発明（写真製版法の開発者）．
1865	Maxwell	電磁場に関する Maxwell 方程式を提出，電磁波の存在を予言．
1877	Brush	炭素アーク灯発表．
1879	Edison	実用炭素電球（白熱電球）の作成．
1888	Hertz	電磁波を実験的に検証し，Maxwell 理論を証明．
1895	Röntgen	X 線を発見．X 線透視法および X 線撮影法を発明．第 1 回ノーベル物理学賞受賞．
1900	Planck	エネルギー量子（quantum）の考え（光の量子仮説）を発表．
1901	Hewitt	低圧水銀ランプ発明．
1903	Finsen	真性皮膚結核の紫外線療法の開発に対するノーベル医学生理学賞受賞．
1905	Einstein	相対性理論を提出．光量子仮説によって光電効果を説明．
1913	Bohr	Bohr の原子模型．原子スペクトルの量子論を提出．
1923	de Broglie	物質波の概念を導入．
1925	Heisenberg	量子力学の基礎をつくる．
1926	Schrödinger	Schrödinger 波動方程式を導出．
1933	Philips	高圧水銀ランプ開発．
1938	General Elec.	殺菌ランプ開発．
1941	General Elec.	ブラックライト蛍光ランプ開発．
1947	米国・ソ連	シンクロトロン放射（放射光とも呼ばれる）（synchrotron radiation；SR）の発見．
1960	Maiman	ルビーレーザー（ruby laser）発振．
1962	Holonyak	発光ダイオード（light emitting diode；LED）の開発．
1974	Parrish 他	難治性皮膚疾患である乾癬の治療に PUVA（Psoralen の P と長波長紫外線 UVA との合成語）光化学療法を実施[9]．
1975	Sasson	デジタルカメラ（digital camera）を発明．
1980	Dougherty	感光色素ヘマトポルフィリン誘導体（HpD）を用いる光線力学療法（photodynamic therapy；PDT）を実施．

と記述されている．しかし，すでにギリシア時代（紀元前4世紀頃）に視覚について考察され，ピタゴラスは物が見えるのは物体から小さい粒子が目に飛び込むためと考え，アリストテレスは目に波がくるからと考え，光の粒子性と波動性がすでに論じられている．光の直進性や集光についても知られ，ユークリッドは光の反射について論じている．

本稿では，光探求の歴史（表II.1）の大要を述べ，光利用技術を概観する．

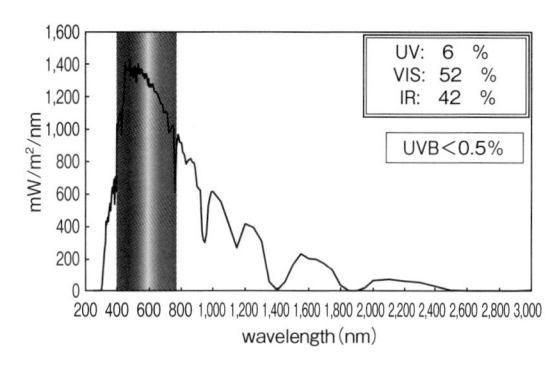

図II.2 地上に届く太陽光の放射スペクトル分布

1.1 光の呼称と可視光線，赤外線，紫外線の発見

近年，光（light）の科学・技術用語として，光線（rays）ではなく，光放射（radiation）（赤外放射，可視放射，紫外放射）が使用される．また，光は，赤外線や紫外線が発見されるまでは，目に見える光（可視光線）として認識され，可視光線が影をつくることからその直進性は太古から知られていた．光の探究は，波動性と粒子性を論じながら展開され，光線（ray）→波動（wave）→電磁波（electromagnetic wave）→電磁放射（electromagnetic radiation）→光子（photon）（光量子：light quantum ともいう）という概念に到達した．さらに，日本では，X線・γ線のような電離放射線を放射線と呼んで以降，生物学分野で，100 nm を限界波長とし，100 nm より短い光放射と生物との関連領域を放射線生物学，100 nm より長い光放射，非電離放射線と生物との研究領域を光生物学として区分している．なお，日本の教育現場では小学校・中学校・高等学校を通して，光放射の用語は可視光線（可視光）・赤外線・紫外線として学ばれている．ここでは，学術研究に限定することなく光について論じるため，可視光線，赤外線，紫外線の呼称を使う．

地上に届く太陽光には，可視光線が約52%，赤外線が約42%，紫外線が約6%の割合で含まれている（図II.2）．しかし，赤外線と紫外線は目には見えない．このため，赤外線と紫外線は可視光線の発見より100年以上遅れて発見された．可視光線の主な有益作用は，植物の光合成，視覚発生と体内時計の調節である．これらについては，関連項目で詳しく論じられているのでここではふれない．太陽からの赤外線の温熱作用も別項で論じられている．なお，太陽紫外線がさまざまな物質を変化させることは生活体験を通して古くから知られていた．古代エジプトでは，表II.1に示すようにミイラの保存や皮膚病の治療に太陽紫外線が利用されていた．また，農作物の育成を通して，土壌殺菌，果実の色付きなど紫外線の化学作用は自然の恵みとして知られ，くる病予防に日光浴が奨励された時代もあった．以下に，可視光線，赤外線，紫外線の発見について年代順に述べる[10]．

太陽光の中にある可視光線を目に見える可視スペクトルとして示したのは Newton である．彼は，太陽からの光束がガラスプリズムを通ると屈折率の違いによって分散され，目に見える色の帯（スペクトルと命名）を生ずることを発見した（1666年）．このスペクトルの中に目立つ7色（赤，橙，黄，緑，青，藍，紫）を示し，この7色の光の混合で白色が得られること，また，赤，緑，青の光の混合ですべてのスペクトル色が得られることから，赤，緑，青の3色を原色と命名した．

赤外線は Herschel によって熱線として発見された．彼は太陽光をプリズムで分光し，可視光線の色による温度の違いを球部をインクで黒くした水銀温度計で測定した．温度は赤色の外側でどの色より上昇し，赤の外側に赤外線（熱線）があることを実証した（1800年）．

紫外線は，赤外線が発見された翌年に発見された．当時，自然界に生起するすべての現象が相互に関連しあって1つの統一体を構成しているという観念と極性の概念を中軸にすえたロマン主義的自然哲学が台頭していた．RitterはHerschelが赤外線を発見した翌年，極性の概念から，可視スペクトルの紫色の外側にも不可視線があると確信し，太陽光の可視スペクトルの紫色より外側で，塩化銀の黒化が大きいことを観察し，紫外線の存在を示した（1801年）．

　なお，Ritterの紫外線発見は，同年に発表されたYoungの波動説による干渉現象の偉大さに隠れ，成層圏オゾン破壊による太陽紫外線の地上到達量の増加が問題視されるまで，ほとんど光に関する歴史事項の中で注意が払われてこなかった．Ritterが年表などに記載されるようになったのはオゾン層破壊が現実問題になり，紫外線測定が必要事項となり，紫外線防御などの必要性・普及などが論じられるようになってからである．

1.2　光利用技術の進展

　"21世紀は光の時代"といわれる．人工光源の普及は人間に夜も昼間同様に行動できる光環境という恩恵を与えると共に，他の動植物とも共通した太陽光に依存する生体リズムを損なうという悪影響も及ぼしている．人工照明は，エジソンの白熱電球に始まり，省エネルギー型の蛍光灯へと進み，これらの人工照明はさらに長寿命で経済的と考えられる発光ダイオード（light emitting diode；LED）に置き換えられようとしている．また，照明用以外の各種の人工光源，レーザーとシンクロトロン放射の開発が光利用産業を大きく発展させた．現代人は光利用技術漬けともいえる日常生活を送っている．光硬化技術は歯の治療から建築現場にまで利用され，お札やIDカードの真贋判別にも光が利用され，携帯電話やパソコンも光利用技術なしでは製造もできない（図II.3）．

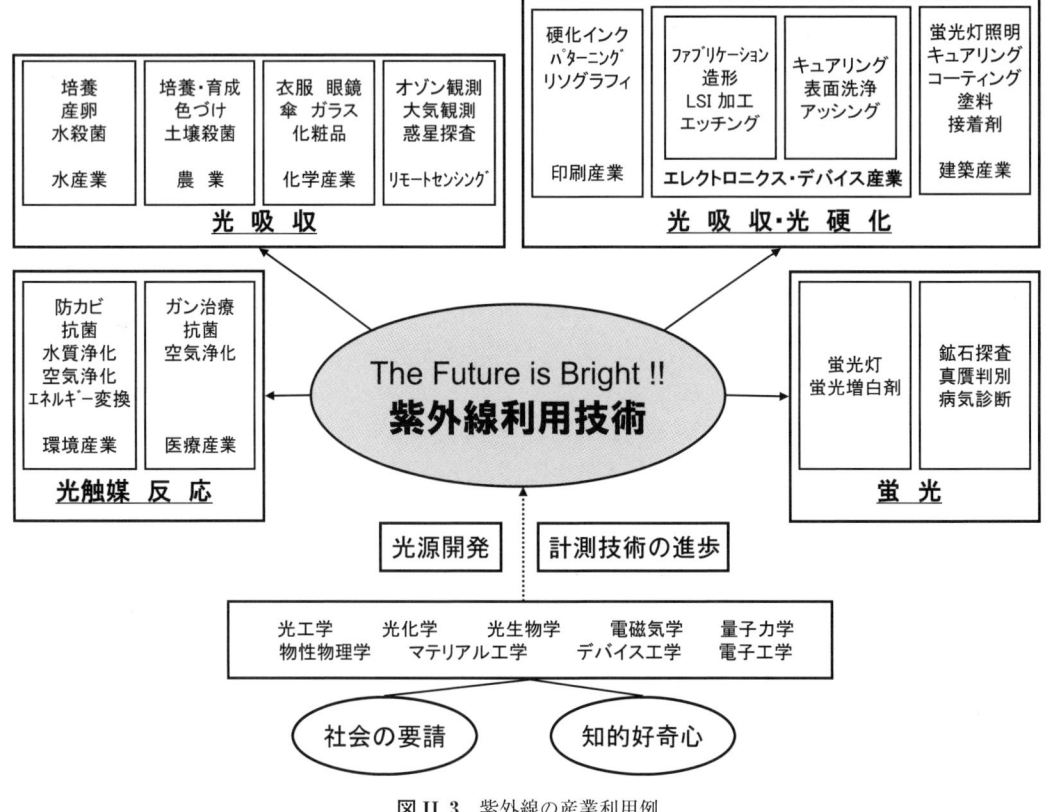

図II.3　紫外線の産業利用例

表II.2 光を利用する治療法の例[2]

療 法	適用症例 (療法名)	作用光と適用光源	手 法
光療法 (光線療法)	季節性感情障害 レーザー屈折矯正 糖尿病網膜症 むし歯 あざ 新生児黄疸 乾癬	高照度白色光 (2,500 から 10,000 ルックス) 193 nm：エキシマーレーザー 488 nm, 514 nm：Ar, 647 nm：Kr レーザーなど 2.94 μm：Er：YAG レーザー 各種連続発振，パルスレーザー 400-700 nm：昼光色，青白色蛍光ランプ 400-550 nm：ハロゲンランプ Narrow-band UV-B (311±2 nm)	1-2 時間照射/日 レーザー光照射 レーザー光照射 レーザー光照射 レーザー光照射 可視光照射 紫外線 UV-B 照射
光化学療法	尋常性乾癬 アトピー性皮膚炎 (PUVA 療法)	320-400 nm：ブラックライト	ソラレン誘導体化合物を内服・外用後に紫外線 UV-A 照射
光線力学療法	表在性癌 (PDT)	650 nm, 664 nm：エキシマーダイレーザー	ヘマトポルフィリン誘導体 (HpD) やフォトフリンを投与後，可視レーザー光照射

医学への光利用は，特定波長の光を照射する光療法，体内・外の光増感物質の光照射によって生ずる化学反応を利用する光化学療法，光と光増感物質の相互作用で生ずる活性酸素を利用する光線力学療法 (PDT) など (表II.2) が普及している．さらに，光を利用する診断法は高精度な生物顕微鏡開発や画像処理技術の進歩と共に加速し，医療現場で光技術が活躍する時代が到来している[11]．光の科学・技術は，第3期科学技術基本計画の戦略的重点分野 (ライフサイエンス，情報・通信，環境，ナノテクノロジー・材料) の進歩に大きく貢献している．光探求の歴史は，いま，社会のニーズを踏まえて進展中である[12]． **(佐々木政子)**

参考文献

1) 加藤清視，中原正二：UV 硬化技術入門．新高分子文庫 21, p7, 高分子刊行会, 1984.
2) Schonberg A, Sin A：J Am Chem Soc 72：4826, 1950.；佐々木政子：日本化学会誌 2：354, 1984.
3) 岩波＝ケンブリッジ世界人名辞典．p891, 岩波書店, 1998.
4) 島尾永康：ニュートン．岩波新書 88, p44, 王立協会への手紙に記載, 岩波書店, 1979.
5) 寺澤芳雄（編）：英語語源辞典．p1322, 研究社, 1997.（Spectrum（スペクトル）という用語はNewton が 1671 年に使用）
6) 菊池眞一：写真化学 新版．共立全書 21, p9, 共立出版, 1968.
7) Herschel W：Phil Trans Roy Soc：284, 1800.
8) Ritter JW：Gilberts Annalen der Physik 7：527, 1801.
9) Parrish JA et al：New Engl J Med 291：1207, 1974.
10) 佐々木政子：UV 発見の歴史をひもとく．光化学 21：55-57, 1996.
11) 日本光生物学協会（編）：光が拓く生命科学．第 1 巻～第 8 巻，共立出版, 1999-2001.
12) 「光科学研究の最前線 2」編集委員会：光科学研究の最前線 2（強光子場科学研究懇談会 2009）．

2. 光への生体反応

2.1 紫外線誘導シグナルトランスダクション

　紫外線（UV）・放射線（IR）感受性の決定因子には遺伝的要因と後天的要因とがある．遺伝的要因として，細胞レベルではUV・IRによる遺伝子DNA損傷生成率を変化させる能力，損傷を修復する能力，損傷が誘発する細胞内化学反応システムなどに違いがあることが明らかになってきた．組織器官レベルでは細胞死をむかえた細胞から，正常な細胞に置き換える組織レベルでの回復があることもわかってきた．個体レベルでは免疫機構もUV・IR感受性に寄与することがあることがわかっていた．一方，後天的要因として，分子レベル・細胞レベル・組織レベル・個体レベルでのそれぞれのおかれた環境の違いによってUV・IR感受性が異なってくる．環境の違いが遺伝的能力を修飾することが明らかとなってきた．その中でもあらかじめのUV・IRの被曝経験が次にくるUV・IRに対する生物影響を軽減させる放射線適応があることや，そのしくみが解明されはじめてきた[1]．

a. 紫外線・放射線に応答する分子

　UV・IRが照射されてから，生体は応答するしくみをもっている．古くは被曝した細胞は活性が低下すると理解され，すべての化学反応が抑えられると考えられていた．しかし，現在では進歩著しい分子生物学的技法を駆使することによって，UV・IRに被曝した後に活性化される分子が明らかになってきた．その活性化された分子が次に起こす一連の化学反応がシグナルトランスダクションとして理解されるに至っている．その次に注目されたのが，「最初に活性化される分子はいったい何か」ということである．

1） 蛋白質分子のリン酸化

　UV照射後に最初に活性化される分子はATRで，IRではATMであることが知られている[1]．それらはいずれも自分自身をリン酸化させて活性化させる分子である（図II.4）．今では一般的にはDNA分子に損傷が生じることがその原因であると理解されている．IR照射の場合はDNAに生じる2本鎖切断（DSB）であるとされている．

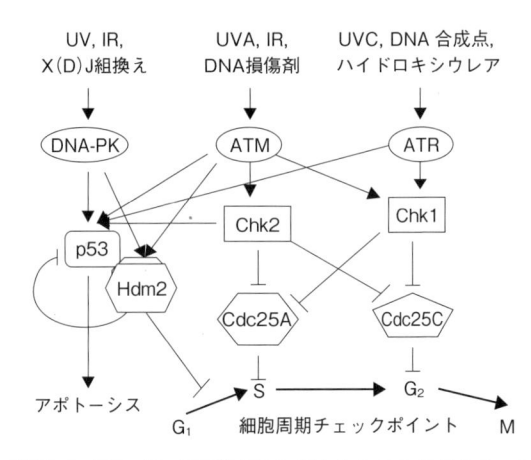

図II.4　UV・IRが誘導するシグナルトランスダクション
UV・IRおよび他のDNA損傷生成剤，DNA複製途中の停止，DNA組換えなどの場合もリン酸化酵素が蛋白質をリン酸化（自己リン酸化も含む）することによって，一連の酵素の活性化が起こり，アポトーシスや細胞周期停止が起こる．

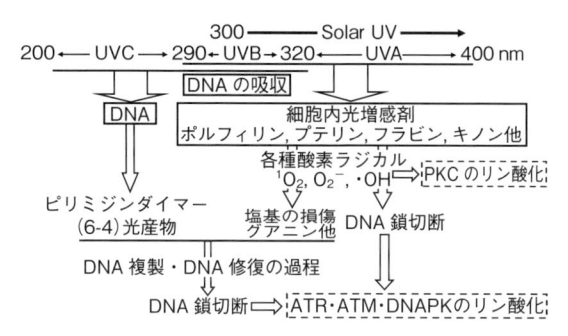

図 II.5 UVC・UVB・UVA による直接的または間接的 DNA 損傷の生成のプロセス

UV の場合は，まだはっきりと解明されているわけではないが，UVA や UVB では生体を構成するさまざまな化学物質のうち，それらの光で励起される生体内にある光増感剤（ポルフィリン，フラビン，プテリン，キノンなど）から各種の酸素ラジカルが生成され，間接的に DNA に鎖切断として，特に DSB がもたらされ（図 II.5），そのことが ATR のリン酸化の引き金となると考えられる．また，それらの酸素ラジカルがグアニンなどの塩基に損傷（8-oxo-guanine など）をもたらした状態や，UVC により DNA 分子に直接的にピリミジンダイマーや 6-4 光産物を生じさせた状態での DNA 複製の過程や，それらの修復の過程によって，DSB が生じたりすることが引き金になると考えられる．細胞にとっての DSB 生成は ATR や ATM 分子のみならず，DNA-PK (DNA-PK$_{CS}$, Ku80，Ku70) や poly (ADP-ribose) polymerase も活性化される分子でもある．したがって，DSB 生成後に生じるシグナルトランスダクションは必ずしも一方向のみではなく，DSB がいくつもの方向へと化学反応を広めていくと理解した方がよい（図 II.4）．

これらの蛋白質のリン酸化は下流の他の蛋白質分子群もリン酸化させ，細胞周期を制御する Chk1 や Chk2 さらには Cdc25A や Cdc25C の一連の化学反応を誘発することとなる．その結果，細胞周期を停止させ，その間に細胞は DNA 修復を喚起させる．しかし DNA 損傷が多すぎると癌抑制遺伝子産物 p53 の活性化（リン酸化）を介して，その細胞にアポトーシスなどの細胞死をもたらす[1]（図 II.4）．細胞周期を停止させている間に DNA 修復される方が，細胞にとっては細胞の遺伝子暗号どおりに修復される可能性が高く，誤りが少なくなる．誤りの多い修復は結果的に細胞に

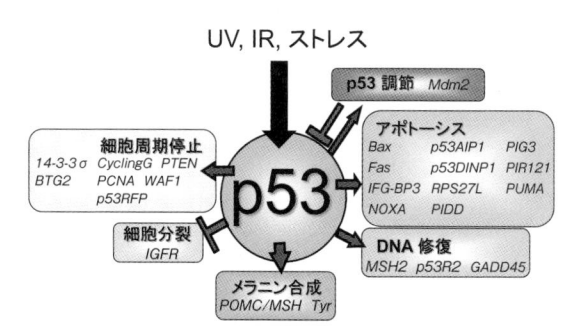

図 II.6 p53 が形質発現を制御する現象とそれに関する遺伝子群
細胞に生じた DNA 損傷および細胞にとってのストレスが p53 のリン酸化を起こし，mRNA 合成をとおして，形質発現をコントロールする生物影響とそれらを誘導する遺伝子群．矢印が促進，T 字が抑制を示す．

正常な蛋白質が合成されないので，細胞に死がもたらされたり，たとえ細胞が死ななくても突然変異が誘発されたり，染色体異常が誘発されたりすることになる．p53 は遺伝情報の守護神としてはたらく分子で，遺伝子安定性をもたらすことに中心的役割を演じている（図 II.6）．p53 はさまざまなストレスによるリン酸化を介して活性化される．その活性化分子は 2 つの形式でその機能を発揮する．1 つは遺伝子の上流に結合して形質発現を誘導する様式である．もう 1 つは活性化分子がその他の蛋白質と結合することによってその機能を発揮する様式である．

2) 遺伝子の形質発現

リン酸化されて，活性化された p53 は遺伝子上流に存在する特異的な塩基配列（p53RE もしくは pCON と呼ばれている）に結合して，形質発現 mRNA 合成の引き金になる．これらの p53 によってコントロールされる遺伝子（*p53 制御遺伝子*）群は数多い（図 II.6）．そのうち UV 照射後に活性化された p53 は UV による DNA 損傷の修復に関係する *XPC* や *DDB2* 遺伝子を誘発する．また UV 照射後に活性化された p53 は XPB や XPD とも直接結合することによって，DNA 修復を助ける．

細胞に近紫外線や IR を照射した場合，過酸化水素水などを処理した場合，細胞に酸化ストレスが生じる．それが原因で蛋白質リン酸化酵素である PKC が活性化され，次に Nrf2 のユビキチン化が抑制され，Nrf2 がリン酸化される．活性化され

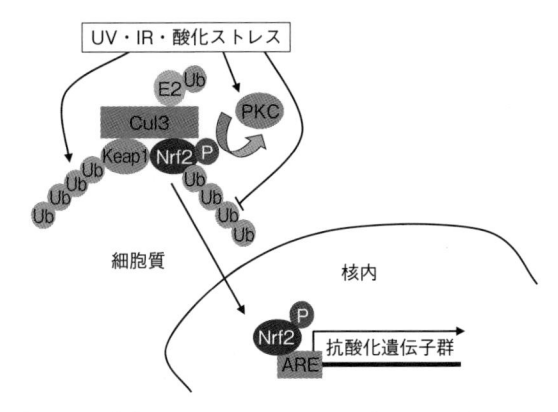

図 II.7 酸化ストレスによるシグナルトランスダクション誘導
細胞は酸化ストレスを生じると，そのラジカルを消去するための一連の遺伝子群を誘導させ，細胞を防護する．

た Nrf2 は核内に移行し，酸素ラジカルを消去する遺伝子群の上流に結合し，それらの遺伝子群の形質発現誘導を促進することとなる．そしてフィードバックコントロールがかかり，結果的に平常状態に戻る．平常時はこの Nrf2 は Keap1 とともにユビキチン化されており，細胞質では Cul3 と結合している．この系が Nrf2-Keap1 pathway と呼ばれている（図 II.7）．

b. 活性化分子の分解

環境変化によって細胞内分子が活性化され，平常状態から異常状態への変化が研究の初期に大いに注目されてきた．しかし，その異常時から平常時にいかに戻るかも大きな関心事である．リン酸化によって活性化される分子がほとんどであるのでリン酸化を元に戻す脱リン酸化が平常状態に戻

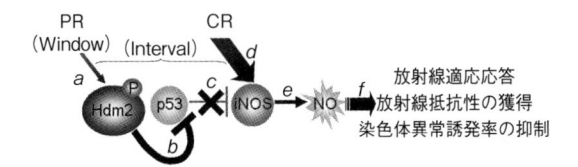

図 II.8 放射線適応応答機構
a) p53 正常型細胞に PR することで Hdm2 がリン酸化され，活性化される．b) 活性化した Hdm2 によって，p53 が分解される．c) p53 による iNOS 誘導の抑制が解除される．d) そのような細胞に CR が施されることで iNOS が誘導される．e) iNOS が NO ラジカルを生成する．f) CR に対する IR 抵抗性の誘導および CR 誘導染色体異常誘発率を抑制することなどの放射線適応応答が誘導される[1,2]．

すことになる．もう1つは活性化された分子を分解することである．実にその引き金が蛋白質のユビキチン化である．ATPがAMP+PPiに分解される過程のエネルギーを利用してユビキチン活性化酵素がユビキチン（76アミノ酸である小蛋白質）化され，それとユビキチンリガーゼによって，標的蛋白質がユビキチン化を受ける．それがプロテアソームとATPエネルギー（AMP+PPiに分解）によって標的蛋白質が分解される．このようなユビキチン修飾系は蛋白質分解のみならず，広く蛋白質機能を制御する可逆的な蛋白質修飾システムとして位置付けられており，2004年に3名の科学者がノーベル賞を受賞した．p53がユビキチン化を受ける標的蛋白質である．ユビキチンリガーゼがHdm2（マウスではMdm2）であり，HdmXと共にp53をユビキチン化する．この*Hdm2*遺伝子は*p53*制御遺伝子群の1つである．DNA分子が損傷を受けるとp53がリン酸化を受け，p53を中心としたシグナルトランスダクションが誘導されると*Hdm2*遺伝子が発現誘導され，p53がユビキチン化を受け，p53が分解されることにより[1,2]，フィードバックコントロールがかかり，元の平常状態に戻る（図II.8）．生体における平常時とDNA損傷生成時のp53を中心としたシグナルトランスダクションの違いはp53とHdm2の細胞内の量的バランスから起こると考えられている[1,2]．

c. 適応応答

あらかじめの適度な低線量率または低線量（window）のIR照射（PR）の後，特定な期間（interval）を経た場合にのみ，次にくる高線量急照射IR（CR）の生物影響が軽減されることを放射線適応応答と呼んでいる．生物影響としては細胞死，染色体異常，姉妹染色体交換，突然変異誘発などで認められている．この現象は組織，個体レベルでも確認されている．この現象に wt*p53* 遺伝子，RNA合成，poly（ADP-ribose）合成活性，DNA-PK活性が関与していることなどが報告されている．

1) 放射線適応応答

あらかじめの低線量率または低線量のIR照射によって，p53の活性化が誘導され，Hdm2が発現誘導され活性化されることにより，p53の衰退が促進される．p53存在下で誘導型一酸化窒素（NO）合成酵素（iNOS）の発現誘導が抑制されていたのが，p53の衰退により解除され，次にくるCRによって抑制が解除されたiNOSの形質発現が誘導され，NOラジカルが生成される．そのNOラジカルが細胞をIR抵抗性にする[2]（図II.8）．

また，NOラジカル発生剤ISDNをあらかじめ添加しておくと，あらかじめのIR照射PRが必要でない．*p53*遺伝子の欠損ヒト細胞またはm*p53*ヒト細胞では放射線適応応答がみられない[2]．したがって，放射線適応応答とはNOラジカルを発生させる細胞のコンディションをあらかじめのIR照射が設定していたことになる．

2) 紫外線適応応答

一方，生体はUVに対しても適応応答をもつ．大腸菌にあらかじめUVを照射しておけば，次に照射するUVに抵抗性になる．あらかじめのUV照射が大腸菌の光回復酵素を誘導するからだとした[1]．あらかじめのUV照射が次にくるUVに耐性になる現象はゾウリムシ，ミドリムシでも存在することを証明してきた．

植物のヤグルマギクではあらかじめの低線量の近UV照射がフラボノイドの一種であるアントシアニンを誘導させ，UVを吸収することでDNA損傷生成を抑制することにより，細胞をUV抵抗性にする[1]．動物，とくにヒトでは日焼けで生じるメラニン色素が次にくる高線量のUVに細胞を抵抗性にする[1]．それはメラニンを合成するチロシナーゼの形質発現がUVで誘導されることによる．さらに，UV照射によってp53がメラニン合成をする細胞を刺激するホルモン（alpha-MSH）やある種のペプチド（POMC）の分解を調節することによって，次にくるUVから皮膚を防御することが明らかになった（図II.6）．p53による癌を起こさせないための新たなしくみとして，注目された[3]．

〔大西武雄，高橋昭久〕

省略字

14-3-3σ, modulator of protein kinase and phosphatase; 53BP1, p53 binding protein 1; AG, aminoguanidine hemisulfate; MSH, melanocyte-stimulating hormone; ARE, antioxidant response element; AT, ataxia telangiectasia; ATLD, ataxia telangiectasia-like disorder; ATM, ataxia telangiectasia mutated; ATR, ataxia telangiectasia and RAD3-related; ATRIP, ATR interacting protein; BER, base excision repair; BLM, Bloom syndrome proteins; BRCA, breast cancer, early onset proteins; BTG2, B-cell translocation gene 2; Cdc, cyclin-dependent kinase; Chk, checkpoint kinase; c-PTIO, 2-(4-carboxyphenyl)-4,4,5,5-tetramethyl imidazoline-1-oxyl-3-oxide; Cul3, cullin family 3; Cyt C, cytochrome C; DDB2, damage-specific DNA binding protein 2; DMSO, dimethyl sulfoxide; DNA-PK, DNA-dependent protein kinase; E2, ubiquitin-conjugating enzyme; EBV, Epstein-Barr virus; FANCD2, Fanconi anaemia complementation group D2; Fas, FS-7-associated-surface antigen; GADD45, growth arrest and DNA-damage-inducible gene 45; H2AX, H2A histone family member X; HR, homologous recombination; IFG-BP3, insulin-like growth factor binding protein 3; IGFR, insulin-like growth factor receptor; LIG4, DNA ligase IV; Hdm, human double minute; iNOS, inducible nitric oxide synthase; IR, ionizing radiation; ISDN, isosorbide dinitrite; Keap1, Kelch-like ECH-associated protein 1; MCM, mini chromosome maintenance; MDC1, mediator of DNA damage checkpoint 1; NER, nucleotide excision repair; MMR, DNA mismatch repair; NOXA, noxious stress response pro-apoptotic gene; Nrf2, nuclear response erythroid-2 factor 2; MRN, MRE11- RAD50-NBS1 complex; MSH; melanocyte-stimulating hormone; MSH2, mutS homologue of chromosome 2q gene; NBS1, Nijmegen breakage syndrome 1; NHEJ, non-homologous end-joining; NO, nitric oxide; Nutlin-3, (±)-4-[4,5-Bis(4-chlorophenyl)-2-(2-isopropoxy-4-methoxy-phenyl)-4,5-dihydro-imidazole-1-carbonyl]-piperazin-2-one; p53AIP1, p53-regulated apoptosis induced-protein 1; p53DINP1, p53-dependent damage-inducible nuclear protein 1; p53RE, p53 responsive element; p53R2, p53-induced R2 protein; p53RFP, p53-inducible RING-finger protein; pCON, p53 consensus sequence, PuPuPuC (A/T) (T/A) GPyPyPy; PCNA, proliferating cell nuclear antigen; PFT-α, Pifithrin-α; PIDD, p53-induced death-domain-containing protein; PIG3, p53-inducible genes 3; PIR121, 121F-specific p53 inducible RNA; PKC, protein kinase C; POMC; pro-opiomelanocortin; PRKDC, protein kinase, DNA-activated, catalytic polypeptide; PTEN, phosphatase and tensin homologue deleted on chromosome 10; PUMA, p53-upregulated modulator of apoptosis; RITA, 5, 5′-(2,5-Furanidiyl)bis-2-thiophene-methanol; RAD, radiation resistant genes; RPA, replication protein A; RPS27L, S27-like ribosomal protein; RS-SCID, severe combined immunodeficiency with sensitivity to ionizing radiation; SMC1, structural maintenance of chromosomes 1; TOPBP1, topoisomerase (DNA) Ⅱ binding protein 1; TP53, tumor protein 53; Tyr, tyrosinase; Ub, ubiquitin; WAF1, p21; XP, xeroderma pigmentosum; XPB, B group of XP; XPD, D group of XP.

参考文献

1) 高橋昭久, 大西武雄：放射線・紫外線・温熱に対する適応応答―その分子機構―. 放射線生物研究 43：409-423, 2008.
2) 大西武雄, 高橋昭久：放射線適応応答のしくみの再考. 放射線生物研究 43：91-99, 2008.
3) Cui R, Widlund HR, et al：Central role of p53 in the suntan response and pathologic hyperpigmentation. Cell 128：853-864, 2007.

2.2　生体反応のアクションスペクトル

各種波長の光が生体に照射されるとそれを特異的に吸収する分子団（chromophore；発色団）に吸収されてさまざまな生体反応が引き起こされる. 生体反応の波長依存的変化を調べることは光生物学分野において発色団の特定や生体反応発現過程を調べるために欠くことのできない研究手法である.

各種の光線の中でも, 紫外線（UV）は生物に与える効果が大きいので, 本稿ではUVの効果について述べる. また, UVの波長域に関しては議論もあるが, ここでは短波長のUV：180-290 nmをUVC, 290-320 nmの波長域をUVB, 320-400 nmをUVAと分類する. 中でもUVCとUVB波は生物学的影響が大きい. 地表上に到達する太陽紫外線は290-400 nmの波長域（UVBとUVA）を含むがUVCは含まない.

種々の異なる波長のUVを照射し, その生体反応の波長変化を調べた論文には2種類ある. 1つはその波長に関し得られた線量-反応関係を示す直線の傾きを求め, それを波長毎にプロットしたもので, アクションスペクトルと呼ばれる. すなわ

ち，ある一定の反応量を生成するに必要な当該波長の照射光子数の逆数を求め，種々の波長についてプロットしたものとなる．もう1つは種々の波長を照射する際に一定の線量を照射し，得られた反応量の多寡を波長毎にプロットしたもので，反応量の波長依存性変化を表すものである．もしも，線量-反応関係に直線性がある場合はアクションスペクトルと同一であるが，直線性が成立しない場合には両者は同じではない．ここではその両者を区別して述べる．

およそ75年前にF. L. GatesによってE. coliのUVの殺菌効果のアクションスペクトルが，1930年代にA. Hollaenderによって細菌の突然変異誘発のアクションスペクトルがDNAの吸収スペクトルと同一であることが明らかにされた．これらの研究はDNAが遺伝物質であることが証明される以前のことであり，当時はなかなか信じてもらえなかった．現在ではUVが細菌のDNAという発色団に特異的に吸収され，吸収されたエネルギーがDNA構造に変化を与えた結果，細胞死や突然変異が招来されると解釈されている．

a. DNAの吸収スペクトル

図II.9に仔牛胸腺DNAの吸収スペクトルを示した．曲線は260 nmに最大吸収を示すが，プリン塩基とピリミジン塩基の吸収に基づくもので，いずれの動物由来DNAでもほぼ等しい吸収曲線が得られる．一方生体を構成する蛋白分子の吸収スペクトルはその分子に含まれる芳香族アミノ酸の含量に依存するため，蛋白分子毎に異なることが知られている．

b. DNA損傷誘発のアクションスペクトル

仔牛胸腺DNAに種々の波長の紫外線を照射し，生成される損傷のうち，シクロブタン型チミン2量体と（6-4）光産物を測定した結果を図II.10に示した．

DNAにUVCやUVBを照射すると主にシクロブタン型ピリミジン2量体（CPD）と（6-4）光産物が生成する．CPDは（6-4）光産物に比して

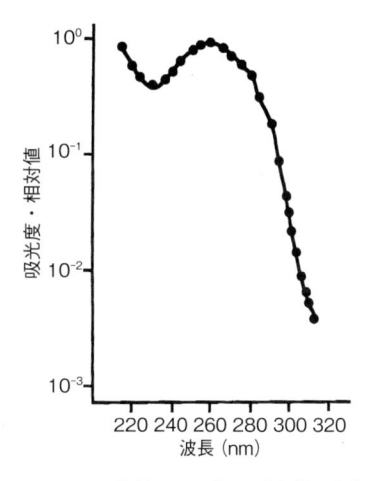

図II.9 DNAの吸収スペクトル（文献1より改変）

約10倍多く誘発される．CPDの中では隣り合うチミン塩基間に生成されるチミン2量体が最も多い．この研究ではチミン2量体と（6-4）光産物を各々特異的に認識するモノクローナル抗体を用いて分析した．

図II.10では254 nm照射で生成した各々の損傷量を1として示している．また，254 nmから365 nmの波長域の単波長UV照射は自然科学研究機構（愛知県岡崎市）の大型スペクトログラフ（OLS），150-300 nmの波長域のUV照射は東大物性研の放射光照射装置を用いて行われた．これらの結果はDNAの吸収スペクトルとよく一致した．

図II.11のアクションスペクトルは，図II.10の長波長側UVの効果を調べた結果を示したものである．図II.10と同様に254 nmのUVを照射した際の損傷量を1として表した．図II.9，図II.10，図II.11を比較するとDNAの吸収に一致して損傷が誘発されていることは明らかである．すなわちUVが発色団のDNAに吸収され，吸収エネルギーがDNAに構造変化・損傷を誘発する．

c. ヒト由来細胞の細胞死のアクションスペクトル

培養されたヒト細胞に各種波長のUVを照射し，その生存率を求めた結果を図II.12に示した．254 nmでの細胞死率とDNAのUV吸収を1として

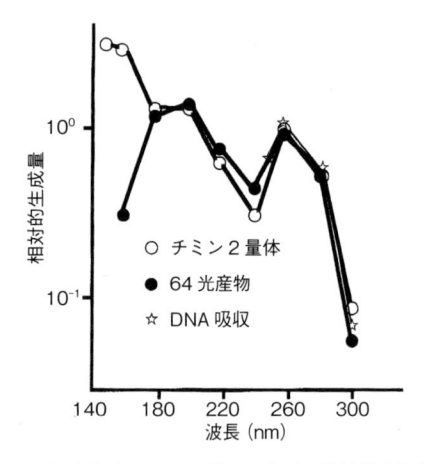

図 II.10 仔牛胸腺 DNA に種々の波長の紫外線を照射した際の損傷誘発のアクションスペクトル（文献 2 より改変）

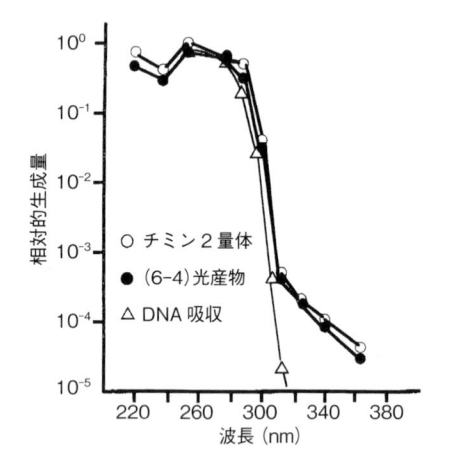

図 II.11 長波長 UV の DNA 損傷誘発のアクションスペクトル（文献 2 より改変）

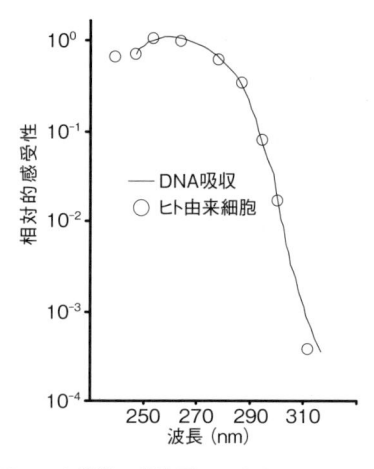

図 II.12 ヒト細胞の細胞死のアクションスペクトル[3]

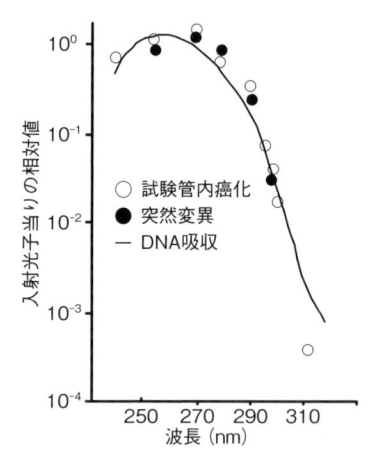

図 II.13 ほ乳類細胞における突然変異，試験管内癌化誘発のアクションスペクトル[4,5]

表示した．細胞死のスペクトルは DNA の吸収スペクトルとよい一致を示した．

d. ほ乳類細胞の UV による突然変異ならびに試験管内癌化誘発のアクションスペクトル

図 II.13 に各種波長の UV を照射した際にマウス由来細胞に誘発される突然変異とシリアンハムスター細胞の試験管内癌化のアクションスペクトルを示した．

図から明らかなように照射 UV の波長域では突然変異誘発も細胞癌化誘発も共に DNA の吸収スペクトルに一致していた．これらの結果から DNA 吸収に一致して DNA 損傷が誘発され，そ

れに一致して突然変異，試験管内癌化が起きることとなる．すなわち細胞死，突然変異，さらには試験管内癌化の事象はすべて UV 照射によって生じた DNA 損傷がその原因であることを示唆する．

e. ヒト皮膚の紅斑線量のアクションスペクトル

ヒト皮膚に UV を照射すると 24 時間後に皮膚が紅くなる．これを紅斑という．紅斑を誘起するのに必要な最小限の線量は最少紅斑線量（MED）と定義されている．したがって皮膚の色調によっても MED は異なり，黒人では高く，白人では低い．図 II.14 中の CIE Erythema とは国際照明委員会（Commission internationale de l'éclairage,

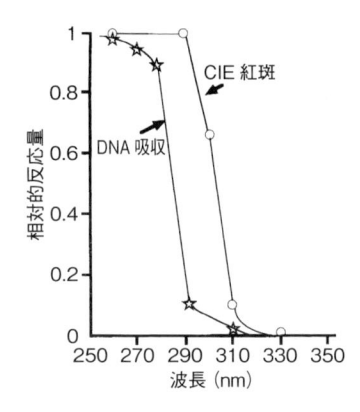

図 II.14 紅斑誘発のアクションスペクトル
（文献 6 より改変）

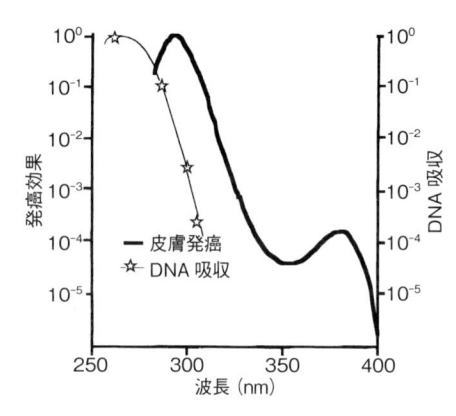

図 II.15 SKH：HRI マウスの皮膚発癌の紫外線波長依存性（文献 7 より改変）

略称：CIE）が発表した紅斑のアクションスペクトルのことで，各種波長への反応性を同図に示した．紅斑誘発のアクションスペクトルは DNA 吸収にほぼ一致する．

f. マウスにおける皮膚発癌の波長依存性

図 II.15 にオランダの de Gruijle 等によって発表されたレビューから引用した図を示した．彼らはこれまでに多くの研究者によって発表された SKH：HRI（無毛）アルビノマウスを用いた皮膚発癌実験結果を比較検討した．通常，マウスなど実験動物の照射実験では広域波長を照射する紫外線ランプを用いることが多い．短波長 UV，たとえば UVC の混入を防ぐため各種フィルターで処理するなどの方策がとられている．

しかし，実験者毎に照射線源も異なり，照射波長域も異なるので，照射効果を換算しつつ計算によって図 II.15 の曲線が求められた．したがってこれまでここで述べたように照射線源として単波長紫外線照射を行って得られた結果とは単純に比較できないが，それなりに示唆の多い結果である．発癌効果のピークは 293 nm にあった．筆者らは 340 nm 以上の波長域では不確定な要素が多く，一方 280 nm 以下の波長域では信頼に足る研究成果が得られていないことを指摘している．その後彼らは 365 nm でのマウス発癌実験を試み，得られた結果は図 II.15 に示した曲線上に分布していた．

g. 長波長 UV および可視光による酸化的損傷と CPD 誘発の波長依存性

図 II.16 に細胞 DNA に 20 kJ/m^2 の各種波長の UV あるいは可視光線を照射し，抽出された DNA 10^6 塩基対当りに生成する酸化的損傷と CPD の生成量を測定した結果を示した．

図中の Fpg とは Fapy-グアニンおよび Fapy-アデニンを認識して DNA 鎖に切断を入れる酵素，T4 endo V とは T4 ファージ由来エンドヌクレアーゼ V であり，CPD を特異的に認識し切断を入れる酵素である．これら酵素で DNA を処理した後，アルカリ溶出法で切断数，すなわち損傷数を求めた．また ssb は UV 照射後の DNA を同様にアルカリ溶出法で処理し DNA の 1 本鎖切断数を求めたものである．

図 II.16 はきわめて興味のある問題を提起している．その 1 つは DNA が吸収を示さない長波長

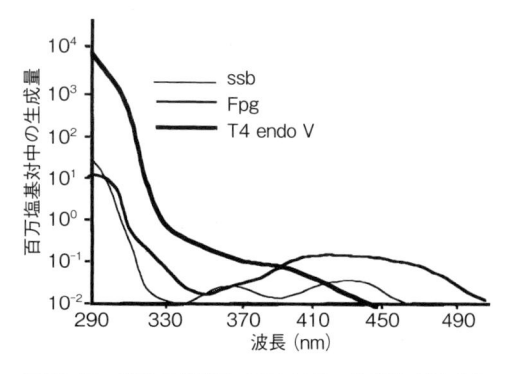

図 II.16 酸化的損傷と CPD 誘発の波長依存的変化
（文献 8 より改変）

UV（350-400 nm）の照射で誘発量はわずかながらCPDが生成されることである．既に同様な結果が図II.11の320 nm以上の波長域で観察されているが，長波長域のUV（UVA）ではCPDの誘発にDNA以外の発色団が関わっていることが示唆される．第2はFapy-グアニンとFapy-アデニンが長波長域UV（UVA）のみならず可視光線（400 nm以上の波長）照射でも生成されることである．Fapy-グアニンとFapy-アデニンは電離放射線照射によって細胞DNAに特異的に誘発されることが知られている．長波長UV照射が細胞内の発色団に作用して活性酸素種（ROS）を生じてこれらの酸化的DNA損傷を生じたと考えられる．

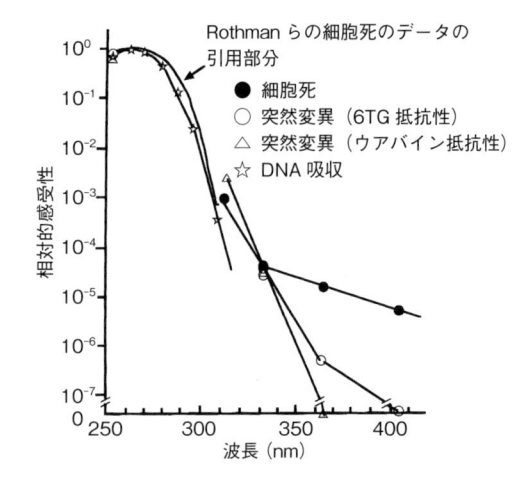

図II.17　UVA波長域での細胞死，突然変異誘発のアクションスペクトル（文献9より改変）

h. 長波長域UVにおける細胞死，突然変異およびメラノーマの誘発動態

太陽紫外線に含まれるUVBはDNAに吸収されて特異的な損傷を誘発し，細胞死，突然変異や試験管内癌化をもたらす．一方，DNAの吸収がみられない波長域のUV照射（UVA）の生体に及ぼす影響についての研究も行われている．太陽紫外線には線量はわずかだが効果の絶大なUVBに比べ，大線量のUVAが含まれる．そのためUVAの生物効果を解析することが研究対象となった．

図II.17にはWellsらによって発表されたUVB，UVA波長域での細胞死と突然変異誘発のアクションスペクトルを示した．なお，図中の曲線はRothmanらによって得られた細胞死のデータを引用したものである．突然変異は6-thioguanine抵抗性（HPRT locus）とouabain抵抗性（Na^+/K^+-ATPase locus）の獲得を指標として検出しており，254 nmでの値を1として示した．

図II.12，図II.13に述べている結果，すなわちUVBの波長域ではDNA損傷，細胞死，突然変異誘発の3つのアクションスペクトルがきわめてよく一致していたが，UVAの波長域では細胞死と突然変異誘発動態が図のように大きく異なっていることから，筆者らは両者の誘発には異なったDNA損傷が関わっていると推定している．

ヒトのメラノーマ（悪性黒色腫）は致死的であり悪性度が高い．日本人では日光曝露部皮膚に発症することはきわめてまれであるが，コーカシア系人種では曝露部皮膚に発症することが多い．そのため発症機序やメラノーマ発生に関与するUV波長域に関わる研究が行われている．

Xiphophorus（platyfish）に300 nmから430 nmの波長域の単色光線を照射した際のメラノーマ発生のアクションスペクトルを図II.18に示した．実験に用いたplatyfishは体色が黒く，メラノーマ誘発に高い感受性を示す魚である．

メラノーマ誘発のアクションスペクトルが示すように，DNAに吸収されない波長域のUVがその誘発に関わっている．Setlowらは本論文中で，メラニンに吸収される波長のUVおよび可視光線がメラノーマの誘発に関わっていることを示唆している．図II.18中では302 nmの値を1として相対値で示され，また細胞死と突然変異誘発のデータは他の研究者が哺乳類細胞で得た結果を引用したものである．

i. 免疫抑制のアクションスペクトル

ヒトにおける皮膚の発癌には細胞中にDNA損傷が生成され，それによって突然変異が誘発されることが必要と考えられている．さらに変異細胞が癌細胞として発現するためには宿主の免疫機能

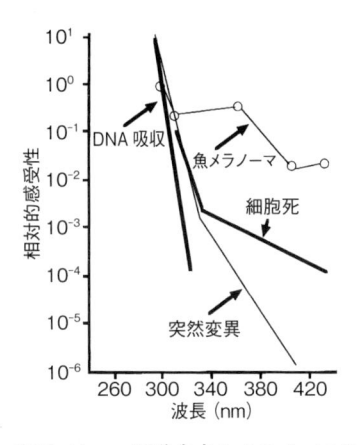

図 II.18 *Xiphophorus* に発生するメラノーマのアクションスペクトル（文献10より改変）

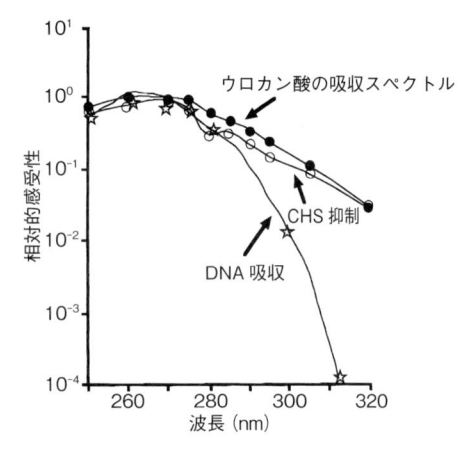

図 II.19 CHS 抑制のアクションスペクトルとウロカン酸の吸収スペクトル（文献11より改変）

が抑制されていることが必要である．

ウロカン酸（UCA）はミリモルレベルで表皮中に存在し，UV によってトランス型からシス型へと変換する．シス型ウロカン酸はヒトやマウスで種々の免疫反応を抑制することが知られている．これらの知見から UCA は UV を吸収する発色団の1つであり UV によって誘発される免疫抑制に関わる因子と推定されていた．この研究では Balb/c 雌マウスの背部皮膚に 250-320 nm の単波長 UV を照射し，免疫抑制効果を CHS（接触過敏反応）測定法を適用して調べた．CHS は単純な化学物質が皮膚に接触した際の T リンパ球の機能を調べる方法である．そのアクションスペクトルは UCA の吸収ときわめてよく一致した（図 II.19）．図では 270 nm で得られた値を1として表した．

CHS 抑制のアクションスペクトルは DNA の吸収スペクトルと一致しないことから，UV による免疫抑制発現に関わる発色団は DNA ではなく UCA であることを示唆すると筆者らは述べている．

免疫抑制に関わる発色団の解析を CHS とは異なる免疫抑制評価系で行った結果を図 II.20 に掲げた．

ヒト皮膚を整形外科より入手し，その皮膚片に種々の波長の紫外線を照射した後，皮膚片から表皮細胞（epidermal cell）を分離して 20 グレイの電離放射線を照射する．ついでヒトリンパ球（PBMC）とともに6日間培養を続け，培養終了の18時間前に ^{3}H-thymidine で標識し，PBMC への取り込みを測定した．取り込み量は UV 線量によって直線的に低下するのでアクションスペクトルが求められる．表皮細胞には UV 照射に加えて大線量の電離放射線が照射されているので増殖できないが，ヒト T リンパ球は表皮細胞と反応して増殖する際に ^{3}H-thymidine を取り込むこととなる．この方法を MECLR（mixed epidermal cell lymphocyte reaction）と称する．また，表皮細胞 DNA に誘発されたチミン2量体をモノクローナル抗体で検出した．

表皮細胞にはケラチノサイトや抗原提示細胞であるランゲルハンス細胞が含まれる．UV 照射に

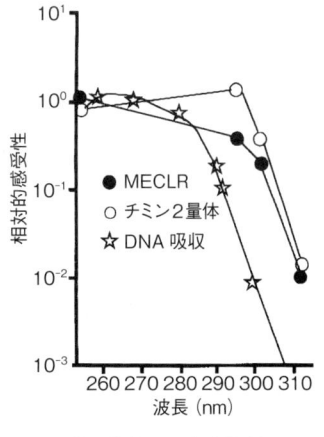

図 II.20 MECLR 法で検出した免疫抑制のアクションスペクトル（文献12より改変）

2. 光への生体反応

よってランゲルハンス細胞は皮膚から消失したり，ケラチノサイトはさまざまなサイトカインを分泌することが知られており，これらが免疫抑制に働くものと考えられる．チミン2量体誘発のアクションスペクトルは254 nmが最も高値（相対値が1）を示し，しばらく水平に推移した後急激に低下している．Matsunagaらの結果（図II.10および II.11）との違いはヒト皮膚とDNA水溶液とのUV透過性の違いで説明できるとしている．いずれにせよ免疫抑制とチミン2量体誘発のアクションスペクトルがよく一致したことから，CPDというDNA損傷が免疫抑制に働いていると推論した．

図II.19と図II.20の結果を考えあわせるとUV照射に反応する発色団には少なくとも2種類あり，UCAはCHS抑制に，DNAはMECLR抑制に働く発色団である．

j. 過酸化脂質生成のアクションスペクトル

UVは生体内高分子，たとえばDNA，蛋白，UCAや脂質などに吸収される．過酸化脂質の生成量はチオバルビツール酸に反応する物質の生成量（TBARS）で測定している．この反応はUVAとUVB照射によって発生する．

乳癌の整形手術で得た皮膚片から培養された繊維芽細胞に，図II.21の横軸に示された単波長紫外線を照射した．TBARSは蛍光測定によって求めた．327.5 nmで得られた値を1として相対値として図が描かれた．図II.21によれば照射波長が長くなるにつれて右肩下がりの反応曲線が得られるが，太陽光紫外線ではUVBに比較して大量のUVAを含むことから生体反応における過酸化脂質の生成は無視できないことを物語る結果である．

本稿では種々の指標に関するアクションスペクトルおよび波長依存性を述べたが，古くはJohn JaggerがSolar-UV action on living cells (Praeger Publishers, 1985, New York) という素晴らしいレビューを発表している．本稿でも大いに参考にさせていただいた．また本稿で取り上げた指

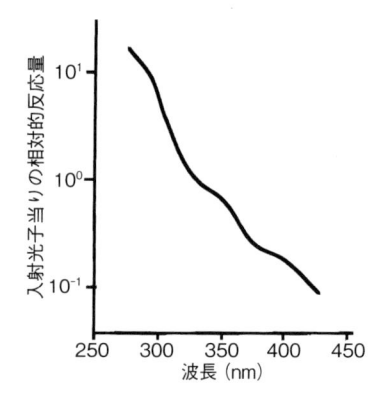

図II.21 過酸化脂質生成のアクションスペクトル（文献13より改変）

標以外にヒト水晶体蛋白のクロスリンキング，マウスの皮膚のエラストーシス，Ca^{2+}の生体内放出誘発のアクションスペクトルなどが報告されている．
　　　　　　　　　　　　　　　　　　（二階堂　修）

参考文献

1) Harm W：Biological Effects of Ultraviolet Radiation. Cambridge University Press, London, 1980.
2) Matsunaga T, Hieda K, et al：Wavelength dependent formation of thymine dimers and (6-4) photoproducts in DNA by monochromatic ultraviolet light ranging from 150 to 365 nm. Photochem Photobiol 54：403-410, 1991.
3) Kantor GJ, Sutherland JC, et al：Action spectra for killing non-dividing normal human and xeroderma pigmentosum cells. Photochem Photobiol 31：459-460, 1980.
4) Jacobson ED, Krell K, et al：The wavelength dependence of ultraviolet light-induced cell killing and mutagenesis in L5178Y mouse lymphoma cells. Photochem Photobiol 33：257-260, 1981.
5) Doniger J, Jacobson ED, et al：Ultraviolet light action spectra for neoplastic transformation and lethality of Syrian hamster embryo cells correlate with spectrum for pyrimidine dimer formation in cellular DNA. Proc Natl Acad Sci USA 78：2378-2382, 1981.
6) McKinlay AF, Diffey BL：A reference action spectrum for ultra-violet induced erythema in human skin. CIE J 6：17-22, 1987.
7) de Gruijle FR, Sterenvorg HJ, et al：Wavelength dependence of skin cancer induction by ultraviolet irradiation of albino hairless mice. Cancer Res 53：55-60, 1993.
8) Kielbassa C, Roza L, et al：Wavelength dependence

of oxidative DNA damage induced by UV and visible light. Carcinogenesis 18 : 811-816, 1997.

9) Wells RL, Han A : Action spectra for killing and mutation of Chinese hamster cells exposed to mid- and near-ultraviolet monochromatic light. Mutation Res 129 : 251-258, 1984.

10) Setlow RB, Grist E, et al : Wavelengths effective in induction of malignant melanoma. Proc Natl Acad Sci USA 90 : 6666-6670, 1993.

11) de Fabo EC, Noonan FP : Mechanism of immune suppression by ultraviolet irradiation *in vivo*. 1. Evidence for the existence of a unique photoreceptor in skin and its role in photoimmunology. J Exptl Med 157 : 84-98, 1983.

12) Hurks HMH, Out-Luiting C, et al : *In situ* action spectra suggest that DNA damage is involved in ultraviolet radiation-induced immunosuppression in humans. Photochem Photobiol 66 : 76-81, 1997.

13) Morliere P, Moysan A, et al : Action spectrum for UV-induced lipid peroxidation in cultured human skin fibroblasts. Free Radical Biol Med 19 : 365-371, 1995.

3. 光による生体高分子の障害

3.1 DNA損傷の種類

凍ったチミン溶液に紫外線を照射するとチミン2量体ができることが発見されてからすでに半世紀が経過した[1]．その間，太陽紫外線による突然変異や皮膚発癌の機構解明のために，DNA損傷の検出法の開発および改良が積極的になされてきた．たとえば，主要な損傷に対する特異的なモノクローナル抗体が樹立され（コスモ・バイオで販売），細胞や皮膚表皮における損傷の形成や修復が可視化できるようになった[2]．また，LM-PCR（ligation-mediated polymerase chain reaction）法では，遺伝子中の損傷位置を塩基レベルの分解能で特定することが可能になった．さらに，ペーパークロマトグラフィーから始まった伝統的なクロマトグラフィー法は現在では超高感度なHPLC-MS/MS法（high-performance liquid chromatography analysis with on-line tandem mass spectrometry detection）に進化を遂げ，数種類の酵素カクテルによるマイルドなDNA分解法の採用と相俟って，各々4種類の塩基配列に生成する3種類の主要ピリミジン2量体合計12種類の分離定量が可能となった[3]．ここではHPLC-MS/MS法で明らかにされたDNA損傷の最新データを中心に述べる．

a. UVCおよびUVBによるDNA損傷

UVC（100-280 nm），およびUVB（280-320 nm）は細胞内のDNAに直接吸収され（図II.25参照），多くの共通した損傷を形成する．UVCはUVBより吸収されやすく，損傷形成率が高い．吸収の原因となるchromophore（発色団）はDNA塩基中の共役二重結合であり，その吸収エネルギーにより励起される．その結果，同じDNA鎖中

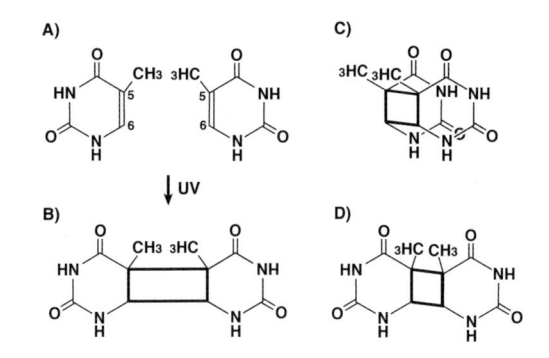

図II.22 2つのチミン塩基間に生じたシクロブタン型2量体
A）2つのチミン塩基，B）シクロブタン型チミン2量体（TT CPD），C）*cys-syn*型CPD異性体，D）*trans-syn*型CPD異性体．生成したシクロブタンリングを太線で示す．

の隣接する2つのピリミジン塩基間で共有結合が生じ，主要な3種類のピリミジン2量体が形成される．その中で形成量の最も多いのがシクロブタン型ピリミジン2量体（cyclobutane pyrimidine dimer；CPD）である．2つのチミン塩基間に生じるシクロブタン型2量体の例を図II.22に示す．

2つのチミン塩基の5位-6位の二重結合が励起され，共有結合による4員環（シクロブタンリング）が形成される（図II.22B）．理論的には4種類の構造異性体が考えられるが，裸のDNAや細胞内DNAが照射される場合には，5位-5位および6位-6位の結合からなる2種類（*syn*型）のみが形成される．その中で圧倒的な形成率を示し，生物学的に重要なのは*cys-syn*型CPD異性体（図II.22C）である．*trans-syn*型CPD異性体（図II.22D）は裸のDNAが大線量のUVCやUVBに照射された時にのみ生じる．それゆえ，今後*cys-syn*シクロブタン型2量体のことをシクロブタン型2量体と表現することとする．

シクロブタン型2量体の形成率はそのピリミジン塩基配列に大きく依存する．形成率の高い順に示すと，チミン-チミン（TT CPD），チミン-シトシン（TC CPD），シトシン-チミン（CT CPD），およびシトシン-シトシン（CC CPD）となり，UVCとUVBで同じ結果が得られている．シクロブタン型2量体や後述の（6-4）光産物はDNA二重鎖構造を大きくゆがめるため，ヒトに

おいてはヌクレオチド除去修復（NER）により修復される．

シクロブタン型2量体に続いて形成量の多いピリミジン2量体は（6-4）光産物［(6-4) photoproduct］である．2つのチミン塩基間に生じる（6-4）光産物の例を図II.23に示す．

5′側のチミンの5位-6位二重結合と3′側のチミン4位カルボニル基二重結合が励起され，共有結合による4員環中間体（図II.23B）が形成される．この4員環は酸素元素を含むため不安定で，すぐに開裂する．その結果，ヒドロキシ基が5位に移り，2つのチミン間で6位-4位の共有結合を持つチミン-チミン（6-4）光産物が形成される（図II.23C）．

（6-4）光産物の形成率はそのピリミジン塩基配列に大きく依存する．形成率の高い順に，チミン-シトシン（6-4 TC），チミン-チミン（6-4 TT），シトシン-シトシン（6-4 CC），およびシトシン-チミン（6-4 CT）となり，UVCとUVBで同じ結果が得られている．

3番目のピリミジン2量体はDewar光産物（Dewar photoproduct）である．（6-4）光産物が325 nm近辺の紫外線照射により光異性化され，Dewar光産物に構造変換される．チミン-チミン間に形成された（6-4）光産物がDewar光産物に変換される例を図II.23Dに示す．UVCおよびUVBによるDewar光産物の形成率は，シクロブタン型2量体や（6-4）光産物の場合に比べれば高くない．4種類のピリミジン塩基配列の中で，シトシン-シトシン（Dewar CC）に少量のDewar光産物が検出されることが報告されている．

無水状態下で形成される特殊なピリミジン2量体として，spore photoproduct（胞子光産物；5-thyminyl-5,6-dihydrothymine）が知られる（図II.24A）．UVC照射された枯草菌胞子の主要DNA損傷となる．

UVBは1塩基に基づく変化も引き起こす．酸化的DNA損傷として知られる8-oxo-7,8-dihydro-2′-deoxyguanine（8-oxodG）がマウスやヒト細胞DNAに形成されることが報告されている．その構造を，図II.24Dに示す．形成のメカニズムはまだ明らかではないが，OHラジカルや一重項酸素（$^1O_2$）の関与などが示唆されている．UVBはcytosine hydrateとして知られる5,6-dihydro-6-hydroxy-cytosineも誘発する（図II.24B）．最近の研究で，6Rと6Sの2種類の構造異性体が検出されている．その他，thymine glycol（5,6-dihydroxydihydrothymine；図II.24C）やDNA 1本鎖切断（DNA single-strand breaks）も形成される．DNA 1本鎖切断は2-deoxyribose残基のC3，C4，C5からのOHラジカルが

図II.23 2つのチミン塩基間に生じた（6-4）光産物およびその光異性体のDewar光産物
A）2つのチミン塩基，B）4員環中間体，C）（6-4）光産物，D）Dewar光産物．2つの塩基間の共有結合部位を太線で示す．

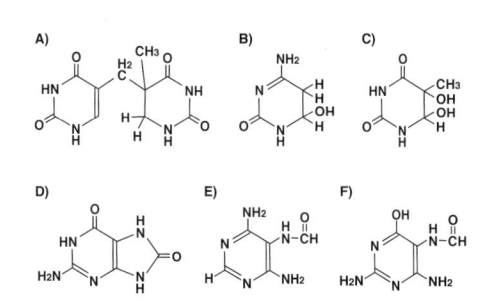

図II.24 紫外線で形成される種々のDNA塩基損傷
A）spore photoproduct（5-thyminyl-5,6-dihydrothymine），B）cytosine hydrate（5,6-dihydro-6-hydroxy-cytosine），C）thymine glycol（5,6-dihydroxydihydrothymine），D）8-oxodG（8-oxo-7,8-dihydro-2′-deoxyguanine），E）FaPy-A（4,6-diamino-5-formamidopyrimidine），F）FaPy-G（2,6-diamino-4-hydroxy-5-formamidopyrimidine）．

関与する水素引き抜きによって形成されると考えられている．

b. UVAによるDNA損傷

UVA（320-400 nm）はDNAに直接吸収されにくいので，そのDNAへの作用は細胞内の光増感物質（photosensitizer）を介した間接的なものが主体をなす（図II.25参照）．その中には，三重項状態に励起された光増感物質が電子移動や水素原子移動を伴って直接DNAと反応する場合（Type I）と，励起された光増感物質が酸素分子と反応して活性酸素（ROS；reactive oxygen species）を形成しDNAを酸化させる場合（Type II）の2種類がある．さらに，Type IIには一重項酸素を介する反応とスーパーオキサイドアニオンラジカルを経由して生成するOHラジカルを介する反応がある．細胞内光増感物質としては，フラビン類，プテリン類，ポルフィリン類などが知られる．

実際にUVAによる損傷として，酸化的DNA損傷を代表する8-oxodGをはじめthymine glycol，FaPy-A（4,6-diamino-5-formamidopyrimidine；図II.24E）やFaPy-G（2,6-diamino-4-hydroxy-5-formamidopyrimidine；図II.24F）などが形成される[4]．これらの塩基損傷はHPLC-MS/MS法などで直接的に検出されるほか，塩基損傷を認識するDNA修復酵素によるDNA1本鎖切断の形成として間接的に確認することもできる．具体的には，8-oxodGやFaPyなど主にプリン塩基損傷に働くformamidopyrimidine DNA N-glycosylase（Fpg）およびthymine glycolやcytosine hydrateなど主にピリミジン塩基損傷に働くendonuclease III（endo III）などが使われる．UVAが形成する塩基損傷等は多い方から，Fpgに反応する損傷（半分は8-oxodG），UVAが直接引き起こすDNA 1本鎖切断，最後にendo IIIに反応する損傷の順となる．

意外に思うかもしれないが，UVAは細胞内のDNAにシクロブタン型2量体を形成する．特徴的な塩基配列依存性を示し，チミン-チミン間での形成が大部分で，わずかにチミン-シトシン間やシトシン-チミン間で形成されるに過ぎない．また，（6-4）光産物やDewar光産物は形成されない．これは40年前に実験された，光増感剤アセトフェノンをDNA溶液に添加し近紫外線を照射するとシクロブタン型チミン-チミン2量体のみが生成する結果とよく似ている．三重項状態に励起されたアセトフェノンのエネルギーはシトシンの三重項エネルギーより低いので，そのエネルギーはチミン塩基に選択的に伝達される結果，チミン-チミン2量体のみが形成されることになる．これらの結果より，細胞内の光増感物質はまだ明らかではないが，UVAによるシクロブタン型2量体の形成は光増感物質を介した間接的作用によることが強く示唆される．強調すべきは，ヒト皮膚におけるUVAによるシクロブタン型2量体の形成量は8-oxodGの9倍にのぼることである．

c. 太陽光紫外線によるDNA損傷

太陽光紫外線によるDNA損傷の研究は，主にソーラーシミュレーター（solar simulated light；SSL）を用いて行われている．SSLは290 nmから400 nmのUVBおよびUVAを含んでいる．HPLC-MS/MS法による測定の結果，TT CPDが最も多く形成され，TC CPDがそれに続いた．強調すべきは，UVBではTC CPDと同程度に形成されていた6-4 TCが著しい減少をみせ，代わってDewar TCが大きく増加することである．これはUVBが最初に形成した6-4 TCがUVAにより光異性化を受けDewar TCに構造変換されたと解釈できる．まとめると，太陽光紫外線によるDNA損傷形成量は，シクロブタン型2量体が1位でDewar光産物が2位となる．Dewar光産物の修復速度に関して，（6-4）光産物と同程度の早い結果とむしろCPDの速度に近い遅い結果の異なる報告がなされている．もし，後者が事実なら，太陽光紫外線による人体影響の原因としてDewar光産物の役割が大きくなる可能性がある．なお，太陽紫外線は8-oxodGも形成するがCPDと比較して生成量は2桁低い．

d. まとめ

紫外線によるピリミジン2量体や酸化的DNA損傷の誘発に関する直接作用および間接作用の機構について図II.25にまとめた.

また,UVB,UVA,およびSSLによる主要DNA損傷の形成量を表II.3にまとめ比較した.

UVBではTT CPD,6-4 TCおよびTC CPDが優勢であるのに対し,UVAではTT CPDが圧倒的となる.また,UVBとUVAが混合したSSLでは,単純に両波長の結果の和ではなく,TT CPDおよびTC CPDの後にDewar TCが続くという新たな特徴が出てくる.これらの結果は,ヒトが実際に被曝する太陽光紫外線の生物影響を研究する際に,CPDに加え,遅れが目立つDewar光産物の研究が重要であることを物語っている.さらに,DNAに対する直接作用と間接作用がある中で,後者の研究が遅れており,とりわけ細胞内の光増感物質の研究が重要であることが明らかとなった.

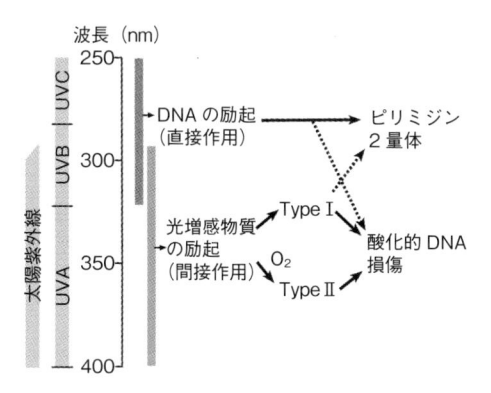

(森 俊雄)

図II.25 紫外線によるDNA損傷誘発機構
紫外線の波長によりDNAを直接励起する直接作用と光増感物質を介して間接的に励起する間接作用がある.文献5の図を簡略化した.

参考文献

1) Beukers R, et al:50 years thymine dimers. DNA Repair 7:530-543, 2008.
2) Kobayashi N, et al:Quantitation and visualization of ultraviolet-induced DNA damage using specific antibodies:Application to pigment cell biology. Pigment Cell Res 14:94-102, 2001.
3) Cadet J, et al:Ultraviolet radiation-induced damage to cellular DNA. Mutation Res 571:3-17, 2005.
4) Friedberg EC, et al:DNA Repair and Mutagenesis. 2nd ed, pp9-69, ASM Press, Washington, 2006.
5) Kielbassa C, et al:Wavelength dependence of oxidative DNA damage induced by UV and visible light. Carcinogenesis 18:811-816, 1997.

3.2 D-アミノ酸の生成と蛋白質の変異

紫外線による生体分子への影響研究はDNA構成分子の塩基損傷(ピリミジンダイマー生成やピリミジン塩基の過酸化,8-オキソグアニン生成など)やDNA-DNAの架橋などその大半をDNA分子を対象とするものが占めており,蛋白質分子への影響研究は圧倒的に少ない.蛋白質も構成アミノ酸のトリプトファンが280 nmのUVB領域に吸収極大を持っていることから紫外線照射の標的になり得る.トリプトファンはUVBを吸収するとキヌレニン(吸収極大=360 nm)となり,キヌレニンはさらに酸化されてヒドロキシキヌレニンをはじめとしたキヌレニン誘導体となる.これらはUVAを吸収し,その光エネルギーを活性酸素の形で放出し,過酸化水素,スーパーオキシドア

表II.3 UVB,UVA,およびSSLによる主要DNA損傷の形成量[3]

	UVB (per J/m^2)	UVA (per kJ/m^2)	SSL (per kJ/m^2)
TT CPD	17.51±1.24	19.15±3.71	15.86±1.81
6-4 TT	1.66±0.13	n.d.*	0.09±0.05
Dewar TT	n.d.*	n.d.*	0.87±0.23
TC CPD	13.90±2.16	1.19±0.11	6.19±1.05
6-4 TC	14.33±1.60	n.d.*	2.05±0.53
Dewar TC	n.d.*	n.d.*	3.72±0.36
CC CPD	1.19±0.29	0.09±0.06	0.62±0.07

*n.d.:検出されない.

表 II.4 蛋白質中で酸化されやすいアミノ酸と酸化産物[1]

アミノ酸	酸化産物
Cysteine	Disulfides, cysteic acid
Methionine	Methionine sulfoxide, methionine sulfone
Tryptophan	2-, 4-, 5-, 6-, and 7-Hydroxytryptophan, nitrotryptophan, kynurenine, 3-hydroxykynurinine, formylkynurinine
Phenylalanine	2, 3-Dihydroxyphenylalanine, 2-, 3-, and 4-hydroxyphenylalanine
Tyrosine	3, 4-Dihydroxyphenylalanine, tyrosine-tyrosine cross-linkages, Tyr-O-Tyr, cross-linked nitrotyrosine
Histidine	2-Oxohistidine, asparagine, aspartic acid
Arginine	Glutamic semialdehyde
Lysine	α-Aminoadipic semialdehyde
Proline	2-Pyrrolidone, 4- and 5-hydroxyproline pyroglutamic acid, glutamic semialdehyde
Threonine	2-Amino-3-ketobutyric acid
Valine	3-Hydroxyvaline

ニオン,一重項酸素,その他のラジカルが蛋白質中のシステイン,メチオニン,ヒスチジンなどを分解し,蛋白質の構造にダメージを与えるということが知られている.すなわち,酸化され種々の修飾をアミノ酸残基の側鎖に受けた蛋白質は架橋が生じ,プロテアーゼによって消化されにくくなり,正常な代謝によって生体内から排除されることなく蓄積されると考えられている.表II.4に酸化されやすいアミノ酸残基を示した[1].その他,リジンの ε-アミノ基と糖のアルデヒドが縮合することによって開始するメイラード反応による修飾物および架橋産物も加齢に伴い生体内の蛋白質中で蓄積することが知られている[2].

我々はこれらに加えて蛋白質中のアスパラギン酸残基(Asp)が加齢とともに D-体へと反転していることを水晶体[3-4],網膜[5],結膜[5],角膜[5],皮膚[6]など種々の組織で見いだし,紫外線照射[6-7]によって促進されることを実験的に明らかにした.本稿では蛋白質中での D-Asp 生成が蛋白質の高次構造に変化をもたらし,蛋白質の凝集化と異常蛋白質の蓄積を引き起こし,種々の加齢性疾患の惹起に関連している可能性について述べる.

a. 蛋白質中の D-アスパラギン酸

蛋白質は 20 種類のそれぞれ性質の異なるアミノ酸が重合し固有の立体構造を有し,生体内で多様な機能を担っている.グリシンを除いた19 種類のアミノ酸には L-体と D-体の光学異性体が存在するが,生命の発生以前の原始地球上で D-アミノ酸は排除され,L-アミノ酸のみが縮重合して蛋白質が生成され,今日の生命世界が確立した.したがって,蛋白質はすべて L-アミノ酸のみから構成されており,D-アミノ酸は生命体内には存在しないと信じられてきた.しかし,近年の研究で,表II.5に示すように種々の加齢組織に D-アスパラギン酸(D-Asp)が見いだされ,その量は加齢に伴って増加し,白内障,瞼裂斑,加齢性黄斑変性症,角膜変性症,アルツハイマー病,動脈硬化,皮膚硬化等さまざまな加齢性疾患と関連することが明らかになってきた.D-Asp は長期間にわたる加齢の過程で,非酵素的にラセミ化反応によって生じたものと考えられている.

b. 水晶体蛋白質中の D-β-Asp と白内障

水晶体は外界からの光を網膜に結像させるというレンズの役割を果たしているので,何十年もの間,透明性を維持しなければならない.透明性に寄与するのは水晶体中の蛋白質の秩序だった構造である.白内障は水晶体に混濁が生じて発症する加齢性疾患であるが,なぜ,透明性を保持していた蛋白質の秩序だった構造が混濁に至るのかは明らかになっていない.我々は老化したヒトの水晶

表 II.5 種々の蛋白質中に含まれる D-Asp と関連疾患

組織	蛋白質	D-Asp の部位	関連疾病
水晶体	αA-クリスタリン	Asp58, Asp151	白内障
水晶体	αB-クリスタリン	Asp36, Asp62	白内障
網膜	?	?	加齢性黄斑変性症
結膜	?	?	瞼裂斑
角膜	?	?	角膜変性症
脳	ミエリン	?	神経疾患
脳	β-アミロイド	Asp1, Asp7, Asp23	アルツハイマー病
脳	ヒストン H2B	Asp25	?
皮膚	エラスチン?	?	皮膚硬化
骨	I型コラーゲンc末端テロペプチド	Asp1211	ベーチェット病?, 骨粗鬆症?
動脈	エラスチン?	?	動脈硬化
靱帯	エラスチン?	?	?

体内で主成分の αA-クリスタリンの 58 番目と 151 番目のアスパラギン酸（Asp）残基，および αB-クリスタリン中の 36 番目と 62 番目の Asp 残基が部位特異的に D-体に反転し，同時にこれらの D-Asp は隣接アミノ酸残基との結合が α 結合から β 結合へと異性化（β-Asp 化）していることを見いだし，これらが白内障の病因の 1 つではないかと考えるに至った[3-4]．なぜなら，蛋白質中での D-β-Asp 生成は蛋白質の 2 次構造や高次構造に直接的なダメージをもたらすからである．すなわち，蛋白質はすべて L-アミノ酸から構成されているために側鎖はペプチド結合の平面に対して，トランスに配置されている．D-アミノ酸が生成されると隣どうしのアミノ酸の側鎖はペプチド結合の平面に対して同じ向きに配置されることになり，ペプチド結合に歪みが生じる．さらに α 結合から β 結合への異性化はペプチド結合の主鎖を長くする．このような側鎖および主鎖にもたらす変化が蛋白質の立体構造に波及的に影響を及ぼすため，異常凝集体が生じ，機能低下を引き起こすと考えられる．実際，このような変異の生じている 80 歳のヒトの水晶体の α-クリスタリン会合体は不均一で巨大な異常凝集体となっており，さらに α-クリスタリン会合体の機能であるシャペロン活性も正常な α-クリスタリン会合体の 40% しかないということが明らかとなった[8]．

したがって白内障は，蛋白質中の D-β-Asp 生成→蛋白質高次構造の異常→蛋白質異常凝集化→蛋白質機能低下→疾患発症という一連の過程を経て生じるのではないかと考えられる．

これらの変化は紫外線によっても促進されるということも確認した．正常ラットの水晶体を器官培養し UVB を 72 時間，$5 J/cm^2$ 照射したところ，UVB 照射した水晶体にのみ混濁が生じ，その水晶体から得た αA-クリスタリンの Asp151 のみが D-β 体化していた[7]．

c. D-β-Asp 含有蛋白質特異抗体の調製

αA-クリスタリン中の Asp151 残基周辺の配列を有するペプチドは反転異性化しやすいという知見を得たので，これと同一配列の D-β-Asp を含むペプチドを合成し，これに対する抗体を調製した[9]．得られた抗体は，正常な Asp 残基を含むペプチドには反応せず，D-β-Asp を含むペプチドのみを特異的に認識することがわかったので，これを用いて免疫組織染色によって種々の組織から D-β-Asp 含有蛋白質を探索することにした．

d. 水晶体以外の眼の器官での D-β-Asp 含有蛋白質の存在と加齢性疾患

Kaji らは上記の D-β-Asp 含有蛋白質抗体を用いて，眼の種々の組織における免疫組織染色を行った．その結果，40 歳代以上の眼において強膜，脈絡膜毛細血管板，ブルッフ膜，網膜内境界膜，

網膜血管基底膜,加齢黄斑変性症の原因となるドルーゼン,結膜における瞼裂斑,角膜変性疾患(spheroid degeneration)において D-β-Asp 含有蛋白質が沈着していることを見いだした[5]．加齢性黄斑変性,角膜変性疾患はともに失明を惹起する深刻な疾患である．瞼裂斑は老人の眼に見られる黒目と白目の境の黄色く盛り上がった沈着物で,紫外線の影響を受けた蛋白質凝集体の沈着物が原因とされる病変である．これらに共通するのは不溶性の凝集蛋白質であるが,この蛋白質がどのようなものかはまだ不明である．強膜,ブルッフ膜,瞼裂斑に共通する蛋白質はエラスチンなので,エラスチン中の Asp 残基が D-β 体化しているのではないかと考えられる．

e. 皮膚に存在する D-β-Asp 含有蛋白質

皮膚は外界からのさまざまな刺激に対して直接影響を受けている最も大きな臓器である．皮膚の老化には紫外線,酸化ストレス,乾燥等が大きな影響を及ぼす．

中でも紫外線の影響は大きく,長年,紫外線に曝された皮膚ではエラスチン線維の構造に変化が起こり,不規則な線維の蓄積が起こり,しわの形成に繋がると考えられている．しかし,エラスチン線維の構造変化を引き起こす要因については不明である．我々は c 項で述べた D-β-Asp 含有蛋白質抗体を用いて若齢者と老齢者の皮膚の免疫組織染色を行った．その結果,図 II.26 に示すように 80 歳代の老人の顔の真皮に D-β-Asp 含有蛋白質を見いだした[6]．しかし,幼児の顔の皮膚や同じ老人の皮膚でも腹や胸などの紫外線被曝影響の少ない皮膚では,顔の皮膚と比較してその量が著しく少ないということが明らかとなった[6]．この結果は蛋白質中での D-β-Asp 生成が老化によって増加し,紫外線照射が促進するということを示している．また,筆者らはごく最近,マウスの皮膚に 200 mJ/cm^2 紫外線照射すると表皮の蛋白質中にも Asp の D-β-体化が誘導されることを見いだした．表皮に存在する D-β-Asp 含有蛋白質の同定については現在分析中である．

f. エラスチン中の Asp は D-β-体化しやすいか？

D-Asp 含有蛋白質が見いだされた皮膚,眼の強膜とブルッフ膜,靭帯,血管壁は皆エラスチンに富む蛋白質である．エラスチンは結合組織の主要蛋白質で弾性を保持する蛋白質である．エラスチン中の Asp 残基はラセミ化しやすいのであろうか．エラスチンは抽出が困難な蛋白質であるので,我々は皮膚エラスチン中に存在する Asp を含むペプチドと同一配列のペプチドを化学合成し,この合成ペプチド中における Asp のラセミ化反応速度と活性化エネルギーを求めることによって,エラスチン中の Asp と加齢との関係について検討した．エラスチン中にはエキソン 6 に 1 つ,エキソン 26A に 2 つの Asp が存在している．筆者らはエキソン 6, 26A に存在する Asp を含むペプチド,1) GVADAAAA, 2) REGDPSSS, 3) AGADEGVR をそれぞれ合成し,これらに対して加熱実験を行い,各ペプチド中での Asp のラセミ化反応に対する活性化エネルギーと 37℃での Asp のラセミ化反応速度定数を算出した．3 つのペプチド間において,3) のペプチド中の Asp が最もラセミ化を受けやすく,1) のペプチド中の Asp が最もラセミ化を受けにくいという結果が得られた．さらに,37℃において,エラスチン中に存在する Asp の D/L 比が 1.0 に達する時間はどのペプチド中の Asp 残基も約 50-100 年の範囲内である

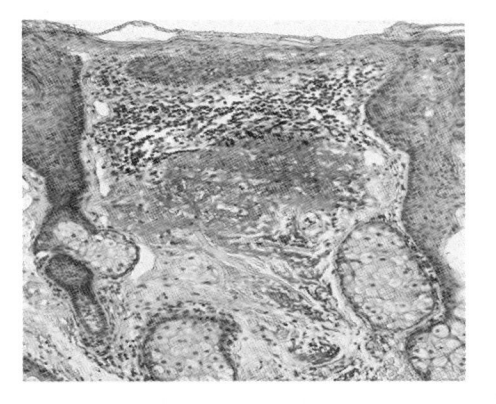

図 II.26　86 歳のヒトの顔の皮膚の D-β-Asp 含有蛋白質抗体による免疫組織染色（口絵 4 参照）

ことがわかり，ヒトの皮膚中に存在するエラスチンの Asp は一生の間に非常にラセミ化を起こしやすいということが明らかになった[10]．

g. なぜ，Asp 残基のみがラセミ化するのか？

加齢性疾患に存在する蛋白質中ではなぜ，Asp のみがラセミ化して D-体になるのであろうか．それは Asp 残基の側鎖の持つ特異性による．反応は図 II.27 に示すように L-α-Asp 残基が C 末端側隣接アミノ酸残基の主鎖の窒素原子による求核攻撃により脱水縮合し五員環イミドを形成し，イミド上で反転しその後の開環時に α-結合と β-結合が生じ，D-イミド体から D-α-Asp 残基，D-β-Asp 残基，L-イミド体から L-α-Asp，L-β-Asp 残基の計 4 種の異性体が生成されることが判明した．生体内の蛋白質中で見いだされている D-アミノ酸が，主として Asp 残基であるのは，Asp 残基がカルボキシル基を有するため，図 II.27 に示すように五員環イミド体を形成してイミド上で簡単に反転が生じるためだからと考えられる．他のアミノ酸が L-体から D-体へラセミ化するためには不斉炭素に結合している H が脱離しなければならないが，生体内のような温和な環境では起こりにくいと思われる．しかし，Asp 残基の場合は上述したように側鎖の特殊性のためにイミドが形成され，このイミド上で容易に反転と異性化が生じる[11]．したがって，イミド形成の起こりやすさが異性化反応の起こりやすさを反映している．イミド形成には Asp の隣接残基が立体障害の小さなアミノ酸，つまり，グリシン，アラニン，セリンなどのような側鎖の小さなアミノ酸であるときに生じやすいことが 1 つの条件と考えられる．事実反転が生じていたヒト αA-クリスタリン中の Asp-58，Asp-151 残基の隣接残基はそれぞれ Ser-59，Ala-152 で Asp 残基にイミドを形成させやすいア

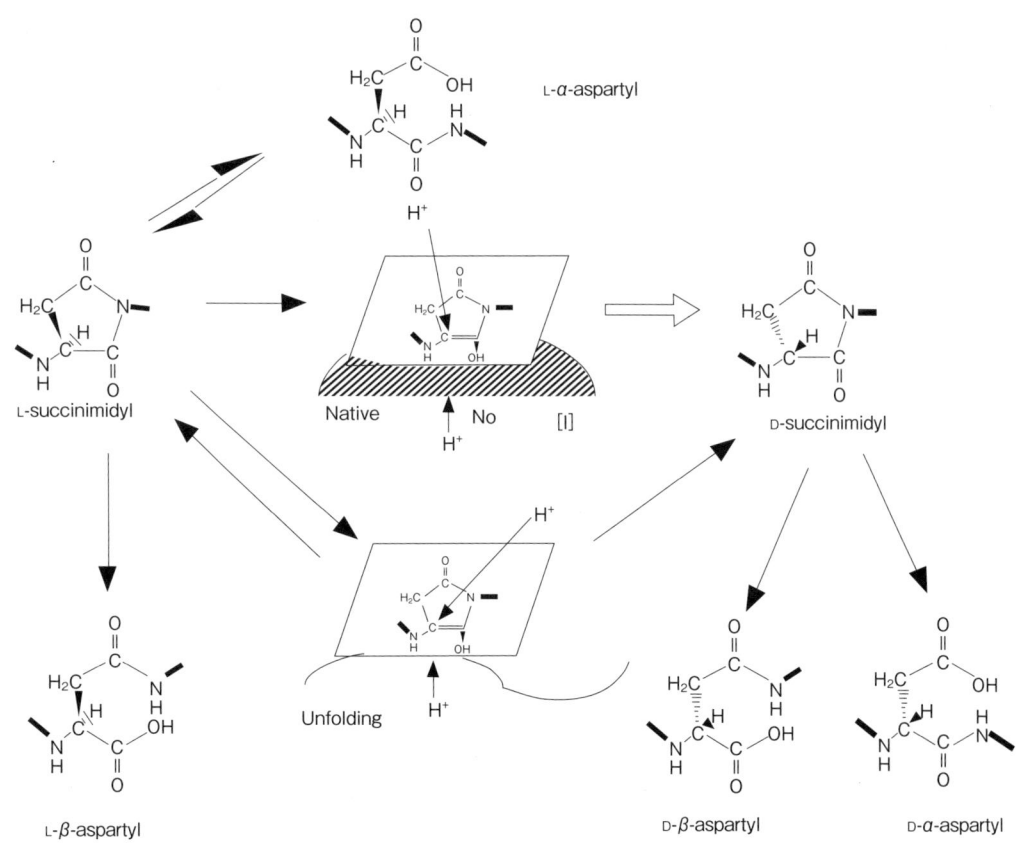

図 II.27 蛋白質中での Asp 残基の反転と異性化機構

ミノ酸であり，それゆえ，Asp-58，Asp-151 残基は反転が生じやすい環境にあるといえる．

紫外線照射により眼や皮膚では構成蛋白質の異常凝集が起こり，さまざまな加齢性疾患を引き起こしている．今後，これらの蛋白質を同定し，水晶体のクリスタリン蛋白質と同様にどの部位のAsp 残基がどの程度，反転異性化しているのかを生化学的に定量的に明らかにする必要があると考えられる．従来，生体内のような穏和な条件下では蛋白質中のアミノ酸残基の反転異性化はあり得ないとされており，十分な研究の蓄積はなかった．しかし，本稿で示したように蛋白質中の Asp 残基は当初考えていたよりも，ずっと容易に反転異性化し，紫外線照射や酸化ストレスにより，促進されることが明らかとなった．D-β-Asp 残基は加齢や紫外線によって生じる蛋白質の構造異常に直結した分子マーカーとして有望であると考えられる．

〈藤井紀子〉

参考文献

1) Berlett BS, Stadtman ER：J Biol Chem 272：20313-20316, 1997.
2) Mizutari K, Ono T, et al：J Invest Dermatol 108：797-802, 1997.
3) Fujii N, Satoh K, et al：J Biochem 116：663-669, 1994.
4) Fujii N, Ishibashi Y, et al：Biochim Biophys Acta 1204：157-163, 1994.
5) Kaji Y, Oshika T, et al：Invest Ophthalmol Vis Sci 48：3923-3927, 2007.
6) Fujii N, Tajima S, et al：Biochem Biophys Res Commun 294：1047-1051, 2002.
7) Fujii N, Momose Y, et al：Exp Eye Res 65：99-104, 1997.
8) Fujii N, Shimmyo Y, et al：Amino Acids 32：87-94, 2007.
9) Fujii N, Shimo-oka T, et al：Molecular Vision 6：1-5, 2000.
10) Kuge K, Fujii N, et al：Amino Acids 27：193-197, 2004.
11) Fujii N, Harada K, et al：Biochem Biophys Res Commun 263：322-326, 1999.

3.3 コラーゲンの変化

真皮は，主に線維芽細胞と，これにより産生されるコラーゲンやエラスチンなどの細胞外マトリックスより構成される．その中でも，コラーゲンは真皮構成成分の約 90％を占めており，光老化のみられる皮膚において著しい減少が認められる点から，コラーゲンの減少はシワの形成に最も寄与していると考えられている．

a. コラーゲンについて
1） コラーゲンの種類と生合成

コラーゲンは，-グリシン（Gly）-アミノ酸X-アミノ酸Y-と，グリシンが3残基ごとに繰り返しを持つポリペプチド鎖が，3本鎖らせん構造を形成していることを特徴とする蛋白質である．コラーゲンは，線維を作る線維性コラーゲン（I，II，III，V，XI型）が多量に存在し，生体内のコラーゲンの大部分を占める（図II.28）．さらに，基底膜コラーゲン（IV型），長鎖コラーゲン（VII型），短鎖コラーゲン（VIII，X型），線維に結合するFACIT（fibril associated collagen with interrupted triple helix）コラーゲン（IX，XII型），ミクロフィブリルコラーゲン（VI型），transmembrane 型コラーゲン（XIII，XVII型），その他に分類される．

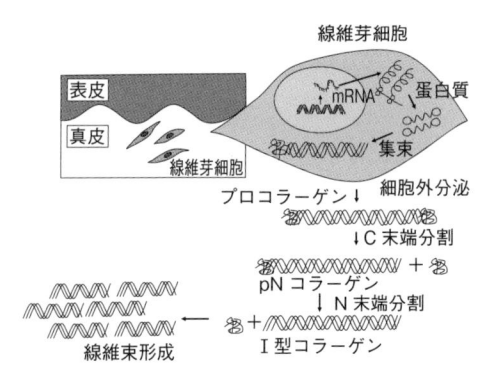

図II.28 I 型コラーゲンの生合成
コラーゲンは，遺伝子発現，蛋白翻訳を経て，3本鎖らせん構造を持つプロコラーゲンを形成する．細胞外に分泌されたプロコラーゲンは，C末端，N末端にあるプロペプチドが特異的な酵素で切られ，線維束を形成する．

2) 皮膚のコラーゲン

皮膚のコラーゲンの大半は，線維芽細胞により生成された後，分子間に架橋結合が生じ，線維が形成される．真皮に存在するコラーゲンは，主にⅠ型コラーゲンであり，一部にⅢ型コラーゲンもみられる．Ⅲ型コラーゲンは胎生期の真皮に多く存在し，生後の真皮では減少する．創傷治癒初期の細胞外マトリックスでは，Ⅲ型コラーゲンが生成され，やがてⅠ型コラーゲンに置き換わる．一方，表皮と真皮の境界部に存在するⅣ型，Ⅶ型コラーゲンは線維芽細胞だけでなく表皮ケラチノサイトからも産生される．

生理的老化（自然老化）においては，線維芽細胞の活性低下に伴い，コラーゲン産生量は減少する．また，産生されたコラーゲン線維も異常な老化架橋が形成されるため硬直化し，線維束は太く無走向となる．そのため，本来持つ弾力性に富む張りが失われる．

光老化皮膚のコラーゲン量は，生理的老化皮膚に比べて著しく減少している．これは，1つには紫外線照射が線維芽細胞のコラーゲンの合成能を低下させるためである．さらに，紫外線照射により分解酵素である matrix metalloproteinases（MMPs）が産生される．これら MMPs により，コラーゲンは不完全な分解を受けるため，真皮には変性したコラーゲンが蓄積し，真皮の立体構造に障害をもたらす．

b. 紫外線によるコラーゲンの分解
1) UVA（長波長紫外線）によるⅠ型コラーゲンの分解

真皮で生合成されたコラーゲン線維（主にⅠ型コラーゲンと少量のⅢ型コラーゲン）は，線維芽細胞が産生する MMPs により分解される．この MMPs の活性は線維芽細胞などで産生される tissue inhibitors of metalloproteinase（TIMPs）により制御されており，生理的条件下では MMPs の活性は高くない．

一方，紫外線照射により MMPs の発現が亢進されると，このバランスが崩れて真皮マトリックスは破壊されてしまう．紫外線波長の中で，太陽光線には UVB よりも UVA（320-400 nm）が大量に含まれており，真皮に直接到達できるのは UVA であることから，UVA 照射と真皮の大部分を占めるⅠ型コラーゲンの分解に焦点を当て，多くの研究が行われてきた[1]．Ⅰ型コラーゲンの分解機序の1つとして，UVA による外的傷害と，細胞代謝によって線維芽細胞から産生される活性酸素（reactive oxygen species；ROS）が重要である．この ROS は蛋白質，脂質，DNA を酸化することにより mitogen-activated protein（MAP）キナーゼなどのシグナル伝達系に働き，核内転写因子 AP-1（activating protein-1）を活性化する．AP-1 は，c-jun と c-fos で形成される heterocomplex であり，AP-1 response element に結合し，MMP-1 の発現を亢進させる．一方，TIMPs の発現は，UVA 照射によってそれほど強く誘導されない．その結果，MMP-1 によりⅠ型コラーゲンが分解される．MMP-1 産生には，ROS の他にサイトカインも重要である．すなわち，UVA 照射により線維芽細胞から IL-1, IL-6, MIF などの炎症性サイトカインが産生される．これらのサイトカインは，各々のサイトカイン受容体を刺激し，AP-1 を活性化させ，MMP-1 の産

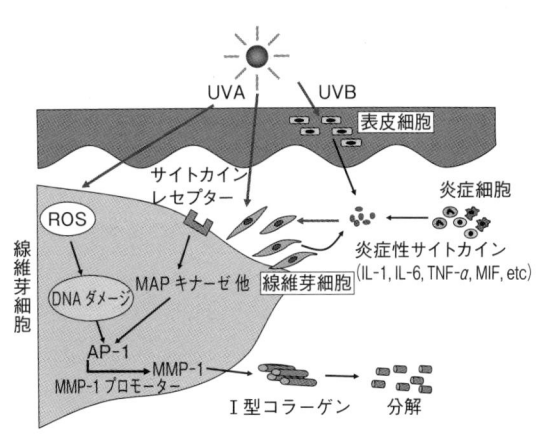

図 Ⅱ.29 紫外線によるⅠ型コラーゲンの分解
紫外線照射により，線維芽細胞から ROS が産生される．ROS は DNA を酸化し，AP-1 を活性化して，MMP-1 の産生を促す．紫外線はまた，ケラチノサイト，線維芽細胞および真皮の炎症細胞から，炎症性サイトカインの産生を誘導する．サイトカインは各々の受容体を刺激し，AP-1 を活性化させ，MMP-1 の産生を促す．

生を促す（図II.29）．

2） UVB（中波長紫外線）によるI型コラーゲンの分解

UVAに比べて，UVB領域の波長（290-320 nm）の大半は表皮までしか到達できないが，UVBはUVAよりも高いエネルギー量を有しており，ごく少量は真皮浅層にまで到達する．真皮浅層に到達したUVBは，線維芽細胞内でROSを産生するため，DNA損傷によりMMP-1を産生する．UVBはROSを介した間接的なDNA傷害だけでなく，線維芽細胞のDNAに直接傷害を与えることでもMMP-1の産生を誘導する．

また，大部分のUVBは表皮で吸収されてしまうが，ケラチノサイトではUVB照射により転写因子NF-κBの発現が亢進される．その結果，IL-1α，IL-6，TNF-αなどの炎症性サイトカインが多量に放出される．前述したように，これらのサイトカインは線維芽細胞の各々のサイトカイン受容体を刺激し，AP-1が活性化され，線維芽細胞からのMMP-1の産生が促進される．また，長期の紫外線照射は真皮の炎症細胞浸潤を誘導し，これらの細胞から放出される炎症性サイトカインも線維芽細胞に働き，MMP-1の産生を誘導する（図II.29）．

3） 紫外線による表皮基底膜のコラーゲンの分解

紫外線の長期暴露により，表皮基底膜は多重化や断裂を生じ，正常な機能を維持できなくなる．この基底膜部の変性には，基底膜構成成分であるIV，VII型コラーゲンの分解が関与している．紫外線照射により皮膚から産生されたgelatinases（MMP-2, 9）は，IV，VII型コラーゲンを分解し，基底膜の多重化と断裂を引き起こす．この中で，UVB照射はケラチノサイトからのMMP-9の産生を誘導し，UVA照射は主に線維芽細胞からのMMP-2の産生を誘導する（図II.30）．

c. 紫外線によるコラーゲン産生の減少

紫外線によるコラーゲンの分解と同様に，線維芽細胞からのコラーゲン産生能が紫外線照射により低下することもシワ形成の大きな要因である．コラーゲン合成に関わるサイトカインとしてTGF-βがある．TGF-βの作用は細胞種によって異なり，皮膚では表皮細胞の増殖を抑制するが，線維芽細胞の増殖を促進し，線維芽細胞からのI，III型コラーゲンの生成を促進させる．TGF-βは，TGF-βレセプターに結合し，Smad系を介してコラーゲン産生を活性化することが知られている．紫外線照射は，TGF-β TypeIIレセプター（TβRII）の発現を抑制することにより，Smad-signaling pathwayを阻害する．また紫外線は，転写因子AP-1を活性化させることにより，コラーゲン生成を抑制する．すなわち，TβRIIの発現低下とAP-1の活性化により，線維芽細胞からのI，III型コラーゲンの産生能は低下する（図II.31）．

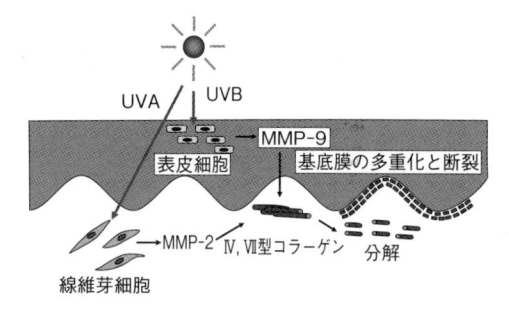

図II.30　基底膜部のコラーゲンの分解
UVは，gelatinases（MMP-2, 9）を産生し，IV，VII型コラーゲンを分解するため，基底膜の多重化と断裂を引き起こす．

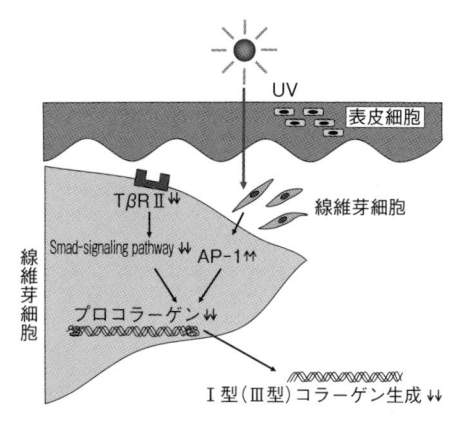

図II.31　紫外線によるコラーゲン生成の低下
UVは，線維芽細胞のTβRIIの発現低下とAP-1の活性化により，線維芽細胞からのI，III型コラーゲンの産生能を低下させる．

d. 温熱・赤外線によるコラーゲンの分解

　紫外線の他に，日光照射により生じる温熱刺激や，赤外線照射によっても皮膚のコラーゲンは影響を受ける．たとえば，温熱刺激により，線維芽細胞からMMP-1,3産生が誘導されるために真皮コラーゲンの変性が生じる．さらに，IL-6等のサイトカインが，この温熱誘導によるMMP-1,3産生の機序に関与することもわかってきた．紫外線によるコラーゲン変化の検討に加え，今後，温熱刺激や赤外線照射によるコラーゲンの影響に関する研究も重要になると思われる．

　皮膚のコラーゲン分解に関与するMMPsは，他にもstromelysin-1（MMP-3）や，日光照射後の炎症部真皮に遊走する好中球由来のMMP-8などがある．日光照射による真皮の変化には多くのMMPsが関わっており，コラーゲンの変性や減少の機序はさらに複雑である．日光によるコラーゲンの分解・変性の発症機序を解明することは，光老化の基礎および臨床研究に必須であり，これからの高齢化社会に向けて必要不可欠なテーマである．

（清水忠道）

参考文献

1) Fisher GJ, Varani J, Voorhees JJ：Looking older：fibroblast collapse and therapeutic implications. Arch Dermatol 144：666-672, 2008.

3.4　エラスチンの変化

a. エラスチンについて

　弾性線維は真皮に存在する線維で，膠原線維は乾燥重量あたり70％を占めるのに対し，わずか2-3％しかない．真皮乳頭層では表皮に垂直に走り，乳頭下層～網状層では表皮に水平に走る．この2種類の異なる走向が皮膚の弾力性に重要であると考えられている．電子顕微鏡下で弾性線維を観察すると中心の均質で無構造な部分（エラスチン）と周囲の細線維性成分（microfibril）から成っている．microfibrilを構成する数多くの蛋白：fibrillin, fibulin, microfibril-associated glycoprotein（MAGP），latent TGFβ-binding protein（LTBP），emilin, microfibril-associated protein（MFAP），lysyl oxidaseなどが同定されている（表II.6）．弾性線維の産生制御機構を述べる時はエラスチンのみならず他の構成蛋白の産生制御についても述べるべきではあるが，これらの蛋白の制御とエラスチンの制御がどのように関連しているか不明である．

　エラスチン分子の構造は疎水領域（VGVAPGなどの疎水性アミノ酸からなる配列をくり返す）と架橋領域（AAAKAAのようにアラニン残基が連続する配列のなかにリジン残基が存在する）がくり返し配列しているのが特徴である．架橋領域のリジンは他のエラスチン分子のリジンと細胞外で架橋を形成し，複雑な反応を経てデスモシンというエラスチン特有の架橋構造をつくる．その結果コイル状の高次構造を形成し機能的に弾力性を発揮すると考えられている．また，高次構造を形成する過程ではmicrofibrilの関与が重要な役割をはたしている．エラスチンは各種MMP（matrix metalloproteinase），あるいは好中球エラスターゼなどにより分解をうけ，尿中に排泄される．尿中のデスモシン含量は生体のエラスチン代謝を大

表II.6　エラスチン結合蛋白の種類

Fibrillin-1	Fibulin-1
Fibrillin-2	Fibulin-2
Fibrillin-3	Fibulin-5
MAGP-1	Emilin-1
MAGP-2	Emilin-2
LTBP-1	Lysozyme
LTBP-2	Vitronectin
LTBP-3	Amyloid P component
LTBP-4	Collagen VIII
Decorin	Collagen XVI
Biglycan	Endostatin
Versican	Collagen VI
MFAP-1	
MFAP-3	
MFAP-4（MAGP-36）	
Lysyl oxidase（LOX）	
LOXL1	
LOXL2	
LOXL3	
LOXL4	

まかに知るよいマーカーになっている[1]．

1） エラスチン産生

エラスチン産生細胞としては皮膚では主に線維芽細胞が挙げられる．皮膚以外では動脈（平滑筋細胞，内皮細胞），肺（線維芽細胞），靭帯（線維芽細胞）が主な産生細胞である．ヒト，ウシ，ラット，ニワトリのエラスチン遺伝子には多様のalternative splicing が認められており，これに対応する多様のトロポエラスチン isoform が存在することがわかっている．SDS-PAGE で泳動されるトロポエラスチンのバンドが常に broad であることはこの多様の splicing により説明できると考えられる．このような多様なトロポエラスチンの機能については現在不明であるが，トロポエラスチン産生からエラスチン線維形成までの過程にはトロポエラスチンどうしの凝集，架橋形成，他の microfibril 蛋白（たとえばフィブリリン等）との結合などの複数のステップが考えられ，たいへん重要である．線維芽細胞の donor の年齢によりエラスチン mRNA の alternative splicing がどのように制御されているか RT-PCR 法を用いて検討したが，年齢により splicing pattern に大きな差はなかった．また，他の臓器，動脈内皮細胞，平滑筋細胞でもほぼ一定の splicing 頻度を示していた．現在のところ splicing は比較的厳密に control されていると考えられる．

2） 組織への沈着，線維化

分泌されたエラスチン分子どうし，あるいは他の microfibril 構成蛋白との凝集ないし結合により安定化が生じ，組織に沈着していくと考えられる．exon29-36 に対応する C 末側の蛋白が組織への沈着に重要（とくに exon30）であると考えられている[2]．このことは supravalvlar aortic stenosis（常染色体優性遺伝，エラスチン遺伝子 exon28 の3′領域が欠失するため動脈狭窄が生じ心不全で死亡する疾患）や cutis laxa（皮膚弛緩症）のエラスチン異常が，この領域の異常が原因となっていることからもわかる．産生されたトロポエラスチン（TE）は細胞膜周辺に凝集（コアセルベーション）し，リジン酸化酵素（LOX, LOXLI, 2, 4）に

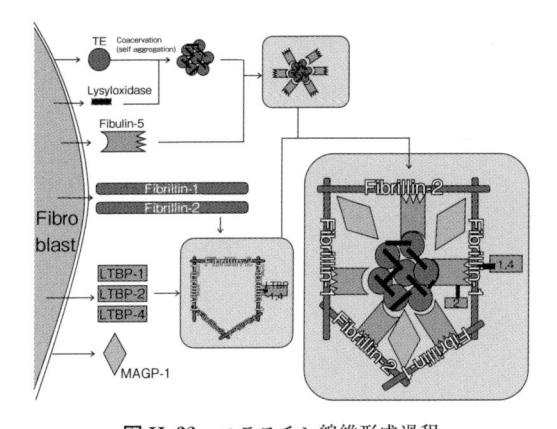

図Ⅱ.32　エラスチン線維形成過程
細胞により産生されたトロポエラスチンは細胞膜近傍でリジン酸化酵素存在下で自己凝集をおこす．fibulin-5 はエラスチンと結合し，fibrillin-1, -2 の枠組に組み込まれていく．

より架橋が促進される．fibulin-5 は TE と fibrillin いずれにも結合するので，両者の結合の橋渡し作用をしていると考えられる（図Ⅱ.32）．

3） 分　解

生理的状態では弾性線維の代謝回転は比較的緩徐であるが，病的状態では弾性線維（エラスチン）の分解が顕著に亢進する．エラスチンの分解は白血球をはじめ種々の細胞から分泌されるエラスターゼやエラスチン分解活性を有する一群の MMP（とくに MMP-12）によって行われる．電子顕微鏡の観察によるとエラスチンの分解はタンニン酸陽性の無構造部分の電子密度の低下からはじまる．電子密度の低下した部分はしだいに大きさを増し，ここに直径約 4 nm の微細フィラメントからなる網目構造が出現する．分解がさらに進行すると網目構造も消失し，周囲の microfibril のみが残存する．

b. actinic elastosis（光線性弾性線維症）におけるエラスチン

老人の日光暴露部位には HE 染色で basophilic に染まる変性した線維状物質が沈着することが知られており，basophilic degeneration, solar elastosis, actinic elastosis と呼ばれ，紫外線の暴露による光老化現象（photoaging）と考えられている．電顕所見，抗エラスチン抗体による免疫組織

染色の結果，弾性線維の蓄積によることが明らかになっている．弾性線維はエラスチンとmicrofibrilを構成する蛋白群から構成されているが，actinic elastosisでは，免疫組織学的にフィブリリン，MAGP，fibulinなどのmicrofibril構成蛋白もエラスチンとともに蓄積している．さらに細胞外マトリックス蛋白を分解する酵素matrix metalloproteinase（MMP）も沈着している．一般的に組織に生体成分が沈着する場合，産生が亢進したためか，分解が阻害されたためか，あるいはその両方の可能性が考えられる．actinic elastosisを認める皮膚ではエラスチン，フィブリリンの発現が亢進していることが指摘され，また培養皮膚線維芽細胞にUV照射してもエラスチン発現が亢進する．このことは長期のUV照射により，真皮の線維芽細胞のエラスチン合成が亢進し，組織に沈着するという考えに合う．

一方advanced glycation end product（AGE）は代謝回転の遅い蛋白が非酵素的糖付加反応（メイラード反応）をうけ，その後複雑な反応を経て生成される最終生成物である．actinic elastosisでもAGE抗体染色（AGEの一種であるカルボキシメチルリジンを認識するモノクローナル抗体）でAGEの沈着を認める．さらにactinic elastosisの皮膚のエラスチン画分にAGEが多く含まれていたことより，おそらくエラスチンがAGE修飾をうけていると想像された[3]．一般的にAGEで修飾された蛋白は各種蛋白分解酵素に抵抗性になること，エラスチンのリジン残基は架橋形成にかかわっていることより，actinic elastosisのエラスチンはきわめて不溶性になっている可能性が強く，このため代謝されずに沈着するものと考えられる．また，最近エラスチン分子のアスパラギン酸残基の一部がラセミ化（L型アスパラギン酸からD型アスパラギン酸に変換している）ことを示唆するデータもあり，エラスチンの産生亢進と同時に分解抑制も病態にかかわっていると考えられる[4]．

（多島新吾）

参考文献

1) Rosenbloom J, Abrams WR, et al：Structure of the elastin gene. Ciba Found Symp 192：59-74, 1995.
2) Kozel BA, Wachi H, et al：Domains on tropoelastin that mediate elastin deposition in vitro and in vivo. J Biol Chem 278：18491-18498, 2003.
3) Mizutari K, Ono T, et al：Photo-enhanced modification of human skin elastin in actinic elastosis by N-(carboxymethyl) lysine, one of the glycosylation products of the maillard reaction. J Invest Dermatol 108：797-802, 1997.
4) Fujii N, Tajima S, et al：The presence of D-β-aspartic acid-containing peptides in elastic fibers of sun-damaged skin：a potent marker for ultraviolet-induced skin aging. Biochem Biophys Res Commun 295：1047-1051, 2002.

3.5 脂質の酸化変性

脂質は食品から摂取される重要なエネルギー源であるとともに，人体の約12％を占める基本的な生体構成成分である．細胞膜や細胞内オルガネラ膜ではさまざまな種類のリン脂質やコレステロールが主要な膜構成因子として局在し，膜機能に関わっている．一方，脂肪組織では脂質は主にトリアシルグリセロールとして貯蔵される．リン脂質やトリアシルグリセロールを構成する脂肪酸のうち，二重結合を複数個含む多価不飽和脂肪酸（polyunsaturated fatty acid；PUFA）は分子状酸素によって攻撃され，フリーラジカル連鎖反応により過酸化脂質を発生することが知られている．脂質への紫外線照射はこのフリーラジカル連鎖反応を誘発することにより，過酸化脂質の生成蓄積を促進すると考えられる．さらに，可視光照射においても光増感反応が惹起されると活性酸素（reactive oxygen species；ROS）の一種である一重項酸素（singlet molecular oxygen；$^1O_2$）が発生する場合がある．$^1O_2$による脂質酸化の場合にはPUFA以外にオレイン酸などのモノ不飽和脂肪酸（monounsaturated fatty acid；MUFA）も酸化される．さらに，フリーラジカル連鎖反応を受けにくいと考えられているコレステロールも$^1O_2$では容易に酸化反応が起こり，酸化コレステロール

が生成する.

いずれにせよ，脂質への光照射は酸化反応を誘導あるいは促進して，さまざまな反応生成物からなる過酸化脂質を生成蓄積する．生じた過酸化脂質やその分解二次産物は蛋白質などの生体成分と反応して毒性を発揮したり，細胞内シグナル分子として作用する可能性が指摘されている．本項では，紫外線および可視光による脂質の酸化反応機構について解説するとともに，皮膚への光照射によって惹起される脂質過酸化反応に関する最近の研究成果を紹介する．

a. 脂質の光酸化反応概略[1,2)]

酸化反応とは物質から電子が奪われる反応であるが，脂質の光酸化反応では酸素分子が結合する反応（酸素酸化反応）を意味する．しかし，大気中に21％存在する基底状態の酸素分子（三重項酸素；$^3O_2$）が脂質と直接反応することはない．不対電子は対になろうとする性質のために不安定である．$^3O_2$は不対電子を2つもつビラジカルであるが，$^3O_2$が直接化合物に付加することや水素を引き抜くことはない．脂質の光酸化では酸素分子が活性化されるか（ROSの生成）あるいは脂質そのものが活性化されることにより反応が惹起される．脂質の活性化では脂質（LH）から水素原子が脱離し（1），生じた脂質ラジカル（L･）に $^3O_2$ が反応してペルオキシラジカル（LOO･）を生じる（2）．LOO･がさらにLHから水素を引き抜くことにより，連鎖反応が開始する（3）．

$$LH \rightarrow L^{\cdot} + H^{\cdot} \quad (1)$$
$$L^{\cdot} + {}^3O_2 \rightarrow LOO^{\cdot} \quad (2)$$
$$LOO^{\cdot} + LH \rightarrow LOOH + L^{\cdot} \quad (3)$$
（ラジカル連鎖反応）

酸素分子の活性化では，光エネルギーを受け取ることにより，電子配置が移動して $^1O_2$ が発生する．$^1O_2$ は強力な親電子物質であり，二重結合をもつ脂質とは容易に反応して脂質ヒドロペルオキシド（LOOH）を生成する（4）．もう1つの酸素分子活性化は電子授受である．基底状態の $^3O_2$ が1電子を受け取るとスーパーオキシド（$O_2^{\cdot -}$）に還元

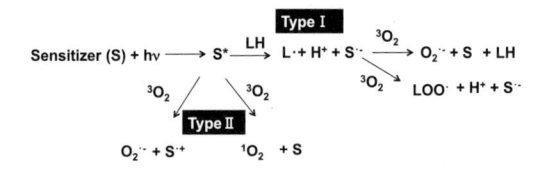

図 II.33　光増感酸化反応の機構
S：増感剤．

される（5）．$O_2^{\cdot -}$の不均化反応（6）で生じた過酸化水素（H_2O_2）からフェントン反応（7）で発生するヒドロキシラジカル（$^{\cdot}OH$）は強力な酸化作用を有するため，脂質分子を容易に酸化することができる（8）．

$$LH + {}^1O_2 \rightarrow LOOH \quad (4)$$
$$^3O_2 + e \rightarrow O_2^{\cdot -} \quad (5)$$
$$2O_2^{\cdot -} + 2H^+ \rightarrow H_2O_2 + O_2 \quad (6)$$
$$H_2O_2 + M^{n+} \rightarrow {}^{\cdot}OH + {}^-OH + M^{(n+1)+} \quad (7)$$
$$LH + {}^{\cdot}OH \rightarrow L^{\cdot} + H_2O \quad (8)$$

紫外線や可視光線は，脂質の活性化や酸素分子の活性化を起こすことにより，脂質過酸化反応を誘導する．地上に降り注ぐ太陽光紫外線のうちで，短波長領域（290-320 nm；UVB）では直接脂質の活性化が起こり脂質ラジカル（L･）が発生する．一方，長波長領域（320-400 nm；UVA）や可視光線照射による酸化反応では，増感剤が関わる光増感酸化反応（photodynamic action）が重要である．すなわち，光増感物質（sensitizer）に吸収された光エネルギーが脂質や酸素分子に移動することによって活性化反応が起こる（図II.33）．Type-Ⅰでは，励起状態の増感剤と脂質が反応して活性化され，L･が生じる．Type-Ⅱでは励起増感剤が酸素分子と反応し，エネルギー移動により $^1O_2$，電子移動により $O_2^{\cdot -}$ が生成する．Type-Ⅰ増感剤としてリボフラビン，Type-Ⅱ増感剤としてクロロフィルおよびその誘導体（ヘマチン，ヘオフィチンなど）が知られている．

b. フリーラジカル連鎖酸化反応による脂質の酸化反応生成物

フリーラジカル連鎖反応による不飽和脂質からの水素の引き抜き反応（3）は二重結合にはさまれ

たメチレン水素（二重アリル水素）で圧倒的に起こりやすい．その理由は，二重アリル水素の結合解離エネルギー（85 kcal・mol^{-1}）が，引き抜き反応で生じるLOO-Hの結合解離エネルギー（88 kcal・mol^{-1}）よりも小さいからである．すなわち二重アリル水素をもつリノール酸以上のPUFAでのみ，ラジカル連鎖反応は進行すると考えてよい．紫外線照射によりいったん脂質ラジカルが生じると，このラジカル連鎖反応によりLOOH生成が進行する（図II.34）．リノール酸（9,12-octadecadienoic acid）の場合には，11位のメチレン水素の選択的脱離とペンタジエン共鳴により共役ジエンを有する9-OOHと13-OOH異性体が等量生じる．アラキドン酸（5,8,11,14-eicosatetraenoic acid）の場合には，7-，10-，13位の二重アリル水素の脱離により各々，5-OOHと9-OOH，8-OOHと12-OOH，11-OOHと15-OOH異性体が生成する．アラキドン酸では，ヒドロペルオキシ基（-OOH基）からβ-γ位に二重結合を有するペルオキシラジカルの一部は分子内付加反応によりプロスタグランジン様の環状過酸化物を生じる．この環状過酸化物に由来するイソプラスタン異性体（8-iso-PGF$_{2\alpha}$）は生体内脂質過酸化反応のバイオマーカーとして利用されている．一方，いったん生成したLOOH異性体は生体内ではグルタチオン（GSH）ペルオキシダーゼにより還元され，無毒化される（9）．しかし，LOOH異性体の一部は銅イオンや鉄イオンによる一電子還元反応により分解され（10），さまざまな短鎖アルデヒドおよびリン脂質の2位がアルデヒド基をもつ血小板活性化因子（PAF）様物質（コアアルデヒド）を生じる．これらのアルデヒドは生体成分と反応して毒性や生理作用を発揮することが知られている．4-ヒドロキシ-2-ノネナール（HNE）や4-オキソ-2-ノネナール（ONE）はその代表的アルデヒドである．

$$LOOH + 2GSH \rightarrow LOH + H_2O + GSSG \quad (9)$$
$$LOOH + M^{n+} \rightarrow LO^{\cdot} + {}^-OH + M^{(n+1)+} \quad (10)$$

c. 一重項酸素酸化反応による脂質の酸化反応生成物

$^1O_2$と脂質の反応でも不飽和脂肪酸からLOOHが生じる．この反応では，$^1O_2$は二重結合に親電子付加し，アリル水素の転位と二重結合のトランス移動を伴う（ene反応）（11）．

$$C=C-CH- + {}^1O_2 \rightarrow C-C=C- \quad (11)$$
$$\quad\quad\quad\quad\quad\quad\quad\quad\quad\quad |$$
$$\quad\quad\quad\quad\quad\quad\quad\quad\quad\quad OOH$$

これはラジカル連鎖反応ではないので連鎖的にLOOHを生成することはなく，1回の反応でLOOH生成は終結する．$^1O_2$とリノール酸との反応では，9位および12位の二重結合を形成する炭素に$^1O_2$が直接結合するため，9-，10-，12-，13-LOOHの4種の異性体が生じる．アラキドン酸からは同様に5-，6-，8-，9-，11-，12-，14-，15-LOOH異性体が生じる．$^1O_2$による酸化はフリーラジカル連鎖反応とは異なり二重アリル水素を必要としないので，二重結合が1つだけのMUFAからでもLOOHが生成する．たとえば，オレイン酸からは9-および10-異性体が生じる．さらに注目すべきは$^1O_2$とコレステロールとの反応である（図II.35）．コレステロールは二重アリル水素をもたないため，ラジカル連鎖反応は起こりにくい．しかし$^1O_2$による酸化反応はPUFAと同様に起こると考えられる．コレステロールと$^1O_2$との反応で生成するのは5α-ヒドロペルオキシド（5α-OOH）のみである．ラジカル反応は起こりにくいが，いったん起こると7α-OOHと7β-OOHが選択的に生じるので，5α-OOHは$^1O_2$生

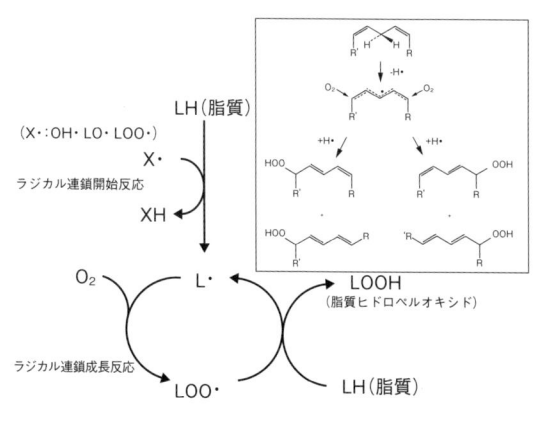

図 II.34 脂質のラジカル連鎖反応機構

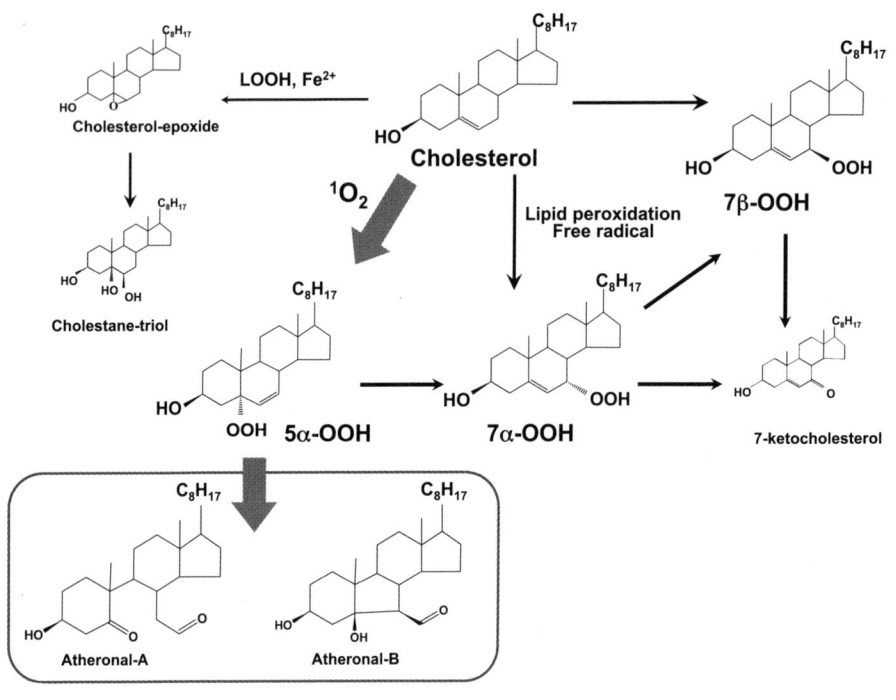

図II.35 コレステロールの酸化反応経路

成を示すバイオマーカーになる．ただし，5α-OOH は容易に 7α-OOH/7β-OOH へ異性化するので注意が必要である．最近，コレステロールのオゾン酸化で生じると考えられていた atheronal が $^1O_2$ による酸素酸化反応を介して 5α-OOH からも生じることが明らかにされた[3]．したがって，atheronal は生体内での $^1O_2$ 生成を示すバイオマーカーになるかもしれない．

d. 皮膚の光照射と脂質の酸化変性

皮膚は光照射による傷害を直接受ける組織である．太陽光のうちで，短波長紫外線 UVB は表皮にまでしか到達しないが，長波長紫外線 UVA は真皮にまで達し，さまざまな影響を皮膚にもたらす．ヒト皮膚組織には他の組織と同様に多様な脂質種が存在するため，光照射により脂質過酸化反応が惹起され過酸化脂質が蓄積すると考えられる．すでにヒトの皮脂に特徴的に存在するスクワレンから $^1O_2$ に特徴的なヒドロペルオキシドが光照射により生成蓄積することが報告されている．スクワレンからの LOOH 生成は皮膚組織の光酸化防御機構と考えられるが，LOOH の皮膚に対する生理作用については不明である．一方，加齢とともにマウス皮膚にコレステロールヒドロペルオキシドが生成蓄積することが示されている．われわれはヘアレスマウスを UVA で長期間照射した皮膚にコレステロールヒドロペルオキシドが蓄積することを確認した[4]．さらに，その異性体として 7α-OOH と 7β-OOH とともに $^1O_2$ に特徴的な 5α-OOH が存在したことから，皮膚中に $^1O_2$ が発生したことが明らかになった．$^1O_2$ 発生には皮膚中の光増感物質が関与すると思われるが，細胞外マトリックス蛋白や 3-hydroxypyridine が内在性の増感物質として作用することが報告されている．ヒトの場合にはニキビ菌である *Propionibacterium acnes* が産生する coproporphyrin が光増感剤として働くことが示されている．

さて，コレステロールヒドロペルオキシドをヘアレスマウス皮膚に皮下注射すると皮膚のマトリックスメタロプロテイナーゼ-9（MMP-9）発現量が上昇することをわれわれは確認した[5]．MMP-9 は皮膚結合組織のコラーゲン分解を担うコラゲナーゼであり，その発現上昇はコラーゲン分解によるシワ・タルミの発生を誘導する．すな

わち，皮膚の光老化はUVAで生じたコレステロールヒドロペルオキシドを介して進行することが示唆された．一方，ヘアレスマウスのUVA照射で生じた皮膚脂質のLOOH異性体をGC/MS分析した結果，LOOH生成には，ラジカル連鎖反応に匹敵するレベルの一重項酸素酸化反応が関与することも確かめられた[6]．以上のことは光による皮膚の脂質過酸化反応において，$^1O_2$は主要な活性酸素種の1つとして機能することを示すものであり，その防御のためには，カロテノイドに代表される一重項酸素消去物質が有効であることを示唆するものである．実際にヒト皮膚の光による紅斑生成はカロテノイド摂取で抑制されるという報告があり，興味深い． （寺尾純二）

参考文献

1) 金田尚志，植田伸夫（編）：増補版・過酸化脂質実験法．医歯薬出版，1987．
2) 二木鋭雄，野口範子，内田浩二（編）：酸化ストレスマーカー．学会出版センター，2005．
3) Brinkhorst J, Nara Sj, Pratt DA：Hock cleavage of cholesterol 5α-hydroperoxide：An ozone-free pathway to the cholesterol ozonoysis products identified in artherial plaque and brain tissue. J Am Chem Soc 130：12224-12225, 2008.
4) Minami Y, Yokoi S, et al：Combination of TLC blotting and gas chromatography-mass spectrometry for analysis of peroxidized cholesterol. Lipids 42：1055-1063, 2007.
5) Minami Y, Kawabata K, et al：Peroxidized cholesterol-induced matrix metalloproteinase-9 activation and its suppression by dietary β-carotene in photoaging of hairless mouse skin. J Nutr Biochem 20：389-398, 2009.
6) Minami Y, Yokoyama K, et al：Occurrence of singlet oxygen oxygenation of oleic acid and linoleic acid in the skin of live mice. Free Radic Res 42：197-204, 2008.

4. 光によって惹起された生体高分子傷害の修復

4.1 DNA損傷に対する修復機構

　地上で活動する生物が，太陽光から受ける生体高分子傷害で最も問題となるのが紫外線で誘発されるDNA損傷（DNA damage）である．DNA損傷はDNA複製や転写反応を阻害して細胞死を引き起こし，またDNA複製エラーにより突然変異を誘発して遺伝的影響を及ぼす．このようなDNA損傷に対する防御応答としてDNA修復（DNA repair）という機構があり，生じたDNA損傷をゲノムから除去して元どおりに修復する．この機構は，これまで調べられた限りすべての生物が保有しており，太陽光との長いつきあいの中で進化のかなり早い段階で獲得したものと考えられる．ここでは，紫外線で誘発されるDNA損傷に対するヒトの修復機構を概説し，またDNA修復以外の防御の仕組みについても紹介する．

a．DNA修復

　紫外線誘発DNA損傷に対するDNA修復機構は，ヒトにおいてはヌクレオチド除去修復（nucleotide excision repair）と塩基除去修復（base excision repair）がその中心的な役割を担っている．ヌクレオチド除去修復は主にUVBで生じるシクロブタン型ピリミジン2量体（cyclobutane pyrimidine dimer；CPD），（6-4）光産物，Dewar型光産物など隣接したピリミジン間で生じる2量体型塩基損傷を基質とし，一方，塩基除去修復は主にUVAで生じる各種フリーラジカルや活性酸素を介した酸化型塩基損傷を基質とする．2つの修復機構の反応過程は概して似ており，損傷部位の周辺に主鎖切断を生じ，損傷塩基を含むヌクレオチド，あるいはその前後の正常DNAの一部も含めたオリゴヌクレオチドの形で切り出され，生じた1本鎖DNAのギャップをDNA複製と同じ様式で埋めて親DNAと連結することで完了する．これらの修復機構に異常をもつ変異体は紫外線に対して高感受性を示し，突然変異の誘発頻度も高いことから，生物にとってきわめて重要な機構といえる．

1）ヌクレオチド除去修復

　ヒトにおいて，ヌクレオチド除去修復機構は太陽紫外線から受けるDNA損傷の防御に主体的に働いており，この修復機構を先天的に欠損した常染色体性劣性遺伝疾患・色素性乾皮症（xeroderma pigmentosum）患者が皮膚露光部で種々の重篤な障害を示し，健常人の数千倍の頻度で皮膚癌を発症することはそれを明確に示している．ヒトのヌクレオチド除去修復は，1つのDNA損傷を修復するのに約30種ものポリペプチドが働く大がかりな反応であり，①DNA損傷の認識，②損傷付近の2本鎖DNAの巻き戻し，③DNA損傷を含むDNA鎖の確認，④損傷から5′，3′側のそれぞれ離れたところで2箇所の1本鎖切断，⑤生じた1本鎖DNAギャップの修復合成，⑥新生鎖と親鎖の連結，と多段階からなる（図Ⅱ.36）．最初の①のステップは，DNAの二重らせん構造の歪みを認識するため，歪みを生じさせるDNA損傷であれば化学構造とは無関係にこの修復機構の基質となる．したがって，水酸基のような小さな官能基が付加した酸化型塩基損傷はヌクレオチド除去修復の対象にはならない．一方，この修復機構の基質の中でも二重らせんを大きく歪ませるDNA損傷の方が認識されやすく，代表的な例として歪みの大きい（6-4）光産物は歪みの小さいCPDよりもはるかに速く修復される（図Ⅱ.37）．

　①〜④のステップはヌクレオチド除去修復の前期過程と呼ばれ，試験管内反応系ではXPC-RAD23B，TFIIH，XPA，RPA，XPF-ERCC1，XPGの6つのコンポーネントで修復反応が再構成できる[1]．これらのコンポーネントに含まれるポリペプチドの1つにでも異常があれば，ヌクレオチド除去修復の前期過程は中断してDNA損傷は修復されず，色素性乾皮症の相補性A群からG

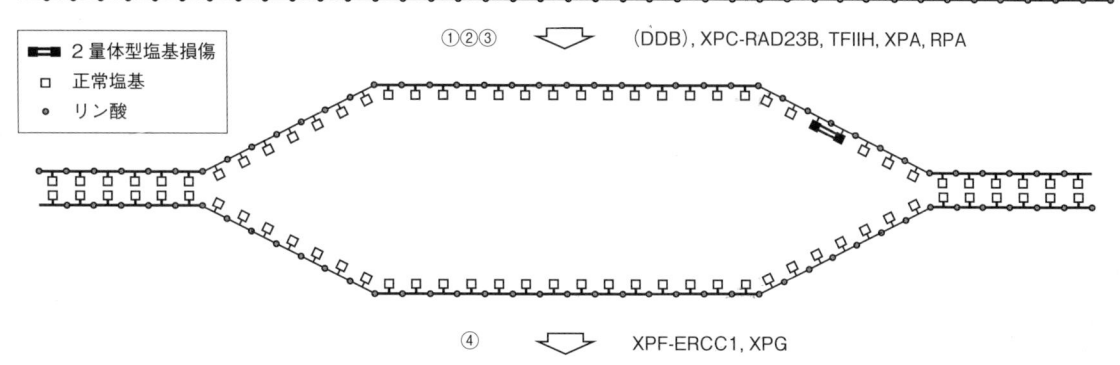

図 II.36 ヌクレオチド除去修復機構の概略
ヒトにおけるヌクレオチド除去修復のゲノム全体の修復（GGR）経路を示したもので，①〜⑥は本文中の各ステップの番号に対応する．原核生物である大腸菌も類似の修復機構を有しており，2 カ所の切断の間隔は 12-13 ヌクレオチドと，ヒトの場合より短い．

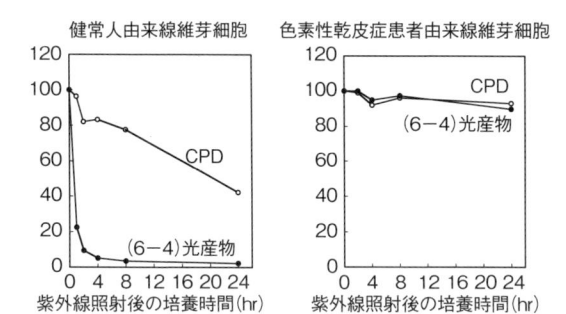

図 II.37 ヒト線維芽細胞における CPD と（6-4）光産物の修復動態
縦軸はゲノム中の DNA 損傷量（％）．健常人および色素性乾皮症患者から分離された線維芽細胞に $10 J/m^2$ の UVC を照射し，培養して経時的にゲノム中の CPD と（6-4）光産物を定量したものである．（6-4）光産物の修復は CPD と比較して著しく速く，2-4 時間でほとんどが除去される．

群（E 群を除く）の患者はこの状態に該当する（図 II.37）．

一方，①のステップには迂回ルートも存在し，転写が活発な遺伝子領域の鋳型 DNA 鎖上の損傷はこの迂回ルートで認識される．これらの DNA 損傷は RNA ポリメラーゼ II が転写を行う線路上に存在するため転写伸長反応を阻害し，この状態が結果的に DNA 損傷を認識することになり，別の遺伝性疾患であるコケイン症候群（Cockayne syndrome）の責任因子である CSA と CSB を介してステップ②に進む．このルートは転写と共役した修復（transcription-coupled repair；TCR）経路と呼ばれ，それ以外の通常のルートはゲノム全体の修復（global genome repair；GGR）経路と呼ばれて区別される．したがって，TCR 経路ではステップ①で働く XPC-RAD23B は必要でなく，また転写装置が DNA 損傷を見つけるため修復の効率は GGR 経路より高い．

DDB（damaged DNA-binding protein）は DDB1 と DDB2 の 2 つのサブユニットからなるヘテロ 2 量体であり，DDB2 は色素性乾皮症の相補性 E 群の責任因子である．DDB はもともと DNA 損傷に高い結合性をもつ因子として単離されたが，上記の試験管内反応系では必須の因子ではなく，

4. 光によって惹起された生体高分子傷害の修復　　**105**

CPD を基質としたときに促進作用を示す．この E 群患者由来細胞は（6-4）光産物の修復はほぼ正常であるが，CPD の修復能を著しく欠損しており，DDB は CPD の GGR 経路で働いていると考えられる．前述のとおり CPD による DNA 二重らせんの歪みは小さく，損傷認識因子である XPC-RAD23B は認識できないことが示されており，DDB はそれを補助する役割を担っているらしい．最近，DDB1 は Cul4A（または Cul4B）および Roc1 と別の複合体を形成し，蛋白質のユビキチン化にも関与することが明らかにされており，この反応とヌクレオチド除去修復との関係も興味深い．

2） 塩基除去修復

塩基除去修復も同様に多段階で進行するが，ヌクレオチド除去修復に比べると関与する因子の数が少なくややシンプルである（図 II.38）．DNA 損傷認識の様式はヌクレオチド除去修復とは大きく異なり，DNA 損傷の化学構造に特異的な各種 DNA グリコシラーゼが損傷を認識し，損傷塩基とデオキシリボースとの間のグリコシド結合を切断して脱塩基（AP）部位を生成することで一連の反応を開始する．酸化型塩基損傷に対する DNA グリコシラーゼの多くは AP 部位のすぐ 3′ 側のホスホジエステル結合を切断する AP リアーゼ活性も併せ持つが，ウラシル DNA グリコシラーゼなど AP リアーゼ活性を持たない DNA グリコシラーゼも存在し，この場合には AP エンドヌクレアーゼが AP 部位を認識して，すぐ 5′ 側のホスホジエステル結合を切断する．その後は，短い穴埋め経路（short patch pathway）と長い穴埋め経路（long patch pathway）と呼ばれる 2 つの経路が知られており，前者の穴埋めサイズはわずか 1 ヌクレオチド，後者の経路でも 2-6 ヌクレオチドとヌクレオチド除去修復の約 30 ヌクレオチドに比べ

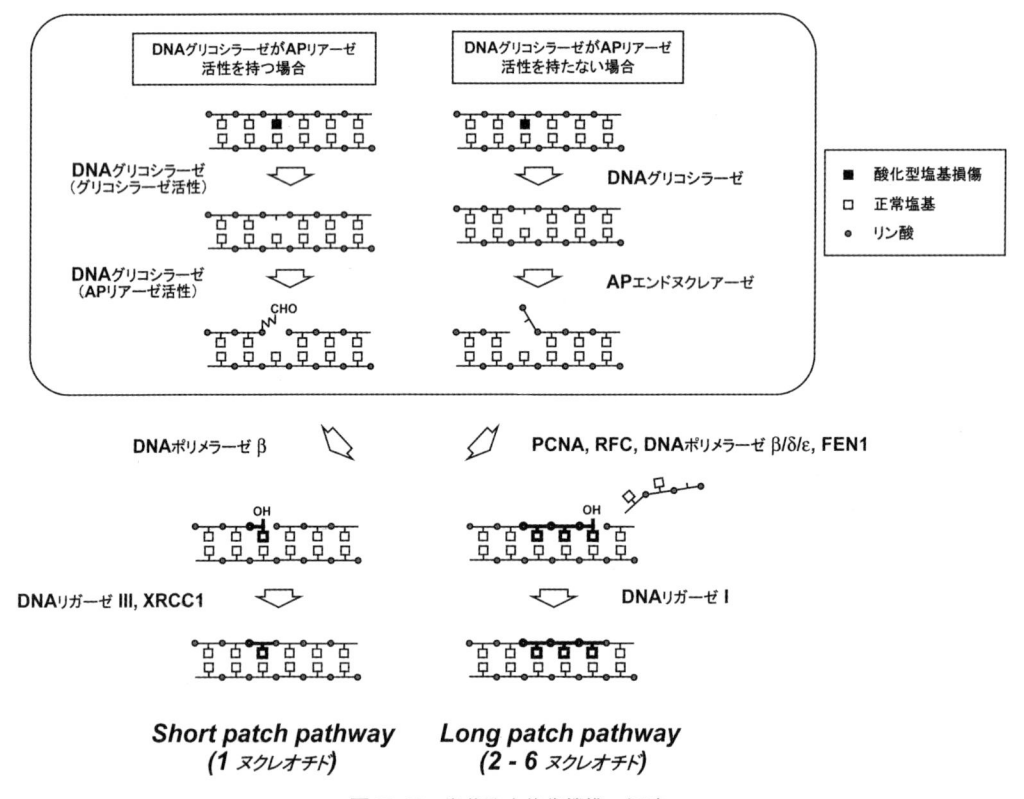

図 II.38 塩基除去修復機構の概略

塩基除去修復は，酸化型塩基損傷の他にウラシルやメチル化塩基損傷なども対象とするが，各々の損傷に特異的な DNA グリコシラーゼが細胞内に存在しており，各損傷塩基が認識されてグリコシド結合が切断されると，以後は共通の因子が作用する．

ていずれもコンパクトで無駄が少ない．

b. DNA修復以外の光損傷防御機構

紫外線により生じたDNA損傷は上記の修復機構によって除去されるが，32億塩基対×2（倍体）の塩基をもつゲノム中の微量な損傷を見つけるのは容易ではなく，前述のようにヌクレオチド除去修復によって認識されにくいCPDは紫外線照射後24時間でも半数近くが残っている（図II.37）．ヒト培養細胞の世代時間はおおむね1日24時間であるため，DNA損傷を有したままDNA合成期を迎える危険な状態が発生しうる．このために，我々の細胞は損傷乗り越えDNA合成（translesion synthesis；TLS）と細胞周期チェックポイント（cell cycle checkpoint）という2つの別の防御機構も装備している．

1）損傷乗り越えDNA合成

DNA複製反応はエラーが生じないよう何重もの巧妙な仕組みを有しているが，この反応を触媒するDNAポリメラーゼδやε自身も校正機能を備えて忠実度（fidelity）は非常に高い．それゆえ，鋳型DNA上に異常な塩基損傷があるとそこで停止してしまい，その部位を乗り越えることはできない．細胞内には忠実度の低い特殊なDNAポリメラーゼが複数存在し，CPD部位ではDNAポリメラーゼη（イータ）がDNAポリメラーゼδ/εとスイッチして損傷部位のDNA複製を行い，その後に再度DNAポリメラーゼδ/εと入れ替わって通常モードのDNA複製を再開する．このような反応を損傷乗り越えDNA合成といい，チミン-チミンで形成されたCPDの向かいには正しくアデニン-アデニンを挿入することが知られている．臨床的に色素性乾皮症と診断される患者の中には，ヌクレオチド除去修復能がまったく正常なバリアント群（亜群）と呼ばれるグループが存在するが，この群に属する患者はDNAポリメラーゼη遺伝子に突然変異をもつことが発見された[2]．また，最近の知見では，DNAポリメラーゼの交替時にはDNAポリメラーゼδの連続移動性（processivity）を高めるPCNA（proliferating cell nuclear antigen）のモノユビキチン化が深く関わっているらしい．

2）細胞周期チェックポイント

増殖細胞はM期で細胞分裂を行った後，G1期→S期→G2期を経て再度M期に入り細胞分裂を行う．このサイクルを細胞周期（cell cycle）というが，この周期の進行にはCdkとサイクリンの複合体がエンジンの働きをしており，もしも細胞内で周期進行に不都合なことが生じると，このエンジンにブレーキをかけて細胞周期を停止させるのがチェックポイント機構である．紫外線で生じるDNA損傷はDNA複製を停止させるため，これを引き金としてS期のチェックポイント（intra-S checkpoint）やG2/M期チェックポイント（G2/

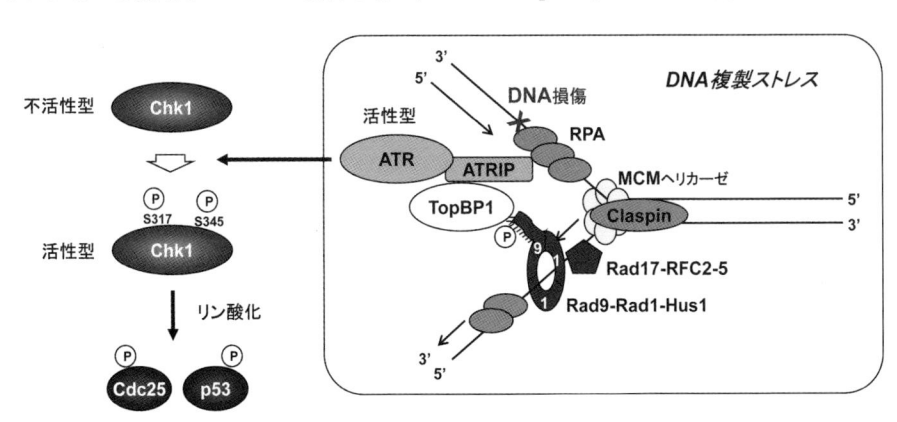

図II.39 DNA複製ストレスによる細胞周期チェックポイント活性化
紫外線誘発DNA損傷はDNAポリメラーゼ（本図では省略）の伸長反応を阻害し，先行するDNAヘリカーゼの巻き戻し反応とのアンバランスにより生じる1本鎖DNA領域が引き金となる．ヒドロキシウレアなどのDNA合成阻害剤も同様のチェックポイント活性化を引き起こす．

M checkpoint）が誘導され，この反応にはATRキナーゼとその下流のChk1キナーゼが重要な役割を果たしている（図II.39）．DNA損傷で複製装置が停止した近傍には1本鎖DNA領域が生じるが，この領域に結合したRPAによりATRとATRIPの複合体が呼び込まれ，さらにその周辺にRad17-RFC2-5複合体，Rad9-Rad1-Hus1複合体，TopBP1などの因子が集合してATRキナーゼが活性化され，Claspinの助けを借りてChk1キナーゼの317番目と345番目のセリン残基がリン酸化される．これにより活性化したChk1キナーゼは，下流のCdc25ホスファターゼをリン酸化して不活性化し，結果的にCdk-サイクリンの活性化を抑制して細胞周期を停止させる．p53もChk1の基質であることが知られているが，DNA損傷後にATRをはじめ他のキナーゼでもリン酸化されて細胞内に顕著に蓄積し，転写活性化因子として多様な下流因子の発現を促して，G1期チェックポイントの誘導，DNA修復の亢進，アポトーシスの誘導等に寄与する． （松永　司）

参考文献

1) Mu D, Park C-H, et al : Reconstitution of human DNA repair excision nuclease in a highly defined system. J Biol Chem 270 : 2415-2418, 1995.
2) Masutani C, Kusumoto R, et al : The XPV (xeroderma pigmentosum variant) gene encodes human DNA polymerase η. Nature 399 : 700-704, 1999.

4.2 HSPの発現機構とはたらき

紫外線（UV）が照射されるとストレス蛋白質（別名ヒートショック蛋白質，HSP）遺伝子の形質発現が誘導される．HSP遺伝子はUVのみならず，他の温熱，低温，放射線（IR），低酸素，低pH，重力，圧力，高浸透圧，水浸などの物理的ストレスでも誘導される．化学的ストレスとして，エタノール，重金属，呼吸毒素やいくつかの抗生物質によっても誘導される．さらにはウイルス感染，炎症，寄生虫感染，飢餓，虚血などの生物学的ストレスによっても誘導される．興味深いことに，精神的ストレスによっても誘導される．

a. HSP遺伝子の形質発現誘導

HSPはあらかじめ少ない温熱で細胞を処理すると誘導され，次にくる厳しい温熱に耐性になるのにはたらく重要なものである．HSPは大腸菌をはじめとする細菌，カビ，植物，動物さらにヒトにまで生物界全体に存在する．現在ではHsp90, Hsp70s, Hsp60, Hsp40, Small Hspsなどの多くの種類が存在すること，熱で変性した生体にとって重要な酵素の失活状態を元に戻す（シャペロン）能があることが判明した．UVが照射されてから誘導されるのは，UV照射後にPKCやPKAなどのリン酸化酵素が活性化され，HSP遺伝子の上流にある特異的な塩基配列HSEに結合するHSFがリン酸化されるからである．その結果，UVによってHSPが誘導される[1]．たとえばHsp72はさまざまな環境変化によって，誘導合成されて，細胞内濃度が増加すると，Hsp72がHSFと結合し，HSFがHSEに結合することを阻害する．すなわち，フィードバックコントロールによって，元の状態に戻り，常温での生体内のHSP量は一定である．

b. HSPと相互作用をもつ蛋白質

UV・IR・温熱によってアポトーシスが引き起こされ，細胞が死ぬ．HSPはアポトーシスを引き起こすさまざまなステップで，アポトーシス誘導を阻害する（図II.40）．あらかじめの温熱で細胞が温熱耐性を獲得するのはこのしくみによる．また，あらかじめの温熱処理が細胞をUV抵抗性にするし，あらかじめのUV照射が細胞を温熱抵抗性にもする．すなわち刺激と抵抗性の間にクロストークがある[2]．あらかじめの温熱またはUVが誘導したHSPが，後にくる温熱・UV誘導アポトーシスを抑制している可能性がある．

アポトーシスの過程で形成されるapoptosomeはApaf-1, Cyt c, Caspase-9を組成とする．Hsp27は単独でも，Hsp72またはHsp90はApaf-1に直接結合してapoptosome形成を阻害す

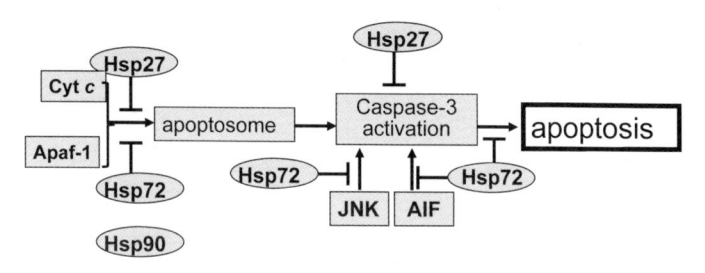

図II.40 アポトーシス誘発のHspによる抑制
矢印は促進を，Tは抑制を表す．□はアポトーシスを促進する物質，○はHsp．

る．Caspase-3の活性はHsp72やHsp27によって阻害される．さらに，Caspase-3が活性化されていても，Hsp27はアポトーシスを阻害する．当然Hsp72が高発現すると，細胞はアポトーシスが誘導されにくくなる[3]．

変異型 $p53$ 細胞はIR，温熱，シスプラチンによるアポトーシス誘導が生じにくく，それらに抵抗性になる[4]．一方，正常型 $p53$ 細胞はDNA損傷生成後にp53がリン酸化され活性化されることによって，p53制御遺伝子である Bax 遺伝子の形質発現を誘導して，アポトーシスを誘導するので，正常型 $p53$ 細胞に比べてアポトーシスが生じやすく，感受性である．アポトーシスで細胞が死ぬとき，Baxがミトコンドリアから遊離される．そのはたらきに拮抗するのがBcl-2である．p53はそのBcl-2に直接結合して，アポトーシスを促進する[5]．

〈大西武雄〉

省略字

AIF, apoptosis-inducing factor；Apaf-1, apoptosis protease-activating factor-1；Bax, bcl-2 associated x protein；Bcl-2, B-cell leukemia 2 protein；BER, base excision repair；Cyt c, cytochrome c；DIFG-BP3, insulin-like growth factor binding protein 3；HSE, Heat shock element, CnnGAAnnTTCnnG；HSF, Heat shock factor；HSP, Heat shock protein；IGFR, insulin-like growth factor receptor；JNK, c-Jun N(H2)-terminal kinase；pCON, p53 consensus sequence（PuPuPuC(A/T)(T/A)GPyPyPy）；PKC, protein kinase C；p53, tumor protein 53．

参考文献

1) Morris SD：Heat shock proteins and the skin. Clin Exp Dermatol 27：220-224, 2002.
2) 高橋昭久，大西武雄：放射線・紫外線・温熱に対する適応応答―その分子機構―．放射線生物研究 43：409-423, 2008.
3) Kajihara A, Takahashi A, Ohnishi T：Heat-induced signal transduction pathways leading to cell death and cell survival in cancer cells. Thermal Med 25：1-11, 2009.
4) Ohnishi T：The role of the $p53$ molecule in cancer therapies with radiation and/or hyperthermia. J Cancer Res Ther 1：147-150, 2005.
5) Hemann MT, Lowe SW：The p53-Bcl-2 connection. Cell Death Differ 13：1256-1259, 2006.

4.3 メタロチオネインなど生体内金属の役割

生命体をとりまく環境中には豊富な金属が存在する．あらゆる生物がある時は金属を自らの構成成分として取り入れ，ある時は酵素のコ・ファクターとして利用してきた．近年，ある種の金属は細胞内のストレス蛋白の誘導剤となりうることが明らかにされた．メタロチオネインは1957年Kaegi & Vallee により発見された．メタロチオネインの名称は，metallo（金属）＋thio（チオール基）＋nein（蛋白）の合成語である．すなわち，金属とチオネインが結合する低分子量（6.0-7.0 kD）の細胞内蛋白質である．メタロチオネインはシステインが豊富で，アミノ酸が1分子の1/3を占め（図II.41），クロマトグラフィーの態度によりいくつかのサブグループに分けられる．

ヒト，ラットにはメタロチオネイン-IおよびIIが存在し，さらにサブクラスの存在が知られている．メタロチオネインは，植物はもとよりヒトのすべての組織に含まれる．誘導剤により臓器分布

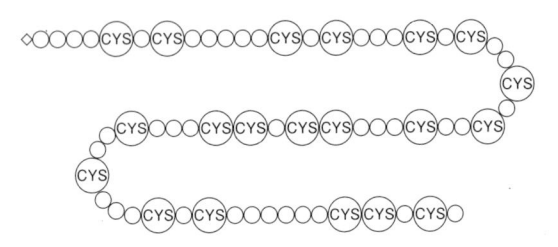

図 II.41 メタロチオネイン分子
チオール基を有するシステインが 1/3 を占める.

に差はあるものの，肝臓や腎臓のみならず，皮膚にも豊富に発現する．メタロチオネインの生物学的作用は充分知られていないが，特定の金属により細胞質に誘導されるところから，主に生体の必須金属，とりわけ亜鉛のホメオスターシスにあずかると考えられている．Thornalley & Vasak は家兎肝メタロチオネインによるフリーラジカル除去能を検討した結果，水酸化ラジカル（・OH），スーパーオキサイドラジカル（O_2^-）の両者が除去され，主に水酸化ラジカルの除去に優れることを報告している．筆者らもラット肝メタロチオネイン-Ⅰがヒト好中球由来の両ラジカルを除去することを化学発光法で確認している．

メタロチオネインの生体内での酸化能はかならずしも確立していないが，細胞障害を起こすフリーラジカルの除去に関与していることは想像に難くない．チオール基が豊富であるところから皮膚ではグルタチオン同様に紫外線防御因子の1つになり得ると考えられる．グルタチオンの光防御に関しては，グルタチオンの合成阻害剤（buthione sulfoximine；BSO）をあらかじめマウスに投与すると，皮膚のグルタチオン濃度はおよそ90%低下する．その後，UVB を照射すると紫外線障害の結果である日焼け細胞（サンバーンセル；SBC）が BSO 非投与マウスの皮膚に比べて優位に増加することを見いだした[1]．SBC 発現が紫外線による光酸化と強く関与することは Miyachi らにより証明されている[2]．すなわち，SBC 形成が，*in vitro*, *in vivo* の両系で，SOD，カタラーゼ，キサンチン，マンニトールなどで抑制可能なことを報告している．なお，エステル化グルタチオンを投与したグルタチオン・リッチマウスでは BSO 投与マウスと逆に SBC 形成が抑制された．この機序はグルタチオンのチオール基によると考えられることから，チオール基のより豊富なメタロチオネインによる光防御能を SBC を指標として観察した．メタロチオネインの紫外線防御の検討は，メタロチオネイン-Ⅰ, Ⅱ遺伝子欠損マウスの出現により容易となった．まずは，メタロチオネイン誘導剤カドミウムを正常マウスに投与して，UVB 誘導の SBC 形成を観察したところ，カドミウム非投与マウスに比べて抑制されていた[3]．次いで，メタロチオネイン遺伝子欠損マウスで UVB 誘導 SBC を観察したところ，正常マウスに比較して明らかに増加していた[4]．メタロチオネインの抗酸化能に由来するものと判断した．

メタロチオネインはさらにもう1つの系で光防御に貢献すると考えられる．メタロチオネインは表皮の増殖組織に豊富に存在する．皮膚の著明な増殖を促す，コレラトキシン，フィルボール・アセテートの塗布とともに UVB の照射も増殖を促す．正常マウスではいずれの刺激剤に対しても著明な表皮の増殖をみたのに対して，メタロチオネイン遺伝子欠損マウスでは，皮膚の増殖は明らかに少ないことが組織学的に確認された[5]．UVB 照射によってメタロチオネインが誘導されることはあらかじめ正常マウスで確認されているので，紫外線 UVB 照射の結果としておこる表皮の肥厚にはメタロチオネインが関与し，光防御に役立っていることが示唆されている．

メタロチオネインの臨床応用のためには，効果的，かつ安全な誘導剤が必要である．これまで知られている誘導金属には，カドミウム，亜鉛，銅，水銀，金，銀，コバルト，ニッケル，ビスマスなどが知られているが，カドミウムを含めて多くが有害である．その他，炎症性サイトカイン，活性型ビタミン D_3，など挙げられるが，Baba ら[6]はヒノキチオール（β-ツヤプリシン）も強力な誘導剤となることを確認している．

皮膚に内在する光防御因子を強化する発想は，ジハイドロキシアセトン（DHA）の化学的結合による角質層の強化，8-MOP+UVA によるメラニ

ン，ケラチンの合成促進などによりすでに試みられている（内因性サンスクリーン）．内因性サンスクリーンとしてのメタロチオネインは化学的防御因子の1つに加えられよう[7]．臨床応用においては，いくつかの長所がある．①着色しない，②刺激性がない，③広範な皮膚に抵抗性を与える，④コントロールが容易，などである．しかし，急性の紫外線障害に対しては個体の持つ内因性因子の増強だけでは不十分であり，外用サンスクリーンとの組み合わせが万全の策となる．

さて，生体内金属は，酵素のコ・ファクターとしても重要である．とくに光酸化の抑制には，スーパーオキサイドラジカルを消去するスーパーオキサイド・デスミュターゼ（SOD），水酸化ラジカルを消去するカタラーゼ，一重項酸素を除去するグルタチオン・ペロキシダーゼなどはいずれも典型的な金属酵素である．加えて，メラニンの合成にも銅，亜鉛が関与する．

一方，外用サンスクリーン，とくに散乱剤には金属成分が巧みに利用されている．古くから使われているタルクパウダーにはマグネシウムが，最も頻繁に用いられるサンスクリーンには二酸化チタン，酸化亜鉛，あるいは酸化鉄が用いられている（図II.42）．皮膚の内・外で金属成分が紫外線障害にたいする防御の盾として有形・無形に果たしている役割は大きい．

（花田勝美）

図II.42 皮膚の紫外線および酸素障害に対する金属の貢献

外用サンスクリーン：Talcum powder（Mg），Titanian dioxide（Ti），Zinc Oxide（Zn）

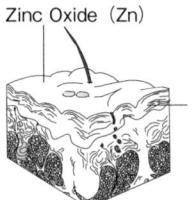

内因性サンスクリーン：SOD（Zn, Cu），catalase（Fe），GSH-Px（Se），Melanin（Cu, Zn），Metallothionein（Zn, Cu） etc.

参考文献

1) Hanada K, Gange R, Connor MJ：Effect of glutathione depletion on sunburn cell formation in the hairless mouse. J Invest Dermatol 968：38-40, 1991.
2) Miyachi Y, Horio T, Imamura S：Sunburn cell formation is prevented by scavenging oxygen intermediates. Clin Exp Dermatol 18：305-310, 1983.
3) Hanada K, Gange RW, et al：Protective effects of cadmium chloride against UVB injury in mouse skin and in cultured human cells：a possible role of cadmium-induced metallothionein. Photodermatol Photoimmunol Photomed 8：111-115, 1991.
4) Hanada K, Sawamura D, et al：Novel function of metallothionein in photoprotection：metallothionein-nullmouse exhibits reduced tolerance against ultraviolet B injury in the skin. J Invest Dermatol 111：582-585, 1998.
5) Hanada K, Sawamura D, et al：Epidermal proliferation of the skin in metallothionein-null mice. J Invest Dermatol 110：259-262, 1998.
6) Baba T, Nakano H, et al：Inhibitory effect of beta-thujaplicin on ultraviolet B-induced apoptosis in mouse keratinocytes. J Invest Dermatol 110：24-28, 1998.
7) 花田勝美：皮膚に内在するサンスクリーン．日本香粧品学会誌 17：214-217, 1993.

5. 光による細胞障害

5.1 紫外線誘導細胞死（アポトーシス）

紫外線（UV）・放射線（IR）に対して生体は防御機構を備えている．しかし，その限度が過ぎると細胞は死を迎えることになる．細胞死にはネクローシスとアポトーシスとがある[1]．ネクローシスはIR治療の場合に固形癌でよく観察される細胞死である．一連の細胞群で一様に進行するし，炎症が起こる場合が多い．細胞やミトコンドリアが肥大化し，ミトコンドリアが壊れ，他の細胞内小器官も障害が起こり，やがて細胞膜が破壊される．一方，アポトーシスは細胞の外的要因，内的要因によって生ずる細胞死のことで，計画的細胞死と理解されている．アポトーシスは発生の過程において，遺伝的にプログラムされた細胞死であり，指の形成など重要な発生過程でもみられる．細胞にアポトーシスが起こると，核の濃縮・細胞の縮小・大小の球状小胞（アポトーシス小体）などが観察される．その後，細胞はマクロファージによって貪食される．UV・IRによって誘導される細胞死でもある[2]．

a. アポトーシス検出方法

これらの細胞死はアクリジンオレンジとエチジウムブロマイドの二重染色法の蛍光染色法によって，細胞膜の状態と細胞の形態（とくに小核の出現）から定性および定量化できる．アポトーシスの早期と後期も判定できる．免疫染色法と光学顕微鏡ではアポトーシスに関与する酵素群（図II.43）の細胞内局在と量的変動が観察できる．電気泳動法によるDNAの断片化で，フローサイトメータによって$subG_1$分画やAnnexin V染色分画の検出からもアポトーシスが確認できる．生化学的な方法として，Caspase，Baxの細胞内含有量の増加，Caspase-3の活性化をCaspase-3およびポリADPリボース合成酵素の断片化をウエスタンブロット法でアポトーシスを類推できる．電子顕微鏡では実際の細胞死の様式をさらに詳細に確認できる．

b. *p53*依存型アポトーシス経路

生体にUV・IRが照射されると，遺伝子損傷が

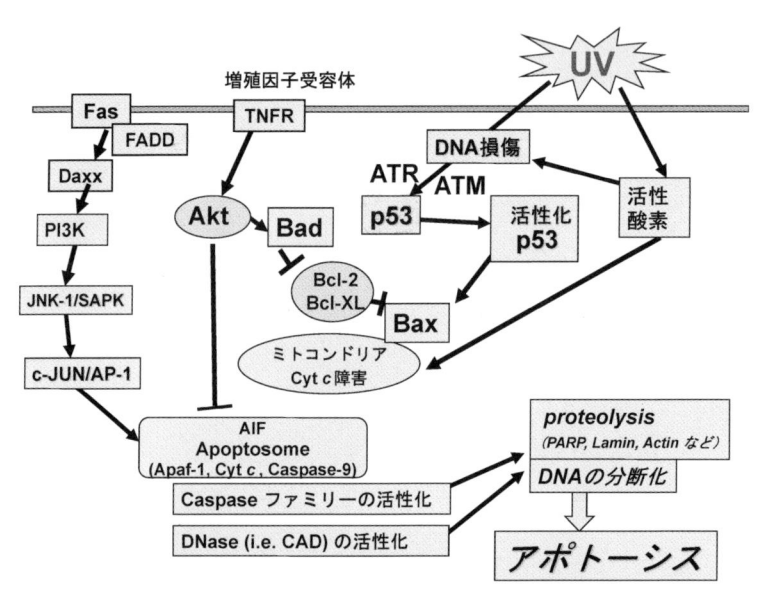

図II.43 UV誘導アポトーシスのメカニズム[5]
矢印は促進を，Tは抑制を表す．□はアポトーシスを促進する物質，○は抑制物質．

引き金となって，p53がリン酸化されて，活性化される．その後，細胞内では一連の化学反応が起こり（*p53依存型シグナルトランスダクション*），アポトーシスが誘導される[3]．p53が制御するアポトーシス関連遺伝子として *Bax*, *Noxa*, *p53AIP1*, *p53DINP1*, *PERP*, *PIDD*, *PUMA* などが明らかにされている．UVによるアポトーシス誘導は *Bax* 遺伝子の活性化をもたらし，ミトコンドリアから Cyt *c* が放出され，アポトーシスの実行分子である Apaf-1 と結合することにより，apoptosome が形成される．そのことが，多くの Caspase 酵素の活性化をもたらし，細胞基質および蛋白質を分解・破壊する．一方，DNA 分解酵素の活性化を導き，DNA を分解する．

c. *Fas* 依存型アポトーシス経路

ミトコンドリアにおいて，アポトーシスを促進する Cyt *c* の遊離を促進する蛋白質に Bax と Bak があり，抑制する蛋白質に Bcl-2 と Bcl-xL がある．UV 以外の化学物質によっても細胞にアポトーシスが起こる．細胞外からアポトーシス誘導蛋白質である FasL が作用すると，生体のシグナル分子の受容体 Fas が，受容体複合体 FADD を多量化させ，Caspase-8 の活性化をもたらし，他の Caspase の活性化（カスケード）や Bid の切断をもたらす．これらを Fas 依存型アポトーシス経路と呼んでいる[4]．

ヒト皮膚を器官培養し，近紫外線を照射3時間後に，Ser 15 がリン酸化された p53 に対する抗体で，組織染色を行った（図II.44）．真皮のすぐ上の，表皮の基底部分が染色されている．Bax の染色は照射後24時間後に行った．ほぼ同じ部位に多くの Bax が誘導されている[2]．UV によって *p53* 依存型アポトーシスが誘導され，その部位は真皮との境界域のすぐ上側であることがヒト皮膚器官培養によって明らかにされた[5]．　　　（大西武雄）

省略字

Apaf-1, apoptosis protease-activating factor-1；ATR, ataxia telangiectasia and RAD3-related；ATRIP, ATR

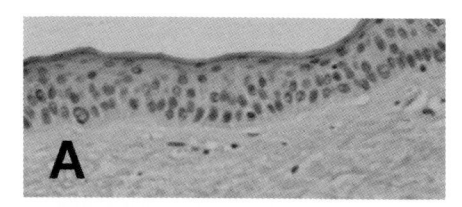

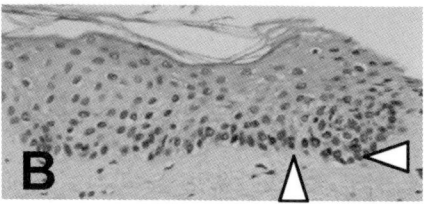

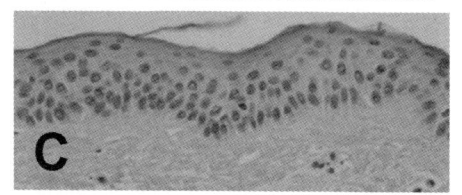

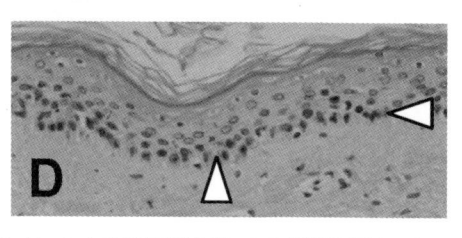

図II.44　ヒト皮膚器官培養による近紫外照射によるアポトーシス誘導[5]

AとCは非照射でコントロールとした．BとDは近紫外線を照射した．AとBはp53（Ser 15）で染色した．CとDはBaxで染色した．矢印は染色された部分を指している．

interacting protein；Bax, bcl-2 associated x protein；Bcl-2, B-cell leukemia 2 protein；Cyt *c*, cytochrome *c*；Fas, FS-7-associated-surface antigen；*Noxa*, noxious stresses inducible pro-apoptotic gene；*p53AIP1*, p53-regulated apoptosis induced-protein 1；*p53DINP1*, p53-dependent damage-inducible nuclear protein 1；pCON, p53 consensus sequence, PuPuPuC(A/T)(T/A)GPyPyPy；*PERP*, p53 apoptosis effector related to PMP-22；*PIDD*, p53-induced death-domain-containing protein；*PUMA*, p53-upregulated modulator of apoptosis

参考文献

1) Wyllie AH, Kerr JF, Currie AR：Cell death：the significance of apoptosis. Int Rev Cytol 68：251-306, 1980.
2) Kulms D, Schwarz T：Molecular mechanisms of UV-induced apoptosis. Photodermatol Photoimmunol Photomed 16：195-201, 2000.
3) Meulmeester E, Jochemsen AG：p53：a guide to

apoptosis. Curr Cancer Drug Targets 8：87-97, 2008.
4) Kim KS：Multifunctional role of Fas-associated death domain protein in apoptosis. J Biochem Mol Biol 35：1-6, 2002.
5) Mori E, Takahashi A, et al：Spatio-temporal responses to different UV wavelengths in human skin organ culture. J Radiat Res 49：269-277, 2008.

5.2 突然変異

a. 光による突然変異の原因

突然変異が発生するためにはDNA損傷が生成することが必要であり、光の中でDNAを直接傷つけられるだけのエネルギーを有するのは紫外線（UV）領域の波長の短い光だけである。UVはDNA中のピリミジン塩基が2個連続した部位（dipyrimidine部位）にシクロブタン型ピリミジンダイマー（CPD）や6-4光産物（64PP）といった塩基損傷を生成する。この反応はUVの光エネルギーが直接DNA塩基に吸収されて起こる光化学反応であり、その生成収率は260 nm付近が最も高く、収率は下がるがUVB領域でも生成する。またUVBではUVCに比べ5メチルシトシン（mC）存在部位でCPDがよく生成することが知られ、UVA領域でもCPDが生成する。64PPはUVB/A境界域のUVを吸収してDewar異性体に変化する。またUVには細胞内の光動力作用を有する物質を介して活性酸素を生成する作用がある。同様の作用は可視光にも知られており、生じた活性酸素により間接的にDNAに酸化損傷が生成する。このようにして生じたDNA損傷がUVや可視光による突然変異生成の原因となっている。

b. 紫外線特異的突然変異：UV signature

UVによって発生する突然変異は特異的なパターンを示す。最も代表的なものはdipyrimidine部位に起こるシトシン（C）からチミン（T）へのC→T塩基置換変異である。またそれより発生頻度は低いもののCC→TTという2個の連続したシトシンが同時に2個のチミンに変化する並列塩基置換変異もみられる。これら2種類の変異は、検出されればUVの影響が推定できるのでUV signatureとも呼ばれている（表II.7）。とくにCC→TTは他ではあまりみられない珍しい変異であり、UVの影響を強く示唆する識別性の高い変異である。CC→TT変異はDNA修復に異常があると発生率が高くなる。

1) 紫外線特異的突然変異の生成機構

これらのUV特異的変異の生成機構として、1つにはシトシン塩基の脱アミノ化反応が関係していると考えられている。DNA中のシトシン塩基は通常の状態では安定であるが（半減期30,000年）、UV等によってCPD化すると不安定になり4位のアミノ基が脱離しウラシル（U）塩基に変化しやすくなる（半減期2-100時間）。このためシトシン残基を含むCPDは脱アミノ化してウラシ

表II.7 紫外線で誘発される突然変異の種類と特徴

突然変異の種類	変異パターン	原因損傷	生成機構	有効なUV波長
UV signature	C→T at Py-Py CC→TT	CPD 64PP?	a, b b	UVC〜UVA
Solar-UV signature	C→T at Py-mCpG	CPD	a	UVB〜UVA2 (solar UV)
非UV signature	Triplet mutation 等	64PP Dewar?, CPD?	b	UVC〜UVA
酸化型変異	G→T	8OH-G	Mispairing with dATP.	UVA1
UVA fingerprint	T→G	8OH-dGTP?	Mispairing with template A?	UVA

a) 'Error-free' TLS opposite deaminated C in CPD by pol η.
b) Error-prone TLS by TLS polymerases and replicative polymerases.
Py：pyrimidine, CPD：cyclobutane pyrimidine dimer, 64PP：pyrimidine(6-4)pyrimidone photoproduct, 8OH-G：8-hydroxyguanine.

ル化CPDに変化しやすい．とくにCC dipyrimidineはCPD化すると，両方のシトシンが相乗的に脱アミノ化を起こしやすくなり，高い頻度でUU-CPDに変化するといわれる．これらのウラシル化CPDがUV特異的変異の原因損傷となると考えられている．

　CPDや64PPはDNA複製に際し鋳型鎖上に存在するとDNA polymerasesが通過するのを妨害するので，細胞はヌクレオチド除去修復（nucleotide excision repair；NER）というDNA修復機構によりこれらの損傷をDNAから排除しようとするが，これが間に合わない場合細胞内ではいくつかの耐性機構がはたらく．その1つとして損傷乗越えDNA合成（translesion DNA synthesis；TLS）という機構がはたらき，損傷部位で停止したDNA合成をこの反応機構に特異化した一群のDNA polymerases（TLS polymerases）が再開させる．TLS polymerasesは一般に基質デオキシリボヌクレオチド三リン酸（dNTP）と鋳型鎖塩基との対合特異性を緩和（あるいは無視）することにより，DNA損傷を乗り越えてDNA合成を行うと考えられており，TLS反応自体がerror-prone（誤りがち）で突然変異を引き起こしやすい．しかしながらCPDに高い特異性を持って作用するTLS polymeraseであるpol ηはerror-free（誤りなし）なTLSを行い突然変異は起こさないと考えられており，UVによる突然変異誘発を効果的に抑えている．しかしその正確なCPDとの塩基対合能がかえって仇となり，脱アミノ化によって生じるウラシル化CPDに対してはTLSの際に，C→TやCC→TTの突然変異を起こしてしまう（表II.7）．このようにCPDによるUV特異的突然変異誘発には，DNA複製とNER，シトシン脱アミノ化とpol ηによるTLSの2つの競合関係のバランスが重要な因子となっている．

　しかしながらUV特異的変異がCPD中のシトシン脱アミノ化とpol ηによる"error-free"なTLSですべて説明できるわけではない．大腸菌などpol ηを持っていない生物でもUV照射によりUV signature変異が誘発されるし，pol η欠損細胞の突然変異パターンには依然として典型的なUV signatureが現れる．したがって少なくともUV signatureの一部はpol η非依存的なerror-prone TLS経路で発生していると考える必要がある（表II.7，生成機構b）．error-prone TLSに関わるTLS polymerasesは複数知られており，複製にはたらくreplicative polymerasesもこの反応に関与していると考えられている（詳しくは文献1参照）．

　64PPの変異原性については未解明の部分が多い．遺伝学的研究からUVによる突然変異誘発に関わっていることは確実であるが，UV signature変異に関与しているか，関与しているとしてもどの程度かまだ確実なところはわからない．少なくともDNA修復の正常な哺乳類細胞では紫外線誘発突然変異の大部分はCPDによって発生しているといわれている．CPDに対するpol ηのようなerror-freeにはたらくTLS polymeraseは64PPには知られていないので，error-proneなTLS機構で突然変異を発生させているものと思われる（表II.7）．Dewar異性体のゲノム毒性についてはほとんど研究が進んでいない．Dewarの変異原性については，TC-Dewarが高い変異原性を示し，その変異パターンはUV signature，非UV signatureの両方が混在しているという大腸菌での研究や，pol ηによってerror-freeにバイパスされerror-prone TLS polymeraseにより変異を誘発するという模擬日光（64PPはほとんどがDewar化する）を照射した酵母の遺伝学研究などがある（文献1参照）．

2）　その他の紫外線特異的突然変異：triplet mutation

　NERが欠損しUV損傷のDNA修復能が失われるとCC→TT変異の出現率が高まると同時に，triplet mutationという新しいタイプのUV特異的突然変異の発生が顕在化する．triplet mutationは「少なくとも1つのdipyrimidineを含む連続した3塩基配列（triplet）中で，少なくとも2塩基が塩基置換かフレームシフトを起こす突然変異」として定義されるが，実際にはtriplet mutationの

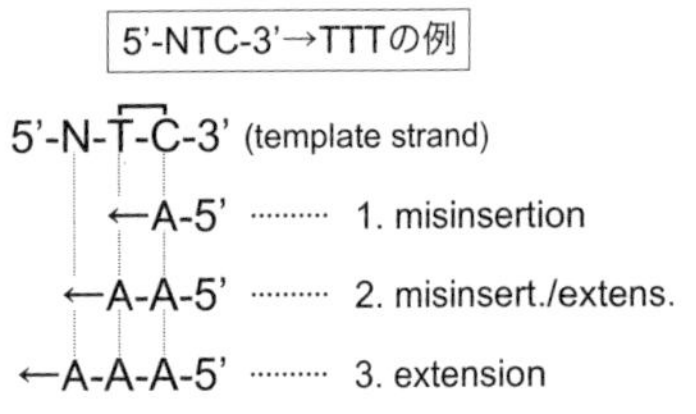

```
5'-NTC-3'→TTTの例
```

5'-N-T-C-3' (template strand)
　←A-5'　……… 1. misinsertion
　←A-A-5'　……… 2. misinsert./extens.
　←A-A-A-5'　……… 3. extension

図II.45 triplet mutation の error-prone TLS モデル
triplet mutation として 5'-NTC-3' が TTT に変異する例で説明している．鋳型鎖の TC 配列に UV 損傷がある．N は任意のヌクレオチド．新生鎖は TLS polymerases により右から左へ，misinsertion, extension の 2 段階で伸長し，鋳型損傷を乗り越える．3 番目の extension のステップでも誤りが起こり得る．

ほとんどは 3' 側の 2 塩基が dipyrimidine となっている triplet 配列で発生する．この変異は NER 欠損をもたらす遺伝的背景・生理的条件でとくに顕著に観察されることから，主に 64PP によって生成しているのではないかと推測される（表II.7）．triplet mutation の生成機構として error-prone TLS モデルが提唱されている（図II.45）．

c. 日光紫外線で誘発される突然変異：solar-UV signature

哺乳類ゲノム中では 5'-CG-3'（CpG）配列中のシトシンは一部の例外を除き通常メチル化された mC の状態で存在し，UVB や日光 UV は UVC に比べこの mCpG 部位に高い割合で CPD を生成する．したがって哺乳類ゲノムでは mC を含む dipyrimidine 部位，すなわち Py-mCpG（Py：pyrimidine）配列中に CPD が生成しやすい．このため前述の脱アミノ化を介した Pol η による "error-free" な TLS 機構により Py-mCpG 配列中に C→T の UV 特異的塩基置換変異が発生しやすくなる．このことは「メチル化された遺伝子は日光 UV で変異しやすい」という状況をもたらす．p53 遺伝子はその代表例である．皮膚癌に見られる突然変異は UV signature が最も主要な変異型で，しかもそれらの変異の多くは CpG 部位にホットスポットを形成している．この遺伝子は通常は哺乳類ゲノム中でメチル化された状態で存在しており，このため日光 UV による突然変異誘発に高い感受性を示すものと思われる．またマウスを用いた研究で実際に UVB～UVA2 の波長域で mCpG 部位に UV 特異的突然変異が高頻度に発生することが実証されている．この変異は日光の主要な有効 UV 成分によって起こる，いわば日光 UV 特異的突然変異であり，この Py-mCpG 配列で起こる UV signature 変異を "solar-UV signature" と呼ぶことが提唱されている（表II.7）．

d. UVA で誘発される突然変異

UVA，中でも長波長側の UVA1 の変異原性はきわめて低く，DNA 損傷や突然変異を in vivo で誘発するには非常に高い線量が必要である．これは 1 つには UVA の光エネルギーが低く，直接 DNA に吸収され光化学反応を起こす確率がきわめて低いからである．しかし生体内の他の低分子化合物を活性化し，その活性化分子が直接，あるいはいくつかの反応段階を経て DNA に化学変化をもたらすことは可能である．こうした反応は光増感と呼ばれ，光活性化される分子は光増感体と呼ばれる．UVA で活性化した光増感体がさらに生体内の酸素分子にそのエネルギーを付与し，一重項酸素等の一群の活性酸素分子種を発生させる（酸素の関与するこの反応を光動力作用とも呼び，可視光でも起こりうる）．生じた活性酸素は DNA やその前駆体である dNTP を攻撃し，酸化損傷をゲノムにもたらす．代表的な DNA の酸化損傷としては 8-ヒドロキシグアニン（8OH-G）やチミングリコールなどが知られ，8OH-G は G→T 塩基置換変異を引き起こす変異原性の高い損傷である．またヌクレオチドの酸化体にも高い変異原性を示すものがあり，8OH-dGTP は T→G 塩基置換変異を起こすといわれる（表II.7）．こうした活性酸素の影響を UVA のゲノム毒性として重視する意見に対し，UVA により活性化した光増感体が直接 DNA 中のピリミジン塩基にエネルギー付与して励起三重項状態に活性化し CPD が生成するという考えも提出されている．これらの反応経路で生じる DNA 損傷が誘発する突然変異は，DNA 中の 8OH-G では G→T（酸化型変異），8OH-dGTP では T→G（UVA fingerprint），CPD

ではdipyrimidine部位でのC→T（UV signature）と三者三様であるが（表II.7），培養細胞を用いた試験管内（in vitro）研究ではそれぞれの反応経路を支持する結果が別々に報告され，統一した見解が得られていない．原因は活性酸素の供給源になる光増感体やそれを打ち消す抗酸化物質が，実験系によって異なる組成・比率で培地に含まれていることにある．この問題を回避するには生体中（in vivo）で直接調べることが必要である．最近マウス皮膚を用いたin vivo研究で，UVAにより誘発される突然変異はsolar-UV signature変異が高い割合を占め，酸化型変異やUVA fingerprintは誘発されないことが報告された．しかし同時にこの研究では皮膚ゲノム中でCPDだけでなく8OH-Gの生成も検出され，UVAが活性酸素を生成してDNAに損傷を与えることも確認されている．この結果は，少なくとも正常な皮膚では，酸化DNA損傷は速やかに排除され（おそらくDNA修復かapoptosisにより），最終的な突然変異にまで至らないことを示している．逆に皮膚に何らかの異常がある場合，または反復して継続的にUVに曝された場合は酸化損傷による突然変異が影響する可能性も示唆される．

e. UVA〜可視光の変異原性

可視光に単独でDNA傷害作用はなく，したがって変異原性もない．しかし光エネルギーを吸収して活性化しうる色素などの低分子化合物が同時に存在すると，その化合物を介して間接的にDNAが攻撃を受ける可能性が出てくる．同様のことが，それ自体は変異原性の弱いUVAでも問題になりうる．光動力作用による酸化反応だけでなく，活性化した化合物が直接DNAと反応し，付加体を生成したりCPDなどの塩基損傷を生成したりする場合もある．ニューロキノン系抗菌剤でみられる光毒性はUVAによる光増感反応を介したCPD生成が原因である．前項で述べたUVAによるCPD生成にも何らかの生体内物質が光増感体として介在しているものと推定されている．こうした光の間接的作用は光線治療にも応用され，PDTやPUVA療法などに利用されている．いずれにせよこれらの反応はDNAを傷つけるので突然変異を誘発しうる．

f. 突然変異と発癌

身近な環境因子である光によって誘発される突然変異は発癌と密接に関連している．非メラノーマ皮膚癌中の癌抑制因子p53の遺伝子に高頻度にUV signature変異が見つかることや，日光露光部に皮膚癌を高発する遺伝病，色素性乾皮症の患者の細胞がUVで突然変異を高頻度に誘発することが，UV誘発突然変異を皮膚癌発生の原因とする重要な証拠となっている．

（池畑広伸）

参考文献
1) 池畑広伸：紫外線誘発突然変異の波長依存性．放射線生物研究 44：19-36, 2009.

5.3 癌化—分子，細胞，動物からヒトへ—

a. 紫外線による発癌機序

紫外線による皮膚癌は，ヒトに生じるあらゆる癌の中でも，その発症機序がもっとも詳しく解明されている悪性腫瘍の1つである．

1) DNA損傷

生物にとって紫外線の最大の脅威は細胞死につながるDNA傷害であり，損傷DNAを修復する機構を備えるようになって初めて地球上での生存を可能にした．最も重要な紫外線傷害はシクロブタン型ピリミジン2量体（cyclobutane pyrimidine dimer；CPD）の形成であり，そのほかにも(6-4)光産物が形成される．これらのDNA損傷が細胞死，突然変異に深く関与する．しかし，正常の細胞にはこれらDNA損傷を修復する巧妙な機構が備わっている．その代表的なものがヌクレオチド除去修復（nucleotide excision repair）である．一方，この修復機能が先天的に欠損する遺伝的疾患，色素性乾皮症患者は，日光暴露皮膚に容易に皮膚癌を発症する．

上記のように，DNAそのものがchromophore

となる直接的な傷害以外にも，ほかのchromophoreを介する間接的なDNA傷害もある．ニコチンアミドアデニンジヌクレオチド（nicotinamide adenine dinucleotide；NAD）やフラビンアデニンジヌクレオチド（flavin adenine dinucleotide；FAD）などの細胞内色素団がchromophoreとなって紫外線のエネルギーを吸収すると，活性化エネルギーによって活性酸素を産生する．活性酸素による酸化的DNA傷害の代表的なものに8-オキソグアニン（8-OxoG）がある．CPD修復能を欠損する実験動物は紫外線照射によって容易に皮膚癌を発症するが，8-OxoG修復酵素を欠くマウスも紫外線癌を生じやすい．

2）遺伝子変異と発癌

紫外線によって生じたDNA傷害は，細胞内の種々の複雑な機構によって巧みに修復あるいは排除されることが明らかとなってきた．しかし，損傷の程度がその機能を超えるほど大量の被曝をうけたり，長期間にわたって度重なる紫外線暴露を被るうちに，修復エラーにより遺伝子に変異を生じるようになる．点突然変異，増幅，欠失，再構成などによる癌遺伝子の活性化や癌抑制遺伝子の不活性化が生じて発癌に至ると考えられている．事実，ras癌遺伝子やp53癌抑制遺伝子の変異が，ヒトの紫外線癌の発症に関与することが示唆あるいは証明されている．とくに後者の意義は大きいと考えられ，露光部に生じた基底細胞癌（basal cell carcinoma；BCC）や有棘細胞癌（squamous cell carcinoma；SCC）などの皮膚癌では50％以上にp53の変異が検出される[1]．その変異は，シトシン塩基がチミンに（C-T），またシトシンが並んだ部位がチミン（CC-TT）という形を呈している．すなわち，ピリミジン塩基の対側部位に生じており，紫外線により形成されるCPD，（6-4）光産物などのピリミジン2量体が変異に関与することが強く示唆される．このタイプの変異はUVBおよびUVCに特徴的であり，UVAや化学発癌物質では生じないことから，UVB signatureと呼ばれる．SCCでは，BCCと比較してとくにこの傾向が認められる．以上のことから，日光による皮膚癌の発症にはUVBが最も重要な役割を演じると考えられる．

すでに発症した皮膚癌のみならず，癌化に先立ってp53に変異が生じることがヒトの皮膚でも動物実験でも確認されている．p53は，細胞周期をG1で停止させて，DNA損傷を修復するための時間を延長させる働きがある．また，損傷が過大で修復不可能な場合は，細胞死apoptosisを誘導して傷害細胞を生体から排除する機能もある．したがって，p53は，細胞の死活や遺伝子の安定性を維持するために生体にとってきわめて重要な遺伝子である．

また，近年BCCの関連遺伝子としてPTCHが注目を浴びている．まず，若年でBCCが多発する遺伝性疾患として知られる母斑様基底細胞癌症候群（nevoid basal cell carcinoma syndrome）の原因遺伝子としてPTCHが同定されたが，非遺伝的な通常のBCCもPTCHの変異が高率に検出されている．また実験的にも，PTCHを欠損するマウスは紫外線照射によってBCCが生じやすい．細胞膜上のPTCH蛋白はhedgehogのレセプターで，その下流にあるsmoothened癌遺伝子を抑制的に制御する働きがある．BCCの約20％にこのsmoothened遺伝子にも変異が生じているという．ただし，BCCにみられるPTCHやsmoothenedの変異は必ずしもUVB signatureタイプでないことから，BCCの発症には紫外線以外の因子も関与する可能性が示唆される．

3）紫外線免疫抑制と発癌

紫外線が癌細胞発生のイニシエーションとして作用することを述べたが，さらに癌細胞の排除を抑制して増殖にも関与する（プロモーション）．

ヒトでも動物でも悪性腫瘍の発生と増殖に個体の免疫能が重要な役割を演ずることは周知の事実である．本来，免疫とは生体にとって不都合な侵入物を防止，排除しようとする防衛反応である．長期間にわたって免疫抑制剤の投与をうけなければならない臓器移植患者ではSCCが発生しやすい．オランダからのある報告では，腎臓移植をうけた患者の40％が移植後20年以内に皮膚癌を発

生するという．心臓移植患者は腎臓移植よりも大量の免疫抑制剤を必要とするため，リスクはさらに高くなる．SCCと比較してBCCの発生率は影響を受けにくいとされている．

実験的にも皮膚癌の発生に紫外線の免疫抑制作用も関与することが明らかとなってきた．マウスにある量のUVBを反復して照射すると，ほぼ100％の動物が皮膚癌を発生する．この皮膚癌を同系のマウスに移植すると容易に拒絶されて生着しない．同系マウスどうしであれば，いかなる臓器でも移植可能であるが，紫外線癌は免疫原性（antigenicity）が高く，同系マウスからも拒絶される．ただし，無胸腺マウスやX線照射などで免疫抑制されたrecipientでは，移植された皮膚癌が生着して増殖を続けることから（図II.46），免疫学的機序により紫外線癌が拒絶されることがわかる．では，紫外線照射によって発癌した宿主マウス自身では，なぜ発生した皮膚癌が拒絶されることなく増殖し続けるのか．自己に発生する紫外線癌を排除する免疫機構が紫外線照射をうけるうちに傷害される可能性が考えられた．そこで，Kripkeらはマウスの紫外線癌をあらかじめ少量のUVBを照射した同系のマウスに移植したところ，宿主におけると同様に拒絶されずに生着することを見いだした．すなわち，少量のUVBに腫瘍免疫を抑制する作用があることを明らかにした[2]．この研究が光免疫学（photoimmunology）の発端となった．

その後，接触アレルギーなどの遅延型過敏反応や，単純ヘルペスウイルス，真菌，カンジダなどの感染免疫も紫外線により抑制されることが明らかとなり，光免疫学の研究が急速に発展してきた[3]．研究の成果を簡単に要約すると，紫外線に照射された後の一定期間は，免疫，アレルギー抗原が作用しても，その抗原に対してだけ感作が成立しない．他の抗原に対する免疫能は侵されない（抗原特異的免疫抑制）．詳細については，「III.1.4 光と免疫能」を参照のこと．

4） 実験動物の紫外線発癌

1928年Findlayらは，人工紫外線光源を実験動物に照射して初めて皮膚癌の誘発に成功した．その後，米国国立がん研究所のBlumは，精巧な紫外線光源や測定器と遺伝的に単一系のマウスを用いて，発癌の作用波長，照射量，分割照射の影響，照射間隔，腫瘍発生時期などに精力的な検討を加え，再現性のある実験モデルを確立した．詳細な実験データが1冊の単行本にまとめて報告されている[4]．

紫外線照射によるDNA傷害を修復できないマウスでは，少量のUVB照射で容易に皮膚癌が発生する（図II.47）．われわれは，色素性乾皮症の最も重症型（A群）のモデルマウス（XPA欠損マウス）では，UVB照射に対して易発癌性のみならず紫外線炎症（sunburn）も免疫抑制も著しく亢進することを示した[5]．このマウスでは，UVB照射後のプロスタグランジン合成がきわめて増強し，またインドメタシンの前投与で紫外線炎症と免疫抑制が防御されることより，色素性乾皮症患者における強度の日焼け反応と免疫抑制にもCPD

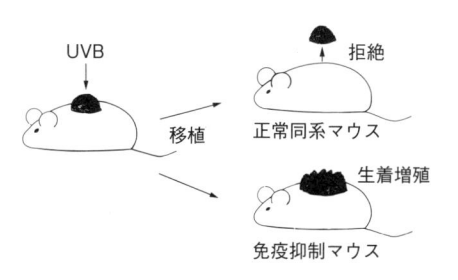

図II.46 紫外線による腫瘍免疫の抑制
UVB照射でマウスに発症した癌は，正常同系のマウスに移植しても免疫機序により拒絶される．免疫を抑制したマウスでは生着して増殖する．

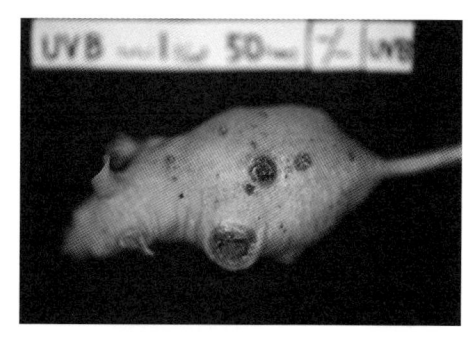

図II.47 CPD除去修復能を欠く（XPA-gene deficient）マウスは少量のUVB照射により短期間で皮膚癌を発症する

形成が関与することが強く示唆された.

　紫外線発癌の主要な作用波長がUVBであることは，理論的にも動物実験の結果からも疑いのない事実である．一方，UVAの作用に関しては，さまざまな実験結果が報告されており，一致した見解が得られていない．実験的には，きわめて大量のUVAを動物に反復して照射すれば，皮膚癌を発生させることはできる．しかし現実には，日光のUVAに単独で暴露することはなく，UVBとの相互作用を考慮する必要がある．人工紫外線光源でUVAとUVBの混合光を3カ月間照射した後，UVAのみを2-6カ月間追加照射すると，UVAを追加照射しなかったグループよりも皮膚癌の発生が増加したという実験がある．また，UVAとUVBの同時照射は，UVB単独照射よりも腫瘍の発生が低下したとする報告がある．一方では逆に，混合照射の方がUVB単独よりも発癌性が高いという実験結果もある．さらに，4週間にわたって総量 $420 J/cm^2$ のUVAをあらかじめ照射しておくと，その後のUVA＋UVB照射による発癌を抑制するという結果もある．このように，in vitro の実験とは異なり，生体の紫外線発癌におけるUVAの役割は複雑であり，動物実験で出された結果の解釈も困難である[3]．

　皮膚癌の中で最も悪性度の高いのは色素細胞由来の悪性黒色腫（malignant melanoma；メラノーマ）であるが，表皮角化細胞由来のBCCやSCCとくらべて光生物学的研究が遅れている．その主な理由は，確実にかつ有効にヒトのメラノーマに近い腫瘍を誘発できる動物モデルが作製されていないことである．メラノーマ誘発の作用波長，照射量，照射時期，サンスクリーン剤の影響，腫瘍免疫，治療法の開発などの検討には，動物モデルによる in vivo の実験がきわめて有用である．

　dimethyl(a)benz anthracene（DMBA），nitrosourea, nitrogen mustard などの化学発癌物質を有色のマウスやモルモットに塗布して，良性あるいは悪性の色素細胞性腫瘍が誘発された実験報告がある．Epstein らは，有色のヘアレスマウスにDMBAを塗布して良性の色素細胞性腫瘍を作製した後，紫外線を照射することによりメラノーマの誘発に成功した．これは，DMBAがメラノーマの initiator，紫外線が promotor になり得ることを示した実験である．また，Kripke は，C3Hマウスを sunlamp で20週の間に10回（総量 $1 J/cm^2$）照射した後，croton oil を1週に2回，92週間にわたって塗布してメラノーマを誘発した．すなわち，紫外線（おもにUVB）が initiator になり得ることを示した．

　紫外線照射のみでメラノーマを発症する哺乳動物のモデル作製は困難であったが，近年では，遺伝子改変の手法を用いていくつかのメラノーマのモデルマウスが作製されている．その多くは無処置でもメラノーマが自然発生し，一部のモデルでは紫外線照射で発癌が増強するマウスである．われわれは，損傷DNAの修復能を欠損する色素性乾皮症のモデルマウス〔XPA（−/−）〕では，SCCの発癌を含めて種々の光生物反応が著しく増強することを報告した[5]．しかし，この白色マウスは少量のUVB照射で容易にSCCを発症するものの，色素細胞を欠くためメラノーマを生じることはない．また，マウスは，たとえ有色であっても wild type の動物は色素細胞が真皮に存在するため，ヒトの皮膚とは構造的に大きな差違がある．そこでわれわれは，色素細胞の表皮内増殖と維持に必要な stem cell factor を transgenic したマウス（SCF-Tg）と紫外線高感受性のXPA（−/−）

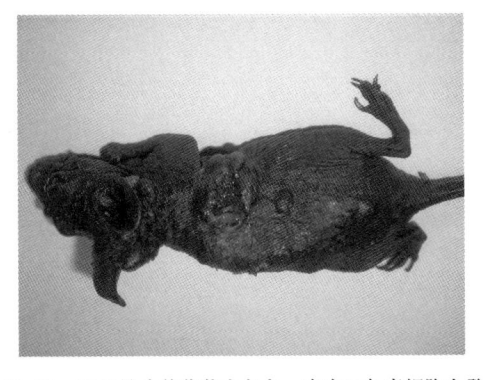

図II.48　CPD除去修復能を欠き，表皮に色素細胞を発現させた（XPA-gene-deficient, SCF-transgenic）マウスは，UVB照射によりヒトと同様のメラノーマを発症する．

マウスを用いて，XPA（−/−），SCF-Tgマウスを作製した．このマウスはヒトの皮膚と同様に表皮基底層に色素細胞を有しており，UVBを反復照射することによって転移能を有するメラノーマを発症した（図II.48）[6]．

b. ヒトの皮膚癌

人体を構成するすべての細胞が悪性化（癌化）する可能性を秘めている．皮膚は構造的に表皮，真皮，皮下組織，付属器よりなるが，そのそれぞれが多くの異なった性質の細胞から構成されているため，いわゆる皮膚癌の種類は数十種にも及ぶ．その中でも，発生頻度の高い基底細胞癌（BCC）と有棘細胞癌（SCC）の発症には紫外線が重要な役割を演ずる．SCC は，遠隔臓器への転移能を持つが，BCC は局所破壊性を示すものの転移することはきわめてまれである．この両腫瘍と比較すれば，直接的証拠が乏しいものの，メラノーマの発症にも紫外線の関与が示唆されている．また，日光角化症（actinic keratosis）は，SCC の前癌状態で表皮内癌（carcinoma *in situ*）に属するが，病名が示すように日光暴露の皮膚に発症する．

皮膚癌の発症に日光が関与していることは，以下の疫学的，統計的な事実より古くから知られている[3]．

a) 皮膚癌は露光部位に生じやすい

皮膚のメラニン色素に乏しい白色人種では，BCC，SCC の 90% 以上が，顔面，頸部，手背などに発生するといわれている．日本人でも BCC の約 70% が顔面に生じるというデータがある．体表面積全体で顔面が占める面積を考慮すると，かなり高率といえる．

b) 皮膚癌は赤道に近い地域ほど発生率が高い

北米における白人に関する報告では，南下するほど皮膚癌の発生が増加しており，これはその地域における UVB 量の増加と密接に相関している．また，同じ人種であれば緯度が 10 度下がるごとに皮膚癌の発生率が 2 倍になるといわれている．イギリスのサウスウェールズでは年間の BCC 発生率が，10 万人中 83 人，SCC が 19 人，両者で 102 人に対して，同じ人種的背景を持つオーストラリアのビクトリアでは，それぞれ 672 人，201 人，合わせて 873 人に増加する．日本での大学病院受診患者の調査でも，緯度に逆相関して皮膚癌の発生率が高いという報告がある．

c) メラニン色素の程度（皮膚の黒さ）は皮膚癌の危険性と逆の相関にある

皮膚癌の発生率は人種による差が大きく，統計的にも白人，黄色人，黒人の順に多い．たとえば，南アフリカの黒人では非メラノーマ皮膚癌の年間発生率が 10 万人中 1 人以下であるのに対して，同じ緯度に位置して紫外線量がほぼ同等のオーストラリアの白人では 800 人以上である．白色人種でも sunburn 後の suntan を容易におこすスキンタイプでは BCC や SCC を比較的発生しにくい．ヨーロッパ北部から緯度の低いオーストラリアへ移住したケルト系人種に皮膚癌が多いことはよく知られているが，彼らは日光照射に対して suntan を生じにくい．

d) 職業により皮膚癌の発生率が異なる

皮膚癌は農業，漁業など屋外労働者のほうが室内労働者に比べて発生率が高い．

以上の疫学的，統計学的データは，メラノーマに関してもほぼ当てはまる．しかし，両者の間では紫外線の関与の仕方がやや異なるようである．BCC や SCC では紫外線の累積被曝量が発症に重要であると思われるが，メラノーマでは発症部位と問診の結果から強度の紅斑や水疱を生じるような急性紫外線傷害の既往が発症の危険因子となる可能性が示唆されている．

（堀尾　武）

参考文献

1) Harris CC : p53 at the crossroads of molecular carcinogenesis and cancer risk assessment. Science 262 : 1980-1981, 1993.
2) Kripke ML, Fisher MS : Immunologic parameters of ultraviolet carcinogenesis. J Natl Cancer Inst 57 : 211-215, 1976.
3) 堀尾　武：光皮膚科学—基礎から臨床へ．医薬ジャーナル社，2006．
4) Blum HF : Carcinogenesis by Ultraviolet Light.

Princeton University Press, Princeton, 1959.
5) Miyauchi-Hashimoto H, Tanaka K, Horio T : Enhanced inflammation and immunosuppression by ultraviolet radiation in xeroderma pigmentosum group A (XPA) model mice. J Invest Dermatol 107 : 343-348, 1996.
6) Yamazaki F, Okamoto H, et al : Development of a new mouse model (XPA-deficient, stem cell factor-transgenic) of UVB-induced melanoma. J Invest Dermatol 125 : 521-525, 2005.

III 光と臨床医学

1. 光と皮膚

1.1 光による急性皮膚障害

a. サンバーン

真夏の強い太陽光線を直射で20-30分間浴びた皮膚は，数時間後からうっすらと赤くなり始める．これがサンバーン（日焼け紅斑）の始まりである．赤さ（紅斑）のピークは太陽光線を浴びた24時間後くらいである．その後，紅斑は消退し始め，次第に褐色調（サンタン）となる．

サンバーンは浴びた紫外線B（290-320 nm）量により強さの程度が異なる．日頃太陽紫外線を浴びることが少ない肩や背部に，真夏の太陽光をいきなり2時間も浴びると強い紅斑反応が生じる．サンバーンの反応ピークは24時間より長くなり，紅斑に加え，水疱も生じ，皮膚は痛みを覚える．数日後から，皮膚は黒くなり，水疱が破れ，表皮が薄く剥れ始める．サンバーンを誘発する紫外線は主にB波であるが，A波（320-400 nm）も大量に浴びればサンバーンの原因となる．

1) サンバーンのメカニズム
 a) DNA損傷とサンバーン

地表に届く太陽光線のうち紫外線Bが占めるのはわずか0.5%程度と少ない．B波は表皮細胞（角化細胞が90%以上を占める）の細胞遺伝子に吸収され，シクロブタン型ピリミジン2量体（cyclobutane pyrimidine dimer；CPD）と6-4 photoproduct（6-4PP, 6-4光産物）と呼ばれる紫外線独特の傷を誘発する．CPDは除去修復機構（nucleotide excision repair system）により約半数は24時間までに修復されるが，6-4光産物は約6時間ですべてが修復され，DNA鎖から除去される．CPDや6-4PPの生成量は皮膚が浴びるB波の量に相関する．したがって，大量の太陽光線を浴びれば多数のCPDと6-4PPが生じる．また，CPDや6-4PPを修復する能力に欠損がある色素性乾皮症（xeroderma pigmentosum；XP）では健康ヒトに比べ，1/5程度の少量の紫外線B量で紅斑反応（サンバーン）が生じる．さらに，XPAやD群患者は，サンバーンの反応ピークが48時間と遅延する．DNA損傷（CPDや6-4PP）を速やかに修復させる物質を皮膚に塗布するとサンバーンが軽くなる．

ヒト細胞には存在しない光回復酵素（CPDを修復する）を持つアメリカオポッサムを用い，紫外線B照射後に可視光で光回復酵素活性を高めると，DNAの傷が速やかに修復されるため，サンバーンを誘発するためには数倍の大量紫外線Bが必要なことが報告されている．

また，日本人でもサンバーンを起こしやすい人と起こしにくい人がある．これはスキンタイプI-III型に分類できる．太陽光線を浴びると赤くなりやすく，あまり黒くならないスキンタイプI，逆にあまり赤くならないで黒くなりやすいスキンタイプIII，そこそこ赤くなり，またそこそこ黒くなるスキンタイプIIの3群である．同量の紫外線Bを浴びると，スキンタイプIはIIIに比べ，3-5倍の多数のDNA損傷が生じる．つまり，紅斑反応はDNAの傷の量と正に相関している（図III.1）．

 b) サンバーンと血流量

サンバーンはプロスタグランディンや一酸化窒

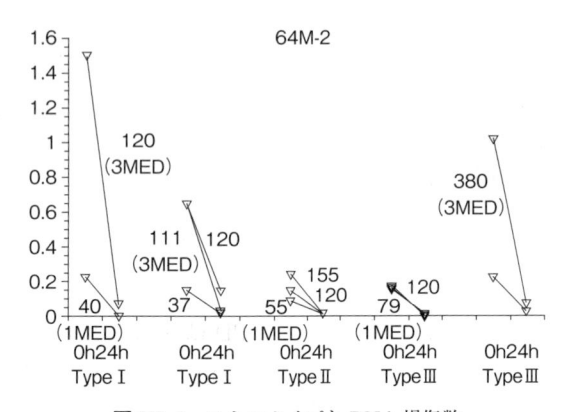

図 III.1 スキンタイプと DNA 損傷数

日焼けで赤くなりやすいがあまり黒くならないスキンタイプ I（日本人を対象とした日焼けの特徴で分類．スキンタイプ II はそこそこ赤くなり，そこそこ黒くなるタイプで約70％近くはこのタイプ）はスキンタイプ III（あまり赤くならないが黒くなりやすい人）に比べると，同量の紫外線を浴びたときに表皮細胞に生じる遺伝子の傷の量は 3-5 倍も多い．

素（NO）による血流量の増加で生じる．

健常ヒト皮膚由来の培養細胞（真皮線維芽細胞や表皮角化細胞）に紫外線 B あるいは C（200-290 nm）を照射すると，COX-2（cyclooxygenase-2，シクロオキシゲナーゼ 2）と iNOS（inducible nitric oxide synthase）の mRNA と蛋白質レベルが高くなり，それぞれの働きで prostaglandine E_2（PGE_2，プロスタグランディン E_2）と nitric oxide（NO，一酸化窒素）が生成されるため血流が増し，サンバーンが惹起される．したがって，COX-2 阻害剤は 1970 年代からすでにサンバーンを抑制する物質として知られている．

一方，DNA 修復に欠損のある XP 細胞に紫外線 B を照射すると，健康ヒト細胞に比べ，約 1/3-1/5 の少量で COX-2 や iNOS の発現量が高くなる（図 III.2）．つまり，DNA 損傷量が PGE_2 や NO 生成に深く関わっていることが明らかである．サンバーンは紫外線を浴びた皮膚細胞に残存する DNA 損傷量が引き金になっている．

c) $PPAR\gamma$ の関与

紫外線誘発 DNA 損傷がサンバーンの引き金となり，PGE_2 と NO が生成されるが，DNA 損傷からどのような機序で PGE_2 の生成が亢進するのかはわかっていない．peroxisome proliferator activated receptors gamma（$PPAR\gamma$）の生成が紫外線 B により抑制される．一方，$PPAR\gamma$ のアゴニストを投与すると，紫外線による $PPAR\gamma$ の生成抑制が阻止されるだけでなく，紫外線 B によるサイトカイン IL-1α や COX-2 の mRNA 発現を抑制し，PGE_2 生成を抑えることができる．したがって，紫外線 B によるサンバーン制御には $PPAR\gamma$ が関与していると考えられる．

d) サンバーンと活性酸素

紫外線 B は細胞核を介するだけでなく，直接細胞膜に作用し，細胞の機能に影響を与えることが明らかにされている．紫外線により生じた活性酸素（reactive oxygen species；ROS）が細胞膜を介し，RAS, Raf-1, MAP kinase を介して c-Jun,

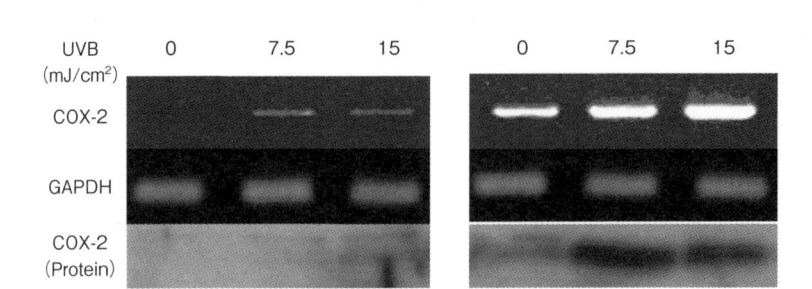

図 III.2 紫外線による化学伝達物質プロスタグランディン E_2（PGE_2）生成と DNA 修復能

紫外線は細胞 DNA に多数の傷（シクロブタン型ピリミジン 2 量体：CPD と 6-4 光産物）をつける．この傷の修復能が欠損または低下していれば，細胞のシクロオキシゲナーゼ-2（COX-2）の mRNA レベルが高くなり，その結果 PGE_2 が大量に生成され日焼けが生じる．

c-Fosの2量体が形成され，AP-1やNFκBの転写因子の活性化が起き，サイトカイン生成亢進の結果，COX-2生成が亢進し，炎症に至ると理解されている．

2）サンバーンの制御

DNA損傷量がサンバーンの強さに影響する．最少紅斑量の約1/2を連日同じ皮膚に照射すると，10回を過ぎた頃からサンバーンが生じる．さらに，サンバーンが生じた皮膚角化細胞にはCPDが大量に蓄積していることが明らかにされている．サンバーンを抑えるにはDNA修復を亢進させる物質を皮膚に塗布，あるいは経口摂取する方法が考えられる．米国ではすでにT4N5（E. coli由来DNA修復酵素），また，動物皮膚や培養細胞レベルでは，cAMP活性を亢める forskolin，α-MSH，ビタミンD_3，IL-12や緑茶由来ポリフェノールがCPD修復の効率を亢めることが明らかにされている．紫外線Bによる急性反応サンバーンの抑制は光老化や皮膚癌の抑制に通じるものと考えられ，今後，ヒト皮膚塗布により，DNA修復能を高める物質の開発が盛んになると予測される．

（市橋正光）

b．サンタン

サンタンは「黒い日焼け」であり紫外線照射の2-3日後より起こる日焼けである．正式名称は「遅延型色素沈着（delayed tanning；DT）」である．さまざまなグループからの報告を総合すると，サンタンは光刺激後1週間で最も強く現れ，1回のみの光刺激でさえ10週間は少なくとも色素が残ると考えられる．

実際に日焼け（tanning）は3つの相に分類される（図III.3）．サンタン（DT）の前には紫外線照射後2-3分以内から2-3時間続く即時型色素沈着（immediate pigment darkening；IPD）と紫外線照射後2-3時間以内から2-3日続く persistent pigment darkening（PPD）とがあるとされる．これらは主にUVAの作用により表皮角化細胞内の既存メラニンの酸化や重合化でおこるとされる．これらの反応がさらなる紫外線照射に対し

図III.3 サンタンの時系列

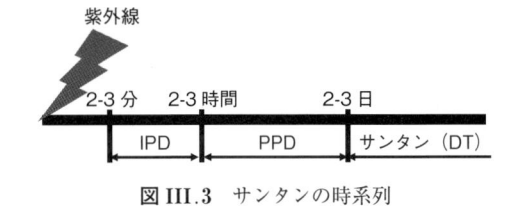

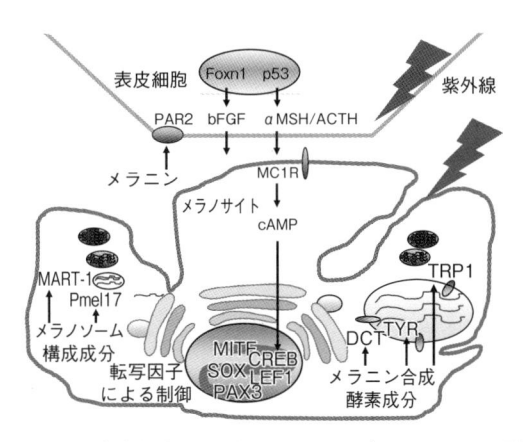

図III.4 表皮細胞およびメラノサイト内のサンタンに関与する因子（文献1より改変）

て防御的に作用しているかどうかは結論が出ていない．その後に生じるのが第3相となるサンタン（DT）である．

サンタンはUVAとUVBとの両方の作用で起こり，メラニン産生細胞であるメラノサイトと周辺のメラニンを取り込む細胞である表皮角化細胞とが主に関与する（図III.4）．

紫外線照射後メラノサイト内ではさまざまな因子がメラニン産生を上昇させる向きに動く[1]．たとえばメラノサイト内で最も重要な分化・増殖に関与する転写因子はMITF（microphthalmia-associated transcription factor；小眼球症関連転写因子）である．さらにMITFを調整する転写因子としてCREB（cAMP responsive-element-binding protein），LEF-1/TCF（Wnt/βカテニン系に関与する因子），SOX（Waardenburg症候群IV型にて変異が認められる因子）やPAX3（神経堤関連転写因子）がある．これらすべての転写因子は紫外線照射でMITFの発現を上昇させる．

メラノサイト内のメラニン合成に関与する酵素にはTYR（tyrosinase；チロシナーゼ），TRP1（tyrosinase related protein 1）やDCT（dopachrome tautomerase；TRP2) があり，さらにこれらの酵素に対して補酵素的に作用するものがある．これらすべては紫外線照射でメラニン合成を促進する向きに作用する．

メラノサイト内でメラニンの合成の場となるのがメラノソームである．メラノソームを構成する蛋白としてPmel17 (GP100) やMART-1が知られている．これらの発現も光照射後亢進する．

またメラノサイト内で最も重要な受容体はMC1R (melanocortin-1 receptor) である．その働きを亢進させるものとしてPOMC (pro-opiomelanocortin) 由来のα-MSH (α-melanocyte-stimulating hormone) やACTH (adrenocorticotropic hormone) がある．これらの発現も光照射後亢進する．

光照射後亢進する表皮角化細胞内の因子としては，メラニン取り込み受容体として知られているPAR2 (proteinase activated receptor 2) がある．光刺激だけでなくエンドセリンなど色素沈着を亢進する因子の作用でPAR2の発現は上がり，DKK1 (dickkopf1) など色素沈着を抑制する因子の作用でその発現は下がることが知られている[2]．つまり光刺激で表皮角化細胞のメラニン取り込みが亢進する．

また光刺激で表皮角化細胞は表皮の色素沈着を亢進させるべく（サンタンさせるべく）メラノサイトを動員し活性化させる作用も有する．この作用の中心となる転写因子として重要なものにFoxn1/Whn/Hfh11とp53とがある．

Foxn1はbFGF (basic fibroblast growth factor) を介してメラノサイトに作用し，サンタンを誘導するとされる．p53はPOMC/α-MSH/ACTHを介してメラノサイトのMC1Rに作用し，サンタンを誘導するとされる．また表皮角化細胞は光刺激でSCF (stem cell factor/steel factor)，HGF (hepatocyte growth factor)，GM-CSF (granulocyte-macrophage-colony stimulating factor)，NGF (nerve growth factor)，プロスタグランディン (prostaglandin $E_2/F_{2\alpha}$) やエンドセリンの分泌が亢進し，各々のメラノサイト内の受容体を介してサンタン誘導に作用する[3]．

このように光によりサンタンが起こる機構は非常に複雑であり，急性皮膚障害の結果起こる防御反応であるかさえ現在はっきりとはしない．上記のように解明されている主な点は，表皮角化細胞側の要素としてメラニンの取り込みが上がるだけでなく，メラノサイトを活性化させる各種因子が分泌されること．メラノサイト側の要素としてメラニン合成酵素，メラノソーム構築蛋白，メラニン輸送関連因子などが転写因子からの制御を介して活性化を受けることの2点である．サンタンに関連する遺伝子は現在150種以上知られており，さらなる機能解析が待ち望まれる． （山口裕史）

参考文献

1) Yamaguchi Y, Hearing VJ：Physiological factors that regulate skin pigmentation. Biofactors 35：193-199, 2009.
2) Yamaguchi Y, Passeron T, et al：Dickkopf 1 (DKK1) regulates skin pigmentation and thickness by affecting Wnt/beta-catenin signaling in keratinocytes. Faseb J 22：1009-1020, 2008.
3) Yamaguchi Y, Brenner M, Hearing VJ：The regulation of skin pigmentation. J Biol Chem 282：27557-27561, 2007.

1.2 光による慢性皮膚障害

a. 日本における皮膚癌統計

太陽紫外線曝露による影響の1つとして皮膚癌があげられる．しかしながら，日本において悪性腫瘍全体に占める皮膚癌の割合は小さく，統計等に現れることは少ない．皮膚癌統計の主なものとしては，人口動態統計（死亡），癌登録（罹患），その他調査データ（患者調査，受診データ）がある．以下に，これらの統計をもとに日本における皮膚癌を概観する．

1) 人口動態統計からみる皮膚癌死亡

我が国における皮膚癌死亡数の年次推移（1972-2007年）を悪性黒色腫と悪性黒色腫を除くその他の皮膚癌に分けて図III.5に示した．悪性黒色腫による死亡数は一貫して増加している．一方，そ

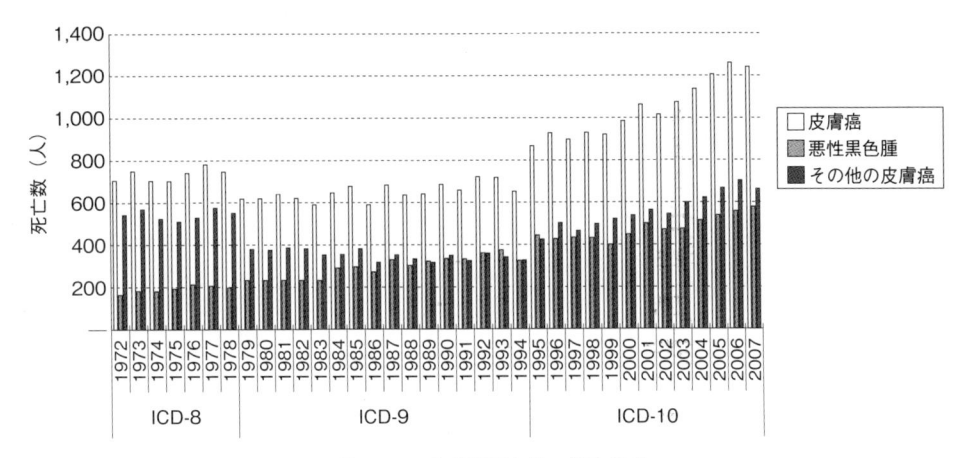

図 III.5 皮膚癌死亡数の年次推移

の他の皮膚癌は，1978年以前，1979-1994年はそれぞれほぼ一定であったが，1995年以降は増加傾向がみられる．皮膚癌全体では，悪性黒色腫とその他の皮膚癌の変化を反映して，1978年以前はほぼ一定，1979-1994年は緩やかな増加，1995年以降は急激な増加がみられる．

ここで注意を要するのは，1978年以前，1979-1994年，1995年以降で死亡数に系統的な差がみられることである．図III.5の下段に示したが，これらの3期は国際疾病分類（1978年以前：ICD-8，1979-1994年：ICD-9，1995年以降：ICD-10）と対応している．皮膚癌に関しても，とくにその他の皮膚癌では国際疾病分類の変化が影響（ICD-8→ICD-9：死亡数減少，ICD-9→ICD-10：死亡数増加）していると考えられる．長期の変化を検討するにあたっては，この点に十分な注意が必要である．

次に図III.6(a)に，男女別の皮膚癌（悪性黒色腫＋その他の皮膚癌）死亡率の年次推移を示した．1978年以前，1979-1994年はほぼ一定であったが，1995年以降は男女とも増加傾向がみられる．男女で比較すると，一貫して男性の方が女性よりも高率であるが，その差は縮小傾向にある．また，死亡数と同様に，国際疾病分類の変更の影響がみられる．

図III.6(b)に，皮膚癌の年齢調整死亡率を示した．粗死亡率とは逆に，1978年以前，1979-1994年は減少傾向がみられ，1995年以降はほぼ一定の

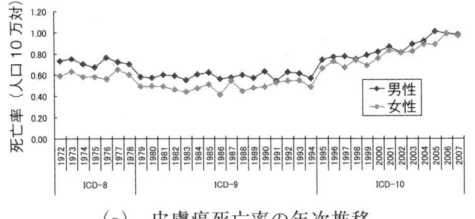

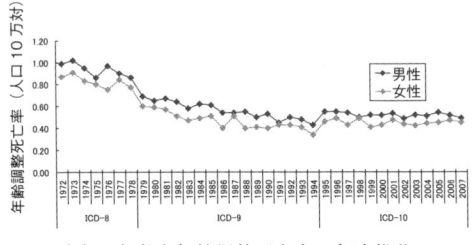

(a) 皮膚癌死亡率の年次推移

(b) 皮膚癌年齢調整死亡率の年次推移

図 III.6 男女別の皮膚癌統計

水準であった．このことから，粗死亡率でみられた傾向（1978年以前，1979-1994年はほぼ一定で，1995年以降増加）は，人口の高齢化を反映した結果と考えられる．年齢調整死亡率についても粗死亡率と同様，すべての期間を通じて男性の方が高率であるが，その差はわずかずつではあるが縮小傾向がみられる．

図III.7(a)(b)に，都道府県別の皮膚癌死亡率（悪性黒色腫を除く皮膚癌，1991-1995年，65歳以上）を示した．アメリカやオーストラリアなどでは紫外線照射量との間に明瞭な地理的相関が示されている皮膚癌であるが，死亡率からみる限り，わが国においては，紫外線照射量と皮膚癌の間に

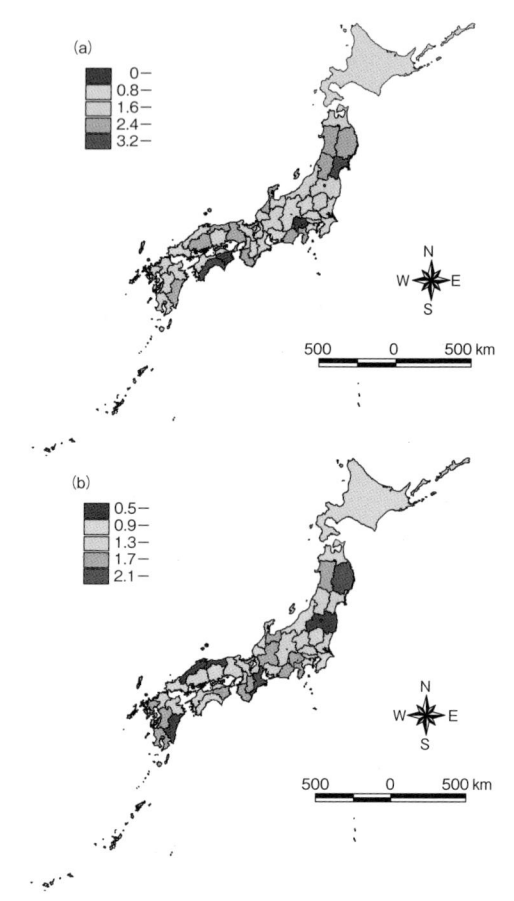

図 III.7 都道府県別皮膚癌死亡率（その他の皮膚癌，人口 10 万対）（口絵 5 参照）
(a) 65 歳以上男．(b) 65 歳以上女．

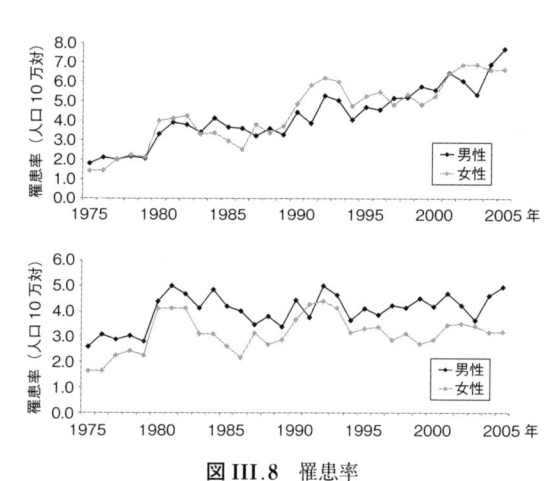

図 III.8 罹患率
(a)皮膚癌罹患率の年次推移，(b)皮膚癌年齢調整罹患率の年次推移．

地理的な相関は認められなかった．

2) 癌登録からみた皮膚癌患者数

人口動態統計から，皮膚癌による死亡（年齢調整死亡率）は，国際疾病分類の変更の影響がみられるものの，1994 年頃まで低下した後，1995 年以降ほぼ一定水準にあることが示された．しかしながら，悪性黒色腫を別とすれば，皮膚癌による死亡率（致命率）はそれほど高くなく，また最近の医療技術の進歩による致命率の減少により，死亡率から患者の実態（罹患率）を推し量ることには無理があると思われる．そこで皮膚癌罹患を直接検討する．

図 III.8(a)(b)に，全国癌罹患数・率の推計値（1975-99 年）（厚生省がん研究助成金「地域がん登録」研究班国立がん研究センターがん対策情報センター「地域がん登録全国推計値（1975-2005 年）」）に基づく，男女別の皮膚癌罹患率・年齢調整罹患率の年次推移を示した．粗罹患率についてみると，男女とも一貫して増加傾向がみられる．男女差については，1980 年代の終わりからやや女性が高率の傾向がみられる一定の傾向はみられない．一方，年齢調整罹患率は，全期間を通してみると増加傾向がみられるが，増加の程度は小さく一定の傾向はみられず，最近の皮膚癌罹患率の増加はその多くが人口の高齢化によるものと考えられる．また，男女差は，粗罹患率とは異なり，全期間を通して男性の方が高率である．なお，国際疾病分類（1978 年以前：ICD-8，1979-1994 年：ICD-9，1995 年以降：ICD-10）の影響は，死亡率ほど明瞭ではないものの，死亡率とは逆に 1979-1994 年（ICD-9）に他の期間より高い傾向がみられる．

3) その他調査データからみた皮膚癌患者数

上記以外に，わが国における皮膚癌患者の実態を示す公的な統計資料として患者調査がある．これは，3 年に 1 度，10 月に，対象となった病院（抽出率：入院 7.3/10，外来 3.8/10），診療所（抽出率：6.5/100）を受診（入院を含む）した患者の調査結果から，統計的手法により，推計患者数（当日，全国の医療機関を受診した患者数），総患者数（当日受診しなかった患者を含む，総患者数）を推計するものである．公表資料のみの使

用に限られたため，詳細を論じることはできないが，概要を紹介する．

平成8年から平成20年までの調査結果によれば，皮膚癌（悪性黒色腫，その他の皮膚癌）総患者数は平成8年5,000名（2,000名，3,000名），平成11年7,000名（2,000名，5,000名），平成14年9,000名（3,000名，6,000名），平成17年8,000名（2,000名，6,000名），平成20年11,000名（4,000名，7,000名）である．悪性黒色腫を除くその他の皮膚癌に増加傾向がみられるが，年齢調整が行われていないため，人口の高齢化以上に増加しているかどうかについては不明確である．

ちなみに，平成8年，平成11年，平成14年，平成17年の総患者数を全国癌罹患統計（1996年，1999年，2002年，2005年）と比較すると，平成8年が5,000名と5,928名，平成11年が7,000名と7,336名，平成14年が9,000名と8,245名，平成17年が8,000名と9,140名，とほぼ同程度であった．

その他に全国規模の統計としては，石原ら（日本皮膚悪性腫瘍学会予後統計調査委員会）による全国の医療施設を対象としたアンケート調査（1987-1991年，1992-1996年，1997-2001年に実施）がある．それによると，悪性黒色腫，基底細胞癌，有棘細胞癌，日光角化症は，いずれも近年増加傾向にあること，地理的に見て南西に向かうほど患者数が増加する傾向があり紫外線との関係が疑われること，が報告されている．しかしながら，本調査は全国の医療施設を対象としているものの，毎回200近い施設に調査依頼し回答が得られたのは100施設程度であること，調査ごとの対象（回答）施設が統一されていないこと，地域・年次ごとの回収率の調整がなされていないこと，年齢調整が行われていないこと，など他の統計資料と比較してやや信頼性に欠けるといえる．

〔小野雅司〕

b. 光発癌の機序
1） 紫外線発癌についてわかっている事実

紫外線（UV）が皮膚癌の原因となることは経験的にも以前からよく知られており，疫学的，実験的，理論的な数多くの証拠がある．(1) 紫外線はよく知られた突然変異原であり，抗癌剤も含めて，突然変異原性のあるものは発癌性を有す．(2) 動物実験においては，マウスでUVBを照射することにより，non-melanoma skin cancer がコントロールに比して有意に多くできる．(3) 紫外線によって生じたDNAの傷を修復する酵素を欠損するヒトの遺伝病である色素性乾皮症（XP）では，日光露光部に有棘細胞癌，基底細胞癌，悪性黒色腫のいずれの皮膚癌の頻度も高い．これらのことは，紫外線が突然変異原となり，それがヒトにおいても発癌を引き起こしていることを示している．疫学調査のなかで，エビデンスレベルの高い報告としては，(4) 同じ人種間で住居地の緯度と悪性黒色腫の死亡率が逆相関するというデータなどがあげられる．日本人のデータとしては，同じ日本人種でハワイの居住者においては日本の居住者と比べて有意に基底細胞癌，有棘細胞癌，ボーエン病の発生頻度が高いという報告がある．

2） 紫外線によるDNA損傷

DNAに紫外線が吸収されると，隣接するピリミジン（チミン：T，シトシン：C）塩基間に，ピリミジンダイマー，(6-4) 光産物（ダイピリミジン光産物(dipyrimidine photoproduct)と総称）が生じ，その効率が最も良い波長が270 nmあたりであり，紫外線による致死作用ならびに突然変異誘発の作用スペクトルと一致する．したがってUVによる細胞死，突然変異の標的物質はDNAと考えられる．より波長の長いUVA（320-400 nm）もDNAに傷をつくることが知られており，それは紫外線のエネルギーがDNA以外の分子，すなわち光増感分子にいったん吸収されたのちそのエネルギーがDNAに間接的に傷害を引き起こすためと考えられている．

3） 色素性乾皮症皮膚癌における紫外線の関与

ダイピリミジン光産物が細胞死，突然変異に深

く関わるDNA損傷であり，それらが生じるとトランジション型（ピリミジン→ピリミジンまたはプリン→プリン）の点突然変異が引き起こされやすいことが知られていて，UV signature mutationと呼ばれている．色素性乾皮症（xeroderma pigmentosum；XP）はヌクレオチド除去修復能に欠陥があるために，紫外線によって生じたDNAの傷を修復することができず，若年で露光部に多数の皮膚癌を高率に発生する．XPの細胞では紫外線照射後の突然変異率が有意に高い．最も修復能の低いXPA群患者では，適切な遮光が行われなければ，10歳になるまでに皮膚癌を生じるが，発生する主要な皮膚癌である，基底細胞癌，有棘細胞癌，悪性黒色種の発生頻度の比は，一般日本人における各皮膚癌の発生頻度の比とほぼ同じである．また，XP患者に発生した皮膚癌において，その約50%に癌抑制遺伝子である$p53$遺伝子の変異がみられ，そのうちの50%はCC→TT，C→TといったUV signature mutationである．このことは露光部の皮膚癌は紫外線DNA損傷による$p53$の変異がその発症に深く関与していることを示唆する．一方，XP患者の皮膚癌に引き起こされている$p53$遺伝子の変異と一般人の露光部に生じた皮膚癌における$p53$遺伝子の変異は似ている．このことから，XPはヒトの紫外線発癌において起こるプロセスが非常に短時間で起こっていると考えることができる．すなわち，正常の一般人において60-70歳で起こることが50年早くに起こっているわけで，ヒトの光発癌の機序を知るうえで参考になる．

4）間接的DNA損傷の皮膚癌への関与

地球上に届いている紫外線は300 nm以上のUVB（280-320 nm）とUVA（320-400 nm）なので，ヒト露光部の皮膚癌において，活性酸素種を介する間接的なDNA損傷の関与があるかということも検討する必要がある．酸化的DNA損傷の指標として8-oxodG（8-hydroxydeoxyguanosine）がよく知られているが，その8-oxodGによって生じうるG:C→T:Aの変異は，マウス，ヒトの紫外線が関与して発生したと思われる腫瘍

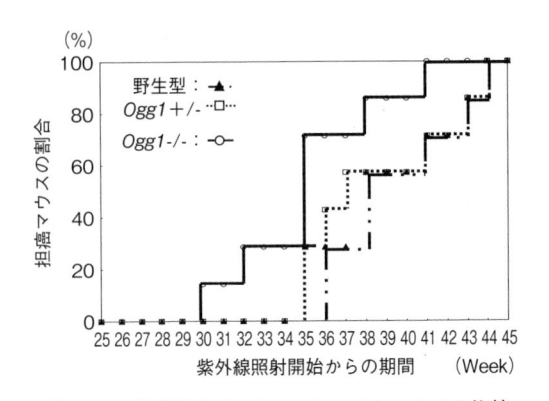

図III.9 野生型と$Ogg1$ノックアウトマウスの比較
(Kunisada et al. Cancer Res, 2005)
$Ogg1$ノックアウトマウスでは紫外線誘発皮膚癌が生じやすい．

においても，しばしば検出される．このことは，光増感剤が存在しうる生体内でUVBが照射されると酸化ストレスを介する間接的なDNA損傷も生じており，それも発癌に関与する可能性を示唆している．酸化的DNA損傷の1つである8-oxodGの修復酵素を欠損するマウス（$Ogg1-/-$）では，野生型に比べて紫外線照射による皮膚癌が発生しやすいことは紫外線発癌における酸化ストレスの関与を支持するデータである（図III.9）．$Ogg1$ノックアウトマウスにUVBを照射すると，野生型に比して有意に皮膚癌が生じやすい．

5）紫外線発癌におけるUVAの関与

従来UVAは光増感剤の関与のもとに酸化型DNA損傷を産生すると考えられてきたが，最近，UVAによって大量のシクロブタン型ピリミジンダイマーが生じるという報告が散見される．一方で，それを否定する報告もあり，まだ議論の余地があるが，いずれにしても，UVAによっても突然変異が生じることは多くの証拠がある．マウスにおける紫外線発癌の作用スペクトルをみると，UVBに大きな山があるが，UVAにも小さな山があること，UVBカットフィルターを用いてUVAのみを照射しても，SCCが生じること，魚の悪性黒色腫の作用波長でもUVB以外にUVAにも小さな山があることから，in vivoでUVAに発癌作用があることは確かで，今後の紫外線対策にも検

討を要する課題であろう．とくに，UVAの発癌を考える際には，メラニン色素，とくに黄色メラニンであるフェオメラニンが光増感剤として働き，紫外線が当たると活性酸素種を出すという報告もあり，メラノーマの発生を考えるうえで重要なポイントとなる．

6） 紫外線照射によるマウス皮膚での間接型紫外線DNA損傷と脂質過酸化物の生成

マウスの紫外線発癌実験に近い条件である2 MED（minimum erythema dose：紅斑を生じうる最少の線量），10 MEDを慢性に照射すると8-oxodGが生じ，10 MEDを週に3回照射した場合の生成量はかなり高い．この時，脂質過酸化の指標とされる4-hydroxy-2-nonenal（HNE）も生じていることからも酸化ストレスの産生が裏付けられる．さらにNOとO_2^-によって形成されるperoxynitriteが蛋白質を修飾することで生じる，3-L-nitrotyrosineの産生量も照射線量依存性に増えている．10 MED照射群でHE染色上真皮の炎症細胞浸潤が強く8-oxodGの産生が多いこと，真皮の炎症細胞由来のNOがその形成に関与するperoxynitriteは8-OHdGを産生することなどを考え合わせると，紫外線照射後の表皮DNAの8-oxodGの形成には炎症細胞からのNOの関与も示唆される．光発癌の形成に紫外線炎症の関与が関わることを示唆している．

7） 紫外線炎症と皮膚癌

最近炎症と癌の関係が実験的に証明されている．Giri達は光増感剤による皮膚炎症に伴ってROSが生じ，それは6時間後がピークになると述べている．紫外線照射後の組織学的変化の推移もそれを裏付けている．Moore達は炎症性サイトカインであるTNF-αの欠損マウスでは皮膚癌が生じにくいことを示している．これらのことも持続する慢性炎症が発癌を引き起こす1つの機序である可能性を示唆している．また，間欠的大量紫外線曝露が，皮膚癌のrisk factorであるという疫学データと符合する．炎症の持続，それに伴う酸化ストレスの発生が持続することにより，protooncogeneであるc-fosとかc-funの転写を活性化するので，

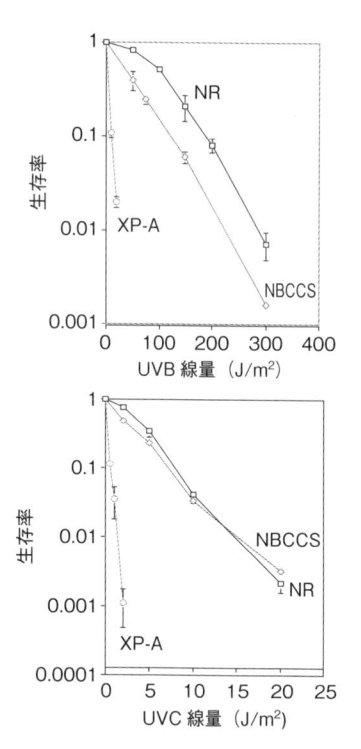

図III.10 NBCCS由来細胞の感受性
母斑性基底細胞癌症候群患者細胞はUVCには感受性が高くないが，UVBに軽度の高感受性を示す．
NR：健常者，NBCCS：母斑性基底細胞癌症候群，XP-A：色素性乾皮症A群．

このような経路がいったん生じた癌化の過程を維持するのに関与している可能性もある．

8） 母斑性基底細胞癌症候群患者の基底細胞癌発症における活性酸素の関与

母斑性基底細胞癌症候群（nevoid basal cell carcinoma syndrome；NBCCS）はPTC遺伝子の異常により，基底細胞癌（basal cell carcinoma；BCC），骨奇形などを生じる常染色体優性遺伝疾患であるが，この遺伝子の一方のアリルを欠損するNBCCSモデルマウスでは紫外線照射により，野生型に比して有意に基底細胞癌を多発する．NBCCS患者におけるBCCの発症部位は顔面以外に，紫外線の間欠的大量照射をうけやすい，すなわち海水浴などでたまに強く日焼けするような大腿，背，胸などに生じやすいとされている．NBCCS患者由来細胞は，UVCに対する紫外線致死感受性は正常であるが，UVBに対して軽度ではあるが感受性が高いこと，NBCCS患者由来の細

胞は，UVB照射後の8-oxodGの除去は正常に比して遅いが，活性酸素を介さず紫外線の直接障害によって生じるピリミジンダイマーの修復は正常であることを考えると，NBCCSにおける基底細胞癌発症に酸化型DNA損傷が関与していること，基底細胞癌の発症に大量紫外線曝露時に生じる酸化的障害が関与することが示唆される（図III.10）．

9） 太陽光による免疫抑制反応の光発癌への関与

太陽光によって生じる反応の1つに免疫抑制反応がある．口唇ヘルペスは感冒など体力が低下した時に起きやすいが，強い日光曝露，たとえば夏の海水浴，あるいは冬山のスキーでの照り返しなどの後にも生じやすいことはしばしば経験することで，これは太陽光による局所免疫の低下がその理由とされている．

ヒトにおいて紫外線による免疫抑制と皮膚癌の関連を初めて示したのはYoshikawaたちである．ヒト殿部に$1,440\,J/m^2$のUVBを4日連続照射したのち，DNCBあるいは他の感作原に対する接触過敏反応（CHS）をみたところ，健常成人の40-45％において，紫外線によりCHSの成立が抑制された．一方，皮膚癌があることが生検で確認された集団では，その比率はより高く，92％でCHSが成立しなかった．

これらの事実からCHSの成立しなかったヒトは，UVにより免疫抑制反応がかかりやすい遺伝的背景を持つと考えられ，皮膚癌発症のリスクが高いようである．CHSの抑制は50％の黒人においてもみられたことから，メラニンは紫外線による免疫反応抑制を防御しないと考えられる．

研究者により多少の差はあるが，中程度の日焼けが生じた紫外線照射部位に感作原を塗布すると，一部のヒトにおいて，動物モデルでみられるのと同様の免疫寛容が成立するようである．

紫外線（UV）が皮膚癌の原因となることは，動物実験，疫学調査などで明らかにされている．①幼児期に大量の日光にあたること，②間欠的な大量日光曝露が，紫外線発癌の危険因子といわれている．世界保健機関（WHO）は，皮膚癌の増加を懸念し，日焼け用器械の使用が皮膚癌のリスクを助長するので，18歳未満は使用すべきではないという勧告を2005年3月に出している．

発癌のプロセスは，紫外線発癌1つとっても複雑であり，ヒトの紫外線とのつきあい方を探るには検討課題が多い（図III.11）．　　　　（錦織千佳子）

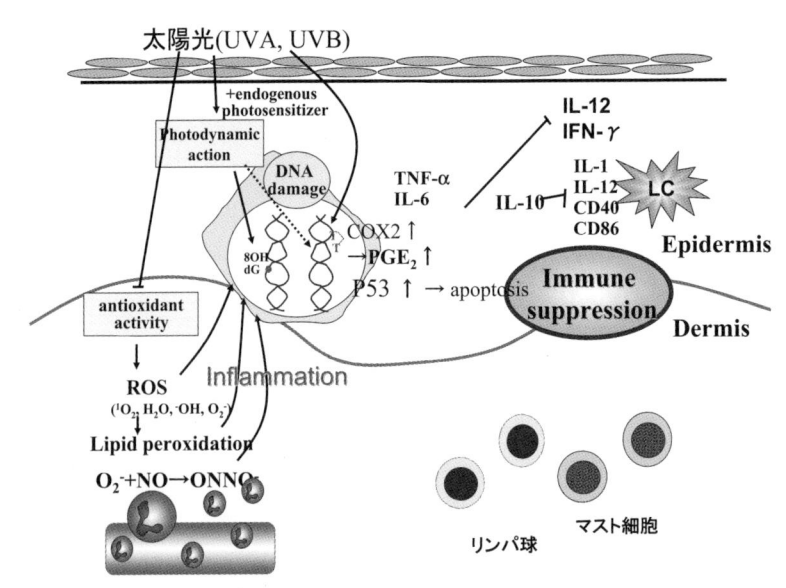

図III.11　紫外線発癌のプロセス

参考文献

1) Blum HF : Sunlight as a causal factor in cancer of the skin of man. J Natl Inst Cancer 9 : 247-258, 1948.
2) 錦織千佳子 : 日光が皮膚癌発症にどのように関わるか—色素性乾皮症をモデルとして—. Skin Cancer 18 : 137-146, 2003.
3) Nishigori C : Cellular aspects of photocarcinogenesis. Photochem Photobiol Sci 5 : 208-214, 2006.
4) Giglia-Mari G, Sarasin A : TP53 mutations in human skin cancers. Hum Mutat 21 : 217-228, 2003.

c. 光老化の機序

皮膚の老化には自然老化と光老化の2種が存在する。自然老化に加え、慢性に太陽光に暴露された結果生じる光老化では、比較的早期からより深くて不規則なシワが目立つ。高齢化社会を迎え、若々しい外見を保持したいとの願望は強く、シワ改善治療のニーズは高い。光老化皮膚の発症メカニズムを知ったうえで、治療を行うことが肝要である。

1) 太陽光線の作用

地表に届く太陽光は、波長が長い順に赤外線、可視光線、および紫外線の3種を含む。紫外線は6%程度と少ないものの、急性および慢性の皮膚症状をひきおこす主たる原因光線である。波長が短い中波長紫外線、UVB（290-320 nm）は紫外線全体の1/10程度であるが、急性の皮膚反応である日焼け（赤くなるサンバーンと黒くなるサンタン）の主原因となる。長波長紫外線、UVA（320-400 nm）はUVBに比べ、10-50倍の光線量で地表に届いているが、日焼け作用はUVBの1,000分の1程度と弱い。これらUVBとAの慢性的な皮膚への作用により光老化が生じると考えられているが、赤外線による酸化ストレスや熱も関与しているのではないかとの考え方も示されている[1]。

2) 光老化皮膚の特徴

老化皮膚では、皮膚のたるみ、シワ、皮膚の乾燥、皮膚の菲薄化、表皮真皮境界部の平坦化（表皮突起の減少）がみられる。一方、光老化の臨床的な特徴としては、皮膚の粗造化、シワ形成、不規則な色素沈着、毛細血管の拡張、皮膚癌（および前癌症）があげられる。これに対応する病理組

表III.1 自然老化と光老化の特徴[2]

特徴		自然老化	光老化
臨床的特徴		細かいシワ	皮膚の粗造化
		乾燥, たるみ	細かいシワ, 粗いシワ
		創傷遅延, 易出血性	色素沈着, 黄ばみ
			乾燥, 血管拡張
			皮膚癌（あるいは前癌症）
組織学的特徴			
	表皮	菲薄化	表皮肥厚と菲薄化, 細胞異型性
		表皮突起の減少	不規則な色素沈着, 表皮突起の消失
	真皮乳頭層	弾力線維の減少	変性弾力線維の増加（solar elastosis）
	真皮網状層	線維芽細胞の不活性化	線維芽細胞の増殖
			マスト細胞の増殖, 炎症細胞の浸潤
	膠原線維	膠原線維の減少	線維束および膠原線維の減少と均一化
		配列の乱れた太い線維束	
		コラーゲン産生能の低下	コラーゲン産生能の低下
		コラゲナーゼ産生能の増加	コラゲナーゼ産生能の著明な増加
		エラスチン産生能の減少	エラスチン産生能の亢進
	間質	グリコサミノグリカンの増加	グリコサミノグリカンの増加
	血管	減少	著明な減少, 血管拡張
	付属器	汗腺, 脂腺の減少	汗腺, 脂腺の減少
		毛成長の減少	毛成長の減少

織学的所見としては，表皮では基底層角化細胞の形態変化，角化細胞数の減少，表皮突起の消失，メラノサイトの数の減少，メラニンの不規則な分布と増加が，真皮ではコラーゲンの減少，日光性弾力線維変性（solar elastosis）がみられる（表III.1）[2]．

光老化皮膚の表皮の変化としては，角化細胞の増殖・分化の変調により，角層水分の保持能低下が[3]，また真皮の変化としては，紫外線（ultraviolet；UV）照射によるコラゲナーゼ遺伝子の発現亢進・コラゲナーゼ産生の増加によるコラーゲンの崩壊亢進[4]，およびグリコサミノグリカンと大型コンドロイチン硫酸プロテオグリカンの日光弾力線維変性部における沈着が明らかにされている．グルコースと蛋白アミノ基との酸化触媒反応（メイラード反応）の結果産生される，後期反応生成物（advanced glycation end-products；AGEs）の1つであるNε-carboxymethyl-lysine（CML）がsolar elastosis部の弾力線維に存在することが示され，光老化皮膚におけるsolar elastosisの形成には，紫外線による酸化反応が関与していることが明らかにされている[5]．UVBまたはUVAにより直接誘導される，あるいは炎症により発生する活性酸素が，メイラード反応を進行させる．したがって，これらの光老化現象は，紫外線の細胞DNAへの直接的な損傷，および酸化ストレスを介したDNAや蛋白，糖，脂質への傷害の結果生じるものと考えられる（図III.12）[6]．

光老化皮膚では表皮のカタラーゼ活性は亢進しているが，真皮のカタラーゼ活性は低下している．また，表皮のビタミンE，ビタミンC，グルタチオンは減少し，真皮においてもビタミンCが低下しているため，酸化ストレスをより顕著に受けやすい皮膚状態であると考えられる[7]．

3）光老化によるシワ発症メカニズム

光老化によるシワ発症メカニズムは，真皮マトリックスメタロプロテイナーゼ（matrix metalloproteinase；MMP）に注目して検討されている（図III.13）[4]．MMPはその活性中心にZnを持つ金属酵素であり，その基質特異性の違いから19種類のMMPの存在が確認されておりコラーゲンやエラスチン等の真皮マトリックスを分解する酵素である．紫外線照射により活性酸素種（reactive oxygen species；ROS）が生じ，チロシンフォスファターゼを酸化することにより，その酵素活性を抑制して，mitogen-activated protein（MAP）

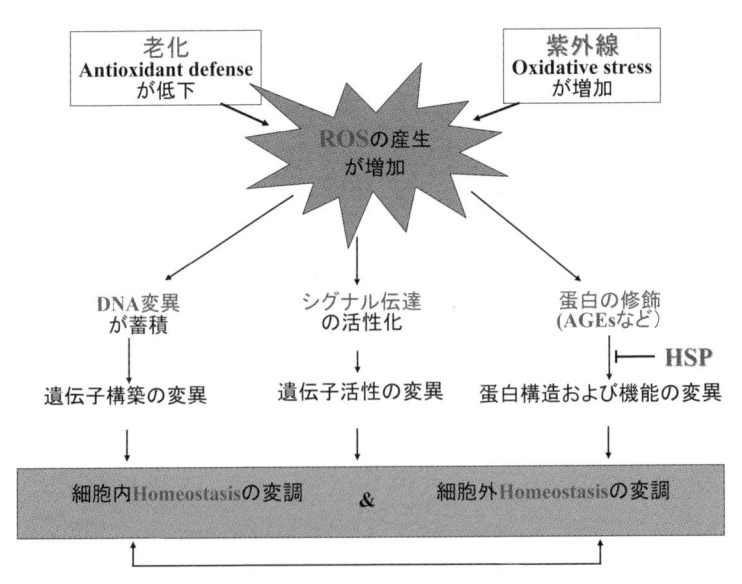

図III.12 光老化における酸化ストレスの影響（文献6を改変して引用）
ROS；reactive oxygen species, AGEs；advanced glycation end products, HSP；heat shock protein.

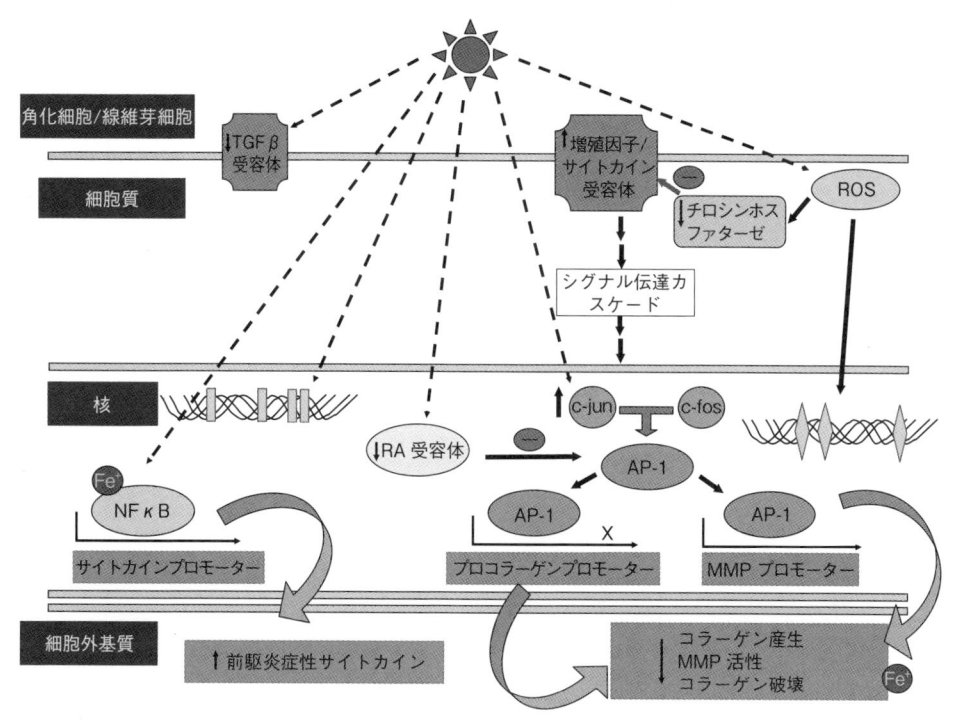

図 III.13　紫外線によるシワ形成機構（文献 4 より引用）
ROS；reactive oxygen species, AP-1；activator protein-1.

キナーゼ等のシグナル伝達のカスケードの活性増強を導く．活性化された MAP キナーゼは転写因子 activator protein-1（AP-1）を活性化し，MMP の発現を誘導することが明らかにされている．UVA は真皮上層に約 20% 届くので，直接真皮線維芽細胞に作用することができる．UVA 照射を受けた線維芽細胞は MMP-1 の，UVB では MMP-1, -3, 92kD gelatinase（MMP-9）の mRNA，蛋白の発現増加および活性の増強が誘導される．また，NF-κB も紫外線により活性化され，炎症性サイトカインや MMP-9 を誘導する．MMP により真皮マトリックスが破壊されるが，その修復が不完全なため，間欠的な紫外線照射により不十分な修復を繰り返し受けた結果，光老化による真皮の変化が進み，深いシワ形成へと導かれる（図 III.12）[4]．

紫外線によるシワ発生の初期症状としては，エラスチン線維の弾力性発揮のための三次元構造にたわみ変性が生じ，皮膚弾力性の減少が生じていることも明らかにされている[8]．この機序として UVB 照射によりケラチノサイトより産生・遊離される IL-1α および IL-1α により誘導される GM-CSF により線維芽細胞のコラゲナーゼ I とエラスターゼの遺伝子発現およびエラスターゼ活性が増加すると報告されている[8]．これは UVA ではみられず，UVB により誘導されることが動物実験で示されている．

紫外線による MMP の mRNA 発現亢進は DNA 修復酵素により抑制できることも示されており，光老化の主要原因として紫外線による DNA 損傷が重要な位置を占めると考えられている．また，加齢に伴い，DNA 修復に関係する遺伝子産物 XPA, ERCC3, PCNA の mRNA の低下や，DNA 合成にかかわる DNA ポリメラーゼが低下するとの報告がなされている[9]．

4）光老化によるシミ発症メカニズム

老化に伴い表皮のメラノサイトの数は減少するが，日光暴露部では，この減少率は非暴露部に比し明らかに小さくなるものの，若年者と比較すると減少傾向にある．光老化で認められる色素沈着

としては，脂漏性角化症，基底細胞上皮腫等の良性，悪性腫瘍，および老人性色素斑等の表皮メラノサイトの活性化に基づく表皮内でのメラニン増加に基づくものがあげられる．主として rejuvenation（皮膚の若返り）療法の対象となる老人性色素斑では，メラノサイトにおけるメラニン産生の律速酵素であるチロシナーゼの活性が増強しており，メラニンが過剰に産生されて，周囲ケラチノサイトにより多くのメラニンが受け渡される結果，しみとして認識される色素沈着をきたす．さらに，メラノサイトの活性化に加え，表皮ケラチノサイトの増殖も伴い，表皮突起の延長がみられるため，メラノサイトのみならず，ケラチノサイトの変調も伴っている病変といえる．その病因の1つとして，ケラチノサイトでの endothelin 1（ET1）[10] や stem cell factor（SCF）[11] の産生増強により，持続的にメラノサイトの増殖およびメラニン生成を刺激する可能性が考えられている．

UVA は急性反応として表皮ケラチノサイトやメラノサイトに存在するメラニンモノマーを活性酸素の働きを介してポリマー化し，色素増多をひきおこす[12]．この作用は可逆的であるが，慢性に作用した場合にシミの色調増多に働くか否かについては今後解明されるべき点であろう．

5）温熱の光老化に対する作用

赤外線照射により発生する熱や熱そのものの刺激で酸化ストレスを介して弾力線維の発現と破壊が亢進することにより，日光弾力線維変性が生じうるとの報告がある[1]．一方で光老化の治療に用いられるレーザーは可視光線〜赤外線領域の光線であり，温熱作用を伴っている．筆者らは40℃以上の熱刺激にて heat shock protein（hsp）47 が誘導されて，コラーゲン量が増加することをヒト培養線維芽細胞およびマウス皮膚において観察している[13]．さらに，被験者の顔面皮膚の表面が40℃以上となるよう，スチームで顔面の左半側に温熱刺激することを1日10分2カ月続けることにより，刺激側のしわ，たるみが有意に改善することを認めた[13]．

熱刺激は，培養ヒト線維芽細胞において MMP-1 と MMP-3 の発現を誘導し，真皮のリモデリングが進むこと[14]，hormesis（軽微な刺激を反復して受けることにより，細胞の防御能が高まり，細胞環境に徐々に適応することにより，致死に至らず生き残ること）により，老化が遅らされる実験結果が示されている[15,16]．マイルドな熱刺激を反復して加えることにより，細胞の酸化ストレスに対する対処力を増加させ，蛋白の capping や refolding に関わる熱ショック蛋白を合成させることにより，損傷を受けた蛋白の蓄積を少なくする[15,16]．蛋白の酸化や糖化および糖の酸化は転写後の修飾によるもので，老化と共に細胞内のレドックス状態が不均衡となり，酸化ストレスが増加，あるいはレドックス状態と関連した酵素反応が変化することにより進行するが，熱刺激はこの老化による糖酸化物の蓄積を抑制する（図 III.12）[6]．前述したように，日光弾力線維変性部では，糖酸化産物の1つである N ε-carboxymethyl-lysine（CML）が弾力線維に存在する．したがって，軽微な温熱刺激を反復すると，solar elastosis の形成を予防できる可能性が示唆される．

一方で，不死化ヒトケラチノサイトの HaCaT 細胞において，40℃の温熱刺激による DNA 鎖の切断のために，染色体の増加や欠失が生じ，悪性形質に変換すると報告されている[17]．HaCaT 細胞は p53 遺伝子に UVB 特異的な変異を有するので，遺伝子変異をすでにもつ細胞では，長期の持続的な熱刺激は癌化過程の co-factor として作用する可能性があることを示唆するものである．

これらの知見をまとめると，40℃以上の温熱刺激を反復した場合，1）正常細胞に対しては抗老化に働き，日光弾力線維変性形成を予防できる可能性がある，2）正常細胞に対して，その細胞の抗酸化機能が十分に働かなければ日光弾力線維変性形成につながる可能性がある，3）p53 遺伝子に UVB 特異的な変異を有する細胞では，悪性化が誘導される，と考えられる．

シワ発症メカニズムについては，その組織形態につながる変化が分子レベルで解析されるように

なった．一方レーザー・光線などによる治療は，臨床的に改善効果が得られるという経験的事実が先行している．今後，これら治療法のシワに対するメカニズムの解析により，外用剤を含め，どのような病態にどの治療法を選択すればよいのかが明確にされることが要求される． （船坂陽子）

参考文献

1) Chen Z, Seo JY, et al：Heat modulation of tropoelastin, fibrillin-1, and matrix metalloproteinase-12 in human skin in vivo. J Invest Dermatol 124：70-78, 2005.
2) Obagi ZE：Skin health：The concepts. Obagi ZE (ed) Obagi Skin Health Restoration & Rejuvenation. pp27-76, Springer, New York, 1999.
3) Kambayashi H, Odake Y, et al：Involvement of changes in stratum corneum keratin in wrinkle formation by chronic ultraviolet irradiation in hairless mice. Exp Dermatol 12（Suppl 2）：22-27, 2003.
4) Rabe JH, Mamelak AJ, et al：Photoaging：Mechanisms and repair. J Am Acad Dermatol 55：1-19, 2006.
5) Mizutari K, Kuriya N, Ono T：Photo-enhanced modification of human skin elastin in actinic elastosis by N（epsilon）-(carboxy methyl) lysine, one of the glycoxidation products of the Maillard reaction. J Invest Dermatol 108：797-802, 1997.
6) Rittie L, Fisher GJ：UV-light-induced signal cascades and skin aging. Ageing Res Rev 1：705-720, 2002.
7) Rhie G, Shin MH, et al：Aging- and photoaging-dependent changes of enzymic and nonenzymic antioxidants in the epidermis and dermis of human skin in vivo. J Invest Dermatol 117：1212-1217, 2001.
8) Imokawa G：Mechanism of UVB-induced wrinkling of the skin：paracrine cytokine linkage between keratinocytes and fibroblasts leading to the stimulation of elastase. J Invest Dermatol Symp Proc 14：36-43, 2009.
9) Takahashi Y, Moriwaki S, et al：Decreased gene expression responsible for post-ultraviolet DNA repair synthesis in aging：a possible mechanism of age-related reduction in DNA repair capacity. J Invest Dermatol 124：435-442, 2005.
10) Kadono S, Manaka I, et al：The role of the epidermal endothelin cascade in the hyperpigmentation mechanism of lentigo senilis. J Invest Dermatol 116：571-577, 2001.
11) Hattori H, Kawashima M, et al：The epidermal stem cell factor is over-expressed in lentigo senilis：implication for the mechanism of hyperpigmentation. J Invest Dermatol 122：1256-1265, 2004.
12) Maeda K, Hatao M：Involvement of photooxidation of melanogenic precursors in prolonged pigmentation induced by ultraviolet A. J Invest Dermatol 122：503-509, 2004.
13) Yamamoto Y, Obayashi K, et al：Efficacy of thermal stimulation on wrinkle removal via the enhancement of collagen synthesis. J Dermatol Sci Supple 2：39-49, 2006.
14) Park CH, Lee MJ, et al：Heat shock-induced matrix metalloproteinase（MMP）-1 and MMP-3 are mediated through ERK and JNK activation and via an autocrine interleukin-6 loop. J Invest Dermatol 123：1012-1019, 2004.
15) Verbeke P, Fonager J, et al：Heat shock response and ageing：mechanisms and applications. Cell Biol Int 25：845-857, 2001.
16) Minois N：Longevity and aging：beneficial effects of exposure to mild stress. Biogerontology 1：15-29, 2000.
17) Boukamp P, Popp S, et al：Tumorigenic conversion of immortal human skin keratinocytes（HaCaT）by elevated temperature. Oncogene 18：5638-5645, 1999.

d．光老化の予防・治療

1) 光老化の予防[1]

a) 光老化皮膚はどの紫外線で生じるのか？

UVB（ultraviolet light B，中波長紫外線）照射によってマウスのシワが深くかつ多くなり，膠原線維の変化や日光弾性線維症（solar elastosis）が引き起こされるという報告がある．マウスの日光弾性線維症はUVBとUVAの両者が作用波長であり，よりUVBの方が有効であり，紅斑の作用波長に類似する．すなわち，真皮の弾性線維や膠原線維の変化および表皮変化などの作用波長は，UVBとUVAの両者である．

b) 光老化皮膚の予防にサンスクリーン剤は有効か？

多くの動物実験において，広域サンスクリーン剤外用によってマウスの光老化の真皮変化が予防可能であることが明らかにされた．さらにサンスクリーン剤によってヒトで悪性黒色腫以外の皮膚

癌のみならず，日光角化症の発生を防ぐことができたという報告がある．これらの事実から光老化の予防にサンスクリーン剤を含めた遮光が提唱されている．2006年日本香粧品学会の化粧品機能評価法検討委員会は「サンスクリーン製品の新規効能表現に関するガイドライン」を作成した[2]．その中でSPFが15以上でPAが+以上のサンスクリーン剤に，新規の効能表現として「日常的に使用することで，長期間の紫外線曝露によって生じるシワやしみ（光老化）を抑える」を表記できるとした．

c) サンスクリーン剤[3]

光老化の予防に使用すべきサンスクリーン剤は，①UVBにもUVAにも有効な広域サンスクリーン剤であること，②SPFは10-30程度でPAは+か++のものであること，③紫外線吸収剤が配合されていないか少ないこと，④感作能が低いこと，⑤塗り心地が良く，白うきしないことなどの条件を備えているべきである．

2） 光老化の治療[4-6]

光老化皮膚の治療としてはレーザーやIPLなどの光治療，外用剤による治療，ケミカルピーリング，抗酸化剤の内服などが挙げられる．本稿では光治療と外用剤を解説する．

a) 光治療

（1） レーザー： レーザー光の特徴として，波がそろっていて干渉しあうためエネルギー効率が良い（可干渉性），高エネルギーを短時間で出せる，波長を選択できる，などが挙げられる．

レーザー光が標的分子に当たると励起され，その後エネルギーを発して基底状態に戻る．その際に生じた熱エネルギーが生体物質を変成させる．皮膚における標的分子としては，メラニン・ヘモグロビン・コラーゲン・水があり，それぞれ光を吸収する波長域が異なる．また周囲組織の損傷を最小限にするため，熱緩和時間（標的分子に吸収された熱が周囲の組織に拡散する時間）よりも短い時間で照射を終了する必要がある．

Qスイッチレーザー： 波長が694 nmのルビーレーザー装置や，755 nmのアレキサンドライト

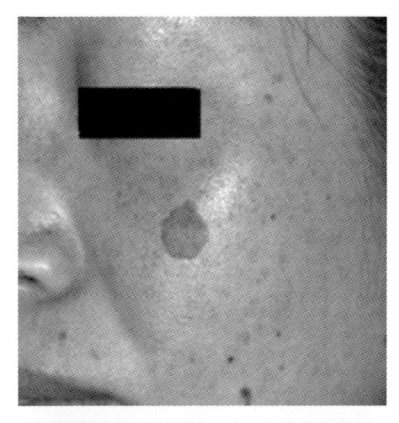

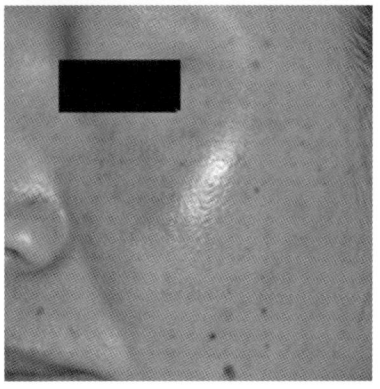

図III.14 Qスイッチ・ルビーレーザーによる日光黒子の治療
上：治療前，下：治療後（43歳女性）．

レーザー装置がよく使用されている．メラニンを標的にしたレーザー光を用い，保険適応疾患としては太田母斑，扁平母斑，外傷性刺青がある．光老化皮膚では老人性色素斑（日光黒子）（図III.14），雀卵斑，光線性花弁状色素斑などに有効であるが，保険適応はない．

フラクショナルレーザー（fractional laser）：新しい技術としてはフラクショナルレーザーが注目されている．これは，レーザー光をきわめて小さいスポットサイズに分割して，多数の光を一度に照射する方法である．非照射部位には組織の変性が起こらず，また1つずつの照射面積が小さいため再表皮化が速い．したがって従来の方法と比較して，ダウンタイムが少なくかつ効果が得られるという利点がある．Fraxel SR Laserは1,550 nmのエルビウムグラスレーザーで，スポット間の間隔が180-300 μmとなっている．FDAでは眼

周囲のシワと色素性病変に適応がとられている．Affirm は 1,440 nm の Nd：YAG レーザーで，スポット間の間隔が 100 μm となっている．眼や口周囲のシワに有効とされている．

炭酸ガスレーザーは欧米では光老化皮膚の治療にも使用される．しかし，その際長いダウンタイム，紅斑の遷延化，拘縮，肥厚性瘢痕などが出現する．そこで炭酸ガスレーザーでも fractional CO_2 として Ultra Pulse Encore が開発された．これは 1.25 mm と 0.12 mm の 2 種類のきわめて小さいスポットサイズの光が一度に多数照射される．また深達度もそれぞれのスポットにおいて可変である．その結果，ダウンタイムが短く，組織の回復が従来機種よりも速く，さらにさまざまな病態に対応が可能となっている．とくに光老化皮膚における質感・たるみ・色調に有効とされている．

（2）IPL： IPL（intense pulsed light）は 2000 年に Bitter によって初めて報告された，新規に治療用に開発された光の一種である．フラッシュランプを光源とし，非干渉性，非レーザー性の広域可視光であることが特徴である．単色光でエネルギーがきわめて強いレーザーと異なり，IPL は広域可視光で出力が比較的弱い．したがって，1）多くの疾患や病態に対応できる，2）非侵襲的である，3）痛みが少ない，4）水疱や痂皮形成が少なく照射直後から通常の生活が可能である（ダウンタイムがない），という長所がある．一方，1）臨床効果はレーザーより劣る，2）複数回数の照射が必要である，という短所ももっている．日本でよく使用されているのは，ナチュライト，ルミナスワン，エリプスフレックス，スターラックスである．

IPL のメカニズム： IPL はメラニン，ヘモグロビン，コラーゲンの吸収波長をカバーしている．したがって IPL を照射すると，これらの蛋白（chromophore）に吸収され，そこで生じた光エネルギーによってさまざまな熱反応を引き起こす．IPL は光温熱効果によってメラニンやメラニンを含む細胞を破壊し，その結果マイクロクラストを形成し，それが脱落して皮疹の改善を示すと考え

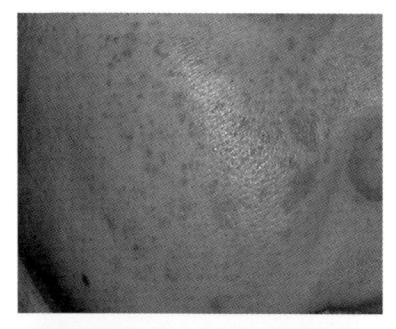

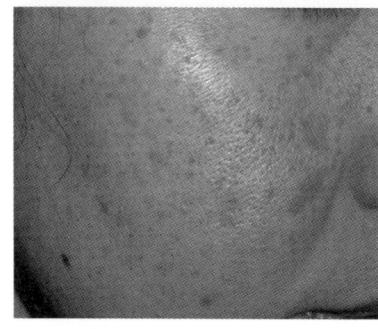

図 III.15 IPL（intense pulsed light）による日光黒子・雀卵斑の治療
上：治療前，下：治療後（36 歳女性）．

られる．動物やヒト皮膚に IPL を照射するとコラーゲン I，III の組織学的な増加，プロコラーゲン I，III の mRNA の増加がみられる．したがって IPL がコラーゲンに吸収され，コラーゲンのリモデリングが起こると考えられている．

IPL の適応疾患： メラニンを標的とした疾患では，日光黒子（小斑型），雀卵斑（図 III.15）に，ヘモグロビンでは毛細血管拡張，ポートワイン母斑，酒さ，老人性血管腫に，コラーゲンでは肥厚性瘢痕，ケロイド，痤瘡瘢痕，開大毛孔などに有効であるという報告がある．その他 IPL はクスミ・乱れたキメ・浅いシワなど光老化の諸症状に有効であり，「光による若返り」（photorejuvenation）と称されている．

b）外用剤

（1）トレチノイン： トレチノイン（all-trans-retinoic acid）はビタミン A 誘導体の 1 つで，アメリカでは尋常性痤瘡の治療薬として使用されていた．Kligman らは 1986 年に高齢者の光老化皮膚にトレチノインを外用し，組織学的に萎縮表皮の肥厚，異型細胞の消失，メラニンの分散の均一

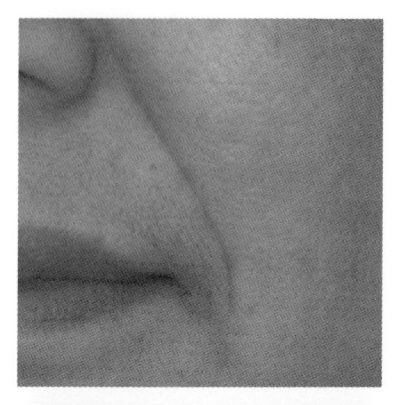

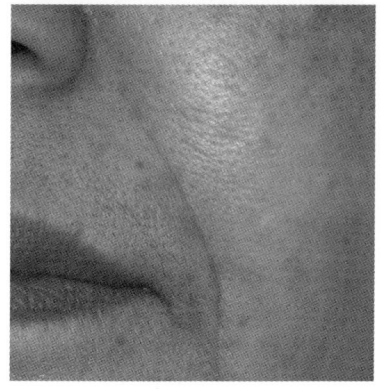

図 III.16 レチノール含有化粧品によるシワの治療
上：治療前，下：治療後（58歳女性）．

化，膠原線維や血管の新生などを認めた．その後，組織学的所見のみならず，光老化皮膚の臨床症状に対する効果も明らかにされた．その作用機序として，トレチノインがc-jun蛋白を破壊し，その結果MMPの活性を抑制し，膠原線維の変性を抑制すると考えられている．

（2）レチノールとナイアシンアミド： トレチノイン以外のビタミンA誘導体として，レチノール（図III.16）やレチナールアルデヒドがあり，多くの抗光老化粧品に配合されている．両者ともトレチノイン類似の作用機序を有する．効果はトレチノインよりもやや弱いが，刺激作用も少ないので，日常的な使用に適している．

ナイアシンアミドはビタミンB群の1種で，別名ニコチン酸アミドやビタミンB_3とも呼ばれ，NAD^+や$NADP^+$の補酵素として働く．近年光老化皮膚のシワに対する改善効果が報告された．メカニズムとしては，膠原線維の産生増加，グリコースアミノグリカンの減少，角化の正常化，セラミド合成の促進などが考えられている．刺激作用が少ないため化粧品に使用されている．

（川田　暁）

参考文献
1) 川田　暁：光老化の治療と予防．日皮会誌 118：2764-2765，2008．
2) 日本香粧品学会化粧品機能評価法検討委員会：サンスクリーン製品の新規効能表現に関するガイドライン．香粧会誌 30：338-344，2006．
3) 川田　暁：サンスクリーン剤をどう使うか．MB Derma 132：154-159，2007．
4) 川田　暁（編）：光老化皮膚．南山堂，東京，2005．
5) 川田　暁：レーザーを含む光治療のトピックス．日皮会誌 118：2197-2201，2008．
6) 川田　暁：皮膚の老化とその対策．日本医師会雑誌 137：2427-2430，2009．

1.3　光と細胞

a．角化細胞

1）紫外線と角化細胞の増殖・分化

角化細胞は，UVB照射後12時間は増殖を止めるが，その後数日間にわたって増殖し，結果として表皮および角層が肥厚する．DNA合成の指標である角化細胞の^{3}H-チミジン取り込みは，UVB照射後6時間までは照射前よりも抑制され，このDNA合成抑制は，照射後1-2時間で最大となる．しかし，UVB照射後24時間までには^{3}H-チミジン取り込みは回復し，48時間後にピークとなり，その後5日間以上取り込み亢進が持続する．UVB照射直後の角化細胞の増殖抑制は，UVB照射のDNAダメージにより活性化したp53が細胞周期抑制因子であるp21の活性化を通して細胞周期をG_1-S期で停止させ，この間にDNA修復をはかる合目的反応である．マウス皮膚にUVBを単回照射した実験では，表皮は照射後6時間後より肥厚し始め，48時間後には照射前の2-3倍に肥厚した（図III.17，左図）．この角層・表皮の肥厚は，紫外線の皮膚内透過を物理的に遮断しようとする合目的反応であると考えられている．

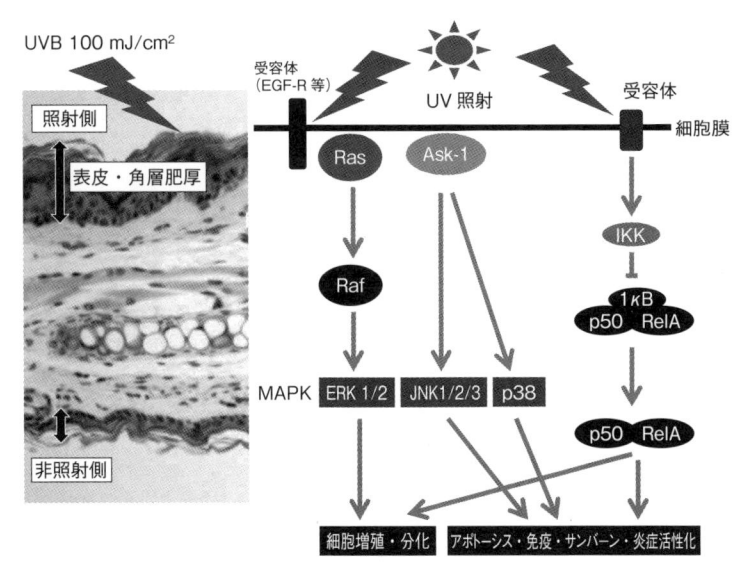

図 III.17　UV 照射に対する表皮角化細胞の反応とその経路
(左) マウス耳介に UVB を照射すると，7 日後に照射側表皮は非照射側表皮に比べて約 3-4 倍に肥厚した．(右) UVB 照射により MAP キナーゼ系，NFκB 系が活性化され，角化細胞の増殖・分化，アポトーシス，サイトカイン産生等が誘導される．

　この UVB 照射による角化細胞増殖の分子機構は完全には解明されていないが，UVB が各種増殖性サイトカインの産生，各種増殖因子受容体 (EGF レセプター等) の活性化を引き起こし，これらが下流の，主として MAP キナーゼ経路，NF-κB 経路を活性化することで細胞増殖が起こると考えられる (図 III.17, 右図)．この MAP キナーゼ経路，NF-κB 経路の活性化は，細胞増殖だけではなく炎症性サイトカインの産生を通じてサンバーンの形成にも重要な役割を果たしている．MAP キナーゼは，大きく ERK (extracellular signal-regulated kinase) と JNK (c-Jun N-terminal kinase)，p38 に分けられ，ERK が ras, raf の下流にあって主として細胞増殖の促進に働く．一方，JNK, p38 は，ストレス応答 MAP キナーゼとも呼ばれており，UVB の他に放射線，熱ショック，浸透圧ショック，炎症性サイトカインなどで活性化され，下流の AP-1, p53 等を通して細胞の増殖，アポトーシス，炎症活性化などに関与するが，その作用は角化細胞の状態により異なる．UVB による NF-κB 経路活性化では，定常状態では細胞質内で IκB により不活性化されている NF-κB (p50-Rel A 複合体) が，UVB 照射により IKK が IκB をユビキチン化，分解に導き，その結果 NF-κB が核内移行し，炎症性サイトカインの転写を賦活する．UVB によりどのようにして NF-κB 経路活性化が開始されるかは不明であるが，UVB により惹起される活性酸素種，TNFα 受容体の関与が想定されている．

　角化細胞は表皮基底層の未分化状態では，増殖能が高く，未分化マーカーであるケラチン 5 (K5)，14 (K14) を発現しているが，有棘層から顆粒層，角層へと移動するにつれて分化 (角化) し，増殖能と K5, K14 発現は低下し，代わりに K1, K10, インボルクリン，フィラグリン，ロリクリンなどの分化マーカー分子が発現してくる．単回 UVB 照射後，一時的な細胞増殖抑制の後に細胞の増殖は促進され，さらに角化細胞の主要な分化マーカーである K1, K10, インボルクリン，フィラグリン，ロリクリンの発現は抑制され，同時に急性期ケラチンである K16, K17 の発現が観察される．これらの変化は，UVB 照射は角化細胞の分化を抑制する方向に作用していることを示しており，この分化抑制は，UVB 照射によって傷つ

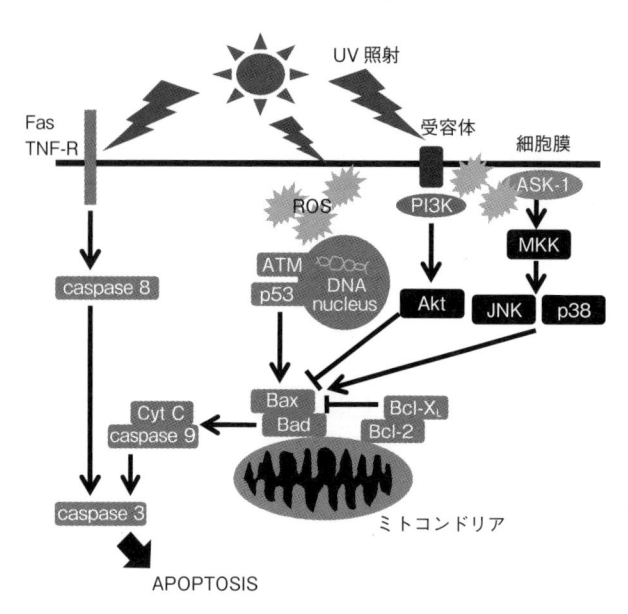

図 III.18 UV 照射に対する表皮角化細胞のアポトーシスとその経路
UV 照射による DNA 障害や酸化ストレスに対して，p53，デス・レセプター，MAP キナーゼが活性化され角化細胞のアポトーシスが誘導され，サンバーン細胞が形成される．一方で，PI3K-Akt 経路が同時に活性化され，アポトーシス抑制に働きバランスをとっている．

いた表皮のリモデリングに貢献すると考えられる．一方，反復慢性 UVB 照射は，分化マーカーであるトランスグルタミナーゼ，フィラグリン，ロリクリンなどの発現を増強させ，角化細胞の分化（角化）を促進する方向に働くとする報告がある．

2） 紫外線と角化細胞のアポトーシス

UVB 照射により，24 時間以内に表皮内に核が濃縮し細胞質が好酸性に変性した角化細胞であるサンバーン細胞（sunburn cell）が形成されることはよく知られている．サンバーン細胞は UV 照射によりアポトーシスに陥った細胞であり，主として p53 を介したアポトーシス誘導系と Fas 受容体などのデス・レセプターを介したアポトーシス誘導系がサンバーン細胞の形成に関与している（図 III.18）．UVB 照射は，直接 CPD や 6-4PD などの DNA 変異を起こすとともに，細胞内に活性酸素種（reactive oxygen species；ROS）を発生させ，この ROS による DNA 変異（8OHdG 等）も引き起こす．p53 は，ふだんは細胞質内で MDM2 にトラップされユビキチン化により分解されているが，UVB 照射によって生じた DNA 損傷を感知した ATM により p53 がリン酸化されることにより，MDM2 のトラップおよび分解からはずれ，細胞内 p53 量は著増する．このように増加・活性化した p53 は核内で p21 などの細胞周期抑制蛋白や Bax, Noxa などのミトコンドリア関連アポトーシス誘導蛋白の活性化，Bcl-2, Bcl-X_L，などのアポトーシス抑制蛋白の抑制などを引き起こし，角化細胞のアポトーシスを誘導する．また，UV 照射によって細胞内に発生した ROS は，ASK-1（apoptosis signal-regulating kinase-1）を活性化し，そのシグナルがストレス応答性 MAP キナーゼである JNK, p38 を通して細胞のアポトーシスを誘導する．一方で，UVB は生存シグナルを伝達する PI3 キナーゼ（PI3K）・Akt 系を活性化し，アポトーシス誘導系シグナルとのバランスをとっている．

3） 角化細胞の antioxidant と UV 照射における役割

UV 照射により細胞内に活性酸素種（ROS）が

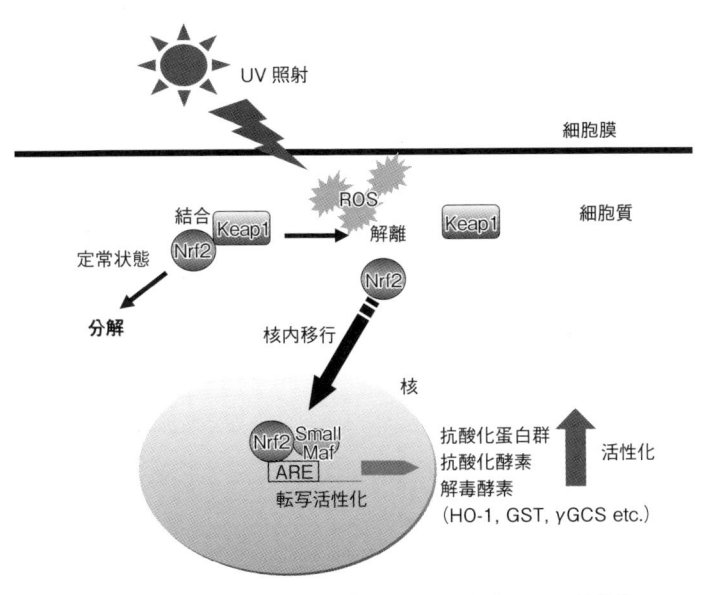

図 III.19 UV 照射による抗酸化ストレス因子 Nrf2 の活性化
Nrf2 は,定常状態では細胞質内で Keap1 蛋白にトラップされ分解されているが,UVA 照射により Keap1 によるトラップから解放され,核内移行し,antioxidant 酵素の転写を活性化する.

発生し,DNA や蛋白,脂質を障害することはよく知られている.これに対して角化細胞は ROS を中和・消去する仕組みを用意している.これらは,antioxidant と呼ばれ,低分子化合物と蛋白酵素の 2 種類がある.低分子化合物としてはアスコルビン酸,カロテノイド,α-トコフェノール,グルタチオン,ユビキノン,尿酸などがあり,酵素としてはスーパーオキシドジスムターゼ(SOD),カタラーゼ,グルタチオンペルオキシダーゼ(GPX),グルタチオンレダクターゼ,チオレドキシン(TRX)などがある.一方,antioxidant 酵素遺伝子のプロモーター領域には共通する antioxidant responsible element(ARE)と呼ばれる転写活性化部位があり,この ARE に結合し,antioxidant 酵素の発現を制御する転写因子として Nrf2 が知られている.Nrf2 は,定常状態では細胞質内で Keap1 蛋白にトラップされ,ユビキチン化・分解されているが,UVA 照射により Keap1 によるトラップから解放され,核内移行し,antioxidant 酵素の転写を活性化する(図 III.19).すなわち,Nrf2 は急性期における antioxidant 動員の key protein として重要である. (川内康弘)

b. メラノサイト

ヒトの皮膚色調を決定している色素は,ヘモグロビン,カロチノイド,フラボノイド,メラニンなどであるが,これらのうち人種間の皮膚色の違いなど,最も決定的な役割を果たしているのはメラニンである.皮膚のメラニンは皮膚色決定のみならず,紫外線による核内 DNA 障害による皮膚老化や発癌を防止する等,機能的にも重要な役割を担っている.メラノサイトはこのメラニンを合成する唯一の細胞である.メラノソーム内で合成されたメラニンは,続いて近隣のケラチノサイトにメラノソームごと受け渡され,ケラチノサイト内では核上に整然と配列して核を紫外線から守る.本稿ではメラノサイト,メラニン,そしてメラニン合成機構について概説する.

1) メラノサイトについて

メラノサイトは皮膚の他に脈絡膜,虹彩,内耳,腸管,網膜色素上皮に存在する.皮膚では表皮,真皮,毛母に存在するが,皮膚色を形成しているのは表皮基底層に散見されるメラノサイトである.ケラチノサイト 36 個につき 1 個(したがって,組織切片では 6 個のケラチノサイトに 1 個のメラ

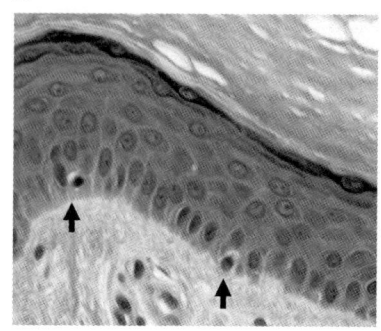

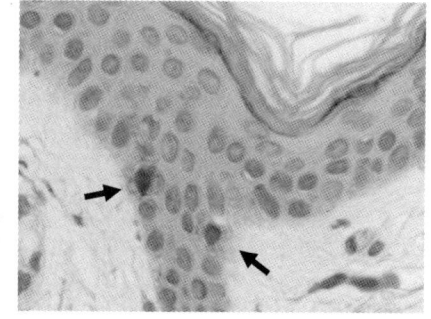

図III.20 メラノサイトの光学顕微鏡像
A（HE染色）：メラノサイトは通常の固定脱水では細胞質が萎縮し，澄明細胞として観察される（矢印）．
B（抗S-100蛋白質抗体染色）：陽性に染色されるメラノサイトがケラチノサイト間に突起を伸ばしているのが観察される（矢印）．

ノサイト）の割合で基底層に存在する（図III.20）．その結果，皮膚1mm^{2}あたり約1,000-1,500個のメラノサイトがみられる．また，顔面などの日光露光部や外陰部などの生理的な色素沈着部位には高密度で存在する[1]．形態的には樹枝状細胞の1つで，突起を出して周囲のケラチノサイトに直接メラノソームを渡している（図III.20, B）が，その分子メカニズムはほとんど明らかになっていない．人種間による皮膚色調の差異は，メラノサイト内でメラニンを産生する膜小器官であるメラノソームの数と大きさによって決定され，メラノサイトの分布や密度に人種間の差異はない．メラノサイトは，HE染色などの光学顕微鏡標本では固定脱水の過程で細胞質が収縮してしまい，ランゲルハンス細胞と同様に澄明細胞（clear cell）として表皮基底層に認められる（図III.20, A）．周囲のケラチノサイトとの結合については，電子顕微鏡で観察するとメラノサイトの下部に透明帯や基底板を認めるものの，係留線維の発達は悪く，ヘミデスモソームやデスモソームは存在しない．

2) メラノサイトの起源について

哺乳類のメラノサイトには，網膜色素細胞と神経堤（neural crest）由来の2種類が存在する．皮膚に分布するのは後者由来であり，神経外胚葉の神経堤由来の神経冠細胞から分化する．この点は皮膚を構成する他の成分，つまり体表外胚葉由来のケラチノサイトと皮膚付属器，中胚葉由来の真皮とは異なる．

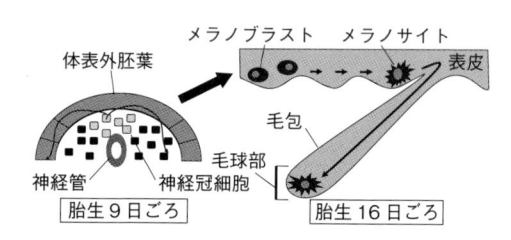

図III.21 マウス胎生期におけるメラノブラストの発生・遊走（文献2より引用，一部改変）
胎生期に神経管から出た神経堤細胞が背側から腹側に向かって表皮下を遊走し，表皮，毛球部に定着しメラノサイトとなる．

メラノサイトの分化に関しては，モデルマウスを使った研究によって多くのことが明らかにされてきている．神経冠細胞は神経管が閉鎖する際に背側に現れる細胞集団であり，この中で将来，メラノサイトになる細胞はマウス胎生9日ごろに背側から腹側に向けて移動を開始する．その後，表皮下を移動して真皮を通って体表全体に広がる．胎生11.5日ごろに，真皮から表皮へ移動し，胎生16日ごろにはチロシナーゼ活性を持ったメラノサイトとして表皮基底層，さらに毛包の形成とともに毛球部にも移動し，最終的に表皮の基底層と毛母でメラニンを産生するようになる（図III.21）[2]．

3) メラニンおよびその合成機構について

メラニンは，他の色素に比べ複雑な組成を持つ

高分子化合物であり，際立った特異性を有している．図III.22[3)]に示すようにメラニンには黒色のユーメラニン（eumelanin：真性メラニン）と黄色のフェオメラニン（pheomelanin：黄色メラニン）の2種類が存在する．これら2種類のメラニンが混じり合い，その生成過程で生じる中間代謝産物とも結合して巨大なポリマーとなり，さらにメラノソーム構造蛋白質も巻き込んでメラニン・蛋白質複合体として存在している．溶媒に不溶性であり，構造が不規則であり，加水分解により単量体に分解するのも困難である（表III.2）[3,4)]．このように特異的で複雑な構造ゆえに，メラニンは光の吸収と発散，フリー・ラジカル捕捉，熱の保持などの多様な機能を持つことが知られている（表III.3）[3)]．

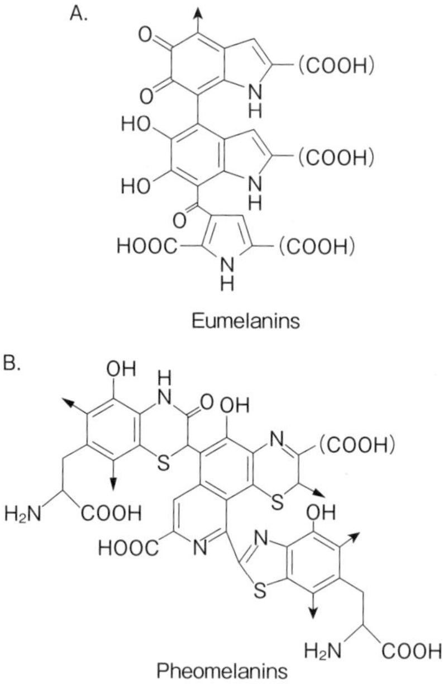

ユーメラニンもフェオメラニンも，アミノ酸の1つであるチロシンを出発点として合成される（図III.23）[5)]．チロシナーゼの作用により，チロシンからドーパキノンが生成され，ドーパキノンは反応性が高いためシステインなどのSH化合物がなければ分子内反応を起こしてドーパクロムになる．このドーパクロムから中間産物を経てユーメラニンが合成される．この過程の中では，チロシナーゼによる反応が律速段階であり最も重要な反応であるが，チロシナーゼfamilyの他の酵素であるチロシナーゼ関連蛋白-1（TRP1）とドーパクロムトートメラーゼ（TRP2）はドーパクロム以降の反応をすみやかに進行させる役割を担っている．一方，ドーパキノンが生成される際にシス

図III.22　メラニンの構造（文献3より引用）
A. ユーメラニン：　5,6-ジヒドロキシインドール（DHI）と5,6-ジヒドロキシインドール-2-カルボン酸（DHICA）がいろいろな比率で酸化的に重合したもの．
B. フェオメラニン：　システイニルドーパの酸化的重合反応により生成するベンゾチアジン誘導体とベンゾチアゾールやイソキノリン誘導体が結合してポリマーを形成したもの．

表III.2　ユーメラニンとフェオメラニンの物理的・化学的性質（文献3より引用．一部改変）

性質	ユーメラニン	フェオメラニン
組織の色	暗褐色〜黒色	黄色〜赤褐色
溶解度	あらゆる溶媒に不溶	アルカリ可溶
元素組成	C, H, O, N(6-9%), S(0-1%)	C, H, O, N(8-11%), S(9-12%)
UV-VISスペクトル	吸収極大なし	吸収極大なし

表III.3　メラニンの機能（文献3より引用．一部改変）

1. 構造面からみた機能
    ①光の吸収剤：可視光線の大部分を吸収する．
    ②ラジカル除去剤：フリーラジカルや活性酸素を吸収する．
    ③薬品との結合：クロロキン等が眼に色素沈着をもたらす．
    ④エネルギーの変換：光エネルギーを電気や熱に変換する．
2. 生物学的側面からみた機能
    ①カモフラージュと装飾：哺乳類の体毛色はメラニンによる．
    ②サンスクリーン：ユーメラニンに紫外線フィルター作用がある．
    ③抗生物質様の機能：昆虫の免疫系で働いている．

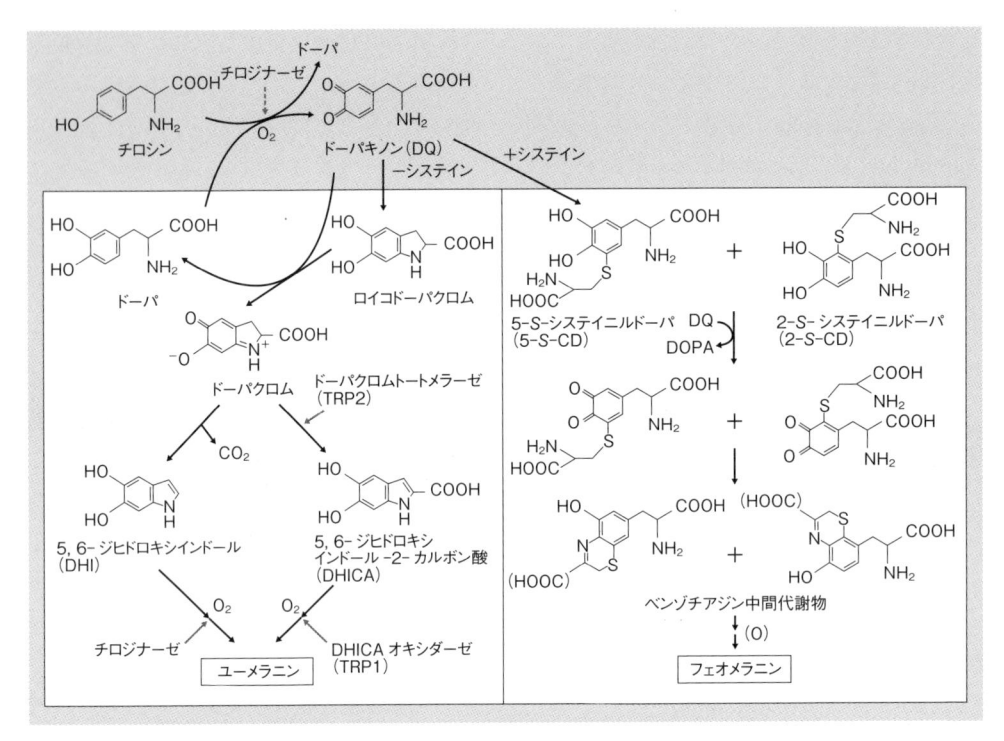

図 III.23 メラニン生成経路（文献5より引用）

チロシンを出発点として律速酵素であるチロシナーゼにより合成されたドーパキノンは，システイン存在下では右図のフェオメラニン合成へ，非存在下では左図のユーメラニン合成へ進行する．最終産物のみならず，中間産物もメラニンポリマーに取り込まれる．

テインが存在すると，分子間付加結合が起こり，最終的にはフェオメラニンが合成される．2種類のメラニンの合成スイッチ機構については，Itoらの仮説[4]によれば，メラニン生成の過程で最初にフェオメラニンが合成され，その後，チロシナーゼ活性が高くメラニン産生能が高い場合はシステインが枯渇するため，ユーメラニンの合成が始まると考えられている．そのため，既に合成されているフェオメラニンの上にユーメラニンが沈着して，その結果として2種類が共重合したポリマーが生成される．

メラニン合成は，細胞内膜小器官の1つであるメラノソーム内で，細胞内メンブレン・トラフィックを介したダイナミックな過程のなかで行われる（図III.24）[6]．幼若メラノソームは，後期エンドソームを出発点として選択的な小胞輸送によって酵素と器質の供給を受けながらメラニンを合成し，その結果，メラニンを豊富に含んだ成熟型メラノソームへ変化していく．同時に，メラノサイ

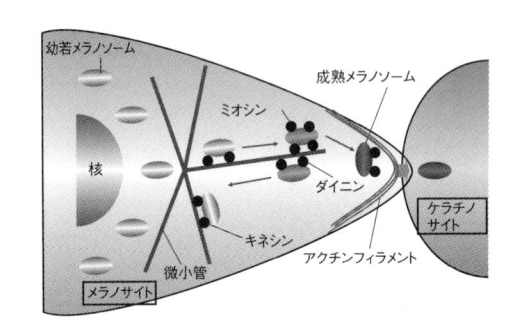

図 III.24 メラノソームの細胞内輸送（文献6より引用，一部改変）

メラノソームは，細胞核周囲の幼若な状態（ステージI）からメラニン合成を行いながら成熟し（ステージIV），細胞辺縁に運ばれる．メラノソームは微小管の上をキネシンによって辺縁・末梢側へ移動し，逆に中枢側へはダイニンをモーター分子として移動する．細胞辺縁付近では，ミオシンに捕捉，そしてミオシンをモーター分子としてアクチンフィラメント上を輸送される．

ト内にあっては成熟しながら核周囲から細胞辺縁に移動する．このメラノソームの細胞内輸送については，キネシンをモーター分子として微小管上を核周辺から辺縁へ運ぶ輸送経路とその逆方向で

ある辺縁から核周辺への経路の2方向が存在する．後者はダイニンがモーター分子として働いている．辺縁に運ばれたメラノソームは微小管からアクチン線維にレールを乗り換え，アクチン上ではミオシンをモーター分子として移動し，細胞辺縁に係留される．したがって，ダイナミックな両方向の動きの中で，総体としてメラノソームは核周辺から辺縁に運ばれ，辺縁に留まることになる．Griscelli症候群（アクチン遺伝子やミオシン遺伝子変異によって発症）のように辺縁におけるメラノソーム輸送障害が生じた時にはメラノソームは細胞辺縁に係留されることなく，一度細胞辺縁に運ばれた成熟メラノソームが核方向への流れによっては核周囲に再輸送され集積する現象がみられる[7]．

4）メラノサイトのメラニン産生調節機構

メラニン生成は，ケラチノサイトとメラノサイトをとりまくさまざまな環境に反応して変動する．紫外線によるメラニン生成の亢進については，紫外線により誘導された表皮細胞由来のサイトカインによって調節されている．中波長紫外線（ultraviolet B；UVB）の照射によってケラチノサイトは，塩基性線維芽細胞増殖因子，α-メラノサイト刺激ホルモン（α-MSH），エンドセリン1，プロスタグランジンE_2やロイコトリエンC_4，ロイコトリエンD_4などのアラキドン酸代謝産物，そして，神経成長因子を分泌する．また，長波長紫外線（ultraviolet A；UVA）の照射によって顆粒球マクロファージコロニー刺激因子が産生・分泌され，メラノサイトの細胞増殖とメラニンの生成を促進することが知られている．ビタミンD_3もUVBによりケラチノサイトで活性化され，メラニン生成亢進作用とともに樹枝状突起の伸長作用も示す．培養ヒトメラノサイトを用いた研究ではインスリン，幹細胞因子，インスリン様増殖因子1，肝細胞増殖因子などもメラノサイトを活性化することがわかっている．酸化ストレスである一酸化窒素（NO）がUVAおよびUVB照射によって産生されるが，これは細胞内のcGMPを介することでチロシナーゼなどの色素合成酵素を誘導し，メラニンの生成を亢進させる．同じく酸化ストレスであるチオレドキシンもUVB照射によってケラチノサイトから産生されるが，これはメラノサイトの$MC1\text{-}R$（melanocortin 1 receptor）遺伝子の発現とα-MSHの受容体結合能を増強することで細胞増殖とメラニンの生成を亢進させる（表III.4）[8]．

メラノサイトならびにメラニン合成制御機構については，未だ詳細において不明な点が多い．メラニン合成過程で機能する分子数は100種類以上

表III.4 各種因子のメラノサイトに対する作用（文献8より引用．一部改変）

ケラチノサイト由来因子	効果				
	増殖	メラニン生成	樹枝状突起伸展	遊走	生存
塩基性線維芽細胞増殖因子（bFGF）	○				
α-メラノサイト刺激ホルモン（α-MSH）	○	○			
エンドセリン1（ET-1）	○	○	○		
顆粒球マクロファージコロニー刺激因子（GM-SCF）	○	○			
神経成長因子（NGF）			○	○	○
プロスタグランジンE_2（PGE_2）	○	○			
ロイコトリエン（LT）	○				
幹細胞因子（SCF）	○			○	
肝細胞増殖因子（HGF）	○	○		○	
インスリン様増殖因子1（IGF-1）	○	○			
一酸化窒素（NO）		○			
チオレドキシン（TRX）	○	○			
活性型$VitD_3$		○	○		

と考えられているが，現在もその機能については未知の分子が多い．そのため，臨床的には色素異常症，とくに顔面の症状で悩む患者に対して，効果的な治療法が確立されていない．今後，色素異常症モデルマウスや白皮症患者の遺伝子解析等の研究によってメラニン合成制御機構が明らかにされていくものと期待され，その成果の臨床応用が望まれる．　　　　　　　　　　　　　　（鈴木民夫）

参考文献

1) David CW, Peter GP, et al：Determinants of melanocyte density in adult human skin. Arch Dermatol Res 291：511-516, 1999.
2) 近藤泰輔, 鈴木民夫：メラノサイト．宮地良樹, ほか（編）スキンケアを科学する．pp31-37, 南江堂, 東京, 2008.
3) 若松一雅, 伊藤祥輔：メラニンの構造とその機能．松本二郎, 溝口昌子（編）色素細胞．pp119-134, 慶應義塾大学出版会, 2001.
4) Ito S：The Pigmentary System；Physiology and Pathophysiology (Nordlund JJ, Boissy RE, et al, eds). pp439-450, Oxford Press, 1998.
5) 富田　靖, 鈴木民夫：メラニンと色素異常症．玉置邦彦（編）色素異常症．最新皮膚科学大系 8, pp2-11, 中山書店, 2002.
6) Marks MS, Seabra MG：The Melanosome：membrane dynamics in black and white. Nat Rev Mol Cell Biol 2：738-748, 2001.
7) Kuroda TS, Fukuda M：Rab27A-binding protein Slp2-a is required for peripheral melanosome distribution and elongated cell shape in melanocytes. Nat Cell Biol 6：1195-1203, 2004.
8) 船坂陽子：メラノサイトとケラチノサイトの相互作用．玉置邦彦（編）皮膚の発生・機能と病態．最新皮膚科学大系 19, pp122-127, 中山書店, 2004.

c. 線維芽細胞

1) 生物とは？

「生物を科学的に定義しなさい」との設問にあなたは何と答えるだろうか．ニュアンスの違いはあるかもしれないが，生物学を学んだ多くの方は「DNA（またはRNA）の遺伝情報に基づいて種を保存する能力を有していること」と答えるのではなかろうか．この答え自体は間違いではないが，細胞生物学を学ぶものにとって不可欠な視点がもう1つある．それは，分子生物学者である福岡伸一が強調するところの「生物は動的平衡 dynamic equilibrium を保つ能力を有していること」である[1]．この生命観は科学者ルドルフ・シェーンハイマー（Rudolf Schoenheimer, ドイツ/アメリカ合衆国）が初めて提唱したものである．

福岡は以下のように述べている．「私たちは，自分の表層，すなわち皮膚や爪や毛髪が絶えず新生しつつ古いものと置き換わっていることを実感できる．しかし，置き換わっているのは何も表層だけではないのである．身体のありとあらゆる部位，それは臓器や組織だけではなく，一見，固定的に見える骨や歯ですらもその内部では絶え間ない分解と合成が繰り返されている」．「すべての原子は生命体の中を流れ，通り抜けているのである」と．

分子レベルで極論すると，1年前に私を構成していた分子の多くは，おそらく現在の私には存在しないのだろう．それでも，精神神経および身体機能に連続性（同一性）が保たれている生物固有の能力に驚愕するばかりである．

2) 線維芽細胞の機能

線維芽細胞は膠原線維（コラーゲン），弾性線維，プロテオグリカン，フィブロネクチンなどの糖蛋白などの細胞外基質（extracellular matrices）を合成・分解する主役である．家屋に例えると，細胞外基質は屋根・壁であり，神経や脈管は電気・水道，住人が細胞である．すなわち，他の細胞が固有の機能（分化や増殖）を発揮するための最適環境を提供しているのが細胞外基質である．

通常，紡錘形の核を持つ線維芽細胞はこれらの細胞外基質間にまばらに存在し，細胞外基質の合成と分解を恒常的に行っている（図III.25）．しかし，組織が損傷すると，線維芽細胞は分裂増殖し，細胞外基質を盛んに産生して組織を修復する．組織修復が終了すると，線維芽細胞は apoptosis を起こして再び恒常状態に戻る．

3) 細胞の老化

a) 生理的老化（chronological aging）[2]

(1) 細胞分裂に伴う細胞機能の変化：　ヒト線維芽細胞の分裂回数は有限であり（Hayflick,

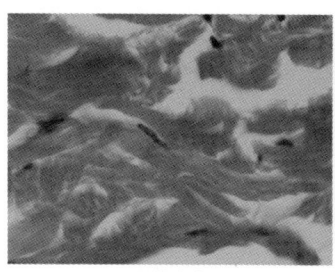

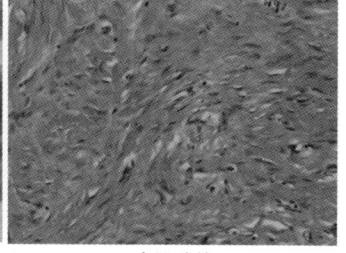

正常真皮　　　　　　　　　　ケロイド

図Ⅲ.25　コラーゲンなどの細胞外基質に囲まれて存在する紡錘形の核を有する線維芽細胞
核の横断面は丸い．正常真皮（左）に比べ，ケロイド（右）では細胞密度が高い．ケロイドでは創治癒後も線維芽細胞が apoptosis に陥らないためと考えられている．

1965），分裂回数は提供者の年齢と負に相関する（Martin, 1970）ことが知られている．さらに，線維芽細胞の増殖能は高齢者由来のものは若年者由来のものに比べて低下している．近年，染色体の末端に存在する telomere（TTAGGG の繰り返し配列）と呼ばれる部分が細胞分裂の度に 100-200 塩基失われ，一定の長さまで短縮すると細胞は分裂能を失う（senescence）ことが明らかとなった．また，telomere は DNA 修復にも関与しており，telomere が失われた細胞は apoptosis や senescence へと向かうことが知られている．すなわち，apoptosis や senescence に陥った細胞数の増加は細胞外基質産生細胞の減少をもたらす．

(2) 活性酸素による細胞機能の変化：ミトコンドリアは細胞のエネルギー産生工場である．通常，我々の細胞はエネルギーである ATP を産生するために酸素を消費する．この際に活性酸素種（reactive oxygen species；ROS）が大量に発生し，これがミトコンドリア DNA（16,559 塩基から成る2本鎖 DNA）を傷害して塩基に変異（mutation）をもたらす．ミトコンドリア DNA の mutation の頻度は核 DNA の 50 倍以上に及ぶとされている．したがって，ミトコンドリア DNA 傷害の蓄積が，細胞機能に影響を及ぼすことは容易に想像できる．実際，ミトコンドリア機能が低下した細胞では matrix metalloproteinase-1（MMP-1；コラーゲン分解酵素）産生能が上昇している．

(3) 蛋白の酸化的修飾：真皮の蛋白は酸化を受ける．これらには，アルデヒド基やケトン基（C=O を持つ carbonyl group）などの側鎖形成，チロシンどうしの結合，ヒスチジンからアスパラギン酸への変換，アミノ酸自体の酸化，他の物質の付加，ペプチド結合の切断などが含まれる．このような蛋白の酸化的修飾は，蛋白である酵素活性の上昇または低下，構造蛋白の機能喪失，蛋白自体の被分解性の上昇または低下をもたらす．また，酸化された蛋白の細胞内での蓄積も細胞の物質代謝（合成および分解）に影響する．リポフスチン（lipofuscin）は酸化された蛋白が高度に架橋結合して凝集したもので，生理的老化の程度を反映している．メイラード反応は蛋白と還元糖が非酵素的に反応し，結合するものである（Mauron, 1981）．真皮にはメイラード反応によって生じた advanced glycation endproducts（AGE）が solar elastosis の部位に一致して沈着している．

b) 光老化（photoaging）[2]

紫外線（ultraviolet；UV）曝露により産生された活性酸素種（ROS）は EGF, IL-1, TNF-α などのレセプターを活性化するとともに，細胞膜からセラミドやアラキドン酸を遊離させる．このレセプター活性化の機序の1つとして，レセプターを不活性状態に保つ役割を担う protein-tyrosine phosphatase-κ 酵素の活性抑制が知られている（図Ⅲ.26）．活性化されたレセプターの下流では mitogen-activated protein（MAP）kinase p38 と c-Jun amino terminal kinase（JNK）を介するシグナル伝達が起こり，転写因子 AP-1

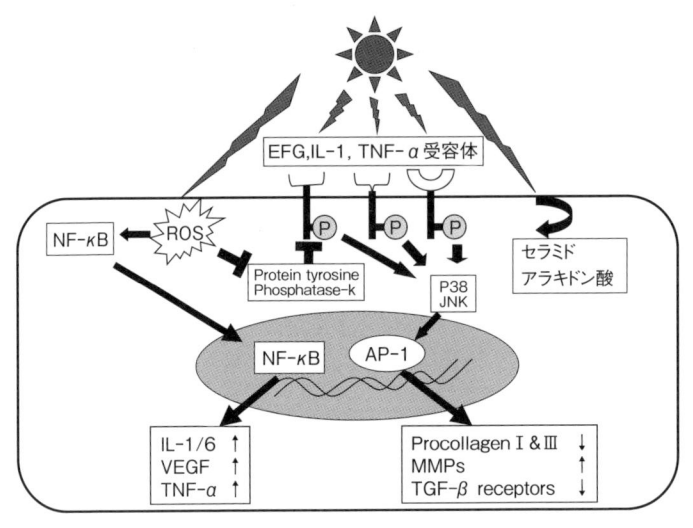

図 III.26 紫外線による線維芽細胞シグナル伝達系の変化（文献2より改変）

(c-Jun と c-Fos の複合体) 蛋白の発現を誘導する. AP-1 は強力なコラーゲン合成促進作用を持つ TGF-β の作用をブロックすることにより I 型および III 型コラーゲンの産生を抑制する. さらに AP-1 は TGF-β レセプターも減少させる. また，AP-1 蛋白発現亢進は UV による癌抑制遺伝子 PTEN（Cowden 病の原因遺伝子）の抑制と Akt の活性化によっても誘導される. さらに，UV 照射された線維芽細胞では cysteine-rich 61（CYR61）という新規に発見された蛋白が，MMP-1, MMP-3（stromelysin-1），MMP-9（92 kDa gelatinase）産生を亢進させ，I 型コラーゲンの産生を抑制する[3]（図 III.27）.

UV は転写因子 nuclear factor(NF)-κB の発現も亢進させる. NF-κB は免疫反応や細胞死に関与するとともに，MMP を誘導する炎症性サイトカインである IL-1, IL-6, VEGF, TNF-β などの発現を亢進させる. さらに，UV 照射部位に遊走してくる好中球由来の MMP-8 などによってコラーゲンや弾性線維は分解される（図 III.28）. 一方，コラーゲン分解の程度は決して十分でないために，不完全に分解された高分子コラーゲンが真皮に蓄積する. このような高分子コラーゲン自体が細胞のコラーゲン産生を抑制するとともに，真皮の立体構造に障害をもたらす.

このように，UV は全体として皮膚における細胞外基質の産生抑制と分解亢進を招き，真皮の菲薄化と機能異常をもたらす.

（石川　治）

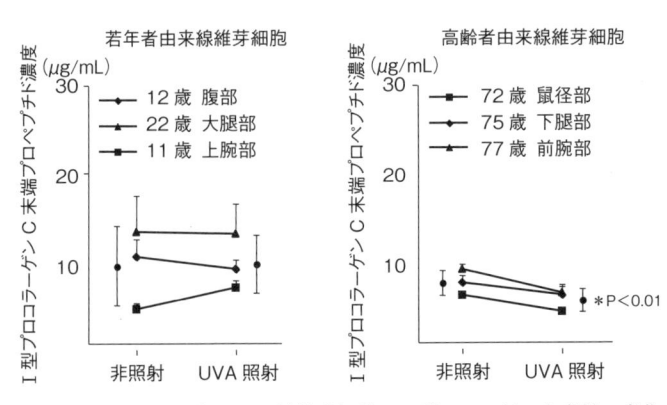

図 III.27　UVA 照射による線維芽細胞の I 型コラーゲン合成量の変化

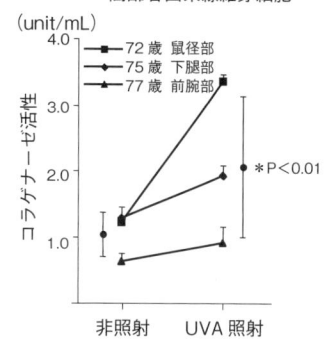

図III.28 UVA照射による線維芽細胞のMMP-1活性の変化

参考文献
1) 福岡伸一：生物と無生物のあいだ．講談社，東京，2007．
2) Yaar M, Gilchrest BA：Photoaging：mechanism, prevention and therapy. Br J Dermatol 157：874-887, 2007．
3) 横山洋子，石川　治，宮地良樹：三次元培養系を用いたUVA照射によるヒト真皮由来線維芽細胞のI型コラーゲンおよびグリコサミノグリカンの変動の解析．日皮会誌112：953-959, 2002．

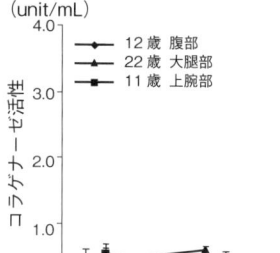

d. ランゲルハンス細胞

UVB照射したマウスに化学物質や菌体成分などの抗原を投与すると，接触過敏反応や遅延型過敏反応が抗原特異的に抑制されトレランスが誘導される．この過敏反応の抑制系には，少量の紫外線を照射した皮膚に抗原を投与した場合（local immunosuppression）と，大量の紫外線を全身に照射した後に非照射部位に投与した場合（systemic immunosuppression）の2つのモデルが提起されている．systemic immunosuppressionでは，感作部位は紫外線の影響を直接受けていないため，紫外線照射皮膚で産生され遠隔部位に作用する可溶性因子が免疫抑制に関与すると考えられている．一方，local immunosuppressionにおいては，抗原投与部位の免疫担当細胞がUVB照射によって傷害されていることが当初より明らかにされ，抗原提示細胞であるランゲルハンス細胞に対する紫外線の影響が広く検討されてきた．

1）ランゲルハンス細胞の役割

ランゲルハンス細胞（LC）は表皮内に$1\,mm^2$あたり500-1,000個分布する樹状細胞で，抗原提示に重要なMHCクラスⅡ抗原やCD54，CD80，CD86などの共刺激分子を発現している．電子顕微鏡にてその細胞質にBierbeck顆粒という特殊顆粒を観察することによってはじめて同定されたが（図III.29），表面抗原のMHCクラスⅡ抗原やCD11cなどに対する抗体を用いた免疫染色でも表皮内に存在する樹枝状の免疫細胞として確認される．表皮シートを材料とするとこれらの免疫染色あるいはATPase染色（図III.30）にて細胞数を

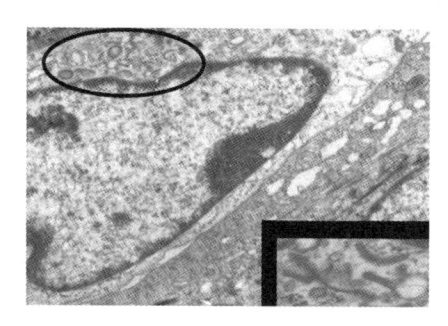

図III.29 ランゲルハンス細胞の電子顕微鏡像
細胞質内にBierbeck顆粒を認める．

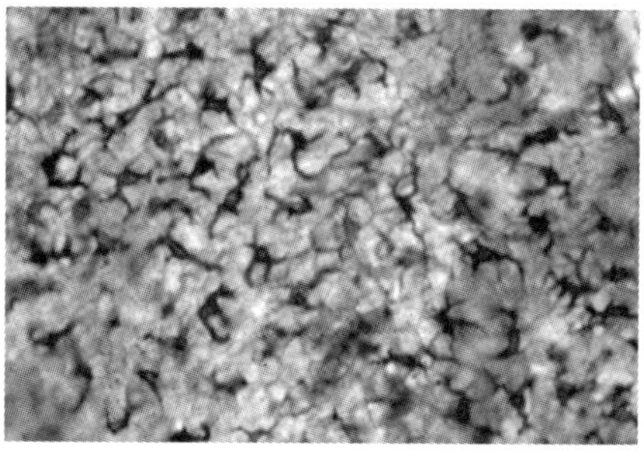

図III.30 ランゲルハンス細胞の表皮内分布
表皮シートを用いたATPase染色．

算定することができる．P. Langerhans に発見された当初はその機能が明らかではなかったが，Silberg らによる LC とリンパ球との接触の発見や in vitro での多くの手法により，1970 年代半ば頃から接触過敏反応における T 細胞への抗原提示に関わる細胞であると認識されてきた．

接触過敏反応の感作相では，経表皮的に抗原を投与すると LC は抗原を取り込みプロセッシングする．ケラチノサイトから遊離されたサイトカインなどにより LC とケラチノサイト間の接着分子 E-カドヘリンを介した接合が弱まり，LC は所属リンパ節に向かって遊走する．この遊走過程には LC が発現している CCR7 と血管内皮細胞に発現している CCL21 の相互作用が重要と考えられている．この遊走の間に LC は成熟し，共刺激分子である CD80 や CD86 を強発現する．そして，所属リンパ節内にて MHC 分子を介して naive T 細胞に抗原を提示し，抗原特異的な T 細胞の誘導により感作が成立する．このような接触過敏反応における LC の役割の解明には，紫外線照射を受けたマウスにおける同反応の研究や in vitro で紫外線照射された LC の機能解析などが大きく貢献してきた．

2) 紫外線による局所免疫抑制

1980 年，Toews ら[1] は LC 数が接触過敏反応の成立に関わると推測し，LC 数が少ないマウス尾部で感作を行い接触過敏反応が成立しないことを報告した．また，Zelickson らの紫外線は LC 数を減少させるという報告に基づいて，$10\ mJ/cm^2$ という非常に少量の中波長紫外線（UVB）を連続 4 日間照射し，LC 数が有意に減少することを確認し，その紫外線照射皮膚で感作を行ったところ，尾部で感作不成立であったのと同様に接触過敏反応が成立せず，抗原特異的にトレランスが誘導されることを報告した．

3) 紫外線の LC に及ぼす影響

Toews らの報告のように，マウスをはじめとする種々の動物に少量の UVB や PUVA（ソラレン＋長波長紫外線 UVA）を照射すると 1-5 日後には有意に細胞数が減少する（図 III.31）[2]．これは，第一に紫外線照射によって LC がアポトーシスを生じ，表皮内で死に至ることによって生じることが考えられる．しかし，UVB 照射後のマウス皮膚を TUNEL 染色で観察すると，表皮の主要構成細胞であるケラチノサイトは照射量依存性にアポトーシスが増加するのに対して，アポトーシスに陥った LC はごくわずかしか認められない（表 III.5）[3]．Kölgen ら[4] もヒト皮膚に紫外線を照射して LC のアポトーシスを観察しているが，マウスと同様に少ないことを報告している．次に，紫外線は膜傷害作用があるため，LC の同定に用いる抗体に対する反応性の低下や消失が生じ，表皮内 LC が減少しているようにみえることも考えられる．実際，Humm & Cole[5] は，UVB 照射皮

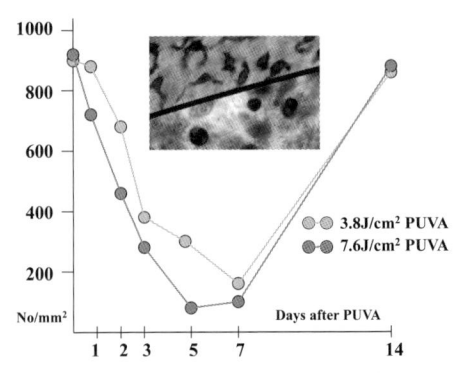

図 III.31 紫外線照射後のランゲルハンス細胞の減少
PUVA 照射後のモルモット皮膚．

表 III.5 紫外線照射後のマウスランゲルハンス細胞のアポトーシスの誘導[3]

UVB (mJ/cm^2)	Ia$^+$細胞 (/mm^2)	Thy 1$^+$細胞	Apoptotic cells	
			Ia$^+$/total	Thy 1$^+$/total
0	894.4± 61.9	635.6± 53.4	0	0
25	748.1±109.5	585.0± 60.5	0.6±2.0	0
50	540.0± 80.4	472.5±103.4	1.5±2.7	0
75	433.1±102.9	399.4± 93.5	1.9±3.2	0（%）

膚を電子顕微鏡にて観察し，表皮シートのATPase染色で検出した数より多くのLCが残存していることを確認している．さらに，UVB照射ケラチノサイトはLCの遊走に関与するTNF-αなどのサイトカインを遊離するため，表皮からLCが他の部位に遊走する可能性が考えられる．Kripkeら[6]は，UVB照射皮膚の所属リンパ節内には，UVB照射によってDNA傷害を受けたLCが遊走していることを観察している．また，LCに特徴的マーカーであるLangerin陽性の細胞が紫外線照射後に所属リンパ節に出現することも確認されている．そのため，少量の紫外線照射後にLC数が減少するのは，表皮外へのLCの遊走が最も関与していると考えられている．

UVB照射はLCに対してこのような定量的な影響を与えるとともに，機能的障害を及ぼすことによって免疫抑制を誘導する．LCは抗原を取り込んだ後に，所属リンパ節に遊走してTリンパ球に抗原を提示する．しかし，UVB照射を受けたLCは，Tリンパ球に対する抗原提示能が障害され，抗原提示に必要なMHCクラスⅡ抗原や共刺激分子の発現が低下していることが当初より明らかにされていた．また，抗原の取り込み能やその後の遊走[7]も影響を受けている．このようにUVB照射後のLCの機能を調べると，抗原侵入後からTリンパ球に抗原提示するまでのLCの機能がすべて何らかの影響を受けていることが明らかになっている．これはUVB照射のLCに対する直接的作用とともに，ケラチノサイトなどの周辺細胞から遊離される可溶性因子による間接的作用によっても生じている．

一方，紫外線の免疫抑制において誘導される細胞は従来CD4$^+$CD8$^-$サプレッサーT細胞であるとされていたが，現在では，regulatory T細胞（Treg）であると報告されている[8]．この抗原特異的に作用するTregは免疫抑制サイトカインIL-10を産生するが，どのような機序で誘導されるかは今なお明らかではない．Loserら[9]はRANKリガンド（RANKL）を強発現したケラチノサイトとRANKを発現したLCが結合するとTregを誘導すると報告しており，UVB照射はケラチノサイトのRANKL発現を誘導するため，RANK-RANKLを介したTregの誘導が生じることが示唆される．また，戸倉も[10]IL-10産生性抗原提示細胞はTregを誘導することより，紫外線照射後にLCがRANK-RANKLの結合を介してIL-10産生性LCになると述べている．一方，dendritic epidermal T細胞や真皮非貪食細胞などの皮膚の抗原提示細胞や，リンパ節内のCD8α DC[11]などが紫外線傷害を受けたLCに代わり，免疫抑制に関わる抗原提示細胞となる可能性も示唆されてきた．

4）皮膚における樹状細胞

このような免疫抑制における紫外線被照射LCの重要性について，現在，再考しなければならない状況にある．その大きな要因は，皮膚に存在する抗原提示機能を有する樹状細胞には，表皮内のLCに加えて真皮樹状細胞があり，さらに近年，真皮樹状細胞にはLCに特有と考えられていたLangerinを発現しているLangerin$^+$ DCとLangerin$^-$ DCの2種類の細胞が存在することが明らかとなっている[12]．そして，接触過敏反応における抗原提示細胞はLCではなく真皮樹状細胞である可能性も報告されている．

Kissenpfennigら[13]はLangerin遺伝子のプロモーターにEGFP（enhanced green fluorescence protein：強化緑色蛍光蛋白）とヒトジフテリア毒素受容体の融合遺伝子を挿入し，ジフテリア毒素を投与することで翌日にはLCとLangerin$^+$ DCが欠如するノック・インマウスを作成した．このマウスを用いて接触過敏反応を検討したところ，ジフテリア毒素投与翌日に感作した場合には接触過敏反応は抑制されたが，Langerin$^+$ DCのみが回復するジフテリア毒素投与後1週間以上経過した時期に感作した場合には，正常の接触過敏反応がみられた．このことからLCは接触過敏反応の成立に不要であり，むしろLangerin$^+$ DCが抗原提示細胞として重要な働きをしていることが示唆された．Kaplanら[14]はヒトLangerin遺伝子にジフテリア毒素サブユニットA遺伝子を挿入しLC

表 III.6 ランゲルハンス細胞を欠如した遺伝子改変マウスでの接触過敏反応

報告者	LC	Langerin$^+$dDC	接触皮膚炎
Wang et al	−	−	⇓
Bennett et al	−	−	⇓
Kissenpfennig et al	−	±	⇨
Wang et al	−	＋	⇨
Kaplan et al	−	＋＋＋	⇑

のみが先天的に欠如したトランスジェニックマウスを作成し接触過敏反応を調べた．このマウスでは通常のマウスより強い接触過敏反応を示し，LCは接触過敏反応に負の働きをする可能性が指摘された（表III.6）．このように，LCの接触過敏反応における抗原提示能そのものが現在論議されており，紫外線による局所免疫抑制において，LCの傷害によって感作T細胞誘導の抑制とregulatory T細胞の誘導が生じるという考え方に現在大きな疑問が提示されている．そのため，紫外線によるLC傷害の意義や真皮樹状細胞を含めた抗原提示細胞への紫外線の影響を解明することは今なお大きな課題であり，さらに検討を加えて紫外線の抑制機序を明らかにする必要がある．

（岡本祐之）

参考文献

1) Toews GB, Bergstresser PR, Streilein JW：Epidermal Langerhans cell density determines whether contact hypersensitivity or unresponsiveness follows skin painting with DNFB. J Immunol 124：445-453, 1980.
2) Okamoto H, Kripke ML：Effector and suppressor circuits of the immune response are activated in vivo by different mechanisms. Proc Natl Acad Sci USA 84：3841-3845, 1987.
3) Okamoto H, Mizuno K, et al：Evaluation of apoptotic cells induced by ultraviolet light B radiation in epidermal sheets stained by the TUNEL technique. J Invest Dermatol 113：802-807, 1999.
4) Kölgen W, Both H, et al：Epidermal langerhans cell depletion after artificial ultraviolet B irradiation of human skin in vivo：apoptosis versus migration. J Invest Dermatol 118：812-817, 2002.
5) Humm SA, Cole S：Changes with time in Langerhans cell number, ATPase reactivity and morphology in murine epidermis after exposure to UVB. Photodermatol 3：174-178, 1986.
6) Kripke ML, Munn CG, et al：Evidence that cutaneous antigen-presenting cells migrate to regional lymph nodes during contact sensitization. J Immunol 145：2833-2838, 1990.
7) Mizuno K, Okamoto H, Horio T：Ultraviolet B radiation suppresses endocytosis, subsequent maturation, and migration activity of langerhans cell-like dendritic cells. J Invest Dermatol 122：300-306, 2004.
8) Schwarz A, Maeda A, et al：Ultraviolet radiation-induced regulatory T cells not only inhibit the induction but can suppress the effector phase of contact hypersensitivity. J Immunol 172：1036-1043, 2004.
9) Loser K, Mehling A, et al：Epidermal RANKL controls regulatory T-cell numbers via activation of dendritic cells. Nat Med 12：1372-1379, 2006.
10) 戸倉新樹：光免疫抑制．アレルギーの臨床 28：560-565, 2008.
11) Timares L, Katiyar SK, Elmets CA：DNA damage, apoptosis and langerhans cells—Activators of UV-induced immune tolerance. Photochem Photobiol 84：422-436, 2008.
12) Merad M, Ginhoux F, Collin M：Origin, homeostasis and function of Langerhans cells and other langerin-expressing dendritic cells. Nat Rev Immunol 8：935-947, 2008.
13) Kissenpfennig A, Henri S, et al：Dynamics and function of Langerhans cells in vivo：dermal dendritic cells colonize lymph node areas distinct from slower migrating Langerhans cells. Immunity 22：643-654, 2005.
14) Kaplan DH, Jenison MC, et al：Epidermal langerhans cell-deficient mice develop enhanced contact hypersensitivity. Immunity 23：611-620, 2005.

e．神 経

さまざまな皮膚疾患において最も多い臨床的な愁訴は「かゆみ」である．ヒスタミンはかゆみのメディエーターとしてよく知られており，そのため主として，かゆみ治療には抗ヒスタミン薬が使用されている．しかしながら，かゆみには抗ヒスタミン薬が奏功しない難治性のかゆみがある．この難治性かゆみを呈する皮膚疾患には，アトピー性皮膚炎，乾癬，結節性痒疹，乾皮症，腎疾患，

胆汁うっ滞性肝障害などがあげられる．かゆみの難治化の原因の1つに，表皮内知覚神経線維の稠密化によるかゆみ過敏状態が推定される．興味深いことに，これら皮膚疾患に対する第2選択治療として認知されている紫外線療法は，表皮内神経線維が関与するかゆみを軽減する．本稿では，紫外線療法のかゆみ抑制効果を表皮内神経線維の観点から，我々の研究成果をもとに概説する．

1） 日光浴とかゆみ

アトピー性皮膚炎，乾癬が日光浴によって軽快することは北欧で古くから強調された現象であった[1,2]．日光の半分以上を占める赤外線によって温度上昇や発汗をきたすことでかゆみを増強させない限り，紫外線を照射することは，これら皮膚疾患のかゆみを軽減させるために効果的である．この方法は，1）通常の治療に反応しないような難治症例に対しても有効であること，2）長期寛解が得られること，3）通常の治療，とくにステロイド薬による副作用の弊害を減ずることができる．光線・光化学療法の作用機序の詳しい説明は「III.4 光による治療」を参照していただきたい．

2） 神経とかゆみ

かゆみには，皮膚の表皮-真皮境界部に分布している知覚神経線維のC線維神経終末が，機械的，電気的，温熱刺激などの物理的刺激やヒスタミンやプロテアーゼのような化学的刺激により活性化され生じるかゆみ（末梢性）と，オピオイドペプチド-オピオイドレセプターが制御するかゆみ（中枢，末梢性）がある．

近年，かゆみの難治化の原因として，表皮内神経線維の増生・稠密化が注目されている．たとえば，抗ヒスタミン薬抵抗性のかゆみを伴うアトピー性皮膚炎では，多数の知覚神経線維が表皮上層角層直下まで侵入している（図III.32）．知覚神経線維の表皮内侵入は，表皮角化細胞が産生するNGF（nerve growth factor）によって惹起される．また，NGF以外には，神経伸長作用をもつアンフィレギュリン，ゼラチナーゼが神経線維の表皮内侵入を促進させる方向に働く[3]．さらに，アトピー性皮膚炎の表皮角化細胞では，神経線維を

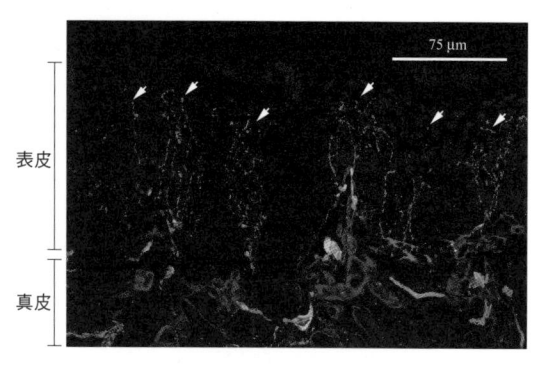

図III.32 アトピー性皮膚炎モデルNC/Ngaマウスの表皮内神経線維の分布（口絵6参照）

アトピー性皮膚炎様の症状を呈するNC/Ngaマウスの皮膚を4％パラホルムアルデヒドで固定後，凍結切片を作製し，表皮内神経線維を視覚化するために，抗PGP9.5抗体で免疫組織化学染色を行った．また，基底膜は抗nidogen抗体，細胞核はdapiで染色することで視覚化した．正常皮膚では主に表皮-真皮境界部に位置する知覚神経線維が，アトピー性皮膚炎では表皮内へ侵入，またはスプラウティングすることで，表皮内神経線維が増生する．この表皮内神経線維の稠密化，つまり，かゆみ刺激を受け取る側の増加により，物理的，化学的刺激等によって神経線維が活性化され，かゆみが惹起されると推定される．

退縮させる分子（神経反発因子）であるsemaphorin 3A（Sema3A）の産生が低下している[3]．したがって，アトピー性皮膚炎の表皮は，神経伸長因子の増加と神経反発因子の低下により，神経線維が表皮内へ非常に侵入しやすい状態にある．

3） 紫外線療法によるかゆみ抑制機序

紫外線療法は慢性炎症性疾患やリンパ球増殖性疾患の治療に用いられ，有効であることが知られている．アトピー性皮膚炎，乾癬に対しても，角質水分保持能の改善，皮膚バリア機能の回復，また皮疹部におけるランゲルハンス細胞やマスト細胞，リンパ球などの浸潤抑制，機能調節などの作用により有効であるとされ，ステロイド外用薬を含む第1選択治療が無効な症例，ないしはこれらの治療に抵抗を示す症例に対する第2選択治療として認知されている．近年，従来からのPUVA（psoralen-ultraviolet A）療法に加えて，UVA1療法，Narrow-band UVB療法なども注目されている．

アトピー性皮膚炎患者に紫外線療法を施すと，最初にかゆみが軽減し，その後，皮膚炎の改善を認める．紫外線療法の中で，PUVA，narrow-band UVB療法は，アトピー性皮膚炎，乾癬で増生した表皮内神経線維を消退させる効果を発揮する[4]．最近，我々はPUVA療法前後のアトピー性皮膚炎において，表皮内神経線維の密度とかゆみの程度が相関することを明らかにした（図III.33）[5]．つまり，PUVA療法によりアトピー性皮膚炎患者の表皮内神経線維が消退するとかゆみが軽減することが推定された．したがって，日光浴によってアトピー性皮膚炎，乾癬のかゆみが軽減する現象に，表皮内神経線維の増生と消退による神経密度が深く関係していることが示唆された．

4）最新の研究トピックス─紫外線療法による表皮内神経線維の消退機序─

神経系の発生過程において，神経線維が標的（たとえば，皮膚，筋肉など）に到達するためには，神経伸長因子と神経反発因子の協調作用が必要である．既述したように，アトピー性皮膚炎の表皮では，NGFの増加とSema3Aの低下が認められ，これが神経線維を表皮内に侵入させ，かゆみ閾値を低下させる原因の1つである．

これまで，紫外線療法による表皮内神経線維の消退機序は不明であったが，最近，我々はPUVA療法が，アトピー性皮膚炎の表皮でのNGFとSema3Aの異常発現を正常化し，表皮内から神経線維を消退させることを明らかにした（図III.34）[5]．したがって，PUVA療法は，間接的な作用で表皮神経線維を消退させ，かゆみを軽減させると考えられた．

一般的に，紫外線には悪いイメージがある．しかし，紫外線療法には（もちろん，適した線量，照射時間に依存するけれども），表皮内神経線維が関与する難治性のかゆみに対して，神経線維を表皮内から消退させることでかゆみを軽減し，生活の質を向上させる良い効果がある．これは，紫外線療法による表皮内の神経伸長因子と反発因子の異常発現の正常化に起因する．しかしながら，紫外線の神経線維への直接的な作用で表皮内から神経線維が消退する可能性は残されたままである．将来的に，この点が明らかになることで，「光と神経」についての科学的理解がより深まることを期待している．

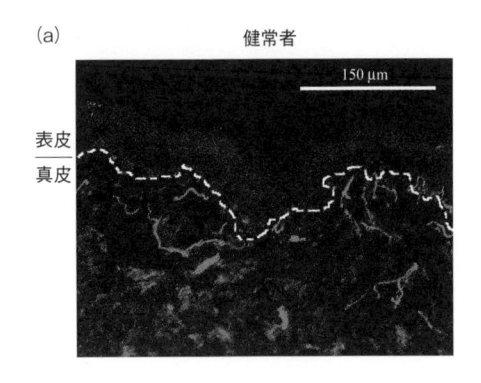

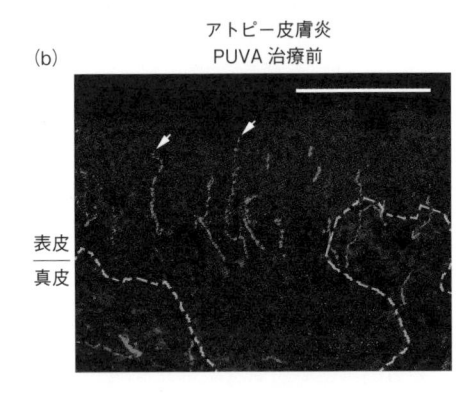

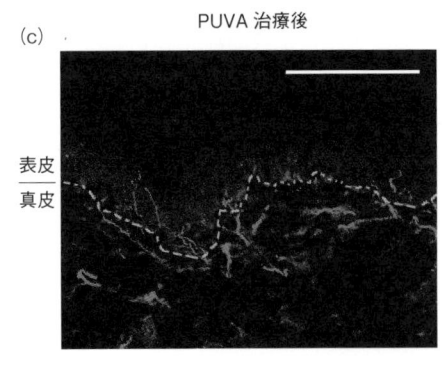

（冨永光俊，高森建二）

図III.33 PUVA治療前後のアトピー性皮膚炎患者の皮膚における表皮内神経線維の分布（口絵7参照）
健常者およびPUVA治療前後のアトピー性皮膚炎患者からの皮膚検体（3 mm）を，抗PGP9.5抗体で免疫組織化学染色し，表皮内神経線維の分布を検討した．(a) 健常者の皮膚では，神経線維は主に表皮-真皮境界部に分布した．(b) アトピー性皮膚炎患者の皮膚では，表皮内神経線維が増生し，角層直下まで伸長する神経線維が観察された（矢印）．(c) PUVA治療後のアトピー性皮膚炎患者の皮膚では，表皮内神経線維の消退が観察された．点線は，表皮-真皮境界部を示している．

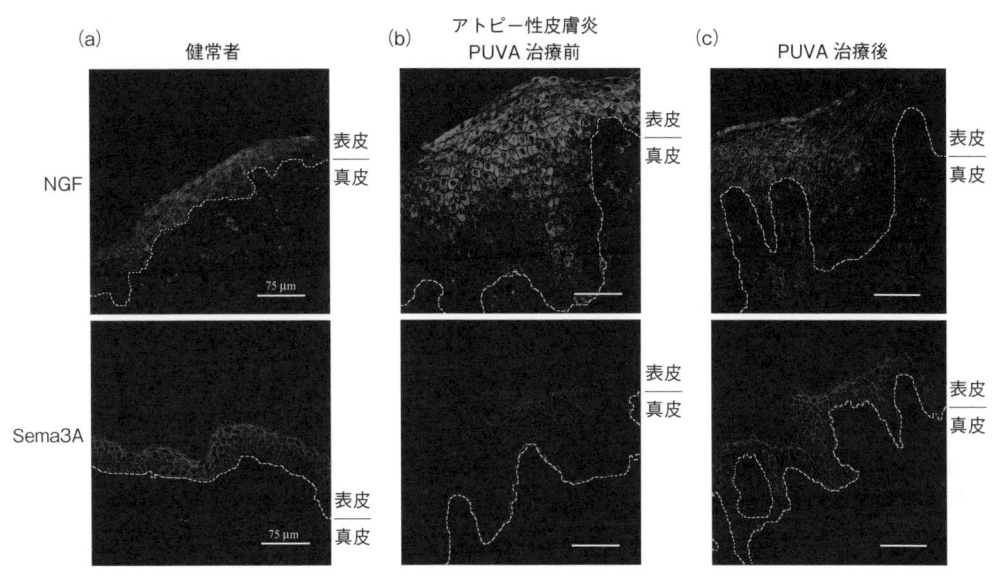

図 III.34 PUVA 治療前後のアトピー性皮膚炎患者の皮膚における軸索ガイダンス分子（NGF, Sema3A）の発現変化（口絵 8 参照）

健常者および PUVA 治療前後のアトピー性皮膚炎患者からの皮膚検体（3 mm）を，抗 NGF 抗体または抗 Sema3A 抗体で免疫組織化学染色し，これら軸索ガイダンス分子の発現レベルを検討した．健常者（a）と比較して，アトピー性皮膚炎患者（b）の表皮では，NGF の発現増加と Sema3A の発現低下が観察された．一方，PUVA 治療前のアトピー性皮膚炎患者と比較して，PUVA 治療後（c）では，NGF と Sema3A の異常な発現が正常化された．点線は，表皮-真皮境界部を示している．

参考文献

1) Berg M：Epidemiological studies of the influence of sunlight on the skin. Photodermatol 6：80-84, 1989.
2) Amatya B, Nordlind K：Focus groups in Swedish psoriatic patients with pruritus. J Dermatol 35：1-5, 2008.
3) Tominaga M, Takamori K：The penetration mechanisms of nerve fibers into the epidermis of atopic dermatitis. J Environ Dermatol Cutan Allergol 3 (2)：70-77, 2009.
4) Wallengren J, Sundler F：Phototherapy reduces the number of epidermal and CGRP-positive dermal nerve fibres. Acta Derm Venereol 84：111-115, 2004.
5) Tominaga M, Tengara S, et al：Psoralen-ultraviolet A therapy alters epidermal Sema3A and NGF levels and modulates epidermal innervation in atopic dermatitis. J Dermatol Sci 55：32-38, 2009.

f. 髪

毛髪は，肌のように紫外線を浴びたことによって起こるほてりや赤みといった即時的な生体反応を伴わないため，長期間・無意識に紫外線に曝されやすい．毛髪は爪と同じく硬質ケラチンを主成分とする強固な組織であるが，長期間の紫外線曝露によって，ヘアカラー・パーマなどのケミカル施術と同様に，不可逆的な毛髪構造や物性の変化が起こる．消費者はこのような髪の変化をヘアダメージとして認識し，枝毛・切れ毛・ぱさつきなどのさまざまな髪の悩みを意識するようになる．

近年，日本人女性では年代を問わず，ヘアカラーによって髪の色を変えることが一般化している．カラーリングを施した毛髪では，健常な毛髪に比べ日光曝露の影響を受けやすい．この市場の変化により日常紫外線から髪を守ることの重要性が高まっていると考えている．本項では，美容的な観点からの髪に対する紫外線の影響について紹介する．

1） 毛髪の構造と紫外線による毛髪物理特性の変化

毛髪は同心円の 3 層の構造体に大きく分けられる（図 III.35）．表面にはうろこ状構造体のキューティクル（cuticle）が 6-8 枚の層として存在する．その内部には髪の構造の約 80% を占めている

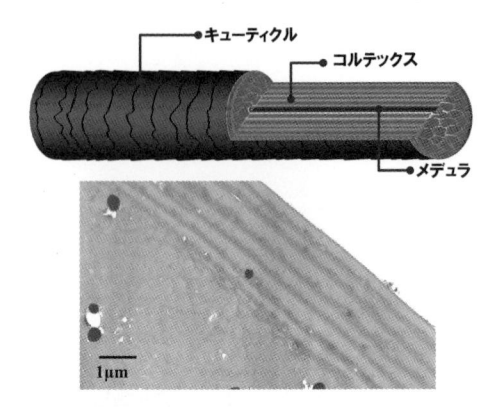

図III.35 毛髪のモデル図（上）と毛髪の透過型電子顕微鏡像（下）
毛髪の外側よりキューティクル，コルテックス，メデュラの3つの構造が存在する．電子顕微鏡像では6層のキューティクルとメラニン顆粒が存在するコルテックスが観察される．

繊維状構造体であるコルテックス（cortex）が，中心部位には空洞構造体のメデュラ（medulla）が存在する．

毛髪は生体試料の中でも痛みを伴わず簡単に採取でき，処理・加工も容易であるため，毛髪の物理特性を計測することは比較的容易である．既に毛髪の屈曲応力，伸張応力などの物理特性を計測する機器が市販されている．とくに毛髪の伸張応力は，ダメージにより低下する毛髪強度の指標として有効であり，紫外線曝露によるダメージの検出にも活用されている．

紫外線曝露による毛髪の伸張応力の変化は，紫外線曝露時に水が介在するか否かで結果に顕著な違いが生じる[1]．水の介在した条件では，顕著な伸張応力の低下と色調の赤色化が起こる．それに対して水の介在しない大気中では変化は確認されない．このことは，夏場の海やプールでの日光曝露での髪焼けやぱさつきなどのダメージを実感しやすいことを反映している．

2） 大気中での紫外線曝露による毛髪の構造変化

毛髪の物性変化が確認できない大気中の紫外線曝露においても，キューティクル構造の変化が透過型電子顕微鏡観察によって確認される．1層の毛髪キューティクルは，ジスルフィド結合の含有量の異なる3層の微細構造，A層（A-layer），エ

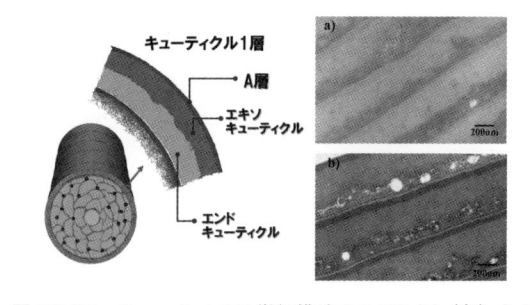

図III.36 キューティクル微細構造のモデル図（左）とキューティクルの透過型電子顕微鏡像（右）
紫外線曝露（右b）では，未曝露（右a）と比較して，エンドキューティクルに空洞が確認される．医療用紫外線蛍光ランプ（UVB：0.641 mW/cm^2）50時間曝露（大気中）．

キソキューティクル（exocuticle），エンドキューティクル（endocuticle）から構成されている．大気中での紫外線照射により，いずれの微細構造もダメージによる構造変化が確認される[2]．とくに3層中最もジスルフィド結合が少ないエンドキューティクルでは球状の空洞が確認されるなどダメージが顕著である（図III.36）．この変化により，屈曲・伸張・摩擦などの毛髪への物理的ストレスによってキューティクルの剥離が促進される．また，これらのキューティクルの微細構造では紫外線曝露に伴い力学的特性に変化が生じることが，走査型プローブ顕微鏡（scanning probe microscope）による微細構造ごとの粘弾性の測定により明らかになっている[2]．

3） 紫外線曝露による蛋白質の酸化と毛髪ダメージ計測法

毛髪は紫外線曝露によって構成蛋白質のカルボニル化が起こる．カルボニル化した蛋白質は，カルボニル基に特異的に結合するヒドラジノ基を有する蛍光試薬 fluorescein-5-thiosemicarbazide（5-FTSC）を用いることで検出・可視化することができる[3]．この測定では5-FTSC由来の蛍光輝度の増加が，カルボニル化蛋白質の増加を意味する．太陽紫外光シミュレーターを使用した日常生活を想定した大気中での日光曝露では，これまでの手法では毛髪の変化が検出できなかった短時間の曝露においても蛍光輝度の増加が確認され，高感度な紫外線ダメージ検出法として有効である

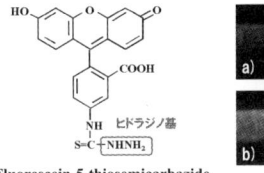

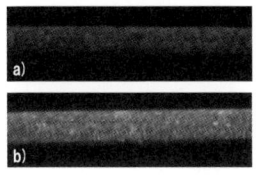

図 III.37 5-FTSC の構造（左）と 5-FTSC 染色毛髪の蛍光顕微鏡像（右）

紫外線曝露（右 b）では，未曝露（右 a）と比較して，カルボニル化蛋白質の増加を示す 5-FTSC 由来の蛍光輝度が強くなる．ソーラーシミュレーター（15 mW/cm²）15 時間曝露（大気中）．

（図 III.37）．

しかしながら，本手法は高感度であるが故に，検体である毛髪の損傷履歴や個体差による測定精度への影響に課題を残している．現在，髪から抽出したケラチン蛋白をフィルム状に成型したケラチンフィルム[4]を毛髪の代替として用い，日常の紫外線による毛髪ダメージを高精度で簡便に測定する手法の確立を目指している． 〔川副智行〕

参考文献
1) 龍田真伸, ほか：紫外線による毛髪の赤色化と損傷. 日本化粧品技術者会誌 21(1)：43-49，1987.
2) 川副智行, ほか：毛髪の損傷に伴う毛髪微細構造の変化. 日本香粧品学会誌 31(4)：273-279，2007.
3) 川副智行：紫外線による毛髪のダメージ. 太陽紫外線防御研究委員会学術報告 17(1)：41-44，2007.
4) 藤井敏弘, 小林俊一：セルフ・リサイクルに向けたヒト毛髪タンパク質からの個人対応材料の開発. 日本香粧品学会誌 30(1)：5-9，2006.

1.4 光と免疫能

a. 紫外線による免疫抑制

光は免疫を抑制する．光といってもどんな波長の光でも免疫を抑制するわけではない．紫外線，とくに中波長領域の紫外線（ultraviolet B；UVB）が免疫抑制をもたらす．これは1970年代から知られた事実であり，とくにマウスを用いての癌免疫抑制実験系と接触過敏症抑制実験系において多くの研究がなされた．1980年代からは，光免疫学（photoimmunology）という言葉も市民権を獲得し，研究分野として隆盛をきわめたといってよいであろう．

紫外線による免疫抑制は，局所性と全身性に分けて取り扱われる．局所性は UVB が照射された皮膚のみ免疫抑制が起こるというものである．一方，全身性免疫抑制は，UVB を照射した皮膚のみならず，その他の皮膚にも抑制状態が起こるというものである．つまり局所性は皮膚という場に抑制機序が内在しており，全身性免疫抑制は皮膚ではなく全身的な免疫状態が変調をきたしていると考えることができる．一般に，局所性免疫抑制は低い照射量の UVB でみられ，全身性免疫抑制は高い照射量の UVB で起こる．

b. 紫外線免疫抑制の功罪

さて，どうして光免疫抑制なるものが我々の生体には必要なのであろうか．これは本当のところはよくわかっていない．しかし局所性免疫抑制を例にとって，想像を逞しくすると次のようにいえるだろう．光が当たる体の部位は露出部であり，接触皮膚炎（かぶれ）を起こしやすい場所である．露出部が絶えずかぶれを起こしていたのでは煩わしい．それに対抗する機構として露出部が簡単には外来抗原に対して反応しないようにさせたとも考えられる．

しかし一方では，免疫抑制がよからぬ現象をもたらしているかもしれない．たとえば単純疱疹，典型的には口唇ヘルペスは，日光照射で誘発される．これは光による皮膚免疫能の低下の一例として挙げることができよう．また種痘様水疱症という疾患がある．これは日光照射により，頬部や手背に小水疱，丘疹，痂皮が生ずる疾患である．Epstein-Barr ウイルスが感染した T 細胞が活性化されて起こる疾患であり，紫外線による免疫抑制が関連している可能性がある．さらには慢性光線性皮膚炎（chronic actinic dermatitis）という疾患がある．これは原因不明の慢性光線過敏症であるが，患者の一部には HIV 感染者や HTLV-1 感染者がいる．これらのウイルスはそれぞれ AIDS と成人 T 細胞性白血病（ATL）を起こす．前者は CD4 陽性 T リンパ球の数を減らし，後者

はCD4陽性Tリンパ球の機能を減弱させる。こうしたCD4陽性T細胞の不全が慢性光線性皮膚炎の基礎にある。紫外線照射は表皮細胞の自己抗原表出を導くのみならず、免疫抑制をさらに助長させ、慢性光線性皮膚炎を引き起こすと考えられる。

c. 免疫を担う皮膚の細胞

1) Langerhans細胞（LC）

表皮細胞の90%以上は4-7層の角化細胞（ケラチノサイト）が占めている。LCは表皮中に約2%存在し、数的には少ないが免疫臓器としての皮膚の主演者である。LCは樹状細胞に属し、抗原を提示する能力（抗原提示細胞）をもつ。すなわち外界から化学物質（ハプテン）、蛋白（アレルゲン）が侵入した際、これを捕捉し、その抗原決定部分を自らの「差し出し手」（主要組織適合抗原［MHC］と呼ぶ）とともにTリンパ球に受け渡す。この受け渡しはリンパ節内で行われるため、抗原をもったLCは表皮から所属リンパ節までリンパ管を通って移動することになる。

2) 角化細胞（KC）

KCは表皮の90%以上を占める細胞であり、皮膚という臓器になくてはならない。長い間、外界の刺激から身を守るためだけの細胞とみなされてきた。こうしたバリア機能に加えて、KCが産生する胸腺細胞を活性化する因子がインターロイキン（IL）-1であることが明らかになり、一躍、皮膚免疫の表舞台に登場した。その後、KCはIL-1αの他にTNF-α、GM-CSF等々のサイトカインを産生することが明確となった。低分子抗原であるハプテンやUVB照射は、KCに対してこうしたサイトカイン産生を促す。KCは獲得免疫に関わり、MHC classⅡ、CD54を表出し、T細胞に対してスーパー抗原に限って抗原提示細胞となりうる。自然免疫にも強く関わり、Toll-like receptor（TLR）を表出し抗菌ペプチドの産生をも行う。最近ではリンパ球や顆粒球（好中球、好酸球）を呼び寄せる多くのケモカインも産生することが明らかとなっている。

d. 局所性と全身性免疫抑制の機序の違い

全身性免疫抑制は皮膚の免疫状態の変調だけでは説明できない。したがって全身を巡る何らかの液性因子が介在するという考えは古くからみられた。UVBが表皮KCに照射され、KCは抑制性のサイトカインや脂質メディエーターを産生し、全身の免疫抑制をもたらすというストーリーである。事実、KCはUVBにきわめて強く反応してさまざまなサイトカインを産生する。KCの産生する抑制性物質には、IL-10、TNF-α、IL-1α、PGE_2 がある[1]。しかしヒトのKCはマウスとは異なりIL-10を産生しない。そもそもマウスでは全身性の抑制が存在するが、ヒトでは実質的な例があるだろうか。全身に日光暴露を受けると発熱をみる。これは内因性発熱物質であるIL-1αなどによる反応である。それほどサイトカインによる症状をきたしていても、免疫抑制の事象は少ないのではないだろうか。

以上の経緯からいきおい光免疫抑制は局所性のものに重きが置かれることになる。紫外線誘導性局所性免疫抑制の機序は次項に概説するように、非常に多くの機序が提唱されてきた。

e. 局所性免疫抑制のメカニズム

1980年代からUVBによる局所性免疫の機序は、おもにマウス接触過敏症モデルを用いて研究されてきた[2]。これらはUVBが皮膚に照射され、何らかのブラックボックスを通じて抑制性のT細胞が誘導され、これが接触過敏症を起こすエフェクターT細胞や癌免疫を担う細胞障害性T細胞を抑制するというものであった（図Ⅲ.38）。ブラックボックスの中身は、1) Langerhans細胞の変

```
            UVB
             ↓
    ┌─────────────────┐
    │ Langerhans 細胞  │
    │ ケラチノサイト    │
    └─────────────────┘
             ↓
         抑制性T細胞
```

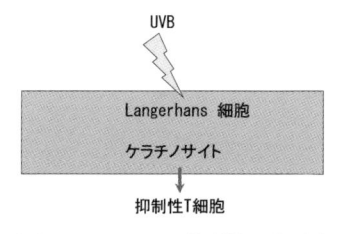

図Ⅲ.38 どうやってUVBは抑制性T細胞を誘導するのか？

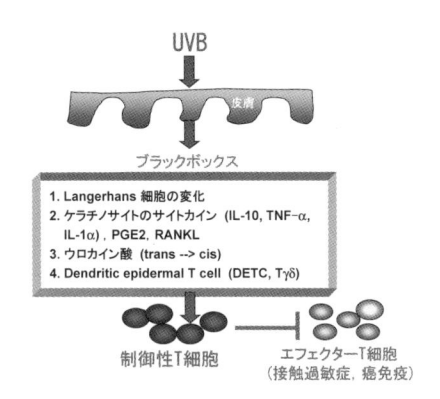

図III.39 UVB誘導性局所免疫抑制のメカニズム

化，2）KCによる抑制性物質IL-10，TNF-α，IL-1α，PGE₂の産生亢進，3）ウロカイン酸のtransからcisへの変化，4）dendritic epidermal T cell（γδT cell）の優位性変化，など多種多様な候補者が次々と登場した（図III.39）[3]．これらを1つ1つ説明するのは大きな紙面を割き，かつ読者の興味を殺ぐかもしれないので，ここではこれ以上記さない．ただ簡単に一文で書いてしまった中身は，実に多くの研究と多くの論文から成っていると理解されたい．

それと並行して，抑制性T細胞に関する免疫学的な変遷もみられた．大きく言えば，CD4陽性サプレッサーT細胞，Th2細胞，そしていくつかの亜群を経ての制御性T細胞（regulatory T cell；Treg）への集結である（表III.7）．もとよりTregは除去により強い自己免疫疾患が発生するという一般的な免疫学上の発見として登場した．我々の個人史をみても，UVB誘導性免疫抑制の抑制性T細胞は，CD4陽性サプレッサーT細胞，Th2細胞，と変遷し[4]，現在はTregとの広いコンセンサスに至っている[5]．

つまりUVBが表皮細胞に照射され，ブラックボックスを通じて，Treg細胞が誘導されるのが，局所性免疫抑制の機序である．このブラックボックスをさらに覗くには次項の展開を待たなければならない．

f. 皮膚樹状細胞の新知見に基づく局所性免疫抑制の展開

樹状細胞（dendritic cell；DC）は抗原提示細胞として最も有効な細胞である．皮膚におけるDCとしてはLangerhans細胞（LC）が長い間，ポジティブにT細胞に対して抗原提示する細胞として認められてきた．単純化学物質抗原であるハプテンや金属が皮膚に塗布されると，LCを直接的に刺激，あるいはKCがサイトカイン（IL-1α，TNF-α，GM-CSF）を産生し間接的にLCを刺激する．刺激されたLCは形態的に丸く大きくなり，MHC class II分子や共刺激分子（CD86，CD80，CD54，CD40など）を発現するようになり（これを成熟化［mature］という），所属リンパ節に遊走する．リンパ節内でLCは抗原特異的なT細胞を感作する．これが接触過敏症（接触皮膚炎）のメカニズムである．

しかしこの概念は，2005年に登場した論文によって大きく揺るがされた．それはLCは接触過敏症の感作および惹起に重要ではない，あるいはLCを除去されたマウスでは接触過敏症反応が増強する[6]，というものである．これによってLCは少なくともある状況では，ネガティブあるいはregulatoryに働くことが強く示唆されたのである．そもそも骨髄や末梢血の未熟な細胞からLC類似細胞を作成するのに，GM-CSFのほかIL-4やTGF-βといった抑制性のサイトカインを使ってきたのである．また最近我々は，表皮細胞が産生するケモカインを解析した結果，Th1ケモカインはKC，Th2ケモカインはLCであることを見いだしている．この点からもLCのregulatoryな働きが推察されよう．

LCの概念の変遷とともに真皮樹状細胞（dermal DC）がクローズアップされた．dermal DCはLCと違いポジティブなDCであり，従来，接

表III.7 抑制性T細胞の歴史

Suppressor T cell	I-J 拘束性，CD8⁺ or CD4⁺
Th2 cell	CD4⁺，IL-4，IL-5，IL-10 産生
Th3 cell	CD4⁺，IL-4，IL-10，TGF-β 産生
Tr1 cell	CD4⁺，IL-10，TGF-β，INF-γ 産生
Regulatory T cell（Treg）	CD4⁺，CD25⁺，CTLA-4⁺

触過敏症が起こる方向で抗原提示を行ってきたのはこのDCとする考えである．つまり接触過敏症はdermal DCとLCのバランスの上に成り立っているということもできる．この知見を踏まえて，UVBによる免疫抑制をもう一度咀嚼する研究が必要になってきたのである．

そこで我々はUVBによるLCとdermal DCの変化について研究を進め，LCはUVB照射とハプテン塗布により成熟化し，かつIL-10産生性になることが判明した．UVBが照射されたKCはRANKリガンド（RANKL）を産生する[5]．RANKLはLC上に発現したRANKに結合する．これによりLCは成熟化すると同時にIL-10産生性となり，所属リンパ節に遊走する．リンパ節内でIL-10産生性LCはTreg細胞を誘導し，最終的に免疫抑制を導く[7]．一方，dermal DCはUVB照射により成熟化してもIL-10の産生量は変化しない．このストーリーが実質的に働いているかは，今後さらなる研究が必要であるが，IL-10のソースをKCに求めるのではなく（ヒトKCはIL-10を産生しない），LCに求めるのは根本的な解決になるかもしれない．

（戸倉新樹）

参考文献

1) 戸倉新樹：紫外線と免疫機能．日皮会誌 117：959-962, 2007.
2) Elmets CA, Bergstresser PR, et al：Analysis of the mechanism of unresponsiveness produced by haptens painted on skin exposed to low dose ultraviolet radiation. J Exp Med 158：781-794, 1983.
3) Noonan FP, De Fabo EC：Immunosuppression by ultraviolet B radiation：initiation by urocanic acid. Immunol Today 13：250-254, 1992.
4) Yagi H, Tokura Y, et al：TCR Vβ7+ Th2 cells mediate UVB-induced suppression of murine contact photosensitivity by releasing IL-10. J Immunol 156：1824-1831, 1996.
5) Schwarz T：Regulatory T cells induced by ultraviolet radiation. Int Arch Allergy Immunol 137：187-193, 2005.
6) Kaplan DH, Jenison MC, et al：Epidermal langerhans cell-deficient mice develop enhanced contact hypersensitivity. Immunity 23：611-620, 2005.
7) Yoshiki R, Kabashima K, et al：The mandatory role of IL-10-producing and OX40L-expresssing mature Langerhans cells in local UVB-induced immunosuppression. J Immunol (in press).

1.5 光と皮膚の防御構造

皮膚は直接外部に接する器官であるため，常に紫外線（UV）の影響を受けている．紫外線は，短波長側からUVC（200-280 nm），UVB（280-320 nm），UVA（320-400 nm）と呼ばれている．UVCはオゾン層で吸収され，UVBとUVAが地上に達する．UVAは真皮内に入り，活性酸素の産生を介して皮膚傷害を引き起こす．UVBは表皮直下までしか達しないが，皮膚に対する作用が強く，日焼け炎症の原因であり，皮膚の黒化を誘導する．紫外線は最も影響の大きい皮膚老化促進因子と言われ，しわ，たるみ，しみなどの老徴の現れを著しく促進する．紫外線は，皮膚内部の組織構造にもダメージを引き起こす．

a. 皮膚の構造と機能

皮膚は，よく知られているように人体で最も大きな臓器である．皮膚は，大きく分けて表皮，真皮，皮下組織の3層に分けられる（図III.40）．表皮は，0.1-0.3 mmの薄い組織で，最外層から角（質）層，顆粒層，有棘層，基底層より構成される．最外層として，常に新陳代謝を繰り返しながら，外界に対するバリアとして，生体の健康な状態の維持に重要な役割を演じている．表皮と真皮の境界には厚さが約0.1 μmの表皮基底膜といわれる細胞外マトリックス蛋白質で構成されるシート状構造が存在し，表皮と真皮の接着に関与する他に，表皮，真皮の機能調節に働いている．真皮は，2-3 mmくらいの厚さをもち，コラーゲンを主成分とする膠原線維やエラスチンを主成分とする弾性線維などの細胞外マトリックス蛋白質で構成され，その中に血管，神経，各種腺組織，毛髪など重要な器官が存在する．

皮膚は外部に対して最前線で働く器官であり，紫外線や異物，微生物などに対する防御，水分保

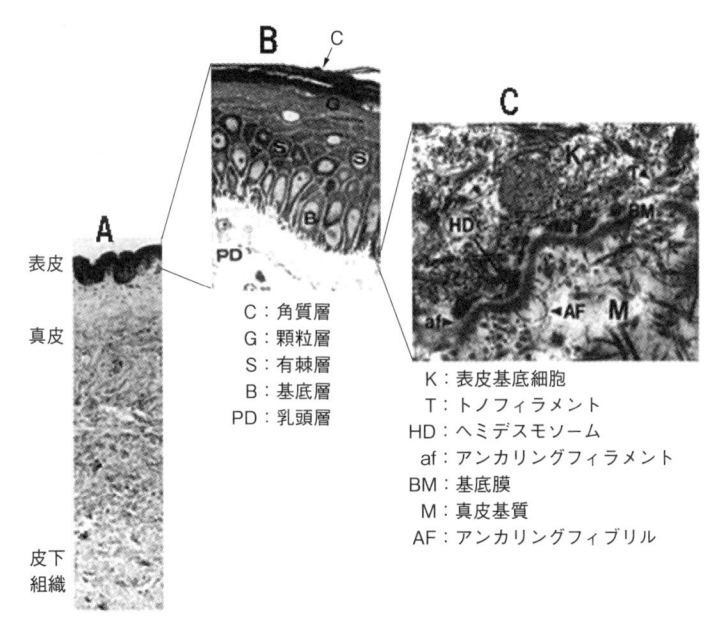

図 III.40 皮膚の組織像
A：皮膚は，表皮，真皮，皮下組織から成り立つ．真皮は，コラーゲンやエラスチンなどのような細胞外マトリックス蛋白質で構成され，その中に血管，神経，各種腺組織，毛髪など重要な器官が存在する．B：表皮は，最外層から角質層（角層），顆粒層，有棘層，基底層より構成される．C：表皮と真皮の境界には電子顕微鏡で拡大すると基底膜が見られ，表皮側にはヘミデスモソーム，アンカリングフィラメント，真皮側にはアンカリングフィブリルが存在する．

持のためのバリア，体温維持，そして微妙な知覚能がある感覚器としての役割を果たしている．

b. 紫外線の表皮に及ぼす影響（図 III.41）

表皮最外層にある角質層は，厚さ 0.02 mm で，15 層から 20 層の角質細胞が，レンガのように並び，水分保持と水分のバリアとして重要な働きをしている．水分の保持には，角質細胞内にアミノ酸を主成分とする天然保湿因子（natural moisturizing factor；NMF）が寄与し，水分バリアには，細胞と細胞との間に存在する細胞間脂質や顆粒層の細胞間に存在するタイトジャンクション（tight junction）が重要な働きをしている．角質層は，さらに外部からのウイルス，バクテリア，有害物質，その他異物の侵入を防いでいる．表皮角化細胞は表皮の最下層（基底層）で増殖して補充され，徐々に押し上げられて細胞の形態を変化させ，4 週間ほどかけて角質層を構成する角質細胞となる．さらに，これらの角質細胞は，2 週間ほどで最上

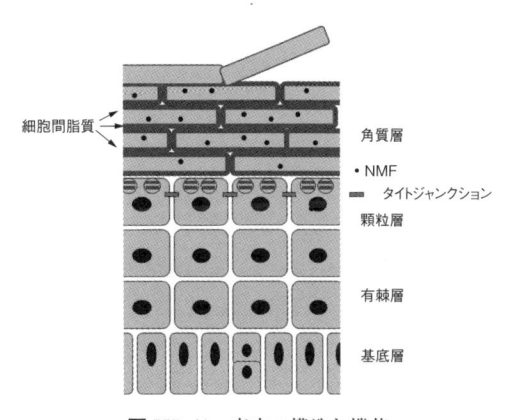

図 III.41 表皮の構造と機能
最下層の基底層で細胞が分裂し，有棘層，顆粒層と形態を変化し，核を持たない角質層となり，最外層から脱離していく．天然保湿因子（NMF）は水分の保持に働き，細胞間脂質やタイトジャンクションは外界や内部からの水分のもれに対するバリアとして働いている．

層へ押し上げられ，最終的にはアカとして剥がれ落ちる．このサイクルは皮膚の新陳代謝（ターンオーバー）と言われる．紫外線は，細胞の増殖性を高めてターンオーバーを加速し，成熟していな

1. 光と皮膚

い角質層を形成させ，バリア機能を低下させる．紫外線は，角化細胞内にあるケラチン蛋白質の発現にも影響し，通常発現していないケラチン6，16，17の産生を促進し，角質層の物性にも影響している．

c. 紫外線の表皮基底膜に及ぼす影響（日光暴露部皮膚における表皮基底膜構造異常）

紫外線，とくにUVBは，皮膚内でmatrix metalloproteinase（MMP）の産生を高め，基底膜や真皮の構成成分である細胞外マトリックス蛋白質の分解を引き起こす．UVBは皮膚が赤くならない程度の低いエネルギーでも，MMP産生を高める．基底膜成分であるIV型コラーゲンやラミニンなどを分解するMMP-2，-9（ゼラチナーゼ）は顔面の角層に検出され，露光部皮膚での電子顕微鏡レベルで観察される基底膜の構造変化（ダメージ）の誘導に関与している．表皮基底膜は，図III.40に示したが，基本構造であるlamina densa（表皮下に存在する電子密度の高い構造体）とlamina lucida（表皮の細胞膜とlamina densaの間）に加えて，上皮組織に特徴的なヘミデスモソーム，アンカリングフィラメント，アンカリングフィブリルが存在する．この精巧なアンカリング複合体構造が，外界からの力学的なストレスに対する皮膚構造の維持に寄与している．表皮基底膜は，単なる力学的強度を持たせるだけには止まらず，細胞の分化形質の発現，維持に働いている．この重要な働きをしている表皮基底膜が露光部である顔面皮膚にて多重化および断裂されている像が観察される（図III.42）．このダメージの程度は20代後半から30代前半に顕著に悪化し，加齢とともに蓄積される．一方，非露光部の皮膚ではこの基底膜ダメージがほとんど観察されず，一部加齢に伴ってわずかな構造変化が観察されるのみである．

d. 紫外線の真皮組織に及ぼす影響

紫外線（UVB）は長期間照射によってシワ形成を誘導する．紫外線照射皮膚では，MMPの増加によって，基底膜に加え，真皮コラーゲン，弾力線維の分解が引き起こされる．さらに，血管新生が観察され，エラスターゼを持つ好中球が組織に浸潤し，真皮エラスチン線維などの真皮細胞外マトリックス蛋白質を分解する．血管新生は，血管新生促進因子（VEGF；vascular endothelial growth factor）と抑制因子（TSP-1；thrombospondin-1）のバランスで調節されており，通常は

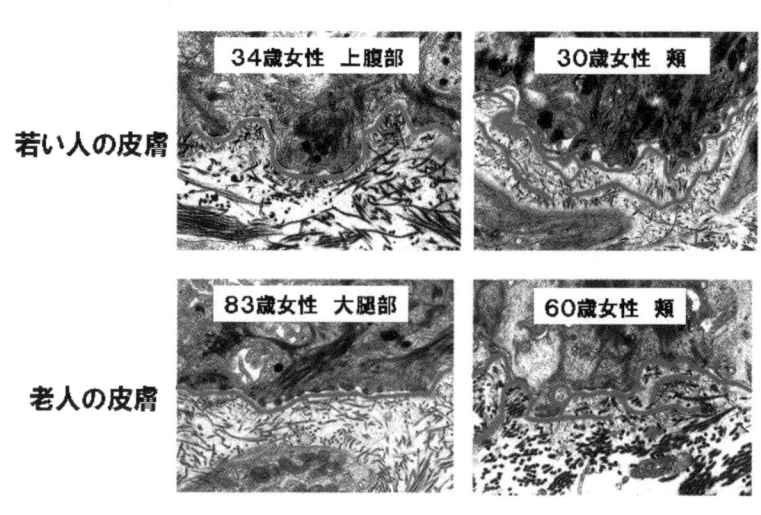

図III.42 露光部皮膚の基底膜ダメージ（電子顕微鏡写真）（口絵9参照）
皮膚の基底膜を太線で示したが，露光部皮膚では，30歳と60歳の頬で基底膜の多重化や断裂が高頻度に観察された．一方，非露光部皮膚では34歳と83歳の表皮基底膜ではほぼ正常な構造を維持していた．

抑制因子が優位な状態にある．しかし，紫外線照射はVEGFの亢進とTSP-1低下を引き起こし，VEGFとTSP-1の発現バランスをVEGF優勢にして皮膚血管新生を誘導する．このように誘導された新生血管が真皮のダメージを引き起こし，この繰り返しがシワ形成を誘導することが研究から明らかになっている．

　紫外線は，酸化，乾燥とともに皮膚老化に大きな影響を及ぼす環境因子である．「紫外線が肌に悪い」との認知がすすみ，外出するときに紫外線対策をすることが一般常識化しつつある．将来的に，皮膚癌の減少とともに若い肌を維持したシニア世代が多くなることが期待される． （天野　聡）

参考文献
1) 山内志津子，大久保孝子，長尾早智子：美しく年を重ねるヒントⅡ．p46，求龍堂，1990．
2) 天野　聡：皮膚の老化を追う―皮膚内部で何が起こっているか．ビオフィリア 1 (1)，2005．

1.6　皮膚色と光感受性

　米国の統計では年間新規癌発生症例は約148万人であり，そのうちの約7.5万人が皮膚癌症例とされる．しかしこの統計には基底細胞癌と有棘細胞癌とが含まれておらず，これらの年間新規症例数は100万人を越えるとされる．光発癌は白人と黒人とを比較すると13-80倍白人に多く発生する．皮膚色により光感受性は大いに影響を受けると考えられる．

　皮膚色による光感受性の差異を表皮内のメラニン分布様式，DNA損傷，細胞死の3点から調べた大規模調査の結果を紹介する[1]．

　米国ワシントンDC近郊からさまざまな人種のボランティア120人を集めた．背部に1 MED (minimal erythema dose) もしくは$200 J/m^2$という低用量の紫外線を1回照射し，直後（約7分），1日後，1週間後と非照射部位との4箇所から皮膚生検した．

　まずは皮膚色による光感受性の違いをメラニン分布に関して調べた．光刺激前はどの人種でも表皮の基底層にメラニンは多く認められた．光刺激後，皮膚色が濃い群（主に黒人）は皮膚色が薄い群（主に白人）と比較して「メラニンの表層（上層）への移行」をより多く認めた．光照射後メラニンが細胞核を個々に防御するために核の上に移動することは「核帽」として知られている．この防御反応だけでなく，表皮全体としてもメラニンは光刺激でより上方へ移動しており，この反応は皮膚色が濃い群で顕著であった．

　次に皮膚色による光感受性の違いをDNA損傷に関して調べた．予想通りメラニンがフィルターとなり皮膚色が濃い群でDNA損傷が少ない結果をCPD (cyclobutane pyrimidine dimer)，6-4PP ((6-4) photoproduct) やp53を指標として得た．さらにこの差は表皮の上層と下層とを比較すると，下層でより著明であった．表皮下層は表皮角化細胞の幹細胞やメラノサイトが所在し，皮膚色が濃い群でより効率よく光による障害を防御できている結果となった．

　DNA損傷の「修復能」に関しては，皮膚色が濃い群で1週間後にまでDNA損傷が残る症例が圧倒的に少ない結果となった．ただしこの結果は皮膚色が濃い群でのDNA損傷が初期から少ないため，実際に修復能が早いかどうかは判断できなかった．これらの結果は皮膚色が濃い群で初期紫外線照射量（1 MED）が約3.5倍多い状況下での結果であった．皮膚色によるDNA損傷の修復能を比較する際は，(A) 皮膚生検の時期を考慮する，もしくは (B) 初期照射量を皮膚色が濃い群で15倍程度上げる（約5倍皮膚色が薄い群はDNA損傷を受けていた）などの工夫が今後必要と思われた．

　また皮膚色による光感受性の違いを細胞死に関して調べた．従来の概念では蓄積されたDNA損傷が修復不可能となり細胞死に陥ることがactive caspase-3などを介して知られているため，皮膚色が濃い群で細胞死は少ない結果が予測された．TUNEL法による結果は，皮膚色が濃い群で皮膚色が薄い群と比較して約7倍程度細胞死が多かっ

た．光照射量は皮膚色が濃い群で約3.5倍多いから得られた結果と予想された．そこで200 J/m^{2}の一定容量照射での比較を施行したが，皮膚色が濃い群で約5倍細胞死が多く観測された．

皮膚色が濃い群でなぜ光刺激後細胞死が増えるかを解明するために，さまざまな細胞死に関与する因子を調べた．光刺激後の active caspase-3 の発現は皮膚色による違いを認めなかった．皮膚色が濃い群で TUNEL 法と同じ動きをしたものに，セリン46リン酸化 p53 や APE/Ref-1（apurinic-apyrimidinic endonuclease/redox effector factor-1）が挙げられた．APE/Ref-1 を介する細胞死にも p53 が関与することから，皮膚色が濃い群で細胞死が多く認められることに p53 を介する経路が大きく関わっていることが示唆された．

皮膚色が濃い群と薄い群との差はメラニン量・分布の違いである．そこで皮膚色が濃いボランティアから採取したメラノサイトと薄いボランティアからのメラノサイトとを用いて，同一個体（ヒスパニックのボランティア）から採取した表皮角化細胞と組み合わせた3次元培養皮膚を用いて同様の実験系を組んだ．上述した3点（色調・DNA損傷・細胞死）に関して，皮膚色による光感受性の違いを再現することができた．

皮膚色が薄い群でも，メラニンを含む毛包周囲では光刺激後細胞死を多く認めた[2]．さらにこれらのヒトでの結果を裏付けるものとして，竹内らによるマウスを用いた実験系でも同様の結果が報告されている[3]．

以上より，メラニンは光発癌を予防するために2つの働きがあることが示唆された（図III.43）．1つは従来からよく知られているフィルターとして作用し DNA 損傷を防御することである．もう1つは変異する可能性のある細胞が伝播するのを防ぐべく，DNA 損傷後の修復過程を経ずに一気に細胞死を起こす過程の存在である．メラニンによる発火自爆型細胞死である．

しかしながら，同一個体で（とくに白人で）紫外線を用いた人工的な日焼けにより皮膚色を濃くすることは，光発癌防御の観点から有効かどうかは難しい問題であり，結論が出ていない．白人ボランティア約30名を募り人工的に日焼けをさせ，皮膚色がやや濃くなった部位とかなり濃くなった部位とを比較検討した[4]．CPD や 6-4PP を用いた検討では皮膚色がかなり濃くなった部位でやや濃くなった部位よりも光刺激後の DNA 損傷は少なくなり，人工的日焼けは有用に思われる結果が出た．しかしながら，p53，TUNEL やその他のマーカーを用いた検討では皮膚色がかなり濃くなった部位で必ずしも光障害を防ぐ向きの動きを示さなかった．今後紫外線を用いない日焼けによる検討などが待ち望まれる．

これらの結果は皮膚色による光感受性の違いについての検討で生まれた成果であり，今後のさらなる解明が待ち望まれる．

（山口裕史）

参考文献

1) Yamaguchi Y, Takahashi K, et al：Human skin responses to UV radiation：pigment in the upper epidermis protects against DNA damage in the lower epidermis and facilitates apoptosis. Faseb J 20：1486-1488, 2006.
2) Yamaguchi Y, Beer JZ, Hearing VJ：Melanin mediated apoptosis of epidermal cells damaged by ultraviolet radiation：factors influencing the incidence of skin cancer. Arch Dermatol Res 300（Suppl 1）：S43-50, 2008.
3) Takeuchi S, Zhang W, et al：Melanin acts as a potent UVB photosensitizer to cause an atypical mode of cell death in murine skin. Proc Natl Acad Sci USA 101：15076-15081, 2004.
4) Yamaguchi Y, Coelho SG, et al：Cyclobutane pyrimidine dimer formation and p53 production in human skin after repeated UV irradiation. Exp Dermatol 17：916-924, 2008.

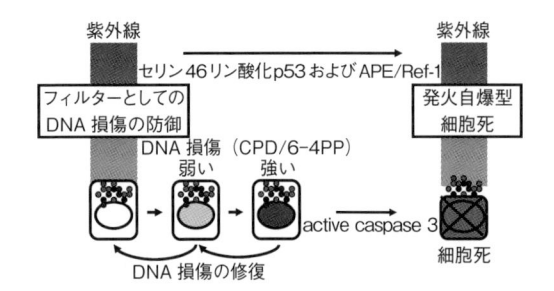

図III.43　皮膚癌発生頻度の少ない皮膚色が濃い群でのメラニンの働き

1.7 光線過敏症

a. 光線過敏症とは

急激,大量の紫外線曝露を受ければ誰でも日焼け反応(サンバーン)を起こす.しかし,ある一群の者では健常人では何ら変化を起こさないような光線照射により,異常な皮膚反応を生じることがあり,これらの病的状態を一括して光線過敏症と称する.光線が発症に一義的な役割を持つ,すなわち光線照射なくしてその病的状態は起こらない場合を狭い意味での光線過敏症とする(表III.8).一方,光線が二次的にある疾患の誘因や増悪因子として働く場合も多い.これらは光線増悪性疾患,光線誘発性疾患などと呼ばれ,広い意味での光線過敏症に分類される(表III.9).光線過敏症は症状名であり,それを引き起こす病因は単一なものではなく,遺伝性,アレルギー性,毒性など多彩で,まったく機序の異なる幅広い疾患を取り扱うことになる.

表III.8 主な光線過敏症

A. DNA修復障害
 1. 色素性乾皮症
B. 光毒性物質の皮膚集積
 1. 内因性
  ポルフィリン症
 2. 外因性
  光毒性光線過敏型薬疹
  光毒性接触皮膚炎
C. アレルギー性
 1. 内因性(自己免疫?)
  日光蕁麻疹
  多形日光疹
  慢性光線性皮膚炎
 2. 外因性
  光アレルギー性光線過敏型薬疹
  光アレルギー性接触皮膚炎
D. 原因不明
 1. 種痘様水疱症

表III.9 光線曝露で誘発,増悪する疾患

急激,大量の日光曝露が関与
 アトピー性皮膚炎
 多形紅斑
 酒さ,口囲皮膚炎
 エリテマトーデス
 乾癬
 扁平苔癬
 Darier病
 播種状表在性光線性汗孔角化症
 水疱症(類天疱瘡など)
 単純性疱疹
 水痘
 雀卵斑
 肝斑
長期の日光曝露が関与
 脂漏性角化症
 日光角化症
 基底細胞癌
 有棘細胞癌
 色素性乾皮症の皮膚癌
 疣贅状表皮発育異常症の皮膚癌

1) 光線過敏症の頻度

皮膚疾患全体に占める光線過敏症の頻度は高いものではなく,むしろまれなものに属する.慈恵医大皮膚科における光線過敏症専門外来開設以来20年間(1984-2003)に訪れた1,038名の診断名は,多形日光疹(26%),光線過敏型薬疹(13%),光接触皮膚炎(9%),サンバーン(8%),各種疾患の光増悪・誘発(6%),慢性光線過敏性皮膚炎(5%),日光蕁麻疹(5%),ポルフィリン症(3%),色素性乾皮症(2%),種痘様水疱症(1%)であった[1].

2) 光線過敏症の好発年齢

光線過敏症は好発年齢があるため(図III.44).小児では色素性乾皮症や骨髄性プロトポルフィリン症など,早期発見と徹底的遮光が必要な疾患が重要である.生後最初の日光浴で高度のサンバーンをきたした場合は,色素性乾皮症,とくにA群

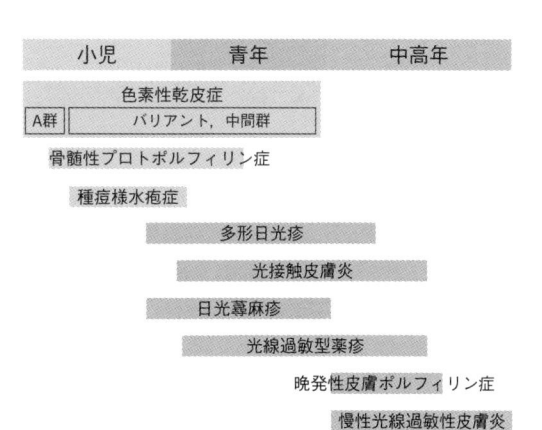

図III.44 光線過敏症の好発年齢

を考える．幼児期では骨髄性プロトポルフィリン症と種痘様水疱症が重要である．日光曝露が続くと顔面に灼熱感を伴った浮腫性紅斑，緊満性水疱，血疱が生じ，痂皮を形成して，後に円形の萎縮性瘢痕を残す．種痘様水疱症は自然軽快する疾患ではあるが，最近 EB ウイルスの潜伏感染が病因として指摘され，リンパ腫などを発症しやすいため慎重な経過観察が必要である．

青年期には多形日光疹や日光蕁麻疹など比較的軽症の疾患が多い（図III.45）．多形日光疹は最も頻度が高い光線過敏症で，一般人口の3-5%が経験している．4-5月に日光曝露を受けた夕方から前腕伸側に粟粒大紅色丘疹が多発する例が多く，顔面は比較的少ない．日光蕁麻疹は日光曝露数分から数十分以内に露光部に一致して膨疹が生じ，日陰に入ると10-20分で消褪するのが特徴である．青年期に入って発見される光線過敏症状が軽症の色素性乾皮症である場合もある．

中年期には薬剤を使用することが多くなり，それに伴って薬剤性光線過敏症が好発する．内服や注射であれば光線過敏型薬疹，外用であれば薬剤性光接触皮膚炎と呼ばれる．晩発性皮膚ポルフィリン症も中年期に好発する．肝障害を伴った大酒家に多く，また最近では肝炎の合併例が問題となっている．

老年期には広範囲の波長にきわめて強い光線過敏性を示し，露光部の苔癬化皮膚炎病巣を主徴とした慢性光線性皮膚炎（chronic actinic dermatitis）が発症する．

3） 光線過敏症の機序

a） 光化学反応

（1） 光毒性反応： 光線が生体に何らかの影響を及ぼす場合，まず，光線が生体内分子に吸収される必要がある．この分子をクロモフォア（chromophore）と呼び，それぞれ独特の吸収波長を持つ．光線過敏状態を誘導する物質は光感受性物質，光増感物質，光感作物質（photosensitizer）と呼ばれる．実際に生体反応を引き起こす波長は作用波長（action spectrum）と呼ばれ，吸収波長と一致することが多いが，長波長側へずれることもある．クロモフォアに吸収された光線は光化学反応を起こす．酸素が必要か否かで光動力学反応（photodynamic reaction）と酸素非依存性反応（non-photodynamic reaction）に分けられる．photodynamic reaction のことが多いが，これはさらに Type I と Type II に分けられる．Type I 反応は紫外線により励起され三重項となった化学物質が，周囲の物質とのあいだで電子の移動によりラジカルを形成し，酸素の共存により酸化物を形成する．Type II 反応は励起された化学物質が酸素と反応して一重項酸素（$^1O_2$）などの活性酸素種を産生し，この活性酸素種が蛋白，脂質，DNA など細胞成分を酸化して傷害を与える（図 III.46）．ほとんどの光感受性物質は photodynamic reaction によって生体に傷害性を発揮するが，ソラーレンは酸素非依存性反応を起こす代表例である．このようにさまざまな経路で生体成分が傷害される．

（2） 光アレルギー反応： 光毒性反応で生じ

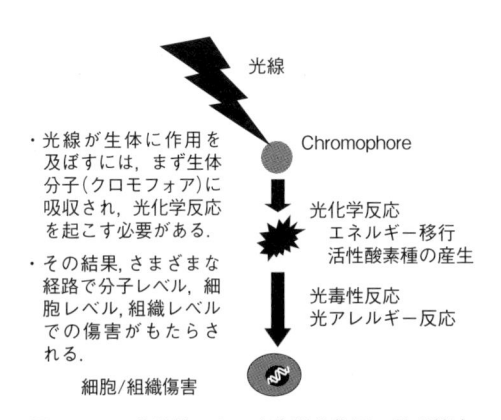

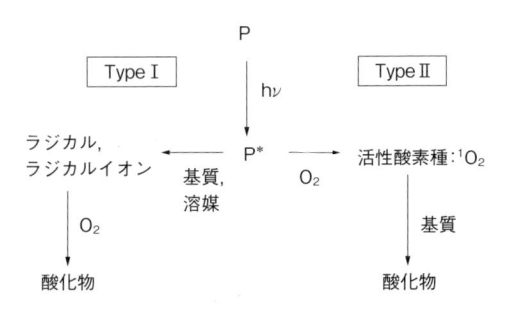

図III.45 紫外線による生物学的作用の発現機序

図III.46 光動力学的反応

た物質が生体に異物として認識されると光抗原となり，免疫学的機序が動き出すと光アレルギー反応を生じる．いったん光抗原が形成されれば，その後に起こる免疫学的反応は通常のアレルギー反応と同じ機序である．すなわち光アレルギーは抗原（アレルゲン）形成に光線が関与する反応であり，光そのものに生体がアレルギー反応を起こすのではない．

4） クロモフォアからみた光線過敏症

a） DNA

DNAは260 nmをピークとした吸収スペクトラムを有し，地表で浴びるUVBもよく吸収して励起される．その結果隣接する塩基が結合しピリミジン2量体が形成される．これはDNAにとって「傷」となりDNA複製に重大な障害を与えるため，通常は損傷DNA部分を修復するヌクレオチド除去修復機構が発動し，損傷を修復する．しかし，色素性乾皮症では先天的にこのヌクレオチド除去修復能に欠損があるため，紫外線曝露により皮膚細胞は容易に傷害され，また突然変異が多数生じる．そのため生まれつき強い日焼け（サンバーン）を起こしやすく，適切な光線防御を継続しないと，しみが多発し，露出部に皮膚癌が多発する．ヌクレオチド除去修復には少なくとも7つの蛋白質が関与しており，そのいずれかが欠損することで，色素性乾皮症はA群からG群の7つの相補性群が発症する．また，除去修復には異常はないが複製後のDNA損傷乗り越え合成に関与するポリメラーゼηに異常のある，軽症のバリアントも知られている（「III.1.7 b. 色素性乾皮症」の項参照）．

b） ポルフィリン体

ポルフィリン体は405 nm付近に吸収スペクトラムのピークを有し，さらに可視光領域にもいくつかのピークを持つ．正常の生体内にはごく少量しか存在しないが，先天的にヘム代謝系に異常があると，ヘモグロビンが正常に産生されず，異常な代謝産物としてさまざまなポルフィリン体が体内に蓄積する．ポルフィリン体は典型的なTypeIIの光動力学的反応を起こし，光線を吸収して励起されて三重項状態になり，基底状態に戻るときに一重項酸素を発生し近辺の生体成分を損傷する．ヘム代謝系には8つの酵素が関与しそのいずれの活性が低下するかで，8つの臨床型が存在し，皮膚型と肝型に分けられる．日光曝露で皮膚の発赤，腫脹，水疱，血疱などの光線過敏症状や，慢性化すると皮膚の脆弱性による瘢痕や色素沈着が生じる．また，肝障害を生じて，重症者では胆石，肝硬変を発症し，肝不全により死亡することもある（「III.1.7 c. ポルフィリン症」の項参照）．

c） 薬剤などの化学物質

光感作能を有する薬剤や化学物質が全身投与あるいは皮膚に接触することで，光線曝露部位に紅斑，水疱などの皮膚症状を呈することがある．機序としては光毒性反応と光アレルギー反応がある．光感作物質にはそれぞれの吸収スペクトラムがあるが，作用波長はほとんどの場合UVA領域である．薬剤ではクロルプロマジン，チアジド系降圧利尿薬，ニューキノロン系抗菌薬，非ステロイド系消炎鎮痛薬のケトプロフェン，ソラレンなどがよく知られており，その他香料，紫外線遮断剤なども原因となる（「III.1.7 d. 光線過敏型薬疹」，「III.1.7 e. 光接触皮膚炎」の項参照）．

d） 生体自己成分

通常，免疫反応は自己成分にはトレランスが生じており，自己成分に対する反応は起こさない．しかし，何らかの理由で生体成分が異物（非自己）と認識されると，免疫機序が働いて感作が成立し，自己免疫反応が惹起される．光アレルギー機序で生じると考えられているが，外因性光感作物質が証明されないいくつかの光線過敏症では，自己免疫機序が想定されている．光線曝露で光自己抗原が産生され，それらに感作されて，I型アレルギー反応を起こせば日光蕁麻疹，IV型アレルギー反応なら多形日光疹や慢性光線性皮膚炎となる可能性がある．

5） 光線過敏症の診療

光線過敏症の診療に際して，基本的検査や光線防御などに共通点はあるものの，診断，治療は各疾患に応じて行わなければならない．さらに，重

篤な光線過敏症を持つ患者は，健常人が享受できる太陽の下での明るい生活を厳しく制限され，そのQOLの低下は想像以上のものがあり，そのような患者を社会的にも支援していく体制が必要である．

a）光線過敏症の診断

光線が関与した病態か否かは詳細な問診と視診，そして合理的な推理でかなり判断できるため，十分にふるい分けをした後，疾患に応じた特殊検査により診断，作用波長，原因物質の確定，最終診断に進む．

（1）問診：問診に際しては，光線過敏の程度が健常人と比べてどうかを具体的に聞く．たとえば同時に日光曝露した人とどの程度違うか，過去の自分の日光曝露時と比較して敏感になっているか聞く．生じた発疹の種類，出現部位（すべての露光部に生じているか？），日光曝露後皮疹出現までの時間と消退までの時間，自覚症状，ガラス越しの光でも出現するか（UVBはガラスで吸収される），季節変動（多形日光疹では4-5月発症が多いが，hardening現象でむしろ夏季には皮疹が生じにくくなることがある）などを聞き出す．既往歴では小児期における日光過敏性の有無，薬剤摂取歴（降圧利尿剤，経口糖尿病薬，抗菌剤，消炎鎮痛剤，向精神薬，抗癌剤などによる光線過敏型薬疹），外用品（化粧品，外用薬，サンスクリーンなどによる光接触皮膚炎），皮膚悪性腫瘍（色素性乾皮症），肝疾患（ポルフィリン症）について問診する．

（2）視診：光線過敏症の診断では，光の当たるところに発疹があり，当たらないところにはないというのが原則である．視診ではまず発疹が日光曝露部に一致して生じているかをみる．顔面（前額部，鼻尖，頬部，頤部，耳介），項部，前胸部V字部，手背，前腕伸側などに確実に発疹がでているか確認する．露光部に発疹が生じたとしても必ずしも光線過敏症とは限らない．とくに顔面だけの場合は，既存の疾患の光増悪（エリテマトーデス，脂漏性皮膚炎，酒さなど）や，化粧品，サンスクリーン剤などによる接触皮膚炎，空中飛散物による皮膚炎を鑑別する．逆に被覆部には発疹が生じていないことを確認することも大切である．頭髪の生え際，腕時計やサンダルの緒の部分を避けていれば確実である．女性は化粧のため顔面の症状はないか，あっても軽度である．

発疹としてサンバーン様紅斑，湿疹様紅斑・丘疹は光接触皮膚炎，光線過敏型薬疹，多形日光疹で多くみられる．水疱，痂皮，皮膚脆弱性による小瘢痕はポルフィリン症の特徴であり，露光部に一致して痂皮，萎縮性瘢痕が多発している場合は種痘様水疱症やポルフィリン症を疑う．色素沈着と色素脱失が混在していれば薬剤による白斑黒皮症を疑い摂取薬剤を確認する．雀卵斑様色素沈着が顔面のみならず前胸部，前腕伸側など他の露光部にも多発し，日焼け（サンバーン）しやすい場合は色素性乾皮症の疑いが強い．

（3）検査：光線過敏症の病因は遺伝性，光アレルギー性，光毒性そして未だ原因不明のものまで多彩であり，確定診断に必要な検査が大きく異なる．光線テストにより作用波長（発症の原因波長）を確定することは光線防御対策を立てる上でも大切なことである．

光線テストとしてUVB，UVAの最少紅斑量（minimal erythema dose；MED）の測定が必要である．光源としては蛍光ランプが頻用され，UVB領域はSEランプ，UVA領域はBLまたはBLBランプを用いる．ソーラーシミュレーターにシャープカットフィルターを組み合わせたり，モノクロメーターがあればさらに詳しく作用波長の検討ができる．色素性乾皮症，慢性光線性皮膚炎，薬剤性光線過敏症でMEDが低下する．しかし，真のMEDすなわち日焼け反応による紅斑閾値が低下しているのは色素性乾皮症だけであり，他の疾患では別の機序による紅斑が生じており，その意味でminimal response dose（MRD）の低下という言い方もされる．多形日光疹や種痘様水疱症では大量（2-3 MED）1回照射ないしは少量（1-2 MED）反復照射（3日間連続）により発疹の誘発をみる．日光蕁麻疹では作用波長は可視光線のことが多い．この場合はスライドプロジェクターを

用いて背部から30-50 cm離して照射する．

　薬剤性光線過敏症，光接触皮膚炎，多形日光疹，慢性光線性皮膚炎が疑われるときは光パッチテストを行う．背部両側に左右対になるようフィンチャンバーで試料を貼布し，24-48時間後にはがして接触アレルギーの有無を確認し，片側は非照射部位としてカバーし，対側にUVAを5 J/cm^{2}程度照射する．照射24-48時間後に光接触アレルギーの有無を判定する．非照射部位が陰性で照射側のみ陽性の場合，光パッチテスト陽性とする．なお，至適濃度が未知の薬剤などの場合，光毒性反応を否定するため，照射15-20分後に照射部位の観察をしておく．光パッチテストの試料は年代と共に変遷するが，現在では患者が使用していた薬剤，香料，ジブカイン，サンスクリーン剤の成分が重要である．薬剤性光線過敏症では光パッチテスト陰性の場合，内服照射による誘発テストも行われる．

　ポルフィリン症が疑われるときはポルフィリン体定量も行う．骨髄性ポルフィリン症では赤血球中のプロトポルフィリン，晩発性皮膚ポルフィリン症では尿のウロポルフィリンを測定する．エリテマトーデスやポルフィリン症が疑われるときには生検して蛍光抗体直接法で免疫グロブリンや補体の沈着を調べる．

　色素性乾皮症が疑われるときには，生検皮膚から線維芽細胞を培養して行う紫外線致死感受性や不定期DNA合成能，相補性テストが必要となるが，最近ではDNA診断も行われる．一般検査では末梢血液一般，肝機能，抗核抗体，抗DNA抗体，抗SS-A，など必要に応じて行う．

b）　光線過敏症の予防・治療

　光線過敏症ではまず適切な光線防御が薬物治療に優先する．各疾患の作用波長に応じて日照の強い時間帯の外出を避けるなどの生活習慣と，衣類，帽子，日傘，手袋などによる物理的遮断，サンスクリーン剤の使用が基本となる．疾患の軽重とQOLを勘案して光線防御の程度を決める．薬物治療の詳細は各項に譲る．

（上出良一）

参考文献

1) 上出良一：光線過敏症．日本医事新報 4028：1-8, 2001.

b.　色素性乾皮症

　色素性乾皮症（xeroderma pigmentosum；XP）は紫外線によって生じたDNA損傷の修復システム（主としてヌクレオチド除去修復）の遺伝的機能欠損より発症する．常染色体劣性の重篤な高発癌性光線過敏性疾患であり，頻度は日本では5万人に1人と稀ではあるが，100万人に1人である欧米に比べれば高頻度であるといえる．本邦のXP患者には皮膚症状のみならず原因不明の進行性・難治性の神経症状を併発することが多い（50％以上）ため，「神経難病」の1つであるとして，平成19年3月，新たに厚生労働省の「難治性疾患克服研究事業対象疾患」に認定された．

　XPは19世紀末Kaposiらにより色素異常を伴う重篤な光線過敏性疾患として最初に記載された．1968年にはCleaverにより，XPがDNA修復過程の遺伝的異常で発症することが初めて報告された．我々の体を構成する細胞には，さまざまな外因・内因により損傷したDNAを効率的に除去するシステムが備わっているが，XPではこのシステムが正常に作動せず，紫外線により誘発されたDNA損傷が修復できなくなることにより日光過敏症状，皮膚癌などさまざまな臨床症状が引き起こされる．

1）　DNA修復

　ヒトゲノムはさまざまな外的（紫外線，放射線など），内的（体内で産生される種々の代謝産物，活性酸素など）要因にさらされ，DNA内には絶えずピリミジンダイマー，塩基付加体，小さな塩基修飾，脱塩基，クロスリンク，誤り対合塩基，1本鎖切断，2本鎖切断などの多くの「傷」（DNA損傷）が形成されている．その損傷が残存すれば，DNA複製や転写の阻害，突然変異の誘発などにより，細胞死，老化，発癌へとつながっていく．しかし，ヒトを含むあらゆる生物はこのようなDNA損傷に対して，数多くの蛋白質の統合的な

働きによる精密なメカニズムを形成して有害なDNA損傷を効率的に除去し修理するDNA修復能を有している．

紫外線による主なDNA損傷はシクロブタン型ピリミジンダイマー（cyclobutane pyrimidine dimers；CPD）と6-4光産物（6-4 pyrimidine-pyrimidone photoproducts；6-4PP）である．CPD，6-4PPはいずれもヌクレオチド除去修復（nucleotide excision repair；NER）と呼ばれるシステムにより修復される．このシステムにはゲノム全体に生じた損傷を修復するゲノム全体修復（global genome repair；GGR）と，転写の行われる配列，転写の鋳型となっているDNA上の損傷を優先的に修復する転写共役修復（transcription-coupled repair；TCR）の2種類が存在する．（その詳細については他章に譲る）

NER以外の紫外線性DNA損傷の修復機構として複製後修復（損傷乗り越え修復，translesion DNA synthesis；TLS）がある．XPバリアント（XPV，後述）ではNERは正常に機能するが，このTLSに欠陥をもつ．このシステムにはいくつかのDNAポリメラーゼが関わっているが，XPVではCPDにDNA合成がさしかかった際に正しい塩基を挿入してCPDを乗り越える機能をもつDNAポリメラーゼηの機能が欠損している．そのためXPVでは他のDNAポリメラーゼが機能して誤った塩基を取り込んでとりあえずCPDを乗り越えようとする．その結果ゲノムの突然変異頻度が上昇し，色素異常や皮膚腫瘍などのXP症状を引き起こす．

2） XPの分類

XPはNERに異常のあるA-G群，NERは正常であるがTLSが機能しないXPV，計8つの遺伝的に異なるグループに分類される（表III.10）．疫学的にはXP各群の患者頻度には地域差がみられ，A群は日本人に多く欧米では稀であるが，C群は欧米に多く日本には少ない．症状の進行度や重症度は各群で異なるため，できるだけ早い時期での

表III.10 各群色素性乾皮症の臨床的特徴と責任遺伝子

XP群	全世界での頻度	本邦患者頻度（$n=353$）	UDS*（％）	皮膚症状	神経症状・合併症**	責任遺伝子	染色体部位	責任遺伝子の機能
A	25%	54%	<5	+++	+++	XPA	9q22.3	1本鎖DNA状態の安定化
B	まれ	0	3-7	+ −	XP/CS TTD	XPB/ERCC3	2q21	TFIIH（3′→5′ヘリカーゼ）
C	25%	3%	10-20	++	−	XPC	3p25	損傷DNA認識
D	15%	8%	25-50	++ + + −	−〜++ XP/CS XP/TTD TTD COFS	XPD/ERCC2	19q13.2-q13.3	TFIIH（5′→3′ヘリカーゼ）
E	まれ	3%	40-50	+	−	DDB2/p48	11p12-p11	損傷DNA認識
F	6%	7%	10-20	+	−	XPF/ERCC4	16p13.3-p13.13	5′エンドヌクレアーゼ
G	6%	1%	<25	+ +	−〜++ XP/CS	XPG/ERCC5	13q33	3′エンドヌクレアーゼ
バリアント	21%	24%	75-100	++	−	XPV/hRAD30	6p21.1-p12	DNAポリメラーゼη

＋；あり，−；なし．
*UDS；不定期DNA合成能．
**CS；コケイン症候群，TTD；トリコチオディストロフィ，COFS；COFS（cerebro-oculo-facio-skeletal）症候群．

XP群の確定が重要である．早期診断は早期からの患者ケアにつながり，皮膚症状の進行防止，皮膚癌の予防，神経症状の進行制御に役立ち，さらには，予後の推定をある程度可能にするため，患者や家族のQOLの向上に大きく寄与する．

またXPは臨床的に皮膚型XP（皮膚症状のみ），皮膚神経型XP（神経症状を合併），XP・CS合併型（コケイン症候群［Cockayne syndrome；CS］を合併）の3型に分類できる[1]．XPに特徴的な神経症状を示すのはXPA群，XPD群，XPG群であり，また，XPB群は全例CSを，XPD群はCS，硫黄欠乏性毛髪発育異常症（trichothiodystrophy；TTD）を合併する場合があり，XPG群もCSを合併する場合がある．筆者が現在までに把握している日本人XP患者353例の集計によると，本邦では皮膚症状，神経症状ともに重篤となるA群が54％を占め，次いで皮膚症状のみを呈するXPバリアントが24％，XPD群が8％，XPF群が7％，XPC群，E群は3％であり，XPG群はきわめて稀，XPB群の本邦報告例はまだない．欧米XPD患者と違い本邦XPD群患者では神経症状を示さない症例がほとんどである．

3) XPの臨床症状

本邦では最も重症なタイプであるXPA群が全XP患者の過半数を占める．乳幼児期から日光曝露毎に顔面，項部，耳介，手背，前腕などの露光部皮膚に浮腫を伴う強いサンバーン様皮疹が生じるが（図III.47），これは通常の「日焼け」とは異なり重篤で，露光後2-4日後まで反応が増強するという特徴的な光線過敏症状を示す．サンバーンを繰り返すと生後半年頃より顔面に多数の雀卵斑様の小色素斑が出現する（図III.48）．厳重な遮光を怠れば，これらの皮膚変化はさらに進行し，1歳頃には皮膚は乾燥，粗造化し萎縮，毛細血管拡張が出現し，早ければ10歳までに露光部に皮膚癌が発生する．XP患者における皮膚癌の発生頻度は健常人に比べて1,000倍以上であるとされる[2]．ただ，最近ではXPA群の場合重篤な光線過敏症状から乳幼児期に確定診断され遮光を開始する例がほとんどであること，サンスクリーン，遮光フィルムなど紫外線防止グッズの性能が向上したことによりXPA群患者であっても皮膚癌が出現することは稀である．他方，皮膚症状が重篤ではなく診断が遅れやすいXPD群，XPバリアント症例では20-40歳代での皮膚癌の出現頻度が増してきている．光線照射試験では，とくにXPA群，C群，D群において最少紅斑量の著明な低下と紅斑反応ピークの遅延を認める．

XP患者では皮膚だけではなく紫外線の曝露を受ける眼組織へも障害がおよぶ．そのため結膜や

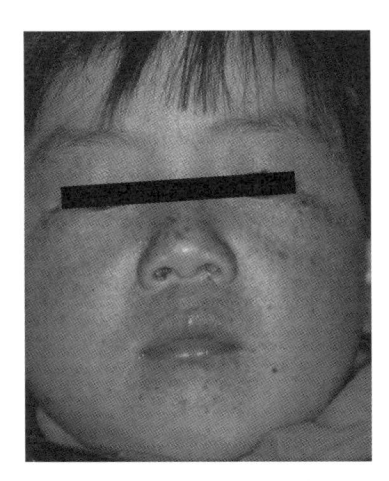

図III.47 色素性乾皮症A群症例
2歳，男児．持続するサンバーンと雀卵斑様皮疹を主訴に来院した．

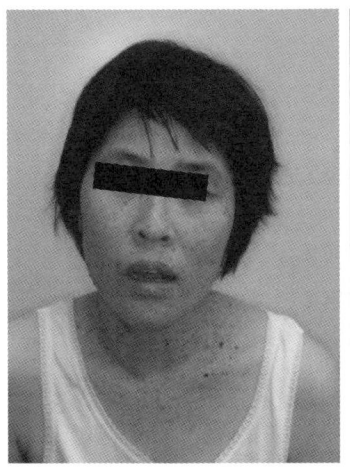

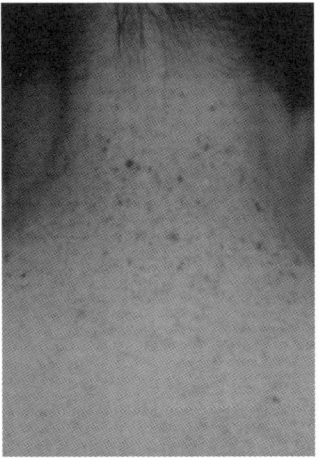

図III.48 色素性乾皮症A群症例
20歳，女性．厳重な遮光を行っているにもかかわらず露光部皮膚（顔面，項部）の小色素斑は徐々に増悪してきている．

角膜の乾燥，結膜炎，角膜炎，眼瞼外反，角膜潰瘍，涙液分泌の低下など前眼部病変が出現する．紫外線が到達しない網膜には病的変化は生じず，網膜色素変性症が高頻度にみられる CS とは対照的である．

さらに，XPA 群，D 群（前述のように本邦では D 群は稀）では進行性の中枢性および末梢性の神経変性が出現する[3]．最重症型である XPA 群患児の場合，平均的な発達は健常児よりやや遅れがみられるものの正常機能は獲得できる．しかし運動機能は 6 歳時がピークであり，12 歳までには尖足拘縮，内反，凹足変形などの足変形などが進行して歩行困難が出現し，15 歳頃には起立不能となる．言語聴覚機能に関しては，言語のピークを 5-6 歳時で迎え，その後難聴が出現し始め，9 歳から補聴器装着，15 歳頃には言語機能はほぼ消失する．年長児では振戦，ミオクローヌスもみられる．四肢の腱反射は徐々に消失し，神経伝導速度も遅延する．頭部 CT では脳は萎縮し脳室は拡大する．むせや嚥下困難は中学校入学前後から生じ，声帯麻痺や喉頭ジストニアのために 20 歳頃に気管切開となる場合がある．その後は誤嚥下，感染症，外傷などにより 20 歳代後半で死亡する場合が多い．

4） XP の診断

XP の確定診断は，主として患者皮膚由来の培養線維芽細胞を用いて，①紫外線照射後の不定期 DNA 合成能（unscheduled DNA synthesis；UDS）測定，②紫外線感受性試験（コロニー形成法），③相補性群試験などの DNA 修復テスト，④遺伝子解析によりなされる[4]．④に関しては血液，羊水などでも施行可能である．患者皮膚由来培養線維芽細胞を用いた検査では，XP 細胞は紫外線に高感受性であり，UDS は XPV を除いて正常細胞の 50％以下に低下する．UDS が 70％以上，紫外線感受性は軽度高感受性もしくは正常レベルであるが，カフェイン添加により紫外線感受性が増強するという所見が得られれば XPV の可能性が高くなる．近年，相補性試験は細胞融合法ではなく，紫外線照射したレポータープラスミドの宿主

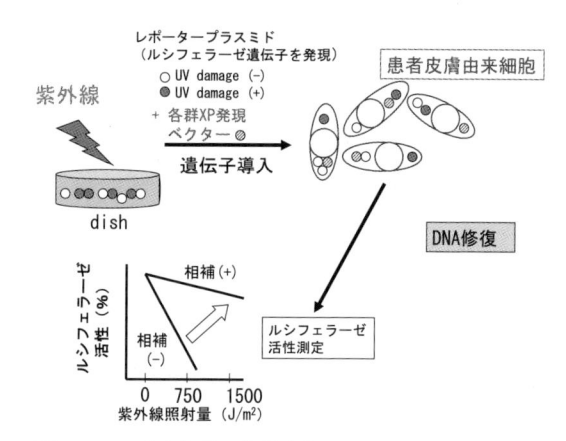

図 III.49 宿主細胞回復能を指標にした XP 相補性試験
ルシフェラーゼ遺伝子を発現するレポータープラスミドに紫外線を照射してプラスミド内に人工的な DNA 損傷を誘発する．その損傷の細胞内での修復が各群 XP 発現ベクター導入により上昇（正常レベルまで回復）するかどうかを調べることにより XP 群の確定が可能となる．

細胞回復能を指標にする方法で行われるようになり，検査の感度・迅速性が向上した（図 III.49）．しかしこの方法では XPE 群，XPV の確定診断は困難であり，DDB（damaged DNA binding）活性の解析，DNA ポリメラーゼ η のタンパク解析，遺伝子解析により XPE 群，XPV の確定診断が行われる．

本邦で過半数を占める XPA 群の遺伝子解析では，XPA 遺伝子のイントロン 3，3′ 側のスプライシング受容部位の G から C へのホモ変異が 78％，ヘテロ変異が 16％，エクソン 6 のナンセンス変異（R228X）のホモ変異が 2％，ヘテロ変異が 9％に検出される．これら遺伝子異常（IVS3-1G＞C，R228X）は日本人患者の XPA 遺伝子変異のホットスポットであり，PCR 制限酵素断片長変化（AlwNI，HphI）により容易に同定できる[5]．この強い創始者効果から，本邦 XPA 患者はほとんどの症例で簡易・迅速に遺伝子変異の同定が可能であり，このことは XP 確定診断だけではなく，XP 出生前診断や保因者診断などの遺伝医療にも役だっている．

5） XP 患者，家族への対応

XP は遺伝性の光線過敏性疾患であるため有効な治療法がなく，患者の予後は，いかに早期に診断し遮光を開始するか，厳密な遮光が徹底できる

か，さらに，神経学的異常の進行抑制のためにいかに適切に対応できるかにかかっている．

XP患者は生涯にわたり厳重な紫外線防御（紫外線性DNA損傷を生じさせ得る波長340 nm以下の紫外線）を余儀なくされる．紫外線対策として，次のようなことがポイントとなる．
①外出時にはSPF40以上，PA；＋＋＋のサンスクリーンを2-3時間毎に外用し，長袖・長ズボン，帽子，UVカット眼鏡を着用する．
②紫外線非透過布，非透過フィルムを使用した紫外線防護服の使用も有用である．
③屋内では窓ガラスや蛍光灯へのUVカットフィルムの貼付をし，また，太陽に面した窓には遮光カーテンを使用する．
④就学児の場合は学校の窓にもUVカットフィルムをはり，屋外活動や通学の際の紫外線にも留意する．

XPの神経変性に対しては，その分子機構が未だ不明であるため有用な治療薬がないのが現状で，乳幼児期からの視覚的，聴覚的刺激や適度な運動に心がけ，進行例では装具の使用（足変形の場合）やリハビリが行われる．

XP患者，家族にはXP診断直後から多大な精神的，肉体的，経済的負担やストレスが発生するため，彼らをとりまく地域社会，教育の現場，職場などでの理解やサポートも重要である．XPは小児慢性疾患の1つであり，小児患者では各市町村に申請すれば医療費の自己負担分の公的補助が受けられる（18歳未満，最長20歳到達時まで）．

またXP患者家族会も存在し，研究会や情報交換会など積極的な活動が定期的に行われている．

（森脇真一）

参考文献

1) Kraemer KH, Patrons NJ, et al：Xeroderma pigmentosum, trichothiodystrophy and Cockayne syndrome：a complex genotype-phenotype relationship. Neuroscience 145：1388-1396, 2007.
2) Kraemer KH, Lee MM, Scotto J：Xeroderma pigmentosum. Cutaneous, ocular, and neurologic abnormalities in 830 published cases. Arch Dermatol 123：241-250, 1987.
3) 三牧孝至，田中亀代次，ほか：A群色素性乾皮症の神経症状と分子遺伝学的研究．日本臨床 51：2488-2493, 1993.
4) 森脇真一：色素性乾皮症・コケイン症候群を確定診断するまでの流れ．Environmental Dermatology〜環境・職業からみた皮膚疾患〜．皮膚科診療プラクティス 20, pp62-69, 文光堂, 2007.
5) Moriwaki S, Kraemer KH：Xeroderma pigmentosum —bridging a gap between laboratory and clinic. Photoderm Photoimmun Photomed 17：47-54, 2001.

c．ポルフィリン症

ポルフィリン症とは，ヘム合成系の代謝異常により起こる疾患の総称であり，その中には光線により紅斑，水疱などの皮膚症状，すなわち光線過敏を示す骨髄性プロトポルフィリン症，晩発性皮膚ポルフィリン症と光線過敏を伴わない急性間歇性ポルフィリン症などがある（表III.11）．図III.50にはヘム合成系と関与する酵素，およびその酵素の活性低下によって起こる種々のポルフィ

表III.11 主なポルフィリン症の分類

病型	障害酵素	遺伝形式	光線過敏
骨髄性			
先天性ポルフィリン症	ウロポルフィリノーゲンIII合成酵素	常染色体劣性	＋＋＋
骨髄性プロトポルフィリン症	フェロケラターゼ	常染色体優性	＋＋
肝性			
急性間歇性ポルフィリン症	ポルフォビリノーゲン脱アミノ酵素	常染色体優性	−
異型ポルフィリン症	プロトポルフィリノーゲン酸化酵素	常染色体優性	＋
遺伝性コプロポルフィリン症	コプロポルフィリノーゲン酸化酵素	常染色体優性	±〜＋
晩発性皮膚ポルフィリン症	ウロポルフィリノーゲン脱炭酸酵素	（常染色体優性）多くは遺伝しない	＋＋

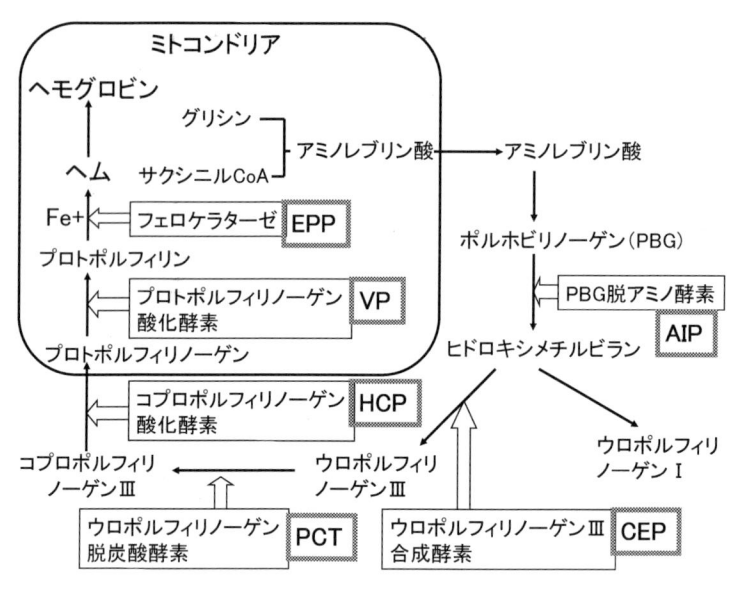

図 III.50 ヘム合成系の代謝経路と作用酵素
EPP；骨髄性プロトポルフィリン症，VP；異型ポルフィリン症，HCP；遺伝性コプロポルフィリン症，PCT；晩発性皮膚ポルフィリン症，AIP；急性間歇性ポルフィリン症，CEP；先天性ポルフィリン症．

リン症を示す．Kondoらは，2002年までの本邦において報告されたポルフィリン症患者827例を集計し，最も多いのは晩発性皮膚ポルフィリン症の303例，ついで急性間歇性ポルフィリン症が188例，骨髄性プロトポルフィリン症が154例，異型ポルフィリン症が54例であったと報告した．ここでは，ポルフィリン症の中でも光線過敏を示す骨髄性プロトポルフィリン症，晩発性皮膚ポルフィリン症および先天性骨髄性ポルフィリン症について述べる．

1） 骨髄性プロトポルフィリン症（erythropoietic protoporphyria；EPP）

a） 原因

EPPは常染色体優性遺伝を示し，その原因はフェロケラターゼ（ferrochelatase）の活性低下であることが証明されている．フェロケラターゼの遺伝子 *FECH* は第18染色体の短腕（18q22, 18q3）にあり，11のエクソンからなり，45 kbペアの塩基配列を持つとされる．EPPの浸透性は不完全であり，家族内に同症が見出されるのは，約50％である．その理由の1つとして，Gouyaらは，*FECH*遺伝子の一方のアリルに酵素活性を著しく低下させる変異があり，もう一方のアリルには遺伝子発現量を低下させるような遺伝子多型（IVS3-48T/C：第3イントロンの-48に位置するチミンがシトシンに変異）が存在する場合に発症する場合があることを報告した．

最近，Nakanoらは，本邦におけるEPPの家族例について *FECH* 遺伝子の解析を行い，本邦のEPP患者においても，同様の遺伝子異常があることを示した．さらに，興味深いことに，欧米では遺伝子多型は人口の1％以下にみられるのに対して，日本人では約45％にみられることを見出した．

b） 臨床症状

（1） 皮膚症状： 多くは，幼児期における光線過敏で発症する．日光曝露後，顔や手背などの露光部に痒みやチクチクとした疼痛を伴った浮腫性の紅斑や時に水疱が生じることで気づかれることが多く，その後日光曝露を繰り返すうちに，顔では褐色の色素沈着および浅い小瘢痕がみられるようになり，手指背では色素沈着，苔癬化，多毛などがみられるようになる．頬にみられる淡褐色の色素沈着やわずかに陥凹した細長い小瘢痕は，

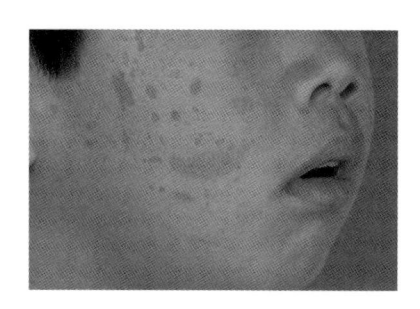

図 III.51 骨髄性プロトポルフィリン症の臨床像
頬に褐色の色素斑と浅い小瘢痕が多数みられる.

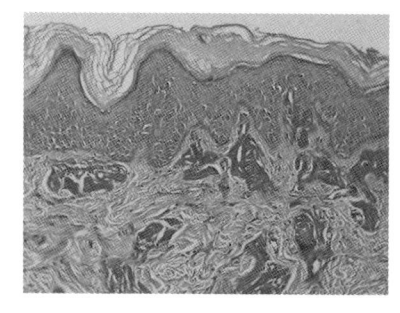

図 III.52 骨髄性プロトポルフィリン症の生検組織像（PAS 染色）
真皮の血管周囲に PAS 陽性物質が沈着している.

本疾患の皮膚症状として特徴的である（図 III.51）.

(2) 肝症状： EPP の約 20% において肝障害を伴う．その重症度は，血清中肝酵素の軽度上昇がみられる程度の軽症の肝障害から肝硬変までさまざまであり，時に胆石症を伴うこともある．さらに，肝障害が無症状のまま経過し，突然大量の日光照射または薬剤などにより急性肝不全を起こし，急に死の転帰を示した症例も報告されている.

肝障害を起こす機序としては，赤血球中に蓄積されているプロトポルフィリンが光溶血により血中に急速に増加し，肝臓における排泄能力を超えた結果，肝細胞内および毛細胆管内に析出し，肝細胞の障害を起こすという機序が考えられている.

c) 診断

診断のために以下に述べる検査が有用である.

(1) 赤血球蛍光の検出： スライドガラス上に患者血液の塗抹標本（スメアー）を作成し，蛍光顕微鏡で観察すると，患者赤血球では橙赤色の蛍光が観察される.

(2) 光溶血現象の証明： 患者の血液を少量採取して，生理食塩水に希釈し，試験管 2 本に分注する．1 本を太陽光線に 1-2 時間当てて，もう 1 本（対照）は遮光し，その後冷暗所に 1 日保存する．太陽光線に当てた EPP 患者の血液は溶血が観察されるが，遮光した希釈血液は溶血しない．健常人の血液を対照として同じ手技を行うと，いずれも溶血しない.

(3) 皮膚生検： 露光部皮膚の生検組織像では，真皮上層の毛細血管周囲に淡い好酸性物質の沈着がみられ，その好酸性物質は PAS 染色で明瞭に赤色に染色される（図 III.52）.

(4) 血中プロトポルフィリン（PP）量の測定： 診断のために最も有用な検査は，赤血球中プロトポルフィリンの定量であり，多くの検査会社において行っている．健常人では 100 μg/dl RBC 以下であるが，EPP 患者では高値を示す．なお，赤血球遊離プロトポルフィリンの測定は鉛中毒の診断に用いられる検査である.

d) 治療

現時点における EPP に対する最も重要な治療は徹底した遮光である．光線過敏，すなわち光溶血を起こす作用波長が長波長紫外線から可視光線領域にあるので，それらの光線を遮断するようなサンスクリーンなどを用いる．一方，EPP に有効な薬物療法はまだ確立されていない．比較的多く行われているのは，β-カロテンの内服であるが，その評価は一定していない.

2) 晩発性皮膚ポルフィリン症（porphyria cutanea tarda；PCT）

a) 原因

肝臓のウロポルフィリノーゲン脱炭酸酵素（uroporphyrinogen decarboxylase）の活性低下により，組織中にウロポルフィリンが蓄積し，そのために光線過敏などの皮膚症状を呈する疾患である．基礎疾患としては，アルコール性肝障害，C 型肝炎，透析，薬剤性肝障害（グリセオフルビン，エストロゲン製剤）などがあり，これらの基礎疾患または薬剤により，生来低かったウロポルフィリノーゲン脱炭酸酵素の活性がさらに低くなった結果，PCT を発症すると考えられている.

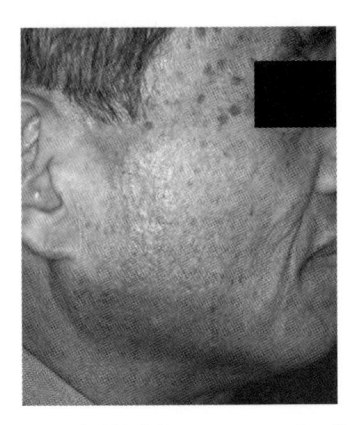

図III.53 晩発性皮膚ポルフィリン症の臨床像
顔に褐色斑が多数みられる．

b) 臨床症状

40歳代以降の中年男性に発症することが多いが，近年女性例も増加している．初めは日焼けしやすくなったという程度で気付くことが多く，次第に露光部に色素沈着，水疱，びらん，瘢痕などが生じる（図III.53）．時に多毛，脱色素斑を伴う．

c) 診断

スクリーニング検査として尿中のポルフィリン体の定性検査が有用である．診断確定には，蓄尿して1日の尿中ウロポルフィリン排泄量を定量する．血液中のポルフィリン体の増加はみられない．生検組織像では，EPPとほぼ同様の所見が得られる．

d) 治療

アルコールが誘因の場合はこれを控える．また，本症を悪化させる薬剤の使用が考えられる場合は同様にそれを中止する．また，他の光線過敏症と同様に日常生活における遮光が必要である．

現在，広く用いられている対症療法が瀉血療法である．欧米では2-3週に1回300-500 mlの瀉血を行うとされるが，本邦では，1回200 mlの瀉血を行い，血液中のヘモグロビンが12.0 mg/dl，血清鉄が50-60 μg/dl，尿中ウロポルフィリンが50-100 μg/日以上にならないように行うことがいちおうの目安とされる．

3) 先天性ポルフィリン症（congenital erythropoietic porphyria；CEP）

a) 原因

ウロポルフィリノーゲンIII合成酵素（uroporphyrinogen III synthase）の活性低下により生じる．Kondoらによる本邦の集計では34例と比較的まれな疾患である．

b) 臨床症状

新生児期から著しい光線過敏を示すことが多く，露光部に紅斑，水疱，びらん，潰瘍，瘢痕などの多彩な症状を呈する．水疱内容はしばしばピンク色を呈し，尿も赤色を示す．潰瘍と瘢痕を繰り返すうちに，次第に耳，鼻，指先などが脱落する．さらに，ポルフィリンの沈着により赤色歯牙がみられる．しばしば脾腫を合併する．

c) 診断

蛍光赤血球，尿中のポルフィリン体の検出および赤色歯牙が本症の診断に有用であるが，診断確定には，赤血球，尿および便中のいずれにおいてもポルフィリン体の増加，とくにコプロポルフィリンの増加を証明することである．

d) 治療

日常の遮光が最も重要である．薬物療法には，シクロホスファミド，副腎皮質ステロイド，βカロテン，および吸着薬である木炭，コレスチラミン樹脂などの内服が試みられているが，評価は一定しない．

ポルフィリン症の病態は次第に解明されつつあるが，まだまだ不明な点も少なくない．一方，ポルフィリン症の多くは肝疾患との関連が深く，とくにEPPは時に肝不全のために重篤な経過をたどる疾患であるにもかかわらず，比較的まれなこともあって，社会的にはまだまだ周知されていない．今後，社会的な啓蒙活動によりポルフィリン症が広く認識され，新しい治療の開発が進むことが期待される．

〔川原　繁〕

参考文献

1) 野中薫雄，三浦　隆：ポルフィリン症．光線過敏症．

改訂第3版，金原出版，2002.
2) 川原　繁：ポルフィリン症. Derma 96：35-39, 2005.
3) Kondo M, et al：Porphyrias in Japan：Complications of all case reported through 2002. Int J Hematol 79：446-456, 2004.
4) Gouya L, et al：The penetrance of dominant erythropoietic protoporphyria is modulated by expression of wildtype FECH. Nat Genet 30：27-28, 2002.
5) Nakano H, et al：Novel ferrochelatase mutations in Japanese patients with erythropoietic protoporphyria：High frequency of the splice site modulator -IVS3-48C polymorphism in the Japanese population. J Invest Dermatol 126：2717-2719, 2006.

d. 光線過敏型薬疹

　光線過敏型薬疹は成人の光線過敏症の中で頻度の高い疾患の1つであり，60歳から70歳代に最も多い[1]．光線過敏型薬疹を起こしやすい薬剤があり，薬剤自身あるいはその代謝産物が原因となる．通常は薬剤摂取時に日光に暴露した顔面，頸部，手背などの露出部皮膚に発疹が出現する．また薬剤内服中止後も光線過敏が遷延することもある．光毒性および光アレルギー性の2つのタイプに分けられ，光毒性では薬剤内服後すぐに症状が現れる可能性があるのに対して，光アレルギー性ではすぐには症状が見られない．ただし，交差反応によって症状が見られる場合は，光アレルギー性でも薬剤内服後すぐに症状が出現する．

1) 光線過敏型薬疹の症状

　光線過敏型薬疹は薬剤摂取中に日光に暴露することによって発症するため，露光部に限局した皮膚症状が出現する．皮膚症状が出現しやすい部位は顔面や頸部から前胸V字部，耳介あるいは手背から前腕などである（図III.54）．光毒性反応では痛みを伴う紅斑などの強い日焼け（サンバーン）に似た症状を呈する．光アレルギー性反応では浮腫性紅斑，丘疹，小水疱などさまざまであり，しばしば痒みを伴う．慢性型では紫紅色の丘疹や局面が見られる扁平苔癬様の皮疹が見られることもある．まれに薬剤による日光蕁麻疹が見られることがある．LE型薬疹では日光暴露部に円盤状紅斑性狼瘡（DLE）様の症状が出現することがあるが，発症機序は以下に述べる光毒性や光アレルギーではない．

2) 光線過敏型薬疹の原因薬剤

　表III.12に光線過敏型薬疹の原因となりやすい薬剤を示した[1-3]．ニューキノロン系抗菌薬によるものが最も多く，スパルフロキサシン，フレロキサシン，エノキサシン，ロメフロキサシンの順に多く報告されている[1]．ついで消炎鎮痛薬の中のピロキシカムとアンピロキシカムが多く，ついで筋弛緩薬のアフロクァロン，抗真菌薬のグリセオフルビン，抗癌剤のテガフール（テガフールウラシル）およびフルタミド，β遮断薬のチリソロー

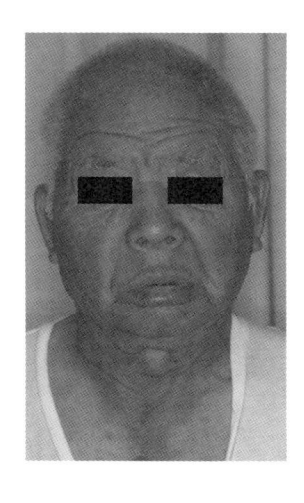

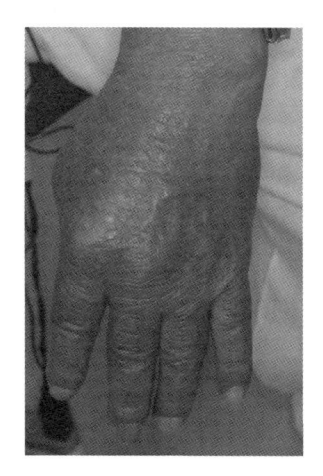

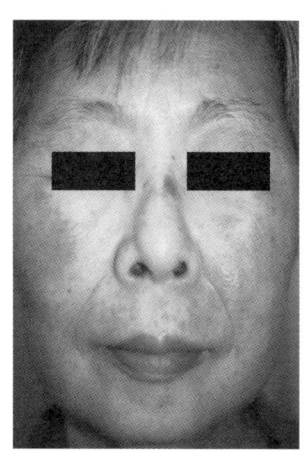

図III.54　光線過敏型薬疹の臨床像
左，中：ヒドロクロロチアジドによる光線過敏型薬疹で顔面，頸部，V字部の紅斑が見られる．日光にあたっていない部分には症状は見られない．右：テガフールによる光線過敏型薬疹．

表 III.12 光線過敏型薬疹の原因薬

抗菌薬
ニューキノロン系： スパルフロキサシン，フレロキサシン，エノキサシン，ロメフロキサシン
テトラサイクリン系： ドキシサイクリン
サルファ剤： サラゾスルファピリジン，イソニアジド
抗真菌薬： グリセオフルビン
非ステロイド系消炎鎮痛薬： ピロキシカム，アンピロキシカム，チアプロフェン
降圧利尿薬： メチクラン，フロセミド，ヒドロクロロチアジド，トリクロルメチアジド，クロフェナミド
β遮断薬： チリソロール
Ca拮抗薬： ジルチアゼム，ニフェジピン
中枢神経薬： クロルプロマジン，カルバマゼピン
抗ヒスタミン薬： メキタジン，プロメタジン
筋弛緩薬： アクロクァロン
抗腫瘍薬： テガフール，テガフールウラシル，フルタミド，ダカルバジン
その他： ピリドキシン（ビタミンB_6），ジブカイン（麻酔薬），クロレラ

ル，フェノチアジン系のクロルプロマジン（トランキライザー）およびメキタジン（抗ヒスタミン薬），利尿降圧薬のメチクランとフロセミドによるものが多い．その他に，クロレラ（健康食品），ドキシサイクリン（テトラサイクリン系抗菌薬），カルバマゼピン（抗けいれん薬），チアプロフェン（消炎鎮痛薬），ジルチアゼム（Ca拮抗薬），サラゾスルファピリジン（サルファ剤），ダカルバジン（抗癌剤），イソニアジド（結核治療薬），ピリドキシン（ビタミンB_6），プロメタジン（抗ヒスタミン薬），ジブカイン（局所麻酔薬）などによるものもある．テトラサイクリンやクロルプロマジンは日光蕁麻疹の原因になることもある．

3） 光線過敏型薬疹の発症機序

a） 光毒性反応と光アレルギー反応

光線過敏型薬疹を起こす反応には光毒性および光アレルギー性の2つがある（表III.13）．光毒性反応による光線過敏型薬疹では薬剤（あるいはその代謝産物）に紫外線が当たることによって光化学反応が起こり，その結果組織障害をきたす．症状は日焼け紅斑様であり，日光暴露部のみに症状が見られる．この反応は光アレルギーとは異なり，比較的高濃度の一定量以上の薬剤が皮膚に存在し，一定量以上の光線が照射されれば誰にでも皮膚の炎症が惹起される．感作を必要としないため，薬剤初回内服の場合でも日光暴露により皮膚症状が出現する．また薬剤の中止により速やかに症状は軽快する．スパルフロキサシンによる光線過敏型薬疹では光毒性のものが多い．

これに対して光アレルギー反応では特定の個体のみに発症し，低濃度の薬剤と光線照射によって皮膚症状が惹起される．薬剤初回内服の際には発症せず，薬剤摂取後しばらくしてから日光露出部に症状が出現する．これはリンパ球が光で修飾を受けた薬剤-蛋白複合体に反応できるようになるための感作が必要であり，その感作期間の後に症状

表 III.13 光線過敏型薬疹を起こす反応

	光毒性	光アレルギー
発症頻度	高い	低い
臨床像	日焼け紅斑様	多様（湿疹型が多い）
初回内服時の反応	あり	なし（交差反応を除く）
発症に必要な薬剤濃度	多い	少ない
作用波長	吸収波長に一致	吸収波長に一致しない
薬剤中止後の経過	速やかに軽快	遷延
交差反応	なし	あり
persistent light reaction	なし	可能性あり

が現れるからである．症状は湿疹型が多いが，扁平苔癬型や多形紅斑型，白斑黒皮症型など多様であり，日光暴露部だけでなく被覆部位にも症状が拡大することもしばしばみられる．また，薬剤中止後も症状が遷延することがある．化学構造式の類似した薬剤あるいは化学物質間で交差反応がみられることがあり，ニューキノロン系抗菌剤間，あるいはチメロサールとピロキシカム，ケトプロフェン（消炎鎮痛薬）とオキシベンゾン（サンスクリーン）などで交差反応がみられる．

b) 光毒性反応の機序

光毒性反応は薬剤などの分子が光によって修飾を受け，周囲の組織障害を起こす．大別して酸素分子を必要とする光動力学反応と酸素分子を必要としない酸素非依存性反応がある．光動力学反応にはラジカル反応である type I および一重項酸素反応である type II の反応がある[2]．type I では紫外線によって基底状態から励起されて三重項状態となった薬剤分子がラジカルを形成し，さらに酸素の共存により基質酸化物質やスーパーオキシドアニオン $O_2^{-\cdot}$ を形成する．type II では励起されて三重項状態となった薬剤分子が基底状態の酸素分子にエネルギーを転移して一重項酸素 $^1O_2$ を形成し，$^1O_2$ は基質酸化物質を形成する．多くの場合は type I の反応が起こる．酸化される基質としては核酸，蛋白質，脂質などがあり，これらが酸化されて組織障害が起こると考えられるが，詳細な機序は不明である．ソラレンは UVA 照射を受けて 2 本鎖 DNA にモノアダクトや架橋を形成するが，酸素非依存性反応を起こす．

c) 光アレルギー性反応の機序

アレルギー性薬疹では薬剤分子が体内の蛋白と結合することによって薬剤-蛋白複合体（ハプテン-キャリア複合体）が形成され，それが完全抗原となりリンパ球や抗体によって認識されることによって炎症反応が起こる．光アレルギー性反応では薬剤そのものだけではこのような反応が起こらず，紫外線によって薬剤分子に変化が起こり，体内の蛋白と結合して炎症反応が惹起されるようになると考えられている．紫外線による薬剤分子の変化と蛋白との結合の機序には 2 つの説があり，第一はプロハプテン説であり，第二は光ハプテン説である[1]．プロハプテン説とは薬剤分子それ自身は蛋白と結合できないプロハプテンであるが，紫外線照射により薬剤分子の化学構造に変化が起こり，蛋白と結合することのできるハプテンとなるためアレルギー反応が起こるという説である．光ハプテン説は紫外線照射によって薬剤分子の化学構造の一部が光分解され，蛋白と共有結合して完全抗原ができるという説である．実際には光ハプテン説の共有結合による薬剤-蛋白複合体ができて反応が起こる場合が多いと考えられている[1]．

d) 作用波長

光線過敏症を起こす波長を作用波長と呼ぶ．薬剤にはそれぞれ固有の吸収波長があり，一般に光毒性反応では作用波長は薬剤の吸収波長に一致する．一方，光アレルギー性反応では作用波長は吸収波長に一致しないことが多い．多くの場合は光毒性および光アレルギー性ともに作用波長は UVA 領域にあることが多いが，UVB 領域あるいは UVA と UVB の両方に作用波長がみられることもある．アフロクァロン，ニフェジピン，ラニチジン，スルファルアミドなどの薬剤では UVB 領域に作用波長がある．アレルギー性光線過敏型薬疹では吸収波長よりも長波長領域に作用波長が存在することが多く，また同じ原因薬剤であっても個々の症例によって作用波長が異なる場合がある．

e) persistent light reaction と photo recall 現象

前述のように光アレルギー反応は薬剤中止後もしばしば遷延することがある．まれに原因薬剤の中止後も長年にわたって日光暴露による皮膚症状の悪化がみられることがあり，persistent light reaction と呼ばれている．persistent light reaction では UVA のみならず UVB や可視光にも光過敏を示すこともある．薬剤ではクロルプロマジン，プロメタジン，スルファニルアミドなどによるものがある．

photo recall 現象は光線過敏型薬疹とは異なり，以前に日焼けをした部分に一致して薬疹が出現す

る現象である．臨床症状が光線過敏型薬疹に類似するため間違われやすいが，薬剤投与後に日光暴露なしに症状が誘発される．photo recall 現象の機序は不明であるが，以前に放射線皮膚炎を起こした皮膚では抗癌剤使用後に紅斑が出現することがあり，この recall 現象に類似している．抗癌剤による photo recall 現象も報告されている．

4）光線過敏型薬疹の検査
a）紫外線照射試験
非露光部に UVA または UVB を照射して光線過敏が存在するかどうかを調べる検査である[4]（図 III.55）．UVA, UVB をそれぞれ少量から量を増やして照射し，24 時間後に紅斑が出る最少の照射量（最少紅斑量［minimal erythema dose；MED］）を決定する．日本人では UVB の MED は $50\text{-}100\ \text{mJ/cm}^2$，UVA は $30\ \text{J/cm}^2$ 以上である．このことから UVB は 10 または $20\ \text{mJ/cm}^2$ から 120 または $140\ \text{mJ/cm}^2$ の間の照射量，UVA は 2 から $15\ \text{J/cm}^2$ の間の照射量を段階的に照射する．なお，光線過敏型薬疹では紅斑のみが出現するわけではなく，丘疹や水疱などの皮膚症状が出現する場合もあるため，厳密に言えば MED のみを測定しているわけではない．これらの皮膚症状が出現する最少の照射量を最少反応量（minimal response dose；MRD）と呼ぶ研究者もいる．

b）内服照射試験
薬剤内服後に UVA, UVB を照射して光線過敏が存在するようになるかどうかの試験であり，最も確実な検査法である[4]．原因薬剤の内服中止をして症状が消失した後に，薬剤を 1 回常用量内服させて血中濃度が最大になるころに背部皮膚に UVA あるいは UVB を照射する．通常は試験当日の朝内服して数時間後あるいは午後に照射をして，紫外線照射後 24 時間および 48 時間後に紅斑が出現するかどうかを調べる．

c）光貼付試験
皮膚に薬剤を貼付し，紫外線を照射して皮膚反応がみられるかどうかを検討する検査法である[4]（図 III.56）．薬剤を 0.1, 1, 10% 濃度でワセリンに混ぜパッチテスト用絆創膏に塗布し，同じものを 2 列に貼付する．24-48 時間後に 1 列のみに UVA（または UVB）を照射した後に貼付部を遮光する．照射 24 時間後と 48 時間後に皮膚反応を調べる．非照射部でも反応がみられれば，光線過敏ではなく通常の薬疹が考えられる．内服中止後に MED を測定してその半量を照射するのが望ましいが，不明な場合には UVA の照射量は 3-10 J/cm^2 とされる．ただし，図 III.56 に示すように十分な照射量を照射しないと反応が明らかでないことがある．薬剤の種類と貼付濃度によって光毒性反応を起こす紫外線量は異なる．

5）光線過敏型薬疹の治療
原因薬剤の中止が基本である．体内の原因薬剤が十分減量・消失するまでは日光を避ける．皮膚炎に対しては抗ヒスタミン薬の内服およびステロイド薬の外用が行われる．persistent light reac-

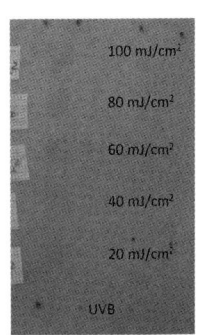

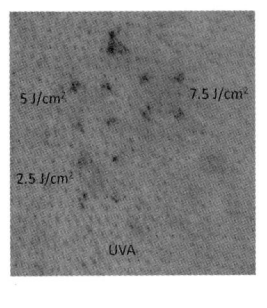

図 III.55　光線テスト
左：UVB による光線テスト．右：UVA による光線テスト．

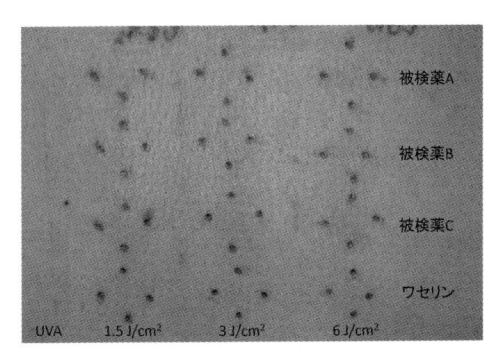

図 III.56　光貼付試験（口絵 10 参照）
被検薬 A（ロサルタンカリウム），B（ヒドロクロロチアジド），C（ロサルタンカリウム・ヒドロクロロチアジド合剤）を貼付した 24 時間後に UVA を 1.5, 3, 6 J/cm^2 照射した．6 J/cm^2 照射では被検薬 C 部で紅斑と丘疹が明瞭に見られるが，1.5 J/cm^2 照射部では明らかではない．

tionにより薬剤を中止しても光線過敏が続く場合や抗癌剤などでどうしても原因薬剤の継続使用が必要な場合は帽子，眼鏡，衣服，手袋およびサンスクリーン剤などにより光線からの防御をする必要がある．サンスクリーン剤は紫外線防御効果の高いもの（SPF値30以上，PA値＋＋以上）の使用が推奨されるが，使用する際にあたっては十分量の塗布が必要である[5]．〔堀川達弥，山田陽三〕

参考文献

1) 戸倉新樹：光線過敏型薬疹．池沢善郎，相原道子（編）薬疹のすべて．pp222-227，南江堂，東京，2008．
2) 幸田紀子，上出良一：光線過敏型薬疹．塩原哲夫，宮地良樹，瀧川雅浩（編）薬疹をきわめる．pp80-83，文光堂，東京，2006．
3) 戸倉新樹：光線過敏型薬疹．森田明理，宮地良樹，清水　宏（編）1冊でわかる光皮膚科．pp130-134，文光堂，東京，2008．
4) 上田正登，佐藤吉昭，橋本洋子：光線テスト．佐藤吉昭，市橋正光，堀尾　武（編）光線過敏症．pp237-261，金原出版，東京，2002．
5) 堀川達弥：サンスクリーン剤．川田　暁（編）光老化皮膚．pp204-220，南山堂，東京，2005．

e．光接触皮膚炎

1）概念と原因物質

接触部位に生ずる皮膚炎のうち，単独では反応しないのに，原因物質と光照射の相互作用によって生じる皮膚炎である．発症機序には光毒性反応，光アレルギー性反応があり，原因として植物抽出油（光毒性反応を有するPsoralen誘導体を含むセリ科，ミカン科，クワ科，豆科，バラ科，キク科など），非ステロイド系消炎外用薬（ケトプロフェン，スプロフェン，ピロキシカム），副腎皮質ホルモン外用薬，局所麻酔薬，サンスクリーン（UVB遮断剤のパラアミノ安息香酸，UVA遮断剤のオキシベンゾンなどベンゾフェノン類），動物性香料（Musk ambrette），殺菌防腐剤（ハロゲン化サリチルアニリド）などが知られている．ただしハロゲン化サリチルアニリドは，安全性の点から現在は化粧品・医薬品への使用は禁止となっている．

光毒性反応はある物質が皮膚内に存在する時に特定波長の光照射により生じた皮膚炎である．免疫機序とは無関係に起こるので，条件さえそろえば物質が初めて皮膚内に入った時でも起こり得る．一方，光アレルギー反応は皮膚に存在するある物質が光エネルギーによって変化して抗原性を獲得し（光アレルゲン），その抗原に対する抗体を作る能力がある個体に生じる．特定の個体が抗体を獲得した時に特異的に生じる抗原抗体反応であるから，物質が初めて皮膚に入っての光暴露では起こりにくい反応である．

2）診　断

皮疹の分布から光との関与を疑えば比較的容易であるが，経過の長いものは原因物質をみつけにくい．光感受性のある物質が皮膚に付着したところに光が当たると発症するので，液状のものは皮膚に流れた部分に皮膚炎を生じる．外用薬による光接触皮膚炎は露光部でも外用部位のみに症状が出るのが特徴である．ところがいったん光アレルギーが成立すると，抗原との接触を断っても光過敏反応が持続して慢性の光線性皮膚炎に発展することもある．原因不明の遷延する慢性光線過敏症の患者には，光パッチテストを実施し光過敏を惹起する物質との関与を検討すべきである．光パッチテストはパッチテストに光照射を加えたものであり，日常診療で光アレルギー確認検査として実施されている．通常検査前に光線過敏を検討するために最小紅斑量（MED）を測定する．原因物質を皮膚貼付に適した検体にして皮膚貼付用と光照射用を2セット準備して患者健常部位（上背部）に貼付する．24-48時間後に被検物質を除去し1セットのみにUVAまたはUVBを，光毒性を生じない（通常3-10 J/cm^2）範囲で照射し，照射24-48時間後に判定する．作用波長はUVAのことが多いが，未知の光アレルゲンについては作用波長の検討をする必要があるので，UVA照射用，UVB照射用含め試料を3セット作ることが望ましい．光パッチテストでは，誰にでも生じ得る光毒性反応でないことが確認されて初めて診断的意義を持つ．

本来ならば数人以上の健常人に患者と同一の条

件で検査を実施して健常人では光パッチテスト陽性反応が起こらないことの確認が必要であるが，健常人のパッチテスト実施は難しい．

3） 臨床像

症例①： 菊栽培業従事者に生じた皮膚炎（図III.57）で職業性光接触皮膚炎であり，原因を取り除くことが困難なため慢性光線性皮膚炎に発展．

キク小片を背部に貼付して光パッチテストを実施したところ（図III.58），光照射部（左側）の陽性反応が優位で3週間後も反応は持続．

症例②： ケトプロフェン湿布薬（モーラステープ®）貼付1カ月後に生じた水疱を伴う典型的な光アレルギー性接触皮膚炎（図III.59）．

症例③： 顔面露光部の慢性湿疹で加療に反応せず皮疹を繰り返すため，整髪料による光接触皮

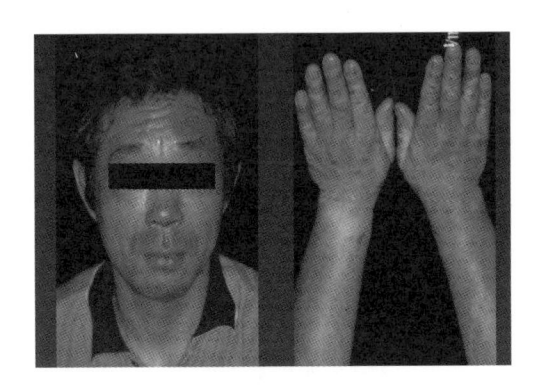

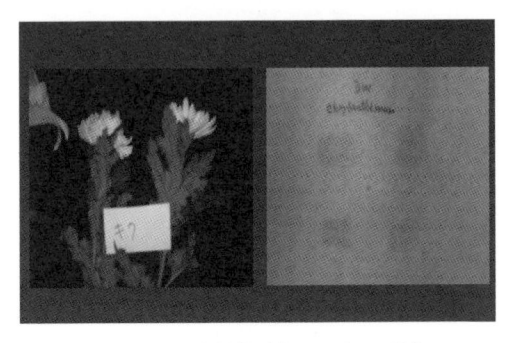

図III.57　症例①

図III.58　症例①（光パッチテスト）

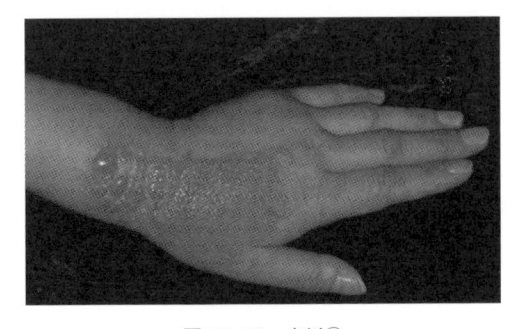

図III.59　症例②

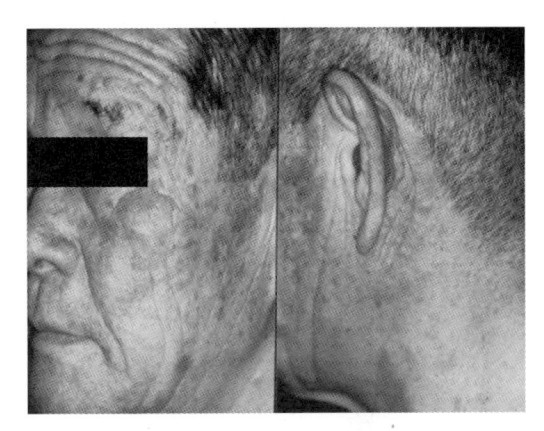

図III.60　症例③（初診時臨床像）

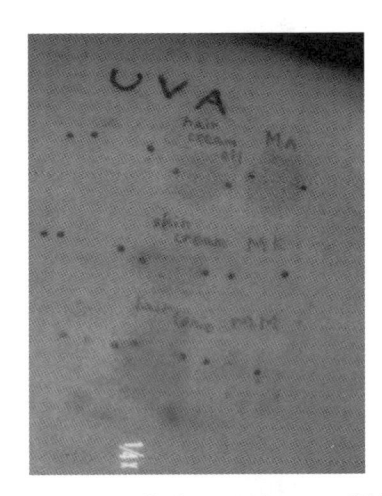

図III.61　症例③（MED測定：UVA過敏）

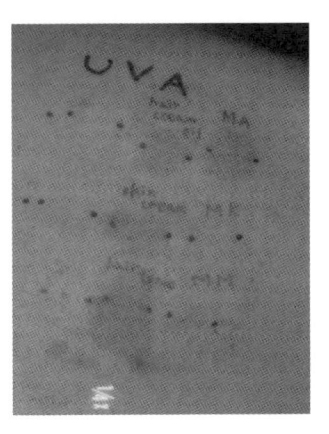

図III.62　症例③（光パッチテスト）

膚炎の疑い（図III.60）で精査．MED測定（図III.61）でUVA光線過敏を確認，光パッチテストで整髪料，含有する動物性香料（Musk ambrette）の陽性反応を確認でき，整髪料の使用中止指導で治癒．

光パッチテスト（図III.62）では左側の貼付セットはすべて陰性で，右側光照射セット（UVA：1/2 MED照射）で陽性を呈した．

4）生活指導

強い光毒作用のあるPsoralen誘導体はセリ科，ミカン科など種々の植物に含まれ，香水やオーデコロンに配合される．化粧品中のPsoralen誘導体であるベルガモット油の配合濃度が2％以下に規制されてから，化粧品での光毒性反応はみられなくなった．一方，最近流行のアロマテラピーで使われる植物抽出油による光毒性反応が生じ得ることを啓発していく必要がある．

また一般に消炎鎮痛剤は，テープ剤，クリーム，ローションなどの外用剤，あるいは坐剤，内服薬など剤形が多岐にわたるので，患者は問題を起こしながらも種々の薬剤を安易に使用する．非ステロイド系消炎剤の使用頻度は高いが，光感作，交差感作反応などの副作用啓発は十分でなく，その検討も十分ではない．光アレルギーを証明後は再発阻止目的で薬害カードの発行と遮光指導の徹底が望ましい．

近年皮膚老化対策と皮膚癌対策としてサンスクリーン使用頻度増加に伴い，サンスクリーンによる光アレルギー性接触皮膚炎にも注意したい．光パッチテストで原因成分を同定し，使用可能なサンスクリーンを決めることが必要である．

予防には接触源の除去と遮光，散乱効果の強いサンスクリーンの使用に加えて，化粧をすることが有効である．男性患者ではサンスクリーン使用徹底が難しいのでUV遮断効果のある線維で作られた帽子，衣服などの着用を勧める． （関東裕美）

参考文献
1) 佐藤吉昭，ほか：光線過敏症．p124, 金原出版，東京，2002.
2) 山崎文和，ほか：アレルギーの臨床 25：17, 2005.
3) 牛島信雄：皮膚病診療 27（8）：944, 2005.

f．多形日光疹
1）概念

多形日光疹は，日光曝露約24時間後にかゆみを伴う皮疹を生じる原因不明の光線過敏症である．発症機序として，日光曝露後の一時的な免疫抑制が正常に起こらないため，紫外線によって皮膚に生じる抗原に対して免疫・アレルギー反応が起き皮疹が形成されると考えられている．

2）疫学

すべての人種に認められ，人種や地域により発症頻度に差がある．日本における発症頻度は，皮膚科医が診察する患者数の少ないことより稀と考えられている．一方，欧米では人口の10-20％が経験するありふれた疾患とされている．緯度の低い地域より高い地域に多く，その理由として緯度によるUVAとUVBの比率の違いなどが考えられている．20-30歳代に発症し，男性より女性に多い．アメリカ先住民には家族内発症が報告されている．

3）病態生理

健常人では紫外線照射は皮膚の細胞性免疫を抑制するため，紫外線照射後の接触アレルギー（IV型アレルギー）の感作は成立しない．しかし，本症では紫外線照射後の免疫抑制に障害があるため，日光曝露後皮膚に生じる何らかの抗原に対して遅延型過敏反応（IV型アレルギー）が起こり皮疹を形成すると考えられる．

本症発症に携わる抗原は明らかにされていないが，紫外線は蛋白やDNAの構造を変化させるため，これらが異物としてTリンパ球に認識され発症すると推察される．紫外線曝露後の抗原は健常人にも生じるが，紫外線の免疫抑制作用により抗原は認識されず健常人では遅延型過敏反応は起こらない．

紫外線の免疫抑制作用は，皮膚の最外層に位置する表皮を構成する角化細胞や，皮膚に浸潤する炎症細胞から放出される種々の可溶性因子を介し

て起きる．本症では紫外線照射後に浸潤する好中球が減少し，好中球が産生する免疫抑制に携わるサイトカイン（IL-4 や IL-10）も減少し，このことは本症の紫外線による免疫抑制の障害に一部関わっていると推察される．また，紫外線の免疫抑制作用には表皮に存在する抗原提示細胞であるランゲルハンス細胞の所属リンパ節への遊走が重要であるが，本症では紫外線照射後ランゲルハンス細胞は遊走せず表皮にとどまる．

本症の免疫・アレルギー反応の型は，遅延型過敏反応であると考えられている．遅延型の名の通り日光曝露後皮疹出現まで約 24 時間かかり，同じ光線過敏症である日光じんま疹が 15 分以内に誘発される即時型反応（I 型アレルギー）を介することと病態は異なる．そのほか，本症で認められる遅延型過敏反応に一致した所見として，紫外線照射後 CD4 陽性リンパ球に続く CD8 陽性リンパ球の浸潤がある．また，炎症細胞の浸潤に重要な接着分子も，本症では遅延型過敏反応に似た発現パターンをとる．つまり，健常では ELAM-1（endothelial cell adhesion molecule-1）は紫外線照射後短時間しか発現しないが，本症では 6 日間血管内皮に発現し，ICAM-1（intercellular adhesion molecule-1）と VCAM-1（vascular cell adhesion molecule-1）は健常では紫外線照射しても発現しないが，本症では表皮基底細胞と血管内皮にそれぞれ発現する．

4） 遺 伝

欧米においては，複数の遺伝因子に環境因子が加わり発症する多因子遺伝をとり浸透率は低いと推察されている．

5） 臨床症状

日光曝露 2，3 時間から数日後，多くは 24 時間後にかゆみを伴う紅色丘疹や紅斑，小水疱を露出部に生じ，個々の皮疹は数日後に瘢痕を残すことなく治癒する．多形の病名が示す通り，疾患としてはさまざまな皮疹を呈する（図 III.63）．湿疹型がいちばん多く，その他紅斑型，丘疹型，局面型などに分類されるが，個々の患者は単一の皮疹をとる．皮疹の多くは春先の強い日差しにより前腕

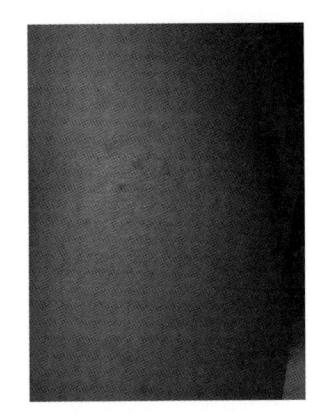

図 III.63 多形日光疹
春から夏にかけて日光曝露後，直射日光を受けやすい上肢の伸側に繰り返すかゆみを伴う紅色丘疹．顔面に皮疹を認めない．

などに突然発症するが，時間の経過とともに徐々に出現しなくなり秋までに皮疹は出現しなくなる．しかし，翌年春になると同様の皮疹を繰り返す．

本症には，日光曝露の反復に伴い皮疹が生じにくくなる以下のような特徴がある．皮疹は春先に生じやすいが，それ以降徐々に生じにくくなり夏には日光曝露を受けても皮疹を生じなくなることが多い．皮疹は日光曝露を 1 年中受ける顔面には生じにくく，冬の間衣服で遮光され春先から夏にかけて突然の日光曝露を受ける前腕や V 字型に開襟する胸元に好発する．このような現象を hardening 現象と呼び，皮疹出現前にあらかじめ紫外線を照射し hardening 現象を獲得する治療方法に応用されている．

6） 病理組織学的所見

リンパ球浸潤を伴う表皮細胞間浮腫や不全角化，真皮全層における血管周囲のリンパ球浸潤を認め，表皮-真皮境界部の液状変性を伴うこともある．

7） 光線テスト

本症の診断や病態解明には，光線照射による皮疹再現が有用である．皮疹再現に必要な作用波長は主に UVA に存在し，症例により UVB から可視光線の広い領域に及ぶ．紫外線は特定の波長を吸収する光受容体（chromophore）を介して光生物反応を起こすため，本症で報告されているさまざまな作用波長が単一の光受容体（chromophore）を介して多形な皮疹を形成するとは考え

にくい．広い作用波長や多彩な皮疹は，本症に複数の発症機序が存在することをほのめかす．最少紅斑量はほとんどの例で正常である．

皮疹誘発率は照射する紫外線の波長や照射回数により大きく異なる．照射方法を実際の皮疹発症の条件に近似させ，光源はソーラーシミュレーターを用い，照射量は紅斑量以下でもよく，2，3日連続照射すると68％に皮疹が誘発されたと報告されている．

8）鑑別疾患

本症の湿疹型と，光接触皮膚炎や慢性光線性皮膚炎を鑑別する．エリテマトーデスは，日光曝露後に紅斑が出現あるいは増悪するため紅斑型や局面型との鑑別を要する．

9）治療

遮光を目的に衣服や帽子を利用し，UVAとUVBの両方をブロックするサンスクリーンを使う．生じた皮疹には副腎皮質ホルモン剤を外用し，かゆみには抗アレルギー薬や抗ヒスタミン薬を内服する．欧米では，重症例に対する紫外線の予防照射も行われている．

10）生活の質（quality of life；QOL）

日本では，症状が軽微なため生活の質を著しく損なうことは通常ない．しかし，欧米では，1年のうち何カ月にもわたり症状を繰り返したり顔面にも皮疹を生じる重篤例がみられ，そのような場合の生活の質は低下する．

11）予後

数年あるいは長年かけて徐々に軽快すると考えられており，自然治癒も報告されている．

（竹内常道）

参考文献

1) 堀尾　武：多形日光疹（玉置邦彦編）．最新皮膚科学大系16，pp319-312，中山書店，東京，2003．
2) Stratigos AJ, Antoniou C, Katsambas AD：Polymorphous light eruption. J Eur Acad Dermatol Venereol 16（3）：193-206, 2002．

g. 慢性光線性皮膚炎

1）疾患概念

慢性光線過敏性皮膚炎（chronic actinic dermatitis；CAD）は，それまで呼称されていたいくつかの光線過敏症の名称を統合する形で生まれた疾患概念であり，基本的に慢性であって原因が不明の疾患を念頭にこう呼称している[1]．光接触皮膚炎は皮膚に塗布される物質によって起こり，薬剤性光線過敏症では経口的または経静脈的に体内に投与された薬剤によって生ずる．これらの疾患には明らかな外来性光感受性物質が存在し，それらが光と反応して光線過敏症が発症する．しかし外因性光抗原を原因としない自己免疫性光線過敏症と呼ぶべき疾患がCADである．

歴史的には，actinic reticuloid（光線性細網症），persistent light reaction（持続性光反応）と呼ばれていた疾患・状態があった．actinic reticuloidは，光線過敏状態が長期に及び，皮膚でのTリンパ球浸潤が顕著になり，組織学的にも臨床像も悪性リンパ腫のようになった疾患としてこの名が付けられた（図III.64）．はなはだしい場合には，顔面が獅子顔貌となる．persistent light reactionは，光抗原の投与なくして持続的に光線過敏症を引き起こす状態を指し，患者自身をpersistent light reactorと呼んだ．CADはこうした重症の原因不明の光線過敏症のみならず，より軽症のものまで含めて一括した疾患概念である．こうした光線過敏症は光ハプテンやプロハプテンによらないアレルギー性光線過敏症が存在することを示唆している．

2）機序に関する歴史的考察

persistent light reactorの中にはある物質に光貼布試験陽性を示す患者がおり，光線過敏症は以

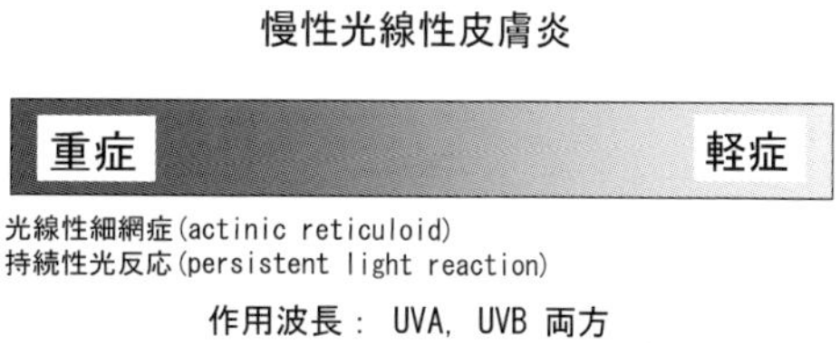

慢性光線性皮膚炎

| 重症 | | 軽症 |

光線性細網症（actinic reticuloid）
持続性光反応（persistent light reaction）

作用波長：UVA, UVB 両方

図III.64　慢性光線性皮膚炎のスペクトラム

前その物質に対する光接触皮膚炎であったものが，光アレルゲンなしに紫外線に感受性を持つようになってしまった状態と解されていた．同様に，ある薬剤による光線過敏症を示していた患者が，薬剤を中止しても光線過敏症が治癒することなく存続することもあった．つまり引き金は光接触皮膚炎や薬剤性光線過敏症であったものが，光抗原が除去されても存続してしまうことがあった．

こうした光抗原なくして光線過敏が起こるようになっていく機序は明瞭ではない．古典的には光感受性物質が微量に皮膚に残っている可能性が考えられた．しかしむしろ現在では紫外線が表皮細胞の表面に何らかの物質を誘導し，それを自己反応性T細胞が認識して皮膚炎を起こす可能性が考えられている．あるいは紫外線照射が自己蛋白の修飾を行い，それがアジュバント効果を発揮することも考えられる．しかし，そもそもの過敏症を引き起こした光抗原反応性T細胞と自己反応性T細胞にはどんな関係があるのかは不明である．

3） 機序に関する新展開

重要な臨床的観察として，CADが後天性免疫不全症候群（AIDS）患者あるいはhuman immunodeficiency virus（HIV）陽性患者に多く報告されている．CADの病変組織にはCD8陽性T細胞リンパ球が浸潤し，そのT細胞が表皮角化細胞を攻撃する苔癬型組織反応を形成していることが多い．一般にCD4陽性T細胞の中には，Th2細胞やregulatory T細胞（制御性T細胞）といったCD8陽性細胞傷害性T細胞の機能を抑制する細胞がある．HIV陽性者ではCD4陽性T細胞の数が減少し，これが結果的にCD8陽性細胞傷害性T細胞を活性化させてしまい，CADを誘導してしまうのかもしれない．

HIV感染者に引き続いて，成人T細胞性白血病/リンパ腫（ATLL）に伴ったCADが経験されている[2,3]．ATLLはhuman T cell lymphotropic virus-1（HTLV-1）の感染によって発症する．ATLLの腫瘍細胞は制御性T細胞としての性格をもつが，多くの場合，その機能は損なわれている．したがってATLLの場合でもCD4陽性制御性T細胞の機能障害を下地として，CD8陽性細胞傷害性T細胞を活性化させてしまい，CADを生じると考えられる．

すなわち紫外線によって変質した自己蛋白，あるいは紫外線によって表皮角化細胞に発現した新たな表面抗原に対して，CD8陽性T細胞の反応が起こるが，通常はこの光関連自己免疫反応は制御性T細胞によって抑えられている．しかしHIVやATLLのように，制御性T細胞が量的あるいは質的に低下した場合，CD4陽性細胞の制御が解かれて，CD8陽性T細胞が暴走し，CADが発症する可能性がある（図III.65）． 　　　（戸倉新樹）

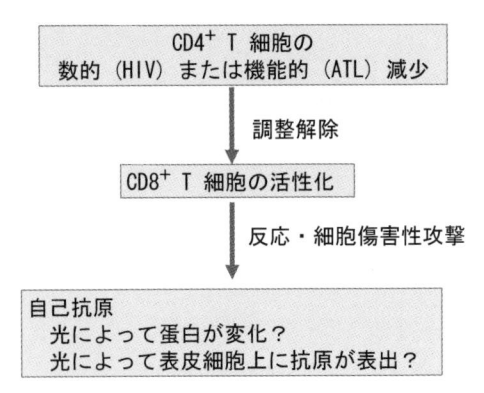

図III.65 慢性光線性皮膚炎の発症機序

参考文献

1) Menage HP, Breathnach SM, Hawk JLM : Chronic actinic dermatitis. Krutmann J, Elmets CA (eds) Photoimmunology. pp187-198, Blackwell Science, London, 1995.
2) Sugita K, Shimauchi T, Tokura Y : Chronic actinic dermatitis associated with adult T-cell leukemia. J Am Acad Dermatol 52 : S38-40, 2005.
3) Adachi Y, Horio T : Chronic actinic dermatitis in a patient with adult T-cell leukemia. Photodermatol Photoimmunol Photomed 24 : 147-149, 2008.
4) Agar N, Morris S, et al : Case report of four patients with erythrodermic cutaneous T-cell lymphoma and severe photosensitivity mimicking chronic actinic dermatitis. Br J Dermatol 160 : 698-703, 2009.

h． 種痘様水疱症

1） 疾患概念

種痘様水疱症（hydroa vacciniforme）はまれ

な小児の光線過敏症で，両頬部，耳介，手背などの日光暴露部に小水疱や漿液性丘疹が生じる．約半数例では，長波長紫外線（15-30 J/cm^2）の3-4日連続反復照射で病変を誘発することができるが，明らかな作用波長は知られていない．ほとんどの症例で，EBウイルスが潜伏感染したTリンパ球が皮膚病変部へ浸潤している[1]．EBウイルス陰性例では，多形日光疹の小水疱丘疹型との鑑別が難しい．多くの症例は良性の経過をとり成人前に治癒すると思われるが，重症の種痘様水疱症様皮疹を有する例ではEBウイルス関連NK/T細胞リンパ腫へ進展することがある[2]．典型的な種痘様水疱症の発生には地域的局在はないが，発熱，肝障害や血球貪食症候群などの全身症状と種痘様水疱症様皮疹を示す重症例は本邦，韓国，台湾やメキシコからの報告がほとんどである[2]．

2） 臨床症状

a） 典型的種痘様水疱症

日光暴露部である顔面，下口唇，耳介部，手背などに集簇性あるいは散在性に，2-5 mm大の臍窩をもった小水疱や，痂皮を付着した丘疹が生じる（図III.66）[2]．通常，全身症状を認めず，リンパ節腫大もみられない．皮疹は1-2週間で消退するが，後に浅い陥凹を伴う軽度の瘢痕を残すことがある．

b） 種痘様水疱症様皮疹を示す重症例

個疹は種痘様水疱症に酷似するが，皮疹が大きく，数が多く，深い浸潤を伴う．顔面全体が腫張し，耳介や手背の皮疹も重症である（図III.67）．

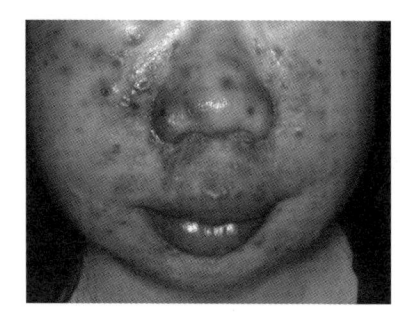

図III.67　重症型種痘様水疱症の臨床像
顔面，口唇が浮腫性に腫脹し，中心壊死や小水疱を伴う丘疹がみられる．同時に発熱や肝障害を伴い，末梢血球，血清中のEBウイルスDNA量が高値をとる．

非日光暴露部に皮疹が生じることがある．発熱やリンパ節腫大や肝障害を伴うことがある．典型的種痘様水疱症から連続性に重症化する場合や，突然，重症型で発症する場合がある．

3） 病理所見

典型的種痘様水疱症では，組織学的に表皮壊死と網状変性がみられ，真皮には血管周囲性の密なリンパ球浸潤が認められる（図III.68）．ときに血管破壊性の変化や少数の大型リンパ球を認める．浸潤細胞は，ほとんどがT細胞マーカーを有し，細胞傷害性分子であるgranzyme BやTIA-1（T-cell intracellular antigen-1）を有する[1,2]．EBウイルス関連RNAであるEBER陽性細胞は真皮の浸潤細胞の数％から十数％のことが多いが，ときに40-50％を占める．紫外線誘発部位にもEBER

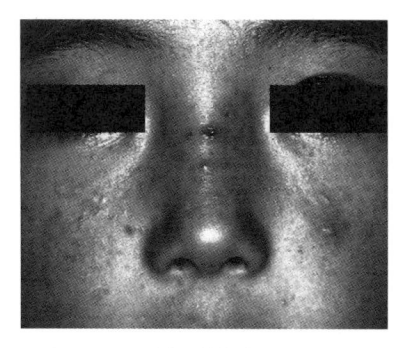

図III.66　種痘様水疱症の臨床像
小水疱性丘疹や中心壊死を伴う丘疹がみられる．末梢血液のEBウイルスDNA量は軽度上昇．

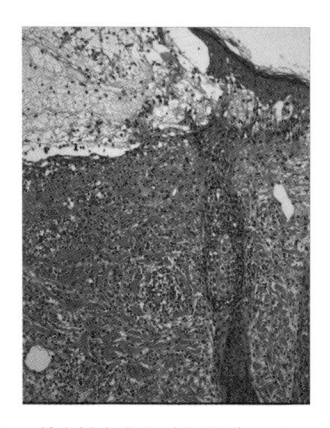

図III.68　種痘様水疱症（典型例）の病理組織所見
表皮内水疱と多数のリンパ球浸潤がみられる．浸潤細胞にはEBER陽性T細胞（EBウイルス潜伏感染）が数％から十数％みられることが多く，多数の反応性細胞傷害性T細胞浸潤を伴う．

陽性細胞が認められる．

4）一般検査

典型的症例では一般血液検査，生化学検査，免疫学的検査は正常で，ポルフィリン体やアミノ酸分画にも異常はない．抗EBウイルス抗体は正常既感染パターンのことが多く，末梢血リンパ球のT，B，NK細胞数は正常である．全身症状のない典型的種痘様水疱症患者の末梢血においてもEBウイルスDNAコピー数の増加がみられる．重症例では，血清トランスアミナーゼ上昇などの肝障害を示し，病期の進行とともに血球貪食症候群による白血球減少や血小板減少やフェリチン上昇を示すことがある．合併症としての慢性活動性EBウイルス感染症やEBウイルス関連悪性リンパ腫の発症を念頭に入れた検査が必要である．

5）鑑別診断

EBウイルス感染が検出されない場合には，伝染性膿痂疹，単純性ヘルペス感染症，水痘，ポルフィリン症，多型日光疹（小水疱丘疹型），日光性痒疹，juvenile spring eruptionなどとの鑑別を要する．

6）治療と予後

典型例は全身症状を示さず，数年の経過で自然治癒するため，遮光をしながら経過観察を行う．重症型の発熱や肝障害には副腎皮質ステロイドの全身投与が一時的には有効であるが治癒は望めず，血球貪食症候群やリンパ腫など悪性化することが多いので造血幹細胞移植の適応がある[1,2]．

（岩月啓氏）

参考文献

1) Iwatsuki K, Xu Z-G, et al：The association of latent Epstein-Barr virus infection with hydroa vacciniforme. Br J Dermatol 140：715-721, 1999.
2) Iwatsuki K, Satoh M, et al：Pathogenic link between hydroa vacciniforme and Epstein-Barr virus-associated hematologic disorders. Arch Dermatol 142：587-595, 2006.

i．日光蕁麻疹

蕁麻疹は，皮膚の発赤（紅斑）を伴う限局性の浮腫（膨疹）が病的に出没する疾患である[1]．その病態の基本は，真皮の皮膚肥満細胞が何らかの刺激により活性化され，ヒスタミンなどの化学伝達物質が放出されることにある．遊離されたヒスタミンは，真皮の毛細血管に作用して血管の拡張と血管透過性の亢進を惹起し，それらは肉眼的に紅斑と膨疹として認識される．これらの蕁麻疹反応が，太陽光線に曝露した皮膚にのみ限局して生じる蕁麻疹を，日光蕁麻疹という[2]．発症年齢は，青壮年期，とくに20歳代に多い．

1）症　状

太陽光線曝露中ないし曝露後15分以内に，曝露した皮膚に限局して掻痒を伴う紅斑と膨疹が出現する（図III.69）．曝露後皮疹出現までに一定の潜伏時間を要することもある．約15-30分でその反応は最大となり，その後は次第に減弱，数時間後には他の蕁麻疹と同様に自然に消失して跡形を残さない．光線に曝露すれば全身のどの部分の皮膚にでも膨疹を生じうるが，広範囲の皮膚に症状が誘発されない限りアナフィラキシー・ショックなど全身症状を伴うことはまれである．その特徴的な臨床症状から，患者への問診のみで比較的容易に診断することが可能である．

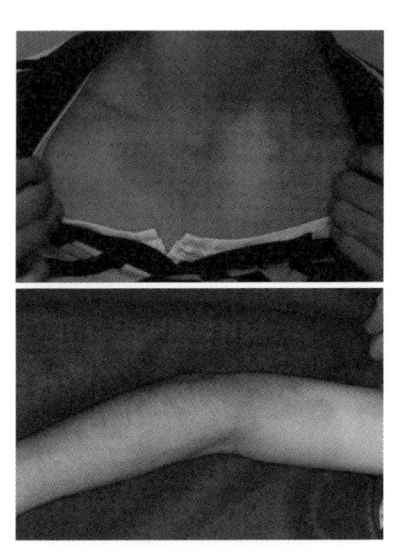

図III.69 日光蕁麻疹の症状（口絵11参照）
17歳，男性．自動車乗車中に日光曝露し，紅斑と膨疹が出現した．（上：上胸部，下：上肢）．

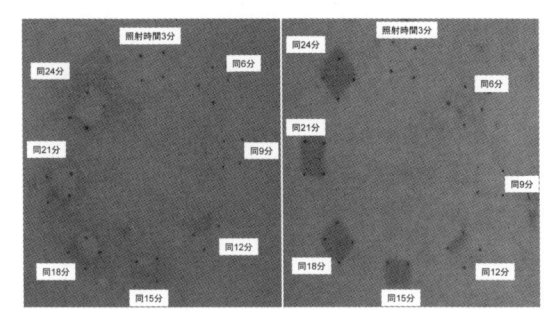

図 III.70 誘発試験（口絵 12 参照）
可視光を作用波長とする患者の背部で，スライドプロジェクターによる誘発試験を行った．最長で 24 分間照射したが，12 分間照射した部位より紅斑の出現を認め，照射時間の延長とともに膨疹が誘発された（左）．同様の誘発試験を抗ヒスタミン薬（オロパタジン）内服 2 時間後に行うと，紅斑出現までの照射時間は同様に 12 分間であったが，膨疹の誘発は抑制された（右）．

2） 誘発試験

地表に達する太陽光線のうち，日光蕁麻疹の症状を誘発する作用波長として紫外線（UVA，UVB）と可視光線が知られている．作用波長は症例によりさまざまであり，人種による差異を認める．本邦の症例ではその 60％ は可視光線のみに反応する．

問診のみから比較的容易に診断可能であるが，短時間のうちに出没する蕁麻疹の皮膚症状は診察時には消退していることもしばしば経験される．そのような場合の症状の再現に加えて，作用波長を知ることで症状の予防や治療に役立てることを目的として誘発試験が行われる．

皮疹の誘発には，UVA 光源として black light，UVB 光源には sun lamp，可視光源としてはスライドプロジェクターを使用し，背部・腹部などの被覆部に光線を照射する．露光部は日光の反復曝露により耐性を獲得し皮疹が生じにくくなっていることがあるので，誘発試験を行う部位としては適当ではない．膨疹の発現までには潜伏時間が存在するため，判定には照射後 30 分間は追跡する（図 III.70）．

3） 病態

日光蕁麻疹における肥満細胞活性化機序としては，内因性の物質に対する I 型アレルギーが関与している可能性が示唆されている．I 型アレルギーによる肥満細胞活性化の機序は最もよく知られた蕁麻疹病態であり，肥満細胞膜上の高親和性 IgE 受容体（FcεRI）に結合した IgE 抗体に食物抗原などの外来多価抗原が結合し，2 分子以上の FcεRI が架橋されることにより細胞が活性化されて脱顆粒が起こる．日光蕁麻疹では，光のエネルギーを吸収した血清中の因子から光産物（photoallergen）が形成され，これが抗原となって肥満細胞の活性化を引き起こすと考えられている．

実際，少なくとも一部の患者では試験管内に採取した患者血清に対して作用波長の光線を照射し，この照射血清を患者自身に皮内注射すると膨疹が出現する．しかし，非照射の患者血清では膨疹は出現せず，光線の照射により蕁麻疹の原因となりうる物質が患者血清中に新たに形成されたことが示唆される．また，患者血清を健常人の皮膚に皮内注射し，24 時間後に同部位に作用波長の光線を照射するとその部位に膨疹が出現し，健常人の皮膚に日光蕁麻疹を再現できることもある（この検査を被働転嫁試験と呼ぶ）．この現象は，患者血清中に抗原特異的 IgE が存在することを示唆し，患者血清の皮内注射により日光蕁麻疹の素地（特異的 IgE）が一時的に健常人皮膚に移植されたと考えられる．しかし，現時点ではその原因抗原は同定されておらず，症例により作用波長がさまざまであることは chromophore（光線照射により抗原となりうる物質）が単一ではないことを示唆している．

さらに，一部の症例においては太陽光線中に日光蕁麻疹の原因となる作用波長と，それを抑制あるいは増強する波長が存在する．すなわち，作用波長の光線を照射した後に，その一部に抑制波長の光線を照射すると，抑制波長照射部位では膨疹反応が抑制される．また，増強波長の光線を一部に照射した後に作用波長の光線を照射すると，増強波長照射部位では膨疹反応が増強する．

4） 治療

衣類による物理的遮光が基本となる．本邦の日光蕁麻疹の作用波長は可視光領域を作用波長としたものが多く，市販のサンスクリーン剤では予防

効果は少ない．また，反復して慢性的に日光に曝露している部分の皮膚は，被覆部に比較して光線に対する抵抗性を獲得し，同量の光線に対しても膨疹は出現しにくいことが多い．このことを利用して，徐々に日光浴の露光時間の延長と露光部位の拡大を図ることにより，症状の改善を得られることもある．あるいは，人工光線（broad-band UVB, narrow-band UVB, UVA, PUVA）を用いた光線療法が効果を示したとの報告もある．これらの耐性誘導の機序としては，肥満細胞上のIgEの抗原結合部位が光産物（photoallergen）で占拠され，それ以上の光線刺激による肥満細胞の活性化が阻害されることによると考えられている．

薬物治療としては，肥満細胞から放出されたヒスタミンの作用を阻害する目的で抗ヒスタミン薬の投与が行われる．症状の軽減にある程度は寄与するものの，完全に蕁麻疹の出現を予防することは期待できない（図III.70）．一方，本邦で日光蕁麻疹に使用することは難しいが，クロロキンなどの抗マラリア薬が効果を示すという海外からの報告が散見される． 　　　　（高萩俊輔，秀　道広）

参考文献
1) 秀　道広，古江増隆，池澤善郎，ほか：蕁麻疹・血管性浮腫の治療ガイドライン．日皮会誌 115：703-715, 2005.
2) 佐藤吉昭，市橋正光，堀尾　武（編）：光線過敏症．第3版改訂，pp131-141，金原出版，東京，2002.

j．光線で悪化する疾患

ここでは，光線（日光曝露）によって誘発または悪化する皮膚疾患について概説する．臨床的傍証にとどまるものと，誘発テスト等で因果関係が証明されたものがある（表III.14）．

1）遺伝性疾患

a）Bloom症候群

乳幼児期から顔面にエリテマトーデス様の蝶型紅斑と毛細血管拡張がみられ，日光曝露により悪化して多形皮膚萎縮症を呈する．作用波長はUVB

表III.14　光線で悪化する疾患（狭義の光線過敏症を除く）

遺伝性疾患	Bloom症候群，Rothmund-Thomson症候群，Kindler症候群，Hartnup症候群
湿疹・皮膚炎	アトピー性皮膚炎，脂漏性皮膚炎
紅斑症	多形紅斑，Sweet病
水疱症	天疱瘡，水疱性類天疱瘡
角化症	Darier病，家族性良性慢性天疱瘡（Hailey-Hailey病）
炎症性角化症	尋常性乾癬，扁平苔癬，毛孔性紅色粃糠疹，播種状表在性光線性汗孔角化症
膠原病	エリテマトーデス，皮膚筋炎，シェーグレン症候群
代謝異常症	ペラグラ，Smith-Lemli-Opitz症候群，フェニルケトン尿症，膠様稗粒腫
肉芽腫症	annular elastolytic giant cell granuloma
色素異常症	雀卵斑，先天性白皮症，肝斑，老人性色素斑（日光黒子），光線性花弁状色素斑，尋常性白斑，海水浴後白斑
皮膚腫瘍	脂漏性角化症，日光角化症，光線性口唇炎，有棘細胞癌，基底細胞癌，悪性黒子，悪性黒色腫
毛包脂腺系疾患	夏季痤瘡，酒さ
爪甲疾患	光線性爪甲剥離症（photo-onycholysis）
感染症	単純ヘルペス

と考えられており，最少紅斑量の低下を認めることもある．

b）Rothmund-Thomson 症候群

乳幼児期から顔面に網状紅斑と毛細血管拡張が認められ，日光曝露により悪化して多形皮膚萎縮症を呈する．

c）Kindler 症候群

出生直後から機械的刺激を受ける部位に水疱形成がみられ，乳幼児期から光線過敏と手足に顕著な多形皮膚萎縮症が出現する．

2）アトピー性皮膚炎

ほとんどの場合，日光（紫外線）はよい方向に作用する．光線療法が有効であることからも紫外線は良好因子である．しかし，まれに日光曝露によって悪化する症例を経験する．悪化の原因は，多くの場合，赤外線による温熱作用または発汗作用と考えられているが，紫外線の影響も無視できない．Tajima らは，日光増悪を訴える本症患者 15 人に光線テストを実施したところ，9 人に UVB または UVA による異常反応（sunburn 反応ではない）を認めたと報告している．筆者らも無作為に抽出した 120 人の患者に UVB・UVA テストを行ったところ，8 人に異常反応（組織学的の湿疹反応）を認めた．8 人の患者は全員顔面に難治性の紅斑を認めており，日光曝露により皮疹の悪化を経験していることから，紫外線は顔面難治性紅斑の悪化因子の 1 つと思われる（図III.71）．ただし，アトピー性皮膚炎そのものの悪化とは即断で

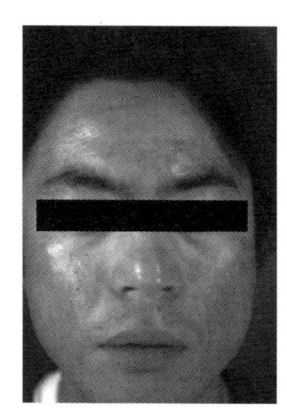

図III.71　アトピー性皮膚炎
日光曝露によって顔面の紅斑が繰り返して悪化する．

きない．多形日光疹が合併しており，光線テストによりそれが誘発された可能性，また薬剤性光線過敏症，光接触皮膚炎，慢性光線皮膚炎が合併している可能性も考えられる．

3）紅斑症

a）多形紅斑

日光により誘発されたと思われる症例が報告されている．日光曝露により誘発された単純ヘルペスに続発して多形紅斑が発症するケースが多い．単純ヘルペスが発症したのちに日光にあたり，露光部のみに多形紅斑が生じたという報告もみられる．多形紅斑型の薬剤性光線過敏症や多形日光疹もある．

b）Sweet 病

Horio は日光曝露が誘因と思われる本症の 2 例を報告し，UVB の最少紅斑量の 5 倍にあたる照射量で皮疹の再現に成功している．

4）自己免疫性水疱症（天疱瘡，水疱性類天疱瘡）

尋常性天疱瘡が光線過敏を思わせる臨床所見を呈することはきわめてまれである．落葉状天疱瘡，紅斑性天疱瘡，水疱性類天疱瘡は日光曝露や光線治療によって誘発または悪化することが知られている．なかでも落葉状天疱瘡の報告例が最も多い．光化学療法（PUVA）を受けている乾癬患者にこれらの水疱症が発症したという報告もある．

紫外線による誘発・悪化のメカニズムとしては，①紫外線が単なる物理的刺激として働いている可能性と，②発症メカニズムに直接関与している可能性が考えられる．①の傍証としては，これらの水疱症はいろいろな物理的・化学的刺激によって誘発されること，棘融解を示すが自己免疫機序の関与しない Darier 病が紫外線によって誘発されることがあげられる．②の傍証としては，Cram & Fukuyama の有名な論文がある．人工的 UVB 照射によって誘発された天疱瘡および類天疱瘡の皮疹部に IgG と C3 の沈着が組織学的変化（棘融解）に先行して認められたことから，彼らは UVB が直接的に特異的抗原抗体反応を誘発したのではないかと推論している．しかし，紫外線による炎症

が単に自己抗体の表皮内侵入を容易にしたとも考えられる．Mitsuhashi らは，新生児マウスモデルにおいて，類天疱瘡抗体を腹腔内に投与する前にUVB を照射しておくと，表皮真皮接合部に IgG と C3 が沈着し，皮疹誘発が促進されたと報告している．

UVB が抗原の発現を促す可能性も考えられる．しかし，筆者らの研究によると，UVB は天疱瘡・類天疱瘡抗原の発現を減弱させることはあっても誘発することはない．

5) 角化症（Darier 病，家族性良性慢性天疱瘡）

両疾患とも日光曝露または人工紫外線照射により誘発・悪化したという報告がある．皮疹が露出部位に限局した Darier 病をみることもある（図III.72）．紫外線以外（発汗，温熱など）の物理的・化学的刺激によっても皮疹が悪化することから，非特異的なケブナー現象ではないかと考えられている．

6) 炎症性角化症

a) 尋常性乾癬

一般的に紫外線は治療に有効であるが，まれに急に大量の紫外線に曝露すると皮疹が悪化することがある．日常生活であたる程度の日光で悪化する症例もある．紫外線の二面的作用（良好作用と悪化作用）は，紫外線が照射量に依存して乾癬発症に関与するサイトカインや細胞接着因子の発現を抑制または亢進させるという筆者らの研究成果から理解できる．皮疹の悪化は単に物理的刺激によるケブナー現象とも考えられる．

b) 扁平苔癬

扁平苔癬も紫外線によって悪化することがある．ケブナー現象と考えられている．光線性扁平苔癬（Lichen planus actinicus）は本症の亜型で東欧からよく報告されている．

c) 播種状表在性光線性汗孔角化症

汗孔角化症のうち，本型の皮疹は露光部に好発し，日光曝露により悪化する．サンランプ（UVB）を4カ月間照射することによって皮疹の悪化が証明されている．

7) 膠原病

a) エリテマトーデス

本症の光線過敏はよく知られている．皮疹が露光部に好発すること，日光曝露または光線過敏を有する薬剤の投与によって皮疹および全身症状が誘発・悪化すること，多形日光疹などの光線過敏症が合併しやすいことなどが臨床的証拠となっている．光線過敏は全身性エリテマトーデスの57-73％，亜急性皮膚エリテマトーデスの70-90％，円板状エリテマトーデスの50％にみられる（図III.73）．

光線過敏を調べる目的で UVB 最少紅斑量を測定した報告が多いが，結果は一定していない．約半数の患者において低下が認められたという報告と，まったく低下は認められなかったという報告がある．たとえ UVB 最少紅斑量の低下があったとしても，それと臨床的光線過敏との関連性については疑問とする意見もある．もっと確かな証拠は，人工的 UVB 照射によって皮疹の誘発がみられることである．誘発皮疹は長期に持続する．UVA の役割も無視できないとする報告もある．

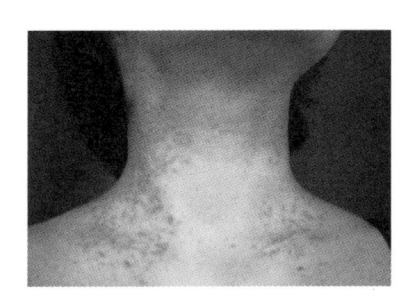

図 III.72 Darier 病
角化性皮疹が日光露光部に限局してみられる．

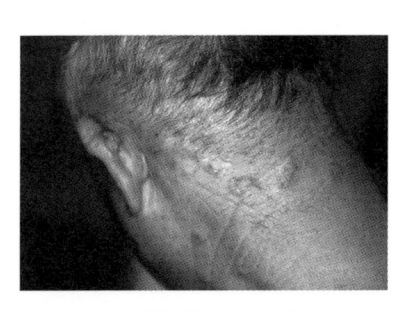

図 III.73 円板状エリテマトーデス
角化性紅斑局面が日光露出部に発症．

実験的にはSLE自然発症マウスモデルにUVBを連続照射すると皮疹出現が促進されることが知られている．

光線過敏のメカニズムとしては，紫外線による表皮細胞DNA損傷説，DNA損傷修復異常説，抗体依存性表皮細胞障害説がある．なかでも，抗体依存性表皮細胞障害説が有力である．表皮細胞内のSLE発症関連抗原（SSA抗原など）がUVB照射によって細胞膜上に発現し，血中抗体と反応し，$CD8^+$細胞が誘導され，抗体依存性細胞障害が起こり，液状変性が生じるとされている．

b）皮膚筋炎

皮膚筋炎における光線の役割はエリテマトーデスほど明らかではないが，ときに日光曝露が発症誘因と思われる症例が報告されている．光線過敏のメカニズムは不明である．

8）夏季痤瘡

日光曝露後に生じる単一な痤瘡様小丘疹で，春〜夏に発症し，短期間に消失する．

9）光線性爪甲剥離症（photo-onycholysis）

爪甲剥離が光線過敏症の一症状としてみられることがある．自発性光線性爪甲剥離症は薬剤性・内因性光線過敏症とは関係なく発症するタイプで，夏季に日光曝露によって誘発され，冬には軽快・治癒する．

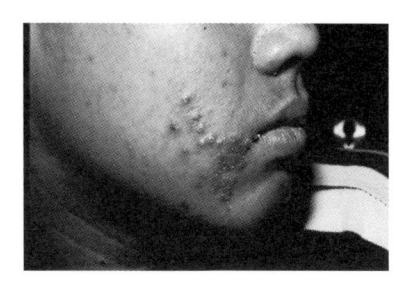

図III.74　単純ヘルペス
痛みを伴う小水疱が日光曝露を契機に口唇部に発症．

10）単純ヘルペス

日光曝露・紫外線療法後に本症が誘発されることはよく知られている（図III.74）．紫外線炎症がウイルスの表皮内侵入を容易にする，紫外線による免疫抑制がウイルスの活性化を促すなどのメカニズムが考えられる．

〔段野貴一郎〕

参考文献

1) 吉益　隆，古川福実：日光によって悪化する皮膚疾患．MB Derma 138：45-48，2008．
2) 堀尾　武：日光とアトピー性皮膚炎．皮膚の科学5：34-36，2006．
3) 段野貴一郎：光線過敏試験．最新皮膚科学大系第1巻，pp179-189，中山書店，東京，2003．
4) 上出良一：光線過敏症診断のフローチャート．MB Derma 96：1-12，2005．

2. 光と眼

2.1 視覚のしくみ

ここでは，外界の対象物を大脳皮質（後頭葉）が認識するまでの入力系の視覚経路を，解剖学的構成を中心に述べる．

a. 眼球の構造と機能

眼球（eyeball）は視覚刺激を効率的に網膜上で受容するための構造と機能を有している．眼球は前後径が約24 mmの球形器官であり，眼球壁は外膜，中膜，内膜から構成される．眼球内容物は房水（aqueous humor），水晶体（crystalline lens），硝子体（vitreous body）からなる（図III.75）．

外膜は，角膜（cornea）と強膜（sclera）という曲率半径の異なる2種類の球面構造物の組み合わせで，眼球の骨格をなす．強膜は，不均一な膠原線維が不規則に並ぶため白色不透明である．それに対し角膜は，均一な膠原線維が規則的に並ぶため透明組織となり，光の屈折に関与する．中膜は，虹彩（iris）・毛様体（ciliary body）・脈絡膜（choroid）というメラニン色素と血管が豊富な組織からなり，その茶褐色の色調と形態からブドウ膜（uvea）と総称される．メラニン色素に富むブドウ膜が，瞳孔領以外の眼球壁全体を覆いつくすことで，眼球の暗箱カメラ様環境を獲得している．虹彩は，瞳孔（pupil）の直径を変動することで眼内へ進入する光量と焦点深度の調節に働く．毛様体は，毛様小帯を介し水晶体の厚みを変え，調節機能を担う．毛様体は眼房水を産生することで，眼球内圧を保つ働きもある．脈絡膜は網膜外層の栄養と酸素供給を担当する．内膜は網膜（retina）のことであり，視細胞（photoreceptor cell）を含む神経網膜（neural retina）と網膜色素上皮（retinal pigment epithelium）からなる．

眼球においては，角膜＋房水＋水晶体の複合体が1つの凸レンズとして働く．外界の像は，この凸レンズにより180度回転した倒像の実像として網膜に投影される（図III.78b）．それゆえ網膜病変で視野異常をきたす方向は，病変の位置と上下左右反対方向となる．たとえば網膜の下方部に網膜剥離を発症した場合，上方の視野欠損を訴える．網膜中心動脈は上下に分かれて網膜を栄養するため，上方へ分岐後の網膜動脈が閉塞した場合は下方の視野欠損を自覚する．

b. 視 路

網膜から後頭葉の大脳皮質視中枢までの視覚伝達経路を視路（visual pathway）という．視路は4つのニューロンにより構成されている（図III.76）．

1） 網膜から視神経

網膜の視細胞が第Iニューロンであり，錐体

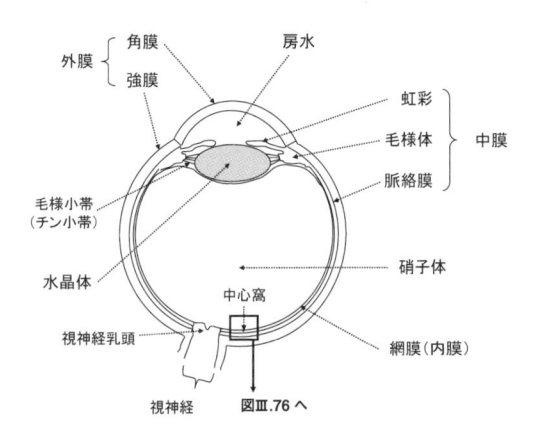

図III.75 眼球の構造
右眼球の水平断を上方からみた図．

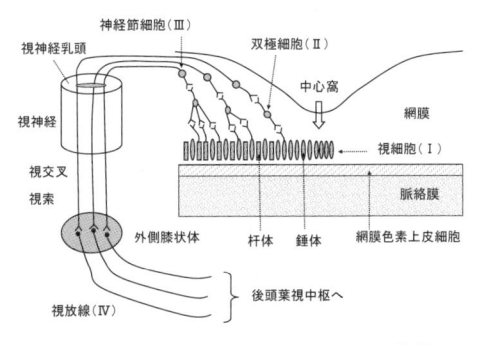

図III.76 視路におけるニューロンの接続
第Iニューロンから第IVニューロンまでを示す．

(cone) と杆体 (rod) よりなる．

錐体は眼球の後極に多く存在し，明所での視力と色覚に関与する．中心窩 (fovea) では錐体のみが配列し，視神経線維と1対1で接続している（図III.76）．また中心窩付近では網膜血管や他の細胞成分は介在しないため，他の網膜領域に比べ薄く陥凹している．これらの構造が中心窩における分解能を向上させ，錐体への結像をより鮮明なものとし，網膜の中で最高の視力を獲得させている．中心窩でものを見る視力を中心視力といい，通常1.0以上である．中心窩から離れるにつれ視力は低下し，視神経乳頭付近の網膜では0.1程度である．視神経乳頭上は視細胞が存在しないため視力は0であり，視野検査では盲点として検出される．

杆体は中心窩から離れた網膜周辺部に多く分布し，暗所での光覚に関与する．複数個の杆体が1本の視神経線維と対応するため，わずかな光量を感ずるのに適している．夜空の星を見るとき，視線を対象物からずらした方が観察しやすいのは，この2種類の視細胞の特性と分布に起因する．網膜色素変性症で杆体が障害されると夜盲や視野狭窄をきたす．

第IIニューロンが双極細胞 (bipolar cell) で，視細胞突起と第IIIニューロンである神経節細胞 (ganglion cell) に接続する．神経節細胞から出た神経線維は視神経乳頭 (optic disc) へ集まり，視神経 (optic nerve) となり頭蓋内へ入る．

2） 視神経から大脳皮質

視神経は頭蓋内で視交叉 (optic chiasma) を形成する．視交叉では，両眼の網膜耳側半分から来る神経線維を同側に，両眼の網膜鼻側半分から来る神経線維を交叉させて対側へ走行させ，まとめて視索 (optic tract) となる．それゆえ両側の視神経線維は半交叉することになる（図III.77）．視索は大脳脚の下方を通り，間脳視床部の外側膝状体 (lateral geniculate body) へ向かう．外側膝状体を出た神経線維（第IVニューロン）は視放線 (optic radiation) となり，側頭葉を経由して後頭葉鳥距溝にあるBrodmann脳地図の17野（1次視覚領）へ到達する．この17野に隣接した18野，19野をまとめて視覚連合野という．

3） 視路と視野障害

視神経線維の走行を図III.77に示す．神経線維が半交叉することから，障害部位により特徴的な視野障害を呈する．逆に視野欠損のパターンから，病変のおおよその部位を推定することができる．

①視神経の障害：患眼は失明，健眼視野は正常．外傷性視神経損傷など．

②視交叉の障害：両眼の耳側半盲 (bitemporal hemianopia)．脳下垂体腫瘍等で，両眼鼻側網膜からの半交叉する神経線維が圧迫されることで生じる．

③視神経の視交叉移行部の障害：患側の失明と，健側の耳側半盲．半交叉してきた神経線維は，視交叉の前方に張り出して屈曲し，対側の外側膝状体へ向かう．脳腫瘍や脳動脈瘤などの圧迫．

④視索の障害：両眼の同名半盲 (homonymous hemianopia)．たとえば右側の視索が障害されると，右眼耳側と左眼鼻側の神経線維が障害されるため，両眼とも左半分が見えなくなる．この場合，左同名半盲という．同様に左側の視索が障害されると右同名半盲をきたす．脳腫瘍や脳動脈瘤などの圧迫．

⑤視放線の障害：両眼の同名半盲．たとえば図のように左側の視放線が障害されると右眼鼻側と

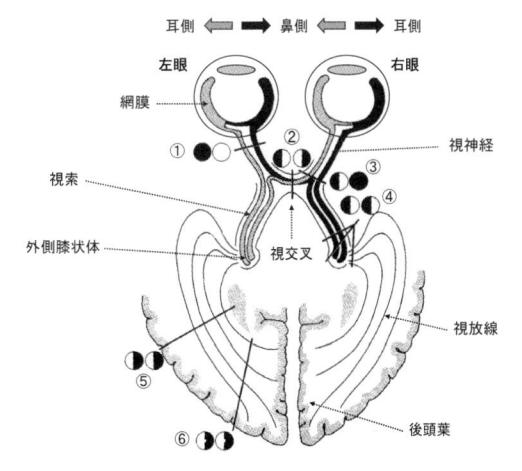

図III.77 視路の障害部位と視野障害（文献1より一部改変）
視路の水平断を上方からみた図．

左眼耳側からの神経線維が障害されるため，両眼とも右半分が見えなくなる．この場合，右同名半盲という．同様に右側の視索が障害されると左同名半盲をきたす．脳梗塞，脳腫瘍など．

⑥後頭葉（視中枢）の障害：左側が障害されれば，⑤と同様に右同名半盲をきたす．ただし両眼とも中心視野は温存されることが多く，黄斑回避（macular sparing）という．脳出血，脳梗塞，脳腫瘍など．

これらの視野異常は定型例であり，実際には病変の種類や部位，重症度により，4分の1半盲や複雑な部分視野欠損を生じうる．

c. 視力

視力（visual acuity）とは2点を識別して感ずることのできる眼の能力であり，最小分離閾で表される（図 III.78a）．眼に対してなす角度で，2点を見分けることのできるいちばん小さな角度を最小視角（θ：単位は"分"）という（図 III.78b）．視力値は最小視角の逆数で表す（視力 = $1/\theta$）．たとえば視角 = 10分のとき，視力 = $1/10$ = 0.1となる．2点が2点として識別されるためには，刺激された2つの錐体の間に刺激されていない錐体が1個以上介在する必要がある．隣り合った2個の錐体が刺激されても1つの点としか認識されない（図 III.78a）．

細胞レベルから最小視角を算出すると，最高視力は4.0前後出るはずである．しかしながら下記の光学的要因や眼球の固視微動のため，現実には2.0以下になっている．

①水晶体の球面収差：水晶体は完全な球面レンズではないため，中央付近と周辺部を通った光線は1カ所に集束しない．

②色収差：長波長の赤色は後方に，短波長の緑色は前方に集束する．

③瞳孔径：瞳孔径が大きいと水晶体の球面収差の影響を受ける．逆に瞳孔径が小さ過ぎると，瞳孔縁を通った光が回折する．

④眼球内での光の散乱．

d. 対光反射

対光反射（light reflex）は，動眼神経の副交感神経核であるエディンガー・ウェストファル核（Edinger-Westphal nucleus；EW核）を経由する副交感神経経路である（図 III.79）．瞳孔は副交感神経の興奮で縮瞳し，交感神経の興奮で散瞳する．

1）求心路

網膜から視神経，視交叉，視索を経て，外側膝状体へ入る直前にニューロンを分岐し，上丘の視蓋前核でシナプスを作る．ここから両側のEW核へ神経線維を接続する．視索を構成する神経線維の80%が視覚に関するもので，20%が対光反射に関するものである．外側膝状体への入力前まで，対光反射経路は視覚と同じ経路をたどる．

図 III.78 最小分離閾と最小視角

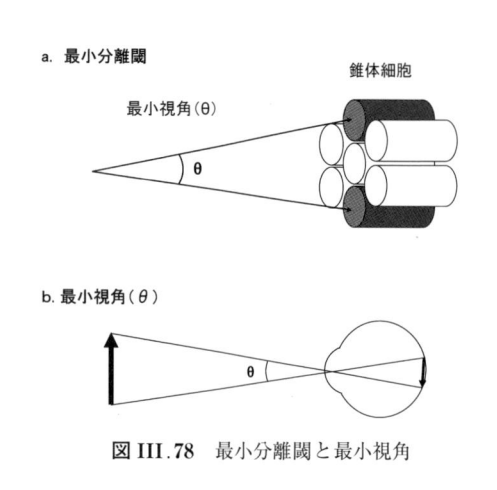

図 III.79 対光反射の経路図
対光反射経路の水平断を上方からみた図.

2） 遠心路

EW核から出た副交感神経線維は動眼神経とともに前走し，同側の毛様神経節へ入りシナプスを作る（節前線維）．毛様神経節を出た節後線維は短毛様神経に分かれて強膜を貫き，虹彩の瞳孔括約筋（平滑筋）に分布する．瞳孔括約筋が収縮すると縮瞳する．

片眼を光刺激すると，視交叉で両側の視蓋前核へとシグナルが伝わり，各々の視蓋前核から両側のEW核へと信号刺激が伝わるため，両眼の瞳孔が縮瞳する．片眼を光刺激したときの同側眼の縮瞳を直接対光反射，対側眼の縮瞳を間接対光反射という．

3） 相対的瞳孔求心路障害（relative afferent papillary defect；RAPD）

片眼性の視神経炎や広範な網膜疾患などで対光反射の求心路が障害された場合，患眼の直接対光反射は消失する．しかしながら対側の健眼は光刺激を感ずることができるため，患眼の間接対光反射は残存する．片眼性，あるいは左右差のある視神経障害患者の両眼へ交互に光刺激を与えた場合，患眼の方は健眼に比較し直接対光反射と間接対光反射の大きさに差が出てくる．この検査をswinging flashlight testといい，視神経疾患の検出に有用である．

〔児玉達夫〕

参考文献

1) Harrington DO, Drake MV : The visual fields. Text and Atlas of Clinical Perimetry. pp107-144, C. V. Mosby, St Louis, 1990.
2) 藤野　貞：神経眼科臨床のために．pp8-19, 医学書院，東京，2001.
3) 吉田晃敏，谷原秀信（編）：現代の眼科学．改訂第10版, pp2-10, 金原出版，東京，2009.
4) 大野重昭，木下　茂（編）：標準眼科学．第10版, pp291-294, 医学書院，東京，2007.

2.2 光受容の分子機構

我々の持つ視覚は美しいものを見て感動したり，テレビや映画を見て興奮することができる．これは光信号が眼球後面の網膜視細胞で感知される結果発生した電気信号が，網膜内および脳内の神経細胞で順次情報処理および統合され視覚が成立するためである．

ヒトの視細胞の働きは性質上次の3つに分類されて考えられる．①光刺激を敏感に感知し電気信号に変換する（視興奮）．②めまぐるしく変化する外部の光情報に対応するために視興奮を直ちに停止し，次の光刺激に備える（視興奮の停止）．③外部の光環境に応じて視興奮の感度を調節する（順応）．これらの視細胞機能は視細胞外節中に存在する酵素反応カスケードにより制御されている．本稿では視細胞の細胞内情報伝達機構，とくにロドプシン視サイクルと明暗順応のメカニズムについてわかりやすく解説する．

a． 脊椎動物の視細胞

網膜最外層に存在する視細胞には，薄明りのもとで敏感に反応し明暗の識別に関与する杆体と，昼間の強い光のもとで作動し色覚に関与する錐体の2種類がある．錐体にはそれぞれ赤，緑および青のいずれかの光に対して感受性を持つ視細胞が存在する．解剖学的には，いずれの視細胞も縦長に分化し，光信号の受容と伝達に必須なすべての蛋白質を含む外節，核やミトコンドリアなどを含む内節および信号を次の細胞に伝えるためのシナプス部分により構成される（図III.80-82）．杆体外節の内部には数百もの円板膜と呼ばれる小胞が層状に積み重なっている．この円板膜には色素蛋白質で光受容体ロドプシンが存在する．形態学的に円板膜は形質膜とは孤立して存在している（図III.80-82）ため，ロドプシンで受容された光信号が電気信号へと変換されるには，環状GMP（cGMP）を2次情報伝達物質とする処理機構，すなわちロドプシン視サイクルが存在する．一方，錐体外節には円板膜は存在しないかわりに形質膜がひだ状に内部にたたみこまれている．この形質膜中に含まれる各種色素蛋白質により光信号が受容されている．この信号は杆体とほぼ同じ機構により電気信号に変換されることが明らかとなっている．

b. ロドプシン視サイクル

杆体外節におけるロドプシン視サイクル（図III.80-82）は，光を受容し視興奮電位に変換する視興奮（図III.80），視興奮を停止し次の光信号に備える視興奮停止（図III.81），および種々の光環境に最適な条件で光受容するための順応（図III.82）がある．まず視興奮の分子機構（図III.80）としては，①光受容によるロドプシンの褪色，②Gt（G結合蛋白質）の活性化，③cGMPホスホジエステラーゼ（PDE）の活性化によるcGMPの分解，④cGMP gated channelの閉鎖の4段階の過程から成る．

1）ロドプシンの褪色

杆体外節に含まれる円板膜には，1枚当り3-4×10^6分子ものロドプシン分子が存在する．ウシロドプシンは，分子量3万9千でアミノ酸348残基からなるオプシンと呼ばれる蛋白質に11-シスレチナール（ビタミンAのアルデヒド体）が発色団として共有結合した色素蛋白質である．ロドプシンのペプチド鎖は円板膜の脂質2重層を7回貫通する構造を持ち，β-アドレナリン受容体やムスカリン受容体などのG蛋白共役受容体構造と同じ範疇の受容体蛋白質と考えられる．オプシンの中に組み込まれたレチナールに光量子が吸収されると11-シス型からオールトランス型への異性化がおこる．この異性化がオプシンの局所構造を変化させ，さらにはロドプシン全体の構造変化をもたらす．この段階的なロドプシンの構造変化により，吸収特性の異なったバソロドプシン，ルミロドプシン，メタロドプシンIなどの褪色中間体が次々生成されていく．その過程で比較的安定なメタロドプシンII中間体が生成されるとオプシンの細胞質中に突き出したペプチド鎖部分の構造が激変し，Gtを結合，これを活性化し，ロドプシンの構造変化による光受容情報をGtへ伝達することになる．

2）G蛋白質（Gt）の活性化

Gtはそれぞれ分子量が3万9千のαサブユニット（Gtα），3万6千のβサブユニット（Gtβ），および8千のγサブユニット（Gtγ）の3量体より構成されている（生理的条件下では，GtβはGtγと強い親和性を持ちGtβγ複合体を形成している）．GTPおよびGDPの結合部位はGtαに存在

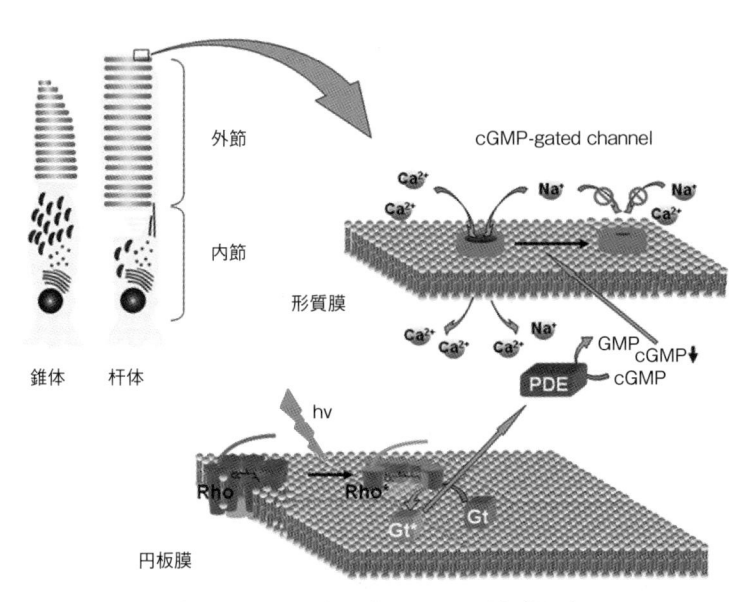

図III.80　ロドプシン視サイクル（1）視興奮
杆体外節の円板膜に存在するロドプシン（Rho）が光刺激（hv）により活性化型の光褪色ロドプシン（Rho*）が産生されるとGtおよびホスホジエステラーゼ（PDE）が次々と活性化されて細胞質中のcGMPが分解される．それに呼応してcGMP gated channelが閉鎖し，過分極性の視興奮電位が発生する．

し，この結合をGtβγが制御している．暗中では，Gtα はGDPを結合しているが，このGtα-GDPはGtβγと親和性があり，Gtβγと3量体（Gtα-GDP・Gtβγ）複合体を形成している．光刺激によりメタロドプシンIIが生成され，3量体Gtα-GDP・Gtβγ複合体がメタロドプシンIIと会合すると，すみやかにGtαに結合していたGDPは細胞質中のGTPに置換される．これがGtの活性化機構である．GTPを結合した活性型Gtα（Gtα-GTP）は，Gtβγより遊離し，次にcGMPホスホジエステラーゼ（PDE）を活性化させるのである．Gtαやあとから述べるrecoverinには疎水性の翻訳後修飾（Nアシル化）が存在し，GtβγのGtγのC末端システイン残基は翻訳後修飾によるファルネシル化およびカルボキシルメチルエステル化を受けていることが判明している．したがってこれらの視サイクル関連因子にみられる疎水性分子の翻訳後修飾が，目まぐるしく変化する視サイクルの回転をスムーズにしているものと考えられている．

3） PDEの活性化によるcGMPの分解

PDE（phosphodiesterase）は，Gtα-GTP（guanosine triphosphate；グアノシン3リン酸）により活性化されcGMPを5′GMPに加水分解する酵素である．PDEは構造上，分子量が8万8千のα，8万4千のβおよび1万3千のγサブユニットが2つ結合した4量体構造を持つ．αおよびβサブユニットがPDE活性を持ち，このPDEαβサブユニットによる酵素活性に対しγサブユニットは抑制的に作用する．すなわち，PDE活性は，γサブユニットがαまたはβサブユニットに結合したり，離れたりする（Tα・GTP依存的）ことにより制御されている．

4） cGMP gated channelの閉鎖

暗所では，細胞膜内外のイオン濃度が平衡状態にあるため-30〜$-40\,mV$の静止電位を示している．光照射により活性化されたPDEが，細胞質中のcGMPを分解すると細胞質中のcGMP濃度が急減し，cGMP gated channelが閉鎖する．これにより内向きのカチオンの流れが停止すると細胞内外のイオン格差が拡大し，過分極性の電位が発生する．

以上述べた過程が，杆体視細胞におけるロドプシン視サイクルのうちの視興奮である．この反応中で，1分子のロドプシンの褪色に伴い約500分子のGtが活性化され，結果として10^6分子ものcGMPが分解され，イオンチャネルが閉鎖されることから，視細胞はわずか1個の光量子も逃さずに捕らえ，電気信号へ変換することができると考えられている．

c. 視興奮の停止（図III.81）

我々の視覚は単に一瞬の場面を捉えるのみならず刻々と変化する映像を捉えることができる．これは視細胞が光信号を傍受した直後にその情報を消し去り次の光信号に備えるためである．そのためには光褪色されたロドプシンが不活化され再びロドプシン自身も光褪色前の状態に戻らなくてはならない．これが視興奮の停止（図III.81）とロドプシンの再生である．その分子機構として次に示すロドプシンのリン酸化から始まる酵素カスケードが考えられている．

光褪色されたロドプシンはGtを活性化する一方ロドプシンキナーゼ（RK）によりリン酸化される．リン酸化されたロドプシン褪色中間体はアレスチンと結合し複合体を形成すると，ロドプシン褪色中間体とGtとの共役が断たれ信号が停止する．次にリン酸化ロドプシン褪色中間体/アレスチン複合体からレチノールデヒドロゲナーゼがオールトランスレチナールを引き抜くと同時に，アレスチンをリン酸化オプシンから遊離させる．リン酸化オプシンはプロテインフォスファターゼ2Aにより脱リン酸化されたのち11-シスレチナールと結合し再びロドプシン（暗状態）へと再生される．

d. 順応の分子機構（図III.82）

視覚のもう1つの特徴として，その感度が背景光の強弱によって変化すること（すなわち順応）がある．視細胞レベルにおける順応の分子機構に

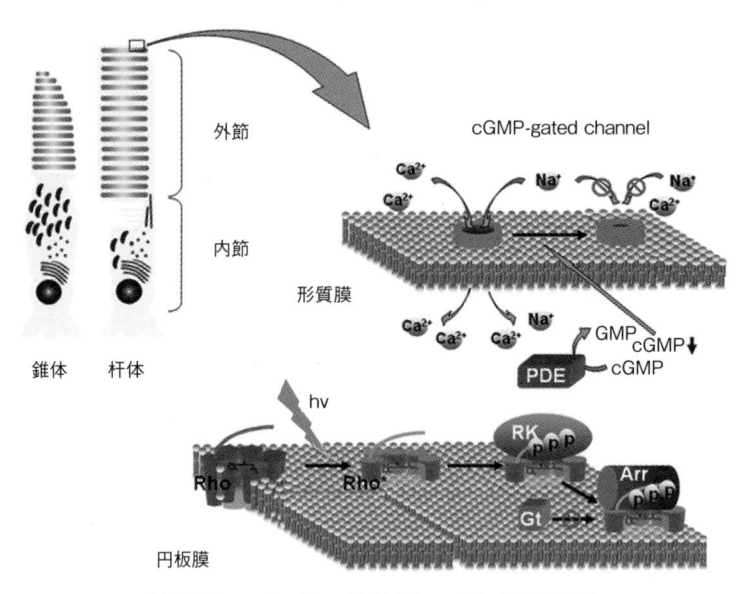

図III.81 ロドプシン視サイクル（2）視興奮停止
杆体外節の円板膜に存在するロドプシン（Rho）が光刺激（hv）により活性化型の光褪色ロドプシン（Rho*）が産生されロドプシンキナーゼ（RK）によりリン酸化されるとこれにアレスチン（Arr）が結合し，Gtとの共役が断たれて図III.80に示した視サイクルが停止する．

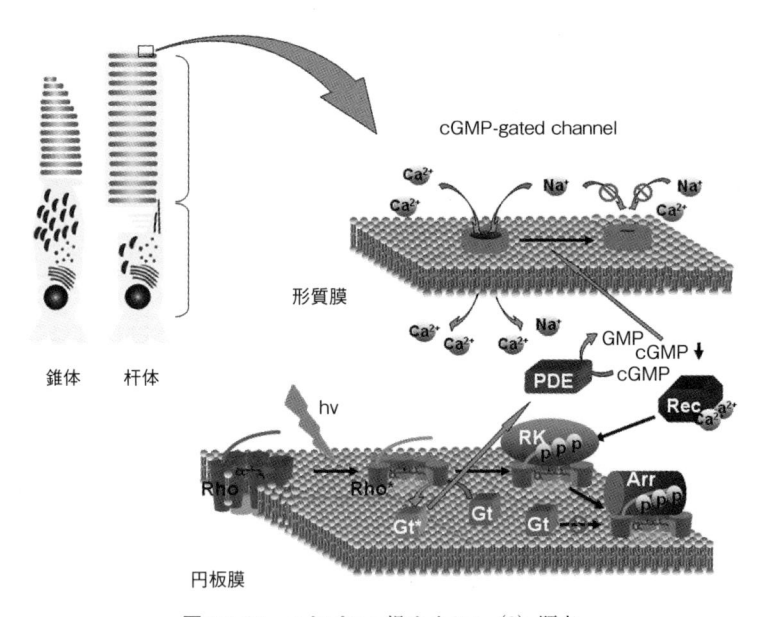

図III.82 ロドプシン視サイクル（3）順応
図III.80およびIII.81で示した視興奮とその停止を制御するロドプシンリン酸化が細胞内でcGMPとは逆に濃度変化するCaイオンの変化に呼応してリカバリン（Rec）がロドプシンキナーゼの活性調節を介して制御されることにより順応機構がもたらされる．

はCaイオンとロドプシンのリン酸化が関与することが示唆されている．

まず視細胞におけるCaイオンの役割として，細胞内のcGMP濃度の調節がある．すなわち視細胞が光刺激に反応し一連の酵素反応が作動した結果，細胞質中のcGMPが減少することが直接細胞膜にあるイオンチャネルを開閉することは既に説明したが，一度減少したcGMPは次の刺激に備え

て元の濃度レベルに戻らなくてはならない．この過程にCaイオンが関与することがわかっている．暗中では細胞内Caイオン濃度は比較的高いが，光感受性に閉鎖したカチオンチャネルによって細胞外からのCaイオンの流入が減少するために細胞内Ca濃度も減少する．この細胞内Caイオン濃度の変化に呼応したリカバリンがロドプシンのリン酸化を制御することにより，視サイクルの興奮と停止の程度の度合いを制御することで順応に関与することが示唆されている．

これに加えて筆者らはロドプシンリン酸化および脱リン酸化による順応の制御機構を明らかとした．異なった光環境下に順応させたマウスを頸椎脱臼により犠牲にした直後，眼球を摘出切開した後，網膜をロドプシンキナーゼおよびフォスファターゼ阻害剤を含んだ溶液中で激しく撹拌した．次にスクロース勾配遠心法により円板膜を分離し，酵素消化で得られたロドプシンC末端ペプチドをヘプタフルオロ酢酸存在下でHPLCカラムで精製することにより，多リン酸化，単リン酸化および非リン酸化ペプチドを完全に分離した[4-6]．暗順応させたマウスからは非リン酸化ロドプシンのみが検出された．フラッシュまたは蛍光灯（30分間）による光刺激を加えたものでは非リン酸化ペプチドに加え2種類の単リン酸化ペプチド（リン酸化部位は質量分析，トリプシンによる感受性および合成ペプチドとの比較より，それぞれ334Serまたは338Serであった）が検出された．両部位のリン酸化とも光強度に比例してリン酸化量が増加した．しかし驚いたことにフラッシュ刺激と蛍光灯（30分間）による光刺激では2種類の単リン酸化ペプチドの比率が異なっていた（フラッシュ刺激および蛍光灯ではそれぞれ338Serおよび334Serが優位であった）．

次に脱リン酸化の時間経過の様子を検討した．フラッシュまたは蛍光灯（30分間）による光刺激後暗順応させたとき338Ser部位は20-30分以内で完全に脱リン酸化されたのに対し，334Serの脱リン酸化は60分間暗順応させても完全ではなかった．とくに334Serの脱リン酸化の時間経過はロドプシン褪色中間体からロドプシンへの再生のそれと一致した．したがってロドプシンのリン酸化は2つの異なった生理機能（338Serのリン酸化：視興奮の停止，334Serのリン酸化：暗順応）を制御していることが示唆された．さらにリン酸化されたロドプシン褪色中間体を特異的に認識する抗体で脱リン酸化の様子を検討したところ，視細胞杆体外節の基底部が先端部より先に脱リン酸化されることもあわせて明らかとなった．

したがって以上の研究結果から筆者は図に示す機構を考えている（図III.83）．暗中ではロドプシンはリン酸化されていないので視細胞杆体外節全体が光刺激に対して感受性を持ち感度が最も高い．フラッシュ刺激により視細胞外節のほとんどがリン酸化されると，残ったわずかな部位のみ光刺激に対して感受性を持つので感度が低い．次に再び暗中に移動し視細胞外節の基底部より脱リン酸化が進行すると，光刺激に対して感受性を持つ部位もこれに従って増加するため感度がしだいに高くなる．この仮説は，我々が昼間映画館のような暗い所へ入ったとき，目が暗い所に慣れる様子（すなわち暗順応）をうまく説明できる．またさらに視細胞レベルにおいて背景光と視感度の関係（明順応）についても同様に，背景光の強さに伴い視

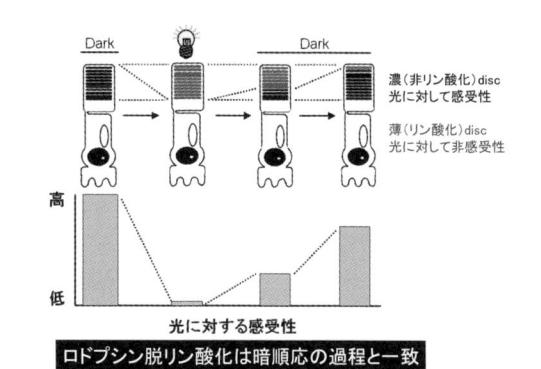

図III.83 ロドプシンのリン酸化，脱リン酸化による順応機構

暗中では視細胞杆体外節全体のロドプシンが光刺激に対して感受性を持つため感度が最も高い．光刺激により視細胞外節のほとんどがリン酸化されると，残ったわずかな部位のロドプシンのみ光刺激に対して感受性があるので感度が最も低い．次に再び暗中に移動し視細胞外節の基底部より脱リン酸化が進行すると光刺激に対して感受性を持つロドプシンが増えるので感度がしだいに高くなる．

細胞外節のリン酸化された部位が変化することにより光感受性が制御されているものと考えられる．さらに筆者らは遺伝性進行性の変性疾患である網膜色素変性のモデル動物において上記のロドプシン視サイクルの各反応を検討したところ，複数の傷害機序が異なるモデル動物に共通してロドプシンのリン酸化および脱リン酸化の異常が認められたことから，これが網膜色素変性を引き起こす細胞内機序であることを見出した．　　　（大黒　浩）

参考文献

1) 大黒　浩，秋野豊明：視細胞における情報．若倉雅登（編）眼科 New insight ①視覚情報処理．pp10-20, メジカルビュー社，東京，1994．
2) Lagnado L, Baylor D：Signal flow in visual transduction. Neuron 8：995-1002, 1992.
3) Ohguro H, Fukada Y, et al：Carboxyl methylation and farnesylation of transducin γ-subunit synergistically enhance its coupling with metarhodopsin II. EMBO J 10：3669-3674, 1991.
4) Kawamura S：Rhodopsin phosphorylation as a mechanism of cyclic GMP phosphodiesterase by a protein from frog retinal rods. Nature 349：420-423, 1993.
5) Ohguro H, Van Hooser JP, et al：Rhodopsin phosphorylation and dephosphorylation in vivo. J Biol Chem 270：14259-14262, 1995.
6) Maeda T, Imanishi Y, Palczewski K：Rhodopsin phosphorylation：30 years later. Prog Retin Eye Res 22：417-434, 2003.

2.3　眼による光の屈折・調節の仕組み

a.　屈折の仕組み

1）　レンズの種類

レンズには球面レンズ（spherical lens）と円柱レンズ（cylindrical lens）がある．それぞれにプラスレンズ（＋表記，凸レンズ），マイナスレンズ（－表記，凹レンズ）があり，プラスレンズは光線束を集光し，マイナスレンズは開散させる．球面レンズは光線束が1点に集光したり，1点から発しているように広がるのに対し，円柱レンズは軸の方向では屈折は起こらず，軸に垂直の方向で球面レンズと同様に屈折を起こす．球面レンズと円柱レンズが1枚になったものをトーリックレンズという．

一般に，レンズの屈折力（単位：ジオプトリーdiopter, D）は焦点距離 $f(m)$ の逆数で表現され，$D=n/f(m)$ で表される．n は屈折率であり，レンズが空気中（$n=1.0$）にあるとき $D=1/f$ となる．ジオプトリーを用いると，複数のレンズを合わせた屈折力を足し算で求めることができる．焦点距離が f_1 と f_2 であるプラスレンズを合わせたときの焦点距離を f，調節力を D とすると，$D=1/f=1/f_1+1/f_2$ が成り立つ．

2）　眼球光学系

眼の構造はカメラに例えられる．角膜，水晶体はレンズ，虹彩は絞り，網膜はフィルムに相当する．レンズ前面からフィルムまでの距離は，角膜前面から網膜までの距離に相当し，これを眼軸長という．眼球の光学系は約 $60\,D$ の屈折力を持ち，このうち角膜は約 $40\,D$，水晶体は $20\,D$ を担う．角膜と水晶体は，合わせて強い凸レンズの効果を発揮し，外界からの光を屈折させ，網膜上に結像させる．

b.　調節の仕組み

調節（accommodation）とは，近くのものを見るとき，水晶体の屈折力が増すことで眼の全屈折力も増加し，網膜に明瞭に像を結ぶ（ピントを合わせる）機能をいう．調節時に毛様体中の輪状筋（ミューラー筋）が収縮すると，輪状の毛様体の直径が小さくなり毛様小帯（チン小帯）の張力がゆるみ，水晶体はその弾性で前方に膨隆し厚みを増すことで屈折力を増加させる（図III.84）．

調節が関与しない状態で網膜上にちょうど結像する外界の点を遠点といい，調節を最大に働かせ

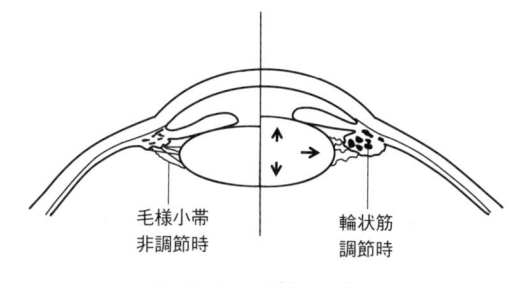

図III.84　調節のしくみ

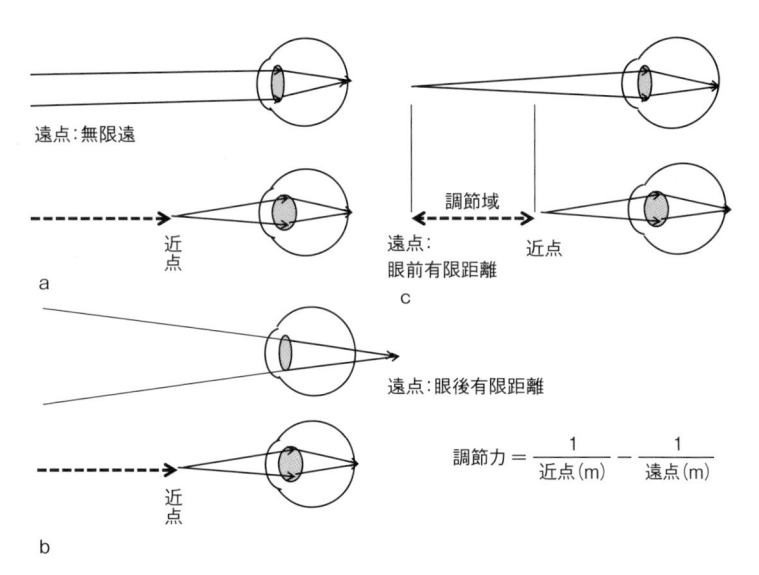

図 III.85 遠点と近点
a：正視，b：遠視，c：近視．

た状態で網膜上にちょうど結像する外界の点を近点という．

遠点から近点までの範囲を調節域といい，眼は眼前に実際に存在する遠点から近点までの範囲を網膜に結像させ，明視することができる．

調節域において，この距離をレンズの屈折力に換算したものを調節力と呼ぶ．

調節力 $(D) = 1/近点 (m) - 1/遠点 (m)$

で表され，すなわち，無調節状態で明視できる遠点がかわらなければ，調節を働かせて明視できる近点が眼から近ければ近いほど，調節力は大きいといえる（図 III.85）．

調節機能は，近くを見ようとしたときの像のボケによる刺激や，副交感神経の緊張などにより起こる．

c. 屈折の異常（図 III.86）

無調節状態の眼に入った平行光線が，眼の屈折系により網膜にちょうど焦点を結ぶものを正視（emmetropia）という．屈折異常は眼の屈折系の屈折力と眼軸長の不均衡により発生し，網膜と屈折系の焦点の位置関係により分類される．

1）遠視（hyperopia, hypermetropia）

遠視は，無調節状態で平行光線が網膜より後方

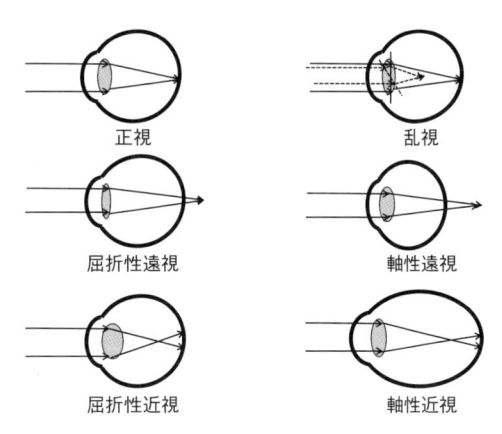

図 III.86 正視と屈折異常

に結像する屈折状態をいう．遠点は眼の後方有限距離にある．遠視では後方の像を網膜に結像させるためには必ず調節力，あるいはプラスレンズでの矯正が必要となる．

臨床的に，全遠視とは，調節麻痺薬の点眼で初めて検出される部分の遠視（潜伏遠視）とそれ以外（顕性遠視）を合わせたものをいう．潜伏遠視は文字通り日常では気づかない遠視で，無意識のうちに調節しピントを合わせている．顕性遠視は調節努力あるいはプラスレンズによる矯正が必要となる遠視をいう．

遠視は成因から屈折性遠視と軸性遠視に分けら

れる．屈折性遠視は水晶体または角膜の屈折力が弱いと起こる．軸性遠視はレンズ系の屈折力は正常だが眼球の大きさ（眼軸長）が小さいため網膜の後方に結像する状態をいい，弱視や，その他の器質的な疾患を伴うことが多い．眼軸長1mmは約3Dに相当し，正常よりも1mm短くなると，後方の像を網膜に結像するためには3Dの屈折力が必要になる．

遠視は明視するために常に調節あるいは矯正が必要となる．強い遠視は小児では弱視（amblyopia）や調節性内斜視（accommodative esotropia）の原因となりうる．また，遠視で裸眼視力がよい場合，「遠視は遠くがよく見える眼」なのではなく，その人が調節を行っているために明視できているのであり，調節力が十分ある若年者では問題にならなかった遠視でも，成人になり調節努力が困難になるにしたがって裸眼視力が低下してくることがある．

2） 近視（myopia）

近視は，無調節状態で平行光線が網膜の前に像を結ぶ屈折状態をいう．遠点は眼前有限距離にあり，遠点以遠は明視できない．遠点から手前の調節域では，調節力を用いて近点まで明視が可能である．

近視は成因から屈折性近視と軸性近視に分けられる．屈折性近視は水晶体または角膜の屈折力が強すぎると起こる．軸性近視は遠視とは逆に眼球が大きくなる．眼軸長が1mm延長すると，約3Dの近視が進行することに相当する．

臨床的には単純近視と病的近視（変性近視）に分けられる．単純近視が矯正により良好な視力が得られるのに対し，病的近視は多くは先天性の軸性近視で，強い近視のため網脈絡膜萎縮など器質的異常による視機能障害を伴う．

3） 乱視（astigmatism）

乱視はレンズ系の両主経線の屈折力が異なり外界からの光線が網膜の1点に結像しない状態をいう．乱視は強い屈折力を持った強主経線と，弱い屈折力の弱主経線が直交しており，強主経線が垂直のとき直乱視，水平のとき倒乱視，斜めのとき

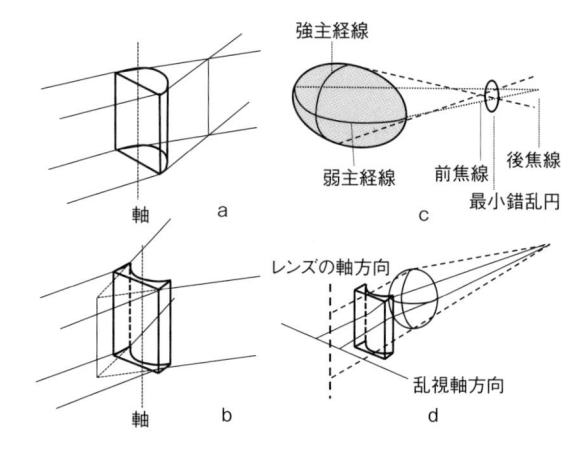

図III.87 円柱レンズと乱視
a：プラス円柱レンズ．
b：マイナス円柱レンズ．
c：図は直乱視を表している（ラグビーボールを横にしたような形）．
d：倒乱視の矯正．強主経線は水平方向となり，矯正する円柱レンズは乱視軸と垂直の直角方向となる．

斜乱視という．乱視眼では光線はそれぞれの経線方向で前焦線と後焦線に結像する．焦線間の距離が大きいほど乱視が強いといえる．乱視では通常はどちらかの経線にピントをあわせるのではなく，最小錯乱円で見ている（図III.87c）．

乱視は両主経線の屈折状態により3つに分類され，前焦線と後焦線がともに網膜の前にくるものを近視性乱視，ともに網膜の後方にくるものを遠視性乱視という．前焦線と後焦線が網膜をまたいで前方と後方にくるとき，混合（雑性）乱視という．

4） 光学的治療の原則

屈折矯正は，球面レンズと円柱レンズを用いて，それぞれの矯正レンズの焦点を遠点に一致して置く．遠視の矯正は，光を集光させるプラスレンズを，近視の矯正には，平行光線を開散させるマイナスレンズを用いる（図III.88）．円柱レンズは軸の方向では屈折が起こらず，これと直角方向で屈折を起こす．強主経線の方向を乱視軸とし，矯正する円柱レンズの軸は乱視軸と直角方向におく（図III.87d）．これら直乱視，倒乱視，斜乱視は，円柱レンズ，球面レンズで矯正ができるので正乱視と呼ばれる．これに対し，不正乱視は屈折面が不規則で網膜上に点や線として結像せず，円柱，

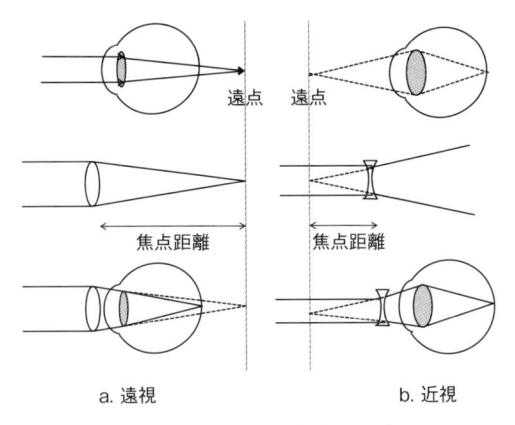

図III.88　光学的治療の原則
a. 遠視　　b. 近視

球面レンズで矯正できない．原因として円錐角膜や外傷後の角膜瘢痕などがある．

d. 調節異常

1) 老視 (presbyopia)

老視とは，加齢に伴い水晶体の弾性が低下し，調節しても水晶体の屈折力が増加しなくなり，近くにピントが合わせにくくなる状態をいう．正視眼の場合に近見の読書距離を約30 cmとすると調節力は約$3D$が必要となる．加齢による調節力の低下に伴い，老視の症状は40-45歳からみられ始める．

2) 老視の矯正

すべての屈折異常について，完全矯正し正視にした状態に，さらに調節力不足分に対しプラスレンズを加入し補う．高齢になるほど必要な調節力が増加するため，何度か眼鏡度数変更が必要になる．

近視眼は，たとえ調節力が失われても，もともと無調節の状態で眼前有限距離に遠点がありピントが合うので，例えば$-3D$から$-4D$程度の近視であれば，遠点は眼前約33 cmから25 cmとなり，眼鏡をはずせば裸眼の状態でちょうど近くがよく見える．ただし，「近視は老眼にならない」わけではなく，眼鏡で正視に矯正した状態で近方をみると，調節力低下に伴う近見障害がみられる．

遠視眼は遠見で必要な屈折（プラスレンズ）に加え，近見時にはさらに屈折力低下分を加えた屈折を矯正した眼鏡が必要になる．

加齢に伴い調節力が失われると，眼鏡を装用した状態で遠見も近見も良好な視力を得ようとすれば，眼鏡，コンタクトレンズ，眼内レンズ，いずれも遠近両用レンズが必要となり，高齢化社会に伴い今後もさらに需要が増えていくと思われる（「e. 屈折異常の矯正」参照）．

3) その他の調節異常

毛様体の痙攣によって生じる調節痙攣，疲労に伴う調節衰弱，中枢性病変や調節にかかわる神経の麻痺などによる調節麻痺などがある．

e. 屈折異常の矯正

屈折異常は，眼鏡，コンタクトレンズなどの光学的装具を用いて矯正するのが基本となる．外科的手術としては，角膜の屈折力をかえる屈折矯正手術がある．

1) 眼鏡 (glasses)

眼鏡度数の決定は，球面度数，円柱度数，瞳孔間距離，眼鏡レンズ後面から角膜前面までの距離（頂(点)間距離）が考慮される．頂(点)間距離は通常12 mmとして必要な度数を決定する．

眼鏡は，頂(点)間距離があるために，網膜像の拡大，縮小効果がみられる．プラスレンズでは像が拡大し，マイナスレンズでは縮小する．左右の屈折異常の差が$2D$以上あるものを不同視（anisometropia）といい，不同視差が大きいと，眼鏡装用したときに左右の像の大きさが異なって見える不等像視（aniseikonia）を生じる．不等像視の程度が大きいと，眼精疲労の原因となる．ただし，軸性の屈折異常や小児では，不同視が強くても眼鏡装用が可能であることが多い．

眼鏡のレンズはトーリックレンズであることが多い．老視のための遠近両用レンズとしては，多焦点レンズである二重焦点レンズ，累進屈折力レンズなどがあり，目的や本人の生活状況により決定される．材質，レンズ加工の進歩により，デザイン性，像のゆがみやぼけ，拡大縮小などの問題点が改善されつつある．

2）コンタクトレンズ（contact lens；CL）

コンタクトレンズにも球面レンズとしてプラスレンズ，マイナスレンズがある．乱視矯正用としてはトーリックコンタクトレンズ，老視用として遠近両用コンタクトレンズがある．眼鏡と異なり，レンズと角膜間に距離がないので，網膜像の拡大・縮小効果が少なく，不等像を生じる屈折異常の矯正に有効である．

素材による分類では，ハードコンタクトレンズとソフトコンタクトレンズがある．ハードコンタクトレンズは硬くて角膜より直径が小さく，瞬目に伴いよく動くため装用感が悪い．現在はほとんど使用されなくなってきているが，乱視の矯正には優れている．ソフトコンタクトレンズは装用感がよく現在の主流になっており，レンズの素材も酸素透過性，含水性，耐汚染性などについて日々改良が進んでいる．

コンタクトレンズは医療用具であり，眼科医の指導のもとに使用されなければならない．誤った使用により角膜に異常をきたし，結果として生涯の視力低下をまねく危険性もあるので注意が必要である．

3）眼内レンズ（intraocular lens；IOL）

水晶体を摘出後の人工的無水晶体眼では約 13 D 程度の遠視となる．遠視眼鏡装用や，コンタクトレンズ装用も可能であるが，眼鏡はレンズが厚く重くなり，とくに片眼のみの無水晶体眼では装用自体も困難である．コンタクトレンズは，とくに老人ではつけはずしや消毒が困難である．眼内レンズ挿入は，白内障に対する治療としての水晶体摘出後の屈折矯正の手段として現在最も有用で一般的な方法である（「2.6 光と白内障」参照）．

4）屈折矯正手術

エキシマレーザーを用いて角膜の屈折力を変化させることで矯正する．詳細は治療の項に譲る（「4.6 レーザー屈折矯正手術」参照）．**(太根ゆさ)**

参考文献

1) 大野重昭，木下　茂（編）：標準眼科学．第 10 版，pp 301-311，医学書院，2007．
2) 清水弘一（監）：標準眼科学．第 7 版，pp278-292，医学書院，1999．
3) 所　　敬：現代の眼科学．改訂第 10 版，pp36-48，金原出版，2009．
4) 所　　敬，山下牧子：目でみる視力・屈折検査の進めかた．pp13-36，金原出版，2000．
5) 所　　敬：眼鏡．日本の眼科 79（10）：1373-1376，2008．

2.4 可視放射による眼の急性傷害

a. 可視放射による眼病変

光放射による眼病変は角膜，水晶体，網膜に生じる．とくに可視放射では網膜傷害をきたす．その網膜の急性病変を眼底写真などで観察すると白い斑状（白斑）を呈している（図III.89）．網膜病変が白色を呈する理由は網膜の浮腫や色素脱失のためである．網膜は神経系の1つであるため正常血管構造には密着結合（tight junction）がある．また網膜と脈絡膜との境界には網膜色素上皮細胞の tight junction があり，全身循環とはいわゆる柵機能（blood-retinal-barrier）で区別され栄養されている．浮腫はこの網膜血管や色素上皮細胞の tight junction が破壊され物質透過性亢進の結果として生じる．色素脱失は，網膜色素上皮細胞に含まれているメラニン色素が破壊されるためである．これらの機序は，レーザーなどの強い

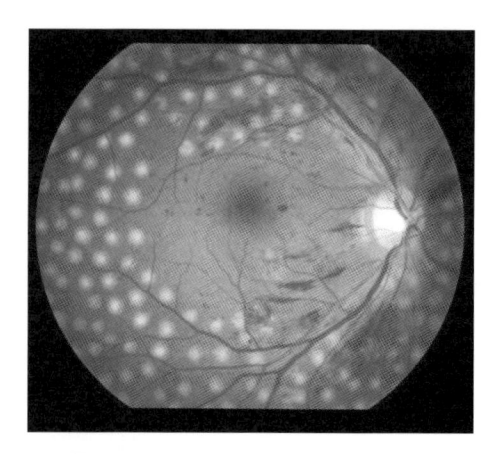

図 III.89　網膜光凝固治療後の眼底写真
糖尿病網膜症のためレーザー治療（アルゴンレーザー 460 nm，300 μm，0.3 秒）で照射後の眼底写真．レーザースポットが，白色の斑状として観察できる．レーザーの熱作用による網膜変性はこのような白斑を呈する．

光の場合では熱による組織の変性で，もう少し弱い光源による場合は光化学反応によって生じる．この病変が熱による変性の場合は恒久的に後遺症として障害が残る．光化学反応による場合ではある程度の回復が期待できる．この病変が限局的に網膜の周辺のみであれば，ほとんど自覚症状はない．しかし，もし病変が網膜中心窩に生じれば重篤な視力低下をきたす．したがって，動物実験でこれを評価する方法には，白斑で評価する方法，網膜血管造影撮影で造影剤の血管からの漏出をみる方法，網膜の活動電位（electroretinogram）の減弱で評価する方法，網膜浮腫を光干渉断層計（optical coherent tomography）で厚みを測定する方法，組織学的に視細胞層の厚みを測定する方法などがある．近年，補償光学を応用した adaptive optics scanning laser ophthalmoscope で網膜色素上皮細胞中のリポフスチンの自発蛍光の減少で評価する方法も報告されている．

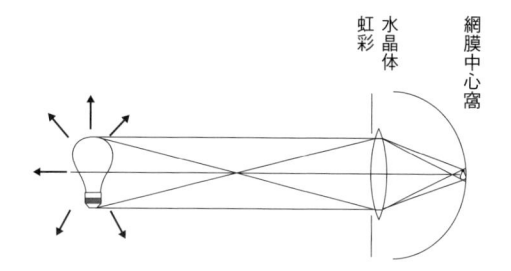

図 III.90　光源の網膜結像
光源は網膜の中心に結像するので光傷害は網膜中心窩で最大となる．光源の大きさが小さいほど，開口径が大きいほど網膜面上の放射露光（J/cm^2）は大きくなる．

b. 日常環境の光源による急性網膜光傷害

レーザー光は強いので傷害が起こりやすいと考えられていて，事実，数多くの傷害事例が報告されている．生活環境における光傷害としては日食の際など太陽光による網膜傷害も知られている．必ずしも網膜傷害の原因はレーザー光に限ったことではない．物理量としては網膜面上に露光された光エネルギー密度として放射露光（J/cm^2）で表現され，また網膜への入射径として瞳孔の直径と関連して傷害を受ける．レーザー光は光源の直径が小さくこの密度が高いので傷害を起こしやすい．したがって日常生活環境でも光源サイズの小さな，つまり輝度の大きな光源で傷害を起こしやすく，発光ダイオード（LED）なども要注意であろう．眼球には，水晶体と角膜の2つの凸レンズがあり合計約60 D である．凸レンズ系から網膜まで約16 mm で，無限遠からの光が網膜黄斑部に集光する．水晶体が約20-30 D，角膜が40 D である．水晶体は20 D から30 D まで調節により変化する．もし，この調節作用によって光源が網膜に集光すると，光エネルギー密度（放射露光：J/cm^2）が高くなる．しかも，この光は網膜の最も視細胞が密に集まっている網膜中心窩（黄斑部）に集光することになるため，傷害を受けた場合にはその後遺症は重篤なものとなる（図 III.90）．

c. 波長と傷害閾値

生体に対する光傷害は可視光よりもエネルギーの高い紫外放射（UV）に起因することが多い．眼でも春スキーなどで UV による雪眼（角膜上皮傷害）が起きることはよく知られている．このように UV は眼の表面では吸収され傷害を起こしうる．しかし，UV は角膜，水晶体で吸収され眼の奥の網膜までは届かない（図 III.91）．したがって網膜における光傷害を考える場合には，可視光の影響を考える必要がある．Ham は網膜光傷害に起因する光の波長について分光学的に重み付けをした[2]．その研究によれば網膜に対しては 430-440

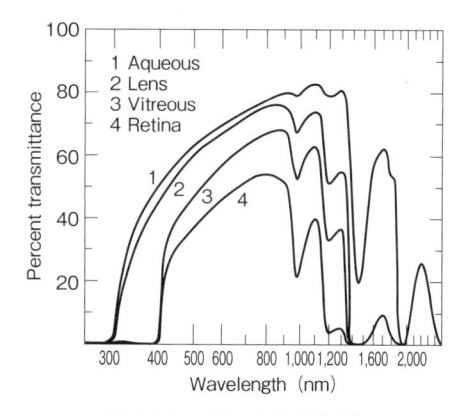

図 III.91　眼の分光透過率[1]
網膜に到達する光を4のラインで示す．400 nm から 1,200 nm が網膜に届く．

nm で最も閾値が低くなる．ヒトの視感度は 555 nm でピークとなりこれを 1 とすれば，430-440 nm での比視感度は 0.1 以下であり，網膜に対して最も危険な波長はむしろ薄暗い感じを与える．サルにおける網膜白斑が 50％ の確率で発生する確率で評価した網膜光傷害閾値は網膜面上で 441.6 nm レーザーでは 30 J/cm² という報告や，460 nm レーザー，LED で 28.8 J/cm² という報告[3]，また 441.6 nm レーザーでは 14.5 J/cm² という報告があり，おおよそ，この辺りが傷害閾値であろうと考えられる．実験動物としてサル眼球はヒトに似ているため，中間透光体の透過度を含めた大きさの違いは光学的に補正し近似できるが，サルではヒトに比べて網膜色素上皮細胞のメラニン色素が多いため光による熱反応も光化学反応も強くなることが推測され，必ずしもヒトの場合に当てはめることはできない．しかし 1 つの目安にはなるだろう．

このような動物実験の結果を基に最大許容露光量（maximum permissible exposure；MPE）は 50％ 障害閾値の 10 分の 1 に設定されている．光源からの光の安全性評価のための国際規格（IEC-CIE 規格）によって照明用光源を光生物的傷害度に応じて 4 段階にわけた安全基準を定めている．それはどんなに長時間見つめてもリスクのないレベルと 3 段階のリスクレベルの合計 4 グループに区分している．区分は，あくまで「傷害を生じる可能性がある（potential hazard）」，という考え方で区分している．その中で，リスクの最も高いレベルでは一瞬の光暴露でも網膜傷害を受けてしまうレベルである．この一瞬とは 0.25 秒と定義されている．0.25 秒というのは，ヒトが光を感じて瞬目などで回避行動をとるのに要する時間という意味である．

d. 時間と光エネルギー密度

時間の因子も重要である．網膜面上のエネルギー密度（J/cm²）が一定でも，単位時間あたりの放射照度（W/cm²）と照射時間（s）の積として考えた場合に生体におよぼす作用は異なる．光化学反応による損傷は，光を吸収した物質から主に酸素へエネルギーが移動し活性酸素が形成され，そのため活性酸素による組織障害によって生じる．生活環境光も含め，通常の光傷害つまり 1 s 以上で 0.01-50 W/cm² なら光化学反応による傷害となる．もう少し短時間 1 μs-60 s で，放射照度が強く 10-10⁶ W/cm² になると，水溶液中の酸素への移動距離はせいぜい 10 μm くらいであるため，光吸収物質からエネルギーを受け取る酸素に数的余裕がなくなり，光吸収物質自体が振動でエネルギーを緩和させるようになり，温度上昇をきたす．通常のアルゴンレーザーによる網膜光凝固反応などがこれにあたる．さらに時間が 100 fs（フェムト秒）-500 ps（ピコ秒）と短くなり，一方放射照度がさらに強く 10^{11}-10^{13} W/cm² になると，光を吸収した分子を構成している電子そのものが原子核を離れて飛び出す光アブレーションが起きる．YAG，エキシマ，フェムト秒レーザーがこれにあたる．

光の波長による透過率も重要である．もし，中間透光体が波長によらず同率に光を網膜に届かせるなら波長が短いほど網膜傷害は強く起こる．しかし，実際には水晶体などによって 435 nm 以下の短波長の透過率は低くなるので，最も網膜に悪い光は 440 nm となる．

これらの光と網膜の関係を考えた場合，水晶体を摘出した無水晶体眼では，紫外線吸収のみに気を奪われることなく 400-500 nm の波長にも注意を注ぐべきであろう．

e. 光と酸素の関係

生活環境における可視光放射が生体へおよぼす影響を考えるには酸素の存在が欠かせない．そこで，まず物質における光吸収について考えてみる．物質が可視光を吸収するのは，物質を構成している電子が担っている．電子により光エネルギーを吸収し励起状態となった物質は，ピコ秒からフェムト秒でその構造が異性化するか，より長い時間で蛍光などの光を放出するか，振動エネルギーとして熱を放出するか，他の物質へエネルギーを移

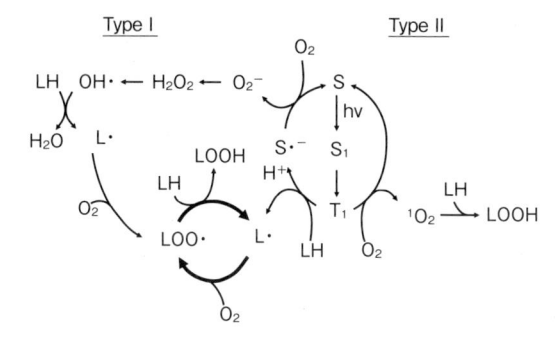

図III.92 光を吸収した物質と酸素との関係（光による網膜酸化過程）[4]

物質が光を吸収すると，一重項励起（S_1）状態から項間交叉後に三重項励起（T_1）になりその後，2つの経路を経て，活性酸素種を形成する．Type Iでは，スーパーオキサイドO_2^-や脂質（LH）から水素引き抜き反応により脂質ラジカル（L·）を形成し，そこに酸素が付加してペルオキシラジカル（LOO·）などの活性酸素種を形成する．Type IIでは，T_1から電子移動により$^1O_2$が形成される．LH：不飽和脂肪酸．

動させることによって基底状態へ戻る．その際，酸素は95 kJ/mol程度のエネルギーで効率よく励起した物質からエネルギーを受け取ることができる．そのため，もし光エネルギーを吸収した物質が光異性化反応を起こさず，またその環境に酸素が存在するなら，他の形式（熱や蛍光放射する）よりも優先的に早く酸素へのエネルギー移動が行われる．その結果，酸素は一重項状態に励起されるか，またはスーパーオキサイドなどの活性酸素となる（図III.92）．このような物質はとくに光増感物質と呼ばれる．95 kJ/mol程度のエネルギーを可視放射の波長で考えれば，より低エネルギーの赤色であっても充分である．もし，酸素が少ないか，または，光子数が多すぎて酸素へのエネルギー移動を超えている場合には，次の手段として熱エネルギーの形式が選択される．事実，30 J/cm^2では温度上昇は0.05℃程度である[2]．つまり，生体で可視放射が吸収されれば活性酸素が形成される．

f. 網膜中の色素

DNAや蛋白質，脂質，糖質などは可視放射を吸収しないので，細胞を光学顕微鏡で一見すると透明である．そのため細胞を詳しく観察するためには染色する必要がある．細胞で可視放射を吸収するにはその補色を呈する色素が必要である．実際，細胞内には種々の色素が含まれている．ミトコンドリア中にはチトクロームやフラビンを補酵素とする蛋白などがある．しかし，とくに網膜には共役二重結合を有するレチナールなどの視物質や，ルテイン・ゼアキサンチンなどのカルテノイド類や，メラニンなどの色素を多く含んで，可視放射を吸収できる環境がある．ルテインやメラニンなどは光を吸収しそれを熱エネルギーへと変換するため，網膜構成成分の光酸化反応から保護してくれる．網膜光傷害を起こしやすい波長はHamらの研究によれば，とくに435-450 nmにピークを持つaction spectrumを有する．したがって，色素の中でその候補としてはレチナール，レチノール，フラビン，リポフスチン，チトクロームなどが挙げられる．

（植田俊彦）

参考文献

1) Boettner EA, Wolter JR：Invest Ophthalmol 1：776, 1962.
2) Ham WJ, Mueller HA：Retinal sensitivity to damage from short wavelength light. Nature 260：153-155, 1976.
3) 小出良平，植田孝子，ほか：青色発光ダイオード光による網膜障害．日眼会誌 105：687-695, 2001.
4) Girotti AW：Photochemistry and photobiology 51：497-509, 1990.

2.5 紫外線による角・結膜の急性慢性障害

紫外線による眼障害として，強い紫外線を多量に浴びて生じる急性障害の紫外線角膜炎（電気性眼炎，雪眼炎など）がよく知られている．慢性の紫外線被曝で発症する障害として，翼状片，瞼裂斑，角膜内皮細胞の減少，白内障，加齢黄斑変性などがある．

a. 急性障害

紫外線の強さは，時刻や季節，さらに天候，オゾン量によって大きく変わる．同じ気象条件の場合，太陽が頭上にくるほど強い紫外線が届き，1

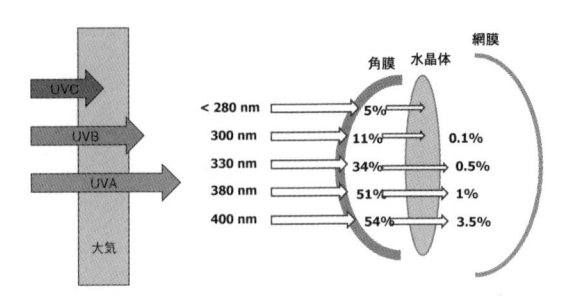

図 III.93 ヒト眼における紫外線透過特性

ヒトの角膜，水晶体における紫外線の透過率を下記の論文を参考に算出した．

毒性の強いUVCは大気で吸収される．280 nm以下の短波紫外線はほぼ角膜で吸収されるが，波長が長くなるに従い角膜・前房水・水晶体を通過していく．

Human Lens (25 year old)：Waxler M, Hitchins VM：Optical Radiation and Visual Health. p19, Figure 15, CRC Press, Boca Raton, Florida, 1986.

Human Cornea (24 year old)：Lerman S：Radiant Energy and the EYE. p58, Figure 2-21, MacMillan, New York, 1980.

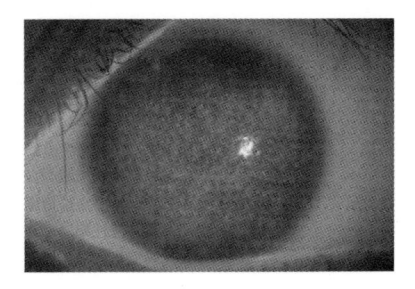

図 III.94 紫外線による角膜上皮障害（口絵13参照）
角膜全体にびまん性の上皮欠損（点状表層角膜炎）を認める．

　日のうちでは正午ごろ，日本の季節では6月から8月にかけて最も紫外線が強くなる．薄曇りの日でも，晴天時の80％以上の紫外線曝露があるといわれている．紫外線領域の光は，UVC（190-290 nm），UVB（290-320 nm），UVA（320-400 nm）の3種類に分けられる．紫外線は波長が短くなるほど細胞障害性が高まることから，320 nm以下を有害紫外線と呼んでいる．280 nm以下の紫外線はほぼ角膜で吸収されるが，300 nmからは89％，380 nmでは49％と，波長が長くなるほど吸収は低下する（図III.93）．毒性の強いUVCは大気で吸収されるため人体へは届かず，地球に届く全紫外線の95％はUVAで，残りの5％程度がUVBである．

　角膜でのUVAの吸収は少なく，細胞障害性が低いことからあまり問題とならない．UVBはそのほとんどが角膜上皮で吸収されるため，急激な多量のUVB曝露により角膜上皮障害をきたしやすい（図III.94）．紫外線による角膜上皮障害は，太陽光と人工光（殺菌灯，溶接光）のいずれでも起き，スキー場などでの雪面からの太陽光の反射によるものを雪眼炎，電気溶接などの人工光によるものを電気性眼炎と呼んでいる．紫外線角膜炎は，溶接作業を保護面なしで行う，殺菌灯を見つめる，海水浴や雪山で強い紫外線に曝露するといった，短期間に大量の紫外線に曝露されることにより発症する．角結膜の上皮細胞のDNAやRNAの障害による変性，壊死，分裂抑制が起こり，脱落欠損が起こるために生じる急性の角結膜炎である．溶接作業や殺菌灯のように人工的に作られた紫外線は，近距離から照射され，また毒性の強いUVCが大気中で十分に吸収されないままに角膜上皮に吸収されるため角膜障害をきたしやすい．海水浴や雪山では，雪や砂は紫外線を強く反射する傾向があり（新雪：80％，砂浜：10-25％，コンクリート・アスファルト：10％，水面：10-20％，草地・芝生，土面：10％以下），多くの紫外線が反射され角膜上皮に吸収される．急性角結膜炎は紫外線曝露の6-12時間後に急激に起こり，両眼の異物感・羞明・流涙・充血・疼痛で眼が開けられなくなる．電気性眼炎は溶接等で生じる毒性の強いUVCに曝露されるため，雪眼炎に比較して障害が強く，発症までの時間も短い．しかし，角膜上皮細胞は非常に活発に増殖するため，2，3日で自然に治癒する．

b. 慢性の紫外線曝露と角・結膜の変性疾患

　紫外線の長期に渡る曝露は翼状片の発症と強い相関がある．オーストラリア居住者の翼状片の発症を紫外線照射の強い地域と弱い地域で比べたところ，強い地域での発症が多かった[1]．生後5年以内を緯度30度以内で過ごしたヒトでは緯度40度以遠で過ごしたヒトに比べて発症率が約40倍高いという．屋外で過ごす時間の長いヒトでは短い

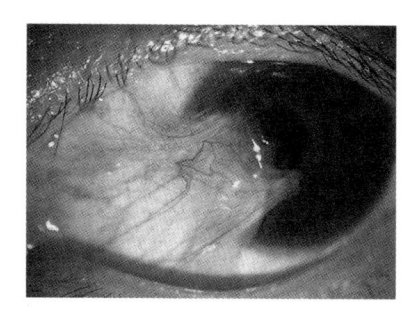

図 III.95 翼状片
血管を伴った結膜組織が，鼻側から瞳孔領付近まで侵入している．

ヒトに比べて，20倍発症しやすいとの報告もある[2]．眼鏡，サングラス，帽子の着用で翼状片の発症は抑制され，紫外線の保護作用の重要性が示されている．帽子はつばの長さが7cm以上が有効と指摘されている．

翼状片の発生機序は，紫外線や機械的刺激により角膜輪部の細胞接着が障害され，増殖組織が角膜内に侵入し，翼状片となると推測されている（図III.95）．多くは鼻側，まれに耳側結膜より角膜に向かって侵入する．組織学的には，増殖した弾性線維とコラーゲン線維で，瞼裂斑とほぼ同じであり，発生部位も同じであるが，角膜への侵入の有無で区別される．患者は，徐々に増大する角膜上への結膜組織の侵入や，繰り返す充血，異物感を主訴とする．進行の速度や自覚症状は人によりさまざまであるが，進行して病変が大きくなるほど角膜乱視が増強する．病変が瞳孔領を覆うようになると視力低下をきたす．治療は，角膜内への侵入が瞳孔領に及ばず，視機能や整容上の問題がない場合には経過観察を行うが，視力あるいは整容上の問題が生じた場合は手術治療を行う．

紫外線による角膜内皮障害も示唆されている．溶接工の角膜内皮細胞が減少することが報告されてから紫外線との関連が注目され，紫外線による角膜内皮細胞のDNA障害がその原因として推察されている．しかしながらUVBのほとんどが角膜上皮で吸収されること，UVAは角膜での吸収が少ない上に細胞障害性が低く，角膜表面から400μm付近までしか到達できない．以上の点から紫外線による角膜内皮障害には否定的な意見もある．

以上，紫外線による角・結膜の急性慢性障害を示した．皮膚癌の原因となる日焼け対策が常識となった今日，眼への紫外線対策も重要であることを広く認知していただきたい． （高井保幸）

参考文献

1) Moran DJ, Hollows FC：Pterygium and ultraviolet radiation：a positive correlation. Br J Ophthalmol 68 (5)：343-346, 1984.
2) Mackenzie FD, Hirst LW, et al：Risk analysis in the development of pterygia. Ophthalmology 99 (7)：1056-1061, 1992.

2.6 光と白内障

a. 発症との関係

1) 水晶体について

水晶体は直径約9mm，前後径約4mmで凸レンズ型をしている．水晶体は水晶体嚢に覆われる．前房に接する部分を前嚢，後房に接する部分を後

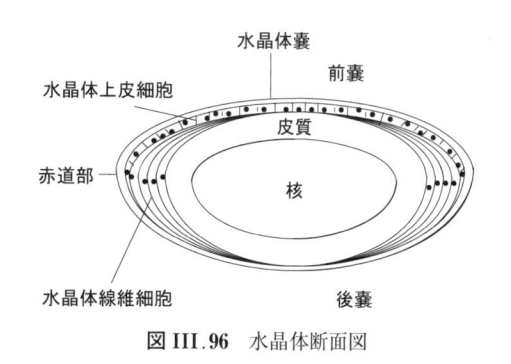

図 III.96 水晶体断面図

囊という．前囊下に水晶体上皮細胞が1層並ぶ．水晶体上皮細胞は分裂し赤道部へ移動した後，分化し前後方向に伸び水晶体線維細胞となり皮質を形成する．水晶体線維細胞は次第に脱核し水晶体中心部へ集積し水晶体核となる（図III.96）．

2）光と水晶体

可視光線は，波長が400-450 nmでは450 nmに近づくほど水晶体への吸収率は減少し，波長が450 nm以上の光線は10％程度水晶体で吸収される．水晶体が加齢により黄色に着色すると光はほぼ全波長で吸収されやすくなり，とくに400-450 nmの短波長の光が遮断されやすくなる．

赤外線のうち1,100 nmまでのものは水晶体で10％吸収される．

3）光と水晶体構成成分の関係

水晶体の蛋白質含有量は総重量の1/3と高い．水晶体蛋白のほとんどがクリスタリンでα, β, γがある．これらは水溶性蛋白質で水晶体の透明性を保つ役割がある．とくに約30％を占めるα-クリスタリンはβ-クリスタリンとγ-クリスタリンを安定化し，紫外線ストレスおよび過酸化反応による凝集を防止し透明性を保つ働きをしている．

加齢によりα-クリスタリンは減少し，変化して高分子凝集成分（HMW）になる．これにより不溶化蛋白が増加し，蛋白の凝集を生じる．また，加齢によりβ-クリスタリンは増加し，γ-クリスタリンは減少する．

UVBによりα-クリスタリンはHMWを形成するなどし，これにより他のクリスタリン等の蛋白質の凝集が起こり，水晶体は混濁する．

水晶体には種々の活性酸素消去機構がある．水晶体内には糖誘導体のアスコルビン酸が高濃度で存在し，これが水晶体の酸化還元に働き，白内障を抑制している．還元型グルタチオン（GSH）も水晶体には高濃度に存在し，水晶体の透明維持に働いている．また，水晶体にはスーパーオキシドデスムターゼ（SOD）等の酵素が存在し，グルタチオン，アスコルビン酸等と互いに関連し合い，活性酸素除去機構として働く．加齢によりこれらが減少したり，活性が下がると活性酸素除去機能が低下し水晶体混濁が進行する．また，UVBや長期間UVAに暴露されることによりこれらの活性酸素除去機能が不活化しフリーラジカルが増え，過酸化脂質が増加し，水晶体は混濁することになる．

4）光と水晶体のDNA障害について

細胞レベルではUVAよりUVBの方が水晶体上皮細胞のDNA障害が強く現れる．UVB暴露でDNA鎖の切断，DNAの修飾，架橋形成による変化等が生じる．これらにより，水晶体上皮細胞の増殖とアポトーシスを生じ，増殖した水晶体上皮細胞は後囊側へ移動し，分化転換，水晶体囊過形成等を生じ，水晶体混濁を生じる．また，強度のUVA暴露ではDNA障害が生じる．長期低線量のUVA暴露は水晶体線維細胞の分化に作用し，一方，短期高線量のUVA暴露は無秩序な細胞増殖を起こし，これらにより水晶体は混濁する．

5）光と水晶体着色について

水晶体は加齢に伴い着色する．これは，トリプトファンの代謝産物による．長期のUVA暴露によりトリプトファンはさまざまな蛍光物質に代謝され，水晶体は黄色に着色する．これらの蛍光物質は重要な紫外線フィルターとして働き，網膜を太陽光から保護している．そのうちトリプトファンの代謝産物であるキヌレニン，アントラニル酸等の非配糖体の蛍光物質はUV暴露により活性酸素を生成する光増感剤で，これにより蛋白質の不溶化が促進され，水晶体は混濁する．また，光増感作用のない蛍光物質もあり，それらは安定化した紫外線フィルターとして働く．

6）その他

赤外線の少量長時間の暴露で後囊下の円盤状混濁を生じ，硝子工白内障や溶鉱炉白内障と言われる．また，宇宙線，γ線，β線，X線，μ波，中性子線，プロトン，重イオン，ラジオ波等の放射線で白内障が発症すると言われている．

b. 白内障の治療

白内障は水晶体に混濁を生じる疾患である．白内障の進行に伴い，視力低下，霧視（かすみ）等

を生じるようになる．白内障の治療は大きく分けて薬物療法と手術療法の2つに分けられる．

1) 薬物療法

薬物療法は水晶体の混濁の進行を遅らせることを目的に行われる．点眼，内服がある．混濁を除去することはできないため，視力低下等の症状が進んだ場合は手術療法が必要になる．

2) 白内障手術

白内障手術は水晶体の混濁を取り除き，眼内レンズを挿入する方法である．現在，超音波水晶体乳化吸引術という方法が多く行われている．この方法は水晶体の前嚢を丸く切り取り，創から細い筒状の器具を入れ水晶体の混濁を取り除き，残した水晶体嚢に眼内レンズを入れるという方法である．使用される眼内レンズの素材にはポリメチルメタクリレート（PMMA），シリコン，アクリル等がある．PMMAは硬く折り曲げられないため，比較的大きな切開が必要であるが，シリコン，アクリルは折り曲げることができるため，小切開創からの挿入が可能で現在主流になっている．

3) 着色眼内レンズ

白内障手術で非着色眼内レンズ（紫外線カット眼内レンズ）を挿入した場合，術後に色感覚の変化や，羞明感を訴えることがある．これは水晶体が加齢により黄色化をきたし，可視光短波長光（紫・青色光）の透過性が低下していた状態から，非着色眼内レンズの挿入により短波長光が通過しやすい状態になるためである．この状態は放置しても次第に順応し，症状は軽減したり，消失する．着色眼内レンズは正常水晶体に分光透過率を近づけることにより色感覚の変化や，羞明感を軽減する目的で開発された．

水晶体は紫外線を吸収し網膜への透過を遮断するが，加齢とともに黄色く着色することで可視光の短波長光の透過率も低下する．紫外線，短波長光は網膜に光障害を生じるが，水晶体はこれら紫外線，短波長光の透過を抑えることで網膜を保護している．非着色眼内レンズは紫外線の遮断機能をもっているが，短波長光の遮断機能はないため，非着色眼内レンズでは短波長光による網膜光障害

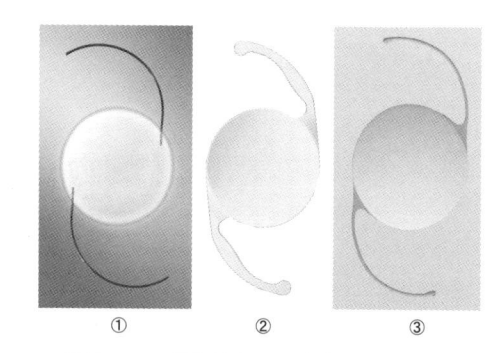

図III.97 着色眼内レンズ（口絵14参照）
①アバンシー Natural（興和社提供），②AcrySof® Natural（Alcon社提供），③ YA-60BBR®（HOYA社提供）．

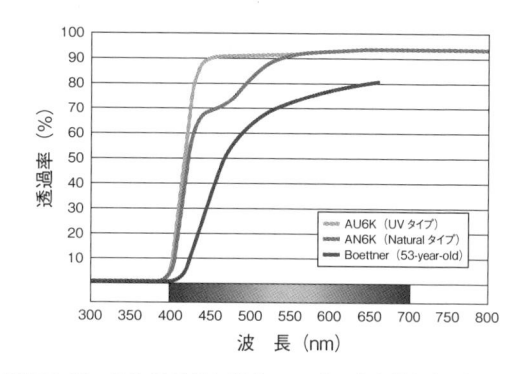

図III.98 興和社製着色眼内レンズの分光透過率（興和社提供）
アバンシー Natural（着色眼内レンズ）とアバンシー UV（非着色眼内レンズ）を比較したもの．着色レンズの分光透過率は水晶体に近似しており，短波長の光の透過率が低くなっている．
Boettner：Boettner EA et al：Invest Ophthalmol, 1962, の報告例．

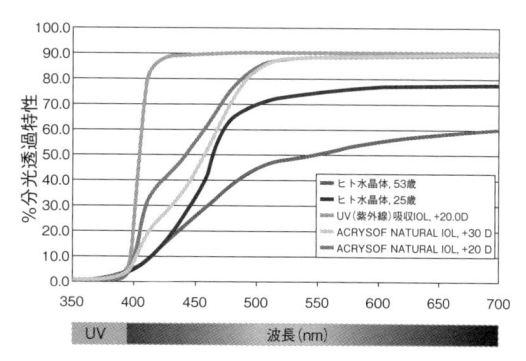

図III.99 Alcon社製着色眼内レンズの分光透過率（Alcon社提供）
紫外線カット眼内レンズに比べ着色眼内レンズはとくに400 nmから450 nmの光の透過率が低い．
ヒト水晶体のデータはBoettner and Wolter（1962）による．

2. 光と眼

が生じる可能性がある．着色眼内レンズを使用することで短波長光の透過率を減少させ，網膜の保護効果が得られると考えられる．

以前はPMMA製のもののみであったが，最近では小切開白内障手術に適した折りたたみ可能なアクリル素材の着色レンズが各社から発売され利用されている．Alcon社，興和社，HOYA社製の着色眼内レンズを図III.97に示す．また，Alcon社，興和社製の分光透過曲線を図III.98, III.99に示す．今後，網膜保護の観点から利用が拡大すると考えられる．

4）多焦点眼内レンズ

現在，白内障手術では単焦点レンズが多く使用されている．単焦点レンズは，遠見なら遠見のみ，近見なら近見のみしか焦点が合わない．このように単焦点レンズでは本来水晶体が持っていた調節力が失われることが欠点であった．多焦点レンズは遠見と近見の2箇所に焦点を持つ，いわゆる遠近両用の眼内レンズである．白内障手術の際に多焦点レンズを使用することで調節力を補填することができ，眼鏡の使用頻度を減らすことができる．

多焦点レンズには構造上，屈折型と回折型の2種類がある．

屈折型は同心円状に遠用，近用ゾーンが交互に配置されている（図III.100）．見え方は遠用優位であるほか中間視力が良好である．近方視は単焦点レンズよりは良いが，回折型よりやや劣る．同心円状の配列構造を持つため，見え方は瞳孔径に依存し，中央が遠用ゾーンである場合，瞳孔径が小さい患者では近用ゾーンを使えない．年齢が上がるほど瞳孔径が小さくなる傾向があるため，高齢者では適応にならないことが多い．また，夜間に光を見たときに光の輪ができたり（ハロー），光がにじんで見える現象（グレア）を生じやすい．

回折型はレンズ表面に複数ののこぎり型の回折構造を持ち（図III.100），これにより入射した光を遠方と近方2箇所の焦点に振り分ける．見え方は近方視優位である．また，複数の回折構造を持

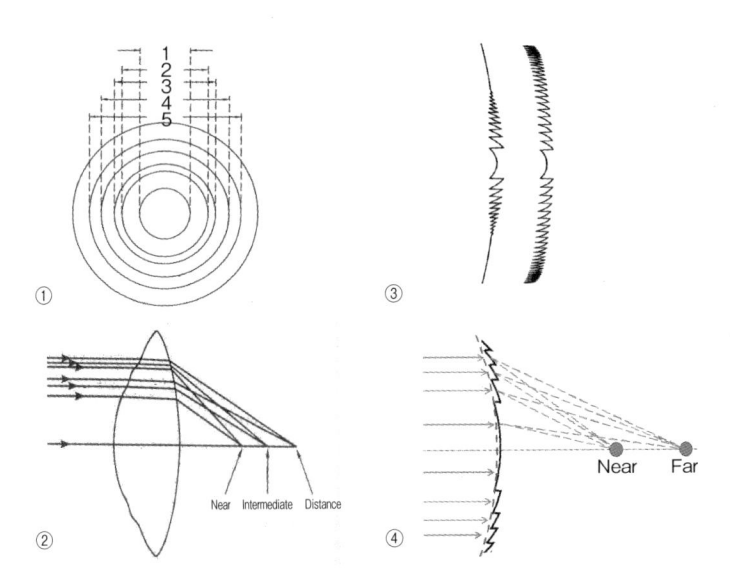

図III.100 屈折型多焦点眼内レンズと回折型多焦点眼内レンズの構造と原理

①②：屈折型多焦点眼内レンズの構造（正面像）と原理．屈折型多焦点眼内レンズは同心円状に遠方ゾーン（1・3・5）と近方ゾーン（2・4）が交互に配列している．これにより，前から入る光が近方，遠方に焦点を結び，移行部分が中間距離に焦点を結ぶ．

③④：回折型多焦点眼内レンズの構造（側面像）と原理．回折型多焦点眼内レンズはのこぎり型の回折構造を持ち，これにより光を遠方と近方の2つの焦点に振り分ける．

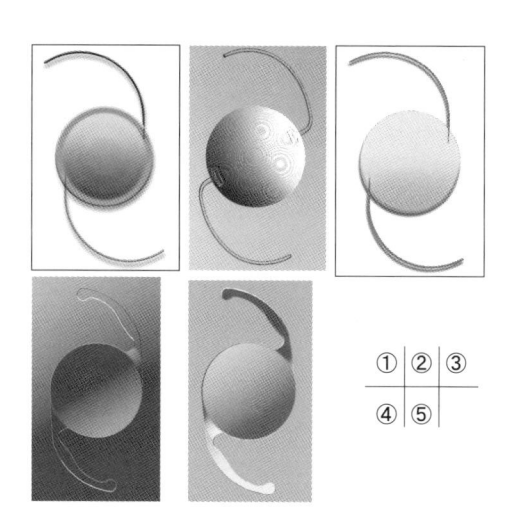

図 III.101　多焦点眼内レンズの種類
①ReZoom®（AMO 社）屈折型多焦点眼内レンズ，アクリル製．
②TECNIS® Multifocal（AMO 社）シリコン製の回折型多焦点眼内レンズ．
③TECNIS® Multifocal Acrylic（AMO 社）アクリル製の回折型多焦点眼内レンズ．
④ReSTOR®（Alcon 社）アポダイズ回折型眼内レンズ，アクリル製．
⑤ReSTOR®（Alcon 社）④の着色タイプ，アクリル製．

つため見え方は瞳孔径に依存しない．ハロー・グレアは屈折型より少ないが，コントラスト感度が低下するため少しぼやけて見える場合がある．

現在，わが国で承認されている多焦点眼内レンズには図 III.101 に示すものがある．屈折型には AMO 社の ReZoom® がある．回折型には Alcon 社の ReSTOR®，AMO 社の TECNIS® Multifocal がある．

多焦点レンズが向かない場合もある．白内障以外の眼疾患のある場合は適応とならない．術前の角膜乱視が大きいと術後の裸眼視力が出にくいため，角膜乱視が強い場合は多焦点レンズの適応にならない場合もある．また，ハロー・グレアを生じることがあるため，タクシー運転手など夜間運転を職業とする人には適応にならない場合がある．

多焦点眼内レンズは価格が高く，保険適応がないため自費診療となり高額である．

多焦点眼内レンズは屈折型，回折型でそれぞれ特徴があり，患者の生活スタイルに合わせ，単焦点レンズも含め，レンズを選択することが望ましい．

〔吉廻浩子〕

参考文献
1) 丸尾敏夫，ほか：眼科学．pp201-228，文光堂，2002．
2) 本田孔士：眼の光障害．眼科診療プラクティス 84，22-27，文光堂，2002．
3) 市川一夫：着色眼内レンズ．IOL & RS 17：253-258，2003．
4) 二戸岡克哉：着色眼内レンズ．あたらしい眼科 21：601-605，2004．
5) ビッセン宮島弘子：多焦点眼内レンズ．エルゼビア・ジャパン，2008．

2.7　光と加齢黄斑変性

黄斑部はヒトの視力にとってたいへん重要な部位で，色の判別にも関与する．本症は黄斑の視細胞と網膜色素上皮細胞が加齢によって機能低下をきたす進行性の疾患である．前駆所見として，ドルーゼンと呼ばれる黄白色高輝度の点状病変が網膜下に出現する．これは視細胞外節を貪食する網膜色素上皮細胞の輸送能低下により網膜色素上皮細胞内，網膜色素上皮細胞下に蓄積したリポフスチンである．その成分は脂質過酸化物の一種で，消化不能の蛍光物質である．この物質として同定された A2E はリン脂質と視物質に含まれるレチノールの反応産物で，430 nm に強い吸収特性を持ち，可視光による網膜障害の光増感物質として注目されている．いったん黄斑が傷害されると急激な視力低下，変視症や中心暗点を訴えるようになる．ものを見る中心が見えないため（中心暗点），とても厄介な病気である．

本疾患は日本人と欧米人の間で臨床像にかなりの違いがあり，本稿では従来から用いられている欧米の疾患概念に準じて記載する．

欧米で使われる加齢黄斑症という用語は 50 歳以上で黄斑に見られる病変を言う．早期加齢黄斑症では軟性ドルーゼン，網膜色素上皮の色素脱失あるいは色素沈着がみられる．後期加齢黄斑症では萎縮型で地図状萎縮病巣を示すものと滲出型からなる．滲出型は脈絡膜新生血管，網膜色素上皮剝離，円板状瘢痕病巣が認められる．

滲出型は脈絡膜毛細血管に由来する新生血管から出血や漏出により黄斑に浮腫をきたし，重篤な

視力障害をきたす．網膜色素上皮剥離は加齢により Bruch 膜に脂質が蓄積し，網膜から脈絡膜への水の輸送障害により起こる．円板状瘢痕病巣は脈絡膜新生血管の線維性変化で加齢黄斑変性の終末像ととらえられる．

萎縮型は視細胞，網膜色素上皮，脈絡膜毛細血管板の萎縮が徐々に進行し，黄斑に地図状の萎縮を生じる．

a．疫 学

1980 年代後半から国内外で多くのコホート研究が行われてきている．米国の Beaver Dam Eye Study では調査対象の住民を室外作業群と室内作業群，レジャーの好みなどに分け，光の影響について検討された．室外レジャーを好む人では本症の頻度は高い．帽子やサングラスの装着で危険度は低い．ブロンド髪は黒髪より発症しやすいという結果が得られている[1]．1988 年と 1993 年のそれぞれ各 5 年間の追跡調査では各年代とも女性の発症が多く，75 歳から 86 歳で平均 22.6％という高い発症を示している．

地域住民を対象に行われた視力低下の原因を調査した研究として，加齢黄斑変性はその上位を示す報告が多い．古くは 1973 年から 75 年にマサチューセッツ州で行われた The Framingham Eye Study では 52 歳から 85 歳の住民 2,631 人（人種はほぼ白人）のうち，20/200（これは米国の表現で，日本で言う視力 0.1 に相当する）以下の失明眼では加齢黄斑変性 35 眼（24.5％）が白内障に次いで 2 位だった．オーストラリアの Blue Mountains Eye Study（人種は 99％白人）は 1991 年から 93 年に行われ，1 眼でも 20/200 以下の視力の者は 120 人（3.3％）で本症が 30/120 人；25％だった．また両眼とも 20/200（視力 0.1）以下の人は 24 人（0.7％）で本症は 21/24 人；87.5％だった．どの年齢層でも女性が多かった．高齢になるほど，視力障害者は増加した．20/40（視力 0.5）以下の人は 146 人（4.6％）で，加齢黄斑変性は 29 人（29/146 人；19.9％）で最も多かった．Rotterdam Study では 1990 年から 93 年に 55 歳以上の 6,775 人を対象とした（人種は不詳）．WHO 規準による失明を用いた分類で，両眼失明は 64 眼で，そのうち 37 眼（58％）が本症で，1 位であった．

1）人 種

一般的に白人には加齢黄斑変性が多く，黒人には少ない．また白人では女性に多い．我が国で行われた Hisayama Study では早期加齢黄斑症は年齢とともに割合は増加するが，性差はない．加齢黄斑変性は男性 1.7％，女性 0.33％で，男性に多い．平均 0.87％だった．このうち，萎縮型は 0.20％，滲出型は 0.67％を占めた．我が国の 50 歳以上の推定人口から現在 46 万の患者がいると考えられている．5 年後に行われた再調査では加齢黄斑変性は 1.3％，滲出型は 1.2％にみられた．

海外では白人を対象にした疫学調査として，米国の Beaver Dam Eye Study，オーストラリアの Blue Mountains Eye Study，黒人を対象にした西インド諸島の Barbados Eye Study，人種が混在する米国の Baltimore Eye Survey などがある．我が国では Hisayama Study，Funagata Study がある．

人種差に関しては欧米の先進国と途上国の文明の差を指摘する論文もある．40-50 年前から普及してきた TV やこの 20 年ほどのパソコンの普及により眼に光刺激を受ける機会が非常に多くなったことも本症の発症に関与しているかもしれない．

2）食 事

食生活が欧米化したことがわが国で本症が増加している原因の 1 つと考えられている．加齢黄斑変性は全身の血管系の異常との相関が示されている．本症の発症に高血圧，心疾患，動脈硬化が関連している大規模疫学調査は多い．魚やオメガ 3 多価不飽和脂肪酸の摂取量の多い人では加齢黄斑変性の危険因子は減少する[2]．

3）喫 煙

加齢黄斑変性の危険因子として年齢とともに明らかな因子は喫煙である．脈絡膜新生血管を伴う滲出型では高い相関を示す報告が多い．Rotterdam Study では 85 歳以下の喫煙者は，喫煙歴の

ない人より脈絡膜新生血管を伴う黄斑変性の危険度が約6.6倍高い．過去に喫煙歴のある人とは3.2倍の違いがある．片方の眼が既に加齢黄斑変性の人は，健常な眼の発症を予防するためにも禁煙に努めるべきと警告している[3]．

b. 白内障手術との関係

ヒトの角膜，水晶体は紫外線の大半を吸収する．しかしわずかではあるが，300 nm で0.1％，330 nm で0.5％，380 nm で1％，400 nm で3.5％が水晶体を通過して網膜へ到達する（図III.102）．角膜レベルでは可視光線より紫外線の障害がはるかに大きい．このように角膜と水晶体は網膜に対する紫外線フィルターとしての機能を有する．

生体は有害な光を網膜に到達させないように防御する機構を持っているといえる．しかし現在広く行われている白内障手術では混濁水晶体を除去するため，短波長の光が網膜へ曝露される結果を招いている可能性がある．

混濁水晶体の除去後には通常，眼内レンズ移植術が行われている．眼内レンズの多くは400 nm以下の波長をカットしているが，400-450 nm の紫から青色光は網膜光障害の波長特性として重要で，ブルーライトハザードと指摘されている．

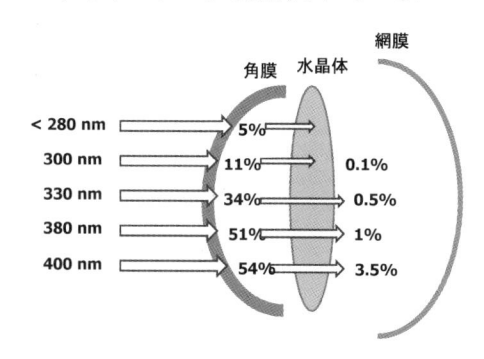

図III.102 ヒト眼における紫外線透過特性
ヒトの角膜，水晶体における紫外線の透過率を下記の論文を参考に算出した．300 nm で0.1％，330 nm で0.5％，380 nm で1％，400 nm で3.5％が水晶体を通過して網膜へ到達する．
Human Lens（25 year old）：Waxler M, Hitchins VM：Optical Radiation and Visual Health. p19, Figure 15, CRC Press, Boca Raton, Florida, 1986.
Human Cornea（24 year old）：Lerman S：Radiant Energy and the EYE. p58, Figure 2-21, MacMillan, New York, 1980.

水晶体は年余に渡り紫外線や短波長の可視光の吸収を行い，自らは水晶体の黄色化が徐々に進行する．40歳代，50歳代になると水晶体は400-450 nm の紫から青色光の透過率が60％ほどに落ちている．可視光のうち，これらの短波長領域のカットを目的にイエロー着色眼内レンズが注目を浴びている．それでも50歳代の水晶体に比べて，青，紫領域の光をカットできないため，白内障術後の患者は日差しの強い場所ではサングラスの着用を勧めている．

無水晶体眼では焦点を結びにくいため，また眼内レンズ眼では水晶体と同様に紫外線をブロックしているため，障害は起こりにくいと考えられている．しかしサル眼を用いた実験によれば，青色光による網膜光障害を算出すると，有水晶体眼に比べ，無水晶体眼では約2.7倍の危険度がある．ヒトでも同じような障害が網膜に，とくに黄斑に起こりえないかという疑問がある．

以前から加齢黄斑変性では白内障手術を行うと網膜病変が進行するということが指摘されていた．このような意見に対し，白内障術前では眼底検査が十分に行えないので，黄斑所見を見逃したのではないかという反論がある．2008年に白内障術後2年で加齢黄斑症は進行するという興味深い論文が発表された．白内障術後2週間から2年後まで追跡調査した前向き研究では，43歳から96歳（男性163名，女性144名）の307名のうち，80名（26％）で2年間に加齢黄斑症は進行したという．

The Blue Mountains Eye Study では，白内障術後に晩期加齢黄斑変性に進行した例は132眼中10眼（7.6％）だった．一方，白内障手術を受けていない例では4,631眼中96眼だった（2.1％）．年齢，性，喫煙，初期加齢黄斑変性を補正した後の解析では，晩期あるいは新生血管を伴う黄斑変性になる患者は白内障術眼では有水晶体眼に比べて約3倍高いことが明らかとなった[4]．65歳以上の白内障術後患者は1年以内に dry type から wet type に移行する危険が4倍高い．また白内障術後5年以内に晩期黄斑症に進行する危険度は有水晶

体眼に比べ2-5倍高いという報告もある．これらの報告や他の論文から白内障術後に短波長可視光の曝露が網膜に及ぼす影響が示唆される．軟性ドルーゼンと黄斑の色素異常を有する患者では白内障術後の黄斑変性の進みぐあいが早いと報告されている．

一方，青色光は光によるメラトニン抑制作用，生物時計の位相変位作用，抗うつ作用の中核波長などの重要な働きがある．

ヒト生物時計の調節には，1,000-数千 lux 程度の照度光が必要であり，正確には，800 lux の光でも青色光を含んでいなければ，夜間に増大する生理的なメラトニン分泌を抑制できない．十分な青色光がないとメラトニン抑制も低下し，日々ずれ込む生物時計位相のリセット能も不十分になる．「生物時計調節に必要な照度光中の青色光量」と「網膜障害性を発揮する青色光量」の間に安全域があると考えられる．1,000-数千 lux 程度の照度光に含まれる青色光にどの程度網膜障害性があるか，検討する必要があるだろう．

環境光，とくに可視光による網膜障害が1966年に提唱された．光が網膜に照射されると，さまざまな生体応答を示す．過度の光照射は視細胞，網膜色素上皮細胞の変性を招きアポトーシスを呈する．網膜に関しては可視光の影響が大きく，白内障術後の網膜への影響が懸念されているが，光障害が果たす影響は定かではない．しかし生体は障害の進行を抑制し，これらの変化に対し，防御機構を発揮する．網膜光障害の制御には抗酸化剤に始まる多くの研究が行われ，アポトーシスを制御するサイトカイン，神経栄養因子などの研究，あるいは生体応答に基づく，内因性防御因子の誘導などの研究が行われている．

網膜光障害の形態学的変化はヒトの萎縮型加齢黄斑変性に酷似している．ラジカルトラップ剤を用いた点眼（1-hydroxy-4-cyclopropanecarbonyloxy-2,2,6,6-tetramethylpiperidine hydrochloride）で，米国で2007年より始まった，萎縮型加齢黄斑変性を対象にしたOMEGA（OT-551 Multicenter Evaluation of Geographic Atrophy）Study は残念ながら有意差が認められなかった．いつの日か本症が点眼で治療できるような新たな治療方法が開発されることを期待したい．

〈大平明弘〉

参考文献

1) Cruickshanks KJ, Klein R, Klein BE：Sunlight and age-related macular degeneration. The Beaver Dam Eye Study. Arch Ophthalmol 111（4）：514-518, 1993.
2) Tan JS, Wang JJ, et al：Dietary fatty acids and the 10-year incidence of age-related macular degeneration：the Blue Mountains Eye Study. Arch Ophthalmol 127（5）：656-665, 2009.
3) Chakravarthy U, Augood C, et al：Cigarette smoking and age-related macular degeneration in the EUREYE Study. Ophthalmology 114（6）：1157-1163, 2007.
4) Cugati S, Mitchell P, et al：Cataract surgery and the 10-year incidence of age-related maculopathy：the Blue Mountains Eye Study. Ophthalmology 113（11）：2020-2025, 2006.

2.8　光と網膜色素変性

a．網膜色素変性とは？

1）原因

網膜色素変性（RP；retinitis pigmentosa）は，視細胞の機能に関与する蛋白質や視細胞外節の構造蛋白質などをコードしている遺伝子異常によって発症する．既に100種類以上の遺伝子変異が原因として発見されており（http://www.sph.uth.tmc.edu/RetNet/），網膜色素変性が多彩な原因で発症することを物語っている．

2）疫学

網膜色素変性は3,000-4,000人に1人の割合で発症し，全世界で150万人が網膜色素変性に罹患しているとされている．

3）臨床

原因が多彩であるため，網膜色素変性の臨床所見および経過は個々の症例によって異なる．視細胞に関連した蛋白質の異常によって発症することから，本症では視細胞変性に基づいた臨床症状お

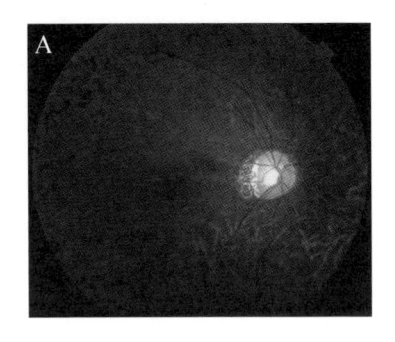

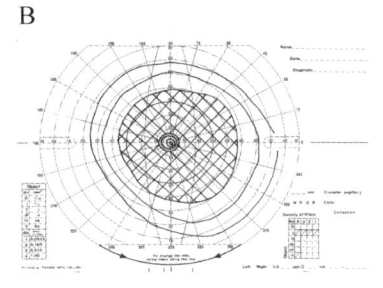

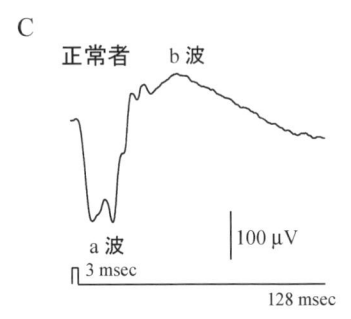

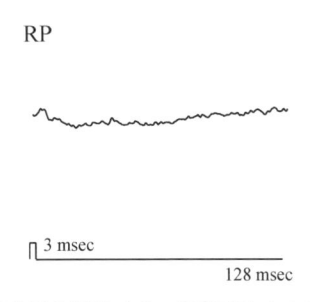

図III.103 網膜色素変性の眼底写真（A），静的量的視野（B），網膜電図（ERG）（C）

よび所見を呈する．視細胞のうち杆体の変性が先行するため，夜盲で発症する．杆体は眼底の中間周辺部に多く分布しているため，変性は同部位から始まることが多く，色素沈着を伴う（図III.103A）．眼底の中心部は比較的保たれるので，視力は発症初期には良好であることが多い．視野検査では変性部位に一致した輪状暗点（図III.103B）あるいは視野狭窄がみられる．視細胞の機能は，光を電気エネルギーに変換することである．網膜に光が照射されると網膜に電流が生じ，これを網膜電図（ERG；electroretinogram）で捉えることができる．網膜色素変性では発症初期からERGの振幅が著しく低下する（図III.103C）．網膜色素変性が進行すると，病変が眼底の中心部に及び視力も著しく障害され，日常生活に支障をきたすようになる．本症に対する有効な治療法は，臨床レベルでは未だに確立されていない．

4）遮光眼鏡

網膜色素変性患者は"眩しさ"を訴えることが多いため，多くの眼科医は網膜色素変性患者に遮光眼鏡の装用を勧める．また，網膜への過剰の光照射は，視細胞の不可逆性の変性を引き起こすことから，遮光が網膜色素変性の進行予防に有効であると古くから信じられてきた．

そこで，光の網膜色素変性への影響について，動物モデルの実験結果ならびに臨床報告に基づいて解説する．

b．網膜光障害と網膜色素変性の共通点（動物モデル）

網膜への過剰な光照射は，不可逆性の視細胞死を引き起こす（網膜光障害）．網膜光障害および遺伝性網膜変性モデルでは，視細胞が選択的に変性脱落する．図III.104に正常白色ラットに2,000 luxの白色光を48時間照射して作成した網膜光障害の網膜組織を示した（図III.104B）．正常に比較して，視細胞外節が短縮し外顆粒層が菲薄化しているのがわかる．図III.104Cにロドプシンの遺伝子変異を持ったトランスジェニックラットの網膜組織を示した．このモデルでは，ロドプシンのN末端から23番目のアミノ酸がプロリンからヒスチジンに変異している（Pro23His）．Pro23HisはRP患者で初めて発見された遺伝子変異で，欧米では最も高頻度にみられる変異として有名である．Pro23Hisラットでは，視細胞が比較的ゆっくりと変性脱落してゆく．このように病態は異なるが，

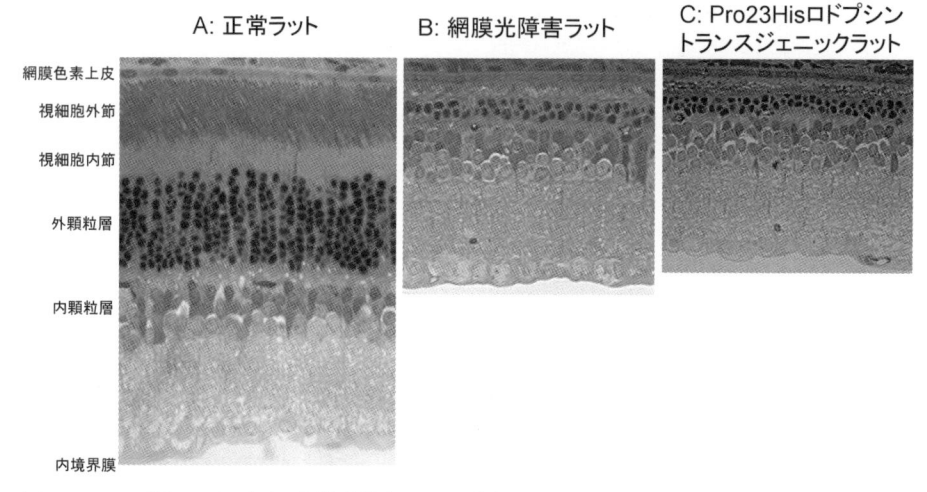

図 III.104 正常ラット（A），網膜光障害ラット（B）および Pro23His ロドプシントランスジェニックラット（C）の網膜組織像

両者の網膜組織像は酷似しており，主病変部位が共通である．

c. 光暴露は遺伝性視細胞変性を悪化させるか？

遺伝性視細胞変性モデルでは，通常は視細胞変性を起こさないような光環境下で飼育しても，視細胞変性が助長されることが知られている．しかし，すべての遺伝子変異に共通した所見ではない．ロドプシンの遺伝子変異である Pro23His と Ser344ter を比較すると，前者の視細胞変性は光照射によって進行するが，後者の変性は光照射の影響を受けない．同じ蛋白の異常でありながら，アミノ酸の変異の部位によって光に対する脆弱性が異なることになる．

また，光照射は視細胞を変性から保護することもある．たとえば，飼育した光環境によって網膜光障害に対する脆弱性が異なる．つまり，比較的明るい環境で育ったマウスの網膜は光障害に対して抵抗性を示す．これに対して暗所で飼育されたマウスは，光照射による障害を強く受ける．ラットでは 12 時間，1,000 lux の光を前照射し，その後 48 時間経過してから光障害を作成すると，前照射は光障害による視細胞変性を有意に軽減させる[1]．

光照射による視細胞の保護を遺伝性網膜変性モデルにも応用できる．先天的に網膜色素上皮の貪食機能を欠く Royal College of Surgeons（RCS）ラットでは，RP と同様の視細胞変性を起こす．RP と RCS ラットに共通の遺伝子が見つかっており，RCS ラットは RP の自然発症モデルとして重要である．弱い光照射は RCS ラットで保護的効果を発揮する[2]．

つまり，遺伝子変異によって光に対する脆弱性は異なる．さらに，光は照射条件によっては視細胞変性に対して促進的あるいは保護的に働く．このように，動物モデルにおいても光と遺伝性視細胞変性との関係は複雑である．

d. 網膜光障害と網膜色素変性の臨床所見の相違点

RP は遺伝性・進行性の眼底疾患であり，広範な視細胞変性を特徴とする．一方，臨床でみられる網膜光障害は，特殊な環境下のみで生じる限局性の網膜障害である．特殊な環境とは，たとえば太陽を直視したために生じる黄斑症あるいは眼科手術の際の観察光によって生じる網膜光障害などが挙げられる．いずれも限局性の視細胞の変性をきたす．

マウスでは網膜光障害と遺伝性網膜変性の組織像が酷似していても，ヒトの網膜光障害と RP の臨床所見はかなり異なっている．

e. 光は網膜色素変性を悪化させるか？
1） 否定的な臨床報告

RPに対する光の影響をprospectiveに検討した症例報告がある．その報告では若い2人のRP患者を対象として，1日6-8時間の片眼の遮光を5年間行った．5年後の視力，視野およびERGの結果を左右眼で比較したところ，まったく差を認めなかった．つまり，5年に及んだ遮光は，RPの経過に影響を及ぼさなかった[3]．

さらにもっと長い遮光の影響を検討した報告がある．幼少期に受けた外傷のために，瞳孔が42年間にわたり閉鎖していた．すなわち，遮光が42年間続いたと考えられるRP症例である．手術的に瞳孔形成を行い視力，眼底所見およびERGを左右眼で比較したところ，左右差を認めなかった．つまり，長期に及んだ遮光の明確な効果は認められなかった[4]．

2） 肯定的な臨床報告

臨床所見から光暴露とRPの進行との関連を示唆する報告がある．Pro23Hisロドプシン変異のRP症例2家系7名について，臨床所見が詳細に報告されている．全例が区画型のRPで網膜機能が比較的良好に保たれていた．このうち，2例で網膜変性が他の5例に比較して進行していた．この2名は日光の暴露時間が長い仕事をしていた（ライフガードと海軍兵士）．また，この2例の網膜変性は下方網膜で著明であった．上方からの日光を暴露したために下方網膜が変性したと考察している．RPの進行と光暴露との関連を示唆する報告である[5]．

3） 動物実験と臨床報告からの考察

マウスの多くの遺伝子網膜変性モデルでは，光照射が視細胞変性を助長することがある．しかし，ヒトの網膜光障害はネズミのそれとは脆弱性および所見の点から大きく異なることから，マウスのデータは参考にはなるが，そのままヒトに当てはめることはできない．また，臨床報告例から考えると，特殊な環境でない限り光暴露はRPの進行に影響しないといえる．特殊な環境とは，屋外で強い太陽光の暴露，白内障などの眼内手術の際の照明などが挙げられる．したがって，現時点では光とRP進行との関連を示唆する十分なevidenceが得られていない．特殊な環境下での光暴露を避けるようにRP患者に指導することが妥当と考えられる．

（町田繁樹）

参考文献

1) Liu C, et al：Preconditioning with bright light evokes a protective response against light damage in the rat retina. J Neurosci 18：1337-1344, 1998.
2) Nir I, et al：Extended photoreceptor viability by light stress in the RCS rats but not in the opsin P23H mutant rats. Invest Ophthalmol Vis Sci 42：842-849, 2001.
3) Berson EL：Light deprivation for early retinitis pigmentosa：A hypothesis. Arch Ophthalmol 85：521-529, 1971.
4) Miyake Y, et al：Light deprivation and retinitis pigmentosa. Am J Ophthalmol 110：305-306, 1990.
5) Heckenlively JR：Autosomal dominant sectoral retinitis pigmentosa：Two families with transversion mutation in codon 23 of rhodopsin. Arch Ophthalmol 109：84-91, 1991.

2.9 光による眼の診断

a. 光による眼底の直視観察

通常，脳や心臓といった体内深部臓器の変化を観察しようとする場合，光による直視観察は困難で，より波長の短いX線を利用したcomputed tomographyやより波長の長い音響を利用したエコー断層装置を利用する必要がある．眼組織では，角膜，前房，水晶体，硝子体といった構造が可視光を透過させる（透明）という特殊な性質を有するため（これらの構造をまとめて，中間透光体と呼ぶ），網膜や視神経乳頭といった眼球深部構造（眼底）の直視観察が可能である．眼底の直視観察の歴史は，ヘルムホルツ（Hermann Ludwig Ferdinand von Helmholtz）により，凹面鏡を利用した検眼鏡が開発された1850年代にまでさかのぼる．現在でも，この原理を応用した眼底直視観察法は，眼科診断の根幹をなしており，眼底疾患の多くが直視観察により形態学的に診断されている．

加えて，近年，光による眼底観察を行うための種々の機器が開発され，臨床の場に広く応用されている．

b. 走査型レーザー検眼鏡（scanning laser ophthalmoscope；SLO）

1） SLO とは

低輝度のスポット光を高速に走査し，その反射光・透過光を高感度の検知器で電気信号に変換して画像化するという，走査型レーザー顕微鏡（scanning laser microscope）の原理を応用した眼底検査装置である．基本構造を図III.105 に示す．光源を出た光は，X-Y 方向走査用の2つのスキャナー（ガルバノミラー等）を通過後いったん集光し，レンズを通して眼底にスポットを結ぶ．眼底からの反射光は，レーザー光の入射経路に沿って元に戻り，ビームスプリッターによって検出系に入射し，信号処理された走査画像がモニター上に表示される．眼底上のスポットと共役な位置にピンホールを置くことにより，共焦点（コンフォーカル）光学系が構成される[1,2]．これにより，フォーカス面以外からの信号が排除されるので，通常の眼底カメラと比較し，コントラストが大幅に向上した像を得ることができる．また，光学的セクショニング効果により高精度3次元計測が可能となる．また，焦点深度が深く，凹凸のある眼底もどちらにも焦点の合った画像として得られるといった特徴がある[3]．また，通常の眼底カメラと比較し，低輝度の光を用いるため，まぶしさの軽減といった，被験者側の負担軽減というメリットもある．

2） 蛍光眼底検査用 SLO

糖尿病網膜症，網膜動静脈閉塞症，加齢黄斑変性などの網膜疾患の診断を目的として，造影剤を用いた蛍光眼底造影検査が行われる．従来の眼底カメラと比較して，高解像度・高コントラストの像が得られるため，SLO が使用される．Rodenstock 社のSLO101 が先行して用いられてきたが，現在，同機種は製造中止となっている．現行では，Heidelberg 社の Heidelberg Retina Angiograph 2（HRA2）と Nidek 社のF-10の2機種が製造販売されている．HRA2 は，光源に488 nm（固体レーザー，青），790 nm（半導体レーザー，赤外），820 nm（半導体レーザー，赤外）を搭載し，デジタル解像度は5-10 μm，撮影画角は15°-30°×15°-30°，表示解像度は384-1,536×384-1,536である．F-10 は，光源に490 nm（半導体レーザー，青），532 nm（固体レーザー，緑），660 nm（半導体レーザー，赤），790 nm（半導体レーザー，赤外），820 nm（半導体レーザー，赤外）を搭載し，デジタル解像度は5 μm，撮影画角は対角40°，表示解像度は640-1,600×480-1,200である．光の組織透過性は，単波長光源で低く，長波

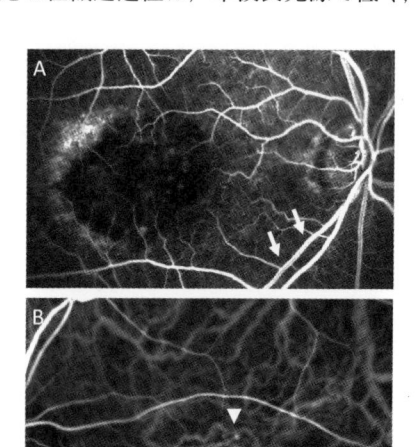

図III.106 フルオレセイン蛍光眼底造影（A）とインドシアニン蛍光眼底造影（B）
フルオレセイン蛍光眼底造影（A）では，網膜表層の血管（矢印）が鮮明に描出されている．インドシアニングリーン蛍光眼底造影（B）では，網膜表層の血管に加え，脈絡膜血管叢が鮮明に描出されている（矢頭）．写真は，島根大学眼科・小山泰良先生のご提供．

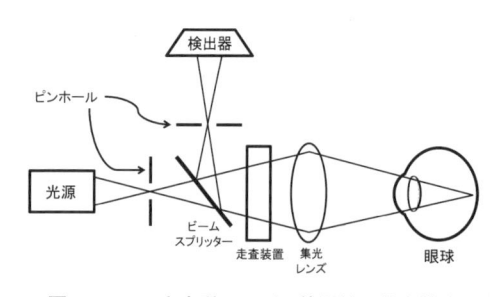

図III.105　走査型レーザー検眼鏡の基本構造

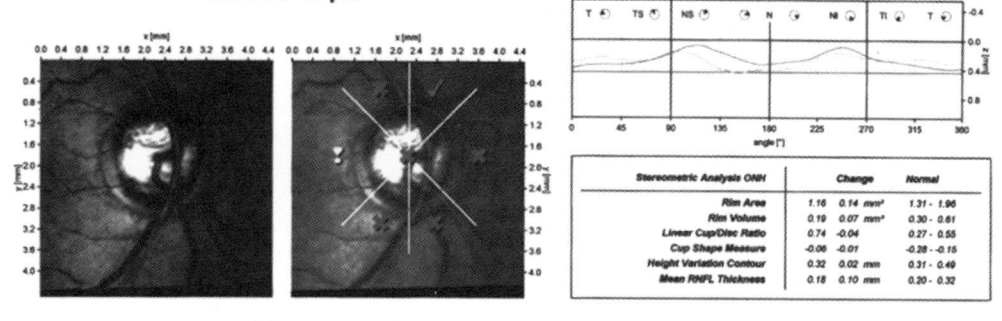

図III.107　走査レーザー断層法による視神経乳頭撮影

長光源で高いため，青色レーザーを用いた場合には，網膜前膜などの眼底表面の病変を，赤外光レーザーを用いた場合には，網膜深層から脈絡膜の病変を描出するのに優れている．蛍光眼底造影検査では，青色レーザーとフルオレセインナトリウム（励起波長 490 nm/蛍光波長 530 nm）の静脈内投与を組み合わせた検査と，網膜深層・脈絡膜の赤外レーザーとインドシアニングリーン（励起波長 766 nm/蛍光波長 826 nm）の静脈内投与を組み合わせた検査が行われる．前者は網膜内病変（図III.106A），後者は網膜下・脈絡膜病変の診断に優れている（図III.106B）．近年，緑色レーザーを用いた眼底自発蛍光の撮影も行われている．

3） 緑内障診断用 SLO

緑内障は，進行性に視神経乳頭の萎縮をきたす疾患である．緑内障性の視神経萎縮を検出定量することを目的に，走査レーザー断層法（scanning laser tomography）の原理を用いた機器が利用されている．現行では，Heidelberg 社の Heidelberg Retina Tomograph II/III（HRT II/III）が製造されている．HRT では，X-Y 方向のスキャンを焦点面を少しずつずらしながら Z 方向へ連続的に行うことで，視神経乳頭の光学的断層像（16-64 枚/撮影）を得て，それを立体的に再構築することで視神経乳頭形状を測定する（図III.107）．HRT は，光源に 670 nm（半導体レーザー，赤）を搭載し，デジタル解像度は X-Y 方向 10 μm，Z 方向 50-60 μm，撮影画角は 15°×15°，表示解像度は 384×384 である．視神経乳頭だけでなく，黄斑や角膜の撮影も可能である．

c. 光干渉断層計（optical coherence tomography；OCT）

1） OCT とは

OCT は，光により眼底の断層像を得る診断装置である．OCT の基盤となる技術の原理は，1990 年に山形大学の丹野らが提案し，1991 年にマサチューセッツ工科大学の Fujimoto らが画像化に成功した[4,5]．OCT の原理は超音波を用いるエコー断層装置に似ており，OCT では超音波の代わりに近赤外光を用いる．エコー断層装置では，組織から反射した超音波の時間的遅れを画像に換算する．OCT も基本は同じであるが，光は高速であるため，ミケルソン干渉計により，干渉現象を用いて反射波の時間的な遅れを検出する．

図III.108 に OCT の基本構造を示す．光源から発信された低干渉波は，眼内へ向かう測定光と参

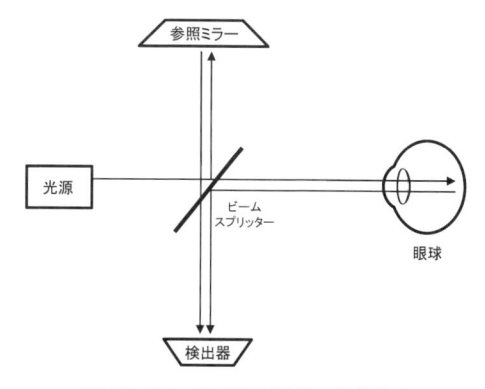

図III.108　光干渉断層計の基本構造

照ミラーへ向かう参照光に分かれる．眼底から反射してきた測定光は，参照ミラーから反射してきた参照光と重ね合わされて検出器に入る．参照光と測定光の光路長がほぼ一致したところで，両者は最大の干渉現象を起こす．この干渉現象で得られた測定光の時間遅れと強度が，画像信号へ変換される．眼底検査用のOCTでは，光源として波長 820-840 nm の super luminescence diode (SLD) が用いられる．

2) タイムドメインOCTとフーリエドメインOCT

OCTは，光波の干渉を実空間で行うかフーリエ空間（周波数領域あるいは波長領域）で行うかにより，大きく2つの方式に分けられる．前者をタイムドメイン (time-domain) OCT，後者をフーリエドメイン (Fourier-domain) OCTと呼ぶ．フーリエドメインOCTには，さらに，波長固定光源と分光器を用いてフーリエ空間で検出するスペクトラルドメイン (spectral-domain) OCTと，光源の発信波長を高速に変化させる波長走査型 (swept-source) OCTがある[6]．1997年にHumphrey社（現在のCarl Zeiss Meditec社）から商用モデルとして初めて製品化されたOCT2000，2002年のOCT3000は，タイムドメイン方式であったが，2006年発売のTopcon社 3D OCT-1000以降，スペクトラルドメインOCTが主流となっている．タイムドメインOCTでは，3次元の情報を得るためにX-Y-Z方向それぞれに機械的走査を行う必要があるのに対し，スペクトラルドメインOCTでは，1回の測定でZ方向（深さ方向）の情報をすべて得ることができる．そのため，現行のスペクトラルドメインOCTは，従来のタイムドメインOCTと比較して，撮影速度が50-100倍高速で，シグナル／ノイズ比も数十倍高くなった．

3) OCTによる眼底診断の進歩

現行のスペクトラルドメインOCTは，深さ分解能 3.5-5 μm，X-Y分解能 10-20 μm，0.04秒／2次元断層像，2-3秒／6 mm×6 mm 3次元画像，程度の能力を有する．OCTの登場以降，黄斑円孔

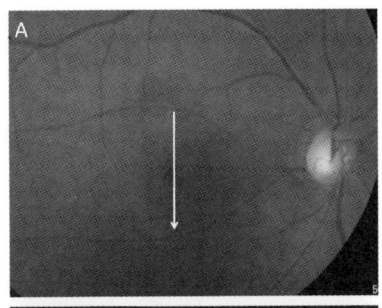

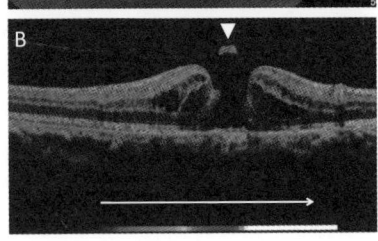

図III.109 眼底写真（A）とOCT断層画像（B）
OCT断層画像では，黄斑円孔，網膜内浮腫と後部硝子体膜に付着した円孔蓋（矢頭）が明瞭に描出されている．矢印はスキャン方向を示す．

（図III.109）や，網膜前膜，黄斑浮腫，加齢黄斑変性などの黄斑疾患の病態病理が次々と解明されてきた．現在の眼科診療においてOCTは必須の検査機器となっている．最近では，波長 1,310 nm 付近の光源を用いた前眼部診断用のOCTも実用化されている．今後，OCTのさらなる高解像度化により，生体眼での細胞レベルでの描出が可能になることが期待されている．

　　　　　　　　　　　　　　　（谷戸正樹）

参考文献

1) Davidovits P, Egger MD : Scanning laser microscope. Nature 223 (5208) : 831, 1969.
2) オプトロニクス社編集部（編）：キーワード解説光技術総合事典．オプトロニクス社，2004．
3) 斎藤昌晃：I 診断機器の進歩，2. 走査レーザー検眼鏡．あたらしい眼科 24（増刊）：13-20，2007．
4) 坂谷正紀：I 診断機器の進歩，1. 光干渉断層計．あたらしい眼科 24（増刊）：3-12，2007．
5) 岸　章治（編）：OCT眼底診断学．エルゼビア・ジャパン，2006．
6) 伊藤雅英，安野嘉晃，谷田貝豊彦：フーリエドメイン光コヒーレンストモグラフィ．視覚の科学 26：50-56，2005．

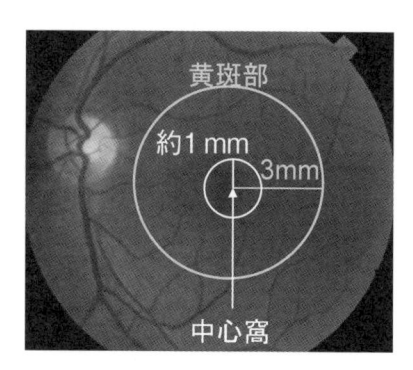

図 III.110 ヒト眼底写真（左眼）
中央の直径 6 mm の部位を黄斑部，直径 1.5-2.0 mm の部位を黄斑という．その中心が中心窩である．

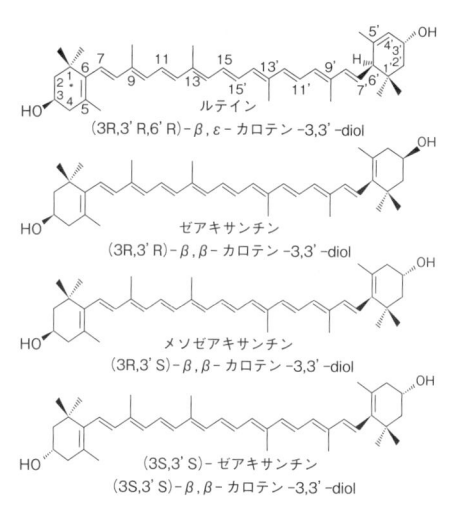

図 III.112 ルテインとゼアキサンチン
黄斑色素の成分はルテインとゼアキサンチンの2種類の異性体（3R,3'R, 3R,3'S）である．（3S,3'S）は網膜にはない．

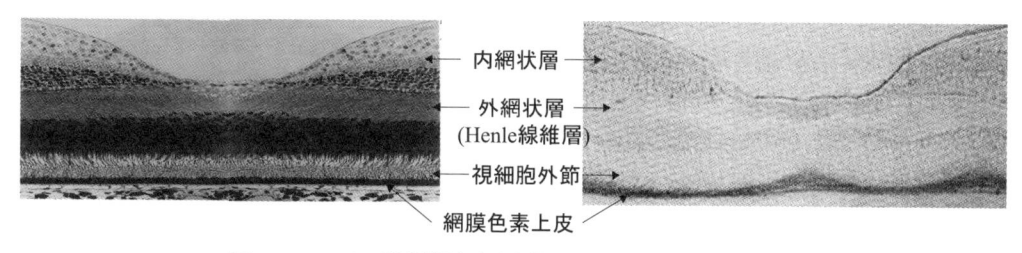

図 III.111 サル眼網膜断面（文献1より改変）（口絵15参照）
左：トルイジンブルー染色写真．網膜は10層の層構造をなす．
右：無染色写真．黄斑色素は主に外網状層と内網状層にある．

2.10 黄斑色素の役割と測定法

a. 黄斑色素とは

網膜中央の直径 1.5-2.0 mm の範囲を黄斑とよび，その中心の窪みを中心窩という（図 III.110）．中心窩は光受容体である視細胞が高密度に分布し，しかも光をさえぎるものがない構造になっている．しかし，この構造的特殊さは視細胞の光障害という弱点を生む．光が生体内色素に吸収されて発生した活性酸素は視細胞や網膜色素上皮細胞を障害するが，中心窩はこの光に起因した酸化ストレスを受けやすい．これに対して黄斑部には黄色い色素があり過度の光を吸収したり活性酸素を除去することで，光障害から視細胞を守っている．この色素を黄斑色素という．網膜の層構造でみると，黄斑色素は錐体軸索に相当する外網状層（ヘンレ線維層）に多く，一部は内網状層にある（図 III.111）．杆体外節にも分布する．

色素成分はカロチノイドの一種であるルテイン，（3R, 3'R）ゼアキサンチン，（3R, 3'S）ゼアキサンチン（メソゼアキサンチン）である[2]（図 III.112）．中心窩に多く周辺ほど少ない．ただし，色素分布は個人差が大きい．中心窩にはメソゼアキサンチンの割合が高く，周辺部ほどルテインが多い．

b. ルテイン，ゼアキサンチン摂取と黄斑色素

ルテイン，ゼアキサンチンは体内合成されないので，すべて食餌から摂取する必要がある．ルテインはホウレンソウ，ケールなどの葉物野菜に，

ゼアキサンチンはトウモロコシ，オレンジなどに多い．両者は脂溶性で十二指腸から吸収されて肝でリポ蛋白に組み込まれ，網膜に運ばれる．ただし，メソゼアキサンチンは網膜内でルテインから酵素的に合成される[3]．

ルテイン，ゼアキサンチンを多量に摂取すると血漿濃度が上昇し，黄斑色素量が徐々に増加する．なお，ルテインの副作用報告はないが，最大許容摂取量は不明である．

c. 黄斑色素の役割

黄斑色素は 460 nm に吸収ピークを有し（図III.113），組織障害性の強い短波長青色可視光を吸収するフィルター効果をもつ．

また，カロチノイドには活性酸素などのラジカル消去能がある．したがって，眼底にあるその他の抗酸化酵素（カタラーゼ，グルタチオンペルオキシダーゼ，グルタチオンレダクターゼなど）と同様に視細胞に作用したラジカルの消去に役立つと考えられる[5]．

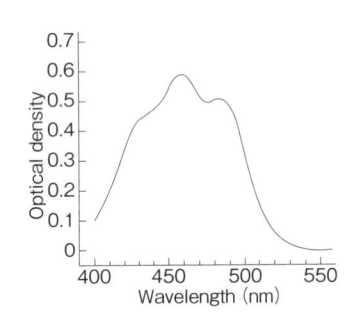

図 III.113 黄斑色素の吸収曲線（文献4より改変）

d. 黄斑色素の生理的変化

黄斑色素密度は個人差が大きい．食生活と関係が深く，一般的に緑黄色野菜摂取の少ない人は色素量が少なく，同一個体でも季節変動があるとされる．性差については女性が男性より少ないといわれるが，我々の検討では逆であった．虹彩色素の薄い個体は少ないとされるが，人種差の検討はいまだ不十分である．喫煙者は少ない．

年齢については加齢に伴い減少するとの報告[6]が多いが，変化がないとの報告[7]もある．我々の共鳴ラマン分光法による日本人健常者の測定では図III.114のように加齢に伴い黄斑色素量は減少した．

e. 黄斑色素と加齢黄斑変性

1) 加齢黄斑変性の黄斑色素密度

加齢黄斑変性（AMD）（図III.115）は先進国では高齢者の失明原因として重要である．眼球の摘

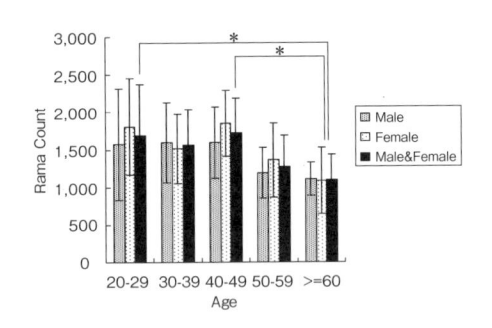

図 III.114 健常人の黄斑色素量
共鳴ラマン分光法による健常成人 100 名の測定結果．年齢とともに低下傾向にあり，60 歳代は 20 歳代，40 歳代より有意に低値であった（$F=6.14$, $P=0.0002$, one-way ANOVA with Scheffe's PLSD）（文献8より）．

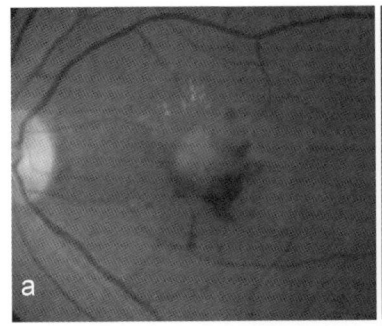

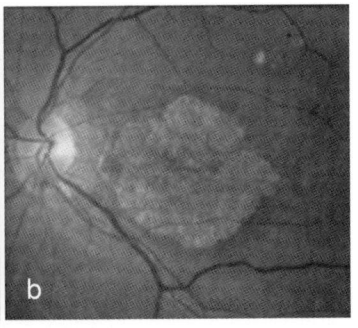

図 III.115 加齢黄斑変性
加齢黄斑変性は滲出型（a）と萎縮型（b）の2型に分かれる．

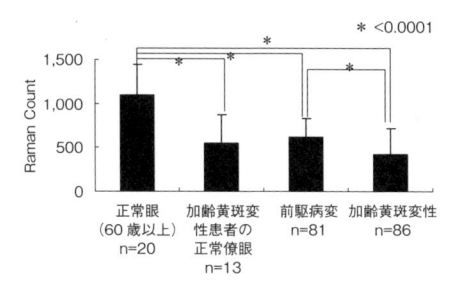

図III.116 健常人と加齢黄斑症患者の黄斑色素量の比較
60歳以上の健常人に比べて，一眼に加齢黄斑症を有する患者の正常僚眼，前駆病変，加齢黄斑変性の色素量は有意に少ない（F=36.44, P<0.0001, one-way ANOVA with Scheffe's PLSD）（文献10より）．

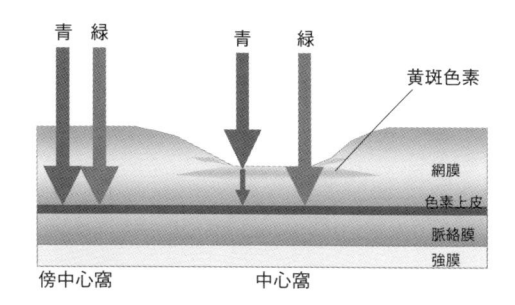

図III.117 heterochromatic flicker photometry の原理
中心窩では青色光は黄斑色素で吸収されて減弱するが，緑色は減弱しない．黄斑色素のない傍中心窩では青も減弱しない．

出標本で加齢黄斑変性眼の色素量が正常眼の63%であるとの報告[9]があり，臨床的にも加齢黄斑変性患者は健常者より有意に色素量が少ないと報告されている[6]．我々の測定では加齢黄斑変性患者は同年齢の健常者やその前駆病変より黄斑色素量が有意に少なかった[8]（図III.116）．また，一見正常にみえる眼でも僚眼に加齢黄斑変性を有する場合は，その黄斑症の進行の強い患者ほど正常に見える眼の色素量が少なかった．すなわち，正常眼でも色素量が少ないと僚眼に加齢黄斑変性を有することから，黄斑色素の低値は病気の結果ではなく，黄斑色素の少ない個体が病気の進行をきたしやすいのかもしれない．黄斑色素の光障害防御作用から考えると黄斑色素の少ない眼に加齢黄斑変性が進行しやすいことは納得しやすい．

2）加齢黄斑変性の発症予防とルテイン・ゼアキサンチン

黄斑色素が光障害を抑制するなら，黄斑色素を増やすことで加齢黄斑変性を予防できるかもしれない．その可能性を示唆する報告が Age-Related Eye Disease Study Research Group（AREDS Group）[10]によってなされた．食事アンケートからルテイン・ゼアキサンチン摂取最高群と最低群とを比較すると，最高群の滲出型加齢黄斑変性のORは0.65，萎縮型加齢黄斑変性のORは0.45であった．しかし，ルテイン・ゼアキサンチンの積極的な投与による介入試験は未だ完結していない．現在，ルテイン・ゼアキサンチンを含むサプリメントについて大規模前向き比較対照研究（AREDS2）が米国で行われており，その結果を待たねばならない．

f. 黄斑色素密度の測定方法

黄斑色素の測定には4つの方法があるが，未だ1機種を除いて市販製品はなく，今後の発展が待たれる．

1）心理物理学的方法（heterochromatic flicker photometry；HFP）

青と緑の光に対する自覚検査である．同じ強度の光を網膜に当てると，青色光は黄斑色素で吸収されるので，緑色光より暗く感じる．黄斑色素量が多いほど青と緑の差は大きくなる（図III.117）．実際は青と緑を交互に点滅させてちらつきを自覚するかどうかを調べる[11]．その際，明るさの差が大きいと高周波数でちらつきを感じ，差が小さいほど低周波数で感じることを利用する．

この方法の長所は散瞳が不要で，白内障の影響を受けにくいことだが，短所は測定時間が長く，被験者の理解と協力が必要で，出血などの病変を有する眼では測定できないことである．再現性や精度に若干問題がある．現在，この方法を用いた装置が市販されている．

2）眼底反射光測定法（fundus reflectometry）

眼底に投射した青色光の強膜反射光は，励起光と反射光が黄斑色素で吸収されるので，黄斑色素が多いほど減弱する（図III.118）．この原理を応用する．

2種類があり[12]，1つは青色光が黄斑色素のない

2. 光と眼　**229**

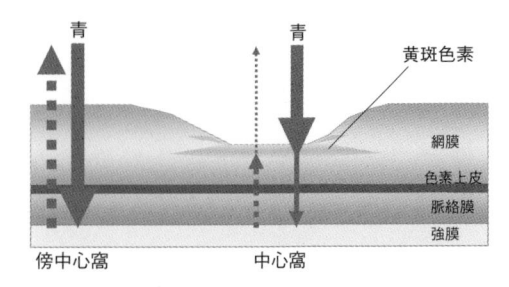

図III.118 fundus reflectometry の原理
中心窩では青色光は黄斑色素で吸収されて減弱し，強膜からの反射光が減弱する．傍中心窩では減弱しない．

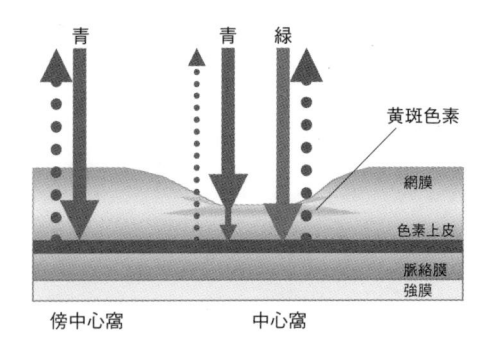

図III.119 fundus autofluorescence spectroscopy の原理
中心窩では青色励起光が黄斑色素で吸収されるので，色素のない傍中心窩よりリポフスチン蛍光が減弱する．緑色励起光は黄斑色素に吸収されない．

傍中心窩では減弱しないことを利用して，中心窩と傍中心窩の減弱程度を比較する方法である．もう1つは，可視光の反射光スペクトルを取り，既知のメラニン，酸化ヘモグロビンの分光特性を差し引いて黄斑色素量を求める方法である．前者は傍中心窩の黄斑色素密度が実際にはゼロではないことが問題だが，後者は傍中心窩の黄斑色素密度に影響されない．

実際は散乱により反射光が減弱するので，得られた色素密度は真の値より低値になる欠点がある．ただし，色素分布図を作成できる長所がある．

3）眼底自家蛍光分光法（fundus autofluorescence spectroscopy）

網膜色素上皮細胞内のリポフスチンが発する蛍光を測定する方法である[13]．リポフスチンは400-590 nm（ピークは490-510 nm）の光を吸収して，520-800 nm（ピークは590-630 nm）の蛍光を発する．測定には赤色蛍光領域を利用することが多い．主な蛍光物質は A2E と iso-A2E である．488 nm 励起光が中心窩では黄斑色素で吸収される分，傍中心窩の蛍光より弱くなる（図III.119）．リポフスチン分布の不均一性やリポフスチン以外の蛍光物質の影響を除くために，緑色光も使用する．

この方法は散乱の影響を受けず，白内障など中間透光体混濁の影響を受けにくいので高齢者の測定に適する．欠点は，中心窩と傍中心窩のリポフスチン組成が同じで蛍光収率が等しいという前提が必要で，加齢黄斑変性のようにリポフスチン分布の不均一な眼では測定が困難である．

4）共鳴ラマン分光法（resonance Raman spectroscopy）

物質に光を当てると，照射光エネルギーの一部が物質に吸収されて照射光より波長の長い（振動数の小さい）散乱光が発生する．この現象をスト

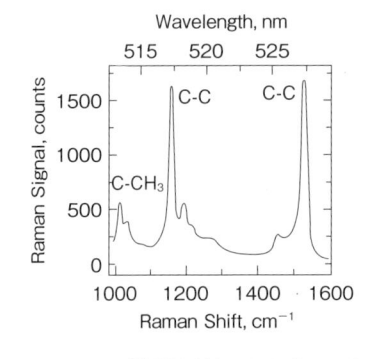

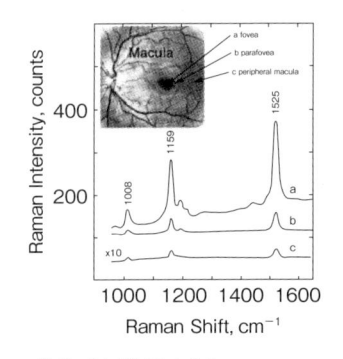

図III.120 ルテインのラマン散乱（文献15より）
左：ルテイン溶液に488 nm光を当てると3つの原子間結合による特徴的ラマンシフトがみられる．
右：摘出人眼でも同じパターンのラマンシフトがみられる．

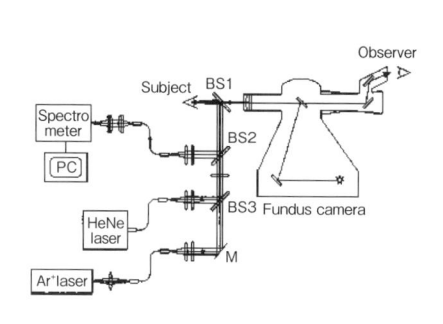

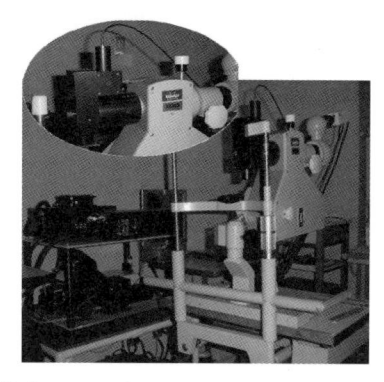

図 III.121　眼底カメラ型共鳴ラマン分光装置
左：構成図．右：外観．市販品ではない．

ークスラマン散乱という．ルテインに光を当てると，3つの原子間結合 C-CH$_3$，C-C（9個），C=C（10個）からそれぞれ1,008，1,159，1,525 cm^{-1} のラマン散乱光が発生する[14]（図III.120）．とくに照射光にルテインの最大吸収に近い488 nmを使用すると共鳴現象によって強いラマン散乱を生じることを利用する．同様の分子構造をもつカロチノイドは同じシフトを示すが，黄斑部にはルテインとゼアキサンチン以外のカロチノイドはないので色素密度が測定できる（図III.121）．

この方法はカロチノイドそのものを検出するので，リポフスチン分布の異常な眼や出血，滲出を伴う病的眼でも測定が可能で，測定時間も短い．欠点は励起光（488 nm）が白内障など中間透光体混濁の影響を受けやすいことと，測定値のばらつきである．

黄斑色素は酸化ストレスから網膜を防御する重要な役割を担うが，その研究はまだ新しい．近年，中高年者の健康志向を受けてルテイン・ゼアキサンチンも加齢黄斑変性予防の健康補助食品として多数販売されている．しかし，その大量摂取が加齢黄斑変性をはじめとする黄斑疾患の予防や治療に有効であると断言できるだけの科学的証拠は残念ながらまだ得られていない．今後，黄斑色素の研究をさらに進める必要がある．　　（尾花　明）

参考文献

1) Snodderly DM, Auran JD, Delori FC：The macular pigment. II Spatial distribution in primate retinas. Invest Ophthalmol Vis Sci 25：674-685, 1984.
2) Bone RA, Landrum JT, Tarsis SL：Preliminary identification of the human macular pigment. Vision Res 25：1531-1535, 1985.
3) Khachik F, London E, et al：Chronic ingestion of (3R, 3'R, 6'R)-Lutein and (3R, 3'R)-Zeaxanthin in the female rhesus macaque. Invest Ophthalmol Vis Sci 47：5476-5486, 2006.
4) Wyszecki G, et al：Color Science：Concepts and Methods, Quantitative Data and Formulae. 2nd ed, pp112-114, Wiley, New York, 1982.
5) Thompson LR, Toyoda Y, et al：Elevated retinal zeaxanthin and prevention of light-induced photoreceptor cell death in quail. Invest Ophthalmol Vis Sci 43：3538-3549, 2002
6) Bernstein PS, Zhao D-Y, et al：Resonance Raman Measurement of macular carotenoids in normal subjects and in age-related macular degeneration patients. Ophthalmol 109：1780-1787, 2002.
7) Ciulla TA, Hammond, Jr BR：Macular pigment density and aging, assessed in the normal elderly and those with cataracts and age-related macular degeneration. Am J Ophthalmol 138：582-587, 2004.
8) Obana A, Hiramitsu T, et al：Macular carotenoid levels of normal subjects and age-related maculopathy patients in a Japanese population. Ophthalmol 115：147-157, 2008.
9) Bone RA, Landrum JT, et al：Macular pigment in donor eyes with and without AMD：A case-control study. Invest Ophthalmol Vis Sci 42：235-240, 2001.
10) Age-related Eye Disease Study Research Group：The relationship of dietary carotenoid and vitamin A,E, and C intake with age-related macular degeneration in a case-control study. AREDS Report 22. Arch Ophthalmol 125：1225-1232, 2007.
11) Berendschot TTJM, et al：Desktop macular pig-

ment optical density measurement : A new approach based on heterochromatic flicker photometry. Invest Ophthalmol Vis Sci 48 : E-abstract 2138, 2007.

12) Berendschot TTJM, et al : Objective determination of the macular pigment optical density using fundus reflectance spectroscopy. Arch Biochem Biophys 430 : 149-155, 2004.

13) Delori FC : Autofluorescence method to measure macular optical densities fluorometry and autofluorescence imaging. Arch Biochem Biophys 430 : 156-162, 2004.

14) Gellermann WM, et al : In vivo resonant Raman measurement of macular carotenoid pigments in the young and the aging human retina. J Opt Soc Am A 19 : 1172-1186, 2002.

3. 皮膚の光線防御

3.1 生活習慣での光線防御

a. 光線防御の定義と防御すべき波長

皮膚の老化や癌化に大きな影響を与える太陽紫外線は，急性反応としてサンバーンとサンタンを引き起こす．数十年にわたり繰り返されるサンバーンにより皮膚の光老化や皮膚癌が生じると考えられている．紫外線Bが光老化と皮膚癌の最大の原因波長であるが，紫外線Aも大量に浴びると皮膚癌の原因となる．さらに，紫外線Aは皮膚表面の20％以上が真皮上層まで達するし，真皮線維芽細胞に直接働き，マトリックス・メタロプロテイナーゼ（matrix metalloproteinases；MMPs）を生成・活性化し，コラーゲンや弾性線維など真皮にはりを与えている線維蛋白質を切断し，変性させる．そのためコラーゲンと弾性線維量は減少し，シワの原因となる．また，赤外線も真皮深くまで入り活性酸素を生成し，真皮線維芽細胞に働き，MMPsの発現を亢め，紫外線と同様にシワの原因となることが近年明らかにされてきた（図III.122）．

b. 光線防御に関する教育の必要性

紫外線対策を1980年中頃から実施しているオーストラリアでは，小児期に紫外線を浴び過ぎないことが皮膚癌や光老化の発症を抑制するうえで重要との科学的根拠に基づき，小学生に紫外線に関する知識を伝えている．太陽紫外線が皮膚をはじめ，ヒトの健康に与える影響を教え，その防御方法を実行可能にするため簡単に標語化している．基本的には皮膚や眼が浴びる紫外線量を減ずることである．紫外線対策の基本は，(1) slip（長袖を着る），(2) slop（日焼け止めを塗る），(3) slap（帽子をかぶる）である．

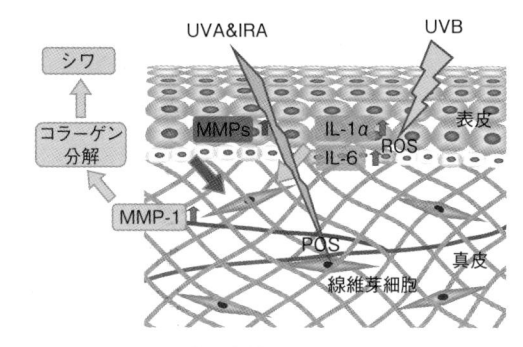

図 III.122 太陽光線によるシワ形成の機序
紫外線Bは表皮角化細胞に働き，サイトカインを生成し，そのサイトカインが真皮線維芽細胞に作用し，コラーゲンと弾性線維を切断変性させるマトリックス・メタロプロテイナーゼ（MMPs）を生成し，シワを誘導する．一方，紫外線Aと赤外線Aは，ともに直接真皮線維芽細胞に働き，活性酸素を介してMMPsを生成しコラーゲンと弾性線維の分解を高めるため，シワの原因となる．

生活習慣として紫外線防御を毎日実行することが重要となる．そのため小学生には太陽紫外線が人間や生物に与える影響をわかりやすく教え，その有害性から皮膚や眼を護ることの大切さを理解させる必要がある．幼小児期より毎日，slip，slopとslapを実行すれば成人になっても生活習慣として継続でき，皮膚癌や光老化を防止できる．

c. 紫外線対策6か条

日本は南北に長く，沖縄県を除く全域で大きな四季の変化を実感する．ところが紫外線は目には見えないし，赤外線と異なり皮膚に浴びても暖かくもならないから温度感覚では捉えられない．そこで，紫外線による日焼け防止のために何をなすべきかを6か条として以下にまとめる．

1) 紫外線に関する知識で防御

紫外線Bは夏に強く冬は弱く，約5：1の比である．一方，紫外線Aは夏：冬は2：1と季節による差は大きくはない．近年オゾン層破壊による地表での紫外線量の増加が危惧されているが，オゾンが減少すれば紫外線BとCの地表への到達量が増す．オゾン層の1％減少で地表の紫外線B量が1.5％増加するといわれている．

一方，紫外線Aはほとんど影響を受けない．現在地表に届いていない紫外線Cが増加するが，表

皮上層の細胞膜で吸収され，基底層（表皮のいちばん深いところで，幹細胞が存在する）には到達しないと報告されている．

日本の地域別では，平均年間紫外線B量は北と南で約2倍異なる．1日では正午頃に最強となり，早朝や夕方，太陽が赤みを帯びる頃には紫外線B強度はきわめて弱いため皮膚への影響はないと考えられる．快晴日の紫外線B量を100％とすれば，うす曇りで70-80％，雨が強く降る暗い空では約20-30％と低い．山岳地域など地表から1,000m高くなると紫外線Bは10-12％増加するので，登山の際には注意を要する．紫外線は散乱し反射するため，日影でも50％ほどの紫外線を受け，サンバーンが生じる．紫外線Bは白い色で強く反射される．雪面からは80％強の紫外線Bが反射されるため，ゴーグルで紫外線を防がないと，急性角膜炎（雪眼）が生じる．紫外線は空気中の微粒子により散乱されるため，横や斜めからも来ることを忘れてはならない．

2） 日焼け止め

紫外線が太陽からの直射光だけでなく，散乱や反射で横からも下からも皮膚や眼に注がれるので，皮膚に日焼け止めを塗布するのが最も効率的な防御法である．すでに市場では多種の製品が市販されているので，生活スタイル，つまり浴びる紫外線量と波長域を想定し，効率よく防ぐ日焼け止めを使用することが肝要である．汗をかく時，水泳時には耐水性が良いが，顔の汗を拭くと日焼け止めも拭き取られるから，塗り直すことが重要である．なお，日焼け止めには紫外線Bを防ぐ効果を示すSPF（sun protection factor）と紫外線Aを防ぐ効果を示す指標PA（protection grade of UVA）が表示されている．子供の登校時の午前8時頃，下校時の午後3時頃では，SPF5-10，PA＋-＋＋で充分であるが，正午頃の下校時はSPF10以上が望ましい．また，体育時間（40-50分）が午前10時から午後2時の紫外線B強度が強い時には，SPF25以上，PA＋＋または＋＋＋の日焼け止めが望ましい．日焼け止めを塗る量は顔全体では大きな真珠2個の量で充分である．商品には$2\,mg/cm^2$を塗った時の効果が数値として表示されている．これは，かなり多い塗布量であり，皮膚は少し白くなることが多い．

最近日本では皮膚科医師が中心となり，小学生がプール使用時に日焼け止めを使用することの必要性を訴えている．従来，日本では日焼け止めを使うとプールの水が汚染され，子供たちの健康に良くないと考えられていた．しかしながら，日焼け止めがプールの水を汚染するとの考えを支持する科学的根拠はない．また，オーストラリアやニュージーランドでは，日焼け止めを塗らなければプールに入れない．1日も早く小児期の紫外線対策としてプールに入る際の日焼け止めの積極的な使用がなされるべきと考えられる．

さらに義務教育の小，中学校では子供たちが校庭で日陰を利用できるよう，遊びやスポーツの場に屋根やテントを張るなどの防御策が求められる．

3） 傘をさし，帽子とサングラスを着用

日本では夏には日傘をさし，暑さを避ける習慣があるが，海外では少ない．筆者は春先から秋（11月）まで晴れた日には日傘をさすことを勧める．日傘の色は黒だと反射は少なく，周りにも良いが，夏には暑い．少なくとも日傘の内側は黒っぽい色が良い．白色だと反射光を顔面や頸に浴びることになる．帽子はふちが7cm以上あると約60％まで紫外線をカットできるが，野球帽は横からの紫外線を防止できないので良くないが，かぶらないよりは良い．眼には太陽が頭頂近くにある時よりもむしろ斜め位置にある時に入射しやすい点が，皮膚の紫外線防御法とは異なっている．

4） 紫外線が強い10時から16時の間は外出を控える

5月から9月の4カ月間は太陽紫外線Bが強い午前10時から午後2時の4時間の戸外での活動をできるだけ控えるのが光老化防止に役立つ．外出しなくてはならない人やスポーツを楽しみたい人は，有効な日焼け止めを使用する．

5） 衣服は長袖

物理的に皮膚に届く紫外線を少なくするためには，折り目が詰まっている布あるいは合成繊維で

作られた長袖を着用する．色調はとくに気にする必要はないが，白色は紫外線を強く反射するため，顔や頸部に多く紫外線が当たることになる．そのため，反射光がない黒が良いとされている．

6） 太陽の直射を避ける

日陰を歩くと直遮光を避けられるので，浴びる紫外線量は約半分に減る．歩行時には常に日陰を歩き，信号待ちも日陰で行う．

d．食とサプリメントによる光老化防御

活性酸素の生成と炎症を抑える物質を多く含む食品を摂取することが基本である．野菜と果物はそれぞれ独立した ORAC（oxygen radical absorbing capacity，活性酸素消去能）数値で抗酸化力が評価されている（表III.15，表III.16）．食事だけで不十分であれば，サプリメントで補う．光老化皮膚，とくに老人性色素斑の治療には，近年 IPL（intense pulsed light）やレーザー光線が好んで用いられるが，皮膚への塗布で色素斑部の表皮のターンオーバーを促進し，また，メラニン生成のキー酵素であるチロシナーゼの働きを抑制する方法も一般的である．さらに積極的に活性酸素の生成を抑えるため，ビタミンC，ビタミンE，CoQ10，L-システイン，カロテノイド，とくにアスタキサンチンなどをサプリメントで摂取することを勧めたい．ビタミンCとしては，プルーン，カシス，オレンジなど，CoQ10 は，さばやかつお，L-システインは胚芽，柿や蜂蜜に多く含まれている．シワの予防と治療には CoQ10 をサプリメントとして補充し，食事からも積極的にとるとよいと考えられる．その他，ポリフェノールを多く含む緑茶，赤ワイン，カシスを飲むとよい．とくに緑茶に含まれるカテキンは紫外線による DNA 損傷の修復活性を高めることが最近明らかにされていることから，紫外線発癌や光老化の抑制に役立つと期待される．

（市橋正光）

表III.15　野菜の抗酸化指数（ORAC）（単位/100 g）

野菜	ORAC Units
ケール	1,770
ホウレンソウ	1,260
芽キャベツ	980
ブロッコリー	890
サトウダイコン	840
赤唐辛子	710
タマネギ	450
コーン	400
ナス	390

（Perricone N：The Perricone Promise. p41, Warner Books, 2004 より）

表III.16　果実の抗酸化指数（ORAC）（単位/100 g）

果実	ORAC Units
プルーン	5,770
干しブドウ	2,830
ブルーベリー	2,400
イチゴ	1,540
ラズベリー	1,220
梅	949
ミカン	750
赤ブドウ	739
チェリー	670
キウイ	602
グレープフルーツ（ピンク）	483

（Perricone N：The Perricone Promise. p41, Warner Books, 2004 より）

3.2　皮膚の光線防御機構

水中から陸上に上がった生物は必然的に紫外線による障害を受けることになり，進化の過程でそれに対応するさまざまな機構・機能を獲得してきた．紫外線は皮膚に急性慢性の傷害を与える．ヒトの皮膚でもその物性による反射・散乱・吸収や抗酸化能，DNA 損傷修復能などさまざまなレベルで自然の紫外線防御が行われている（図III.123）．

a．皮膚の透過性

皮膚に照射された光線は角層の表面で約 5-10% が反射される．透過した光線は表皮，真皮に存在する生体分子に固有の波長が吸収される．皮膚内ではさらに微粒子により複雑な散乱を受ける．角層で可視光線はほとんどが散乱される．角層内の

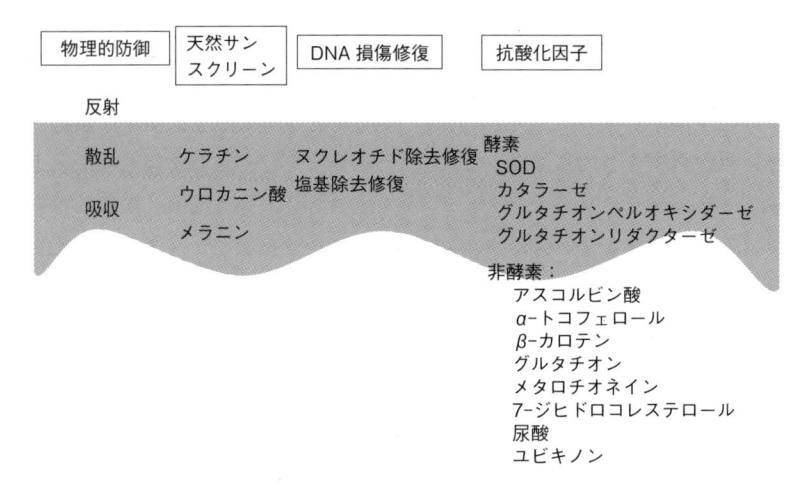

```
物理的防御    天然サン     DNA損傷修復    抗酸化因子
              スクリーン
  反射
  散乱      ケラチン     ヌクレオチド除去修復   酵素
                                          SOD
           ウロカニン酸   塩基除去修復         カターラゼ
  吸収                                     グルタチオンペルオキシダーゼ
           メラニン                         グルタチオンリダクターゼ
                                        非酵素：
                                          アスコルビン酸
                                          α-トコフェロール
                                          β-カロテン
                                          グルタチオン
                                          メタロチオネイン
                                          7-ジヒドロコレステロール
                                          尿酸
                                          ユビキノン
```

図III.123　皮膚の紫外線防御能

吸収分子としてケラチンが紫外線をよく吸収する．顆粒層のケラトヒアリン顆粒内のプロフィラグリンは角層でフィラグリンとなり，ケラチン線維の結合に関与し，角層上層でアミノ酸に分解されるが，その1つがヒスチジン代謝産物であるウロカニン酸である．角層内のtrans-ウロカニン酸の吸収波長はDNAのそれと近似し，吸収のピークはUVC領域にあるがUVBも吸収する．紫外線を吸収するとcis-ウロカニン酸に変換され，皮膚の光免疫抑制に関与する．

真皮に達した光線は主に膠原線維で散乱され，また血液に吸収される．波長が長い光線ほど深達度が高く，白人ではUVAの50％は真皮に到達する．

b．メラニン

皮膚の吸収分子の主体は表皮全体，とくに基底層に分布するメラニンである．メラニンは紫外線領域から可視光線，近赤外線に至る幅広い領域を吸収する．ユーメラニンは光を吸収し一部を熱に変換するのみで，光化学反応を起こさないことが特徴であるが，フェオメラニンは一重項酸素を発生する．

紫外線曝露はメラニン産生を促進し，さらなる曝露による皮膚障害を軽減する．皮膚の黒化には即時型と，遅発型がある．即時型黒化（immediate pigment darkening；immediate tanning）は

UVA，可視光線照射直後からみられる皮膚の灰褐色の色素増強で，5-10分で消退し始め1時間以内に消失する．色調が薄く通常の紫外線曝露では気づきにくい．作用波長のピークは340nmにある．還元型メラニンの光酸化によるとされる．一方，遅発型黒化（delayed tanning）は通常のサンタンであり，UV照射3日後頃より生ずるメラニン増加で，遺伝的規制を受けている．作用波長はUVBにあるが，大量（1,000倍）のUVA照射でも生ずる．メラニン産生の増加と共に，反復照射によりメラノサイトの増殖も誘導される．最少黒化量（minimal tanning dose；MTD）とは照射7日後に肉眼で認めうる最少の色素沈着を惹起するのに必要な照射量である．

メラノサイトの活性化機序として，紫外線曝露によるDNA損傷がメラノサイト活性化の最初のシグナルになることが示されているが，その後のメラニン産生亢進，メラノサイト増殖に関与する因子がいくつか挙げられている．最近，紫外線照射されたケラチノサイトが分泌するエンドセリン（endothelin 1）が強力なメラニン合成促進能を持つことがわかった．

光線に対する皮膚反応は人種固有の皮膚色，すなわち遺伝的に規定されたメラニン量の多寡と，紫外線照射によって生じるメラニン産生量に左右される．紫外線に対する反応性を表す尺度としてスキンフォトタイプ（skin phototype）が用いら

表III.17　スキンフォトタイプ（文献3より一部改変）

タイプ	サンバーン，サンタンの既往
I	容易に強いサンバーンを起こすが，決してサンタンを生じない．IPDは生じない．
II	容易にサンバーンを起こし，わずかにサンタンを生じる．IPDは軽微．
III	中等度にサンバーンを生じ，中等度の均一なサンタンを生じる．IPD＋．
IV	わずかにサンバーンを生じ，容易に中等度のサンタンを生じる．IPD＋＋．
V	ほとんどサンバーンを生じない．濃褐色である．IPD＋＋＋．
VI	決してサンバーンを生じない．黒褐色〜黒色である．IPD＋＋＋．

最近日光曝露をしていないサンタンのない皮膚に45-60分間（90-120 mJ/cm^2）の日光曝露をした時の反応に基づく．
IPD：immediate pigment darkening（即時型黒化反応）．

れている（表III.17）．タイプIはケルト人に代表され，色白で頭髪の色は薄く，虹彩は青い．一方，タイプVIは黒人である．日本人はその間に位置する．日本人では独自のスキンタイプ（Japanese skin type；JST）が設定されており，日本人として平均的な反応を示す群をJST-IIとして，より敏感な群をJST-I，より反応を起こしにくい群をJST-IIIとしている．

c. 抗酸化能

紫外線がDNAや蛋白質，脂質，内因性のchromophore（フラビン，キノン，NADHなど）に吸収されると，生体分子は光化学反応の結果，フリーラジカル，活性酸素種（O_2^-，$^\cdot OH$，$^1O_2$，など）が発生し，それによりDNA障害（8-oxo-deoxyguanosine，DNA strand breaks，DNA-蛋白のクロスリンクなど），蛋白異常，脂質の酸化が起こり細胞に傷害をもたらす．このような酸化ストレスは，サンバーン，サンタン，光老化，光免疫抑制，光発癌などさまざまな急性，慢性の皮膚障害をもたらす．しかし皮膚には一重項酸素（$^1O_2$），スーパーオキシド（O_2^-），過酸化水素（H_2O_2），ヒドロキシルラジカル（$^\cdot OH$），一酸化窒素（NO）などに対応する抗酸化能が備わっている．基底層に多く分布するメラニン色素は，光線を幅広く吸収すると共にフリーラジカルのスカベンジャーとしても働く．皮膚にはそのほかグルタチオンペルオキシダーゼ（glutathione peroxidase），グルタチオンリダクターゼ（glutathione reductase），スーパーオキシドディスムターゼ（superoxide dismutase；SOD），カタラーゼ（catalase）などの抗酸化酵素や，グルタチオン（glutathione），アスコルビン酸（ascorbate），α-トコフェロール（α-tocopherol），カロテノイド（carotenoid），メタロチオネイン（metallothionein），尿酸，ユビキノンなどの抗酸化能を持つ低分子物質が存在する（図III.123）．

一方，紫外線による酸化ストレスは皮膚に内在する抗酸化能を傷害する．抗酸化物質の減少と回復能は抗酸化物質の性質とその組織学的存在部位，紫外線照射量により左右され，慢性的に紫外線照射を受けた光老化皮膚ではα-トコフェロール，アスコルビン酸が減少しているが，SODやグルタチオンペルオキシダーゼ活性は変化していない．逆にカタラーゼ活性は表皮では亢進，真皮では減少している．皮膚における抗酸化因子は年齢や内外からの酸素ストレスに対応して複雑にコントロールされている．紫外線による活性酸素種の産生や消去は時間的にきわめて早く進行し，その動態の検討には技術的な困難がつきまとう．また検体として何を用いるかが結果に大きく影響する．in vitroでは組織あるいは細胞のホモジネート，培養細胞などが用いられ，in vivoでは動物が主でヒト検体は得にくい．ex vivo検体も試みられている．光線の波長領域毎の検討も必要である．個別の酸化ストレス，個別の抗酸化能の検討はなされても，光線による酸化／抗酸化能の総合的な解明はまだまだ残されたものが多い．

d. heat shock protein（HSP）

細胞に熱，あるいは紫外線，重金属，酸化剤，蛋白変性刺激など環境ストレスが急激に加えられると誘導される一群の蛋白がHSPである．この反応は生物ではよく保存されており，外界刺激による障害から生き延びるために重要な役割を果たしている．表皮角化細胞や真皮線維芽細胞に熱や紫外線照射などによる前処置を行ってHSPを誘導しておくと，紫外線による細胞死が阻害される．紫外線耐性を高めるためのHSP誘導剤も検討されているが，紫外線耐性上昇が生体にとって有利なことなのか，あるいは損傷を残したまま細胞が生存，複製されることが不利に働くのか，さらに詳細に検討する必要がある．

e. DNA修復機構

DNAはUVBをよく吸収し，その結果，隣どうしのDNA塩基が2量体を形成して，遺伝情報に重要な塩基配列に異常が生ずる．この「傷」として重要なものがチミンどうしが2量体を形成するシクロブタン型2量体（ピリミジン2量体；pyrimidine dimer）であるが，そのほか6-4光生成物（6-4 photoproduct），Dewar異性体（Dewar isomer）も作られる．DNA損傷が残存すると異常な遺伝情報が分裂した細胞に伝達され，細胞機能に重大な影響を与える．最も重要なDNA損傷修復機構は，異常な塩基部分を切り出して，対側の塩基配列に対応した正しい塩基配列に戻すヌクレオチド除去修復（nucleotide excision repair）である．初期段階として異常な2量体が認識され，特異的エンドヌクレアーゼがその近傍でDNAに切断傷（nick）を入れ，切断する．次いでDNAポリメラーゼが除去された部分の塩基を修復合成し，最後にDNAリガーゼがDNA鎖を再結合して除去修復は完成する．この除去修復過程に関与するいずれかの蛋白質に先天的異常があって起こる疾患が色素性乾皮症である．現在，7つの遺伝的相補性群とバリアントの8群が知られている．それぞれ責任遺伝子が同定されている．

DNA損傷の修復を促進するために，リボソーム化したT4エンドヌクレアーゼV（T4N5）が導入され，色素性乾皮症患者における紫外線発癌の低減が報告されている．

皮膚には紫外線損傷に対する自然の防御機能が備わっている．紫外線による皮膚障害を軽減するために，衣類やサンスクリーン剤による紫外線防御に加え，皮膚そのものの耐性をさまざまな介入手段で増強し，適応力を増す戦略も有意義である．

（上出良一）

参考文献

1) 上出良一：物理・化学的皮膚障害―紫外線，赤外線による皮膚傷害．日皮会誌 117：1129, 2007.
2) 近藤靖児，佐藤吉昭：太陽光線と皮膚．光線過敏症．改訂第3版, p3, 金原出版, 東京, 2002.
3) Pathak MA, Nghiem P, Fitzpatrick TB：Acute and chronic effects of the sun. Freedberg IM, Eisen AZ, et al (eds) Dermatology in General Medicine. 5th ed, pp1598-1607, McGraw-Hill, New York, 1999.

3.3 サンスクリーン剤

a. 日焼け止め（サンスクリーン）とは

昔から太陽は世界各国で恵みの源泉として崇拝されてきた．一方その害作用に対する認識もあったものと思われる．しかしそれらについて科学的に明らかにされたのは，19世紀末になってからである．紫外線によって紅斑が生じること（サンバーン），さらにその原因波長については1927年にHauserとVahleがまとめ，光源の進歩に伴い1965年には現在のCIEの紅斑曲線[1]（図III.124）に近い作用波長をEverettらが，そして日本でも中山らが報告している．

一方，日焼け止めとしては，土や顔料などを塗ることが行われていたが，近代的な日焼け止めとして最初に発売されたものは，1928年米国にてベンジルサリチル酸エステルとベンジル桂皮酸エステルが配合されたものといわれている．1930年代になってオーストラリアで10％フェニールサリシレート配合のサンスクリーンが市販され，1943年

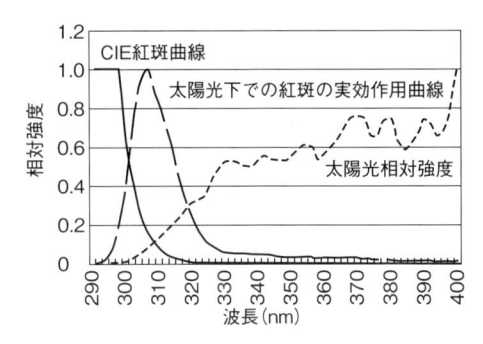

図 III.124　太陽光下での紅斑の実効作用曲線
太陽紫外線により起こる紅斑は，人体の持つ紫外線感受性と太陽光の紫外線域の量が関係する．太陽紫外線の下で活動する時の各波長の寄与率を，太陽光下での紅斑の実効作用曲線と呼ぶ．いちばん寄与率が高いのは，305 nm 付近にあることがわかる．

にはPABA配合のサンスクリーンの特許が取られている．第二次世界大戦中には赤色ワセリンが米国軍隊によって使用されていた[2]．いずれにしてもこれらの防御の対象は，日焼け（サンバーン）であった．

その後，紫外線の作用は日焼けばかりでなく，皮膚癌，免疫抑制，皮膚老化の原因であること，UVAも無視できないこと等について数々の論文で明らかにされてきた．そしてサンバーンの主たる原因波長のUVBのみを防ぐのではなく，UVAもバランスよく防止することが必要であるとの認識が高まった．1986年日本では，UVA防止効果を持った日焼け止めが発売され，それ以後日焼け止めは紫外線全域（UVB＋UVA）の防止を目的とするものになってきた．

現在日本では，日焼け止め効果を主たる目的としている製品を，日焼け止め（サンスクリーン）と呼び，化粧品として販売されている．一方美白効果や，ニキビ予防を目的としているが，なおかつ日焼け止め効果のあるものは，医薬部外品である．また化粧水，乳液，ファンデーションなど本来の化粧品の目的を持ちつつ，日焼け止め防止効果を付与した製品群もあり，化粧水や乳液は日中用などと記載されていたり，SPFやPA分類が表示されている（表III.18）．一方米国においては，日焼け止めは一般薬であるため，sunscreen drug products と呼び，紫外線防止剤を active ingredients と呼んでいる．

b.　紫外線防止剤

紫外線防止剤としては，有機化合物で極大吸収を紫外域に持つ紫外線吸収剤（有機系防止剤）と，無機化合物で紫外線を吸収・散乱させる紫外線散乱剤（無機系防止剤）に大別される．一般に日焼け止めには，これら紫外線防止剤が複数配合され効果を出している．紫外線散乱剤のみの日焼け止めをノンケミカルサンスクリーンと呼ぶこともある．以下に詳細を述べる．

1）紫外線吸収剤

a）紫外線吸収剤としての要件および使用までの許認可

日焼け止めに配合される紫外線吸収剤は，①紫外線領域に高い吸光度を持つことはもちろんのこと，②光安定性のよいこと，③感覚が敏感な顔につけるために，臭いがなく塗り心地を悪くしない

表 III.18　日焼け止め効果を持つ化粧品類

主たる目的	化粧品・医薬部外品の別	塗布部位	剤型
日焼け止め（サンスクリーン）	化粧品	顔・身体	二層タイプ，化粧水，乳液，クリーム，シート（化粧水含浸），スプレー
		唇	スティック
		頭髪	スプレー
保湿効果	主として化粧品	顔	化粧水，乳液，クリーム
化粧下地	化粧品	顔	クリーム
ファンデーション	化粧品	顔	パウダー，リキッド，クリーム
美白効果	医薬部外品	顔	乳液，美容液
ニキビ用	医薬部外品	顔	乳液，美容液

こと，④強烈な色を持たないこと，⑤化粧品基材に溶けること，⑥安全性の高いこと（接触皮膚炎，光接触皮膚炎を引き起こさないこと）が必要である．

上記条件をクリアした新たな紫外線吸収剤を日焼け止めで使用するためには，広範な安全性データを添付し，化粧品基準のポジティブリスト収載要請を厚生労働省へ提出する必要がある．このポジティブリスト[3]は2001年に作成され，当初は27種類であったが，現在（2009年6月）32種類に増加している（表III.19）．

b) UVB吸収剤

日焼け止めはサンバーン防止を目的として作られたことは前述の通りである．そのサンバーンの作用波長は，地上に届く最短波長290-300 nmをピークとしていることを図III.124に示した．一方，太陽光の紫外線の分布はUVBからUVAになるほど量が多くなる．そこで，実際の太陽光下での実効作用曲線を求めると図III.124に示したように，305 nm付近に最大実効波長のあることがわかった．そこでこの領域に極大吸収を有する紫外線吸収剤が開発されるようになる．ベンゼン環を基本骨格（パラアミノ安息香酸，サリチル酸，ケイヒ酸等）に側鎖をつけ，さらにエステル結合でアルコールを付加した誘導体が多かった（図III.125）．

日本ではジメチルPABAエチルエステル（パラジメチルアミノ安息香酸2-エチルヘキシル）が多くの日焼け止めに使用されてきた．しかし1990年頃より安全性に不安があると報告されたため，市場から姿を消し，かわってメトキシケイヒ酸エチルヘキシル（パラメトキシケイヒ酸2-エチルヘキシル）が汎用されるようになり現在に至っている．レジャー用に使用する紫外線吸収剤は，水浴などで流れ落ちないように脂溶性のものが求められ，ポジティブリストのほとんどは脂溶性である．しかし最近では日常使い，通年使いの日焼け止めや日中用の化粧水，乳液などに水溶性の吸収剤フェニルベンズイミダゾールスルホン酸などが使われるようになった．さらに高い安全性を求め，高分子ポリマーに吸収領域を結合させたポリシリコン-15などが開発されている．

c) UVA吸収剤

UVB吸収剤に比べてUVA吸収剤の開発は遅れ

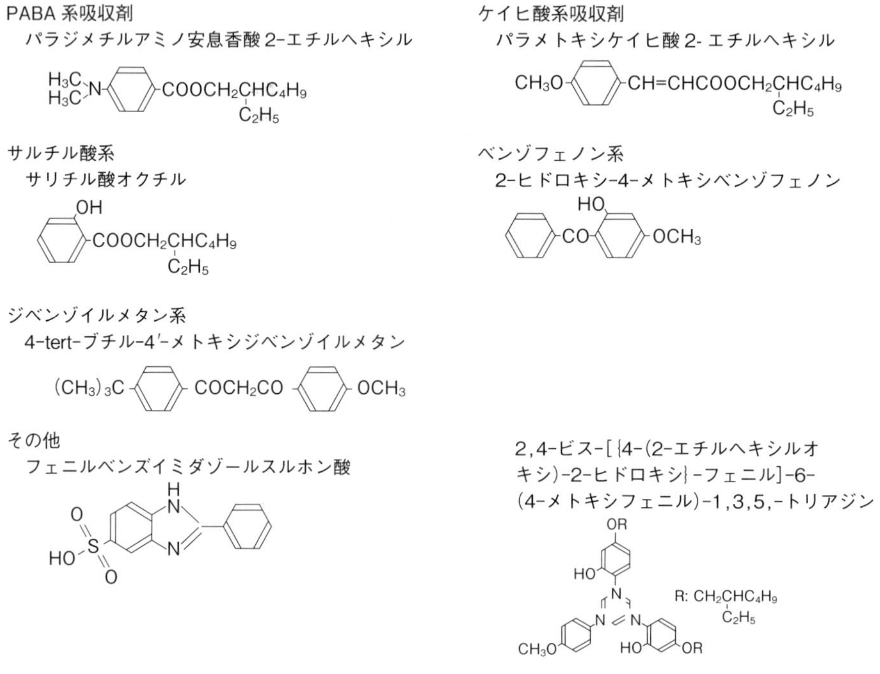

図III.125 紫外線吸収剤の分類と代表的な構造式

表III.19 紫外線吸収剤ポジティブリスト収載品一覧（平成21年現在）

	表示名称	化粧品基準ポジティブリスト 成分名	吸収領域・特徴
1	ホモサレート	サリチル酸ホモメンチル	UVB
2	オクトクリレン	2-シアノ-3,3-ジフェニルプロパ-2-エン酸 2-エチルヘキシルエステル	UVB
3	ジメトキシケイヒ酸オクタン酸グリセリル	ジパラメトキシケイ皮酸モノ-2-エチルヘキサン酸グリセリル	UVB
4	PABA	パラアミノ安息香酸およびそのエステル	UVB
5	t-ブチルメトキシジベンゾイルメタン	4-tert-ブチル-4′-メトキシジベンゾイルメタン	UVA
6	表示名称なし	4-(2-β-グリコピラノシロキシ)プロポキシ-2-ヒドロキシベンゾフェノン	UVB
7	サリチル酸エチルヘキシル	サリチル酸オクチル	UVB
8	ジイソプロピルケイヒ酸メチル	2,5-ジイソプロピルケイ皮酸メチル	UVB
9	ジエチルアミノヒドロキシベンゾイル安息香酸ヘキシル	2-[4-(ジエチルアミノ)-2-ヒドロキシベンゾイル]安息香酸ヘキシルエステル	UVA
10	シノキサート	シノキサート	UVB
11	オキシベンゾン-6	ジヒドロキシジメトキシベンゾフェノン	UVB (UVA)
12	オキシベンゾン-9	ジヒドロキシジメトキシベンゾフェノンジスルホン酸ナトリウム	UVB (UVA)
13	オキシベンゾン-1	ジヒドロキシベンゾフェノン	UVB (UVA)
14	ポリシリコン-15	ジメチコジエチルベンザルマロネート	UVB 高分子 (分子量約6000)
15	表示名称なし	1-(3,4-ジメトキシフェニル)-4,4-ジメチル-1,3-ペンタンジオン	UVB
16	ジメトキシベンジリデンジオキソイミダゾリジンプロピオン酸オクチル	ジメトキシベンジリデンジオキソイミダゾリジンプロピオン酸 2-エチルヘキシル	UVB
17	オキシベンゾン-2	テトラヒドロキシベンゾフェノン	UVB (UVA)
18	テレフタリリデンジカンフルスルホン酸	テレフタリリデンジカンフルスルホン酸	UVB
19	オクチルトリアジン または エチルヘキシルトリアジン	2,4,6-トリス[4-(2-エチルヘキシルオキシカルボニル)アニリノ]-1,3,5-トリアジン	UVA
20	トリメトキシケイヒ酸メチルビス（トリメチルシロキシ）シリルイソペンチル	トリメトキシケイ皮酸メチルビス（トリメチルシロキシ）シリルイソペンチル	UVB
21	ドロメトリゾールトリシロキサン	ドロメトリゾールトリシロキサン	UVA
22	ジメチルPABA アミル	パラジメチルアミノ安息香酸アミル	UVB
23	ジメチルPABA エチルヘキシル	パラジメチルアミノ安息香酸 2-エチルヘキシル	UVB
24	ジイソプロピルケイヒ酸エチル，ジイソプロピルケイヒ酸メチル，パラメトキシケイヒ酸イソプロピル	パラメトキシケイ皮酸イソプロピル・ジイソプロピルケイ皮酸エステル混合物	UVB
25	メトキシケイヒ酸オクチル または メトキシケイヒ酸エチルヘキシル	パラメトキシケイ皮酸 2-エチルヘキシル	UVB 現在最も汎用されている
26	ビスエチルヘキシルオキシフェノールメトキシフェニルトリアジン	2,4-ビス-[{4-(2-エチルヘキシルオキシ)-2-ヒドロキシ}-フェニル]-6-(4-メトキシフェニル)-1,3,5-トリアジン	UVB+UVA
27	オキシベンゾン-3	2-ヒドロキシ-4-メトキシベンゾフェノン	UVB (UVA)
28	オキシベンゾン-4	ヒドロキシメトキシベンゾフェノンスルホン酸およびその三水塩	UVB (UVA)
29	オキシベンゾン-5	ヒドロキシメトキシベンゾフェノンスルホン酸ナトリウム	UVB (UVA)
30	フェニルベンズイミダゾールスルホン酸	フェニルベンズイミダゾールスルホン酸	UVB 水溶性
31	フェルラ酸	フェルラ酸	UVB
32	メチレンビスベンゾトリアゾリルテトラメチルブチルフェノール	2,2′-メチレンビス(6-(2H-ベンゾトリアゾール-2-イル)-4-(1,1,3,3-テトラメチルブチル)フェノール)	UVB+UVA

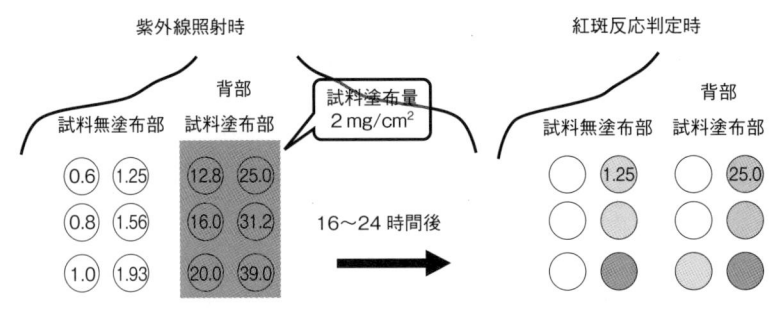

図 III.126 SPF 測定法模式図
被験者は,フォトスキンタイプ I～III の健常人.
この被験者の SPF = 試料塗布部の MED (25.0) ÷ 試料無塗布部の MED (1.25) = 20.

ている.吸収極大を長波長側にシフトさせるために,側鎖の不飽和度をあげると難溶性になり,裾野の吸収が可視光に及ぶと色が出てしまうなどから,その開発はより難しくなっている.ベンゾフェノン系吸収剤は,UVB および UVA 領域に吸収を持つもののその UVA 領域の吸光度はそれほど高くなく,波長域も UVA 全域を蔽っていなかった.日本で初めて使用された本格的な UVA 吸収剤は,4-tert-ブチル-4′-メトキシベンゾイルメタンであった(表 III.19,図 III.126).この吸収剤を用いて UVA 防止効果の高い日焼け止めが 1986 年に発売された.その後いくつかの吸収剤が開発されているが,B 吸収剤に比較すると非常に少ない(表 III.19).さらに最近では,UVB と UVA 両域を吸収する吸収剤が開発認可されている.その中の 1 つメチレンビスベンゾトリアゾリルテトラメチルブチルフェノールは,水・油脂にほとんど溶けない吸収剤であり,微粒子化されて使われる.微粒子であるために皮膚内に入りにくく安全性も優れていると言われている.

2) 紫外線散乱剤

汎用されている紫外線散乱剤は,酸化チタンと酸化亜鉛である.これらは白粉やファンデーションの顔料として古くから使用されてきた.しかし近年になって $0.03\,\mu m$ 以下に微粒子化することにより紫外線防止能が高まり可視光域の散乱が少なくなることがわかってきた.この散乱が少なくなると,散乱剤の欠点であった皮膚に塗布した時の白さを目立たなくできるという利点がある.一方,微粒子化することにより表面活性が高まり凝集しやすくなったり,触媒活性が高まり活性酸素を生じるなどが問題となった.そこで現在では,シリコンなどで表面処理が行われた粉末が使用されるようになった.

酸化チタンは,UVB 領域の紫外線防止に優れ,酸化亜鉛は UVA 領域の紫外線防止に優れている.この特性のために,初めに酸化チタンの使用が一般化し,UVA 防止の機運の高まりとともに,酸化亜鉛の使用が普及した.最近では,酸化チタンと酸化亜鉛を組み合わせることにより,紫外線吸収剤を使用しなくても高い紫外線防止効果を持った日焼け止めが可能となった.主として敏感肌用や子供用の日焼け止めにこのタイプのものが多い.

c. 紫外線防止効果評価法

日焼け止めは,化粧品の中で唯一その効果の強弱が SPF30PA++ などと表示されている製品である.定量的な紫外線防止効果の測定法の研究については,1940 年代より報告され始め,IP(index of protection)や,PF(protection factor)が,現在の SPF の概念につながっている.より一般化したのは,米国食品医薬品局(FDA)が SPF(sun protection factor)測定法案を 1978 年に公開して以降である.その動きをうけて国内では 1980 年サンケア指数をつけた商品が発売された.その後化粧品各社から同様の指数をつけた商品が発売され,その数字の整合性が問題になった.そこで日本化粧品工業連合会において測定法の統

一が図られ，1992年に日本化粧品工業連合会SPF測定法基準が発効した．その後，国内のSPFが高騰し，それに対する疑問から，1999年SPF上限値の設定が行われた．さらに国際間で測定法の統一化を順次行った結果，2003年，2007年に改定が行われている．

一方UVA防止効果については，UVAへの認識が深まる中，国内では1986年以降市場にUVA防止効果を表示した製品が出回ってきたが，前述のSPF同様測定法の統一が望まれるようになった．そこで，日本化粧品工業連合会において検討が開始され，世界に先駆け1996年には日本化粧品工業連合会UVA防止効果測定法基準が発効した．

SPF測定法とUVA防止効果測定法は，現在ISO（International Organization for Standardization）で統一化を目指し，検討が行われている．近い将来ISOの紫外線防止効果測定法が決定されれば，全世界でISO法による値が表示されるようになることが期待される．

また現在の測定法は，人を被験者としているが，倫理的な面でin vitroの方法が望ましいとする考え方が出てきており，in vitro法が模索されている．しかしながら現在のところ完全にin vitroに置き換えられる方法はできていない．

表III.20 日本化粧品工業連合会SPF測定法基準およびUVA防止効果測定法基準概要

項目	SPF測定法基準（2007年版）	UVA防止効果測定法基準（1996年版）
被験者の選定および被験部位	SkinphototypeⅠ〜Ⅲ・背部	SkinphototypeⅡ〜Ⅳ・背部
被験者数	10名以上25名以下（データ棄却数は5名分以下）	10名以上
標準試料	P2（7%パラジメチルアミノ安息香酸2-エチルヘキシル，オキシベンゾン）SPF16.6 P3（3%パラメトキシケイ皮酸2-エチルヘキシル，0.5% 4-tert-ブチル-4′-メトキシベンゾイルメタン，2.78%フェニルベンズイミダゾールスルホン酸）SPF16.2 P7（7%サリチル酸ホモメンチル）SPF5.1 予測SPF<SPF25　P2，P3，P7のいずれか使用 予測SPF≧SPF25　P2，P3のいずれか使用	クリーム（3%パラメトキシケイ皮酸2-エチルヘキシル，5% 4-tert-ブチル-4′-メトキシベンゾイルメタン）PFA 3.75
試料塗布量	$2\,mg/cm^2$	$2\,mg$ or $2\,\mu l/cm^2$
試料塗布面積	$30\text{-}60\,cm^2$	$20\,cm^2$以上
待ち時間	塗布後15分以上30分以内	塗布後15分以上
光源	太陽紫外光に近似していること 　% RCEEの許容限界内 　　UVAⅡ/UV≧20%，UVAⅠ/UV≧60% 　（RCEE：相対積算紅斑効果）	UVAの連続光であり太陽UVA光に近似 　UVAⅠ/UVAⅡ＝8-20% 　UVBをフィルターで極力カット
照射野	$0.5\,cm^2$以上，ただし$1\,cm^2$以上を推奨	$0.5\,cm^2$以上
照射量増量幅（公比）	予測SPF≦25　1.25以下 予測SPF>25　1.12以下	1.25以下
判定指標と判定時間	16-24時間後の紅斑 MED：最小紅斑量	2-4時間後の持続型即時黒化 MPPD：最小持続型即時黒化量
SPFあるいはPFAの算出方法	SPF＝試料塗布部のMED/試料無塗布部のMED	PFA＝試料塗布部のMPPD/試料無塗布部のMPPD
実験の正否の判断（統計値より）	平均SPFの95%片側信頼区間が，平均SPFの±17%以内	標準誤差が得られたPFAの10%を越えない
防止効果表示方法	数値*表示（上限値はSPF50＋） 　*各被験者のSPFの算術平均値の小数点以下を切り捨てた整数	3ランクの分類表示，SPFとの併記 　2≦PFA<4　　PA＋ 　4≦PFA<8　　PA＋＋ 　8≦PFA　　　PA＋＋＋

以下日本化粧品工業連合会SPF測定法基準[4]と日本化粧品工業連合会UVA防止効果測定法基準[5]に基づき述べる。なお概要を表III.20に示した。

1) SPF測定法

日焼け止めが使用され始めた当初の目的は，サンバーンからの防止であり，1978年のFDAの測定法案で，サンバーンが指標とされた。何も塗布しない背部皮膚にソーラーシミュレーターから擬似太陽紫外光を照射し，16-24時間後にかすかな紅斑（サンバーン）を起こすのに必要な最小の紫外線量（最小紅斑量，MEDu；minimal erythema dose on unprotected skin）を求める。ついで日焼け止めを塗布した皮膚に，同じように紫外線を照射し，かすかな紅斑を起こす最小の紫外線量（MEDp；minimal erythema dose on protected skin）を求める。この比をSPF（＝MEDp/MEDu）とする。10名以上の被験者のSPFを測定し，その算術平均をもとめ，小数点以下を切り捨てた値をその日焼け止めのSPFとすることになった。なお日焼け止め塗布量は$2\,\mathrm{mg/cm^2}$である。各実験条件は表III.20，図III.126参照。この測定方法から，SPFの値は，日焼け止めを塗布した時に，塗布しなかった時と同じようなかすかな紅斑を起こすに必要となる紫外線量が，何倍になるかという値である。またSPFは，紅斑（サンバーン）を指標としていることから，主としてUVBを防止する効果と考えられる。

なお求められたSPFの値は，SPF50を最大とし，明らかにSPF50を超えていると判断できる場合には，SPF50+と表示できる。なおSPFの最大値については，EUおよび米国においてはSPF50+であるが，オーストラリア/ニュージーランド，中国等はSPF30+を上限値としている。

2) UVA防止効果測定法

考え方はSPF測定法に準じている。UVA放射光源（SPF測定法に使われるソーラーシミュレーターにフィルターを装着し，UVB領域をカットした光源）を用いること，皮膚反応として持続型即時黒化を用いる点が，SPF測定法と大きく異なる。UVA防止効果測定法は，光源をUVAとすることにより，UVA防止効果を測定するものである。10名以上の被験者のPFA（protection factor of UVA）の平均値を求め，それに従いPA+，PA++，PA+++とPA分類を表示することになった（表III.20参照）。

d. 日焼け止めの選び方と使い方

市場に出ている日焼け止めは，効果の程度（SPFとPA分類），状態（剤型），使用感触，そしてその他の付加価値（耐水性，子供用，敏感肌用，落とし方，色のつき方などなど）も異なっている。使用する人のニーズに合った，そして使いやすいものを選択し使用する。効果については，日本化粧品工業連合会から日焼け止めをつけるシーンを想定し，図III.127が提案されている。

使い方の中で重要なポイントは，たっぷり塗ることである。SPFを測定する場合に使用している塗布量を塗布して初めて表示された効果が得られる。顔に塗る塗布量の目安を図III.128に示した。のびが非常によいものも出回っているが，のばし

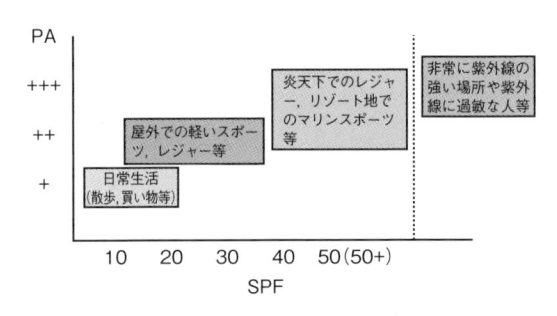

図III.127 紫外線防止化粧品の選び方
それぞれのシーンに適したSPFとPA分類（日本化粧品工業連合会）．

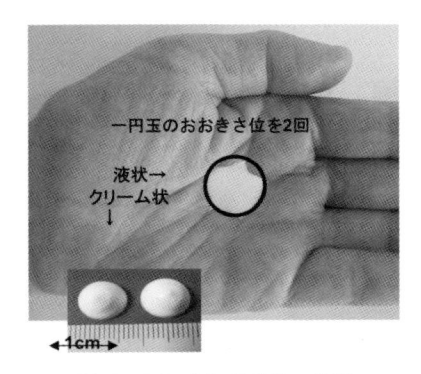

図III.128 顔に塗る量の目安

すぎると皮膚上での塗付膜が非常に薄くなってしまい，効果は低減してしまう．一度塗りではなく二度塗りを心がけ，汗を拭ったりして落ちてしまった時は重ね塗りをする．また落とし方は日焼け止めに書かれている方法が推奨され，耐水性の高い日焼け止めを落とそうとごしごしこすったりせず，専用のクレンジングを使用したい．

（長沼雅子）

参考文献

1) CIE Research Note：A reference action spectrum for ultraviolet induced erythema in human skin. CIE J 6 (1)：17-21, 1987.
2) Shaath NA：Sunscreen evolution. Shaath NA (ed) Sunscreens—Regulations and Commercial Development—. 3rd ed, pp3-18, 2005.
3) 厚生省告示第三百三十一号．化粧品基準 2000．http://www.mhlw.go.jp/bunya/iyakuhin/keshouhin/dl/keshouhin-a.pdf
4) 日本化粧品工業連合会 SPF 測定法基準〈2007 年改訂版〉．2007.
5) 日本化粧品工業連合会 UVA 防止効果測定法基準．1996.

4），5）は，日本化粧品工業連合会 HP に掲載．http://www.jcia.org/gl_all.htm

3.4　ガラスによる紫外線防御

　紫外線は光エネルギーが強く，さまざまな物質に対して影響を及ぼし，繊維や樹脂などの黄変や劣化，人体に対しては日焼けや皮膚の老化のみならず，長期間の紫外線は皮膚癌などにも影響するといわれている．とくに近年オゾン層の破壊などによる，紫外線の影響などによる人体への弊害が問題となってきていることもあり，とくにスキンケアの分野で紫外線の遮蔽が謳われている商品が数多く販売されてきており，その市場は 10 年前の約 2 倍[1]にまで拡大をしてきている．ここでは，このような紫外線の遮蔽へのニーズを反映した最近の自動車ガラスの紫外線防御の商品・技術について紹介する．

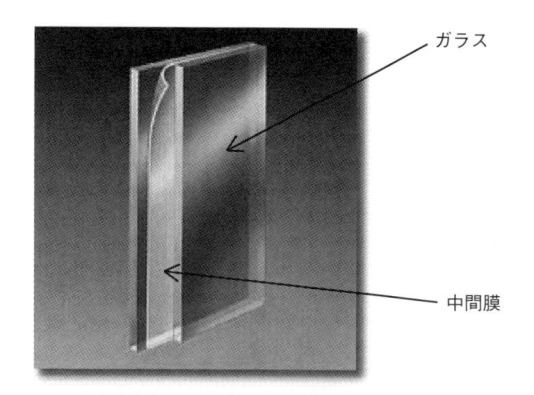

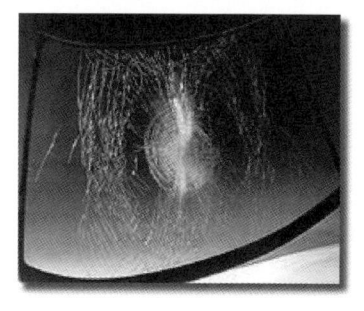

図 III.129　合わせガラスの基本構造（上）と安全性（下）

a.　自動車用ガラス

　自動車用のガラスは，人の安全に強く係わる部位であるため「安全ガラス」として法律にてその安全性の基準を厳しく規定されている．自動車用の安全ガラスには大きく「合わせガラス」と「強化ガラス」の 2 種類があり，「合わせガラス」は 2 枚のガラスの間にポリビニルブチラールという柔らかく，かつ強靭な樹脂膜を挟んで接着することで，割れても破片が飛び散りにくく，飛び石や接触事故など前方からの衝撃物に対しても貫通しにくいという特徴がある（図 III.129）．この「合わせガラス」はその安全性の特徴から法律でフロントガラスに使うことが決められており，とくに可視光線の透過率は，ドライバーの前方視界という安全性の最も重要な観点から 70％以上を確保することが法律で厳しく規定されている．

　フロントガラス以外のドアガラスやリヤガラスに使われているのが主に「強化ガラス」である．ガラスを軟化点（約 650℃）近くまで加熱し，表面を空気で均一に急冷することで強度を高めた特殊加工ガラスで，高強度であり，割れると瞬間的に破砕するという特徴がある．耐衝撃性に優れ，

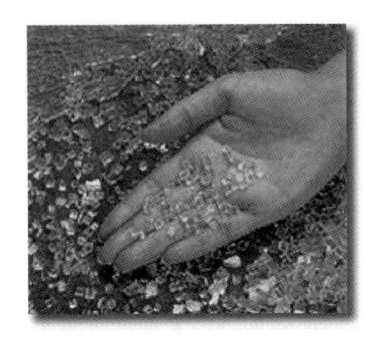

図 III.130 強化ガラスの安全性

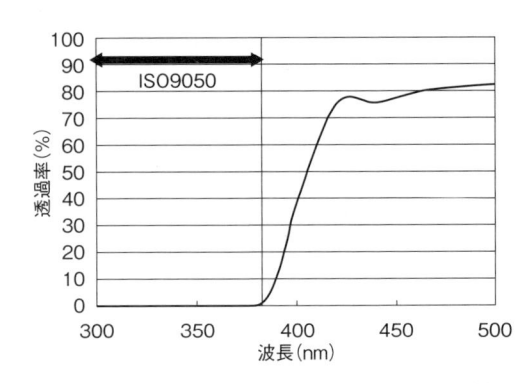

図 III.131 通常の合わせガラスの紫外線遮蔽性能

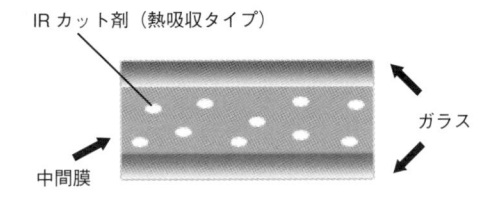

図 III.132 紫外線遮蔽性と断熱性を併せもった合わせガラス（旭硝子の Coolverre®）

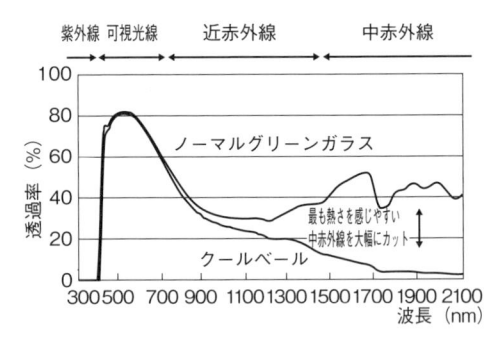

図 III.133 通常の合わせガラスと高断熱性の合わせガラスの太陽光線透過率比較

同じ厚さの板ガラスと比較し 3-5 倍の強度性能を実現している．強化ガラスは通常のガラスよりもより強度の高いガラスであるが，加わる外力が大きく，圧縮応力の限度を超えると割れが進行する．しかし，その破片は一般のガラスの割れ方と異なり，粒状になり，粒状の破片はナイフ状の鋭角がないため，破片で大きなけがをすることはほとんどない（図 III.130）．この特長から安全ガラスとして自動車ガラスに使うことが規定されている．法律では，フロントドアガラスには可視光線透過率が 70％以上の強化ガラスを使うことが決められており，リヤドア以降のガラスは可視光線透過率が 70％未満のガラスを使えることになっているので，最近のワゴンタイプの車には可視光線透過率が約 20％のプライバシーガラスが使われている．

これら「合わせガラス」と「強化ガラス」の 2 つの自動車用安全ガラスの紫外線防御性能を考える場合には，それぞれの特徴を踏まえて紫外線の防御機能を考えた商品が開発されている．

b. 合わせガラスの紫外線防御

合わせガラスの紫外線カットは，主に先述した合わせガラスの間に挟み込むポリビニルブチラールという中間膜に紫外線を防御する吸収材を混ぜ入れて機能を発現させている．その紫外線カット性能は図 III.131 に示すとおりに紫外線透過率（Tuv（ISO9050））で通常は約 99％の性能を実現している．最近では，紫外線をカットする性能に加えて人の暑さ感を軽減する機能も付与されており，旭硝子(株)より Coolverre®（クールベール）という商品が上市されている．このクールベールは，中間膜に含まれる特定波長の赤外線（IR）を吸収する材料とガラスの持つ光学特性との組み合わせにより，日射熱を効果的に遮断し，不快感を大幅に改善するとともに車内の快適性を向上させる断熱合わせガラスである（図 III.132）．とくに皮膚のジリジリ感を誘発する中赤外線を大幅にカットしているのが特徴で（図 III.133），シミ・ソバカスの原因となるといわれている紫外線だけではなく，熱さの原因となる赤外線から皮膚を守る商品として開発されたものである．今後の「合わせガラス」のトレンドとしては，紫外線を防御す

表III.21 プライバシーガラスと通常の強化ガラスの紫外線カット性能比較

(ガラス厚さ 3.5 mm)

ガラス	Tv (%)	Te (%)	Tuv (%)	
ノーマルグリーンガラス	81	61	31	
UVベール	75	48	10	(紫外線カットガラス)
マイベール	21	18	5	(プライバシーガラス)

るだけではなく，赤外線などもあわせて防御し，車内の快適性をさらにアップする商品開発が期待される．

c. 強化ガラスの紫外線防御
1) フロントドアガラスの紫外線防御

フロントドアガラスは先述したように，安全性の観点から可視光線透過率70％以上を確保しなくてはならず，その透過率を確保しながら紫外線をカットする技術が必要とされている．自動車安全ガラスは，その主成分であるSiO$_2$（シリカ）の他に，各種アルカリ金属，アルカリ土類金属や着色成分として鉄などのさまざまな金属も含まれている．このために自動車用ガラスはそもそも紫外線を多少カットする性能をもっており，ガラスの厚さが3.5 mmの場合は約60％程度の紫外線をカットしている．しかしこの紫外線カット性能だけでは，最近の消費者の紫外線カットのニーズに応えるには十分とはいえず，紫外線をカットする吸収材をガラスの素材自体に加えながら，自動車用の安全ガラスの性能を確保したUVカットガラスが開発され，多くの車に採用され普及している．図III.134に旭硝子の紫外線カットガラス「UV-verre®」の性能を示すが，350 nm以下の紫外線をほとんど遮蔽していることがわかる．今後は長波長の紫外線を遮蔽する強化ガラスの開発も進むであろう．

2) リヤドアガラス，リヤガラスの紫外線カット防御

ワゴンタイプやRVタイプの車のリヤドアガラスやリヤガラスには「プライバシーガラス」と呼ばれる可視光線透過率が20％程度の色の濃いガラスが使われていることが多い．このガラスの着色成分などにより，ガラス自体の可視光線透過率を低く抑え，車室内のプライバシー機能を実現するとともに，高性能な紫外線遮蔽機能だけではなく，熱線吸収機能もあわせもち，エアコンの熱負荷低減をあわせて実現している．代表的なプライバシーガラスの場合，その紫外線カット性能は約95％である（表III.21）．

自動車用ガラスとして実用化されている紫外線遮蔽機能を備えたガラスを紹介したが，今後はさらなる紫外線遮蔽機能のガラスはもちろん，赤外線なども同時に遮蔽し，車内の快適性をさらに向上させるガラスの登場が期待される．未来には，紫外線，可視光線，赤外線などの透過を自由にコントロールできる調光ガラスが実用化されていることを期待したい．

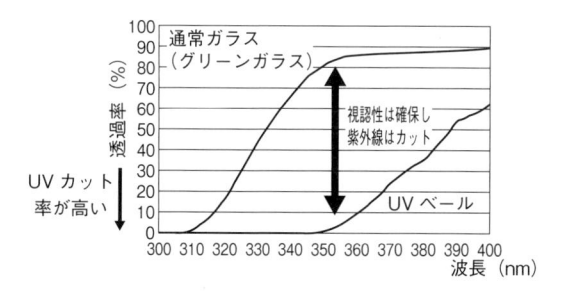

〔宮川博行〕

図III.134 紫外線カット強化ガラスと通常の強化ガラスの性能比較

参考文献
1) 富士経済研究所：化粧品マーケティング要覧．

3.5 眼の光線防御

紫外線被曝による急性眼障害としては紫外線性角膜炎，長期間の慢性的な被曝では瞼裂斑，翼状片，白内障などの発症リスクが高くなることが明

らかになっている．しかし一般には眼の紫外線対策に関する認知度はきわめて低い．皮膚の紫外線対策については日焼け止めの使用や長袖の着用などが広く普及しているが，正しい知識を持って眼の紫外線対策を実行している者は少ない．とくに日本人では欧米先進諸国に比べその意識がきわめて低い．

　眼部への紫外線被曝は帽子やサングラスなどを適切に使用することにより予防可能であるが，日常生活での常用は少なく，レジャーなどの特別な状況下での使用に限られていることが多い．晴天時のスキー場や海などで大量の紫外線を眼に浴びた時，紫外線性角膜炎が生じ，強い痛みを自覚する．しかし，それ以下の紫外線被曝では結膜充血と軽度角膜上皮障害による異物感を生じる程度であり，翌日にはほぼ完全に症状は消失するため，紫外線による眼障害が生じていたことさえ自覚していないことが多い．屋外で紫外線対策アイテムを使用していない場合，眼は常に紫外線を浴びている状況にあるが，通常は症状が現れないため紫外線被曝を自覚することはない．あるレベル以上の紫外線被曝を繰り返すことで角結膜・水晶体の障害を惹起し疾患発症につながるが，眼はどのような環境でどのように紫外線を浴びているのかという情報もきわめて少なく，眼の紫外線対策が広まらない要因になっている．

　本稿では著者らが行ってきた眼部紫外線被曝量計測に関するデータの紹介とさまざまな紫外線防御アイテムの効果について述べてみたい．

a．眼部の紫外線被曝量
1）紫外線被曝量計測方法

　著者らは独自に開発したマネキン型紫外線センサーシステムを用い，紫外線被曝量の計測を行っている．東洋人女性の頭部型のマネキンの片眼部に3箇所（耳側，中央，鼻側），両眼で6箇所のセンサーを取り付けて眼部紫外線被曝量を計測し，さらに頭頂部，眼周囲，前額部，頬部，鼻，顎，首にもセンサーを取り付け，頭部および顔面全体での紫外線被曝量も同時に計測した（図III.135）．

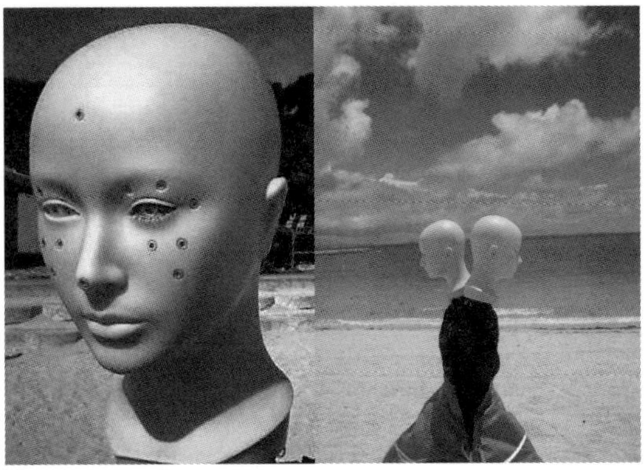

図III.135　マネキン型紫外線センサーシステム
東洋人女性の頭部型のマネキンにセンサーを24箇所取り付け，視方向は歩行時の標準的な視線といわれている下方15°に固定し，顔面が常に太陽のほぼ正面または背面に位置するように2体1組とし，紫外線被曝量を計測．

　測定には紫外線被曝エネルギーへの換算と校正が可能なセンサーチップ（InGaN, ALGAN）を採用し，感度波長域は400 nm以下のUVAとUVBである．センサーシステムは2体1組とし，マネキンの顔面が常に太陽のほぼ正面（太陽方位）または背面（太陽と逆方位）に位置するように，1時間毎にマネキンの視方位と太陽方位を一致させ，太陽を追尾しながら日の出から日没まで毎秒1回の計測を行った．マネキンの視方向は歩行時の標準的な視線といわれている下方15°に固定し，太陽の方位は国立天文台のWebサイトから算出した．

2）眼部紫外線被曝量が多い時間帯と太陽高度

　太陽正面での眼部紫外線被曝量は太陽高度が40°の時間帯に最も多くなり，40°以上になると少なくなる．また，天空の紫外線が強い午前10時から午後2時の間はほぼ同じレベルで推移する．これは太陽高度が40°以下の場合は直達紫外線が眼部に入射するが，40°以上になると眼瞼や前頭部で直射が遮られ，眼部への被曝はほとんど散乱や反射による紫外線になるためと考えられる（図III.136）．

　太陽南中高度が40°以下の季節では，終日直達光が眼部に入射するため，正午前後の被曝強度が最大になる．

　一方，太陽が背面にある場合，太陽高度が低い

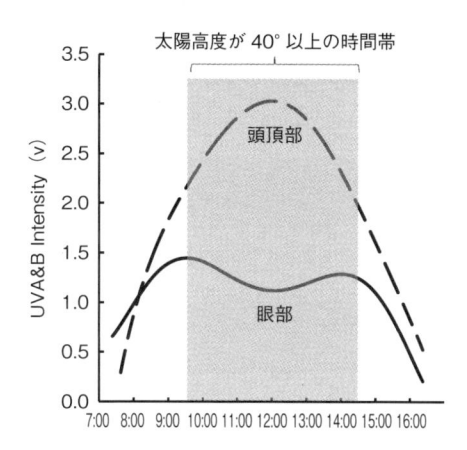

図 III.136 太陽正面時の頭頂部および眼部における UVA と UVB 平均被曝日内変動

太陽正面での眼部紫外線被曝量は太陽高度が 40°の時間帯（9:30 頃と 14:30 頃）に最も多くなり，40°以上になると少なくなる．また，天空の紫外線が強い午前 10 時から午後 2 時の間はほぼ同じレベルで推移する．
（測定地：金沢，測定地表面：ウレタン面，測定日：2008年 3 月 25 日，天候：晴れ，日の出：5:50，日の入：18:10，南中時：11:59，南中高度：55.4°）

時には正面の 20-30％程度の被曝となり，太陽高度が高い時は正面と背面の被曝量の差は少なくなる．太陽が背面では直達紫外線の入射はないが散乱や反射による紫外線量が多くなるため，眼部紫外線被曝量は太陽高度が最も高くなる南中時前後で最高となる．

3） 紫外線の反射・散乱による影響

眼部紫外線被曝に影響する因子として，周囲からの反射・散乱は非常に重要である．

日常生活環境の中で，反射率が最も高いのは雪面の約 80％であり，太陽からの直達光が眼に届かない状態でも雪面からの反射・散乱紫外線が眼に入射するため被曝量はきわめて大きくなる．立地場所が雪面とウレタン面での環境における眼部への紫外線被曝を比較すると，雪面では太陽がどの方向にあってもウレタン面の数倍から 8 倍程度の紫外線が眼に入射する．スキー場で紫外線性角膜炎（雪眼）を発症するのは，太陽方向にかかわらず，あらゆる方向から強い紫外線が眼に侵入してくるためである．

そのほか，さまざまな環境における紫外線の反射は表 III.22 のとおりであるが，紫外線量が比較的少ないと考えられている都市部のオフィス街に

表 III.22 各種環境における紫外線反射率

太陽の方向にかかわらず，さまざまな環境によってあらゆる方向から紫外線の反射があり，紫外線が眼に入る可能性がある．

	紫外線反射率
新雪	80％
砂浜	10-25％
アスファルト	10％
水面	10-20％
草地・土	10％以下

（気象庁 HP「地表面の反射と紫外線」を引用改変）

おいても，白い路面やビルの壁面（窓ガラスを含む）からの反射は意外に多く，太陽が背面になる環境でも反射による被曝が少なくないため，十分な紫外線対策が必要である．

b. 各種紫外線防御アイテムの効果

眼の紫外線防御対策に有効なアイテムとして，サングラス，眼鏡，帽子，UV カット機能付きコンタクトレンズ，日傘などが考えられるが，紫外線の眼部被曝量には天空の紫外線量，太陽の方位・高度，周囲からの反射・散乱，頭髪，眉毛，睫毛，瞼裂幅，顔面形状，皮膚の色などのさまざまな因子が影響するため，現時点では明らかになっていない点も多い．しかし，サングラスあるいは眼鏡未使用者は翼状片のリスクが使用者の 9 倍以上になるとの報告もあり[1]，とくに天空紫外線の強い地域では疾患予防効果は高いと考えてよい．

1） サングラス

サングラスは眼の紫外線対策として最も有効なアイテムであるが，眩しさを軽減する目的で使われることが多い．サングラスには眼球および眼周囲への紫外線被曝からの保護，眩しさやグレアの軽減，視機能改善効果などがある．眼部紫外線被曝に影響を与える要素としては，第一にレンズの紫外線カット率であるが，形状（レンズ径，フレーム形態，テンプルの幅など），材質，色なども重要な要素である．形状は顔面との隙間が少ないラップラウンド型が最も有効である．テンプルは幅の広いものでは耳側からの紫外線の入射をカットできる．フレームの色が白色やメタリック色の

ものは，フレームからの反射紫外線により眼部被曝量が増加することがある．レンズ径は大きい方が効果的で，小さいものではサングラスと顔面との隙間が広くなるため，レンズを通さずに入射する紫外線が非常に多くなり効果は少ない．レンズ色の濃さは可視光線透過率（ヨーロッパ規格）によりクラス0（透過率80-100％），クラス1（透過率43-80％），クラス2（透過率18-43％），クラス3（透過率8-18％），クラス4（透過率3-8％）の5段階に分けられる．一般的にはクラス2のものが最も多く使われているが，紫外線対策として使用するサングラスは色の薄いものがより効果的である．色の濃いものでは，レンズを通して眼球に入射する可視光が少なくなるため網膜照度が低下し瞳孔は散大する[2]．レンズと顔の隙間から入射する紫外線が角膜で屈折し散大した瞳孔から眼内に入るため，色の薄いサングラス装用時に比べ，水晶体に到達する紫外線量は増加する．また，瞳孔が散大すると眼の球面収差やコマ収差などの高次収差が増えるため，網膜へ投影される像の質が低下し見え方は悪くなる．直射光が眼に入る時は眩しさに対する反応として眼を細めることが多く，これは眼表面への紫外線被曝量を大幅に少なくする効果がある．しかし，色の濃いサングラスを使用した場合は不快なまぶしさが軽減するため眼を細めることがなく，結果としてレンズを通さずに

眼表面に到達する紫外線量が増加する可能性がある．サングラスの選択時には商品タグに明示してある可視光線透過率と紫外線透過率の確認が重要である．

2）眼　鏡

通常の屈折矯正用の眼鏡であっても，最近のレンズはほとんど紫外線カットコーティング（UV400などと表示）が施されているので，正面からレンズを通して眼に到達する紫外線量に差はない．紫外線防御アイテムとしての眼鏡とサングラスの大きな違いはその形状にある．眼鏡は正確な屈折矯正のため平面的な形状のものが多く，顔面とレンズの間の隙間が広くなる．耳側ほどその隙間が広くなるため，耳側から入射する紫外線には効果が少ない．フレームテンプルの幅が広いものは，それによる紫外線カット効果がある程度期待できる．近年は紫外線に反応して短時間でレンズの色が変化する調光レンズが出ており，テンプルの幅が広い形状のフレームとの組み合わせにより，1つの眼鏡でサングラス（屋外）と屈折矯正眼鏡（屋内・外）の2つの効果を兼ねることができるため非常に有用である．

3）帽　子

帽子にも紫外線防御効果があるが，眼に入射する紫外線カット率は50％程度である．つばが長いもの（7 cm以上）が効果的で[3]，色が白色と黒色

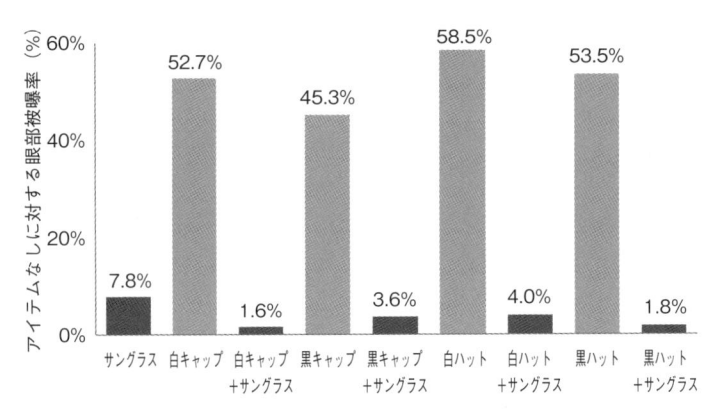

図III.137　帽子とサングラスの併用によるUV防御効果
帽子のみでは紫外線対策として単独では十分な効果はないが，サングラスとの併用により眼に入射する紫外線のカット効果は95％以上になる．
（測定地：沖縄，観測地表面：白砂浜，測定日時：2008年7月29日10:28-14:50，天候：晴れ，太陽高度：58.2-82.5°）

では，白色より黒色の方が眼への反射紫外線の入射が少ないため若干効果が高い．帽子は上方からの直達紫外線，天空の散乱紫外線を防御するが，太陽高度が高いときは，眼に入る紫外線の多くは視線方向と地表面の反射と散乱によるものなので，帽子のつばによる効果は少ない．帽子は眼部の紫外線対策アイテムとして単独では十分な効果は発揮しないが，サングラスとの併用によりその紫外線カット効果は95％以上になる（図III.137）．

4）コンタクトレンズ

コンタクトレンズのなかに紫外線カット機能を有するものがある．

ハードコンタクトレンズとソフトコンタクトレンズのいずれのタイプにも紫外線カット機能の付いたものがあるが，直径が大きく角膜全面を覆うソフトコンタクトレンズ（ほとんどは使い捨てタイプ）の方がハードコンタクトレンズに比べ紫外線防御アイテムとしての効果は高い．レンズの種類にもよるがUVAで70-95％，UVBで95-99％の紫外線カット効果があるとされている．Coroneoらは耳側から入射する紫外線が角膜で屈折し，鼻側の角膜輪部や水晶体赤道部付近に集光する現象（PLF；peripheral light focusing）について報告している[4]．鼻側角膜輪部に集光する紫外線はPLF以外で曝露される紫外線の約20倍になることがあるため，これが鼻側に翼状片ができる原因の1つであると考えられている．また，皮質白内障は鼻側あるいは鼻側下方へ局在することが報告されているが[5]，これについてもPLFが関与している可能性がある．紫外線カット機能付きのソフトコンタクトレンズは角膜全体をカバーするため，PLFを90％以上抑制することができる（図III.138）．サングラスとの併用により，サングラスの上下および側方から眼表面に到達する紫外線の眼内入射およびPLFを防ぐことができる．天空紫外線量が多い地域や周囲からの反射が強い環境では，サングラスと紫外線カット機能付きコンタクトレンズの併用が推奨される．

コンタクトレンズの欠点として，ドライアイやアレルギーのある場合には使用できないこと，不

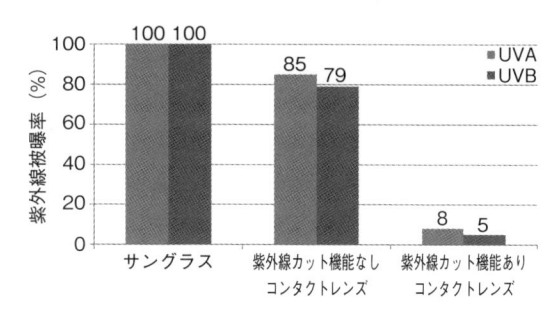

図III.138 PLF効果により鼻側角膜輪部に集光する紫外線被曝量（Kwok LS, et al：IOVS 44：1501-1507, 2003を引用改変）

紫外線カット機能付きのソフトコンタクトレンズは角膜全体をカバーするため，PLFを90％以上抑制することができる．PLF；peripheral light focusing.

適切な使用により眼感染症を発症するリスクがあること，コンタクトレンズではカバーされない部分の結膜は紫外線に曝露されることなどが挙げられる．しかし，サッカーやラグビーなど頭部や顔面への接触が多いスポーツや，テニスなどの動きが激しいスポーツではサングラスを使用しにくく，紫外線防御アイテムとしてのコンタクトレンズの有効性はきわめて高い．少なくとも屈折矯正目的にコンタクトレンズを使用する場合は，必ず紫外線カット機能が付いたものを使用すべきである．

5）日　傘

日傘は暑さ対策として使用されることが多いが，眼や顔面への紫外線防御効果も期待して使用している場合も少なくない．太陽の方向や高度によっても日傘の効果は異なるが，日傘単独での眼部への紫外線カット効果は約20-30％程度と少ない．眼部だけでなく顔面への紫外線被曝についてもその効果は少なく，沖縄の海岸での測定結果では，眼瞼外側での紫外線カット率は28-48％，頬部で24-40％，顎部で1-8％程度であった（測定日時：2008年7月29日15:30-16:00，天候：晴れ，太陽高度：42.3-47.6°，観測地表面：白砂浜）．

紫外線による慢性眼障害として瞼裂斑，翼状片，白内障などを発症するリスクが上昇するが，国内での眼の紫外線対策の認知度はまだまだ十分とは言えない．啓発には眼の紫外線対策の有効性を示す根拠の積み重ねが必要であり，今後は小児期眼

部紫外線被曝の影響に関する研究を含め，紫外線と眼疾患に関するエビデンスレベルの高い疫学研究が望まれる． （佐々木 洋）

参考文献

1) Mackenzie FD, Hirst LW, et al：Risk analysis in the development of pterygia. Ophthalmology 99：1056-1061, 1992.
2) Sliney DH：Photoprotection of the eye—UV radiation and sunglasses. J Photochem Photobiol B 64：166-175, 2001.
3) 佐々木政子：太陽紫外線と防御対策．セイフティダイジェスト 48：2-9, 2002.
4) Coroneo MT, Muller-Stolzenburg NW, Ho A：Peripheral light focusing by the anterior eye and the ophthalmohelioses. Ophthalmic Surg 22：705-711, 1991.
5) Sasaki H, Kawakami Y, Ono M, et al：Localization of cortical cataract in subjects of diverse races and latitude. Invest Ophthalmol Vis Sci 44：4210-4214, 2003.

3.6 日焼けサロン

一時の日焼けブームも沈静化し，女性においてはむしろ美白志向が強い昨今であるが，未だに「褐色の肌」を魅力的とする風潮もまだまだ根強いものがある．手軽にサンタンを得るために人工的タンニング装置（いわゆる日焼けサロン）が用いられる．UVAを主体とした光源であるため，皮膚を赤くしないでより安全に褐色の肌が得られる，というのが業者の主張である．

確かにサンバーンや光老化，発癌など紫外線による傷害のほとんどはUVBに起因するもので，UVA単独での傷害性はたとえば紅斑惹起作用についてみればUVBの1/1,000にしかすぎない．しかし，サンタンは皮膚が傷害を受けた結果の防御反応であり，生物学的な作用が比較的弱いとされるUVAであっても，褐色になるほど大量に暴露した場合，当然皮膚障害を起こす．UVAは活性酸素の発生を介してDNA損傷や脂質，蛋白の酸化をもたらし，生体に損傷を与える．UVAはUVBに比べ真皮深部にまで到達し，紅斑量以下であっても反復照射により真皮の光老化を促進する．

さらにUVAは薬品，香料などの化学物質による光線過敏症の作用波長となることが多く，光線過敏型薬疹や光接触皮膚炎が惹起される．UVA照射による皮膚の免疫機能抑制も報告されている．

人工的タンニング装置はUVAを主たる波長としたランプを用いているものの，わずかではあるがUVBも混入しており，それによるDNA傷害作用も無視できない[1]．とくに最近の照射装置は「高出力」で，あえてUVBを混在させてあり，紫外線被曝量は地中海沿岸における日光に匹敵するという．

欧米では以前より人工的紫外線照射装置による健康障害が懸念されている．急性障害として，搔痒，嘔気，疼痛，紅斑，多形日光疹誘発，SLEの増悪，光毒性皮膚炎，光線過敏型薬疹などがあり，慢性障害として黒子様色素沈着，播種状表在性日光性汗孔角化症の誘発，偽ポルフィリン症，actinic granulomaなど多数報告されている[2]．著者らは我が国における人工的日焼け装置による健康障害についてアンケート調査し[3]，いわゆる日焼けサロンの危険性について啓発に努めてきた．我々の調査では過剰照射による急性のサンバーン様反応が多かった．また照射が長期にわたれば，皮膚のしわ，黒子様色素沈着など光老化をもたらし，とくに色素斑が高頻度で見られた[3]．国民生活センターにも多くの危害報告が集まっており，同センター発行の危害情報にも取り上げられ[4]，一般への注意喚起もなされている．

最も懸念されるのが発癌リスクの増加であろう．とくにメラノーマについてはUVAの関与も強いとされている．最近のsystematic reviewにおいてメラノーマの発症リスクは1.15倍となり，とくに35歳以前から利用開始したものでは1.75倍まで上昇する[5]．2009年，国際癌研究機構（IACR）は30歳以前からの利用はメラノーマのリスクを75％上げるとして，人工的タンニング装置の発癌リスクのランクを最高レベルに引き上げた[6]．有棘細胞癌においても発症リスクは上昇していた[5]．基底細胞癌についても，ごく最近の報告では躯幹での発生が頻回の日焼けサロン利用と関連してい

る．日光が強い地域へ出かける前に日焼けサロンで焼いて行くことを勧める業者もあるが，UVAによるタンはサンバーン防止効果が弱く，いわゆる「下焼き」の効用は否定されている[7]．

皮膚障害以外に眼障害も問題となる．眼の保護のために紫外線防御ゴーグルを着用すべきであるが，顔面を一様に焼くためにはずしたまま照射することが多く，白内障，眼内メラノーマ，網膜障害などが起こることが知られている．また，利用者の話によれば防御ゴーグルをしない場合には，軽度一過性の結膜充血はほぼ必発とのことである．眼科的見地からの調査も今後必要であろう．

日焼けサロンを繰り返し利用する理由として，気分爽快になることがあげられ，それには依存性があり，エンドルフィンなどオピオイドが関連する可能性が示唆されている．とくに若いうちから頻回に利用しているものほどその傾向が強い[8]．

WHOは2003年に美容目的の人工的紫外線照射装置について18歳以下のものは使用すべきではないとの勧告を出した．アメリカでは州により異なるが，半数の州で若年者の日焼けサロン利用禁止や親の同意を要するなどの法的制限があり，これに反した施設は罰せられる[9]．我が国では残念ながら健康の見地からの規制はなく，野放し状態である．ただちに禁止すべきというものではないが，たばこと同様に業者はそのリスクを利用者に知らせるとともに，目の保護のためのゴーグル着用徹底，照射量や照射間隔などの限度の指導を行い，未成年者の利用は避けるべきである．人工的タンニングを支持する理由はどこにもない．サンタンは皮膚にまったく障害を与えずに得られるものではなく，その程度に応じた障害を代償として支払っている．とくに遅れて現われてくる慢性障害が問題であり，若年者の人工的サンタン装置の漫然とした使用は決して勧められるものではない．

ごく最近，東京都は日焼けマシンに関するアンケート調査[10]を行い，日焼けマシンの安全な利用についての提言を行っている．利用者は20代が半数近くを占め，次いで10代が1/4と続く．日焼け反応などの危害を受けた例は2.2％であったが，利用法やリスクについて十分な説明を受けていない実態が明らかにされた．長期間使用による発癌リスクについての日本人のデータはないが，今後は消費者庁など行政から業界への何らかの指導，規制ならびに，消費者への更なる注意喚起が必要と考えられる．

（上出良一）

参考文献

1) Woollons A, Kipp C, et al：The 0.8% ultraviolet B content of an ultraviolet A sunlamp induces 75% of cyclobutane pyrimidine dimers in human keratinocytes in vitro. Br J Dermatol 140：1023-1030, 1999.
2) Spencer JM, Amonette RA：Indoor tanning：risks, benefits, and future trends. J Am Acad Dermatol 33：288-298, 1995.
3) 上出良一，松尾光馬：人工的タンニング装置による健康障害のアンケート調査．日皮会誌 108：235-241, 1998.
4) 国民生活センター：知っていますか？ こんな危険．人工日焼けでひどいやけども—日焼けサロンや家庭用の器具で．http://www.kokusen.go.jp/cgi-bin/byteserver.pl/pdf/n-20000721.pdf, 2000.
5) International Agency for Research on Cancer Working Group on artificial ultraviolet (UV) light and skin cancer：The association of use of sunbeds with cutaneous malignant melanoma and other skin cancers：A systematic review. Int J Cancer 120：1116-1122, 2007.
6) Ghissassi FE, et al：Special Report：Policy A review of human carcinogens—Part D：radiation. Lancet Oncol 10：751, 2009.
7) Gange RW, Blackett AD, et al：Comparative protection efficiency of UVA- and UVB-induced tans against erythema and formation of endonuclease-sensitive sites in DNA by UVB in human skin. J Invest Dermatol 85：362-364, 1985.
8) Zeller S, et al：Do adolescent indoor tanners exhibit dependency? J Am Acad Dermatol 54：589-596, 2006.
9) McLaughlin JA, et al：Indoor UV tanning youth access laws：update 2007. Arch Dermatol 143：529-532, 2007.
10) http://www.anzen.metro.tokyo.jp/tocho/caution/pdf/hiyake_all.pdf

4. 光による治療

4.1 紫外線療法

　太陽の光には，皮膚病を改善することや，皮膚の健康を守る働きがあることは，経験的ではあるが知られていた．紫外線には短い波長から，短波長紫外線（UVC），中波長紫外線（UVB），長波長紫外線（UVA）があり，人におよぼす影響もそれぞれの波長で大きく異なることが明らかとなってきた．太陽に近似する紫外線波長や中波長紫外線（UVB）が，主に治療に用いられてきたが，UVB・UVAの領域中でも波長ごとに特性があることが明らかとなり，新たな波長特性を持つナローバンドUVB（311 nm），エキシマライト（308 nm）やUVA1（340-400 nm）などの紫外線治療が登場した．これらの照射には，PUVA（Psoralen＋UVA）で用いられるソラレンという光増感薬を必要としないため，世界中でPUVAからの移行がみられる[1]．ナローバンドUVBは，ピークだけでなくほとんどが311-312 nm付近に分布する放射帯域幅の非常に狭い光源（図III.139）である．

　本邦における紫外線療法はこの数年飛躍的な発展を遂げ，ナローバンドUVBは，全国でも約1,000カ所以上（2010年5月現在）で稼働し，選択的波長を用いた紫外線療法が一般診療レベルでも使用されるようになった．ナローバンドUVBでは，乾癬では最少紅斑量を基準とする照射方法が容易で，かつ効果・安全性が得られやすいことから，皮膚科診療において紫外線療法の有用性が見直されるようになった．ナローバンドUVBでは，PUVAのようにソラレンを使わないため，治療後の遮光などの生活の制限がなく，またソラレン内服による悪心・胃腸障害など全身の影響がなく，小児や妊婦へ使用することも可能である．ブロードバンドUVBやPUVAからナローバンドUVBへ紫外線療法全体がシフトしていくことは当然の流れである[1]．ナローバンドUVBでは，乾癬やアトピー性皮膚炎では多数の比較検討がなされ，その他，尋常性白斑，菌状息肉症，結節性痒疹でも使用頻度が明らかに高くなり，PUVAから移行がみられる．症例報告は少ないが，多型日光疹，扁平苔癬，円形脱毛症，掌蹠膿疱症などにも有効性が認められている．

a. ナローバンドUVB
1）ナローバンドUVB開発の背景

　1976年のFisherらの報告[2]では，313 nm，334 nm，365 nm，405 nmでは，334 nm以降のUVA領域では30 J/cm^{2}の照射量であるが，313 nmが最も乾癬に効果があることがわかっており，また，1981年のParrishらの報告[3]によれば，254 nm，280 nm，290 nm，296 nm，300 nm，304 nm，313 nmで，296 nm以上であれば，紅斑反応を生じる照射量で乾癬に効果がみられたが，290 nm以下では紅斑反応が生じるのみで乾癬に効果がみられなかった．313 nmのみが，紅斑を生じる照射量以下でも効果がみられた．すなわち，313 nmでは最少紅斑量（minimal erythema dose；MED）以下でも，乾癬に効果があることが明らかとなり，後述のMEDを基準とするスタンダードレジメンという照射方法が確立するに至った．基本として，紅斑を生じない照射量で治療を行うため，非常に扱いやすく，効果が得られやすいことが，本邦・海外で汎用されることになったと思われる．

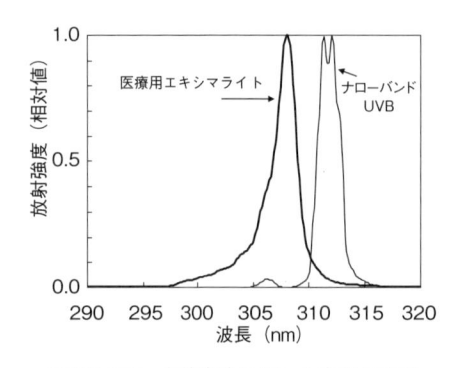

図III.139　光線療法に用いる光源の波長

2) 照射方法

ナローバンドUVBの照射方法には，①MEDを基準とした照射方法，②スキンタイプを基準とした方法，③初回照射量・増量幅も一定の方法がとられるが，スキンタイプを用いた方法は本邦では行われていない．①と③を2分する形で，MEDを測定できない照射器，とくに立ち型のみしか持ち得ない場合は，③が用いられている．先述のような理論で開発された光源であることや，機器・照射率計によって明らかな表示値の違いがあるため，生体反応を利用したMEDを基準とした治療の方が安全性が高く，有効性も得られやすいことから，乾癬では，スタンダードレジメンといわれる，MEDを基準とした代表的な照射治療が推奨される（図III.140, III.142）[1]．なお，白斑では，MEDの測定をせず一定量（300-400 mJ/cm^2）から開始して増量（50-100 mJ/cm^2）を行い，白斑部分がピンクになる程度に照射を継続するようにすれば色素沈着が得られることや，アトピー性皮膚炎では，MED20-50％程度の少量の照射を継続することが多く，効果の減弱で少量の増量を行うようなことが多い．今後，普及とともに，疾患ごとの照射方法を確立することが必要である．

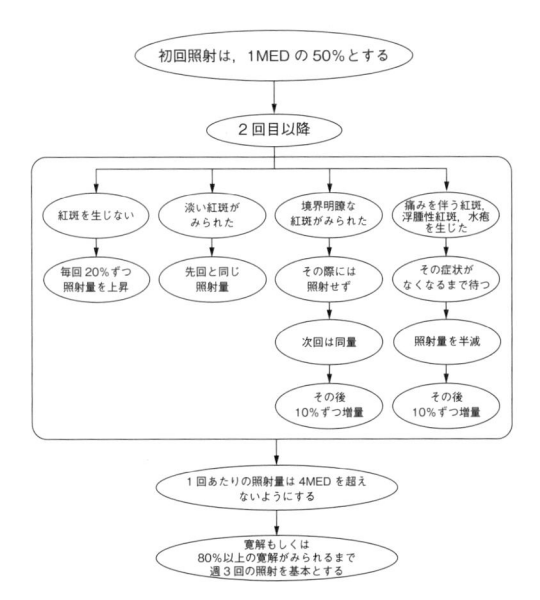

図III.140 最少紅斑量を基準としたナローバンドUVB照射方法（乾癬）
ステロイド外用，ビタミンD_3外用併用時は，2 MEDを最大照射量とする．

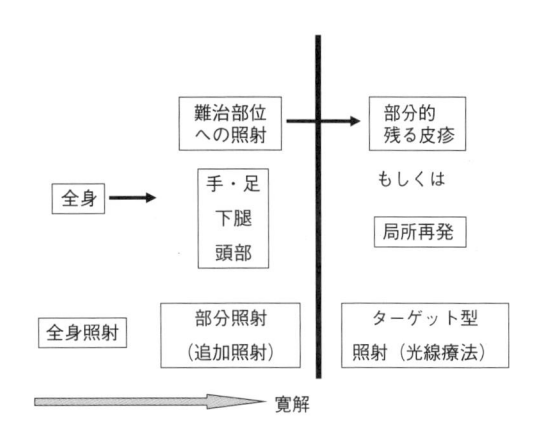

図III.141 乾癬皮疹に対する光線療法の照射方法（全身・部分・局所照射）

3) 全身照射から部分・局所照射（ターゲット型照射）

乾癬であれば，図III.141に示すように，全身照射から開始し，部分的に残る皮疹に追加照射（部分照射）を行う．ナローバンドUVBで80％以上の患者に寛解が得られる．さらに，部分的に残る皮疹や局所の再発に対して，ターゲット型光線療法（308 nmエキシマライト）を行い，正常皮膚への過剰な照射を防ぐべきではないかと思われる．紫外線療法のメカニズムの解析から，全身照射では制御性T細胞の誘導など免疫抑制の誘導など，部分・局所照射では病因となる細胞のアポトーシス誘導が考えられている．そのため，全身照射と部分・局所照射をうまく組み合わせることは，制御性T細胞誘導・アポトーシス誘導のデュアルアクションからも重要である．使いやすいターゲット型照射機器の登場によって，今後，全身照射・部分照射・局所照射をどのようにすればよいかあきらかになるだろう[4]．

b. 新たなターゲット型光線療法

現在のナローバンドUVB照射方法では，正常部位の皮膚への照射がなされるため，皮膚癌，光老化のリスクが高くなること，頻回に行う必要があり，しかも比較的長期間の照射が必要であること，寛解を得るためには1週間に2回以上の照射が必要であること，ナローバンドUVBでも平均

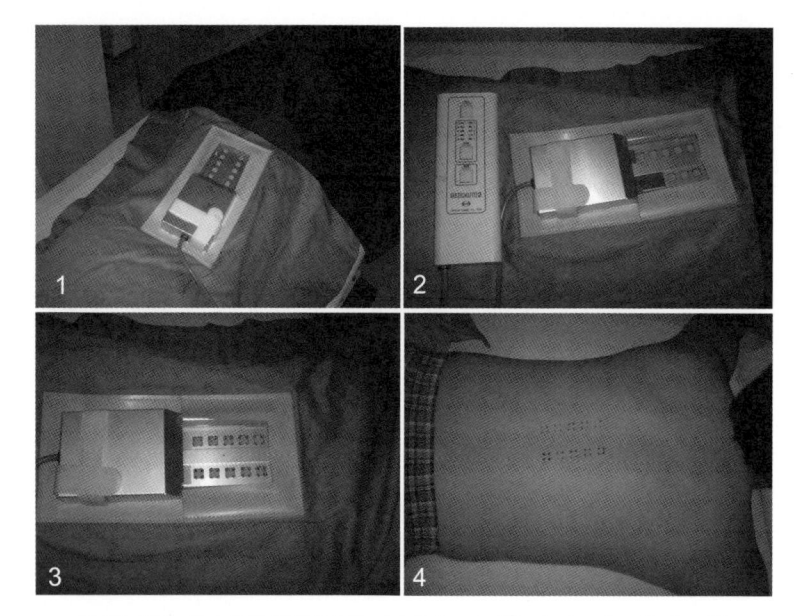

図 III.142 最少紅斑量測定方法（メドオート2®, クリニカルサプライ）
すべての操作がコントローラーからでき，コントローラー側で患者の皮膚の上に置いた多孔板の開閉状態がわかる．検査者（医療従事者）の被曝を防ぐ．照射時間を検査者の任意で設定できるので，光線治療のための MED 測定だけでなく，光線過敏症の検査も行うことができる．操作によって多孔板がずれることがないため，従来のようにテープ固定などが不要．そのため，信頼のおける安定したデータが得られる．
　1：メドオート2®を患者背部に置いたところ（テープ固定不要）．
　2：コントローラー側で2回ボタンを押して多孔板が2つ閉まったところ（コントローラー側の2つめのランプが点灯）．
　3：すべて照射し，照射部位にマークしたところ．
　4：マークしたところを24時間後に判定．

20回程度の照射が寛解に必要であることなどが問題である．皮膚癌・光老化のリスクを抑えることや照射回数を少なくすることが現在の紫外線療法での課題であり，とくに，全身型照射器で治療する際には，小さな範囲の皮疹であれば，不必要な照射を防ぐために遮光等が必要となる．このことを防ぐために，乾癬皮疹部や白斑の皮疹部のみに照射されるターゲット型光線療法が開発された．

表 III.23 エキシマライト照射方法

報告者	対象疾患	初回照射量	増量幅（方法）
Mavilia L	尋常性乾癬	2-4 MED	0.15-0.5 J/cm^2
Köllner K	尋常性乾癬	1 MED	1 MED（2回毎）
		2 MED	2 MED（2回毎）
Aubin F	尋常性乾癬	13 MED*	
	掌蹠膿疱症	11.8 MED*	
	アトピー性皮膚炎	13 MED*	
	アトピー性皮膚炎	8.4 MED*	
	円形脱毛症	9.1 MED*	
Tang LY	尋常性白斑	0.5-0.6 J/cm^2（70% MED）	0.1 J/cm^2
Mori M	菌状息肉症	2-3 MED（0.5-1 J/cm^2）	0.15-0.5 J/cm^2

*1回あたりの平均照射量

既存の311 nmナローバンドUVBと新たな紫外線療法である308 nmエキシマレーザー（wavelight laser technology）と308 nmエキシマライト（wavelight laser technology）との比較が行われた[5]．この結果から，308 nmエキシマレーザーやエキシマライトが乾癬に有効であり，今までにはない乾癬皮疹のみに照射するターゲット型照射方法によって，無疹部での発癌のリスクを減らすばかりか，少ない回数で乾癬治療が可能であることが示唆された．

1） エキシマライト

ターゲット型光線療法として，最も先行しているのが308 nmエキシマライト（図III.139）であり，海外では一般臨床レベルであり，その有用性が認められている．本邦でも，2008年には一般診療レベルでの使用が可能となった．乾癬や白斑に有効性が認められている．

表III.23[6-9]に，エキシマライトの照射方法をまとめたが，ターゲット型光線療法として，乾癬では，初回を含めMED以上で照射されることが多く，さらに増量幅も1 MED以上であり，強力に照射を行う．以前のエキシマレーザーでの検討であるが，1回あたりの照射量が多ければ，皮疹の改善がよく，寛解期間が長いことが明らかとなっていた[10]．そのため，エキシマライトでも同様の照射が行われるが，本邦においても，至適照射（推奨される照射）方法が今後検討されなければならない．

最近の報告では，乾癬と掌蹠膿疱症に対してのエキシマライトの効果では，乾癬患者35例に週2回照射し，74.6%改善，36.7%寛解がえられた．また，掌蹠膿疱症の患者15例に対して週1回照射し，52.5%が改善，6.7%が寛解がえられ，高い効果が確認された[11]．また，308 nmエキシマレーザーの効果では，乾癬患者152例に対して，週1回照射計6-16回を行い，149例がプロトコールを遂行でき，57例を1年，92例を半年，隔週で治療効果を観察したところ，4カ月後で87例寛解，部分寛解37例，軽快25例が得られ，寛解期間も長期であることがあきらかとなった[12]．白斑に対しては，10例の白斑患者を対象として，10週間照射後5週間経過観察を行ったところ，2週間後に色素再生が60%（患者自身の評価），50%（医師の確認）であり，スキンタイプIII-VIの白斑患者で効果が高いことが明らかとなった[13]．アトピー性皮膚炎に対しては，成人12例，小児6例に対して，週1回照射計6-12回の照射を行い，16週経過観察したところ，12例で寛解，3例で一部軽快，3例で不変であった[14]．結節性痒疹に対しては，週1回，平均8回の照射で4カ月経過観察したところ，効果が認められ[15]，難治性で抗生剤に抵抗性の毛囊炎に対しては，8例に週2回エキシマライトを照射し，12週経過観察を行い，平均13回（4-16回）ですべての患者で症状の軽快が認められた[16]．このように，紫外線療法が一般的に用いられない難治性疾患に対しても有用性が認められた．さらには，比較試験では，乾癬に対してPUVA単独とエキシマレーザー併用の効果の比較では，272例中256例において最終評価時点まで照射治療が継続可能であった．PUVAは週4回で123例PUVA単独で，149例に対してはエキシマレーザーの併用照射を行った．寛解率（PASI90）は67.3%対63.6%と有意差がなかったが，照射期間が（27±7日対15±6日）と減少し，PUVA照射量も（53.2±26.3対22.9±5.8）と減少した[17]．今後，他の光線療法との比較が行われ有用性が明らかになるものと思われるが，しかし一方紫外領域であるため，皮膚癌のリスクに対しては，詳細な検討がなされなければならない．

2） 平面光源を用いたナローバンドUVB

平面光源を用いたナローバンドUVBによって皮疹部のみに強力に照射する方法は現在本邦で開発段階である．ナローバンドUVBと同様の照射方法を用い，部分的に難治な皮疹に関して照射を行う．照射回数は，現在のナローバンドUVBと変わりなく，白斑・乾癬の治療例を図で示す（図III.143，III.144）．

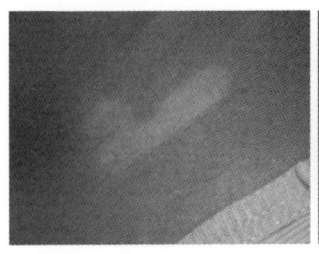

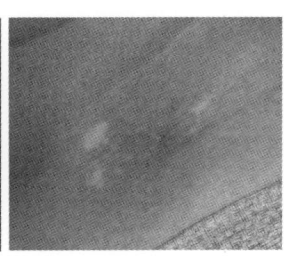

図 III.143 ターゲット型ナローバンド UVB 療法の尋常性白斑治療例
色素沈着は，周囲もしくは毛孔からはじまり，それが次第に融合し全体に色素沈着がみられようになる．

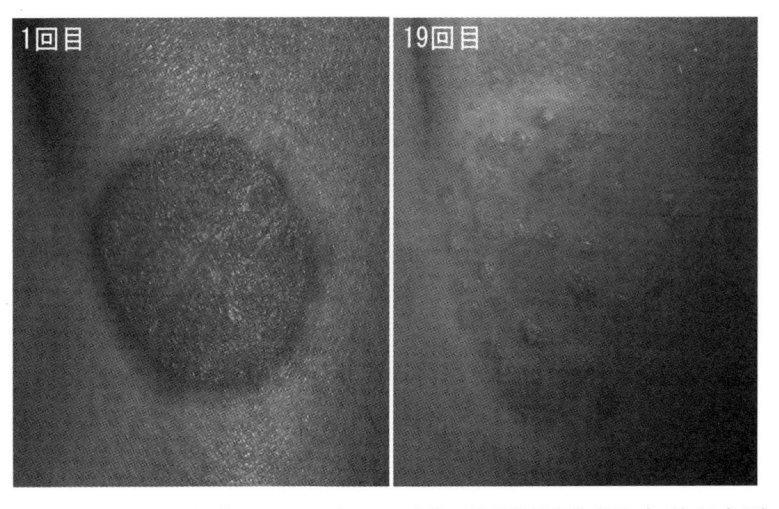

図 III.144 ターゲット型ナローバンド UVB 療法の尋常性乾癬治療例（口絵 16 参照）
19 回の照射で，紅斑，浸潤の改善と病変の縮小がみられる．

c. 難治性皮膚疾患に対する紫外線療法の将来

　照射方法もプロトコール化される傾向があり，ユーザーフレンドリーな照射機器とあわせ，紫外線療法自体が容易なものとなってきた．前述のように，全身型照射で問題であった病変部ではない部分への過剰照射は，強力な部分照射機器によるターゲット型照射方法によって避けることができるようになった．紫外線療法の作用機序として，主には病因となる細胞のアポトーシスや制御性 T 細胞の誘導（免疫抑制）があげられるが，波長ごとの光生物学的な作用から，疾患ごとに有効な光源（波長）や照射方法が考えられなければならない．紫外線療法を行うために必要な基本的な理論と背景を理解し，有効性が高く安全性が得られやすい光線療法を考えたい．

　　　　　　　　　　　　　　　　　（森田明理）

参考文献

1) Krutmann J, Morita A：Therapeutic photomedicine phototherapy. Freedberg IM, Eisen AZ, et al（eds）Fitzpatrick's Dermatology in General Medicine. 7th ed, pp2243-2249, McGraw-Hill, New York, 2007.
2) Fischer T：UV-light treatment of psoriasis. Acta Dermatovener（Stockh）56：473-479, 1976.
3) Parrish JA, Jaenicke KF：Action spectrum for phototherapy of psoriasis. J Invest Dermatol 76：359-362, 1981.
4) 森田明理：ナローバンド UVB などの光線療法．森田明理，宮地良樹，清水　宏（編）一冊でわかる光皮膚科．pp176-185, 文光堂，東京，2008.
5) Köllner K, Wimmershoff MB, et al：Comparison of the 308-nm excimer laser and a 308-nm excimer lamp with 311-nm narrowband ultraviolet B in the treatment of psoriasis. Br J Dermatol 152：750-754, 2005.
6) Mavilia L, Campomi P, et al：Wide-area 308 nm phototherapy with nonlaser light in the treatment of psoriasis：results of a pilot study. Br J Dermatol

152：1376-1377, 2005.
7) Anbin F, Vigan M, et al：Evaluation of a novel 308 nm monochromatic excimer light delivery system in dermatology：a pilot study in different chronic localized dermatoses. Br J Dermatol 152：99-103, 2005.
8) Tang LY, Fu WW, et al：Topical tacalcitol and 308 nm monochromatic excimer light：a synergistic combination for the treatment of vitiligo. Photodermatol Photoimmunol Photomed 22：310-314, 2006.
9) Mori M, Campolmi P, et al：Monochromatic excimer light（308 nm）in patch-stage IA mycosis fungoides. J Am Acad Dermatol 50：943-945, 2004.
10) Asawanonda P, Anderson RR, et al：308 excimer laser for the treatment of psoriasis. A dose-response study. Arch Dermatol 136：619-624, 2000.
11) Han L, Somani A-K, et al：Evaluation of 308-nm monochromatic excimer light in the treatment of psoriasis vulgaris and palmoplantar psoriasis. Photodermatol Photoimmunol Photomed 24（5）：231-236, 2008.
12) Nisticò SP, Saraceno R, et al：308 nm monochromatic excimer light in the treatment of psoriasis. J Plastic Dermatol 4（3）：263-266, 2008.
13) Chimento SM, Newland M, et al：A pilot study to determine the safety and efficacy of monochromatic excimer light in the treatment of vitiligo. J Drugs Dermatol 7（3）：258-263, 2008.
14) Nisticò SP, Saraceno R, et al：Efficacy of monochromatic excimer light（308 nm）in the treatment of atopic dermatitis in adults and children. Photomed Laser Surg 26（1）：14-18, 2008.
15) Saraceno R, Nisticò SP, et al：Monochromatic excimer light（308 nm）in the treatment of prurigo nodularis. Photodermatol Photoimmunol Photomed 24（1）：43-45, 2008.
16) Nisticò SP, Saraceno R, et al：Treatment of folliculitis with monochromatic excimer light（308 nm）. Dermatology 218（1）：33-36, 2008.
17) Trott J, Gerber W, et al：The effectiveness of PUVA treatment in severe psoriasis is significantly increased by additional UV 308-nm excimer laser sessions. Eur J Dermatol 18（1）：55-60, 2008.

4.2 光化学（PUVA）療法

光化学療法には光線照射と光感作性化学物質を併用する．この化学物質がchromophoreとなって特定波長の光線を吸収し，光化学反応とそれに続く光生物反応が惹起されて治療効果を発揮する．光化学療法に有効な光線の波長を単独で照射しても，目立った皮膚反応を生じない．光線のエネルギーを吸収したchromophoreが励起分子となり活性酸素を産生する光化学療法を光線力学的療法という．これについては次の項で述べられる．20世紀前半に乾癬の治療に行われていたコールタールと紫外線併用によるGoeckerman療法も光化学療法であるが，現在ではほとんど用いられることがない．この項では，PUVA光化学療法について述べる[1]．

a．PUVAの歴史

PUVA療法に関する最も古い記録として，紀元前1400年の古代インドの書物Atharva VedaにPsoralea corylifoliaという植物と日光を利用して皮膚の白斑を治療したという記述を見いだすことができる．エジプトや中国でも類似の治療法が1,000年以上前から行われていたという記録がある．エジプトで使用されていた植物は，ナイル河畔に繁茂するAmmi majusであるが，1947年，この植物から3種の有効成分，8-methoxypsoralen（8-MOP），5-methoxypsoralen，8-isoamylenoxypsoralenが分離され，尋常性白斑の治療が試みられている．8-MOP塗布による乾癬のPUVA療法は，1962年米国からの報告が最初と思われる．

1965年，Musajoらは，psoralenとピリミジン塩基がUVA照射によって光結合し，DNA合成を抑制することを示した[2]．光結合の仕方には，チミンの5, 6二重結合の部位とpsoralenの4′, 5′部位の結合，さらにpsoralenの3, 4部位にも結合してcross linkを形成する場合とがある（図III.145）．この研究に基づいて，表皮角化細胞におけるDNA合成の異常な亢進を示す乾癬の治療にも応用された．1967年から1973年にかけて欧米からいくつかの報告があり，わが国では，1973年，水野信行先生が外用PUVA療法を初めて試みられた．そして，1974年，Parrishらによって乾癬に対するPUVA療法が確立した[3]．psoralenの

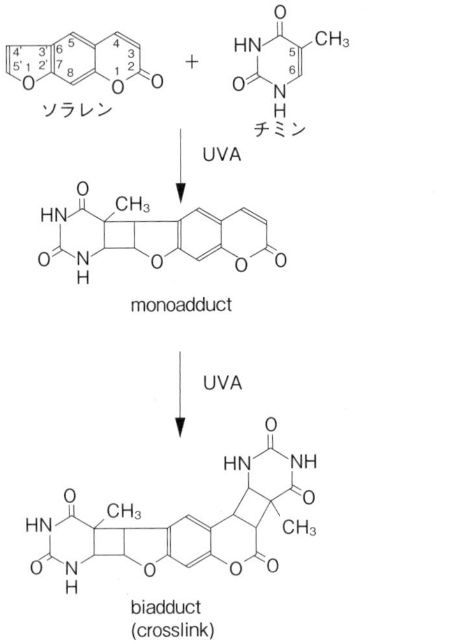

図 III.145 ソラレンとチミンの光結合
psoralen と DNA が共存する条件で UVA を照射すると psoralen とピリミジン塩基が光結合して monoadduct および biadduct を形成する．

頭文字（P）と UVA を結合して PUVA 療法と命名され，種々の疾患に応用されて広く普及していった．

b. PUVA 療法の光源

紫外線光源としては，UVA 領域を十分に放射し，照射野が広く，UVB や UVC を大量に混じないランプが適している．この条件をかなえた人工光源として蛍光灯型の black light があり，局所用から全身照射用の治療装置まで市販されている．

c. 最少光毒量の決定

psoralen は光毒性を有するため，投与後に過剰な UVA を照射すると強度の紅斑や水疱を形成してヤケドの症状を呈する．PUVA に対する皮膚反応には個人差があるため，一般的には各患者の最少光毒量をあらかじめ測定して治療線量を決定することが多い．psoralen を経口投与あるいは皮膚に塗布して 2 時間後に UVA を照射する．照射後 48 時間で判定し，照射野全体に紅斑を発生させるのに要する最少 UVA 量を最少光毒量とする．

d. 適用疾患と方法
1）乾癬

psoralen の投与方法によって，内服療法と外用療法に分けられる．欧米では，乾癬の PUVA 療法にはほとんど内服療法が行われており局所外用療法はされないが，わが国では外用療法が好まれる．内服療法は，全身に作用するため既存の病巣に対する治療効果のみならず皮疹出現を予防する効果もある．しかし，日光の UVA を回避する必要があり，入院治療が望ましい．また，目に対する副作用や内服による胃腸障害も考慮する必要がある．一方，外用 PUVA 療法の利点は，病巣部に高濃度の psoralen を作用させることができ紫外線照射時間が短くてすむ．しかし，病巣部のみに塗布すれば，非病巣部での皮疹の新生を予防することはできない．また，塗布部位のみに色素沈着が生じるために美容上好ましくない欠点もある．

内服 PUVA 療法は，8-methoxypsoralen（8-MOP）の約 0.6 mg/kg を内服して 2 時間後に UVA を照射する．小型の UVA 光源では分割照射が必要となり，内服から照射までの時間間隔が身体部位によって異なるため，全身照射装置を使用することが望ましい．日本人の場合は，紅斑発生に大量の UVA 照射を要するため，最少光毒量を測定することなく 2-3 J/cm^2 の UVA を初回線量として，皮膚反応や治療効果を参考に照射量を増減することが多い．治療の頻度は，週に 3 回程度が適当である．5-10 回の治療で効果が発現する．15-20 日以後に皮疹の消退する症例が多い（図 III.146）．

外用 PUVA 療法には，0.1-0.3％の 8-MOP 溶液が，光毒性皮膚炎予防のための紫外線照射コントロールが容易で使用しやすい．外用後 1-2 時間で UVA を照射するのが一般的方法で，1/2-2/3 最少光毒量を初回線量とする．治療効果や光毒性皮膚炎，色素沈着などを勘案して紫外線量を徐々に増量する必要がある．この外用療法は，皮疹再発の予防的維持療法には適さない．

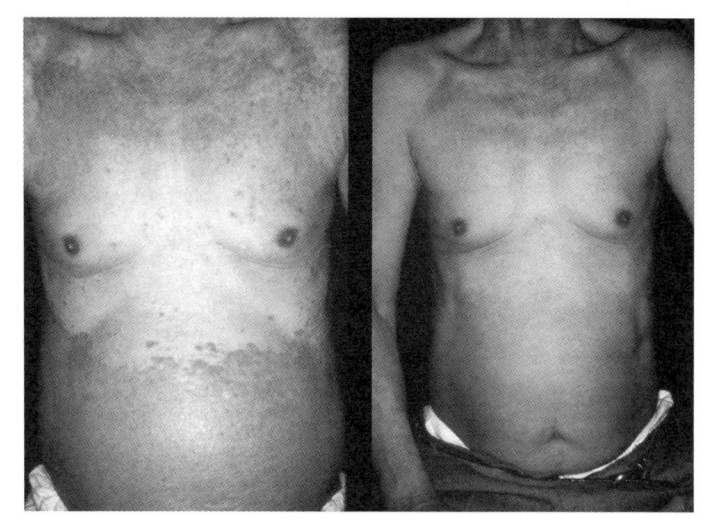

図 III.146 尋常性乾癬の内服 PUVA 療法
20 回前後の治療で皮疹は完全に消退することが多い（左；治療前，右；治療後）．

外用療法の一種である bath-PUVA（わが国では PUVA バスと呼ばれることもある）療法は，浴湯に 8-MOP を 0.001-0.0001％に溶解して 15-20 分間，37 度以上の温度で入浴し，その直後に UVA を 0.2-0.5 J/cm^2 で照射する．光毒性反応は急速に減弱して生じにくく，自然光に対する遮光の必要性は少ない．浴槽が必要なため実施できる施設は限られる．また，8-MOP を大量に使用するので治療費が高くなる．

尋常性乾癬に対する PUVA の治療効果は，外用より内服と bath-PUVA が優れている．いずれも，他の治療法に比べて皮疹の再発が遅く，寛解期間が長いという利点がある．膿疱性乾癬や乾癬性紅皮症にも PUVA 療法が有効であるが，紫外線の過剰照射によって増悪する（Koebner 現象）ことがあるので，尋常性乾癬よりも少量の UVA 照射から開始する方が安全である．

2） 尋常性白斑

本症の発症機序は，色素細胞に対する自己免疫であるので，種々の治療に抵抗するが，光線療法が古くから第 1 選択として行われてきた[1]．

PUVA 療法の手技は乾癬の治療とほぼ同様である．白斑部は紫外線に対する感受性が高く，光毒性皮膚炎を生じやすいため，最少光毒量 1/2 以下の照射量から開始する．白斑部位が軽い紅斑を維持する程度の線量が適当である．治癒までには乾癬に対するよりも長期間の治療を要する．治療効果が出始めるのは 15-20 回照射後であり，完全治癒に至るには 100 回以上の治療を必要とする．色素再生の最初の兆候としては，毛孔一致性の点状の色素斑が出現し，次第に数と大きさを増して癒合して病巣部を埋め尽くす．しかし，PUVA 療法で完全に治癒するのは約 10％の患者であり，50％以上の面積に色素再生をみるのは 39-50％の症例といわれる．

治療成績は部位あるいは病型によって異なる．顔面と頸部の病巣が最も治療に反応しやすく，躯幹と四肢の中央部がこれに次ぐ．手，足，口唇，乳頭部などを侵す末端型（lip-tip type）は最も治療に抵抗する．一般的に，一神経支配領域に限局する分節型の白斑よりも広範囲に発症する汎発型のほうが治療成績がよい．治療効果には患者のコンプライアンスが大きく影響する．PUVA 療法適用の判定基準として次の 4 項目が挙げられている．i）12 歳以上の患者，ii）プロトコルに沿って 12-24 カ月間の継続治療が可能な患者，iii）治療期間中に眼科検査が可能な患者（ただし内服 PUVA），iv）末端型以外の白斑．PUVA 療法で

いったん治癒した白斑は，85％の症例で10年以上は安定した状態を維持できるが，不完全治癒の病巣は治療を中止すると数カ月，数年で徐々に白斑が拡大するという．したがって，再三の治療中断は予後を不良にする．

3）菌状息肉症

本症は悪性皮膚T細胞リンパ腫であり，病期の進行（病巣の軽重）によって，紅斑期，扁平浸潤期，腫瘍期に分けられる．さらに進行すれば皮膚以外の臓器や血液中にも悪性のTリンパ球が出現する．紅斑期，扁平浸潤期および菌状息肉症の前駆症と考えられる局面状類乾癬には，内服PUVA療法が第一選択の治療法と思われる[1]（図III.147）．ほぼ乾癬に対するPUVA療法に準じて治療する．他の疾患と比較して速効する傾向があり，5回前後の照射で効果の発現をみることが多い．皮疹消退後の維持療法により再発予防効果も期待できる．他の治療法と比べて予後を不良にすることはないといわれており，また，副作用も少なく治療により患者のQOLを低下させることもない．

PUVAの特殊療法として体外循環式光化学療法（extracorporeal photochemotherapy あるいは photopheresis）がある．皮膚T細胞リンパ腫の治療法として考案されたもので，患者の末梢血中のリンパ球を体外で循環させる間に8-MOPとUVAを作用させて，再び患者にもどす方法である[4]．進行した症例に一定の治療効果をみている．光線に暴露されていない皮膚の病巣にも効果を示すことから，腫瘍細胞に対する直接作用のみでは奏功機序を説明することができない．すなわち，PUVAによってTリンパ腫瘍細胞を直接的にapoptosisに陥らせるだけでなく，腫瘍細胞に対するcytotoxic Tリンパ球の攻撃力を増強するような，いわゆるT cell vaccinationといわれる間接作用の方がより重要に作用していると考えられる[1]．通常のPUVA療法でもまれに皮膚以外の病巣が消退することがあり，また，明らかに再発予防効果がみられることから，vaccination作用が働いている可能性が高い．

米国では，体外循環式光化学療法がFood and Drug Administrationの認可を得ているが，わが国での臨床的使用は不可能である．

4）アトピー性皮膚炎

Morisonらは，夏に軽快するアトピー性皮膚炎患者があることに着眼して，ステロイドの外用あるいは内服による標準的な治療では満足すべき効果が得られなかった15名の重症例に内服PUVA療法を施行し，良好な結果を得て報告した[5]．その効果は，UVBよりも優れているが，乾癬治療と比較して皮疹の軽快および消退までにより頻回の照射を要する傾向がある．その後，同様の報告が

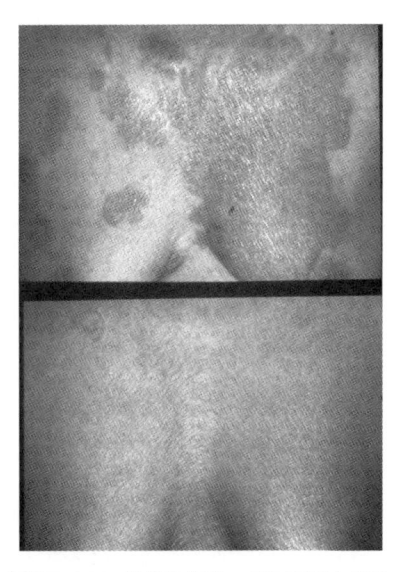

図 III.147 菌状息肉症の内服PUVA療法
局面期までの病巣には内服PUVA療法が第一選択の治療法である（左：治療前，右：治療後）．

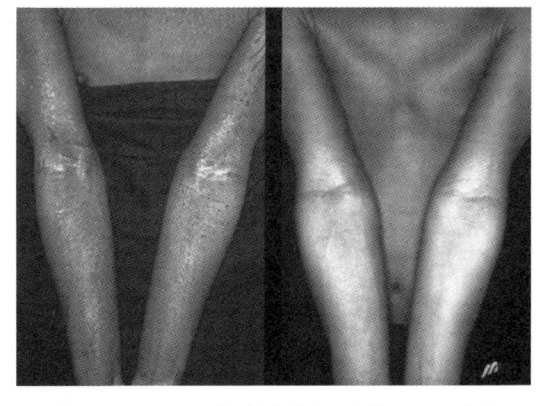

図 III.148 アトピー性皮膚炎の内服PUVA療法
標準的治療によるコントロールが不良でQOLが著しく低下した重症例にPUVA療法を追加すると良好な結果を得ることが多い（左：治療前，右：治療後）．

相次いでいる．1999年のヨーロッパにおけるアンケート調査によると，約80％の開業皮膚科医がアトピー性皮膚炎にPUVA療法を行った経験があるという．PUVA療法の適用となる症例は，成人の広範囲重症のアトピー性皮膚炎で，ステロイド外用などの標準的治療に抵抗してQOLが著しく低下している患者である（図III.148）．

5） その他の適用疾患

多形日光疹，慢性光線性皮膚炎，日光蕁麻疹などの光線過敏症や掌蹠膿疱症，扁平苔癬，円形脱毛症，結節性痒疹，丘疹-紅皮症，移植片対宿主（GVH）反応などに対する治療効果が報告されている[1]．

e． 副作用

1） 急性傷害

psoralenあるいはUVAが過剰であれば，psoralenの光毒性作用によって強度の紅斑，水疱，疼痛などやけど様の皮膚炎が生じる．また，乾癬では皮疹の増悪や新生をみることがある（Koebner現象）．内服療法では，時に胸やけ，吐き気，食欲不振，胃痛などの胃腸症状を訴えることがある．

2） 慢性傷害

慢性的な頻回照射により皮膚の乾燥，萎縮，黒子様色素斑（PUVA lentigines）などの光老化の症状が生じる．動物実験では，白内障が発症する．臨床的には長期間の追跡調査でもヒトに眼の副作用はほとんど生じていないが，内服PUVA療法では，摂取後少なくとも12時間は日光に対して眼の保護をする必要がある．

3） 発癌

PUVAはDNAを傷害することより遺伝子変異を誘導する可能性があり，最も危惧される副作用は，長期間連用した場合の皮膚悪性腫瘍の発生である．その可能性は乾癬にPUVA療法が応用された当初から理論的に理解されており，乾癬に対するPUVA療法が報告された翌年の1975年，すでに米国ではPUVA療法の副作用を追跡調査する多施設共同のグループが結成された．1975年1月1日から1976年10月1日までにPUVA療法を開始した患者1,380名が登録された．約15カ月ごとにインタビューし，皮膚癌発生の有無，全身状態，乾癬治療の内容を質問し，皮膚癌発生が疑われた場合は生検して組織学的に診断した．1998年の報告によれば，20年間でPUVA療法を受けた患者の17.2％にSCCが発生している[6]．BCCとメラノーマのリスクはSCCと比較してかなり低い．一方，ヨーロッパでの追跡調査では，米国と比べて皮膚癌の発生率がきわめて低い．

わが国のPUVA療法は特殊な状況にあり，欧米のデータをそのまま当てはめることはできない．まず大きな相違は，乾癬には内服PUVA療法が国際的に標準的な方法であるのに対して，日本では外用PUVA療法が好んで行われてきた．また，わが国では，欧米のようなPUVA療法のprospectiveなfollow-up groupはなく，各施設からPUVA療法中に発症した皮膚腫瘍が散発的に症例報告されているが，その数はきわめて限られている．名古屋市立大学からの報告によると，外用PUVA療法を受けた188症例中の5例にBCC，Bowen病，あるいは日光角化症を生じている[7]．そのうち3例には免疫抑制作用のあるシクロスポリンが併用されている．悪性度の高いSCCは生じていない．われわれは500例をこえる症例に内服PUVA治療を行っているが，悪性腫瘍の発生を経験していない．欧米人と比較して日本人の皮膚癌の自然発症がきわめて少ないことを考えても，皮膚科専門医の管理下で行われる日本人に対するPUVA療法は安全な治療法と思われる．

f． 作用機序

乾癬に対するPUVA光化学療法は，PUVAがDNA合成を阻害し，細胞増殖を抑制するという実験結果を論拠に応用された．しかし，PUVA療法が有効な疾患は必ずしも増殖性皮膚疾患のみではない．とくに，尋常性白斑に対する効果は最も古くから知られているが，消失したメラノサイトが再生するということは，むしろ細胞増殖の抑制作用とは逆の効果である．白斑を含めて適応症の

中には，アレルギーあるいは自己免疫が発症機序として考えられる疾患も少なくない．その後，ランゲルハンス細胞，角化細胞，Tリンパ球，肥満細胞などの免疫担当細胞への作用を介して，PUVA療法が免疫抑制作用を発揮することが明らかとなってきた[1]．そのほかにも種々の作用が知られており，PUVAの奏功機序は単一ではないと考えられる．

（堀尾　武）

参考文献

1) 堀尾　武：光皮膚科学—基礎から臨床へ．医薬ジャーナル社，大阪，東京，2006．
2) Musajo L, Rodighiero G, Dall'Acqua F：Evidences of a photoreaction of the photosensitizing furocounarins with DNA and with pyrimidine nucleosides and nucleotides. Experientia 21：24-26, 1965.
3) Parrish JA, Fitzpatrick TB, et al：Photochemotherapy of psoriasis with oral methoxsalen and long wave ultraviolet light. N Engl J Med 291：1207-1211, 1974.
4) Edelson R, Berger C, et al：Treatment of cutaneous T cell lymphoma. N Engl J Med 316：297-303, 1987.
5) Morison WL, Parrish JA, Fitzpatrick TB：Oral psoralen photochemotherapy（PUVA）of atopic eczema. Br J Dermatol 98：25-32, 1978.
6) Stern RS, Liebman EJ, Vakeva L：Oral psoralen and ultraviolet-A light（PUVA）treatment of psoriasis and persistent risk of nonmelanoma skin cancer. J Natl Cancer Inst 90：1278-1284, 1998.
7) 小林桂子，森田明理，辻　卓夫：外用PUVA療法と発癌．日皮会誌 112：1247-1251, 2002.

4.3　光線力学的療法（PDT）

光線力学的療法（photodynamic therapy；PDT）とは，腫瘍親和性光感受性物質とレーザー光線との併用にて悪性腫瘍内で光化学反応を惹起させ，腫瘍組織を選択的に死滅させる治療法である[1]．PDTの歴史は古く，1900年にOscar Raabがアクリジン色素とランプの光を当てるとゾウリムシが死滅したというものである．1960年にLipsonらによって腫瘍親和性光感受性物質であるヘマトポルフィリン誘導体（hematoporphyrin derivative；HpD）が合成され，1979年にDoughertyらにより進行期乳癌の皮膚転移巣や皮膚癌に対し，HpDとアルゴンダイレーザーによって治療が行われ，その効果が証明された．

本邦で1980年にHayataらが気管支内視鏡を用いた内視鏡的PDTを行い早期肺癌の根治を得，この治療法が全世界に広まった．わが国では早期肺癌，表在性食道癌，表在性早期胃癌，子宮頸部初期癌および異形成において，HpDのphotofrin®とエキシマダイレーザーとの併用で1996年に保険診療が認可された．

また，2003年に光感受性物質のLeserphyrin®と664nmの半導体レーザーとの併用で早期肺癌に，2004年に加齢黄斑変性症の治療にverteporfinと689nmの半導体レーザーを用いたPDTが認可された．

皮膚疾患の治療には，光感受性物質を主に外用する方法が用いられる．1990年にKennedyら[2]が初めて報告したポルフィリン前駆物質の5-aminolevulinic acid（ALA）を外用しレーザーを照射する外用PDT（ALA-PDT）が，表在性の皮膚悪性腫瘍ならびに他の皮膚疾患の治療に有効である[3,4]．

a.　PDTの原理

PDTはポルフィリン関連化合物が有する腫瘍組織・新生血管への特異的な集積性と光の励起により発生する活性酸素（主に一重項酸素 $^1O_2$）の強い細胞破壊効果を利用した治療法である．PDTにおける光化学反応のほとんどは光照射により光感受性物質が最低三重項状態から組織中の溶存酸素 $^3O_2$ へのエネルギー移動により活性酸素を生成し，この活性酸素が生体組織と反応して傷害を与える機構である．

PDTの作用機序は，このような光化学反応により生成された $^1O_2$ が細胞膜やミトコンドリア[5]を障害し細胞死が起こる，あるいはPDTにより腫瘍組織内の血管内皮細胞の障害や血栓形成により血流が阻害される．腫瘍血管への選択的なポルフィリン誘導体の集積性による血流遮断効果（vascular shut down効果）により細胞のapoptosis，壊死が起こるといわれる．

b. 内視鏡的 PDT と加齢黄斑変性症に対する PDT の適応と方法

1) 内視鏡的 PDT

早期肺癌，表在性食道癌などを治療する内視鏡的 PDT では，患者に光感受性物質の photofrin® を静脈内注射して 12-48 時間後に，病変部に気管支ファイバースコープや内視鏡を用いて，630 nm のレーザー光をファイバーで誘導し照射する．photofrin® は腫瘍組織には正常組織のおよそ 4 倍とり込まれ，かつ 48 時間以上停滞する．正常組織は肝，腎を除き 24 時間以内に排泄されるので，この時間差を利用して腫瘍を選択的に治療する．また，早期肺癌では Leserphyrin® 静脈内注射 4-6 時間後に 664 nm の半導体レーザーを照射する．これらの方法では光感受性物質による日光過敏症のため，投与後 2-3 週間は直射日光を避け，日焼け止めクリームを塗布する．

PDT による早期の中心型肺癌，原発性多発肺癌，食道癌，胃癌の粘膜下層癌や早期子宮頸癌の完全寛解率は約 75-100% と，いずれも高い治癒率が得られている．その他，脳，膀胱などの腫瘍の治療にも有効である．

2) 加齢黄斑変性症

加齢黄斑変性症には脈絡膜新生血管を伴う滲出型加齢黄斑変性症と，新生血管を伴わずに網膜色素上皮の萎縮を主とする萎縮型加齢黄斑変性症があるが，PDT の対象となるのは滲出型加齢黄斑変性症である．PDT により，眼底の黄斑部に発生した脈絡膜新生血管を閉塞させ滲出性変化を抑制し視力を改善，維持する．

レーザー装置には波長 689 nm の半導体（ダイオード）レーザー装置を用いる．照射条件は，出力 600 mW/cm^2，照射時間 83 秒，照射量 50 J/cm^2 とする．照射は verteporfin の静脈内注射開始から 15 分後に行う．治療終了後 48 時間は日光を避け屋外へ出ない．

PDT 1 年後の視力改善率は 20-30%，視力維持率 80%，視力悪化率 20% という．

c. 皮膚科における PDT[2,3,5)]

1) 外用 ALA による光感受性の内因性プロトポルフィリン IX の生合成

皮膚疾患の治療には，ポルフィリン前駆物質の ALA を用いる外用 ALA-PDT が行われる．ALA は体内に内在する物質であるが，蛍光物質でないためにそれ自体には光感受性はない．外用された ALA は腫瘍組織内にとりこまれてポルフィリン代謝系路を経てミトコンドリア内で，光感受性を示す内因性プロトポルフィリン IX（Pp IX）に生合成される．ヘム合成経路において生理的に産生されたヘムはネガティブフィードバックとなってポルフィリンの合成を阻害するが，過剰な ALA が外因性に与えられると，このフィードバックがきかなくなり，律速酵素である ferrochelatase が枯渇し，内因性のポルフィリン，とくに Pp IX が細胞内に蓄積されるという（図 III.149）．

ALA は局所で代謝され 48 時間以内に排泄されるため，全身の光感受性はない．

2) 外用 ALA-PDT に用いる治療光の波長

水，酸化ヘモグロビンやメラニンなどの生体組織内物質による光の吸収として最も影響が少ないのは 650 から 700 nm 近辺といえる．Pp IX の励起波長は 410 nm に最大のピークがあり，ほかに 510 nm，545 nm，580 nm，630 nm にもピークがある．治療に用いるには，Pp IX の最大ピークの 410

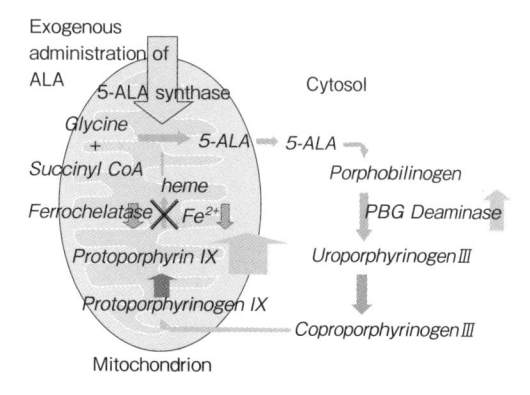

図 III.149 ポルフィリン代謝経路
過剰に外用された ALA は腫瘍組織内にとりこまれてポルフィリン代謝系路を経て，ミトコンドリア内で ferrochelatase の枯渇などにより光感受性を示す内因性プロトポルフィリン IX（Pp IX）に生合成されて蓄積する．

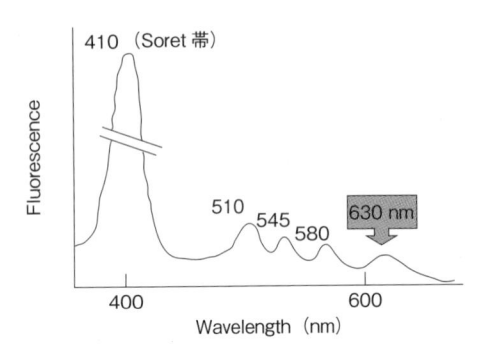

図 III.150 プロトポルフィリン IX の吸収スペクトル
PDT の治療光の波長は深さ 1 mm くらいまでの浅い腫瘍組織なら 410 nm の青い光を，それ以上の深さの腫瘍組織に対しては 630 nm の赤い光を一般に利用する．

nm が最も励起率が高いが，この紫-青色光は血液，メラニン色素に吸収され組織透過性が低い．また，可視光線ではより長波長の方が組織透過性がよい．このため ALA を用いた PDT では組織透過性が最もよい 630 nm の波長が一般に用いられる．このように，治療光の波長は深さ 1 mm くらいまでの浅い腫瘍組織なら 410 nm の青い光を，それ以上の深さの腫瘍組織に対しては 630 nm の赤い光を一般に利用する（図 III.150）．

3） 外用 ALA-PDT に使用する光源機器

PDT の光源は，630 nm に吸光度を有する可干渉性（coherent）のレーザー（エキシマダイレーザー（PDT EDL-1, 2），YAG-OPO レーザー）が用いられる．パルス波であるエキシマダイレーザーでは 10-20 mm の深達度が期待でき，さらに組織の熱変性が少ない．有効照射量は 50-150 J/cm^2 とされる．PDT に用いられるレーザーは低出力であり，正常組織に対する害はほとんどない．

PDT に用いる光源は，600-700 nm の吸光度を有する照射装置なら有効である．レーザー光では照射野が狭いため，広い病変の場合は 600-700 nm の吸光度を有する非干渉性（incoherent）のランプ光源の方が照射野は広く簡便である．しかし，LED などの赤色光源ランプでは深達度は 2-3 mm であり，これより深い病変部には適さない．現在では，Waldmann PDT 1200（600-730 nm），ダイオードレーザー（633 nm），Thera BeamVR630（600-740 nm），スーパーライザー（600-1600 nm）

などが用いられている．

4） 外用 ALA-PDT の方法

親水軟膏に 20% 濃度にとかした ALA（コスモバイオ社の ALA-HCl）を塗布後，ラップにて密封し浸透性を増し，箔で覆い日光を遮断する．4-6 時間後に 630 nm の光を当てる．ALA を腫瘍内へ深く入れるために局注や内服も行われる．

5） 外用 ALA-PDT の皮膚疾患への適応（表 III.24）と効果[3,4]

a） 皮膚悪性腫瘍への適応と効果

ALA-PDT は表在性皮膚悪性腫瘍の表皮内前癌状態の日光角化症，表皮内癌のボーエン病，表皮直下の表在型基底細胞癌の治療に最も効果がある．とくに日光角化症（図 III.151），ボーエン病では

表 III.24 PDT の主な適応疾患

腫瘍性疾患
日光角化症
ボーエン病
表在型（および結節型）基底細胞癌
乳房外 Paget 病
皮膚リンパ腫
actinic cheilitis
basal cell nevus cell syndrome
非腫瘍性疾患
尋常性痤瘡
脂腺母斑
脂腺増殖症
難治性の手足の疣贅
尖圭コンジローマ
疣贅状表皮発育異常症
ボーエン様丘疹症
脂漏性角化症
ダリエー病
尋常性乾癬
掌蹠膿疱症
尋常性白斑
円形脱毛症
サルコイドーシス
腱サルコイドーシス
強皮症
モルフィア
扁平苔癬
硬化性萎縮性苔癬
環状肉芽腫
糖尿病性脂肪類壊死
皮膚や爪の真菌症
皮膚リーシュマニア症
創傷治癒
皮膚の美容

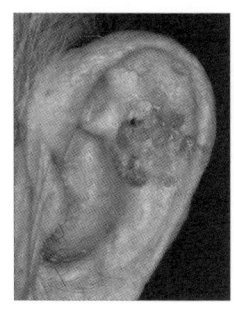

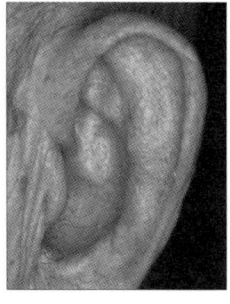

図III.151 日光角化症の外用 ALA-PDT による治療例
耳介の日光角化症（表皮の前癌状態）に対して PDT3 回（総照射量 150 J/cm²）にて皮疹の消失がみられた．
左：治療前，右：PDT 150 J/cm² 1 カ月後．

最も治療成績がよく，美容的にも優れている．その他，腺癌の Paget 病，皮膚リンパ腫の治療も行われる．悪性黒色腫などの黒い色素病変ではメラニンにより光の透過が抑制されるため治療効果が望めないとされる．

治療成績は施設により PDT の方法が異なるため比較が困難である．日光角化症では complete response（CR）率は 70-100%，ボーエン病では 60-80%，基底細胞癌では表在型で 80-100% である．有棘細胞癌では再発が多いため PDT に適さない．

Braathen ら[4]のガイドラインによると，PDT は治療効果の高さと，美容上優れることから日光角化症，ボーエン病，表在型基底細胞癌に第一の推奨とされる．

b）　他の皮膚疾患への応用

正常皮膚組織では，ALA を外用塗布すると，皮脂腺，毛包，表皮の中層の深さまでの順に ALA に親和性を示す．このことから尋常性痤瘡，脱毛，脂腺母斑，脂腺増殖症の治療にも応用される．さらに，難治性の手足の疣贅，脂漏性角化症，尖圭コンジローマ，ダリエー病などにも応用される．

また，PDT は，光毒性（phototoxicity）のみではなく免疫調節（immunomodulatory）効果もある．局所免疫抑制，転写因子の誘導，ケラチノサイトにおけるサイトカイン産生，抗皮膚硬化作用や抗菌作用を示す．

このため PDT は尋常性乾癬，円形脱毛症，皮膚サルコイドーシス，腱サルコイドーシス，強皮症，モルフィア，扁平苔癬，硬化性萎縮性苔癬，ボーエン様丘疹症，皮膚や爪の真菌症や皮膚リーシュマニア症などの治療にも用いられる．膠原線維の産生促進作用から創傷治癒，皮膚の美容へも応用される．

6）　ALA-PDT の長所と短所

ALA-PDT は正常組織への損傷がほとんどなく，腫瘍選択性がきわめて高く，患者への侵襲がほとんどなく安全なため，高齢者や全身状態の悪い方，手術を拒否された方にも適応できる．とくに，美容的にも優れているため女性の顔面や首などの疾患の治療に非常に有用である．術後合併症がなく，全身への毒性が少なく，治療が繰り返し行える．他の手術，化学療法，温熱療法などとの併用も有効である．

短所は処置時に痛みや不快感を訴えることである．痛みの程度には個人差がある．治療に使う光の照射強度に依存し痛みが強くなる．痛みへの対処法として，照射野の扇風機やアイスパックなどによるクーリングや局所麻酔，消炎鎮痛剤の内服が行われる．

d.　光線力学的診断（photodynamic diagnosis；PDD）

ALA を腫瘍病変部に塗布あるいは内服投与すると，組織内にて主に protoporphyrin IX がつくられ，紫外線を照射するとポルフィリンが Soret 帯の光で励起され，630 nm と 690 nm にピークを有する赤色蛍光を発する．これが悪性腫瘍の局所診断に利用される．この PDD は，境界不鮮明な腫瘍の発見やその輪郭を知るため，また腫瘍の再発部位や臨床的にみつけにくい腫瘍発見に利用される．脳腫瘍の病変部位を知るのに応用されている．

e.　PDT の展望

PDT は，全世界的に侵襲の少ない新しい癌治療法として確立されつつある．PDT の臨床応用が開始されて以来，すでに 30 年近くが経ち，各疾患に対する適応と問題点が明確になり，また適応の

拡大が行われてきた．また今後の社会の高齢化とともに，従来の治療法では対応できない疾患の増加が予想され，PDTの適応疾患はますます拡大していくものと思われる． 　　　　　（松本義也）

参考文献

1) Pass HI : Review. Photodynamic therapy in oncology : Mechanisms and clinical use. J Natl Cancer Inst 85 : 443, 1993.
2) Kennedy JC, et al : Photodynamic therapy with endogenous protoporphyrin IX ; basic principles and present clinical experience. J Photochem Photobiol B 6 : 143-148, 1990.
3) 松本義也：Photodynamic therapy—原理と適応．斎田俊明，飯塚一（編集主幹）皮膚疾患の最新医療．先端医療シリーズ38，pp5-8，先端医療技術研究所，東京，2006.
4) Braathen LR, et al : Guidelines on the use of photodynamic therapy for nonmelanoma skin cancer : An international consensus. J Am Acad Dermatol 56 : 125-143, 2007.
5) Peng TI, et al : Mitochondrion-targeted photosensitizer enhanced the photodynamic effect-induced mitochondrial dysfunction and apoptosis. Am Y Acad Sci 1042 : 419-428, 2005.

4.4　レーザー治療

レーザーは light amplification by stimulated emission of radiation という言葉の頭文字を連ねてできた言葉で，文字どおり光を増幅したものである．ただし，通常の光より高いエネルギーを有し，非常に短い照射（10^{-15} 秒）が可能である．

a.　レーザー治療の原理

新しいレーザー治療（selective photothermolysis）の原理は，①目的とする色素に到達し，特異的に吸収される波長，②目的とする細胞・組織の thermal relaxation time よりも短い照射時間，③目的とする細胞・組織を破壊するのに充分な照射エネルギーの3条件を満たす光を照射すれば，色を持っている細胞あるいは組織を選択的に破壊し，瘢痕なく治療できるということである[1]．

具体的にいうと，赤あざにはヘモグロビンに吸収される波長，色素病変にはメラニンに吸収される波長の光を用いなければならない．また光は波長によって皮膚への深達度が異なるので，皮膚深部に存在する病変に対しては長い波長の可視光を使用しなければならない．

しかし，目的とする色素に到達し，それに吸収される波長の光を照射しただけでは瘢痕形成を防ぐことはできない．それは照射時間が長いと，ターゲットに吸収された光エネルギーが熱に変換され，それが周りの組織に拡散し，周りの組織にも熱傷害が生ずるからである（図III.152）．これを防ぐためには，ターゲット内で生じた熱エネルギーが周りの組織に移行する前にレーザー照射をやめなければならない．つまり，レーザー治療に使

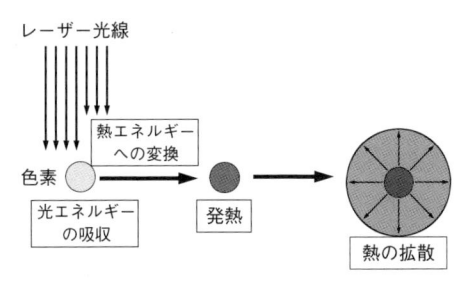

図III.152　特定の色素に吸収される光を照射した場合の光エネルギーの推移
特定の色素が存在する部位にその色素に吸収されるレーザー光を照射すると，①レーザー光は色素に吸収される．そして②光エネルギーは熱エネルギーに変換され，③その色素が熱せられる．やがて④熱せられた色素から周りの組織に熱が拡散し，色素の温度が下がると同時に⑤周りの組織に熱傷害を及ぼす．

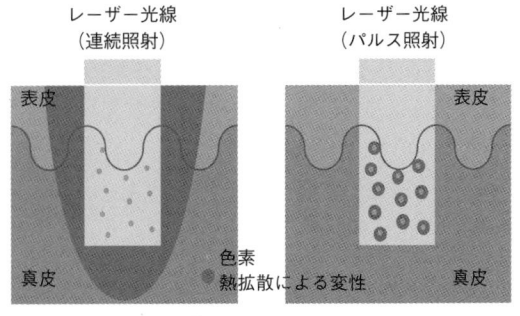

図III.153　従来のレーザー療法（連続照射）と selective photothermolysis（パルス照射）
連続照射だと色素に吸収された光エネルギーが周りの組織に拡散し，熱変性をきたすが，パルス照射だと光エネルギーを色素だけに限局できる．

表 III.25　レーザー光のパルス幅と波長による適応疾患の目安

パルス幅（照射時間）	波長（nm）	適応	副作用**
ナノ秒（10^{-9}：nsec）	可視光線	すべての色素病変*	瘢痕形成 −
マイクロ秒（10^{-6}：μsec）	585 nm 前後	血管腫，とくに単純性血管腫	瘢痕形成 +
	可視光線	表皮内の色素病変* 抜毛〜脱毛	瘢痕形成 +
ミリ秒（10^{-3}：msec）	585 nm 前後	太い血管からなる血管腫 Skin rejuvenation	瘢痕形成 ++
	可視光線	表皮内の色素病変* 脱毛	瘢痕形成 ++
	近赤外線	Skin rejuvenation	瘢痕形成 ++
秒（sec）以上	主に遠赤外線	小腫瘤の焼灼	瘢痕形成 +++

*肝斑を除く色素病変，副作用**：脱色素斑．

用するレーザー光は瞬間的な光（パルス光）でなければならず，照射時間（パルス幅）が長いほど，瘢痕形成を生じやすく，照射時間が短いほど瘢痕形成がみられない（図 III.153）．

現在発売されているレーザー装置は数多く存在するが，上記のような理由でレーザーの種類が同じであってもパルス幅が異なれば，適応疾患は異なり，また副作用の程度も異なる（表 III.25）．

b．色素性皮膚病変

メラニンの増加によって色がついた皮膚病変を色素病変といい，このような病変を治療するレーザーにはパルス幅がナノ（10^{-9}）秒のQスイッチのルビー，アレキサンドライト，Nd：YAG のレーザーがある．これらのQスイッチレーザーはすべての色素病変に使用できるが，色素病変によってはその反応が異なり，また無効なものも存在する．

1）色素が真皮に増加している病変

太田母斑などの青あざの治療では，Qスイッチレーザー照射を繰り返せば瘢痕を残すことなく色を薄くすることができる．色素性母斑（小さいものはホクロ，大きなものは黒あざと呼ばれる），青色母斑もQスイッチレーザー治療によって確実に色調は薄くなるが，母斑細胞の数が多いと多数の治療回数を要する．このような場合は，パルス幅がマイクロ秒やミリ秒のロングパルスレーザーを使用すると，治療回数を減らすことができる．ただし瘢痕などの副作用がみられるようになる．また盛り上がっている色素性母斑は，Qスイッチレーザーにより色を薄くすることができるが，メラニン含有量が少ない母斑細胞はそのまま残り，扁平化することはない．そのため隆起している色素性母斑は，外科的に切除した方がよいかもしれない．

刺青にもレーザー治療が有効であるが，種々の色がついている刺青（decorated tattoo）の場合，個々の色素に吸収される波長のレーザー光を照射しなければならない．また外傷性刺青もQスイッチレーザーが有効で，一般に真皮内に刺入された色素は少量のことが多いので治療回数は少なくてすむ．

2）メラニンが表皮に増加している病変

表皮のみを選択的に除去すればよいので，ナノ秒のパルス幅のレーザーばかりでなく，マイクロ秒，ミリ秒のパルス幅のレーザーでも治療は可能である．ただしパルス幅が長くなると瘢痕形成の可能性が高くなるので，エネルギー照射量を減らさなければならない．

a）炎症後色素沈着

日焼けや湿疹など，炎症が起こった後に色が黒くなることがあり，これを炎症後色素沈着と呼ぶ．この炎症後色素沈着は半年以内，遅くとも1年以内に自然に消失するので，治療の必要はない．も

し炎症後に色素沈着が1年以上も残っている場合は，表皮に存在するメラニンが真皮に滴落し，いわゆる刺青状態となっている時である．このような場合は，Qスイッチレーザーが有効である．

　b）茶あざ（カフェオレ斑，扁平母斑，ベッカー母斑）

日本で言う扁平母斑（欧米ではカフェオレ斑と呼ばれる）のレーザー治療に対する反応は，以下の3種類である．①レーザー照射後一時的に色調は薄くなるが，すぐに炎症後色素沈着をきたし，レーザー照射1カ月後にはレーザー治療前よりも色が濃くなる，②レーザー照射後色調は薄くなるが，毛穴に一致して色素増強をきたす，③レーザー照射後きれいに色素病変が消失する．①，②は放置していると数カ月〜半年後にはもとの褐色斑となるが，治療効果があるとはいえない．③は半年〜1年で再発することがあるが，再照射を繰り返せば再発までの期間が伸び，再発してくる色も以前より薄くなるので，レーザー治療の価値がある．だいたい③のタイプは5人に1人以下で，半数以上は①のタイプのことが多いようである．また乳幼児の方が成人より③の場合が多いようである．一方，欧米で言う扁平母斑（speckled lentiginous nevus）の淡褐色斑は上記と同じ経過をたどるが，点状の黒色斑は色素性母斑と同じであるため，Qスイッチレーザー照射により確実に色は薄くなる．

　c）老人性色素斑

俗に「老化によるしみ」と呼ばれる老人性色素斑は，老化による表皮ケラチノサイトの異常である．そのため，レーザー照射によりメラニンを有している病的ケラチノサイトを破壊すれば，正常表皮が再生して，色がとれる．もちろんこの場合も一過性の炎症後色素沈着がみられるが，通常数カ月程度（日光にあまり暴露されない部位では半年程度）で自然に消失するので心配することはない．

　d）粘膜の色素斑

レーザーを1回照射するだけで消失し，炎症後色素沈着もみられない．

　e）肝斑

レーザー治療後（10日前後）に痂皮が剥がれると，色が消失するが，レーザー治療1カ月後にはかえって黒くなる．その後数カ月〜半年で元の色調に戻るが，レーザー治療が有効とは言えない．

　f）雀卵斑

わが国で雀卵斑を主訴に来院する患者の1/3は太田母斑であり，残りの2/3は小型の老人性色素斑か色素性母斑である[2]．そのため，それぞれの疾患に適した治療を行う．

c．血管腫（赤あざ）

波長577-590 nm，パルス幅450マイクロ秒の色素レーザーなどが使用されるが，すべての血管腫に効果があるわけではない（図III.154）．また当初レーザー治療に反応しても，何回かレーザー治療を行うと，それ以上の改善がみられなくなることも多い．このような場合はレーザー治療の限界と考え，それ以上のレーザー治療をやめるべきである．

またイチゴ状血管腫は基本的に自然退縮する傾向にあるため，治療の基本は経過観察である．つまりレーザー治療は退縮期であれば，治療効果があるが，無治療部も自然に消褪するため未治療部位との差は認められなくなるので，レーザー治療の必要はない．ただし生後1年以内では眼を数日被うだけで弱視をきたすことがあり，また耳，鼻，

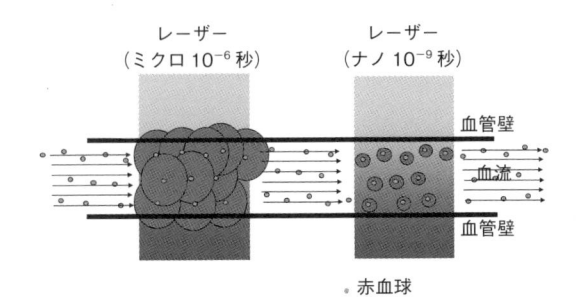

図III.154　血管腫に対するレーザー治療のメカニズム
赤血球に吸収されたレーザー光は熱エネルギーに変換され，やがて赤血球から周りの組織に拡散する．赤血球から拡散した熱エネルギーが血管壁を破壊すると血管腫の治療になる．しかしパルス幅が短すぎると，赤血球しか破壊できない．

口唇などに生じた場合も，潰瘍化し，皮膚欠損となることがあるので，このような場合は治療が必要である．この時の治療法はステロイド投与である．

d. レーザー脱毛

メラニンを含有している毛に可視光を照射すると，熱エネルギーは毛から毛包に拡散する．この熱によって毛包の最外側に存在する毛を作る細胞（follicular stem cell）が破壊されると，毛が生えてこなくなる．そのため使用するレーザーのパルス幅はミリ秒でなければならず，高出力の光発生装置もパルス幅はミリ秒なので，脱毛に使用することができる（図III.155）．しかしこのパルス幅では表皮の熱変性の方が強くなるので，表皮を冷却する装置が必要で，さらに脱毛効果が弱くてもエネルギー照射量を低くしなければならない．

e. 皮膚の若返り（skin rejuvenation）

強い光で光老化に陥った真皮上層を除去・剥離（ablation）し，その後に再生した真皮によって皮膚の若返りをはかることを laser skin resurfacing と呼ぶ．しかしこの方法は，皮膚の熱傷害が強く，とくに頸部ではケロイド状瘢痕となることが多い

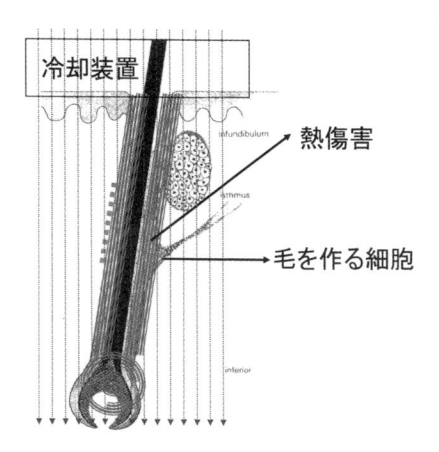

図III.155 レーザー（光）脱毛の原理
毛に吸収された光は熱エネルギーに変換され，熱は毛から毛包に伝わる．毛包の最外側に毛を作る細胞（follicular stem cell）があるので，その細胞が熱変性をきたして，死滅すると永久脱毛となる．表皮にもメラニンが存在するので，表皮の熱変性を防ぐために表皮の冷却装置が必要となる．

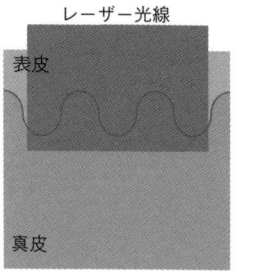

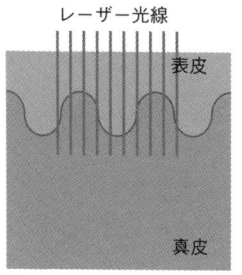

図III.156 従来の laser skin resurfacing と fractional laser skin resurfacing
従来の laser skin resurfacing は皮膚を面で除去するので，瘢痕となるが，fractional laser skin resurfacing は目に見えないピンポイントで皮膚を除去するため，熱傷害は肉眼的にはほとんどわからない．

ため，10年ほど前にレーザー照射と同時に皮膚表面を冷やし，表皮の傷害をできるだけ少なくするレーザー（nonablative laser）が開発された．しかしこのレーザーもレーザーによる非特異的熱傷害を利用したものなので，瘢痕を防ぐため，照射エネルギーを下げざるを得ず，その結果皮膚の若返り効果ははっきりしないことが多い．そこで，最近はピンポイントで皮膚に穴を空ける fractional laser resurfacing が行われている（図III.156）．この方法は，ニキビ跡など小さな瘢痕の治療には第一選択であるが，皮膚のしわ伸ばし効果は，コラーゲンやヒアルロン酸の注入療法あるいはボツリヌス毒素の注射療法より劣る．

f. 小腫瘤の焼灼

レーザー光線の熱作用による組織の非特異的な焼灼を目指したものがレーザーメスで，代表的なレーザーに炭酸ガスレーザーがある．基本的には電気メスと同じであるが，レーザー光の照射面積をしぼることが可能なため，微小な腫瘍の凝固・焼却には電気メスよりは優れているかもしれない．

（渡辺晋一）

参考文献
1) 渡辺晋一：皮膚科におけるレーザー治療の基本原理．日レ医誌 27：315-326，2007．

2) 渡辺晋一：シミ・ソバカスの実態．香粧会誌 24：287-295，2000．

4.5 眼のレーザー治療

眼球の光透過性を利用して，光による眼疾患治療が広く行われている．その始まりは 1949 年 Meyer-Schwickerath による眼底への太陽光照射である．その後，レーザー光線は波長による組織特異性が明確で，直進性に優れて照射部位限定が可能なこと，出力調節が容易なことから，いろいろな眼疾患治療に用いられている（表 III.26）．

a．熱凝固作用を応用した治療
1) 熱凝固機序

レーザー光が色素に吸収されて発生した熱により組織が凝固される．レーザー光を吸収する眼内の色素はメラニン，酸化・還元ヘモグロビン，キサントフィル，水であり，波長により吸収率が異なる（図 III.157）．

眼底の光凝固を考えてみる．網膜・脈絡膜内の吸収色素は図 III.158 の部位に存在するが，吸収係数と色素量から可視領域波長の光は主に網膜色素上皮細胞のメラニン色素で吸収される．また，網膜色素上皮層に隣接する脈絡膜毛細血管板は血流豊富な血管叢で，その中のヘモグロビンもレーザーを吸収する．網膜毛細血管内のヘモグロビン吸収は無視できる．したがって，たとえば 514 nm 光では照射量の約 60％が網膜色素上皮細胞で，20％が脈絡膜毛細血管，20％が脈絡膜深部で吸収されて，網膜・脈絡膜の温度分布は図 III.159 のように網膜色素上皮と脈絡膜毛細血管板付近がもっ

表 III.26　現在眼科で使用されるレーザー

熱凝固による治療	アルゴン緑（514 nm）
	色素（577-630 nm）
	クリプトン（521，531，568，647 nm）
	波長変換-Nd：YAG（532 nm）
蒸散による治療	Nd：YAG（1,064 nm）
破壊による治療	Ar-F：エキシマ（193 nm）
光化学反応による治療	半導体（689 nm）

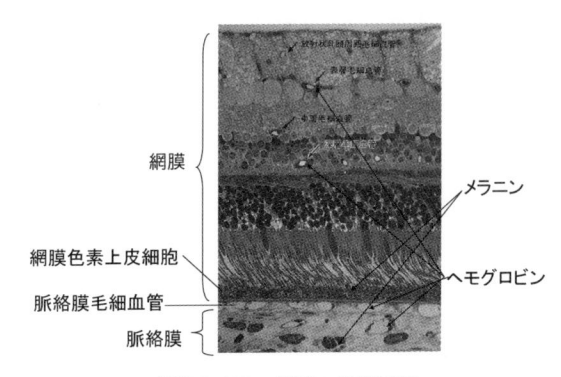

図 III.158　網膜の組織断面
メラニン色素は網膜色素上皮細胞と脈絡膜にあり，ヘモグロビンは脈絡膜毛細血管や脈絡膜内の中大血管，網膜血管にある．

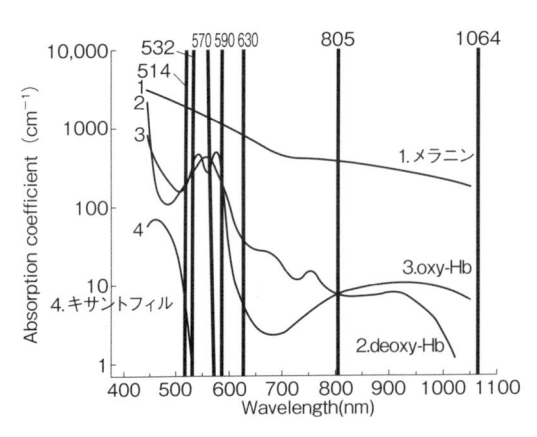

図 III.157　眼底にある主なレーザー吸収色素の吸収係数（文献 1 より改変）

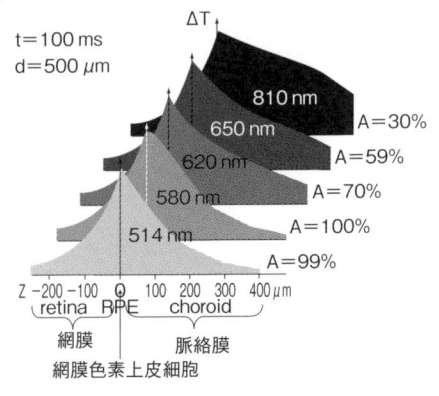

図 III.159　網脈絡膜内の温度分布（文献 2 より改変）
縦軸が温度，横軸は眼底の部位を示す．レーザー出力は網膜色素上皮細胞での温度が同じになるように設定してある．514 nm では網膜色素上皮細胞を頂点とした山形になり，長波長ほど脈絡膜内の温度が高い．A は照射光が眼底で吸収された割合を示す．

とも高くなる．この温度分布は波長によって異なり，長波長可視光すなわち赤色光では網膜色素上皮での吸収が低下するぶん，透過した光が脈絡膜深部のメラノサイトで吸収されて脈絡膜内部の温度が上昇する．このような波長による違いは出血を伴う病巣などの治療で問題となり，眼科医は病巣にあわせた波長と照射条件（照射時間，出力）を考えて治療を行っている．

2） 網膜光凝固

眼科でもっとも広く行われているレーザー治療である．

a） 光凝固部の組織変化

熱発生部の網膜色素上皮細胞は壊死し脈絡膜毛細血管は閉塞する．周囲に伝導した熱で視細胞も壊死する．障害された脈絡膜血管からの滲出液が細胞間に貯留して浮腫を生じる（図III.160a）．1-2週間後には壊死した視細胞はマクロファージで貪食処理され，その跡には凝固部周辺の網膜色素上皮細胞やグリア細胞が増殖した瘢痕組織が形成される（図III.160b）．脈絡膜毛細血管は再疎通するが，完全に再生しないこともある．瘢痕組織は酸素消費量が少ないことと網膜色素上皮層と視細胞層の接着力を強くする特徴をもち，この性質をさまざまな治療に利用する．

凝固程度は照射出力，照射時間，照射径の3条件によって決まる．通常の網膜光凝固では，凝固直後に凝固部中央が白色で周囲に灰白色のハローを呈する灰白色凝固斑が標準的である（図III.161）．出力過剰や照射時間が短過ぎる場合は出血を生じるので，照射条件をうまく設定しなければならない．

b） 網膜新生血管の抑制を目的とした治療

対象疾患：糖尿病網膜症，網膜静脈閉塞症，網膜血管炎，各種のブドウ膜炎，未熟児網膜症など．

さまざまな原因で既存の網膜血管が閉塞すると虚血網膜には血管増殖因子（代表的なものが血管内皮増殖因子（VEGF））が発現し，網膜血管から出芽による網膜血管新生が起こる．新生血管は硝子体出血や網膜剥離をきたして失明原因となる．そこで，新生血管を抑制する治療が必要になり，光凝固が盛んに行われている．光凝固でできた瘢痕組織は神経細胞より酸素要求度が低いため，酸素供給が低下した状態でも相対的に虚血が緩和され，ひいてはVEGF発現が低下する．たとえば糖尿病網膜症で網膜全域に網膜毛細血管閉塞があれば汎網膜光凝固を行う（図III.162）．この時は治療を4回程度に分けて少しずつ光凝固斑を増やしていく．本来は閉塞した網膜血管の再疎通が望ましいが，いまだその方法は見つかっていない．汎網膜光凝固はあくまでも視細胞を破壊する治療なので，過剰治療では周辺視野障害や後天性夜盲の原因になる．また，糖尿病黄斑症などの黄斑浮腫悪化をきたすこともあるので，十分な経験のある眼科医が行う必要がある．

c） 網膜浮腫の軽減を目的とした治療

対象疾患：糖尿病黄斑症，網膜静脈閉塞症など

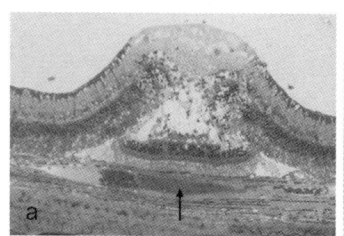

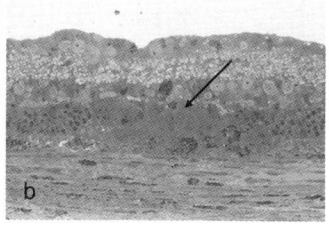

図III.160 有色家兎眼におけるレーザー光凝固（波長577 nm）の組織切片写真
a） 凝固1時間後．中央部の網膜色素上皮細胞や視細胞は壊死し，脈絡膜血管（矢印）には血栓形成がみられる．滲出液の貯留によって網膜は隆起する．網膜内層も浮腫状である．
b） 凝固1週後．視細胞は消失し，増殖した色素上皮細胞とグリア細胞からなる瘢痕組織（矢印）がみられる．

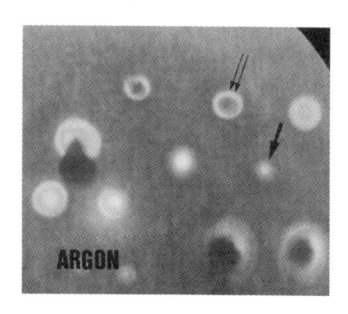

図III.161 有色家兎眼におけるレーザー光凝固（514 nm）の眼底写真[3]
さまざまな照射条件の凝固斑である．矢印が理想的な灰白色凝固斑で，二本矢印は中央に出血をきたしている．その他にも出血を伴う凝固斑が見られる．

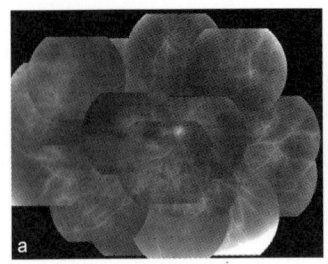

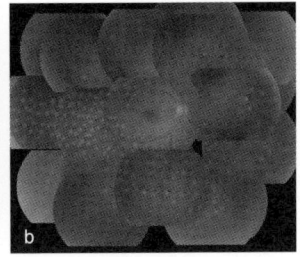

図 III.162 糖尿病網膜症（口絵17参照）
a) 治療前のフルオレセイン蛍光造影写真．網膜毛細血管が広範囲に閉塞している．
b) 汎網膜光凝固術後の眼底写真．白い斑点は比較的新しい光凝固斑で，色素を持つ斑点は時間の経過した凝固斑である．

の黄斑浮腫．

黄斑と呼ばれる網膜中央部付近は網膜循環不全により浮腫を生じやすい．黄斑はものを見る中心であるため黄斑浮腫は直接的に視力低下をきたす．格子状光凝固といって，黄斑部に散発凝固を行うとび漫性黄斑浮腫が改善することがある．奏功機序が確定されていないことと，効果の確実性が低いことが問題である．

　d) 網膜異常血管の直接凝固

対象疾患：糖尿病黄斑症などの網膜毛細血管瘤による限局性黄斑浮腫，網膜細動脈瘤，網膜血管腫など．

ヘモグロビン吸収率の高い黄色レーザーを使用して異常血管を直接凝固して閉塞させる（図III.163）．

　e) 脈絡膜新生血管の直接凝固

対象疾患：滲出型加齢黄斑変性など．

加齢黄斑変性では，脈絡膜血管から発生した脈絡膜新生血管が網膜色素上皮細胞層下にでき，やがて色素上皮細胞層を越えて感覚網膜下に伸展する．欧米では高齢者の失明疾患としてもっとも多く，わが国でも増加傾向にある．色素上皮と新生血管を同時に凝固して閉塞させる治療であるが，再発率が高いことと，凝固部は神経細胞が破壊されるため視機能が失われることから，現在は病巣が中心窩から離れた部位の場合のみ行われる．

　f) 網膜色素上皮細胞の修復を目的とした治療

対象疾患：中心性漿液性網脈絡膜症，黄斑浮腫など．

病的異常をきたした色素上皮細胞を凝固すると，周辺の残存色素上皮細胞が増殖して異常部位を修復することを利用する．この場合は網膜神経組織をなるべく障害しないように弱い凝固を行う．

特殊なものとして短パルス照射によって色素上皮細胞のみを選択的に破壊する selective retina treatment（SRT）も研究されている．

　3) 特殊な眼底光凝固：経瞳孔温熱療法

対象疾患：滲出型加齢黄斑変性，脈絡膜腫瘍など．

低出力の近赤外半導体レーザーを60秒間照射するもので，熱による周囲組織障害を抑制して目標組織の凝固を可能にするものである（図III.164）．理論的には標的組織温度を約10℃上昇させるのがよいとされるが[4]，臨床的に照射量調節と効果予測が困難なことから，光線力学療法が開発されてからは加齢黄斑変性にはあまり行われていない．

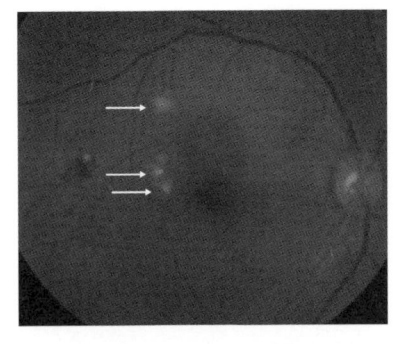

図 III.163 糖尿病黄斑症の限局性浮腫に対するレーザー光凝固術後の眼底写真（口絵18参照）
矢印は網膜毛細血管瘤を直接光凝固した凝固斑である．

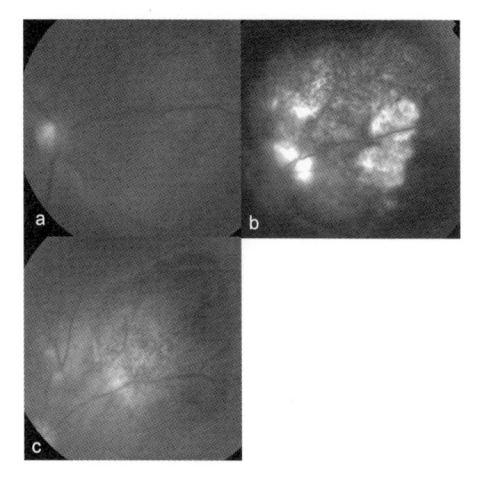

図Ⅲ.164　脈絡膜血管腫の経瞳孔温熱療法
a) 治療前．右眼の視神経乳頭鼻上側に赤色隆起を認める．
b) 治療前のフルオレセイン蛍光造影．腫瘍は過蛍光を示す．
c) 治療後．腫瘍は瘢痕化している．

4）特殊な眼底光凝固装置

レーザービームの向きを装置内ミラーで機械的に走査することであらかじめ設定したパターンの光凝固を可能にした新しい装置が開発された（PASCAL，SLIM LINE™，トプコンメディカルジャパン社，図Ⅲ.165）．ただし，本方式では1点あたりの照射時間が短く従来の光凝固と組織変化は異なる．

5）緑内障治療

a）虹彩切開術

急性閉塞隅角緑内障は突然眼痛，頭痛，視力障害をきたす疾患で，かつては観血的虹彩切除術が必要であった．しかし，レーザー虹彩切開が考案

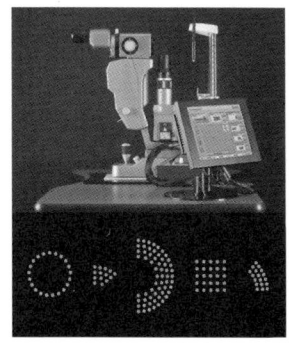

図Ⅲ.165　PASCAL，SLIM LINE™ の外観と照射パターン

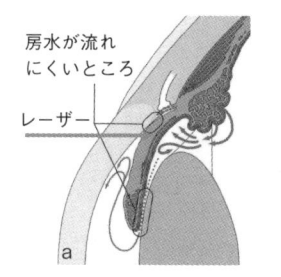

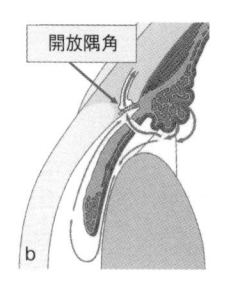

図Ⅲ.166　閉塞隅角緑内障に対するレーザー虹彩切開術
a) 虹彩先端と水晶体の間を房水が通過しない（瞳孔ブロック）ため房水は虹彩の裏（後房）に貯留し，虹彩は角膜側に圧排されて隅角が閉塞するのが閉塞隅角緑内障である．
b) 虹彩にレーザーで小さな穴をあけることで虹彩裏の房水が流出し隅角が開放する．

されてからは外来での処置が可能になった．熱凝固によって虹彩を穿孔させて房水という眼内液の流路を作成する（図Ⅲ.166）．ただ，長期経過後に合併症である水疱性角膜症をきたすことがまれにあるので注意を要する．熱凝固を抑えて Nd：YAGレーザーによる組織破壊で穿孔させた方が合併症は少ないとされる．

b）線維柱帯形成術

房水の排泄路である隅角線維柱帯にアルゴンレーザーを照射して，機能不全に陥った線維柱帯の房水流出を促す治療である（図Ⅲ.167）．線維柱帯のメラニンにレーザーが吸収される．近年は532 nm レーザーのパルス照射によって周囲組織の熱障害を抑制して治療効果の向上をはかる選択的線維柱帯形成術（selective laser trabeculoplasty：SLT）[5] が行われる．

c）隅角形成術

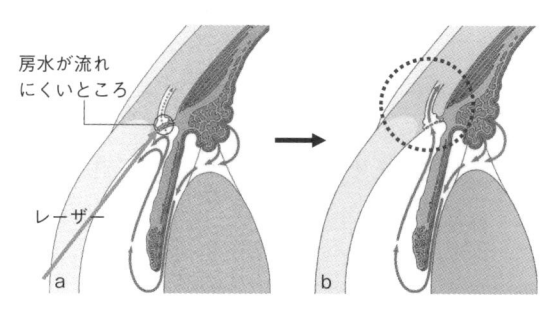

図Ⅲ.167　開放隅角緑内障に対するレーザー線維柱帯形成術
a) 隅角線維柱帯の機能不全により房水が眼外に排泄されない．
b) レーザーで線維柱帯に房水流出路を作る．

虹彩根部を凝固することで虹彩を収縮させ，隅角を開く治療法である．

d）毛様体光凝固

房水産生部位である毛様体を熱凝固で破壊し，房水産生を抑制することで眼圧を下げる治療である．投薬や他の緑内障手術でコントロールできない難治性緑内障例に行われる．

b. 蒸散による治療

1）後発白内障治療

白内障手術では水晶体内容物である水晶体皮質と水晶体核を除去し，水晶体囊と呼ばれる外側の薄い膜は残して，その囊内に眼内レンズを挿入するのが一般的である．この場合，術後時間経過とともに水晶体囊に残存した水晶体上皮細胞の増殖による後囊混濁を生じることがある．これを後発白内障とよび，霧視や視力低下の原因となる．かつては観血的手術を要したが，現在は Nd：YAG レーザーによって混濁した水晶体後囊に切開を加えることができる．図III.168 のように後囊に孔をつくることで光の透過性が改善し，視力回復が得られる．

2）その他の治療

Nd：YAG レーザーは硝子体膜の切開などにも応用される．

c. 光化学反応による治療

光感受性物質がレーザー光で励起されて励起一重項状態になり，それが基底状態に遷移する間にエネルギーが組織内の溶存酸素に移って一重項酸素が形成される．一重項酸素は細胞毒性を有し標的細胞を破壊する（図III.169）．この光化学反応を応用して滲出型加齢黄斑変性の脈絡膜新生血管を閉塞させる治療が，光線力学療法（photodynamic therapy；PDT）である．現在は光感受性物質にベルテポルフィン（ビジュダイン®）を，励起レーザーには赤色半導体レーザー（689 nm）が使用される（図III.170）．熱凝固と異なり新生血管周囲の神経細胞を直接障害することがないので，治療後の視力低下を抑制できるようになった[6]．したがって，熱凝固では治療困難であった中心窩下新生血管も治療が可能になった（図III.171）．しかし，網膜色素上皮細胞や脈絡毛

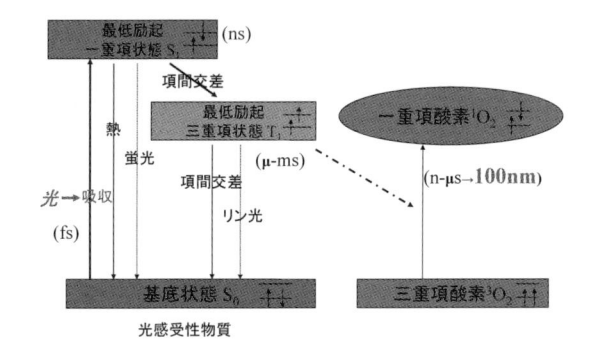

図III.169　光化学反応の模式図
基底状態の光感受性物質は光エネルギーを吸収すると励起一重項になったあと励起三重項を経て基底状態に戻る．この間に励起三重項状態の光感受性物質から組織内の溶存酸素（三重項酸素）にエネルギーが渡り一重項酸素が発生する．一重項酸素が寿命内に組織中を移動する距離はせいぜい 100 nm なので，障害作用はほとんどその発生部位に限局される．

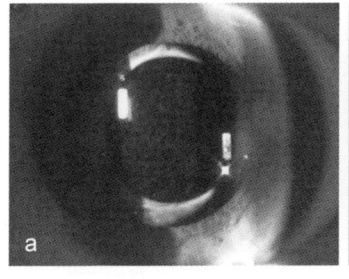

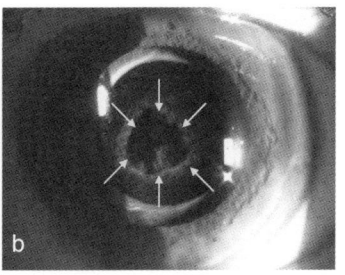

図III.168　後発白内障に対する後囊切開術（口絵19参照）
a）術前．水晶体後囊が白濁している．
b）パルス Nd：YAG レーザーで混濁した後囊に丸い穴（矢印）を開けて光の透過を図る．

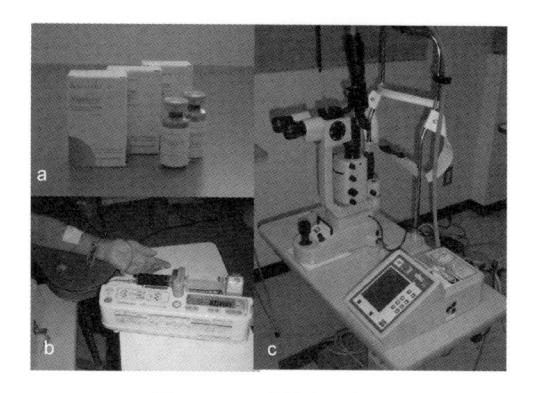

図 III.170　光線力学療法
a)　ベルテポルフィン（ビジュダイン®，ノバルティス社）．
b)　ベルテポルフィンは灌流ポンプを使用して10分間連続注入する．
c)　注入開始から15分後に赤色半導体レーザー（689 nm）を照射して励起する．写真はビズラス690S（カールツァイス社）．

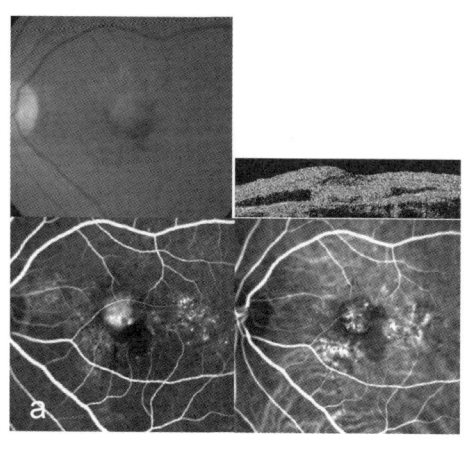

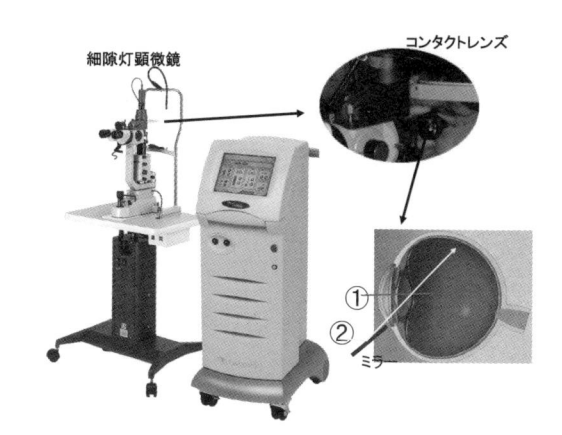

図 III.172　細隙灯顕微鏡とレーザー本体の組み合わせ
患者眼にコンタクトレンズを装着し（右上），細隙灯で治療部位を直視しながらレーザーを照射する．コンタクトレンズ（右下）には用途に合わせてさまざまな種類がある．①は網膜中央付近の照射で，②はミラーでレーザー光線を反射させることで網膜周辺部を照射する．写真のレーザー本体はNovus® VARIA™（日本ルミナス社）．

細血管障害をきたすことと，治療後の新生血管再発率が高いことなどの問題点もあり，近年はPDT単独治療は対象症例を限定して行われ，抗VEGF製剤との併用療法が盛んである．

d.　治療用デリバリーシステム
1）　細隙灯顕微鏡

眼底疾患や緑内障治療，後発白内障治療など幅広い疾患で用いられる．レーザーをファイバーで細隙灯顕微鏡に導入し，観察光と同軸でレーザーを照射できるもので，用途に合わせたコンタクトレンズと組み合わせて治療を行う（図III.172）．

2）　倒像鏡

眼科医が眼底を観察するのに用いる器具で，患者の眼前に置いたレンズを通して眼底に焦点をあわせた光を入れ，眼底からの反射光を観察するものである．この観察光路にレーザーを導入するこ

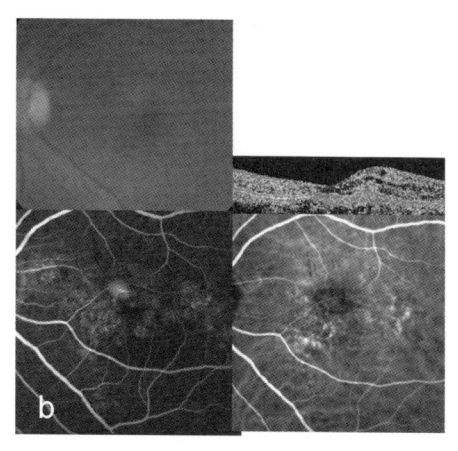

図 III.171　滲出型加齢黄斑変性の光線力学療法
a)　治療前．視力は0.2．フルオレセイン蛍光造影（左下）で色素漏出があり，インドシアニングリーン蛍光造影（右下）で脈絡膜新生血管像が見られる．光干渉断層計（右上）では網膜下に新生血管の増殖と網膜下の滲出液が見られる．
b)　2回目治療の3カ月後．視力は1.0．フルオレセイン蛍光造影（左下）で色素漏出はなくなり，インドシアニングリーン蛍光造影（右下）で脈絡膜新生血管像は薄くなり，光干渉断層計（右上）では網膜下の増殖組織は残っているが滲出液は消失している．

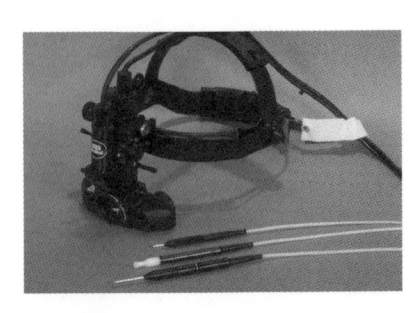

図III.173　写真の上は双眼倒像鏡で，下3本は経強膜光凝固プローブ

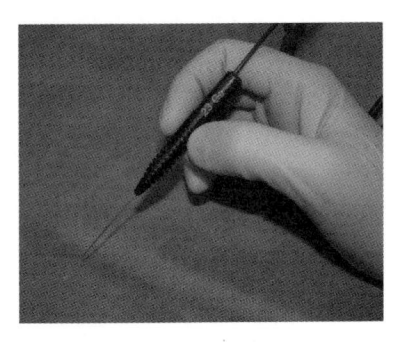

図III.174　23G眼内光凝固プローブ
先端を眼内に挿入し網膜を直接照射する．

とで，眼底を観察しながらレーザーを照射する装置である（図III.173）．未熟児網膜症治療などに使用する．

3）眼内プローブ

硝子体手術中に光凝固を行うためのものである（図III.174）．糖尿病網膜症や網膜剥離の手術には必要不可欠である．

4）経強膜プローブ

眼外から強膜にプローブ先端をあて，強膜を透過させたレーザー光で眼内の毛様体や網膜光凝固を行うものである．強膜透過性に優れる近赤外半導体レーザーを用いることが多い（図III.173）．主に緑内障の毛様体光凝固治療に使用される．

（郷渡有子）

参考文献

1) Mainster MA : Wavelength selection in macular photocoagulation. Tissue optics, thermal effects, and laser systems. Ophthalmology 93 : 952-958, 1986.
2) Vogel A, et al : Temperature profiles in human retina and choroids during laser coagulation with different wavelengths ranging from 514 to 810 nm. Lasers Light in Ophthalmol 55 : 9-16, 1992.
3) Obana A, et al : The therapeutic range of chorioretinal photocoagulation with diode and argon lasers : an experimental comparison. Lasers Light in Ophthalmol 4 : 147-156, 1992.
4) Mainster MA, et al : Transpupillary thermotherapy for age-related macular degeneration : Long-pulse photocoagulation, apoptosis, and heat shock proteins. Ophthalmic Surg Lasers 31 : 359-373, 2000.
5) Barkana Y, et al : Selective laser trabeculoplasty. Survey Ophthalmol 52 : 634-654, 2007.
6) Treatment of Age-related Macular Degeneration with Photodynamic Therapy (TAP) Study Group : Photodynamic therapy of subfoveal choroidal neovascularization in age-related macular degeneration with verteporfin. Two-year results of 2 randomized clinical trials-TAP Report 2. Arch Ophthalmol 119 : 198-207, 2001.

4.6　レーザー屈折矯正手術

a. 眼の構造と屈折異常

まず，眼の構造と屈折異常について，簡単に解説する（詳しくは「III.2.1 視覚のしくみ」の項を参照）．目はカメラのような構造をしており，カメラでいうレンズにあたる部分が角膜と水晶体の2つからなっている．目に入った光はまず黒目の表面の角膜で大きく屈折し，さらに目の中の水晶体で屈折して網膜上に焦点を結ぶことになる．網膜には光を感じる感覚細胞と，視覚を脳に伝える神経細胞があり，網膜で結ばれた像が視神経を通って大脳に伝えられて，私たちは「見る」ことができる．このように遠方からきた光の焦点がうまく網膜上に結ぶ状態を正視というが，多くの人ではズレがある．これを屈折異常といい，近視・遠視・乱視に分けられる．

近視の場合，角膜もしくは水晶体の屈折力が強いため，あるいは，目の奥行き（眼軸長）が長いために，網膜の手前で焦点を結んでしまう（図III.175a）．

遠視の場合，角膜もしくは水晶体の屈折力が弱いため，あるいは，眼軸長が短いために，網膜の後ろで焦点を結んでしまう．

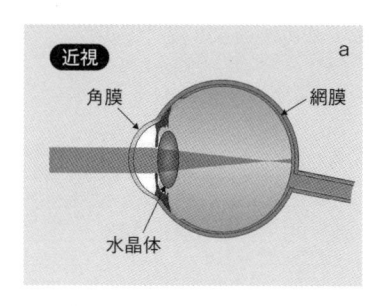

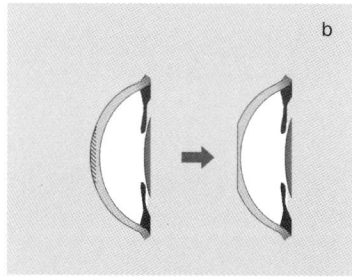

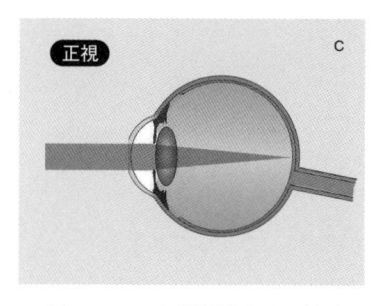

図 III.175 屈折異常とその矯正
a の近視の状態で，b のように角膜を削って平坦にすると c のように正視になる．

乱視は角膜のカーブが縦・横・斜め方向で異なっているため，焦点がずれている状態をいう．また，角膜の表面が凸凹になり，きれいな焦点を結ばない場合もある．

このような屈折異常を矯正するために，今までは眼鏡あるいはコンタクトレンズが使用されてきており，現在もこれらの方法が主として使用されているが，それぞれに不便な点もあった．

最近，第3の選択肢として，屈折矯正手術が普及してきた．理論的には屈折力を左右する角膜・水晶体・眼軸を手術で変化させて正視の状態に近づけるのだが，現在はまだ眼軸を変えることはできない．もっとも広く行われているのは，角膜の形をレーザーによって削ってその屈折力を変えるというレーザー屈折矯正手術である．

b. エキシマレーザー

エキシマレーザー（excimer laser）は excited dimer（励起2量体）の合成語であり，希ガスとハロゲンの組み合わせでいろいろな種類のものがあるが，眼科領域で応用されているエキシマレーザーは希ガスのアルゴンとハロゲンのフッ素からなり，193 nm の波長を持つ，紫外線領域のレーザーである．

このレーザーを照射すると，分子間結合を切断することにより組織をバラバラに分解・除去することができる．熱変性を起こすことなく，正確かつ平滑に切除することが可能で，目の表面にあてた場合は角膜でほぼ吸収されてしまうため周囲組織への侵襲がほとんどない．このように角膜を削るのに最適の特徴を持っている．

c. レーザー屈折矯正手術の種類

レーザーによる屈折矯正手術は遠視にも応用されているが，近視がもっともよい結果を得ることができる．近視の場合は角膜の中央を削って平坦にすることで角膜の屈折力を弱めて矯正できるからである（図 III.175）．

最初は PRK（photorefractive keratectomy）という方法が行われていた．これは角膜の表面からエキシマレーザーを照射し，角膜を削って形状を変える方法だが，一時的に角膜の最表面の上皮が欠損した状態になる．術後4日程度で上皮の再被覆がほぼ終了するが，この間，痛みや異物感が出ることがあった．また，その炎症にともなって軽度ながら角膜に混濁が生じることがあり，これを点眼薬でコントロールする必要もあって，視力の安定に場合によっては数カ月程度かかるという欠点があった．そのため長期の成績はよいにもかかわらずあまり広まらなかった．

その後，LASIK（laser in situ keratomileusis）という方法が考案された．この方法ではマイクロケラトームという，いわばかんなのようなものを用いて角膜に1/3から1/4くらいの深さの蓋をつくり（フラップと言われている），このフラップをどけておいて，その下（これをベッドとよぶ）を

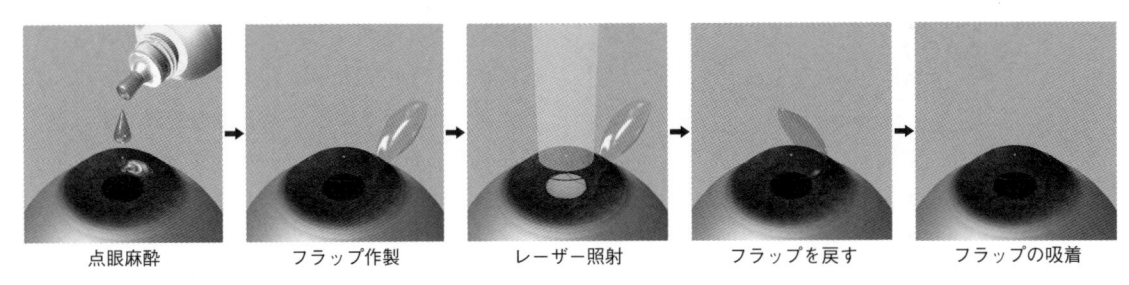

| 点眼麻酔 | フラップ作製 | レーザー照射 | フラップを戻す | フラップの吸着 |

図III.176　LASIKの方法

エキシマレーザーでPRK同様に削り，フラップを元の位置に戻すという手法である（図III.176）．不思議なことにこのフラップは数分で自然に接着する．角膜上皮の欠損がおこらず，角膜の組織を中抜きしたような状態となるので，PRKの時のような術後角膜上皮再生までの痛みがなく，混濁もあまり生じないので，比較的短期間で視力が安定する．そのため両眼の同時手術が可能であり，翌日からよく見えるために，広く行われるようになった．

ただし，LASIKでは炎症をきたさないぶん，角膜が弱くなる．たとえば，目をぶつけたりするとフラップがすれる可能性もある．また，削りすぎて角膜があまりに薄くなると角膜が内圧に負けて突出してくる．そうなると近視に戻るだけでなく，眼鏡で矯正できないような極端な乱視を伴ってくることがある．そのため，削りすぎは禁物で，削る量に限度が設けられている．角膜は通常500 μm以上の厚みがあるが，これが400 μm以下にならないように，またベッドの厚みが250 μm以下にならないように削るのが現在の世界的な基準である．近視の度数が強い人ほどたくさん削る必要があるが，この基準のために，もっとも近視で困っている強度近視の人はLASIKの適応にならないのである．

LASIKのこのような欠点を補うためにいろいろな変法が考案され，またLASIKではリスクが高いと思われる症例ではPRKが見直されてきているが，依然としてレーザー屈折矯正手術の主流はLASIKである．最近は目の光学系の詳細な解析を行うことが可能となり，レンズとしての波面収差を測定することが可能となっている．レーザー屈折矯正手術を行うと裸眼の視力はよくなるが，レンズ系としての収差が増大することがわかっている．そのため，コントラストの低いものが見にくかったり，夜間の視力が低下したり，街灯や対向車のヘッドライトなどの光が散乱したり，暈がかかってみえるなどの症状が出ることがある．最近はこの波面収差の増加をきたさないように収差を考慮して削る方法が考案され，広く行われるようになっている．

また，フラップ作製のステップにマイクロケラトームを用いず，フェムトセカンドレーザーを用いる方法も行われるようになってきている．フェムトセカンドレーザーは長波長レーザーをフェムト秒（10-15秒）というきわめて短時間の単位で角膜に照射して，分子レベルで組織を分離することが可能で，自由に角膜をカットすることができる．このレーザーの性能がさらに向上していけば，屈折矯正手術の安全性，正確性がさらに増していくことが期待できる．

いずれにしても，レーザー屈折矯正手術は屈折異常以外に眼疾患を持たない人に対して，その利便性を高めるために行う手術であり，白内障や緑内障をはじめとした眼疾患のある人に行う手術では決してないということは重要なポイントである．

（井上幸次）

参考文献

1) 堀　裕一，高橋圭三，前田直之：治療編II-6 エキシマレーザー．井上幸次，渡辺　仁，前田直之，西田幸二（編）角膜クリニック．第2版，pp266-271，医学書院，東京，2003．

IV

光と行動

1. 生体時計

1.1 光環境応答性—概日リズム

a. 概日リズムと時計機構

バクテリアからヒトまで，生物のさまざまな生理機能には24時間周期のリズムがある．環境の周期性を除いた恒常条件の下では，生物は24時間とは若干異なる（サーカディアン，概日）周期のリズムを示すことから（図IV.1A），生理機能の24時間リズムは，明暗や寒暖などの環境の周期性への直接反応ではなく，生体内の時計機構，すなわち概日時計（生物時計）に駆動されたものであることがわかる[1,2]．恒常条件下で示される内因性周期のリズムをフリーランリズムとよぶ．概日時計の中枢は，哺乳類では視床下部視交叉上核に存在

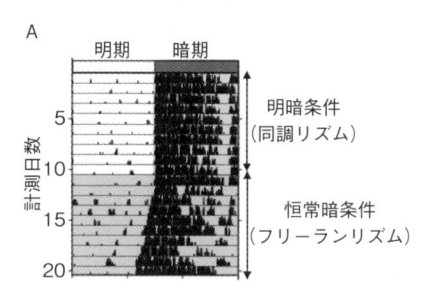

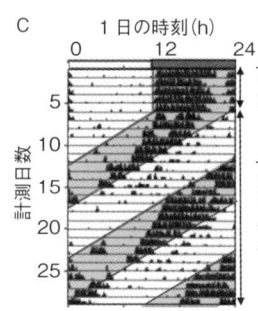

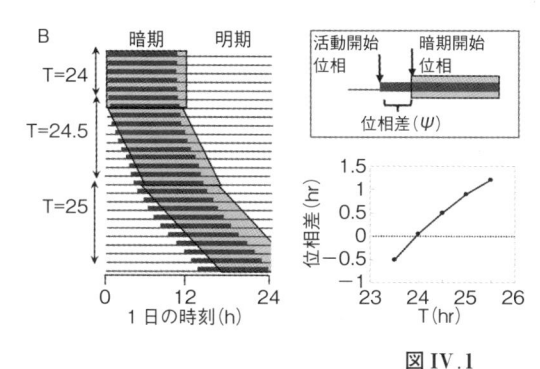

図 IV.1

A： マウス輪回し行動リズム．5分ごと回転数をヒストグラムで表示．明期12時間，暗期12時間の明暗サイクル下では，24時間周期の同調リズムを，恒常暗下では，同調下でのリズム位相からフリーランを開始し，24時間とは若干異なるフリーラン周期を示す．
B： 同調下では，明暗サイクルと行動リズム開始位相との位相差（ϕ）に一定の関係がある．夜行性齧歯類の場合，明暗サイクルの周期（Tサイクル）を延長すると，ϕはより大きくなる．PRCの位相後退位相に光を浴びることになり，内因性周期よりも長い明暗サイクルに同調が可能となる（図IV.2B参照）．
C： T=22時間の明暗サイクル（明期11時間：暗期11時間）に同調できず，相対的協調を示すマウス輪回し行動リズムを示す．網掛け部分は暗期．フリーラン行動成分が暗期に集中し，明期には光による行動リズムのマスキングが観察される．（本間ら，未発表データ）

し（中枢時計），網膜から網膜視床下部路を介して直接光情報を受ける．一方，全身の臓器・組織，個々の細胞にも概日リズムを発振する時計（末梢時計）が存在し，これらを中枢時計が統合している．鳥類以下では，視床下部以外にも，松果体，網膜など，光受容体をもつ組織が中枢時計として機能する．生物時計の生理的意義は，単なる明暗への適応ではなく，周期的変化を予測して，全身の生理機能の時間的な最適化を行うことにあり，生存に必須の生体戦略と考えられる．1日の変化のみならず，季節に伴う日長変化にも対応可能な時計である点で，環境のさまざまな周期性に対応可能な時計といえる[3]．

b. 哺乳類概日時計の光同調

環境因子による生物時計の内因性周期のリセッティングを同調とよび，生物時計を同調する環境因子を同調因子とよぶ．多くの生物にとって，最も強力な同調因子は光である．生物時計の光同調にはパラメトリックとノンパラメトリックの2つの同調方式があり，生物は双方を利用していると考えられる[1,2,4]．

同調下では，概日時計の周期が同調因子の周期に一致するだけでなく，リズム位相は同調因子の周期（T）との間に一定の関係を示す（図IV.1B）．概日時計の同調には限界があり，多くの生物種は24時間±4時間程度を超える周期には同調できない．同調の限界を超えた周期下ではフリーランを示す．また，同調限界近くの同調因子が作用すると，内因性リズムが同調因子に影響をうけ，リズム周期が周期的に変化する内的脱同調現象がみられる（図IV.1C）．一方，概日時計を介さず，環境因子が直接表現リズムを変化させることをマスキングという．

1) パラメトリック同調と位相反応

光のオン・オフ刺激は，概日時計に位相依存的なリズム位相変位を生じる（図IV.2A）．このように，リズム周期を変えることなく，位相を変位させ，その結果，環境因子と内因性周期を一致させる同調をノンパラメトリック同調という．恒常条件下でフリーランしている生物に短時間の光パルスをさまざまな位相に照射し，照射位相を横軸に，位相変位を縦軸に記載すると位相反応曲線（phase response curve；PRC）が得られる[1,2,4]（図IV.2B）．同様に光パルス照射位相を横軸に，照射後リズムから逆算した照射位相を縦軸にプロットしたものを位相移行曲線（phase transition curve；PTC）とよぶ（図IV.2C）[2]．光による概日時計の位相反応は，バクテリアからヒトまで共通しており，主観的暗期前半の光パルスはリズム位相を後退させ，主観的暗期後半の光パルスはリズム位相を前進させる．また，主観的明期のパルスは一般に位相を変化させないため，この位相をdead zoneとよぶ．昼間の光がリズム位相を変位させない仕組み（Gaiting機構）は中枢時計の重要な機能と考えられる．光によるPRC，PTCの形も生物種を問わず共通している．フリーラン周期が24時間よりも長い種（ヒトやラットなど）

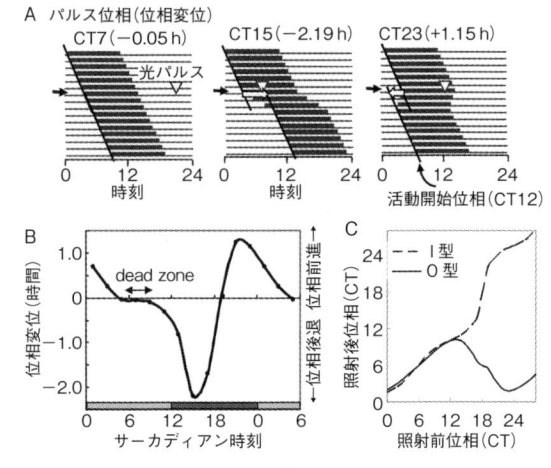

図IV.2 位相反応曲線
A: 位相反応曲線の作成法：恒常暗でフリーランしている夜行性齧歯類の行動リズムの光パルスへの反応と，位相変位の算出方法．主観的暗期開始位相（夜行性種の行動開始）をCT12，あるいは主観的明期開始位相（昼行性種の行動開始）をCT0とすることが多い．
B: マウス輪回し行動リズムの位相反応曲線．30分の光パルスに対する1型位相反応．フリーランリズムの行動開始位相をCT12として，光パルス照射開始位相を横軸に，パルス後の位相変位量を縦軸にプロットする（位相前進を+，後退を−表示）．
C: 1型と0型の位相移行曲線．光パルスの位相変位後リズムにおける位相を縦軸に，変位前リズムにおける位相を横軸にプロットする．

は，朝方の光により内因性リズムを前進させ，一方，フリーラン周期が24時間よりも短い種（マウス，アメリカモモンガなど）では夕方の光によりフリーラン周期を後退させて，24時間の昼夜サイクルに同調している．PRCの形から，その生物のもつ概日時計の同調限界が推定できる．PRCには位相変位が±数時間以内の1型と，±12時間に及ぶ0型がある．後者では，どのリズム位相にあっても1回の光パルスで同調が可能である．PRCの振幅は同一個体でも，光の照射時間および照度により変化する．照射時間延長や照度上昇により，1型PRCから0型への移行も生じる．

光のノンパラメトリック同調の分子メカニズムとしては，位相反応曲線の光応答時間帯の光により視交叉上核内で誘導される時計遺伝子を介する機序が有力である．時計遺伝子 $Per1$, $Per2$, $Dec1$ などは，主観的夜の光でのみ，視交叉上核内の網膜視床下部路投射部位で誘導される．その結果，分子時計の位相に変位を生じ，概日時計のリズム位相を変位すると考えられる．

明暗サイクル（完全光周期）の代わりに，点灯と消灯時の朝夕2回の光パルスで模倣する枠光周期の下におくと，サーカディアンリズムは完全光周期と同様の光同調を示す．この事実は，概日時計が主に光のオン・オフ信号によりノンパラメトリック同調していることを示している．しかし，枠光周期では，完全光周期では生じないプサ（ϕ）ジャンプとよばれる現象がみられる．夜行性種では，夜に相当する光パルスの間隔を短縮すると（昼行性種では逆に延長すると），ある時点で，両者の間隔の長い方（昼行性種では短い方）に活動時間帯をジャンプさせる現象である[4]．ϕジャンプの存在は，光同調にはノンパラメトリック以外のメカニズム，すなわち持続的な光照射による同調作用であるパラメトリック同調も存在することを示している．

2) 光のパラメトリック作用とアショフの法則

恒常照明条件の照度を変化させると，概日リズム周期は変化する（図IV.3A）．この照度の概日周期への作用は，その方向性が夜行性と昼行性種とでは逆である．多くの夜行性種では，照度が上がるほどリズム周期が延長し，昼行性の種では短縮するという基本法則があり（図IV.3B），アショフの法則（Aschoff rule）とよばれる[3]．ただし，例外もあり，昼行性の哺乳類では，昼行性鳥類のような明瞭な変化は観察されていない．パラメトリック同調の分子メカニズムは未だ不明である．

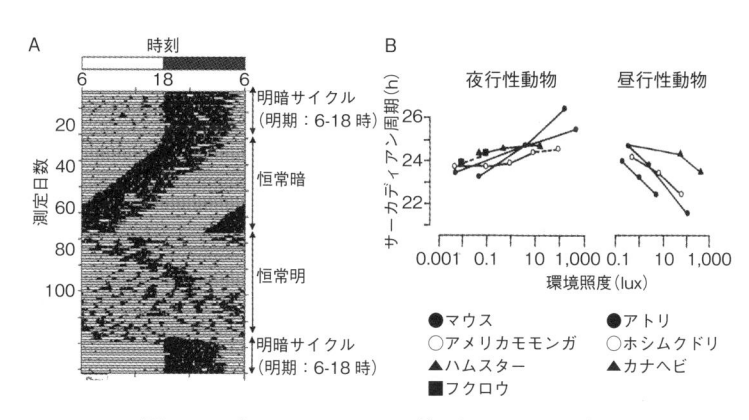

図IV.3 光のパラメトリック効果とアショフの法則
A： 明暗サイクル（明期6-18時）に同調した後，恒常暗に引き続き300ルクスの恒常明においた時のマウス輪回しリズムを示す．恒常明で周期の延長，活動期の短縮を示し，このマウスでは，恒常明20日頃より行動リズムが徐々に無周期となった．（本間ら，未発表データ）
B： フリーラン周期は恒常条件下の照度に依存し，かつその方向性は昼行性種と夜行性種では逆である（アショフの法則）（Aschoff J：Dtsch Med Wochenscher 88：1930-1937, 1963より筆者改変）．

夜行性齧歯類では，数百ルクス以上の恒常明下で飼育すると，フリーラン周期が延長するとともに，表現型リズムは徐々に無周期となる（図IV.3A）．また，夜行性齧歯類のハムスターを長期間恒常明の下におくと，行動リズム成分が2つに分離し，2成分が180度離れて安定したフリーランを示す「リズムスプリッティング」を生じることがある[1,2]．リズムスプリッティング状態では，黄体化ホルモンなどのホルモンリズムも1日に2回ピークを示すこと，SCNにおける時計遺伝子発現リズムは，左右のSCNが逆位相で，かつ各々がサーカディアン周期で変動すること，などがわかっている．

3） 光同調と照度依存性

光同調に必要な照度は，動物種により大きく異なる．自然界では昼間は巣穴で過ごしほとんど光を浴びることがない夜行性種の概日時計は，一般に光感受性が非常に高く，秒単位の光でも有意の位相反応を生じる．一方，日中光に曝される昼行性種の同調にはより高照度の光が必要である．ヒトの場合，リズム位相変位には数千ルクス数時間の光が必要である．夜行性齧歯類では，光同調には一定の光エネルギーが必要であることが知られており，エネルギー量が高ければ短時間の光でも同調が可能である．

c． 光による概日リズムマスキング

光は，生物時計への同調作用の他に，各種表現型リズムへの直接作用をもつ．生物時計を介さない作用であり，時計機能を覆い隠すため，マスキングとよばれる．光によるマスキングにはポジティブマスキング（光による機能亢進）とネガティブマスキング（光による機能抑制）がある．夜行性種は，昼間に急激に照明を消すと活動量が亢進し（ポジティブマスキング），夜間の光は逆に活動量を抑制させる（ネガティブマスキング）（図IV.1C）．メラトニンは夜間に上昇する明瞭なリズムを示すが，メラトニン上昇時の光照射は，速やかにメラトニン合成を抑制するというネガティブマスキング作用をもつ．図IV.4は健常被験者の

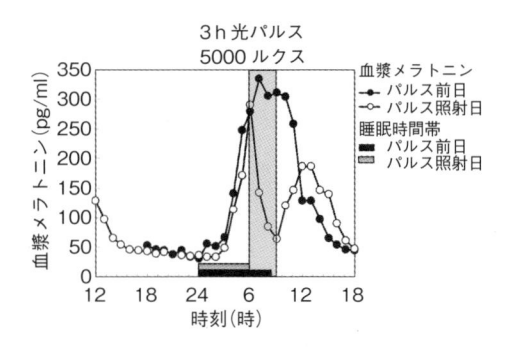

図IV.4 メラトニンの光によるマスキング
ヒト血漿メラトニンレベルの光によるマスキングを示す．2日連続，1時間毎の採血を行い，照射前日は通常の睡眠をとり，翌日はメラトニンレベルのピーク付近で起床させ，高照度光を3時間照射した（文献5より筆者改変）．

メラトニンピーク位相から3時間の高照度光照射した時の血漿メラトニンリズムに生じたマスキングである[5]．ヒトでは数百ルクス以上の光で血漿メラトニンレベルの抑制が生じるが，ラットなどの夜行性齧歯類では，数ルクスの光照射で数分以内にメラトニンが低下する．メラトニンリズム計測のためには，マスキングを生じないよう，対象に応じ，測定環境の照度に配慮する必要がある．

d． 生物時計の光感受性

生物時計の光応答性は，地球の自転に伴う24時間の明暗サイクルへの同調に関して，すべての生物で驚くほど共通している．一方，動物では，夜行性か昼行性かで，生物時計の光感受性は大きく異なる．この光感受性の差異がどのようなメカニズムで生じるのかは未だ不明である．哺乳類では，生物時計への光情報は，網膜のみで主にメラノプシンにより受容され，視交叉上核に網膜視床下部路を介して直接伝達される．全身の末梢臓器や細胞が有する末梢時計は基本的に中枢時計と共通の分子時計システムを有するが，哺乳類では光同調を行うのは視交叉上核の生物時計だけである．このため，生物時計の光応答性こそ，哺乳類の中枢時計の本質であり，哺乳類が脳に時計をもつ意義を最もよく反映している機能と考えられる．

（本間さと）

参考文献

1) 本間研一, 本間さと, 廣重 力：生体リズムの研究. 北海道大学図書刊行会, 札幌, 1986.
2) 石田直理雄, 本間研一（編）：時間生物学事典. 朝倉書店, 東京, 2008.
3) Daan S, Aschoff J：The entrainment of circadian system. Takahashi JS, Turek FW, Moore RY（eds）Circadian Clock. pp7-43, Handbook of Behavioral Neurobiology 12, Kluwer Academic/Plenum Pub, New York, 2001.
4) Pittendrigh CS, Daan S：A functional analysis of circadian pacemakers in nocturnal rodents. IV. Entrainment：Pacemaker as clock. J Comp Physiol A 106：291-331, 1976.
5) Hashimoto S, Nakamura K, et al：Melatonin rhythm is not shifted by lights that suppress nocturnal melatonin in humans under entrainment. Am J Physiol Reg Integ Comp Physiol 270：R1073-R1077, 1996.

1.2 光環境応答——光周性

a. 光周性の発見

1920年GarnerとAllardは，植物が日長の季節変動を認識して花期を決定することを発見した．彼らはタバコの一品種を育てている過程でこの現象に気がついた．この品種は秋頃に他の品種が開花しても花をつけず，その後，寒さによって枯れてしまった．そのため，温室で育てたところ，冬になってやっと花をつけた．他の品種と花期が異なると交配できないので，花期を早める条件を探し，栽培していた土地の夏の日長が14時間以上であることに関係性を見いだした．そこで，この品種を暗箱に入れて日長を7時間ほどに短くすると，すぐ花芽形成が始まった．このことから，彼らは日長が開花を左右する因子であることを発見した．この現象は光周性（photoperiodism）と呼ばれ，日長に対して生物が反応する性質を示す．日長には1年の中で短い時期と長い時期が存在し，前者に対して反応する性質を短日性，後者を長日性と呼ぶ．光以外にも1年の中で変化する環境因子として気温がある．気温は日長に比べて不安定であり，日によってしばしば季節外れの数値を示す．したがって，気温の変化に応じて花芽形成や繁殖が行われると，種の存亡に関わる．よって，光周性は過酷な季節変動を生き抜くために生物が獲得してきた適応と考えられ，さまざまな種において確認されている．とくに，植物の開花，動物の繁殖等に関連した現象は農業に直結するので，古くから多くの研究が進められてきた．

光周性が成立するためには日長の測定機構が必要であり，概日時計がそれに利用されている．概日時計は約24時間周期でリズムを刻む自律振動体であり，環境の24時間周期の明暗サイクルに同調し，生体内の代謝・睡眠をはじめとしたさまざまな生理活性リズムを制御する．長日性植物シロイヌナズナにおいては概日時計と花成の仲介因子としてconstans（CO）が近年同定され，COのリズミックな発現により，フロリゲンであるflowering locus T（FT）の発現が長日特異的に誘導される[1]．このように，植物では光周性と概日時計との関係が明らかになりつつあるが，動物についてはほとんどわかっていない．しかし，動物の光周性の背景にも概日時計が存在することが古くから知られている．

b. 光周性のモデル

光周性と概日時計との関係を最初に報告したのは植物学者のBüningであり，彼は植物の葉の開閉を観察する中で，概日時計は光に対する感受性の異なる2つの相で構成されていると考えた．この2つの相は，親明相，親暗相と呼ばれ，12時間おきに周期的に繰り返される．Büningのモデルでは親暗層に光が当たると長日と認識している．しかし，実際には親暗層の中でも特定の時間帯に光を与えた時のみ長日と認識した（この光によって反応が生じる相のことを光感受相もしくは光誘導相と呼ぶ）．

その後，PittendrighはBüningのモデルを基に外的符号モデルと内的符号モデルという2つのモデルを提唱した（図IV.5）[2]．外的符号モデルはBüningのモデルを基にしているが，Büningと異なるのは光に2つの効果があるとした点である．第一に，光には明暗サイクルによって概日時計の

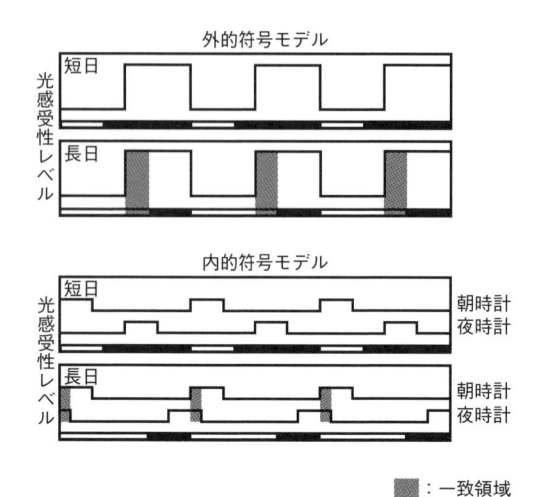

図 IV.5 外的符号モデルと内的符号モデル
外的符号モデル: 短日条件下では光誘導相に光が当たらないが，長日条件下では光誘導相（灰色）に光が当たり，光周反応が起こる．
内的符号モデル: 長日条件下では2つの振動体の位相が重なる（灰色）ことによって光周反応が起きる．

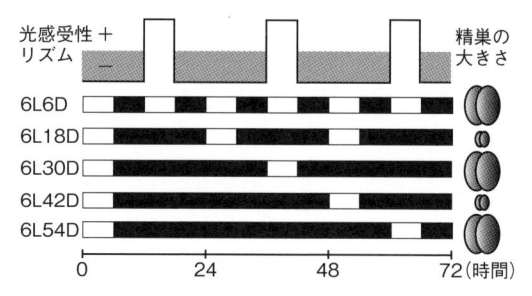

図 IV.6 光感受性リズムと精巣の大きさの関係
6L6D（明期6時間：暗期6時間），6L30D（明期6時間：暗期30時間），6L54D（明期6時間：暗期54時間）の明暗サイクル下で飼育すると光誘導相に光が当たり，精巣が発達する．

位相を調節する同調因子としての機能，第二に光誘導相に当たったときに反応を促進する作用が備わっているという点である．つまり，外的符号とは概日リズムの決まった時間帯（光誘導相）に外界からの光刺激を受容するという意味に由来している．さて，外的符号モデルが1つの振動体を仮定しているのに対し，内的符号モデルは2つの振動体を仮定しており，日長によって2つの振動体の位相関係（2つの振動体の位相の重なり）が変化し，それによって長日反応や短日反応が起きると考えた．つまり，光は同調因子として2つの振動体の位相関係を調節するが，外的符号モデルのように反応を直接誘導するわけではないのである．これら光周性と概日時計の関係を表した2つのモデルは，いずれも光周性のメカニズムを説明する上での基盤となっているが，これらのモデルを構成する振動体の実体は不明のままである．

c. 鳥類の光周性
1) 概日時計との関係

脊椎動物の光周性は鳥類を用いた研究により発展してきた．多くの鳥類は日長を感じ取り交尾や子育てを行う．1925年にRowanは，冬に渡りを行うユキヒメドリを捕獲し，春を模倣した人工照明条件下で飼育することにより繁殖における光周性を初めて報告し，鳥類の精巣の発達が日長により決められていることを示した．また，1963年にHamnerはフィンチを用いて鳥類の光周性の背景に概日時計が存在することを示した[3]．Hamnerは，明期を6時間に固定して12時間，24時間，36時間，48時間，60時間の明暗周期を作り，そこで飼育されたフィンチの精巣を比較した（図IV.6）．その結果，12時間，36時間，60時間のサイクルで飼育されたフィンチは精巣が発達したが，それ以外ではほとんど変化しなかった（Nanda-Hamner共鳴実験と呼ぶ）．この結果を理解するには外的符号モデルを考えると理解しやすい．つまり，光誘導相と非光誘導相が24時間周期で交代する概日リズムが存在し，光誘導相に光刺激を受けた場合にのみ精巣が発達したと考えられるのである．

ウズラ（*Coturnix japonica*）もフィンチと同様に長日性繁殖動物であり，日長が長くなるとメスは産卵を開始し，オスは精巣が発達し，繁殖期には非繁殖期に比べ，精巣が約100倍にも発達する．このような急激な変化は哺乳類では観察できず，鳥類が非繁殖期に体重を軽くしてできるだけ効率よく飛ぶための適応だと考えられている．ウズラの光誘導相は明期開始から12-16時間の約4時間の時間帯にあり，その時間帯に光刺激を受容すると視床下部から分泌される性腺刺激ホルモン放出ホルモン（GnRH）が下垂体前葉に作用し，下垂

体前葉から黄体形成ホルモン（LH）と濾胞刺激ホルモン（FSH）といった性腺刺激ホルモン（gonadotropin）が分泌されて精巣が発達する．つまり，この時間帯を決めているのが概日時計なのである．

2）鳥類の光周性の中枢，視床下部内側基底部（MBH）

哺乳類において光情報は目で受容されるが，哺乳類以外の脊椎動物においては松果体や脳深部にも光受容器が存在している．鳥類では目や松果体を除去しても，光周反応は正常に起こることが知られている．このことは目，松果体以外の脳深部光受容器が光周反応に関与すること，さらには目や松果体で分泌されるメラトニンが鳥類の光周反応には必須ではないことを示している．さらに，脳内のさまざまな部位に発光ビーズを埋める，もしくは局所的に光を照射する等の実験から，鳥類の光周反応に関係する光受容部位は側脳室の腹側部に位置する外側中隔野と視床下部内側基底部（MBH）に存在すると考えられている．また，脳の局所的な電気破壊実験により，MBHを破壊すると光周反応が失われること，長日刺激によって細胞の活性化マーカーであるc-Fosの発現がMBHで観察されること等から，鳥類ではMBHに光周性の中枢が存在すると考えられている．さらに，MBHでは，概日リズムを刻む時計遺伝子が発現し，これらが日長の変化に関係なく安定したリズムを刻んでいる．これらの事実から，MBHに存在する概日時計は，日長に左右されず光誘導相を規定する光周時計として働くと考えられる（図IV.7）[4]．

d. 哺乳類の光周性

長日性繁殖動物であるハムスターは，日長が12.5時間を超えると，ウズラほど劇的ではないが精巣が発達する．つまり，哺乳類にも精巣の大きさを左右する臨界日長が存在し，概日時計がこれを測っているわけである．このような哺乳類の光周反応には目（網膜）と松果体が重要で，どちらを除去しても哺乳類は日長を認識できない．哺乳類は目で光を受容しており，松果体では夜間にメラトニンが合成され，血中に分泌される．メラトニンの血中への分泌パターンは全身の概日リズムを制御する主時計，視交叉上核（SCN）（「IV.1.5 哺乳類の生物時計」を参照）の制御を受けるとともに，光によっても抑制される．つまり，短日条件下での血中メラトニンは長時間高濃度に維持され，逆に長日条件下では高濃度な時間帯が短いことになる．このメラトニンの分泌パターンは短日性繁殖動物のヒツジや長日性繁殖動物のハムスターの両者で共通しているが，メラトニンの分泌時間が前者では長い場合，後者では短い場合に，それぞれGnRHが下垂体前葉に作用し，LH，FSHが分泌され，精巣の発達が促される．つまり，哺乳類では日長の情報がメラトニンというホルモンに変換されて生体内に伝達され，光周反応が起きるわけである．鳥類の光周反応においてメラトニンは必須ではないことから，この点が鳥類と哺乳類の光周性の大きな違いであり，長い間，鳥類と哺乳類ではまったく異なる仕組みで光周性が制御されていると信じられてきた（図IV.8）．

e. ヒトの光周性

ヒトにおいてはウズラやハムスターにおける精巣の発達のようなはっきりとした光周性の表現型は確認されていない．しかし，ヒトにおいても日長の短くなる秋や冬に，体の疲れやすさ，気分の

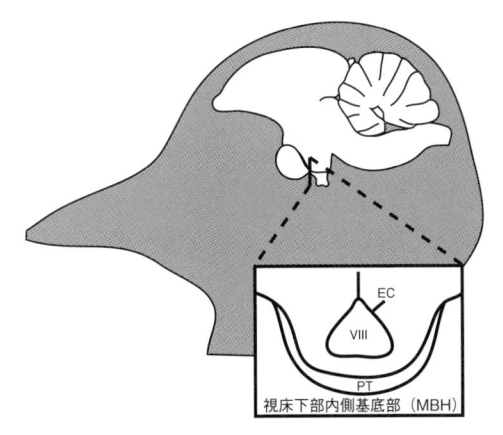

図IV.7　鳥類の光周性中枢，視床下部内側基底部（MBH）
鳥類の頭部の矢状断面図とMBHの冠状断面図．EC：第三脳室上衣細胞，PT：下垂体隆起葉，VIII：第三脳室．

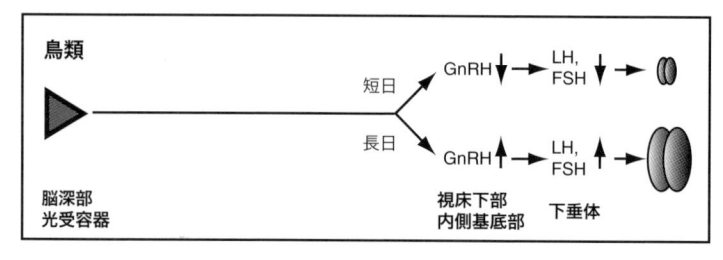

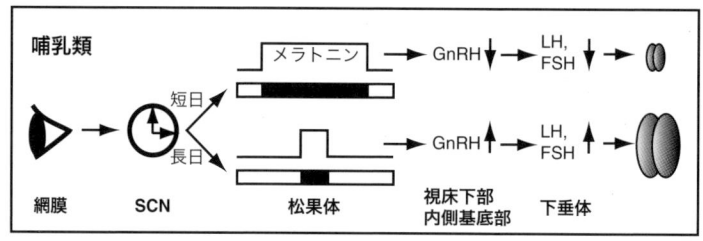

図 IV.8　鳥類と哺乳類の光周性制御機構のモデル
鳥類は長日刺激を脳深部光受容器で感受すると，視床下部から GnRH が分泌され，下垂体において LH，FSH の分泌が促され，精巣が発達する．哺乳類（例として長日繁殖性動物）では長日情報は目で受容され，視交叉上核（SCN）の概日時計の制御を受けてメラトニンの分泌量が減少し，GnRH の分泌が促される．

落ち込みなど，うつ病に似た症状が見られる季節性感情障害（seasonal affective disorder；SAD）が知られている．SAD の特徴である活動の停滞はコウモリやシマリス等の冬眠動物がエネルギー消費量を節約する状態と似ており，ヒトも春になって日長が長くなると，食欲，性欲が刺激される場合がある．しかし，ヒトは冬眠動物とは異なり，社会に適応する上で1年を通して活動しなくてはいけない．そのため，太古にヒトが赤道直下から高緯度に移動してきた際には役立ったと思われるこの季節適応は現代のヒトにとっては生活に支障をもたらす存在となっている．このヒトと光の関係については，「IV.2　光とこころ」の項を参照されたい．

生物が日長を測定する仕組みは生物学に残された長年の謎であり，古くから多くの研究者が光周性を研究してきた．その結果，鳥類では脳内の脳深部光受容器で光情報を直接受容していることが，また哺乳類では目で受容した光情報が松果体のメラトニンリズムに変換されることがわかり，ヒトの光環境に対する適応においてもメラトニンが関与すると考えられている．ごく最近の研究で脊椎動物の光周性の分子機構が明らかにされ，長年異なる仕組みで制御されると信じられてきた鳥類，哺乳類の光周性が共通の仕組みを有することが明らかにされた．この最新の知見については「IV.1.14　光と生殖（モデル生物）」の項を参照されたい．

〔高井直樹，吉村　崇〕

参考文献
1) Kobayashi Y, et al : Science 286 : 1960-1962, 1999.
2) Pittendrigh CS : PNAS 69 : 2734-2737, 1972.
3) Hamner WM : Science 142 : 1294-1295, 1963.
4) Yasuo S, et al : Endocrinology 144 : 3742-3748, 2003.

1.3　シアノバクテリアの生物時計

a．概日リズムをもつ最も単純な生物

地球上に生育する多くの生物のさまざまな生理活性が，周期性をもって変動することはよく知られている．生物の内在性のリズムのなかで約24時間周期のリズムは概日リズムと呼ばれ，細胞の中にある概日時計という生物時計によって支配されていると考えられている．体内に概日時計を持つことで，生物は地球の自転によって生じる昼夜の環境変動や季節の移り変わりに単純に反応するの

ではなく，変化を予測しそれに適応して生活していると考えられている．

シアノバクテリア（藍色細菌，藍藻とも呼ばれる）はグラム陰性細菌の一種であり，核膜につつまれた核や葉緑体を持たない原核生物である．約30億年前に地球上で出現し，光のエネルギーを利用して初めて酸素発生型の光合成を行い，現在の地球の大気を形成するうえで非常に重要な役割をはたしたと考えられている．また，シアノバクテリアは概日リズムが観察されている唯一の原核生物であり，光合成活性や細胞分裂，アミノ酸の細胞内への取り込みなどが概日リズムをもって変動する．また，大気中の窒素を取り込み無機窒素化合物に変換する窒素固定を行うシアノバクテリアのなかには，窒素固定は酸素によって阻害されるため，窒素固定を夜間に行い昼に行われる光合成との時間的分業をするものがいることや，海洋性のシアノバクテリアには光合成を行うため昼間は海面に浮いてきて夜は海中の深くに沈んで生活するものがいることがわかっているが，これらの現象も概日時計によって調節されていると考えられている．

b. 概日リズム発振機構

概日リズムが観察されているシアノバクテリアのなかで Synechococcus elongatus PCC 7942（以下 Synechococcus と表記する）という淡水に生育する単細胞のシアノバクテリアについて，最も概日時計の解析が進んでいる．Synechococcus には3つの概日時計遺伝子 kaiA，kaiB，kaiC が存在し，これらの遺伝子がないと概日リズムは失われる．KaiC は6量体を形成して機能する ATP アーゼであり，自己リン酸化活性，自己脱リン酸化活性を持つ．KaiA と KaiB は KaiC に直接結合し，KaiA は KaiC の自己リン酸化を促進し，KaiB が逆に抑制する働きがある．

Synechococcus 細胞のなかで KaiC は24時間周期でもってリン酸化状態と脱リン酸化状態を繰り返すが，3つの時計蛋白質 KaiA，KaiB，KaiC と ATP を試験管内で混ぜた場合にも KaiC のリン酸化状態は24時間周期をもって振動した．また，試験管内の KaiC リン酸化振動の周期は，KaiC にアミノ酸変異を導入することによって，細胞内の kaiC 遺伝子に同様の変異を導入した場合に細胞内で観察される周期と同じように変化する．これらの結果から，シアノバクテリアの概日時計の振動発振装置は KaiA，KaiB，KaiC という3つの蛋白質のみで構成されていることがわかった．また，KaiC の持つ ATP アーゼ活性は非常に低いが，概日リズムの特徴である温度補償性や24時間周期の決定機構に寄与している．細胞における遺伝子発現や蛋白質合成が必要なく，蛋白質のみで動く概日時計の発振機構はシアノバクテリア以外の真核生物の概日時計機構では見つかっていない．

細胞においては振動発振機構からのシグナルをもとにして，最終的に遺伝子発現を概日的に制御することでさまざまな生理活性にリズムがうまれる．Synechococcus ではそのほとんどの遺伝子が概日リズムを伴って発現することがわかっている．どのように遺伝子発現が制御されているかは不明な点も多いが，まず KaiC のリン酸化状態に応じて，KaiC に結合するヒスチジンキナーゼ SasA の自己リン酸化活性が調節され，SasA からのリン酸化シグナルが転写因子として働く RpaA に伝わる．RpaA へは LdpA という蛋白質からも KaiC のリン酸化状態に応じたシグナルが伝達されると考えられている．細胞内のすべての遺伝子発現を概日制御する機構の，1つの可能性としては RpaA が RNA ポリメラーゼ等の転写装置の発現制御を行っていることが考えられる．また，ゲノム DNA のトポロジーを調節する因子の発現に影響を与えることで細胞全体の遺伝子発現がリズミックになるのではないか，という説も提唱されている．

c. 光による時計の制御

概日時計は環境からのシグナルがなくても時を刻み続けるが，概日時計の生物学的機能は環境変化の予想と適応であり，そのためには概日時計の時刻を環境の時刻に合わせること＝同調させるこ

とが必要である．時刻を合わせる同調シグナルはいろいろあるが，そのなかでも光がとくに強力なシグナルであり，シアノバクテリアの時計も光によって外環境に同調する．光による時計の同調機構因子がいくつか同定されているが，シアノバクテリアでは概日時計へ光シグナルを伝える光受容体は見つかっておらず，直接に光に応答するのではなく光によって制御される細胞内の酸化還元状態が変化することを感じ取り応答するシステムが主要な同調機構であると考えられる．

そのなかで最も主要な役割を持つものが，CikAである．CikAを持たないとシアノバクテリアは光による同調が損なわれる．CikAは自己リン酸化活性をもつ蛋白質であり，細胞の酸化還元状態を感じ取ること，KaiCのリン酸化に影響すること，さらにCikAに結合し光同調に関わると考えられる蛋白質もいくつか見つかっているが，シグナル伝達経路は不明なところが多い．もう1つの同調機構因子であるLdpAは鉄-硫黄クラスターを持ち，細胞の還元状態を感じ取り，CikAの安定性を調節している．LdpAとCikAはKaiAと複合体を形成しており，同調シグナルは蛋白質複合体形成を経て振動発振機構へ伝達されていることが予想される．また，kaiAの転写抑制因子であるPexは光によってその蓄積が減少するように制御されており，光同調機構で働いていると考えられている．

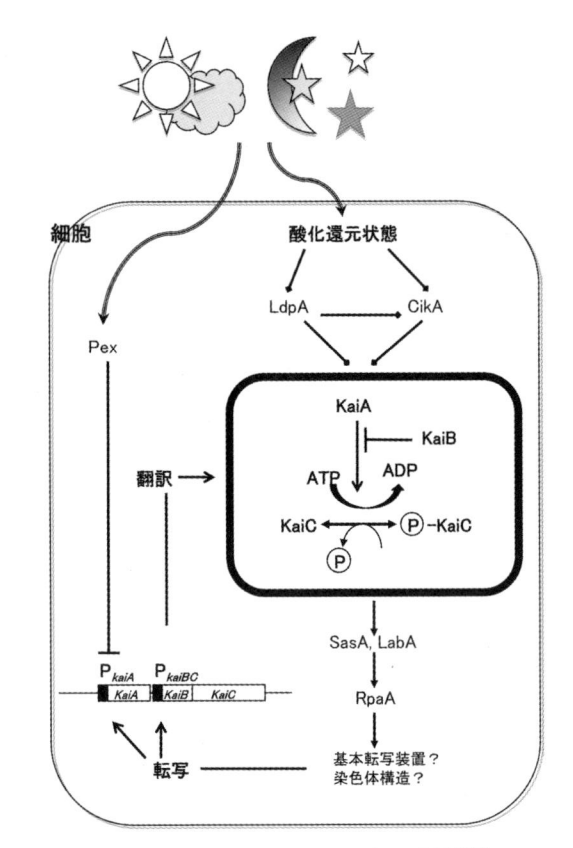

d. 時計を持つことの意義

以上のシアノバクテリアの概日時計機構の概要を図IV.9に示した．まだ明らかでないところもあるが，シアノバクテリアは体内に時計を持つために多様な因子からなる転写，翻訳，翻訳後修飾のネットワークを形成していることがわかる．このようなネットワークをわざわざ形成して生物時計を持つことは，生物にとってどのような意義を持つのだろうか．

生物時計を持つことによって環境適応能力が上がることがシアノバクテリアを用いた実験によって示されている．概日時計を持つシアノバクテリアと持たないものを用意し，昼と夜の環境変動に相当する光条件で2種類を混ぜて培養し，それぞれの生育状況を比較したところ，時計を持つ方が生存に有利であることがわかった．それに対して，光の日周変化がない時には時計がなくても生育には影響はなかった．つまり，概日時計は地球上に生きる生物にとって，周期的に変動する光を利用し有利に生きるために重要な機能であるのだろう．

（北山陽子）

図IV.9 シアノバクテリアの概日時計機構
概日時計本体は時計蛋白質KaiA, KaiB, KaiCによって構成され，それらの相互作用に伴う構造変化によってKaiCのリン酸化状態が24時間周期で繰り返す．周期的なKaiCのリン酸化シグナルをSasAなどの遺伝子発現調節因子が受け取り，細胞での遺伝子発現をリズミックに調節する．また，環境の日周変化によって，細胞内の酸化還元状態が変化することをLdpAやCikAが感じ取り，時計の時刻が調節されている．

1.4 ショウジョウバエの生物時計

概日時計の遺伝子レベルでの研究は，1971年のKonopkaとBenzerによるキイロショウジョウバエの *per* 時計突然変異体の分離から始まった．ショウジョウバエの概日時計中枢（ペースメーカー）は，脳内でPERを発現する150個ほどのニューロンにある．これらは脳内の部位や細胞体の大きさでさらに分類される．歩行や羽化のリズムには，片側十数個の側方ニューロン群がとくに重要である．中枢の影響を受けつつ，PER振動や光応答を自律的に行う末梢の細胞もある．

a. 時計遺伝子のフィードバック制御

ショウジョウバエの時計遺伝子は，転写調節因子と翻訳後修飾因子に大別できる（表IV.1．以下，遺伝子名は表IV.1参照．蛋白質の場合は略号をすべて大文字で示す）．前者の転写量および蛋白質量には概日振動がみられる．この分子レベルでの振動は，時計遺伝子発現の自己フィードバック制御により生じる（図IV.10）．ショウジョウバエでは互いに連動して動作する3つのフィードバックループが見つかっているが，本稿では，解明の進んでいるPER/TIMループと，CLK/VRI/PDP1ループについて，1日の時刻に沿って解説する．

1) 夕方〜真夜中

CLKとCYCはbHLH-PASドメインを持つ正の転写因子であり，2量体を形成して，時計遺伝子のプロモーター上のE-boxに結合する．これにより，*per* や *tim* などの時計遺伝子の転写が活性

表IV.1 ショウジョウバエの時計遺伝子

機能	遺伝子名（略号）	分子の構造，特徴	概日時計における作用
転写調節	*period*（*per*）	PASドメイン TGリピート	TIMと2量体形成 CLK/CYCの作用を抑制
	timeless（*tim*）		PERと2量体形成し，安定化 CLK/CYCの作用を抑制
	Clock（*Clk*）	bHLHドメイン PASドメイン	CYCと2量体形成 E-boxを持つ時計遺伝子の転写を活性化
	cycle（*cyc*）	bHLHドメイン PASドメイン	CLKと2量体形成 E-boxを持つ時計遺伝子の転写を活性化
	vrille（*vri*）	bZIPドメイン	*Clk* 転写の抑制
	PAR domain protein 1（*Pdp1*）	bZIPドメイン PARドメイン	*Clk* 転写の活性化
	clockwork orange（*cwo*）	bHLHドメイン ORANGEドメイン	E-boxを持つ時計遺伝子の転写を抑制
翻訳後修飾	*double-time*（*dbt*）	カゼインキナーゼ	PERをリン酸化して不安定化
	casein kinase II（*CKII*）	カゼインキナーゼ	PERをリン酸化して不安定化
	protein phosphatase 2A（*PP2A*）	脱リン酸化酵素	PERを脱リン酸化し，安定化
	shaggy（*sgg*）	グリコーゲンシンターゼキナーゼ	TIMをリン酸化し，核移行を促進
	supernumerary limbs（*slimb*）	F-boxドメイン WD40リピート	PERをユビキチン化して分解を促進
入出力系に関連	*cryptochrome*（*cry*）	発色団フラビン	光受容体 TIMに結合して分解を促進
	pigment dispersing factor（*pdf*）	神経ペプチド	時計細胞間のカップリング
	lark（*lark*）	RNA結合	羽化のタイミングを制御
	FMR1（*FMR1*）	RNA結合	歩行活動の概日リズム制御

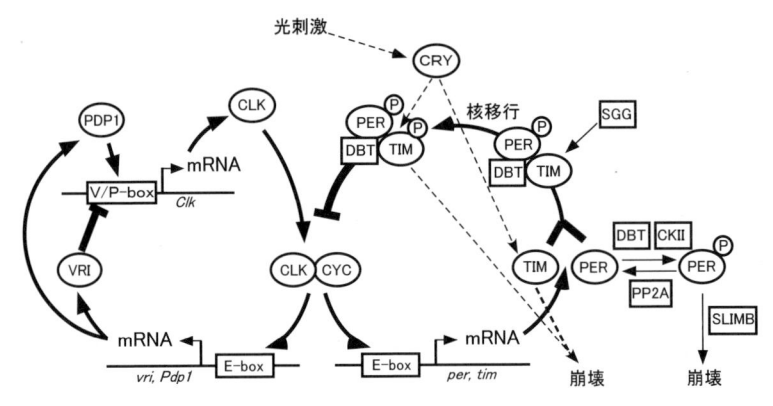

図 IV.10 PER/TIM フィードバックループ（右）と CLK/VRI/PDP1 フィードバックループ（左）の模式図
2つのループは連動して働く．図中の ⊣ は転写抑制を示す．光刺激による作用は点線で示す．細胞質の PER の崩壊過程のみを示したが，核内の PER の崩壊も同様のメカニズムと考えられる．

化する．転写のピーク位相は夕方にある．PER は DBT や CKII によるリン酸化で不安定化され，PP2A による脱リン酸化で安定化される．TIM は SGG によりリン酸化を受ける．PER や TIM のリン酸化は周期の長さに大きな影響を与える．

真夜中には，細胞質での PER や TIM の濃度が高くなり，PER は PAS ドメインを介して TIM と結合して核移行する．核移行した PER/TIM は，CLK/CYC による転写活性化を阻害する．すなわち，PER/TIM は負の自己フィードバックを起こす．

夕方の位相では vri も CLK/CYC によって転写が活性化される．VRI は翻訳された後，直ちに核移行し，Clk 遺伝子のプロモーター領域に存在する V/P-box に結合して Clk 転写を抑制する．これにより，CLK 蛋白質の量は漸減し，per, tim, vri など E-box で制御される時計遺伝子の転写量も，夕方以降は減少する．つまり，VRI も負の自己フィードバックループを形成しており，PER/TIM ループと連動的に働いている．

2）真夜中～明け方

vri と共に転写された正の転写因子 Pdp1 は，転写のピークから数時間のラグを経て，真夜中から明け方に蛋白質量のピークを迎える．核移行した PDP1 は，V/P-box への結合をめぐって VRI と拮抗する．やがて PDP1 が量的に優位になり，Clk の転写が再開される．このように，VRI と PDP1 の拮抗作用により Clk 転写量にも概日振動が生じる．ただし，Clk の転写活性化に PDP1 は必須ではないという説が最近出ており，Pdp1 以外の未知の時計遺伝子が関与する可能性もある．なお，CLK のパートナーである CYC には概日変動はない．

3）明け方～日中

核移行後も PER は DBT によってさらにリン酸化される．リン酸化の進んだ PER は，明け方から日中にかけて分解され，CLK/CYC に対する抑制効果は解除される．PER の崩壊には SLIMB が関わる．PER が減少し，CLK が増加する昼以降には，CLK/CYC によって，E-box で制御される時計遺伝子の転写が再開される．CLK の安定化や活性化にも DBT によるリン酸化が重要である．

b. 光に対する位相反応

ショウジョウバエ概日時計の光反応の作用スペクトルは，大まかには緑から青にかけての波長にある．光受容には，単複眼の他に，幼虫単眼の痕跡器官であり成虫複眼近傍の脳内に存在する HB-eyelet，さらには時計遺伝子 cry が働く．哺乳類の場合と違い，ショウジョウバエの CRY には転写抑制能はない．時計細胞内の CRY は光照射を受けると TIM に結合し，TIM の分解を促進する．

以下に，フィードバックループの運行と対応させて，光に対する各位相での概日時計の反応をまとめた．環境サイクルに対する位相同調の，分子レベルでの基盤と考えられる．

夕方から真夜中の位相では，PERもTIMも細胞質に存在している．光刺激によりTIMが崩壊すると，PER/TIM 2量体の形成に必要なTIM量が不足する．この位相ではtimの転写は盛んであるが，TIMの再翻訳や蓄積，PERとの2量体形成に時間を要するため，PER/TIM核移行が遅れる．これにより，行動レベルでは位相後退が観察される．真夜中から明け方の位相では，PER/TIMは核に存在する．TIMの崩壊に伴いPERが不安定化され，CLK/CYCへの抑制効果が早く解かれ，E-boxを持つ時計遺伝子の転写が通常よりも早く再開される．行動レベルでは位相前進になる．日中に光を受容しても，TIM量がもともと少ないためフィードバックループの運行に変化が起きず，行動の変化も生じない．

c. 出力系の制御

概日時計からの時刻情報が，どのように行動を制御するのかについての知見は，ショウジョウバエではきわめて乏しい．神経ペプチドPDFがペースメーカー間の同調に関与し，また，突然変異体の解析から，RNA結合蛋白質をコードする *lark* および *FMR1* がそれぞれ羽化および歩行活動の概日リズム制御に関与するという知見があるが，分子レベルでの解明は今後の課題である．

（松本　顕）

参考文献
1) 粂　和彦：時間の分子生物学．講談社，東京，2003.
2) 富岡憲治，沼田英治，井上慎一：時間生物学の基礎．pp164-173，裳華房，東京，2003.
3) 松本顕：ショウジョウバエ．pp128-129，霜田政美：昆虫の時計遺伝子．pp192-193，石田直理雄，本間研一（編）時間生物学事典．朝倉書店，東京，2008.
4) 霜田政美：生物時計．神村　学，日本典秀，葛西真治，竹内秀明（編）分子昆虫学．pp57-68，共立出版，東京，2009.

1.5 哺乳類の生物時計

生物時計は，生体機能に周期性を与える内因性の自律振動体であり，環境周期に同調する性質を持つ．これにより，周期的に変動する外部環境条件に生体機能を適応させることができる．もちろん哺乳類にも生物時計が備わっており，さまざまな周期性を持つ内在性の時計が巧妙に機能することで，生体における測時機構を発達させている．

哺乳類でみられる主な生物リズムとしては，発生期にみられる数時間周期の体節形成リズム，出生から一生にわたって刻み続ける約24時間周期の概日リズム，さらには概月リズムや繁殖と深く関わる季節性の変化などがある．ここでは，光と密接に関連し，多くの生理機能リズムの基盤となっている概日時計について述べる．

a. 哺乳類概日時計の階層性

哺乳類における概日時計の中枢は，視床下部の視交叉上核（suprachiasmatic nucleus；SCN）に存在している．SCNは，破壊によって睡眠覚醒や活動といった行動リズムが完全に消失することから，中枢時計と呼ばれる．哺乳類では，長年このSCNのみが概日時計を発振することができる唯一無二の器官であると考えられてきた．しかし，時計遺伝子の発見以降の分子レベルでの研究が進むにつれ，実際はほとんどの臓器や組織に概日時計振動体が備わっており，それぞれの組織において時刻を刻んでいることがわかってきた[1,2]．さらに，rat-1やNIH3T3などの細胞株においても，生体の概日時計の振動メカニズムが保存されており，自律性の概日リズムを刻むことが明らかとなった[3,4]．これらの細胞株は，生体から切り離され長いものでは数十年も培養され続けているにもかかわらず，生体内の時計振動機構がほぼ完全に保たれていることは特筆すべきことである．これらの研究を通じて，哺乳類の概日時計は，ほとんどの組織において個々の細胞に備わっており，1細胞レベルで振動を発することができることが証明

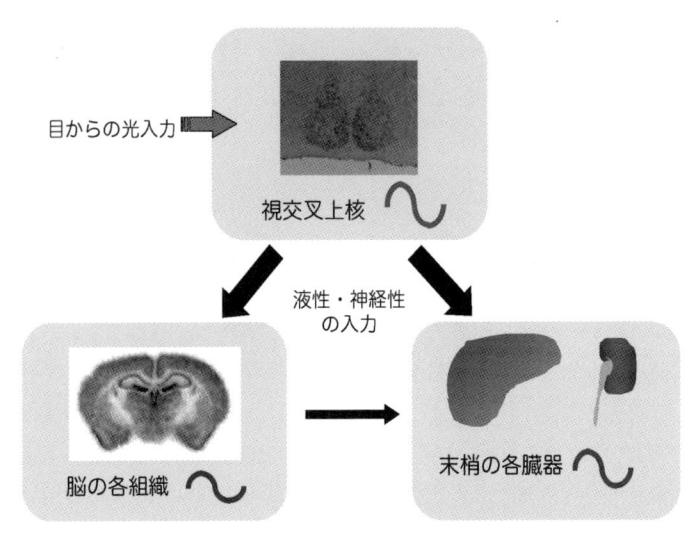

図IV.11 哺乳類概日リズムの階層性制御

された.

一方で，SCNを破壊すると行動リズムは消失し，末梢臓器においても臓器レベルでの時計遺伝子発現リズムも消失する．この現象は一見，末梢組織にも概日時計振動体が備わっているという上の記述に矛盾しているように思われる．しかし，実は末梢臓器における個々の細胞の概日時計が脱同調しているために，リズムが消失しているように見えるだけで，1細胞レベルでは個々の細胞がリズムを刻み続けているのである．

この知見は，哺乳類においては，視交叉上核（SCN）が全身の末梢組織の概日時計を同調させていることを示しており，それゆえSCNを中枢時計とし，それ以外の組織細胞の概日時計を末梢時計と総称することになった．つまり，オーケストラに例えると，SCNは指揮者であり，個々の楽器を奏でる末梢時計を調律しているということになる．このように，哺乳類の概日リズムは中枢時計と末梢時計が階層的に協調して制御しているのである（図IV.11）．

b. 哺乳類概日時計の振動メカニズム

概日時計の振動を生み出すメカニズムの中核は，時計遺伝子と呼ばれる一連の遺伝子群の転写と翻訳を介したフィードバックループであると考えられている．哺乳類では，bHLH型転写因子である CLOCKとBMAL1がヘテロ2量体を形成し，*Period*（*Per*）や*Cryptochrome*（*Cry*）などネガティブ因子と呼ばれる遺伝子のプロモーター領域にあるE-boxと呼ばれるCACGTG配列に結合することで，*Per*や*Cry*などの遺伝子発現を正に調節する[5,6]．発現したPER蛋白質はCasein Kinase Iによってリン酸化された後に分解される[7]．さらにPER蛋白質とCRY蛋白質は結合することで互いに安定化して核内に蓄積していき，ポジティブ因子BMAL1-CLOCKによって活性化された*Per*および*Cry*遺伝子の発現を抑制する（図IV.12）．これらの時計遺伝子をノックアウトすると，概日リズムに異常をきたすことから，このフィードバックループを特に「コア・ループ」と呼ぶ．他の生物でも，それぞれの時計遺伝子が構成するフィードバックループが概日時計の基本骨格であると

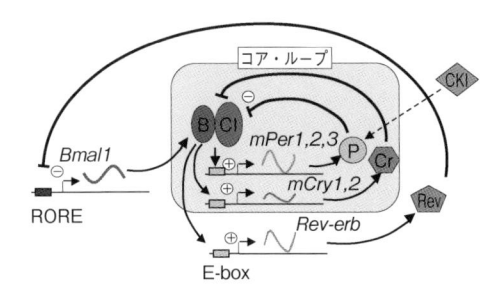

図IV.12 哺乳類概日時計の基本骨格となる分子機構
B：BMAL1, Cl：CLOCK, P：mPER, Cr：mCRY, CKI：Casein kinase I, Rev：Rev-Erbα.

考えられている.

さらに,哺乳類では,コア・ループに加えて,副次的ループが機能している.BMAL1/CLOCKによって転写が活性化される*Rev-erbα*遺伝子と*Ror*遺伝子の翻訳産物 REV-ERBα 蛋白質と ROR 蛋白質は 2 量体を形成して*Bmal1*遺伝子のプロモーター領域に結合し,*Bmal1*遺伝子の転写を抑制する.また,別の副次的ループとして,同じように BMAL1/CLOCK によって転写が活性化される*Dbp*遺伝子の翻訳産物 DBP は*Per1*や*Per2*遺伝子のプロモーター領域に結合してこれらの遺伝子発現を正に制御する.これに対して E4BP4 は DBP 蛋白質と同じ配列に結合し*Per1*や*Per2*遺伝子発現を抑制する.これらの副次的ループを構成する遺伝子をノックアウトしても概日リズムは消失することはなく,必須の機構ではないと考えられるが,おそらく概日リズムの安定性に寄与していると考えられている.

近年,シアノバクテリアでは,時計蛋白質KaiABC のみで 24 時間周期の自己リン酸化反応を生み出すことが示されている.概日時計のさまざまな性質はすべての生物間で,共通で普遍的であることを考えると,哺乳類にもこのような安定した 24 時間を生み出す機構が備わっているのかもしれないが,現在のところ,哺乳類でシアノバクテリアと同様の機構は確認されていない.

c. 哺乳類体内時計と他の生命機能とのクロストーク

哺乳類概日時計の中枢は視交叉上核であるが,ほとんどの臓器・組織を構成する細胞や培養細胞株にも自律性の概日時計振動体が備わっていることは上に述べた通りである.これらの知見は概日時計が単に活動リズムを制御しているのみならず,個々の細胞における生理機能の制御にも関わっている可能性を示すものである.

疾患についても,それを裏付けるように,以前から知られているうつ病や睡眠障害などに加えて,近年,癌やエネルギー代謝異常など細胞病ともいえる疾患と概日時計との関連が示唆されている.

これらの根底には,概日時計の振動メカニズムとさまざまな生理機能を制御するメカニズムの間にクロストークがあることを示しており,これを明らかにすることがさまざまな疾患を理解し,治療や予防を行う上で重要である.

1) 細胞周期

概日時計と細胞周期のクロストークが問題となる疾患は癌である.癌は日本人の死因の第一位を占める疾患であり,それだけ社会的な重要性も高い.概日時計と細胞周期の関連を調べた研究は近年多くなっているが,代表的な重要知見を 2 つ述べる.

1 つは,Matsuo らによって報告された,概日時計が細胞周期のタイミングを制御するという研究である[8].マウスの肝臓を部分切除し,この再生過程を解析するという方法を用いている.切除肝の再生過程では細胞分裂が 1 日のうちで決まった時刻付近で一斉に起こる.このタイミングは,概日リズムが消失している時計遺伝子 *Cry1*, *Cry2* ダブルノックアウトマウスではかなりバラバラになっている.詳細な解析の結果,細胞周期を制御する遺伝子の 1 つ *Wee1* のプロモーター上にBMAL1/CLOCK が結合し,転写を正に制御していることがわかった.これらのことから,概日時計のコアループは細胞周期の分裂期に入るタイミングを制御していると結論づけている.

一方で,Nagoshi らの報告がある[9].この研究では,培養細胞を用いている.この研究によると,培養細胞の細胞分裂のタイミングは,概日時計を同調させても,ある 1 つの時刻に集まることはない.ある程度細胞分裂する細胞が多い時刻は 3 点ほどあるが,概日時計がどの時刻をさしていても細胞分裂は起こりうることを示した.このことは,少なくとも概日時計が細胞周期制御機構の上位にあるわけではないことを示唆している.このことは,先の Matsuo らの研究においても,まったく概日時計のない *Cry1*, *Cry2* ダブルノックアウトマウスの肝臓でも,再生自体は正常に起こることからも細胞周期自体が異常になっているわけではないことがわかる.おそらく,細胞周期と概日時

計は，上下関係ではなく，緩やかな連携関係にあるのではないかと推測される．

Nagoshi らの研究のさらに重要な点は，細胞分裂によって概日時計の振動は大きな影響を受けることはなく，細胞分裂を乗り越えて概日時計の振動が続いていくことを明らかにしたことである．一般的に細胞分裂によって，核内の時計蛋白質の濃度は大きな変動が起こることが想像できるが，意外にも細胞分裂による概日時計振動の乱れはわずかなものであった．

より直接的な癌と概日時計の関係についても近年多くの研究が報告されている．細胞周期の異常で引き起こされる癌という病態と概日リズムの関連については2つの側面がある．1つは癌化そのものとの関連であり，もう1つは癌の化学療法における時間治療についてである．癌化過程における概日時計の関連については，癌遺伝子 *c-Myc* のプロモーター上に E-box があり，BMAL1-CLOCK を介して抑制されている[10]．また，*c-Myc* が過剰発現している腫瘍細胞では時計遺伝子 *Per1, 2, 3* の発現がないか低下している[10]．また，*Per2* 遺伝子のノックアウトマウスでは，γ線照射による発癌リスクが増加する．さらに，p53 や APC などの癌抑制遺伝子の制御とのクロストークもあり，いくつかの経路を通して概日時計が癌化の経路に関与しているものとみられている．

一方，癌の化学療法における時間治療とは，抗癌剤の点滴を夕方から開始するなど，投薬時刻を概日リズムの変化に合わせることで治療効果を高めようとする方法である．腫瘍細胞の概日リズムが正常細胞のものと異なるためという考え方と，投薬時刻によって副作用が低減できるとする考え方がある．

2） 概日時計の発生

哺乳類の概日リズムの発生は遅い．ヒトでは，生後すぐには睡眠覚醒リズムがみられず，約2ヵ月後になってようやく概日リズムが出現する．マウスやラットなどの実験動物でも同様に，出生直前までは遺伝子レベルでも視交叉上核などで概日リズムがみられず，時計の振動体の形成が完了していないことを示している[11]．

また，ラットなどの実験動物において，妊娠中の母親のストレスや母親の育児放棄などがこの概日リズムに異常をきたすなどの実験結果も報告されている．これらの知見は，胎児期には概日時計が完成されておらず，妊娠中や新生児期のさまざまな環境因子が子の概日時計の形成に影響を与える可能性があることを示している．発達期の概日時計は外界からの影響を受けやすく，成体の概日時計が頑健で安定なことにくらべると，発生発達期のそれはきわめて脆弱である．

しかし，現在までのところ，概日時計の発生過程を分子レベルで解析する研究は報告されておらず，まったくのブラックボックスといってよい状況である．発生発達期の概日時計の形成過程や，可塑性および臨界期の問題は，今後小児発達障害などの観点からも，その研究の重要性は増してくる．

3） その他

このほか，エネルギー代謝については脂質合成や代謝と時計遺伝子 *Bmal1* の関係が分子レベルで詳細に解析され，概日時計とメタボリックシンドロームとの関連が示唆されている．また，ウイルス性肝炎の治療に用いられるインターフェロンは，その副作用としてうつ症状が有名であるが，これもインターフェロンによる概日リズムへの影響によるものと考えられている．

このように，哺乳類概日時計は細胞機能から全身状態に至るまでさまざまなレベルで生体機能に関与している．概日時計が最も基本的な細胞機能であることを考えると当然とも言えるが，上述のように，哺乳類概日時計の振動原理がすべて理解できているわけではない．普遍的な生命現象であり，なおかつ我々の健康にも密接に関連している概日時計の基礎的研究はますます重要度を増している．そこから得られた知見をもとにして，体内時計を意識した疾病の治療法や予防法を考えていくことで，より健康の増進に寄与できると考えられる．

〔八木田和弘〕

参考文献

1) Yamazaki S, et al : Resetting central and peripheral circadian oscillators in transgenic rats. Science 288 : 682-685, 2000.
2) Yoo S, et al : PERIOD2∷LUCIFERASE real-time reporting of circadian dynamics reveals persistent circadian oscillations in mouse peripheral tissues. Proc Natl Acad Sci USA 101 : 5539-5546, 2004.
3) Balsalobre A, Damiola F, Schibler U : A serum shock induces circadian gene expression in mammlian tissue culture cells. Cell 93 : 929-937, 1998.
4) Yagita K, Tamanini F, et al : Molecular mechanisms of the biological clock in cultured fibroblasts. Science 292 : 278-281, 2001.
5) Reppert SM, Weaver DR : Coordination of circadian timing in mammals. Nature 418 : 935-941, 2002.
6) Lowrey PL, Takahashi JS : Mammalian circadian biology : elucidating genome-wide levels of temporal organization. Annu Rev Gemonics Hum Genet 5 : 407-441, 2004.
7) Lowrey PL, Shimomura K, et al : Positional syntenic cloning and functional characterization of the mammalian circadian mutation tau. Science 288 : 483-492, 2000.
8) Matsuo T, Yamaguchi S, et al : Control mechanism of the circadian clock for timing of cell division in vivo. Science 302 : 255-259, 2003.
9) Nagoshi E, Saini C, et al : Circadian gene expression in individual fibroblasts : Cell-autonomous and self-sustained oscillators pass time to daughter cells. Cell 119 : 693-705, 2004.
10) Lee C : Tumor suppression by the mammalian Period genes. Cancer Causes Control 17 : 525-530, 2006.
11) Sumova A, Bendova Z, et al : Setting the biological time in central and peripheral clocks during ontogenesis. FEBS Lett 580 : 2836-2842, 2006.

1.6 光と生物時計

自然界にはさまざまな周期現象がみられる．最もよく知られている周期現象は，約24時間の周期を示す概日リズムであるが，約1年の周期を持つ概年リズムも存在する．概日リズムは，行動や生理現象のさまざまな局面でみられ，生体のホメオスタシスの維持に深い関わりを持っている．概年リズムは日長や温度などを一定にした恒常環境で約1年の周期で自律的に変動する周期現象で，動物に限らず植物でも観察されている．概年リズムの周期は，多くの場合，恒常環境下で1年より1-2カ月ほど短くなるが，日長のような年周変動する環境要因が与えられると，それに同調して1年の周期を示す．

一方，日長の変化に伴う季節性のリズム現象も自然界には広く認められている．季節性のリズムは概年リズムと重なるように現れることが多いが，これらのリズムの機構は別である．季節性リズムは動物の繁殖や植物の開花など日長の変化に伴うリズムで，光周性反応が土台になっている．光周性の背景には日長を測定するための概日時計が存在すると考えられており，その機構を光周性時計と呼ぶこともある．

このように，自然界にはさまざまな周期現象が存在しており，これらの現象を制御している実体が生物時計と称されるものである．しかし，その実体について明確になっているものは概日時計だけで，光周時計や概年時計については，その局在や仕組みなどについてはわかっていない．

これらの生物時計は，いずれも光の影響を受けており，概日時計は24時間の明暗サイクル，概年時計は1年の日長変化がリズムの同調因子となる．

a. 概日時計

概日時計の研究の初期には，リズムを駆動する時計の局在を決定する研究が行われ，哺乳類では，視交叉上核，鳥類では松果体，網膜，視交叉上核が概日時計に該当するとされてきた．しかし，時計遺伝子の発見を契機とした分子レベルでの研究の進展の結果，現在では，概日時計の位置づけやその役割に対する理解が変わってきている．すなわち，時計遺伝子は多くの末梢組織にも発現しており，時計と考えられてきた組織以外においても概日振動が見られることがわかってきた．そのため，視交叉上核などの時計組織は，末梢の時計を駆動するのではなく，むしろリズムの位相を調整するコーディネイターの役割を持つと考えられるようになってきた（図IV.13）[1]．

哺乳類の視交叉上核は，網膜の神経節細胞から

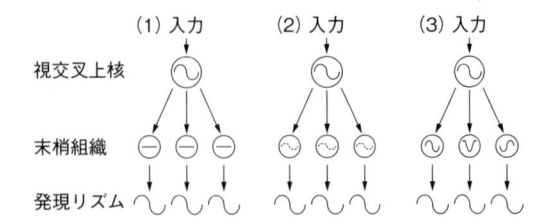

図 IV.13 概日システムのモデル（文献1より）
末梢組織が非振動体（1），減衰振動体（2），自律振動体（3）の場合のモデル．（3）のモデルでは，視交叉上核がそれぞれの組織のリズムを一定の位相に保つ役目を果たす．この図では，末梢組織のリズムを同一に描いてあるが，実際にはそれぞれの組織で位相が異なる．

投射を受けているが，そのうちの一部の神経節細胞がオプシン型光受容体であるメラノプシンを持っている．この神経節細胞は iPRGC（intrinsically photosensitive retinal ganglion cell）と呼ばれており，光応答の作用スペクトルの吸収極大値が480 nm 付近にある．メラノプシンが概日光受容体であることは，メラノプシン遺伝子のノックアウトマウスで光同調の感受性が低下することなどから結論されたが，依然として光同調は可能であった．そこで，網膜視細胞層（桿体，錐体細胞）を退化消失させる突然変異遺伝子 rd とメラノプシン欠損遺伝子を二重に持つマウスを調べたところ光同調は完全になくなった．これらの結果から，哺乳類では，桿体，錐体細胞に加え，メラノプシンを含む神経節細胞が光同調に関わっているものと結論されている．

一方，鳥類の松果体や網膜はメラトニンを合成しており，概日リズムの制御因子として重要な機能を担っている．メラトニンの合成は概日リズムを示し，夜間に合成され，光により抑制される．メラトニンは，行動や体温リズムの同調因子として働いており，松果体や網膜の除去で内因性のメラトニンを除去しておき，外部からメラトニンを周期的に投与すると，消失していた行動リズムがメラトニンの投与リズムに同調して現れてくる．これらの組織で合成されるメラトニンはそれぞれの組織の光受容器を介した光情報により制御されている．松果体ではオプシン型光受容分子であるピノプシンが発現しており，メラトニンの概日リズムの制御に関与している可能性が考えられている．網膜では，メラトニンが概日リズムを示すが，同時にドーパミンも明確な概日リズムを示す．メラトニンリズムの合成・放出は夜間に高く，ドーパミンは昼間に高い．この位相関係は明暗サイクルのない恒常条件でも維持される．メラトニンは視細胞で，ドーパミンは主としてアマクリン細胞で合成されており，それぞれの細胞に存在する概日時計の位相は，互いに相手方のリズムにより位相調節を受けていると考えられている．視交叉上核は鳥類でもリズムの維持に重要な働きをしており，視交叉上核の破壊によりリズムが消失する．鳥類の視交叉上核は，哺乳類と同様に第3脳室の近傍に位置し，時計遺伝子が発現している．哺乳類では眼が唯一の光受容器官であるため，網膜-視床下部路を介して光情報が視交叉上核へ入力するが，鳥類では，この入力系がはっきりしていない．鳥類では網膜以外に，松果体や脳深部に光受容器官があり，それらを介して光情報が視交叉上核へ伝達されるため，その経路の重要性が低くなった可能性が考えられる．

概日リズムは恒常環境下では24時間から外れた周期のフリーランニングリズムを示すが，明暗サイクル下では，それに同調したリズムを刻む．明暗サイクルに対する概日リズムの同調を説明するためのモデルとして，パラメトリック同調とノンパラメトリック同調が提唱されている．パラメトリック同調は，光の継続的な影響を考慮するもので，概日時計の角速度が光強度により変化するという観察に基づいている．一般に，概日リズムの周期は昼行性動物の場合，恒暗条件で24時間より長く，光の強度が上昇するにつれて周期が短くなる．逆に，夜行性動物では恒暗条件では24時間より短く，光強度が上がるほど周期が長くなる．これをアショフの法則と呼び，パラメトリック同調の根拠になっている．一方，ノンパラメトリック同調は，短時間の光パルスが概日リズムの位相を変位させる事実に基づいて同調を説明する．たとえば，マウスを恒暗条件でフリーランニングさせ，短い光パルスをさまざまな時間に照射し，リ

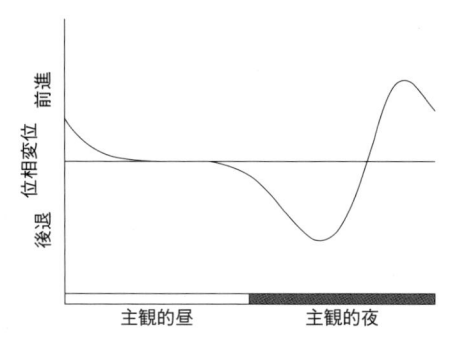

図 IV.14 位相反応曲線
恒暗条件で光パルスを与えると，主観的夜の前半で位相の後退が，後半で位相前進が起きる．主観的昼に光があたっても位相変位はほとんど起きない．

ズムの位相変位の方向と大きさを調べると，その個体にとって夜にあたる時間帯の前半の照射で位相が後退し，後半で位相が前進する（図 IV.14）．これを位相反応曲線と呼び，概日リズムの同調を説明する際に用いられる[2]．

b. 光周時計

光周性は，日長に対して生物が反応する性質のことをいう．日長は1年を通して短くなる時期と長くなる時期があるが，前者に対して反応する生物を短日性，後者を長日性と呼んでいる．ヒツジやヤギは短日性繁殖動物で日が短くなる秋に，またウマは長日性繁殖動物のため，日が長くなる春から初夏にかけて繁殖活動を開始する．繁殖時期が異なるのは出産する時期を育子に適した春から初夏に設定するためで，短日性繁殖動物では妊娠期間が半年ほどで，長日性繁殖動物ではほぼ1年になる．光周性が成立するためには日長の読み取りが必要であるが，概日時計がそれに利用されている．ハムスターを使った実験によると，1日の明期の長さが12時間30分を越えるとそれまで小さかった精巣が急激に発達し，それ以上明期を延ばしても大きくなることはない．つまり，精巣発達を左右する限界日長が存在し，概日時計がその長さを決めていると考えられる．しかし鳥類では，概日時計である松果体や視交叉上核を破壊しても光周性反応が保たれるため，これら以外の部位に存在する概日時計が光周性反応に関わっていると推察される．いくつかの実験から，光周性反応の制御中枢が視床下部内側基底部に存在するとされているため，概日時計もその部位に存在する可能性が高い．事実，視床下部内側基底部には，多くの時計遺伝子が発現していることがわかっている．ウズラでは，明期開始から12-16時間にかけた4時間程度の時間帯に光が当たると下垂体から生殖腺刺激ホルモンが分泌されて精巣が発達するため，この位相が概日時計により支配されていると考えられている．しかし，視床下部内側基底部の時計遺伝子が実際に光周性に関与しているか否かは証明されていない[3]．

c. 概年時計

概年時計の実体は不明だが，最近，下垂体隆起葉が概年リズムに重要であることがヒツジを使った実験で示されている．隆起葉は腺性脳下垂体の吻側に位置し，下垂体の柄を囲む血管に富んだ多層の細胞からなる組織で，メラトニン受容体が隆起葉に非常に高濃度に局在している．ヒツジでは，松果体から分泌されるメラトニンのリズムがなくなると，日長を認識できなくなり，LHの分泌を指標とした繁殖期の概年リズムが日長とは無関係な変動となる．しかし，年周サイクルをシミュレートしたメラトニンの投与で同調が回復し，1年の一定の時期に繁殖をもたらすことができるようになる．ヒツジの下垂体と視床下部の神経連絡を外科的に遮断してもプロラクチン分泌の日長に対する反応は維持されるが，この処置を受けたヒツジを3年間近く長日条件で飼育してプロラクチンの変動を調べると，リズムの振幅は減少するものの，平均して約41週を周期とする概年リズムが認められる．次にこのリズムがメラトニンに依存するか否かを調べるために，外科手術によりメラトニン分泌をブロックしたヒツジを長日に置いたところ，概年リズムは消失した．短日下ではプロラクチンのレベルは低いまま推移するので，プロラクチンが概年リズムを示すには長日型のメラトニンリズムが必要であることがわかる．メラトニンの日長情報は隆起葉で処理され，下垂体主葉から

プロラクチンが分泌されるため，下垂体にプロラクチン分泌の概年リズムを制御する機構が存在する可能性が考えられる[4,5]．　　　　（海老原史樹文）

参考文献

1) 海老原史樹文：動物の体内時計：主時計と末梢時計．学術月報 59：28-30, 2006.
2) Dunlap J, Loros J, DeCoursey P：Chronobiology, Biological Timekeeping. Sinauer Associates, Sunderland, Massachusetts, 2004.
3) 海老原史樹文，井澤 毅（編）：光周性の分子生物学．シュプリンガー・ジャパン，東京, 2009.
4) Gwinner E：Circannual Rhythms. Springer-Verlag, Heidelberg, 1986.
5) Lincoln GA, Clarke IJ, et al：Characterizing a mammalian circannual pacemaker. Science 314：1941-1944, 2006.

1.7 概日リズムの光受容体

a. 概日時計と光入力系

概日時計は，外部からのシグナルがなくても，約24時間の周期で振動しつづけることはできるが，外部の時刻からずれてしまう．これを防ぐために概日時計には外部シグナルによって時刻を調節する機能がある．これを同調あるいはリセットと呼ぶ．システムとしての概日時計を考えるとき，時刻情報を生み出す「発振系」と区別して，同調に関わる部分を「入力系」，時刻情報を行動リズムなどの表現型に変換する部分を「出力系」と呼んで区別する．

生物個体レベルでみた場合，温度や光，あるいは社会的な要因などさまざまな因子が概日時計の入力系に作用する．なかでも，最も普遍的に，かつ強く作用する因子が光である．個体レベルではなく，個々の細胞や臓器のレベルでみると，内在する概日時計が光によって同調される場合とされない場合がある．たとえば哺乳類の場合，体内の個別の概日時計は，網膜を除いて光受容能をもたず，神経を介した刺激や，血流にのって運ばれるホルモンによって同調されている．一方，魚類や昆虫では，末梢組織が直接光を受容することができ，概日時計が同調する（表IV.2）．

光による概日時計の同調に関わる部分を「光入力系」，そして，光入力系で機能する光受容体を「概日光受容体（circadian photoreceptor）」と呼ぶ．これまでの研究から，光入力系は動物種間を越えて共通の仕組みと，動物種によって多様化している部分があることがわかっており，比較的研究が進んでいるマウス・ニワトリ・ゼブラフィッシュ・ショウジョウバエを例にとり，それぞれ哺乳類・哺乳類以外の脊椎動物・無脊椎動物の例として以下に解説する．

b. 哺乳類の概日時計とメラノプシン

哺乳類では，行動リズムを支配する中枢時計は脳の視床下部にある視交叉上核（SCN；suprachiasmatic nucleus）である[1,2]．SCNの神経細胞には，網膜で受容された光情報が神経連絡を介して伝えられる．網膜からSCNに光情報を伝える細胞は，ipRGC（intrinsically photosensitive retinal ganglion cells）とよばれる網膜神経節細胞の一種である[1-3]．興味深いことに，ipRGCは，他の大部分の網膜神経節細胞とは機能がまったく異なっている（図IV.15）．つまり，大部分の網膜神経節細胞（図IV.15，RGC）が，桿体（rod）あるいは

表IV.2　概日時計の光入力系が存在する場所と概日光受容体

動物	マウス （哺乳類）	ニワトリ （鳥類）	ゼブラフィッシュ （魚類）	ショウジョウバエ （昆虫）
組織・器官	網膜	網膜・松果体・脳深部	全身の多数の組織	全身の多数の組織
細胞	桿体・錐体 光感受性網膜神経節細胞	?	大部分の細胞?	大部分の細胞?
概日光受容体	ロドプシン 錐体オプシン メラノプシン	オプシン類? クリプトクロム?	オプシン類? クリプトクロム?	オプシン類 クリプトクロム

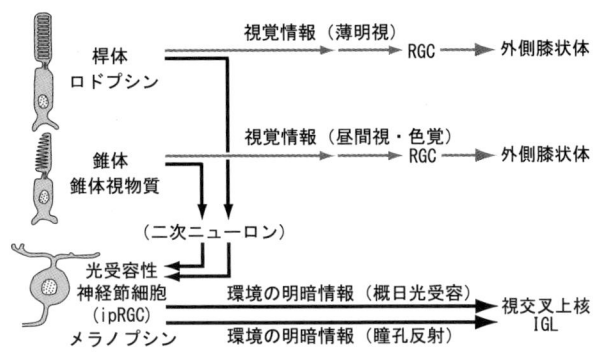

図 IV.15 哺乳類網膜の光受容細胞と情報伝達経路
概日時計を光同調するための光情報は，光感受性の神経節細胞（ipRGC；intrinsically photosensitive retinal ganglion cell）に存在するメラノプシンによって受容され，視交叉上核（SCN）に伝達される．この細胞は同時に，IGL にも投射して瞳孔反射に必要な光情報を伝達する．また，ipRGC には桿体および錐体からも神経入力があり，これらの視細胞で受容した光情報も伝えられる．概日時計の光入力には，メラノプシン・ロドプシン・錐体視物質が関わっており，すべての経路を遺伝学的な方法などによって破壊すると，光同調が観察されなくなる．RGC；retinal ganglion cell. IGL；intergeniculate leaflet.

錐体（cone）といった視細胞において受容された光情報を二次ニューロン経由で受け取り，電気パルスに変換して脳の外側膝状体に伝達するのに対し，ipRGC は，それ自身が光を直接受容することができ，SCN に光強度情報を伝達する[3]．ipRGC は同時に，SCN だけでなく，視床にある IGL（intergeniculate leaflet）と呼ばれる神経核にも投射しており，光に応答して虹彩が収縮する瞳孔反射にも関わっている．このような，ipRGC が関わる光受容機能は，視細胞が関与する視覚と区別され，非画像形成機能（non-image forming function）と呼ばれている．ipRGC はまた，視覚機能を担う桿体や錐体からも光情報を受け取り SCN に伝達すると考えられている[3,4]．

従来の視覚の研究分野では，網膜の中で光を感じる細胞は桿体と錐体のみであり，両者はそれぞれ，感度が高く分解能が低い桿体系（薄明視［scotopic vision］）と感度が低く分解能が高い錐体系（昼間視［photopic vision］，色覚［color vision］）という 2 つの独立性の高い視覚機能を分担していることから，「視覚の 2 重作用説」（duplicity theory of vision）が唱えられてきた．しかし，視細胞が視覚とは別の非画像形成機能に関わることと，非画像形成機能に特化した光受容細胞 ipRGC の発見によって，網膜が少なくとも 3 つの異なる光作用を担うことが明らかとなった．したがって今後は，「網膜光受容の 3 重作用説」（triplicity theory of retinal photoreception）と訂正されるべきかもしれない．

ipRGC には，視細胞とは異なる光受容体メラノプシン（melanopsin）が存在している．メラノプシンは当初，アフリカツメガエル幼生の皮膚に存在する黒色素胞（メラノフォア［melanophore］）において光を受容する蛋白質として発見・命名された．カエルの黒色素胞は，直接光を受容して色素顆粒の凝集・拡散を行うが，その際の光受容体としてメラノプシンが機能している．つまり，オタマジャクシでは体色変化に関わる光受容体が，哺乳類の網膜では概日光受容体として機能しているのである．

脊椎動物のロドプシン（rhodopsin）や錐体視物質，無脊椎動物の視物質，そして脊椎動物のメラノプシンはすべて，GTP 結合蛋白質と共役する 7 回膜貫通型の光受容体（オプシン類）であり，発色団としてビタミン A アルデヒド（レチナール［retinal］）を結合している．これらオプシン類の

アミノ酸配列を互いに比較すると，面白いことに，メラノプシンは脊椎動物のロドプシンや錐体視物質よりもイカやタコなどの視物質に近いことがわかった．さらに，メラノプシンから光情報を受け取る一群の蛋白質や情報伝達経路も，桿体や錐体の光情報伝達経路よりも無脊椎動物の視細胞のそれに類似していることが明らかになっている．脊椎動物と無脊椎動物の光受容細胞は，形態的な特徴に基づきそれぞれ繊毛型（ciliary type）と感桿型（rhabdomeric type）と区別されてきた．ipRGCおよびメラノプシンは，脊椎動物に存在する感桿型の光受容系を構成しており，分子進化あるいは分子機能いずれの面からも興味深い．

上記のように，哺乳類の場合，網膜のロドプシン，錐体視物質，メラノプシンが概日光受容体として機能する．ヒトの場合，錐体視物質には赤・緑・青の3種があるが，赤と緑の数に比べて青は少ないことがわかっている．ロドプシンとメラノプシンはそれぞれ，緑と青の光に最もよく反応することから，メラノプシンは，錐体視物質がカバーしきれない短波長領域の光を効率よく受容して，全体として青〜赤色の広い波長領域での概日光受容を可能にしていると推定される．

c. 鳥類・魚類の概日光受容体とクリプトクロム

脊椎動物の概日時計の研究はマウスでもっとも進んでおり，哺乳類以外の脊椎動物での研究は少ない．その中で，比較的詳細が明らかにされているのは，ニワトリとゼブラフィッシュである．

1980年代から1990年代にかけ概日時計の研究分野では，優れた概日時計モデルとしてニワトリの松果体が盛んに用いられた[5]．松果体とは，鳥類では頭頂部の頭蓋骨直下で光を直接受容する光受容器官であり，メラトニンというホルモンを夜間に合成・分泌する．概日時計遺伝子が同定された現在では，概日性の活性を示すプロモータとルシフェラーゼレポータシステムを用いて時計の時刻をモニターすることができ，そのため，哺乳類の細胞系でも概日リズムが容易に観察できる．しかし，当時は時刻を検出できる細胞実験系がほとんどなく，ニワトリの松果体は細胞系で概日リズムが測定できるきわめて貴重な実験系であった．ニワトリ松果体の概日光受容体の候補分子としてこれまでに，ピノプシン（pinopsin），ニワトリ赤（アイオドプシンとも呼ばれる赤錐体オプシン），メラノプシンの発現が確認されている．薬理学的な実験等から，これら3種類のオプシン蛋白質のうち，メラノプシンが概日時計をリセットするという経路が有力である．しかしながら，メラノプシンを含む複数の経路が並行して時計に入力する可能性もあり，まだ詳細は明らかになっていない．

ニワトリ松果体には，概日光受容体の候補として，上記のオプシンに加えて3種類のクリプトクロム（CRY1，CRY2，CRY4）の発現が確認されている[6]．クリプトクロムとは，フラビン蛋白質の一種であり，フラビンアデニンジヌクレオチド（FAD）を発色団としてもつ光受容蛋白質としてバクテリアから植物および動物まで広く存在する．クリプトクロムはDNA損傷を青色光で修復するDNAフォトリアーゼと構造的に類似しており，生物界に広く分布している．同時に，一部の生物では光依存的な磁気センサーとしても機能すると推定されており，その分子機構や細胞内情報伝達経路が注目されている[6]．

バクテリアや植物および昆虫（ショウジョウバエ）において，クリプトクロムは光受容体として機能する．アミノ酸配列の保存性からは，脊椎動物のクリプトクロムも光受容することが予想されるにもかかわらず，脊椎動物では光受容体として機能するかどうか不明である．脊椎動物ではむしろ，概日時計発振系の転写抑制因子としての機能が詳細に研究されている．おそらく，動物進化の初期段階では概日光受容体として機能していたクリプトクロムが，脊椎動物の進化に伴ってしだいに発振系の一部としての機能をもつようになり，やがて光受容能を失って，発振機能に特化したものと推定される．

ゼブラフィッシュの概日時計の特徴は，心臓や腎臓といった末梢臓器が光入力系をもつ点である．

つまり，これらの組織は，単離培養した状態でも概日時計遺伝子の発振が継続し，さらに明暗サイクルに同調する．このことは末梢の臓器に概日光受容体が存在することを示している．また，ゼブラフィッシュ胚より調製した培養細胞株にも，概日時計の光入力系と発振系が内在している．このような特徴は，次に述べる昆虫と類似しており，オプシン類とクリプトクロムの両方が概日光受容体として機能しているのではないかと推測される．ゼブラフィッシュには，多数のオプシン遺伝子に加え，6種類ものクリプトクロム遺伝子があり，そのうちのいずれがどの組織において概日光受容体として働くのかはまだよくわかっていない．

d. 昆虫の概日光受容体

キイロショウジョウバエ（Drosophila melanogaster）は，無脊椎動物のモデル生物として，古くから遺伝学的な手法を主軸に詳細な研究がなされており，概日時計発振系の中心的な遺伝子であるPeriod（Per）はショウジョウバエにおいて最初に同定された[1,2]．末梢組織が光入力系を内包することを示した最初の研究でも，単離したショウジョウバエの脚の概日時計が直接光に同調することが示された．その後の研究から，ショウジョウバエでは網膜のオプシンおよびクリプトクロムの両方が概日光受容体として機能していることが明らかにされている．なかでもクリプトクロムの光受容体としての機能解析が進んでおり，光によってTIMELESS（TIM）と呼ばれる時計発振系の蛋白質の分解を促進することが明らかにされている．TIM蛋白質の分解にひき続いてTIMに結合するPER蛋白質も分解され，両者の分解が概日時計の位相変化そのものであろうと考えられている．

e. ヒトの光入力系

ヒトの光入力系はマウスとまったく同じなのだろうか．上で述べたメラノプシン遺伝子はヒトにも存在し，ヒトの網膜においてもipRGCの存在が示されている．ヒトとマウスは昼行性と夜行性といった違いはあるが，概日光受容に関しては共通の仕組みを利用していると考えられている．

さまざまな動物の光受容系を比較してみると，哺乳類が光に鈍感なのに対して，哺乳類以外の生物が光に敏感に応答することがわかる．この傾向は，概日光受容に限らず，色覚機能や偏光感知あるいは松果体などにおける脳内光受容においてもあてはまる．すなわち，哺乳類以外の脊椎動物に比べて，哺乳類では色覚オプシンの遺伝子数が減少しており，色覚機能が退化していると考えられている．哺乳類ではまた，網膜における偏光感知能がなく，松果体オプシン（ピノプシン）の遺伝子も失われており，松果体の光受容能も失われている．このように，哺乳類が進化の過程で光に対して鈍感になった理由は，哺乳類の祖先が夜行性であったことと関連するのではないかと考えられている．事実，夜行性から昼行性に戻ったヒトにおいては，失った遺伝子を補うように，マウスに比べて色覚オプシンの遺伝子が増加している．そのように考えると，ヒトにはマウスにない概日光受容経路が存在する可能性も考えられる．ヒトの末梢組織の光受容に関しては，1998年ヒトの膝の裏に光をあてたところ概日リズムがシフトしたとする研究がScience誌に報告された．しかしながらこの研究は，その後同誌に再現しないと報告され[7]，現在のところヒトにおいては網膜以外に概日時計の光入力系が存在しないと考えられている．

〔岡野俊行〕

参考文献

1) 岡村　均，深田吉孝（編）：時計遺伝子の分子生物学．シュプリンガー・ジャパン，東京，2004．
2) 岡野俊行，深田吉孝：第6章　概日リズムの分子機構．七田芳則，深田吉孝（編）動物の感覚とリズム．pp126-147, 培風館，2007．
3) Hankins MW, Peirson SN, Foster RG：Melanopsin：an exciting photopigment. TINS 31：27-36, 2008.
4) Guler AD, Ecker JL, et al：Melanopsin cells are the principal conduits for rod-cone input to non-image-forming vision. Nature 453：102-106, 2008.
5) 深田吉孝，岡野俊行：第4章　松果体・光受容．海老原史樹文，深田吉孝（編）生物時計の分子生物学．pp139-150, シュプリンガー・ジャパン，東京，1998．
6) 岡野俊行：クリプトクロムの光反応と生理機能．日本

比較生理生化学会（編）見える光，見えない光．動物の多様な生き方1, pp114-133, 共立出版, 2009.
7) Wright Jr KP, Czeisler CA：Absence of circadian phase resetting in response to bright light behind the knees. Science 297：571, 2002.

1.8　概日リズム睡眠障害

a．概日リズム睡眠障害とは

睡眠による十分な休息を確保するためには，睡眠をとる時間帯と体内時計の夜の状態，すなわち概日リズムに基づく夜の時間帯が一致している必要がある．したがって，体内時計機構により決定される個体の内的概日環境と社会規範や個人の志向により決定される睡眠時間帯との非同調があると，再発性あるいは慢性の睡眠障害が起こる（図IV.16）．

概日リズム睡眠障害は，体内時計の同調機構の機能に関係した睡眠スケジュールの障害として2005年の睡眠障害国際分類第二版で分類されている．体内時計と睡眠時間帯との同調不良や体内時計の変調によって起こる睡眠の障害が，QOLの低下を引き起こしている場合に概日リズム睡眠障害と定義される．

概日リズム機構の変調により，体内時計が昼夜の明暗サイクルに同調できない場合に，睡眠と覚醒のスケジュールが昼夜の明暗サイクルにより規定される望ましい社会的時間帯から慢性的にずれてしまう．こうした概日リズム睡眠障害として，睡眠相前進症候群，睡眠相後退症候群，非24時間睡眠覚醒症候群，不規則睡眠覚醒パターンがある．一方，夜勤や時差地域への急速な移動など，内因性生物リズムに逆らったスケジュールで生活することによって生じる概日リズム睡眠障害として時差症候群や交代勤務性睡眠障害がある．時差症候群は外界の昼夜の明暗サイクルが内的な概日時刻に対し急性に変化した結果生じ，交代勤務症候群は昼夜の明暗サイクルと異なった睡眠覚醒スケジュールで生活するために起こる．

b．概日リズム睡眠障害の治療

概日リズム睡眠障害の治療においては，概日リズムの位相を制御することが求められる．このために，高照度光療法とメラトニン投与が用いられる．

1）高照度光療法

光による位相反応曲線の基本的特性がヒトでもみられる．図IV.17に示すように，主観的夜の前半に高照度光を与えると概日リズムの位相が後退し，主観的夜の後半に与えると位相が前進する．これを利用し，睡眠相後退症候群や非24時間睡眠覚醒症候群では朝に高照度光を照射する．睡眠相前進症候群では，夕方から夜にかけて高照度光照射をして，概日リズムの位相を後退させる．

2）メラトニン

メラトニンは，午後から夕方にかけて投与すると概日リズムの位相を前進させ，早朝から午前中に投与すると概日リズム位相を後退させる．位相反応はちょうど高照度光と反対になる．睡眠相後

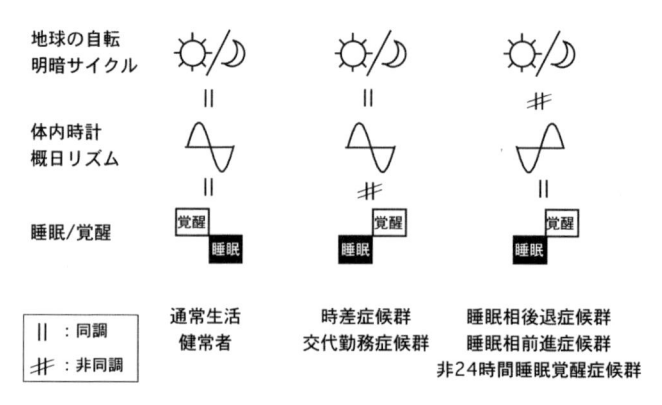

図IV.16　昼夜のサイクル，体内時計，睡眠覚醒の関連

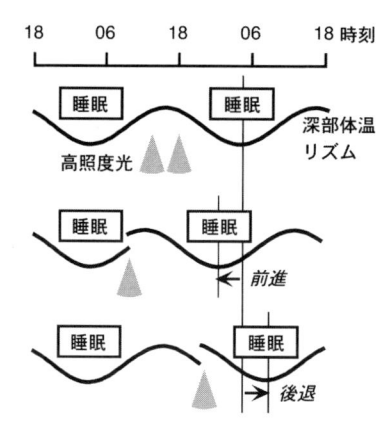

図 IV.17 高照度光による位相反応の模式図
日中の時間帯の高照度光（太陽光）は概日リズムの変化を起こさない（上段）．早朝の時間帯に高照度光を照射すると，深部体温リズムが早まり，その晩の入眠時刻および次の朝の起床時刻が早まる（中段）．夜の時間帯に高照度光を照射すると深部体温リズムが遅れ，その晩の入眠時刻および次の朝の起床時刻が遅れる（下段）．

退症候群では，夕方から夜の時間帯にメラトニンを投与して睡眠相を前進させる試みがなされている．非24時間睡眠覚醒症候群では，夕方の一定時刻にメラトニンを投与することで，24時間の昼夜のサイクルに体内時計を同調させる．

c. 睡眠相後退型（睡眠相後退症候群）

睡眠相後退症候群では，いったん睡眠時間帯が遅くなると戻すことができず，早くに就床しても朝方まで入眠できない．入眠すると比較的安定した睡眠が得られ，遅い時刻まで起きられない．睡眠時間帯の遅れのために定刻に出勤・登校できず，社会生活上の障害が出現する．社会的スケジュールにあわせ無理に早く起きると，いったん早くに起床しても頭痛，頭重感，食欲不振，易疲労感など心身の不調が高頻度に出現する．

睡眠相後退症候群で，深部体温やmelatonin分泌のリズムが遅れている．睡眠相後退症候群においては，ノックアウト動物で周期の延長が観察されているPer3遺伝子においてV647G多型が有意に高頻度にみられることが報告されている．

起床時の高照度光療法，夕方から夜にかけてのメラトニン投与により概日リズムの前進を行う．場合によって，夕方から夜にかけての光をサングラスなどで避けるようにする．

時間療法とは1日3時間ずつ入眠時刻を遅らせて睡眠相を患者の望む時間帯にリセットするという方法である．ヒトの内因性の睡眠・覚醒リズムの周期は約25時間であり，これを前進させるのは困難であっても後退させるのは比較的容易であることから，睡眠相交代症候群の治療法として有用とされている．

d. 睡眠相前進型（睡眠相前進症候群）

睡眠相前進症候群は，睡眠時間帯が通常より極端に早まったまま安定し，修正できない．患者は，夕方から強い眠気があるため20時前には就床を余儀なくされ，深夜に目覚める．通常の時刻まで起きていようと努力しても，夕方からの眠気のために起きていられない．高齢者に多く，性差はとくに報告されていない．若年発症例は，家族歴を持つ場合が多く，時計遺伝子hPer2遺伝子の多型を伴った常染色体優性の家族発症例が報告されている．

治療としては，朝における体内時計のリズムの位相前進を防ぐため，一定時刻までサングラスなどで高照度光を遮ることが効果的な場合がある．高照度光療法は，夕方から眠るまでの時間帯に行う．これにより体内時計のリズムを遅らせ，結果的に睡眠相が遅れることで睡眠時間帯が適正化される．

e. 不規則睡眠覚醒型（不規則睡眠覚醒パターン）

本症候群では睡眠や覚醒の出現が不規則になり，睡眠・覚醒の明確な概日リズムがみられなくなる．先天性脳障害児や老人など全般性の脳機能障害がある患者が昼夜のめりはりのない環境で生活を行った際に起こりやすい．重篤な脳機能障害のある患者では，夜間の興奮や徘徊の背景に不規則睡眠覚醒パターンが存在する場合がある．

本症候群は報告例が少なく，病態については不明な点が多い．本症候群では概日リズムの発振機構の障害により，ホルモンや体温その他の昼夜リ

ズムのめりはりが失われ，平坦化することが指摘されている．

治療法としては，日中の介護者の働きかけあるいは高照度光療法による昼夜のめりはりの強化が行われ，時に夜間睡眠を確保するために睡眠薬が用いられることがある．

f. 自由継続リズム型（非24時間睡眠覚醒症候群）

非24時間睡眠覚醒症候群では，睡眠時間帯が毎日およそ1時間ずつ遅れていくことが基本的な症状である．全盲の患者で初めて報告されたが，その後視覚障害を持たない患者の報告も相次いでいる．

本症候群を呈する患者では，睡眠時間帯が定まらないために，深刻な社会的不適応をきたす（図IV.18）．患者自身が一定の時刻に就寝し覚醒しようと努力する場合，周期的に不眠や覚醒困難として自覚される．昼間に睡眠時間帯が出現する時期に日中無理に覚醒していても，眠気や注意力低下，集中持続の困難や，易疲労感，倦怠感等が出現する．

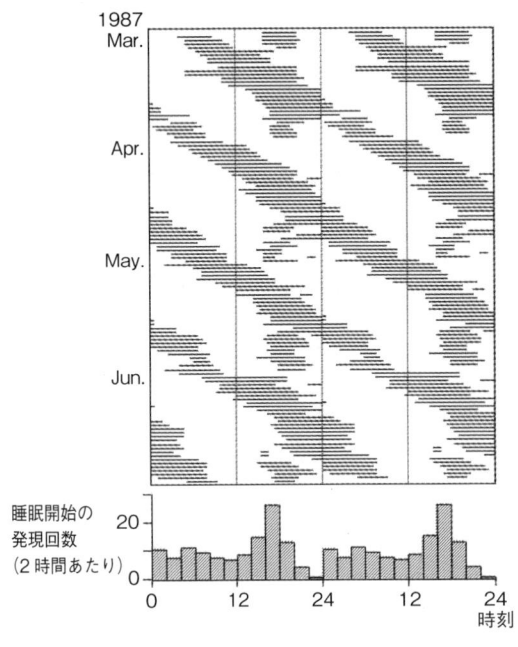

図IV.18　全盲の11歳女性の睡眠覚醒記録
上段は患者の睡眠を横棒で表わし，下段にはそれぞれの時刻における入眠の発現の分布を示してある．睡眠時間帯が毎日1時間ずつ遅れていくのがわかる．

視覚障害者でこの症候群が起こるのは，同調因子である光情報を受容できないために，体内時計の内因性周期がそのまま発現されるからである．視覚障害のない患者における非24時間睡眠覚醒症候群の発現機序については明らかでない点が多い．光に対する体内時計の感受性低下により視覚障害患者と同様に外界に同調できないことが考えられている．反対に位相後退を引き起こすような時間帯における光に対する感受性の亢進により概日周期の延長が起こる可能性も指摘されている．

夜間に睡眠相が一致するタイミングから，朝一定時刻にきちんと覚醒させ起床時に高照度光療法を行うことが効果的である．少量のメラトニンを夕刻の一定時刻に投与し，24時間周期への同調を目指すことも行われる．

g. ジェットラグ型（時差症候群）

実際にジェット機で時差帯域を飛行し現地に到着すると，現地の時刻に合わせて生活を開始する．しかし，体内時計のリズムは，しばらくは出発地のリズムを刻み続ける．このため，到着地の夜間において，身体が活動に適した状態にある時に睡眠をとることを余儀なくされるため中途覚醒，入眠障害，熟眠障害，起床困難などの睡眠障害が起こり，到着地の日中，身体が休息に適した状態にある時に活動することになり，眠気，疲労感，昼間の主観的覚醒度と遂行能力の低下が生じる．そのほか，消化器系の不調，夜間頻尿などがみられる．通常の場合，1週間以内には，現地における昼夜の明暗リズムに体内時計が同調し，時差症状は解消される．

時差症状は，時差が大きいほど重く，西方向よりも東方向に飛行した後に著しい（図IV.19）．南北方向に時差のない地域を移動する場合は出現しない．明らかな性差はない．

高照度光を利用し生体リズムが到着地の時刻に同調するのを促進させる方法がある．この場合の原則は，光に対する位相反応曲線を念頭に置き，前進あるいは後退に最も適切な時間帯に太陽光を

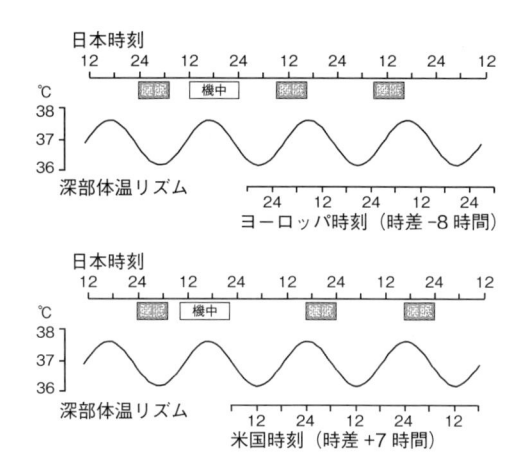

図IV.19 西向き飛行と東向き飛行における到着地での睡眠

いずれも日本において，24時から7時まで睡眠をとり，飛行後，到着地時刻の24時から7時まで睡眠をとる条件．

浴び，反対の方向への位相反応が起こりうる時間帯にはサングラスなどで目に入る光の照度を落とす．

メラトニンの使用法としては，出発2-3日前から，到着地で予想される入眠時刻に服用し，到着してからも2-3日服用するというものがある．

睡眠薬を用いて，到着地における夜間の睡眠障害を改善することは，概日リズム位相を直接変化させるわけではないが，時差症状を緩和するのに役立つ．

h. 交代勤務型（交代勤務症候群）

交代勤務では一般の人達が眠る夜の時間帯に仕事に従事し，夜間の仕事を終え翌朝から昼にかけて睡眠をとらなければならない．夜勤後の日中の睡眠は中断されやすく，持続が悪い．夜勤後，昼間の睡眠が充分にとれないのは，時差症候群と同様に，外界の明暗周期に同調している体内時計の活動期に睡眠をとることになるからである．一方，早朝勤務の場合には，早く就床し早く起床するため，入眠障害と起床困難が起こりうる．

何日か続けてシフト勤務を行う場合（固定シフト），夜間勤務中の室内に日中の戸外に匹敵する5,000ルクス以上の高照度光を用い，日中は暗くして過ごすと，体内時計がこうした人工的明暗周期に同調し，夜勤後の睡眠が改善されることが実験的に示されている．

深夜勤後の帰宅時に，サングラスなどで太陽光の情報が体内時計に達するのを避けることは，帰宅後睡眠の入眠を助ける上で一定の効果がある．時差症候群への対応と同様に，超短時間作用性あるいは短時間作用性の睡眠薬を少量使用することもある．近年，米国FDAは精神刺激薬のmodafinilを交代勤務中の眠気に使用することを許可した．

〔内山　真〕

参考文献

1) 内山　真：概日リズム睡眠障害．日本睡眠学会（編）睡眠学．pp518-561, 朝倉書店，東京，2009.
2) American Academy of Sleep Medicine：International Classification of Sleep Disorders：Diagnostic and Coding Manual. 2nd ed, American Academy of Sleep Medicine, Westchester, Illinois, 2005.
3) Uchiyama M, Lockley SW：Non-24-hour sleep-wake syndrome in sighted and blind patients. Sleep Med Clin 4：195-211 2009.
4) 内山　真，亀井雄一，早川達郎，ほか：概日リズム睡眠障害の病態生理学的特性．神経進歩 45：806-816, 2001.
5) 内山　真：V. 睡眠障害概日リズム ―時差症候群―．領域別症候群シリーズ No.39 精神医学症候群II．日本臨床別冊：129-132, 2003.

1.9　ヒトの生物時計とリズム障害

近年，生物時計の基礎研究が飛躍的に進歩し，その分子機構が明らかになりつつある．基礎研究の成果が臨床研究へと応用され，生物時計の異常がヒトの概日リズムの障害に関わっていることが明らかになってきた．また，従来から精神疾患の一部，とくに気分障害の発症に生物時計の異常が関わっているのではないかと考えられ，多くの研究が行われてきたが，最近になって分子レベルでの研究でもその関与が証明されるようになってきた．

a. 生物時計の分子機構

生物時計では *Per1/2/3, Cry1/2, Bmal1,*

Clock, *Casein Kinase1 delta/epsilon* ($CK1\delta/\varepsilon$) など10種類程度の「時計遺伝子」が転写・翻訳のフィードバックループを形成し，概日リズムを生み出していると考えられている．*Per1/2/3*, *Cry1/2*, *Bmal1*, *Clock* 遺伝子は転写因子をコードし，$CK1\delta/\varepsilon$ 遺伝子はそれら転写因子をリン酸化する酵素をコードしている．glycogen synthase kinase 3-beta (GSK3-β) も時計蛋白のリン酸化にかかわっている．

また，生物時計固有の周期は24時間から多少ずれている場合が多いが，毎朝の光照射でリセットされ，環境の明暗変化に一致するようになっている．光照射刺激の受容は，哺乳動物ではメラノプシンという視覚（「物の形を見る」こと）には直接関わらない光受容体と，視覚に関わるロドプシン・オプシンの双方が媒介している．

生物時計の中枢は視床下部の視交叉上核にあるが，肝臓や腎臓・心臓・筋肉などの末梢組織にも体内時計があり，各組織で時計遺伝子が24時間周期で増減を繰り返している．そして少なくとも一部の末梢組織では，1個1個の細胞が，視交叉上核の神経細胞と同様概日リズムを自ら作り出す能力を持っている．つまり我々の体は，小さな時計の集合体と考えることができる．したがって生物時計に異常があればさまざまな影響が全身に及ぶことが推察される．

b. 早起き，朝寝坊と生物時計遺伝子

健常人の中にも朝方からエネルギッシュに活動できる人（朝活動型）と，午後から夕方にかけて活力が湧いてくる人（夜活動型）が存在する．もちろん朝型と夜型にはっきり二分できるわけではなく，極端な朝型の人，極端な夜型の人，その中間型の人と連続的に分布している．

時計遺伝子の1つ，*Clock* 遺伝子の 3′ 非翻訳領域の多型（T3111C 多型）を持つ人は夜活動型の傾向を示すと報告されている．朝活動型か夜活動型かを判定する Horne-Ostberg（H-O）法の心理検査を行うと，C3111 アリルを保有するグループの方が有意に H-O 得点が低かったと報告されている．ただし，この結果を肯定・否定する両方の追試報告がある．

Per2 遺伝子の 5′ 非翻訳領域の C111G 多型や，睡眠覚醒リズム障害で我々が見出した *Per3* 遺伝子の V647G 多型なども朝活動型・夜活動型と相関していると報告されている．

c. 睡眠覚醒リズム障害と生物時計遺伝子

睡眠は，「覚醒が続くと疲労が蓄積してしだいに眠気が高まり，眠ると眠気が低下する」という恒常性維持機構と，「24時間ごとに眠気が変動する」という生物時計機構の相互作用で生じると推測されている．睡眠覚醒リズム障害は，このうち生物時計機構の不具合が原因で，自分の体内時計の周期を24時間周期に合わせることができず，健常な社会生活を送るために必要な時刻に覚醒・入眠できなくなる疾患である（図IV.20）．その中で比較的頻度が高いと考えられている睡眠相後退症候群の有病率は約 0.1-0.7% とされている．

1) 睡眠相後退症候群，非24時間睡眠覚醒症候群と生物時計遺伝子

睡眠相後退症候群（delayed sleep phase syn-

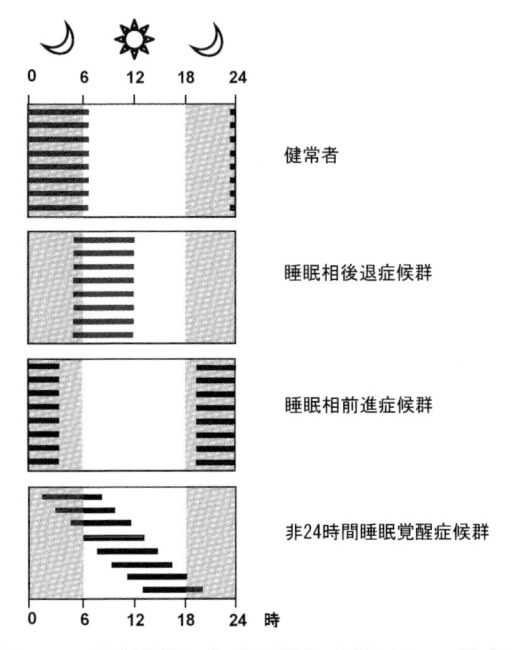

図IV.20 睡眠覚醒リズム睡眠障害の睡眠パターン模式図
黒の太線が睡眠時間を表す．

drome；DSPS）は睡眠覚醒リズム障害の1つで，本人が努力しているにもかかわらず，社会生活に必要な朝の適切な時刻に起床できず，深夜から明け方にならないと入眠できず，社会生活に支障をきたす疾患である．非24時間睡眠覚醒症候群（non-24-hour sleep-wake syndrome；N-24）は24時間より長い周期の睡眠・覚醒を繰り返すため，日々数時間ずつ入眠・覚醒時刻が遅くなって日中に眠ってしまう時期が繰り返し出現し，やはり社会生活に支障をきたす．それぞれ光照射による体内時計のリセットが不十分か，生物時計の生み出す概日リズム周期が長すぎるため，24時間周期にあわせられないために生じるのではないかと考えられている．

ヒト *Per3* 遺伝子では V647G 多型が DSPS 発症の危険因子であることが示されている．V647G 多型は脊椎動物の *Per* 遺伝子間でよく保存されているアミノ酸残基の多型であり，CKIε などによりリン酸化を受けるアミノ酸残基のすぐ近傍に存在する．したがって，この多型があると PER3 蛋白のリン酸化に変化を生じ，リズム障害のリスクが上がると考えられる．

Per3 遺伝子では，18個のアミノ酸残基をコードする54塩基の配列が4回または5回繰り返す多型も見出されている．この4回繰り返し配列があると DSPS 発症リスクが上がると報告した研究グループがあるが，5回繰り返し配列で DSPS のリスクが上がると報告した研究グループもあり，判然としない．この多型は概日リズム周期には影響せず，睡眠パターンに影響するという報告もある．

CK1ε の S408N 多型の頻度が，DSPS/N-24 群に比べて健常人で有意に高く，その発症の抑制因子ではないかという報告もある．S408 は，多くの脊椎動物の CK1δ/ε 蛋白で保存されているアミノ酸残基であり，また，CK1ε が自己リン酸化を受ける際の標的アミノ酸の1つと推測されている．大腸菌で発現させた CK1ε 蛋白を使った *in vitro* 実験から，S408N 多型を導入した CK1ε の方が野生型より酵素活性が高いことが確認されている．

2） 睡眠相前進症候群

夕方から夜早い時刻に眠くなり，早朝に覚醒する睡眠相前進症候群（advanced sleep phase syndrome；ASPS）では，家族性に発症するケースが複数知られている（familial ASPS；FASPS）．朝早く目覚めすぎることは，朝起きられないことよりも社会的に障害となることが少ないため，ASPS であっても疾患として認識されていない人も多いと思われる．朝早くから起きているため，夜遅くまで勤務しなければならない場合，睡眠不足に陥ることがある．また，家族と生活リズムが合わない場合も病院受診のきっかけとなる．

FASPS のうち2家系で，原因遺伝子が判明している．うち1家系では *Per2* 遺伝子の S662G 変異が原因だった．S662G 変異は CKIε によってリン酸化される標的アミノ酸残基の変異であり，CKIε による PER2 蛋白のリン酸化を低下させることが実験で確認されている．その家系に属する患者の1人での概日リズム周期は，同様の年齢・性別の正常人の概日リズム周期の平均24.2時間に比べ明らかに短い23.3時間だった．

また，他の家系では *CK1δ* 遺伝子の T44A 変異が原因だった．この変異は CK1δ の酵素活性を半分近くに低下させる．変異を導入したヒト *CK1δ* 遺伝子をマウスとショウジョウバエに導入すると，それぞれ野生型を導入した場合に比べ概日リズム周期が変化していた．興味深いことに，マウスに導入すると概日リズム周期が短縮したが，ショウジョウバエでは延長した．

d. 気分障害と生物時計遺伝子
1） 生物時計遺伝子多型と気分障害

Per2 遺伝子の第3イントロン部分の多型が季節性感情障害に相関すると報告されている．

Per3 遺伝子の多型と双極性障害や統合失調症との相関を示唆する報告もある．*Clock* 遺伝子の C3111 アリルは気分障害での不眠に相関するという報告もある．

Bmal1 遺伝子の多型が季節性感情障害や双極性障害の発症と相関しているという報告が複数の研

究グループから出されている.いずれもプロモーター領域またはイントロン領域の多型である.*NPAS2* は *Clock* 遺伝子と相同性の高い遺伝子だが,その S471L 多型が季節性感情障害の発症に相関すると報告されている.

2) 遺伝子変異マウスと気分障害

リチウムは,現在でも躁病治療の第一選択薬剤の1つとして広く用いられている.リチウムにはさまざまな薬理作用が知られているが,その1つとして GSK-3β 活性の抑制がある.したがって,GSK-3β を過剰に発現するマウスを作製すると躁病と類似の行動パターンを示すことが期待されるが,実際に GSK-3β を高発現するトランスジェニックマウスは活動性の高さなど,躁病と類似の行動特性を示す.

また,*Clock* 遺伝子の CLOCK 変異は,最初マウスの概日リズム周期を延長(ないし消失)させる変異として見出されたが,このマウスが,新しい環境での過活動など,ヒトの躁病と共通する行動特性を示すことが明らかになっている.このマウスにリチウムを投与するとこれらの行動特性が消失するため,やはり躁病のモデル動物として期待されている.

生物時計は,生物間でその分子機構がよく保存されていることから近年飛躍的に解明が進んだ.高等動物の中枢神経システムを解明する際に,たいへん貴重なシステムと考えられる.

生物時計は睡眠・覚醒やホルモンの日内リズムのみならず,アルコール嗜好性,臓器の再生,代謝(メタボリック症候群),骨形成,脂肪代謝,発癌など数多くの機能に関与している.ヒトの身体が小さな時計の集合体であることを考えると,肯けることである.精神科的疾患については,睡眠覚醒リズム障害・気分障害が生物時計の異常と関係が深いと以前から推測されてきたが,近年分子レベルでその関係が証明されつつある.

生物時計が我々の心と体にどのような影響を与えているのか,今後さらに明らかになっていくであろう.

〔海老澤　尚〕

参考文献

1) Ebisawa T : Circadian rhythms in the CNS and peripheral clock disorders : human sleep disorders and clock genes. J Pharmacol Sci 103 : 150-154, 2007.
2) Lamont EW, Legault-Coutu D, et al : The role of circadian clock genes in mental disorders. Dialog Clin Neurosci 9 : 333-342, 2007.
3) McClung CA : Circadian genes, rhythms and the biology of mood disorders. Pharmacol Ther 114 : 222-232, 2007.

1.10　睡眠調節機構

睡眠は身近な問題であるが,1990年代末のオレキシン(ヒポクレチン)の発見により睡眠調節機構に関する知見が一新したことから明らかなように,その調節機構については未だ不明な点が多い.本稿では,睡眠調節機構についていくつかの代表的な仮説も含めて解説する.

a. 眠らせる脳と眠る脳

睡眠は脳の仕事であるとともに,眠るのも脳である.脳を眠らせる脳と眠る脳に分かれていると考えることもできる.眠る脳とは,系統発生および個体発生のうえで最も新しい大脳である.睡眠中は大脳が休息するので,その支配下にある全身各部にさまざまな睡眠の症状が現れる.

眠らせる脳は,レム(REM)睡眠とノンレム(non-REM)睡眠という2種類の睡眠および覚醒を調節しており,そのために複雑な階層性の神経回路を構成している.レム睡眠の中枢は古い脳のなかでもより古い中脳,橋,延髄にあり,ノンレム睡眠の中枢は古い脳のなかでもより新しい視床下部に首座がある.さらに,それぞれに隣接して覚醒中枢が局在する.このような見方は,睡眠調節の神経機構についての概観をつかむために有用であろう.

b. 受動感覚説と網様体賦活系説

1936年に Bremer は睡眠が知覚入力の減少によって起こるとの仮説(受動感覚説)を立て,上丘と下丘の間でネコの脳幹を切断して前脳を上行性

知覚入力から遮断するという実験を行った．その結果，独立した前脳はほとんど徐波睡眠を示し，切断後も入力のある視覚および嗅覚刺激に覚醒脳波の見られることを示した[1,2]．

その後，脳幹尾部の切断実験や網様体の刺激実験の結果などを踏まえ，睡眠は網様体の覚醒機構により能動的に調節されるという網様体賦活系説が広く受け入れられた．これは，網様体系の活動低下が睡眠を起こし，その活動上昇が覚醒をもたらすというものである．

しかし，これらは切断後急性期の実験結果に基づく仮説であった．1960年代にVillablancaは，切断後1年以上活かした後に行った慢性期の離断脳実験を行った．その結果，切断面の吻側（視床，視床下部，大脳）と尾側（中脳以下）において，それぞれ別個に睡眠覚醒が出現し，異なったペースメーカーにより調節されていることを示した．さらに現在では，睡眠中も神経系活動は続いていることが明らかとなっており，とくにレム睡眠中は覚醒中よりも神経活動の盛んな領域も知られている．しかし，網様体賦活系説のみではこれらは説明が困難である．

c. 睡眠中枢と覚醒中枢

1930年にvon Economoは嗜眠性脳炎患者の剖検脳の知見から，また，1950年代にはHessがネコを用いた実験から，視床下部前部が睡眠誘導に重要であり，視床下部後部が覚醒維持に働いていると考えた[2]．

視床下部後部にある乳頭結節核（TMN）はヒスタミン神経系の起始核である．ヒスタミン神経系は広く投射し，その活動は覚醒中に持続し，睡眠中に低下する．ヒスタミンの脳内濃度も覚醒中に高値となる．また，抗ヒスタミン薬（ヒスタミンH1受容体拮抗薬）には眠気を引き起こす作用がある．

視床下部後部の視床下部外側野（脳弓周囲野：PeF）にはオレキシン（別名ヒポクレチン）産生細胞が散在している[3,4]．その投射先は小脳を除く中枢神経系に広く分布している（図IV.21）．代表的な睡眠障害であるナルコレプシーはこのオレキシンシステムの障害によって発症することが明らかとなってきた．1999年にナルコレプシーのモデル動物である遺伝性イヌナルコレプシーはオレキシン受容体2の障害によって発症していること，また，リガンドであるオレキシンのノックアウトマウスもナルコレプシーの症状を呈することが明らかとなり，さらに2000年には典型的ヒトナルコレプシー患者の脳脊髄液中ではオレキシンA（別名ヒポクレチン-1）濃度が測定限界以下の低値となっていることが報告された．ナルコレプシー患者のPSG（睡眠時ポリグラフ検査）において，入眠後短時間でREM睡眠に入るSOREMP（入眠時レム）が特徴的であるが，睡眠・覚醒の各ステージを維持できないために睡眠の断片化も見られる．また，動物実験の結果，覚醒の継続により脳脊髄

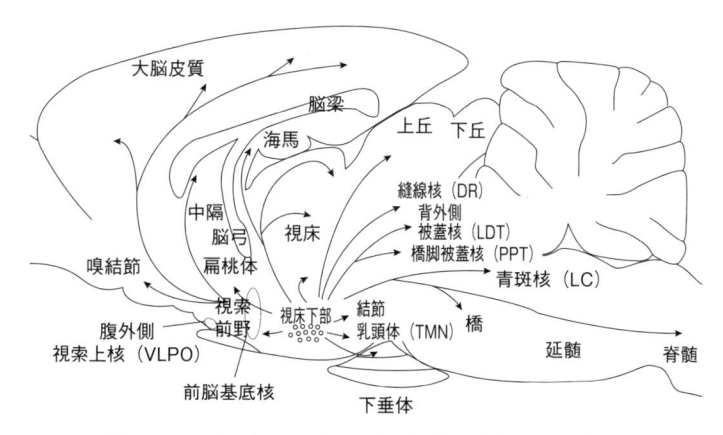

図IV.21　オレキシン神経細胞の投射（文献4より改変）

液中のオレキシン濃度が上昇し，入眠により低下すること，また，オレキシンの脳内投与に覚醒効果のあることが明らかとなっている．

このように，視床下部後部のヒスタミンおよびオレキシンは覚醒の発現・維持に重要と考えられている．また，中脳や橋のモノアミン作動性神経も覚醒中に活動性が高いことが知られており（図IV.22，図IV.23），覚醒中枢をなすと考えられている．

視床下部前部の腹外側視索前野（VLPO）には，睡眠中に活動が高まるGABA・ガラニン含有細胞がある．この細胞はTMN，LDT/PPT（背外側被蓋核/橋脚被蓋核：アセチルコリン），DR（背側縫線核：セロトニン），LC（青斑核：ノルアドレナリン）などのモノアミン系神経細胞に投射してその活動を抑制し（図IV.22，図IV.23），睡眠，とくにノンレム睡眠の発現・維持に重要と考えられている．

d. 睡眠調節のシーソーモデル

睡眠中枢と覚醒中枢は，互いに投射し，抑制し合っている[5]（図IV.22）．そこで，睡眠・覚醒を調節する神経機構として，モノアミンおよびGABAにオレキシンを加えたシーソーモデル（flip-flop model）が提唱されている[3]（図IV.24）．

このモデルによると，睡眠中には，睡眠中枢（VLPOなど）の活性が高まるために覚醒中枢（オレキシン産生神経とモノアミン作動性神経）が抑制され，睡眠が維持される．一方，覚醒時には，覚醒中枢の活性が高まり，睡眠中枢を上回ることで覚醒が維持される．そして，睡眠中枢と覚醒中枢は相互に抑制関係にあり，同時に両方が活性を高めることはない．

e. 神経機構と液性機構

睡眠の調節には，上述した神経機構に加えて，液性機構があり，この2種類の調節機構が相補的な相互作用のもとに睡眠・覚醒状態を動的にコントロールしていると考えられている．睡眠物質とは，睡眠欲求の高い状態で脳内あるいは体液内に出現して睡眠を引き起こしたり，維持させたりす

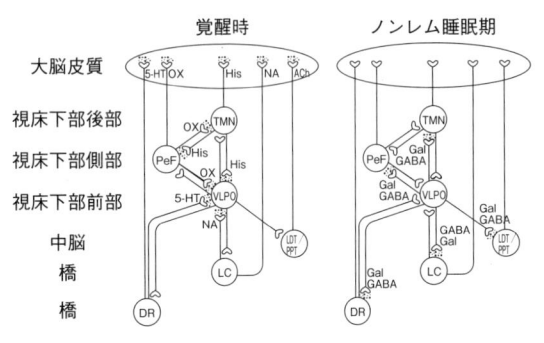

図IV.22 覚醒時およびノンレム睡眠期における相互作用（文献5より改変）
PeF：脳弓周囲野，TMN：結節乳頭体，VLPO：腹外側視索前野，LDT：背外側被蓋核，PPT：橋脚被蓋核，LC：青斑核，DR：背側縫線核．
5-HT：セロトニン，OX：オレキシン，His：ヒスタミン，NA：ノルアドレナリン，Ach：アセチルコリン，Gal：ガラニン，GABA：γ-アミノ酪酸．

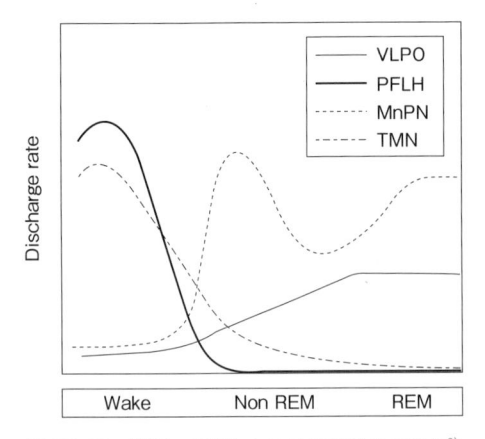

図IV.23 睡眠・覚醒における神経活動の変化[3]
VLPO：腹外側視索前野，PFLH：脳弓周囲視床下部外側野，MnPN：視索前野内側核，TMN：結節乳頭体の覚醒，ノンレム睡眠，レム睡眠における神経発火頻度．

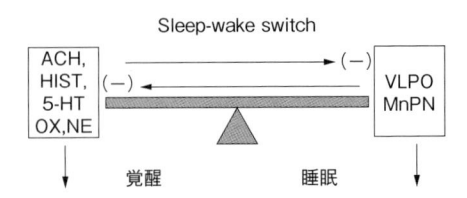

図IV.24 睡眠覚醒のシーソーモデル（文献3より改変）
睡眠中枢と覚醒中枢が互いに抑制し合って睡眠・覚醒を引き起こしているというシーソーモデル（flip-flop model）が提唱されている．
VLPO：腹外側被蓋野，MnPN：正中視索前核，ACH：アセチルコリン含有神経，HIST：ヒスタミン含有神経，5-HT：セロトニン含有神経，OX：オレキシン含有神経，NE：ノルアドレナリン含有神経．

る物質の総称であり，数十種が知られている．睡眠物質は脳脊髄液を介して脳全域に伝えられ，ニューロン活動を広域的に修飾することによって睡眠と覚醒をコントロールしている．生体内のさまざまな条件が多数の睡眠物質の動態に微妙な影響を及ぼし，その結果として睡眠を修飾する[2]．

f. 睡眠の液性調節機構

1909年に名古屋大学の石森国臣は，長時間断眠したイヌの脳抽出物を他のイヌに投与した際に睡眠が誘発されたことを初めて報告し，睡眠物質による睡眠の液性調節機構の存在を示した[2]．その後，生理的な睡眠を誘発あるいは維持させる内因性の物質が探求され，数十種が知られている．

代表的睡眠物質としては，1970年代に断眠ラット脳幹より抽出されたウリジンおよび酸化型グルタチオン，1980年代に明らかとなったアデノシンおよびプロスタグランジンD_2，松果体から分泌されるホルモンであるメラトニンなどがある．また，炎症性サイトカインであるインターロイキン（IL）-1や成長ホルモン放出ホルモン（GHRH）も睡眠物質として知られている．

アデノシン受容体作動薬および拮抗薬の脳内局所投与実験などを通して，アデノシンA1受容体およびA2a受容体を介して，アデノシンには睡眠促進作用があることが明らかとなった．なお，コーヒーや紅茶に含まれるカフェインにはアデノシンA1およびA2a受容体の拮抗作用があり，通常の消費量においてカフェインはこれら2つの受容体を通して作用すると考えられている．

プロスタグランジン（PG）はアラキドン酸から合成される．まず，シクロオキシゲナーゼによりPGH_2が合成され，さらに，そのPGH_2よりそれぞれ特異的酵素によりPGD_2，PGE_2，PGF_2，PGI_2などさまざまなPGが合成される．1982年に脳の主要なプロスタグランジンであるPGD_2に睡眠促進作用があることが脳内微量注入法により発見された．アデノシンA2a受容体の拮抗薬によりPGD_2の作用が抑えられるため，PGD_2の作用はアデノシンA2受容体を介していると考えられている．一方，PGE_2には覚醒作用があることが明らかになったが，その作用はヒスタミン神経系の活性化を介したものと考えられている．

内因性のPGD_2と睡眠調節の関係をin vivoで解析するため，ヒト型PGD合成酵素を過剰発現させたトランスジェニック（TG）マウスとPGD合成酵素を欠損させたノックアウト（KO）マウスが作成された．TGマウスにおいては痛覚刺激後にノンレム睡眠の増加およびそれに相関した脳内PGD_2量の増加が認められた．痛覚刺激によって脳内のアラキドン酸代謝系が亢進して内因性PGD_2の産生が増大し，ノンレム睡眠が引き起こされた可能性がある．一方，断眠後にはその反動として睡眠量の増大が認められるが，PGD合成酵素KOマウスにおいては，痛覚刺激による断眠後にリバウンドによるノンレム睡眠の増加がほとんど認められなかった．これらのことからPGD_2はノンレム睡眠の制御に関与していると考えられる．

メラトニンは松果体から分泌されるホルモンで，その血中濃度は昼に低く夜に高いというリズムがあり，体内時計の調節を担う物質として知られている．概日リズムの位相を修正する働きがあるため，時差ボケ（jet lag）を含めた概日リズム睡眠障害の治療に使われることがある．また，メラトニンには催眠作用もあり，不眠症患者の一部に有効である．メラトニンMT1/MT2受容体作動薬であるラメルテオンは睡眠薬として使用されている．

g. 概日リズムとホメオスタシス，two-process model

われわれの睡眠や眠気は，これまで述べてきた調節機構だけでは説明できない側面がある．それは，約24時間で睡眠・覚醒をするという概日リズムの側面である．これを含めた睡眠・覚醒のモデルとしてBorbelyらが提唱したtwo-process modelがある[6]（図IV.25）．

このtwo-process modelにおいては，睡眠調節には2つの基本法則を想定する．第1の法則（プロセスC）とは，睡眠は1日を単位とするリズム現象であり，脳内に存在する生物時計に管理され

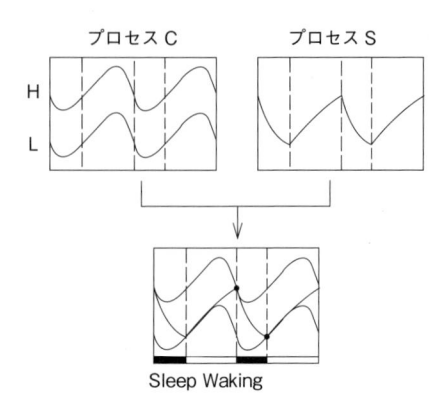

図 IV.25 睡眠・覚醒の two-process model（文献6より改変）

プロセスSは覚醒中に上昇し，睡眠で低下する．プロセスCはHとLの閾値を変化させる．SとH・Lの交点において，それぞれ入眠・覚醒する．

ているというものである．これをサーカディアン（概日）性の調節方式あるいは時刻依存性の調節方式と呼ぶ．第2の法則（プロセスS）とは，先行する断眠時間の長さ，すなわち睡眠負債によって睡眠の質と量とが決定されるというものである．これを時刻非依存性の調節方式あるいはホメオスタシス性の調節方式と呼ぶ．これらの法則はお互いに協調しており，互いに相手を補完しながらも独立に作用する．

　現在まで，睡眠・覚醒の調節機構として考えられてきたものを概説した．睡眠・覚醒は，ハエや魚類から哺乳類まで進化的に保存された生命現象である．現在では睡眠は単なる休息ではなく，積極的に生命活動に必須の機能と考えられている．このように重要な機能であるため，1つの調節経路が障害された場合でもそれを補う仕組みのある「システム」として制御されていると考えられ，その調節機構に関しては，さらなる解明が必要であろう．

〔角谷　寛〕

参考文献

1) ジョン・ピネル（著），佐藤　敬，若林孝一，泉井　亮，飛鳥井　望（訳）：バイオサイコロジー：脳―心と行動の神経科学．西村書店，2005．
2) 神山　潤：睡眠の生理と臨床．診断と治療社，2003．
3) Kryger MH, Roth T, Dement WC：Principles and Practice of Sleep Medicine. 4th ed, Elsevier, 2005.
4) Ohno K, Sakurai T：Orexin neuronal circuitry：Role in the regulation of sleep and wakefulness. Front Neuroendocrinol 29：70-87, 2008.
5) Nelson LE, Guo TZ, et al：The sedative component of anesthesia is mediated by GABAA receptors in an endogenous sleep pathway. Nat Neurosci 5：979-984, 2002.
6) Borbely AA：Sleep regulation：circadian rhythm and homeostasis. Ganten D, Pfaff D（eds）Current Topics in Neuroendocrinology. Vol.1：Sleep. Clinical and Experimental Aspects. pp83-103, Springer-Verlag, Berlin, 1982.

1.11　ナルコレプシー

　ナルコレプシーは睡眠・覚醒状態の各ステージ（覚醒，ノンレム（non-REM）睡眠，レム（REM）睡眠）が適切に維持できないことを特徴とする睡眠障害である．日中の過剰な眠気や睡眠発作が主訴となることが多いため，過眠症に分類されることが多いが，その本態は覚醒が適切に維持できないことにある．覚醒が維持できずにノンレム睡眠やレム睡眠に急速に相転移がおこってしまう．オレキシンは1998年にオーファン受容体のリガンドとして同定された新規神経ペプチドであり，当初，摂食行動の制御因子として報告された．その後，オレキシン産生神経の異常（変性）がナルコレプシーの病因であることが明らかになった．このことは，オレキシンが覚醒・睡眠の維持に重要な役割を担っていることを示している．さらにオレキシン産生神経の入出力系の解明により，大脳辺縁系，摂食行動の制御系，覚醒制御システムとの相互の関係が明らかになってきた．その結果，ナルコレプシーの病態生理がより詳細に解明されるとともに，正常の睡眠・覚醒制御機構の解明も進んできた．オレキシン作動性システムは単に睡眠・覚醒調節機構の一部であるだけでなく，情動やエネルギーバランスに応じ，睡眠・覚醒や報酬系を適切に制御する統合的な機能を担うシステムであると考えられる．このシステムが破綻することによりナルコレプシーの病態が出現する．

a. ナルコレプシーとは

ナルコレプシーは，睡眠障害の1つであり，日中に強い眠気がくり返して起こり，どうしても耐えられなくなって眠り込んでしまう病気である．眠気は，睡眠不足や疲れなどによって誰にでも起こることがあるが，ナルコレプシーの場合では前日に十分な睡眠をとっていても，1日に何度も，しかもどんな場面でも睡魔が襲ってくる．健康な人なら緊張感や感情の高ぶりで決して眠くならない場面でも強い眠気に襲われ，意思とは無関係にいつのまにか眠ってしまう．睡魔は時と場所を選ばずに襲ってくる．進学にかかわる大事な試験の最中や会社の行く末を左右する商談中など人生の重大局面でも，ときには歩いている最中にも眠ってしまう．こうした眠気は，何度もくり返される．また，眠っても通常は短時間で目が覚め，起床直後には爽快感もある．これは他の過眠症と異なる特徴でもある．しかし，2-3時間もすれば，またひどい眠気が襲ってくる．また，眠気という前兆をほとんど感じることなく，気絶するかのように眠り込んでしまうこともある（睡眠発作）．

ナルコレプシーの発症は10代に多く，とくに14歳ごろにピークを示す．日本ではちょうど受験が近くなり，夜更かしなどで睡眠時間が減りがちのころである．そのため，発症しても周囲の人も，いや本人ですら気づかない場合もある．眠気とたたかいながら，居眠りと共存する状態がふつうのことのように思い込んでしまっている場合もあるのである．そのため，発症後，医師にかかるまで，さらには診断がつくまでにかなりの時間を要する場合がある．

こうした眠気は当然のことながら，ナルコレプシーの人に不利益をもたらす．通常，睡眠の不足は健常人においても，集中力の低下を招く．勉強の能率が上がらず，自分本来の実力が発揮できなくなる．また，ふつうの人が眠気を感じる状況では，ますます眠くなるので，「なまけもの」などのレッテルを貼られてしまうこともある．さらには，家族を含め，このことを理解してくれる人が周囲に少なく，不利な立場に置かれているということが，患者の悩みとなる．また，ナルコレプシーではうつなどの精神症状や，糖尿病の合併頻度が高いといわれている．

ナルコレプシー患者の睡眠は，健康な人の睡眠と同様の生理的過程である．脳波を含むポリグラフで診断がされるが，脳波そのものに異常があるわけではなく，睡眠構築に異常がみられる．ナルコレプシーは睡眠そのものが違うということではなく，睡眠と覚醒のパターンに異常があるということになる．ヒトは単相性の睡眠をする動物であり，健常人は通常1日に7時間ほど連続して眠り，十数時間にわたり起きているという生活をしている．しかしナルコレプシーの人は1回に長い時間起きていることができず，短時間の断片的な

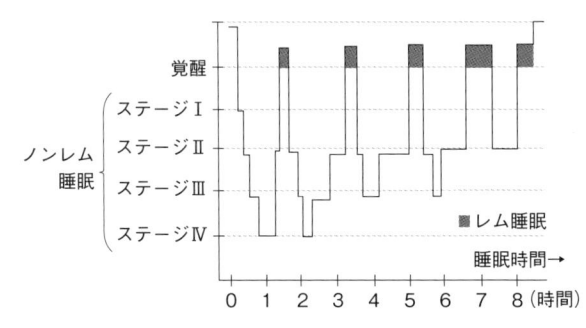

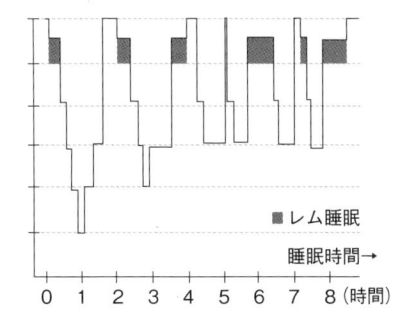

図 IV.26 夜間の健常者の睡眠とナルコレプシー睡眠を比較した図
左が健常者のもので，右がナルコレプシー患者のもの．縦軸は眠りの深さ，横軸は睡眠時間．健常者の場合，眠りにつくとしだいに眠りが深くなり，約60-90分後にレム睡眠の状態になる．一方，ナルコレプシー患者の場合は，寝入りばなにレム睡眠に入ることがある．このときに，幻覚や金しばりを体験する．また，健常者の睡眠はレム睡眠とノンレム睡眠をくり返しながら，しだいに浅くなっていき，朝に目が覚める．これに対して，ナルコレプシー患者は夜間でも頻繁に目が覚める．夜間に何度も目が覚めて，次の寝入りばなにまた，幻覚や金しばりを体験することもある．

覚醒と睡眠をくり返すのが特徴である（図IV.26）．

b. 4大症状

日中の眠気，情動脱力発作，入眠時幻覚，睡眠麻痺が4大症状である．

過度の眠気を引き起こす睡眠障害には，ナルコレプシーのほかにも，特発性過眠症，睡眠時無呼吸症候群などがあり，これらとの鑑別が必要である（表IV.3）．ナルコレプシーの主症状は日中に感じる強い眠気であるが，ほかにもこの病気を特徴づける臨床症状がある（表IV.4）．

まず，「情動脱力発作」（カタプレキシー）である．うれしいとき，楽しいとき，驚いたときなど感情が高ぶると，抗重力筋の緊張が低下するという発作である．ひざの力が抜けたり，ほおが緩んだり，うまく話せなくなったり，ものを落としたりする．重度の場合は立つことさえできなくなる．こうした発作は数十秒～数分で回復し，その後は何事もなかったかのようにふるまうことができるが，時にそのままレム睡眠に入って眠ってしまう場合もある．前述のようにナルコレプシーでは，強烈な眠気のため，突然眠ってしまうことがある（睡眠発作）が，情動脱力発作はそれとは異なる．意識は鮮明なまま筋肉の力が入らなくなるのである．この発作は，ナルコレプシー患者のすべてに見られるわけではないが，この発作はナルコレプシーにほぼ特徴的である．

表IV.4　ナルコレプシーの症状

症状	説明
日中の強い眠気	突然，強い眠気．ときには，耐えられずに眠り込んでしまう
情動脱力発作	感情が昂ぶったときなどにからだの力が抜ける
入眠時幻覚	眠りばなに鮮明な夢を見る
睡眠麻痺	金縛り状態
その他	自動症，夜間の熟睡困難，中途覚醒，頭痛，頭重感などを伴うことがある

「入眠時幻覚」と「睡眠麻痺」という症状も見られる．入眠時幻覚とは，寝入りばなに「現実と区別のできないようなリアリティーのある夢」を見る症状である．これは70-80％の患者に見られる．夢でありながら，非常に生々しい現実感を伴っており，雷に撃たれて感電する，人に触れられる，誰かに刀で切られる，溺れる，などといった悪夢であることが多い．色彩感はもちろん，においや肌触り，味覚，あるいは歯触りすら伴った夢もある．

入眠時幻覚にしばしば一致して，「睡眠麻痺」という症状がみられる．寝入りばな，覚醒と睡眠の移行期にからだに力が入らない，いわゆる「金縛り」の症状である．時に，呼吸困難や，恐怖感を伴うこともある．

健常者の場合，入眠するとまずノンレム睡眠とよばれる睡眠に入る．その後眠りはだんだん深くなり，数十分後に，いわゆる「レム睡眠」に入る．健常者の睡眠は，このノンレム睡眠とレム睡

表IV.3　ナルコレプシー以外の主な過眠症

疾患	説明
睡眠時無呼吸症候群	睡眠中に呼吸ができなくなり，その結果，苦しくなって眠りが浅くなる．夜間に深く眠れないため，日中に眠気を感じることになる．大きないびきと20-30秒間の無呼吸をくり返すなどの症状がある．
特発性過眠症	ほぼ毎日くり返し起こる比較的長時間（1-数時間）の眠気と居眠りが主症状だが，ナルコレプシーとは対照的に，夜間睡眠は長く，分断がなく，朝の目覚めが悪く，昼間の居眠りの後もさっぱりしない．ナルコレプシーに特徴的な「情動脱力発作」はない．
覚醒不全症候群	ナルコレプシーや特発性過眠症などとは異なり睡眠発作に襲われることや日中実際に眠ることがほとんど観察されないが，本人は強い眠気を訴える．
むずむず脚症候群	眠りはじめると下肢のふくらはぎに「虫がはう」ような不快感が起こり，脚をばたばたさせたり，歩きまわったりすると止まるのが主症状．このため眠ることができず，重症の不眠の原因となる．

このほかにも真性過眠症，反復性過眠症（周期性過眠症），うつ病，周期性四肢運動障害，アルコール中毒，神経症，概日リズム睡眠障害などで眠気を主訴とすることがあり，ナルコレプシーとの鑑別が必要．

眠の90分周期のくり返しで構築されている（図IV.26）．ナルコレプシーの場合には入眠してノンレム睡眠を経ずにいきなりレム睡眠に入ることがある．このとき前頭葉は睡眠状態に入っていないため，夢が妙にリアルになり，また，レム睡眠のときは筋肉が生理的に脱力しているので，金縛り状態を体験することになる．「情動脱力発作」，「入眠時幻覚」，「睡眠麻痺」はいずれも，覚醒状態から直接レム睡眠に移るという，このナルコレプシー特有の現象（sleep onset REM 現象）に伴って起こるものである．

発症は10歳代に多く，14-16歳でピークを示し，有病率は0.05-0.2%（日本では0.16-0.18%）と推定されている．家族性に発症する例も5%みられるが，孤発性のケースがほとんどである．

c. 原因

90%以上のナルコレプシー患者では，オレキシンという神経ペプチドを作る神経細胞が変性・脱落していることが明らかになっている．特定のHLA遺伝子型（DRB1*1501とDQB1*0602）を有する割合が正常の人に比べ有意に高いことから，ナルコレプシーが自己免疫疾患である可能性が示唆されている．ナルコレプシー患者の髄液では90%以上の割合でオレキシンが非常に低値である（110 pg/ml 以下）．最初にナルコレプシーとオレキシンの関係が示唆されたのは動物実験の結果からであり，オレキシンが欠損するとヒトでも，マウスやイヌのような動物でもナルコレプシーを発症することがわかっている．このことは少なくとも哺乳類において，オレキシンは広く覚醒の維持機構に関わっていることを示している．

オレキシンには，オレキシンAとBの2つのアイソペプチドが存在する．これらは共通の前駆体（プレプロオレキシン；prepro-orexin）から生成される．オレキシンの受容体にはオレキシン1受容体（OX1R），オレキシン2受容体（OX2R）の2つのサブタイプが存在する[1]．

オレキシンを産生するニューロン（オレキシンニューロン）は視床下部外側野（lateral hypothalamic area；LHA）および近接する視床下部脳弓周囲野（perifornical area）および視床下部後部（posterior hypothalamus；PH）に限局して存在している[2,3]．しかし，オレキシンニューロンは小脳を除く中枢神経系全域に投射している[2]（図IV.27）．とくに，弓状核や腹内側核など，摂食行動に関連する部位や，脳幹の睡眠・覚醒制御に関わるモノアミン作動性ニューロンの起始核，青斑核（locus coeruleus；LC，ノルアドレナリン作動性ニューロン），背側縫線核（dorsal raphe nucleus；DR，セロトニン作動性ニューロン）や視床下部の結節乳頭体核（tuberomamillary nucleus；TMN，ヒスタミン作動性ニューロン），コリン作動性ニューロンの起始核，外背側被蓋核（laterodorsal tegmental nucleus；LTD）や脚橋被蓋核（pedunculopontine tegmental nucleus；PPT）に密な投射が見られる．オレキシン作動性ニューロンの投射領域にほぼ一致して，OX1RおよびOX2Rも脳内の組織分布はサブタイプにより異なっている[4]．たとえばLCではOX1R mRNAのみが発現しているのに対し，TMNではOX2R mRNAのみが発現している．このことは両方の受容体が生理的役割の分担をしていることを示唆している．DRやLDT/PPTには両方の受容体が発現している．

d. ナルコレプシーと動物モデル

オレキシンとナルコレプシーとの関連は，まず動物モデルから明らかにされた．オレキシン遺伝子欠損マウス，またオレキシン受容体のサブタイプの1つであるOX2受容体の遺伝子欠損マウス，あるいはオレキシンニューロン欠損マウスでは，ヒトのナルコレプシーと酷似した病態を示す[5,6]．また，遺伝性のナルコレプシーのイヌではOX2受容体の遺伝子に突然変異が見いだされ，こうした動物モデルからナルコレプシーとオレキシン欠損の関連が強く示唆された[7]．次いでヒトのナルコレプシー患者の死後脳においてオレキシンニューロンが脱落していることが示され[8]，患者の90%以上に髄液中のオレキシン濃度の著しい低下が

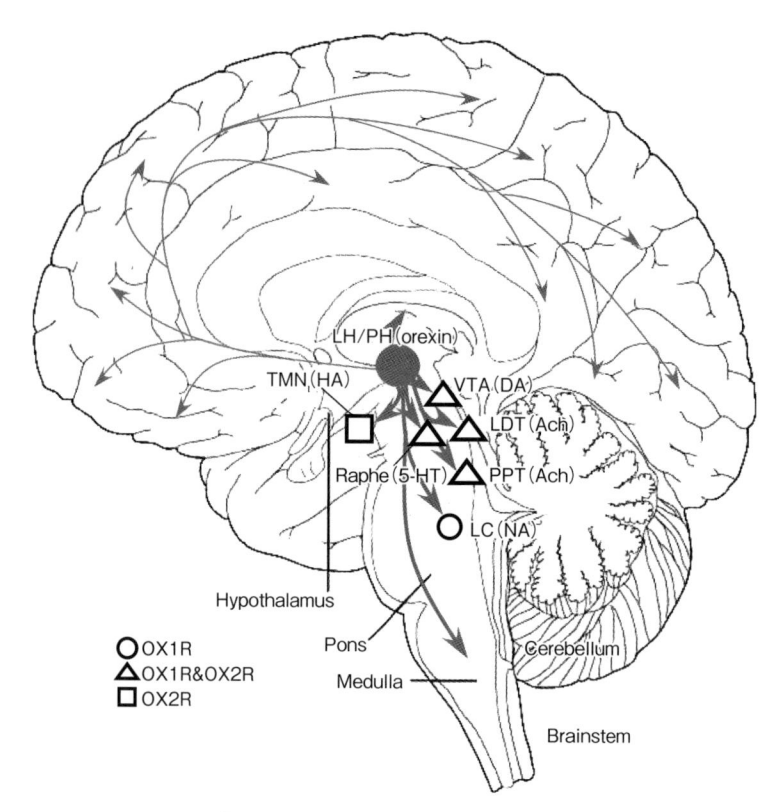

図 IV.27　オレキシン産生神経の投射
オレキシン産生神経の細胞体は視床下部外側野に限局するが，小脳を除く中枢神経系の全域にわたって投射している．とくに脳幹のモノアミン作動性神経，コリン作動性神経，視床の室傍核など，覚醒・睡眠機構に関与する部分や視床下部弓状核に強い投射がみられる．これらの領域にはオレキシン受容体（OX1R, OX2R）の発現が観察されるが，両者の分布は異なっている．オレキシン産生神経は，このようにモノアミン系神経に投射し，これらに興奮性の影響を与えている．オレキシン産生神経は，大脳辺縁系や視索前野，脳幹，視床下部などからの入力を得て活性を変化させ，モノアミン系など，覚醒に影響を与える系や視床下部内の摂食行動に影響を与える領域（とくに弓状核）に出力している．この機能により生体内外の環境に応じて適切な行動を惹起する機能を果たしていると考えられる．

みられることが明らかになっている[9]．このことは睡眠・覚醒維持機構において，オレキシンが種を超えて重要な役割をしていることを示している．とくにカタプレキシーを伴うナルコレプシーでオレキシン欠損の頻度が高い．

OX1Rノックアウトマウスでは覚醒・睡眠サイクルの軽度な断片化が見られるだけで，他に大きな異常は見られないが，OX1R, OX2Rダブルノックアウトマウスではオレキシンノックアウトマウスとまったく同じフェノタイプを示し，OX2Rノックアウトより明らかに重症である．これらのことから，少なくともマウスでは，オレキシン作動性システムによる覚醒・睡眠サイクルの制御にOX1R, OX2Rの両方が関わっていると考えられる．

また，ナルコレプシーがオレキシンの欠損による症状であることから，オレキシンを脳内に補充することによってナルコレプシーを治療できる可能性が考えられる．遺伝子操作により，後天的にオレキシンニューロンを脱落させたナルコレプシーモデルマウス，orexin/ataxin-3 マウス[10] に，オレキシンを持続的に全身で過剰発現したトランスジェニックマウス（CAG/orexin マウス）をかけ合わせたダブルトランスジェニックマウスでは，

活動期（暗期）におけるカタプレキシーが消失し，覚醒を長く維持できるようになる等，ナルコレプシー症状の改善がみられた[11]．orexin/ataxin-3 マウスの脳室内にオレキシンを投与することによっても，ナルコレプシー症状が改善する．しかしながら，オレキシンが脳内に常に十分量存在すればよいわけでなく，CAG/orexin マウスは休息期（明期）においてノンレム睡眠を長く維持できないという睡眠異常が観察される．オレキシン作動性ニューロンが覚醒時には活性化，睡眠時には抑制されるように適切に制御されることが重要である．

e．モノアミン系・アセチルコリン系神経と睡眠・覚醒

オレキシン産生神経は，モノアミン・コリン神経系の核に投射している．また，これらの核にはオレキシン受容体が局在している．これらの核は脳幹網様体の中に存在し，睡眠・覚醒の制御に深く関与していることが知られている．LC のノルアドレナリン神経，縫線核のセロトニン神経，TMN のヒスタミン神経はどれも覚醒時に活性が高く，ノンレム睡眠に低下し，さらにレム睡眠時には活動を停止する．これらは，大脳皮質に広く投射し，覚醒の維持に関わっていると考えられている．オレキシン産生神経はこれらの神経に興奮性の影響を与えていると思われる．橋のアセチルコリン作動性神経（LDT と PPT）にも覚醒に関わる神経が存在する．これらは，覚醒時およびレム睡眠時に活性の高まるタイプとレム睡眠時のみに活性化されるタイプに分けられ，覚醒の維持とレム睡眠の制御に関与しているとされている．視床を介して，あるいは直接大脳皮質に影響を与えている．オレキシンニューロンはこれらのコリン作動性神経には直接の興奮性影響とともに GABA を介した抑制性の影響を介して複雑な制御を行っている[12]．睡眠時には，視索前野（preoptic area），とくに腹外側視索前野（ventrolateral preoptic area；VLPO）に存在する睡眠時のみに高い活性を示す神経細胞（sleep-active neuron）が GABA 作動性の抑制性の影響でこれらの覚醒制御領域のモノアミン・コリン作動性神経細胞を抑制し，睡眠が惹起されると考えられているが，オレキシン産生神経も sleep-active neuron によって抑制されることが示されている[13]．一方，オレキシン産生神経には，情動を司る大脳辺縁系からも入力があり，感情が高ぶったときに覚醒レベルを保つことに関与している．このようにオレキシン産生神経は睡眠覚醒制御系の重要な回路の一部を構成している．

f．治療

適切な治療法を行えばナルコレプシーの症状はかなり改善できる．「眠気」に対しては覚醒剤系の薬物が用いられる．とくにメチルフェニデート（商品名・リタリン）が用いられている．覚醒剤あるいはそれに近い物質を使うとなると嗜癖や中毒が問題になるが，ナルコレプシー患者は一般の人に比べて覚醒剤中毒になりにくいとされている．むしろ，勝手に薬を減らしてしまうと，睡眠のリズムを乱してしまうので，きちんと薬物治療を受けることが大切である．ただし副作用に関しては，十分な注意が必要である．情動脱力発作，入眠時幻覚や睡眠麻痺を抑えるためには三環系や SSRI のような抗うつ薬と，睡眠誘導剤を用いる．将来的には低分子のオレキシンアゴニストによる根本的な治療が可能になることが期待される．

（櫻井　武）

参考文献

1) Sakurai T, et al：Orexins and orexin receptors：a family of hypothalamic neuropeptides and G protein-coupled receptors that regulate feeding behavior. Cell 92 (4)：573-585, 1998.
2) Nambu T, et al：Distribution of orexin neurons in the adult rat brain. Brain Res 827 (1-2)：243-260, 1999.
3) Peyron C, et al：Neurons containing hypocretin (orexin) project to multiple neuronal systems. J Neurosci 18 (23)：9996-10015, 1998.
4) Marcus JN, et al：Differential expression of orexin receptors 1 and 2 in the rat brain. J Comp Neurol 435 (1)：6-25, 2001.
5) Chemelli RM, et al：Narcolepsy in orexin knockout

mice: molecular genetics of sleep regulation. Cell 98 (4): 437-451, 1999.
6) Willie JT, et al: Distinct narcolepsy syndromes in Orexin receptor-2 and Orexin null mice: molecular genetic dissection of Non-REM and REM sleep regulatory processes. Neuron 38 (5): 715-730, 2003.
7) Lin L, et al: The sleep disorder canine narcolepsy is caused by a mutation in the hypocretin (orexin) receptor 2 gene. Cell 98 (3): 365-376, 1999.
8) Peyron C, et al: A mutation in a case of early onset narcolepsy and a generalized absence of hypocretin peptides in human narcoleptic brains. Nat Med 9: 991-997, 2000.
9) Mignot E, et al: The role of cerebrospinal fluid hypocretin measurement in the diagnosis of narcolepsy and other hypersomnias. Arch Neurol 59 (10): 1553-1562, 2002.
10) Hara J, et al: Genetic ablation of orexin neurons in mice results in narcolepsy, hypophagia, and obesity. Neuron 30 (2): 345-354, 2001.
11) Mieda M, et al: Orexin peptides prevent cataplexy and improve wakefulness in an orexin neuron-ablated model of narcolepsy in mice. Proc Natl Acad Sci USA 101: 4649-4654, 2004.
12) Takakusaki K, et al: Orexinergic projections to the midbrain mediate alternation of emotional behavioral states from locomotion to cataplexy. J Physiol 568 (Pt 3): 1003-1020, 2005.
13) Sakurai T, et al: Input of Orexin/Hypocretin Neurons Revealed by a Genetically Encoded Tracer in Mice. Neuron 46 (2): 297-308, 2005.

1.12 メラトニンの分子機構

a. メラトニンの発見

McCord and Allen は1917年にウシ松果体の抽出物がカエル，魚類の体色を明化させる物質を含んでいることを報告した．この物質は Lerner らにより1958年にウシ松果体から単離されてメラトニン（melatonin）と命名され，1959年に構造が N-acetyl-5-methoxytryptamine と決定された．メラトニンの単離の論文には元東京大学総長の森亘が共著者として名を連ねている．

b. メラトニン合成部位と代謝系

脊椎動物では主に松果体と網膜において合成される．産生細胞は松果体細胞もしくは光受容細胞である．ハーダー腺，消化管で合成されるという報告もある．メラトニンは長い間動物に固有のホルモンであると考えられてきたが，1995年に植物にもメラトニンが存在することが相次いで報告された．

メラトニンはトリプトファンから4段階の酵素反応でセロトニンを経て作られる（図IV.28）．トリプトファンはトリプトファンヒドロキシラーゼ（TPH）により5-ヒドロキシトリプトファンとなり，さらに芳香族L-アミノ酸デカルボキシラーゼ（AADC）によりセロトニンに転換される．セロトニンはアリルアルキルアミン N-アセチルトランスフェラーゼ（セロトニン N-アセチルトランスフェラーゼ；AANAT）により N-アセチルセロトニンに転換され，ヒドロキシインドール-O-メチルトランスフェラーゼ（HIOMT）によりメラト

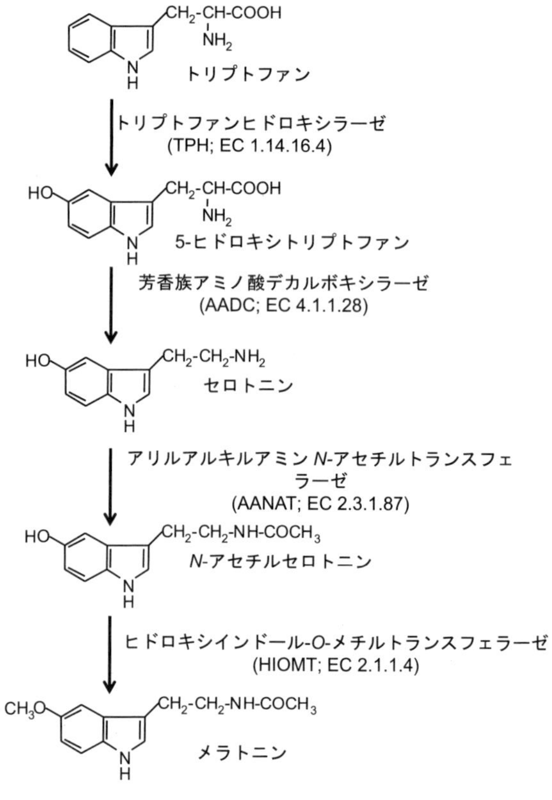

図IV.28 メラトニン生合成系
メラトニンは必須アミノ酸であるトリプトファンから4段階の酵素反応により生合成される．AANAT がメラトニン合成の律速段階であり，その活性は日周リズムを示す．

ニンが生成する．合成の律速段階は多くの場合AANATであるが，アフリカツメガエル網膜ではTPHが律速段階であるという．松果体から血中に分泌されたメラトニンは肝臓で水酸化されて6-ヒドロキシメラトニンとなり，硫酸抱合体（6-スルファトキシメラトニン）やグルクロン酸抱合体として尿中へ排泄される．セロトニンをN-アセチルセロトニンに転換するAANATはセロトニンN-アセチルトランスフェラーゼとも呼ばれ，アセチルCoAをアセチル基供与体としてセロトニン，トリプタミンなどのアリルアルキルアミンのN-アセチル化を触媒する．N-アセチルセロトニンをメラトニンに転換するHIOMTはアセチルセロトニンO-メチルトランスフェラーゼとも呼ばれ，S-アデノシルメチオニンをメチル供与体としてN-アセチルセロトニンなどヒドロキシインドール化合物のO-メチル化反応を触媒する．メラトニン合成経路の研究にはカテコールアミンの生合成経路の解明で1970年にノーベル賞を受賞したAxelrodが重要な役割を果たした．

c．メラトニン合成の調節機構

松果体と網膜におけるメラトニン合成には顕著な日周リズムがみられ，明暗条件下では暗期に亢進する（図IV.29）．光はメラトニン合成を顕著に抑制し，暗期に急性光照射を行うとメラトニン合成は急激に低下する．また，恒明条件下ではメラトニン合成の亢進はみられず，低い値を維持する．

一方，恒暗条件下においては，多くの種で生物時計に支配されたサーカディアンリズム（周期が約24時間の自由継続リズム）を示すが，サケ科魚類の松果体におけるメラトニン合成は生物時計による制御を欠く．これらのメラトニン合成の制御は主にAANATの酵素活性調節により行われている．明暗条件下では松果体におけるAANAT活性は顕著な日周リズムを示し，暗期には明期の20倍に増加する種もある．

メラトニン合成を制御する光の受容部位と生物時計の存在部位は脊椎動物進化の過程で大きく変遷した．哺乳類の場合（図IV.30），網膜において受容された光は網膜-視床下部神経路を経て視床下部の視交叉上核に存在する生物時計を同調し，視交叉上核からの神経情報が室傍核，上頸神経節を経て松果体に交感神経として入力し，ノルアドレナリンが放出される．ノルアドレナリンはαおよびβ受容体を刺激してcAMP産生を促進し，その結果AANAT活性が上昇し，松果体におけるメラトニン合成は促進される．一方，光感受性の松果体を持つ魚類などの場合には，光受容能，生物時計機能，メラトニン合成能の三者を併せ持つ光受容細胞の中でメラトニンの合成制御は完結する．ニワトリなど鳥類は，哺乳類と同様な神経支配と

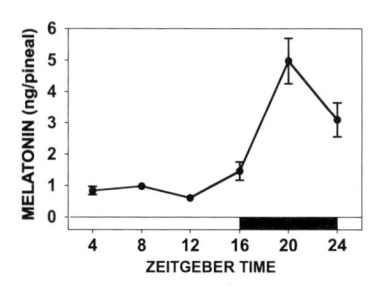

図IV.29 ラット松果体におけるメラトニン含量の日周リズム
横軸の黒いバーは暗期を，白いバーは明期を表す．明暗条件下におけるメラトニン合成は暗期に亢進，明期に低下する日周リズムを示す．このリズムは恒暗条件に移行しても継続し，サーカディアンリズムを示す．

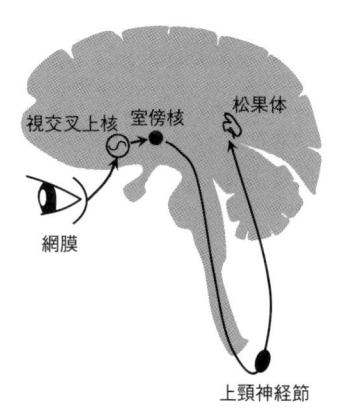

図IV.30 ヒトのメラトニン合成を制御する神経回路
網膜において受容された光は，網膜-視床下部神経路を経て視床下部の視交叉上核に存在する生物時計を同調し，視交叉上核からの神経情報が室傍核，上頸神経節を経て松果体に交感神経として入力し，ノルアドレナリンが放出される．ノルアドレナリンはαおよびβ受容体を刺激してcAMP産生を促進し，その結果AANAT活性が上昇し，松果体におけるメラトニン合成は促進される．

魚類と同様の松果体自身に存在する光受容体と生物時計によるメラトニン合成制御系を併せ持つ.

AANAT遺伝子のcDNAクローニングは1995年に報告され，AANATがGCN5アセチルトランスフェラーゼスーパーファミリー（モチーフA/Bアセチルトランスフェラーゼスーパーファミリー）の一員であることが判明した．AANAT遺伝子の発現リズムについては，AANAT mRNA量が暗期に大幅に（～250倍）増加する種（ラットなど），2倍程度の変動しか示さない種（ヒツジなど），変動しない種（ニジマス）が存在する．すなわち，メラトニン合成に転写制御が関与する種としない種がある．また，AANATの分解にはプロテアソーム系が関与しており，リン酸化されたAANATと14-3-3蛋白質が複合体を形成し，プロテアソームによる分解から保護していることが明らかになった．すなわち，AANAT活性の調節には転写レベルでの調節と翻訳後調節の双方が重要な役割を果たしており，その結果，高い振幅のメラトニン合成リズムが形成される．AANATの結晶構造のX線解析（図IV.31）も報告された．酵素特性の解析も進展しており，立体構造や触媒メカニズムを考慮した阻害剤の開発が進行中である．

d. メラトニン受容体

ホルモンは受容体を介して作用するのでメラトニン受容体の存在が予測されていたが，その実態は長い間不明であった．1984年にメラトニン受容体特異的高親和性のラジオリガンド 2-[^{125}I]ヨードメラトニンが開発され，メラトニン受容体の研究は大きく進展した．ラジオレセプターアッセイ，*in vitro* オートラジオグラフィーを用いた薬理学的解析により高親和性メラトニン受容体（Kdが pMオーダー）の分布と性状が明らかにされた．哺乳類のメラトニン受容体には脳や網膜に分布する高親和性のML1サブタイプとハムスター脳などに分布する低親和性のML2サブタイプの2つのサブタイプが存在することが薬理学的に同定された．その後，1995年に expression cloning 法に

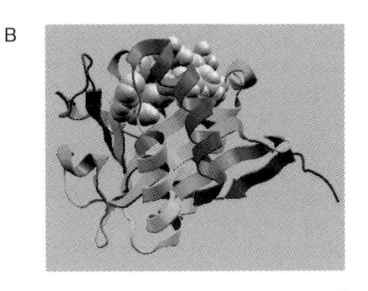

図IV.31 AANATの構造
(A) AANATにおける機能ドメインの模式図.
(B) ヒツジAANATのX線解析による結晶構造（PDB ID：1l0c）．AANATは球状蛋白質で，8つのβシートと5本のαヘリックスを持つ．

よりアフリカツメガエル黒色素胞に発現するメラトニン受容体cDNAの塩基配列が海老沢尚ら[6]により決定された（図IV.32）．ヒト，ラット，マウス，ニワトリ，ニジマス，パイクなどさまざまな脊椎動物のメラトニン受容体遺伝子の塩基配列が今日までに決定されている．メラトニン受容体は7回の膜貫通部位を持つG蛋白質共役型受容体ファミリー（ロドプシンスーパーファミリー）に属し，独自のサブファミリーを形成する．哺乳類にはMT1（別名Mel1a，ML1A），MT2（別名Mel1b，ML1B）サブタイプが存在する．鳥類，両生類，魚類ではMT1，MT2サブタイプに加えてMel1cサブタイプの存在も知られている．これらのメラトニン受容体は主として百日咳毒素感受性のG蛋白質であるGi/Goと共役し，cAMP産生を抑制する．哺乳類においてはメラトニン関連受容体GPR50の存在も知られているが，そのリガンドは不明である．低親和性のMT3（別名ML2）サブタイプの分子的実体はキノンレダクターゼであるという．

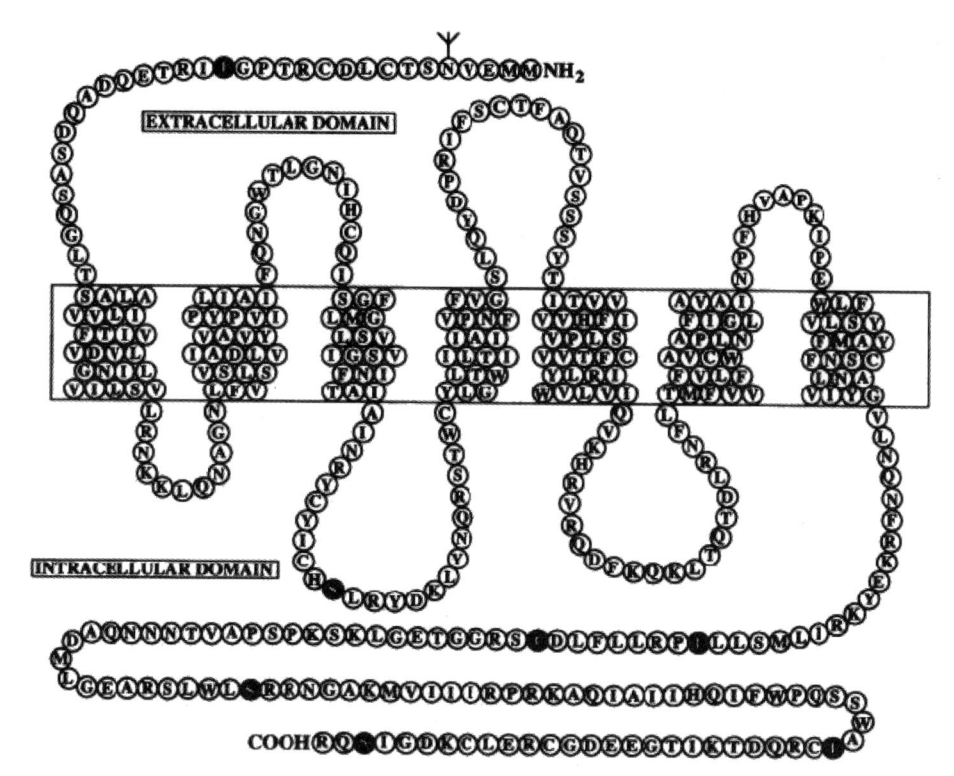

図IV.32 アフリカツメガエル MEL1c メラトニン受容体の膜貫通モデル[6]
メラトニン受容体は7回の膜貫通部位を持つG蛋白質共役型受容体であり，主として百日咳毒素感受性のG蛋白質である Gi/Go と共役し，cAMP 産生を抑制する．

e. メラトニンの作用

1) 体色変化

メラトニンの発見，単離，同定の際にバイオアッセイとして利用された生理作用である．メラトニンはメラトニン受容体を介して魚類や両生類の皮膚に存在する黒色素胞のメラノソームの凝集を惹起し，体色を明化させる．

2) 季節繁殖の制御

松果体におけるメラトニン合成の亢進持続時間は，短日条件下の方が長日条件下より長い．この性質を利用して季節繁殖を行う動物は季節繁殖のタイミングを決めている．妊娠期間の短い動物（ハムスターなど）は日長の長日化によりメラトニン分泌亢進時間が短くなると繁殖期を迎える．逆に，妊娠期間の長い動物（ヒツジやヤギなど）は日長の短日化によりメラトニン分泌亢進時間が長くなると繁殖期を迎える．作用部位は視床下部や下垂体隆起葉に発現するメラトニン受容体であると考えられている．

3) 網膜の暗順応

機能的なメラトニン受容体が実在することが実証されたのは網膜の暗順応に関する研究である．1983 年に Dubocovich は網膜の明順応に関与するドーパミンの放出がメラトニンにより用量依存的に抑制されることを発見した．その後の研究によりメラトニンは MT2 受容体を介して網膜の暗順応に関与することが示された．

4) 生物時計の同調

メラトニン投与により自発行動のサーカディアンリズムの同調や位相変移が起こることから，メラトニンは生物時計の同調に関与する分子であることがわかった．その後，MT1 および MT2 受容体のノックアウトマウスを用いて視交叉上核の発火頻度のリズムを調べた研究の結果から，視交叉上核に発現する MT1 受容体を介して発火頻度の抑制が，MT2 受容体を介して生物時計の同調が行われていると考えられている．

5）睡眠誘導，深部体温低下作用

メラトニン投与によりヒトの睡眠潜時が短縮され，深部体温の低下が起こることが知られているが，メラトニンの作用部位は定かではない．睡眠薬として処方するためのメラトニン受容体アゴニストの開発が進んでおり，実用化されつつある．

6）抗酸化作用

メラトニンの抗酸化作用は受容体を介した生理作用ではなく，メラトニン分子自体が酸化されることにより抗酸化作用を示す，というものである．老化を防ぎ，癌やアルツハイマー病の発症を予防すると言われている．

7）その他

血管壁の平滑筋にメラトニン受容体が発現することから，循環器系，とくに高血圧とメラトニンの関連が注目されている．白血球にもメラトニン受容体が発現するので免疫系の制御にメラトニンが関与すると言われている．また，2009年に複数のグループから報告されたヒトMT2受容体をコードする*MTNR1B*遺伝子のSNP解析の結果において，2型糖尿病のリスクに*MTNR1B*遺伝子の多型が関与することが見いだされ，メラトニンはグルコースホメオスタシスに関与することが指摘されている．

〈飯郷雅之〉

参考文献

1) Yu HS, Reiter RJ：Melatonin. Biosynthesis, Physiological Effects, and Clinical Applications. CRC Press, 1992.
2) 飯郷雅之：メラトニン合成酵素．海老原史樹文，深田吉孝（編）生物時計の分子生物学．pp83-95，シュプリンガー・ジャパン，東京，1999．
3) Dubocovich ML, Markowska M：Functional MT1 and MT2 melatonin receptors in mammals. Endocrine 27：101-110, 2005.
4) 飯郷雅之：メラトニン．日本比較内分泌学会（編）ホルモンハンドブック新訂eBook版．南江堂，2007．
5) Klein DC：Arylalkylamine *N*-acetyltransferase："the Timezyme". J Biol Chem 282：4233-4237, 2007.
6) Ebisawa T, et al：Proc Natl Acad Sci USA 91：6133-6137, 1994.

1.13 メラトニンによる睡眠・生体リズムの調節

a. メラトニンの生合成

メラトニン（melatonin, *N*-acetyl-5-methoxy-tryptamine）は脊椎動物では主に松果体で産生されるが，微量ながら網膜，ハーダー腺，腸管，骨髄，血小板，皮膚などでも産生される．ただし，松果体と網膜以外で産生されるメラトニンの生理的意義は明らかになっていない．メラトニンはセロトニンを基質としてトリプトファン水酸化酵素（TPH），芳香族L-アミノ酸脱炭酸酵素，セロトニン*N*-アセチル転移酵素（NAT）およびヒドロキシインドール-*O*-メチル転移酵素の4種類の酵素により生合成される（図IV.33）[1]．合成されたメラトニンは髄液中および血中に放出されるが，その大部分は松果体由来である．

b. メラトニン分泌の制御機構

メラトニン分泌の大きな特徴は，1）生合成量に顕著な概日リズム/日内変動が認められること，2）環境光（網膜への入射光）によって生合成が抑制されること，および，3）環境光によってメラトニン分泌リズムのタイミング（位相）が変位することの3点である．

1）メラトニン分泌の日内変動

視床下部の視交叉上核の神経活動は外部からの情報入力なしに約24時間周期の活動リズムを示す．これは，時計遺伝子と呼ばれる一連の遺伝子群の転写産物である蛋白質（時計蛋白）が相互にポジティブ・ネガティブフィードバックをかけることで，その転写・翻訳レベルに24時間に近似した周期の変動が生じることによる．その結果，視交叉上核からの神経性および液性シグナル投射を受けたきわめて多数の細胞，組織，器官における生理機能にも約24時間周期のリズム変動（概日リズム，サーカディアンリズム）が生じる．通常生活では外界の24時間周期の昼夜サイクルに合わせて日々位相調整されており（同調），同調後のリズム変動を日内変動と呼び分ける．

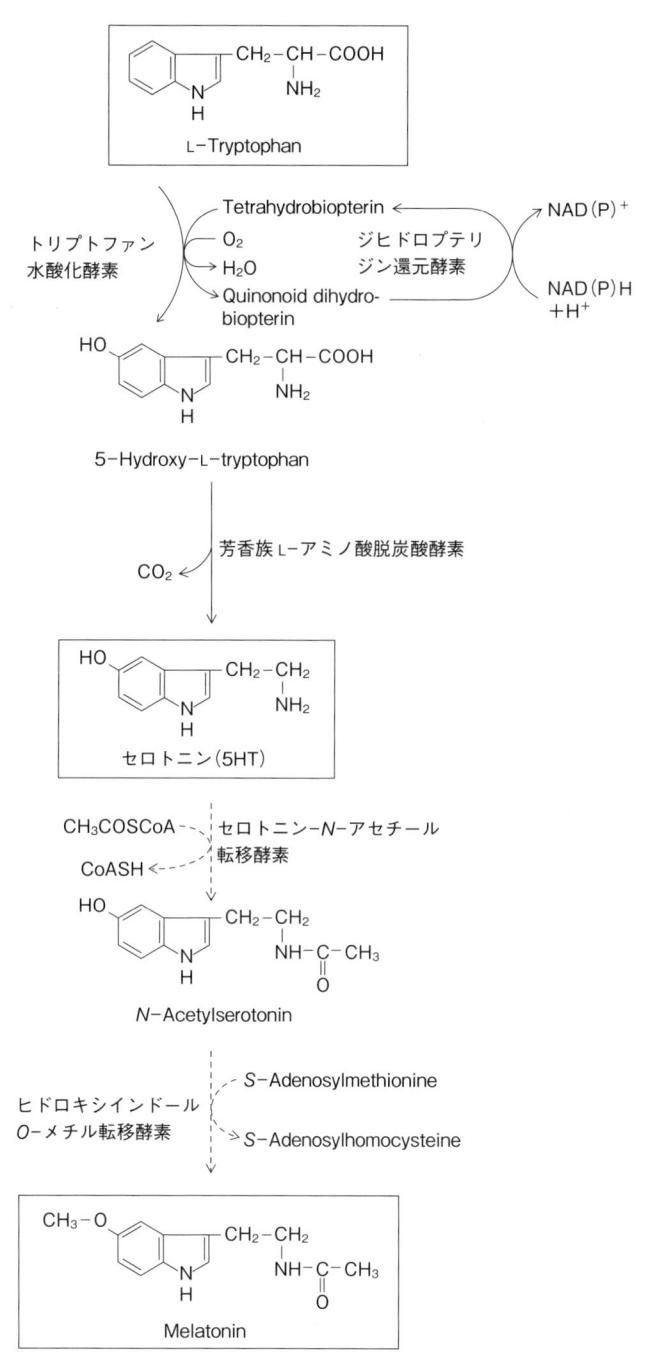

図 IV.33　メラトニンの生合成と代謝経路（文献 5 から引用）

　ヒトのメラトニン分泌にも顕著な日内変動が認められる．齧歯類のような夜行性動物，ヒトのような昼行性動物のいずれにおいても血中メラトニン濃度は昼間（明期）にきわめて低く，夜間（暗期）は高値を示す（図 IV.34）．このような明瞭な 2 相性分泌パターンは生合成酵素の活性（酵素量）に顕著な日内変動があることによる．松果体や網膜では視交叉上核の制御下で TPH や NAT の mRNA 量や酵素活性に日内変動が生じていることが明らかになっている．とりわけ，NAT 活性の日内変動がメラトニン産生，ひいては血中メラトニン分泌リズムの形成に重要な役割を担っている．

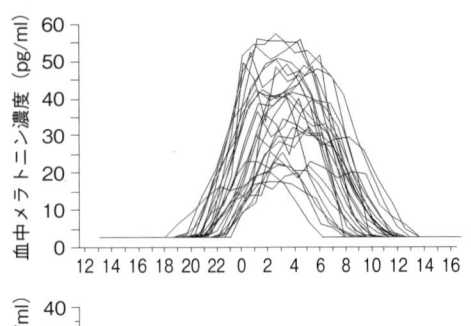

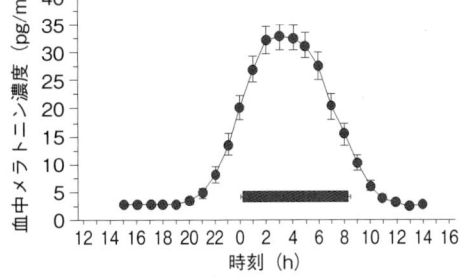

図 IV.34 若年者 27 名（平均年齢 22.5 歳）における血中メラトニン分泌の日内変動

横軸は実時刻を示す．下段図には平均分泌プロファイルと睡眠時間帯を併記した（エラーバーは SEM）．測定時の環境光は覚醒時は 100 ルクス以下，就寝中は 10 ルクス以下に維持してある．

視交叉上核から松果体へ至る NAT 活性を調整する神経性投射路が明らかになっている．視交叉から出力した神経線維の一部は，視床下部背内側核，上部胸髄の中間質外側核，上頸部交感神経節の節前線維，および交感神経節節後線維を経て，β 受容体を介して松果体に作用する（図 IV.35）．上頸部交感神経節の神経活動の抑制を引き起こす結果，松果体 β 受容体が刺激されるとアデニル・シクラーゼが活性化され NAT 蛋白合成が促進される．この神経路の中間段階で抑制ニューロンが介在しているため，視交叉上核の活動が低下している暗期（夜間）には松果体 β 受容体が刺激され，逆に明期（日中）には抑制される．このような仕組みにより，夜間の NAT 活性が昼間の 50-100 倍にも亢進する結果，松果体内のメラトニン量は夜間に著しく増加し，日中には減少する．ちなみに，このようなメラトニン生合成量の増減は視交叉上核（生物時計）によって形成されているため，昼夜サイクルのない恒常暗条件でも認められる（図 IV.34）．

2）環境光によるメラトニン分泌の抑制

一定照度以上の環境光に暴露した場合には，夜間であってもメラトニン分泌は急速に抑制される．網膜から入力した光刺激は，主として網膜のメラノプシン含有細胞から起始した視神経を通り，視交叉付近で上向して視交叉上核に入力する（網膜視床下部路）．その後に，光刺激情報は視交叉上核から上記の神経投射路を介して松果体に至る．網膜への光刺激は先にも述べた介在抑制ニューロンの影響で NAT 活性を直接的に抑制することでメラトニンの生合成を低下させる．このような外界光によるメラトニン分泌抑制は 1 日のどの時間帯でも生じ，光刺激が持続している期間に限定して急速かつ一過性に認められる．メラトニン分泌の抑制に要する光量は生物種およびもともと生活していた（飼育されていた）照度環境によって大きく異なる．たとえばラットでは 1 ルクス程度の低照度によってもメラトニン合成が抑制される．ヒトでは 2,500 ルクス程度以上の高照度によってのみ合成が抑制されると考えられていたが，その後日常生活環境下でも容易に暴露する機会のある数百ルクス程度の低照度光によっても抑制されることが明らかにされた．

3）環境光によるメラトニン分泌リズムのシフト

網膜に入射した光刺激は，その翌周期の視交叉上核の神経活動リズム位相を変位させるという特性を持つ（詳細は，「2.3 人工光環境がヒト睡眠・生体リズムへ及ぼす影響」を参照）．その結果，メラトニン分泌をはじめとする数多くの生理機能もまた，影響力の大小はあるものの光によってリズム位相が修飾される．概括すると，早朝から午後の早い時間帯にかけての光刺激はメラトニン分泌リズム位相の前進を生じ，逆に夕方から深夜にかけての光刺激は位相後退をもたらす．

このように，メラトニン生合成と分泌は生物時計と明暗環境の二重支配下にある．通常の生活環境下では昼間に低分泌が続き，夜間の始まりとともに分泌が亢進するように両者が合理的に協調している．すなわち，メラトニンは外界の暗期を生

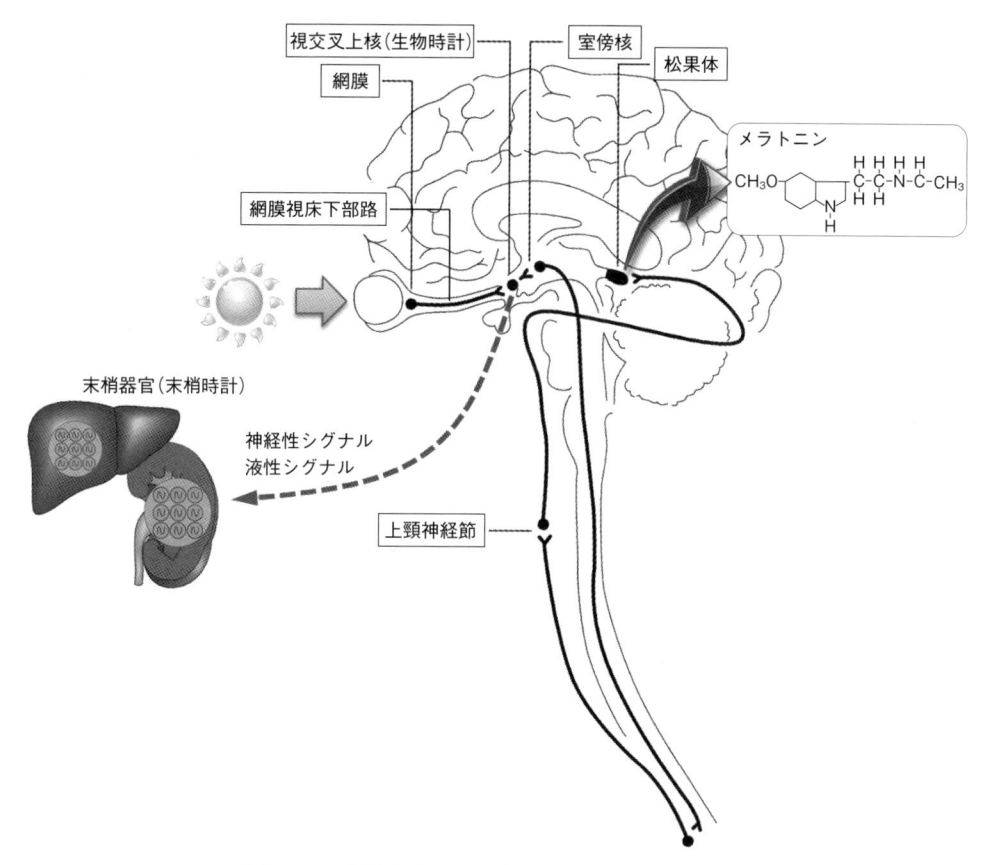

図 IV.35　網膜視床下部路（retinohypothalamic tract）
外界からの光刺激は，網膜視床下部路を介して視交叉上核に入力後，上部胸髄の中間質外側核上頸部交感神経節の節前線維，交感神経節節後線維を経て松果体に投射する．網膜への光刺激は，NAT活性を抑制することでメラトニンの生合成を低下させる．

体に伝えるホルモン（dark hormone）であることがわかる．光によるメラトニン分泌抑制は視覚機能とは無関係に生じ，視覚神経路が完全に障害された全盲者でも網膜視床下部路の機能が温存され，同調能力を維持している場合がある．外界光という入力情報は共有していてもメラトニン分泌調節と視覚作用は独立した生理機能であることを示している．

c. メラトニン受容体とアゴニスト

ヒトで確認されているメラトニン受容体はMT_1，MT_2およびMT_3受容体に分類される．メラトニン受容体が最も発現しているのは下垂体前葉の隆起部である．MT_1受容体は視交叉上核領域を含む視床下部に広く分布している．そのほか，大脳皮質，視床，海馬，小脳，角膜そして網膜に認められる．MT_2受容体は網膜，海馬，視交叉上核および小脳に分布している．メラトニン受容体は末梢組織・器官にも認められる．具体的には，副腎（MT_1），脈管や心臓（MT_1, MT_2），肺（MT_1, MT_2），肝臓（MT_1, MT_2），腎臓（MT_1），小腸（MT_2），皮膚（MT_1, MT_2），TおよびBリンパ球（MT_1）などであるが，その生理機能の多くは明らかになっていない．いくつものMT_1およびMT_2受容体のアゴニスト，アンタゴニストが合成される中で，MT_1およびMT_2受容体の両者に親和性のある3種類のアゴニストが臨床的に注目されている（後述）．

d. メラトニンによる生物リズム調節

メラトニンは視交叉上核活動と外界の暗期情報を伝達する液性シグナルとして，種々の動物種に

おける生物リズム調節に重要な役割を果たしている．鳥類や両生類などでは，網膜および視交叉上核とともに松果体は重要な概日リズム振動体であり，メラトニンがその直接的な調節ホルモンとして作用する．一方，哺乳類以上の脊椎動物では体内時計の主座が視交叉上核に移行し，内因性メラトニンが概日リズム調節に果たす役割は相対的に低下する．

ここでは，季節リズムおよび概日リズム調節に関連するメラトニンの生理・薬理作用を取り上げる．これら諸作用は，相互連関しながらヒトの睡眠・覚醒調整に関与している．

1） 視交叉上核活動への作用とその生理的意義

哺乳類では，メラトニンは視交叉上核の神経発火を急速に抑制する．この作用はMT_1受容体を介して発現すると考えられている．また，メラトニンを特定の時間帯に投与することで視交叉上核の神経発火リズム位相もしくは視交叉上核からの出力シグナルリズムの変位が生じる．すなわち，光と同様にメラトニンも概日リズム位相変位作用を持つ．この作用は主としてMT_2受容体を介して発現するが，一部MT_1受容体も関与する．

2） 年周期リズムの調節作用

鳥類以下の脊椎動物では松果体は「第三の眼」とも呼ばれ，外部光（日長）を直接的に感受する機能を有する．鳥類や哺乳類の一部では，メラトニンによる日長時間情報を介した年周期リズムの調節が行われている．たとえば夏季繁殖を行うハムスターでは，日長が短くメラトニン分泌時間が延長する冬季に性腺萎縮（メラトニンは視床下部の中央隆起に作用しLH-RHの生成分泌およびLHサージの抑制作用を持つ）が生じることが知られている．

ヒトでも，極地圏住民では生殖の年周期リズムが認められる．季節性感情障害（冬季にうつ病を繰り返す）患者ではメラトニン分泌時間が夏季に比較して冬季で延長すると報告されている[3]（図IV.36）．健常人でも高緯度地域の冬季シミュレート環境時（14時間の長夜）では夏季シミュレート環境時（8時間の短夜）に比較して，メラトニン分泌時間帯が有意に延長する．ただし，健常人では季節性感情障害と異なり，一般生活環境下ではメラトニン分泌の季節変動は明瞭でないことから，ヒトでのメラトニンによる季節リズムへの影響は，極地圏などの特殊環境下にある場合や生物リズム

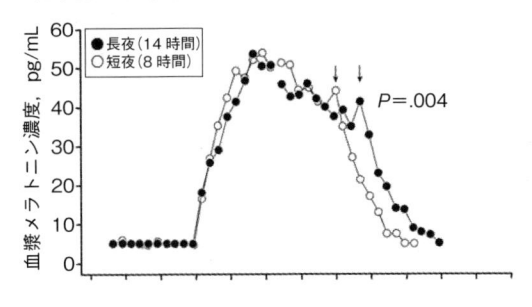

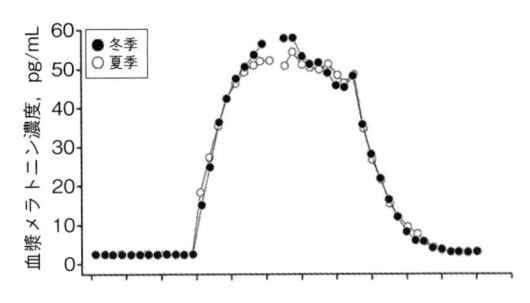

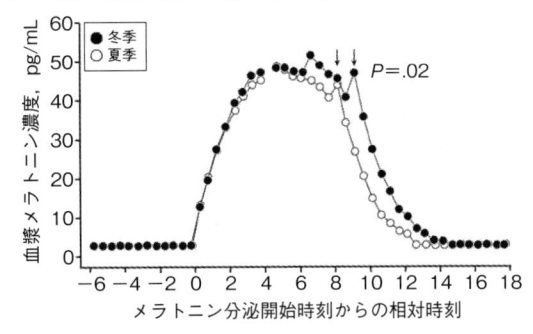

図IV.36 メラトニン分泌の季節変動（文献3から改変して引用）

A： 健康男性被験者が実験室内で長夜（●，人工夜に14時間暴露）および短夜（○，人工夜に8時間暴露）のシミュレートを受けた際のメラトニン分泌リズム．長夜時にメラトニン分泌時間帯が有意に延長している．
B： 健康男性被験者（米国Bethesda 38°53′在住）が在宅生活をした際のメラトニン分泌リズム．一般生活環境下では季節変動が認められない．
C： 季節性感情障害患者が在宅生活をした際のメラトニン分泌リズム．健常者とは異なり，冬季にメラトニン分泌時間帯の延長が認められる．
3図ともに横軸はメラトニンの分泌開始時刻を揃えて表示してある（0時）．

調節異常のあるケースなど限定的であると思われる．

3）概日リズムの調節作用

特定の時間帯にメラトニンを投与することで種々の動物種やヒトの概日リズム位相を変位させることが可能である[1]．特定の時間帯（x軸）にメラトニンを投与した後に，概日リズムに生じる位相変位の方向とその変位幅（前進もしくは後退；y軸）の間には一定の法則があり，その関係性を示したものは位相反応曲線（phase response curve；PRC）と呼ばれる（図IV.37）．ヒトでは，午後（夕）から就寝前にかけての時間帯にメラトニンを投与されると次周期の概日リズム位相が前進し，夜明け頃から午前中にかけての時間帯における投与は位相後退を生じる．このようなメラトニンに対するPRC特性は，従来から知られていた光に対するヒトのPRCとほぼ逆位相である（「2.3 人工光環境がヒト睡眠・生体リズムへ及ぼす影響」を参照）．

e. 睡眠調節に果たすメラトニンの役割

図IV.38はヒトの睡眠・覚醒とメラトニンとの関連を模式的に示したものである[2]．睡眠・覚醒の調節に関わる神経核，神経投射系システムの詳細については別項を参照していただきたい．起床直後からホメオスタティック（恒常性維持的）に増大する睡眠欲求と，それに拮抗する視交叉上核でドライブされる覚醒系神経核からの覚醒シグナルのバランスの中で日中の覚醒水準（眠気の強さ）が時刻依存的に決定される．覚醒シグナル（視交叉上核の神経活動）は夕刻から就床時刻の2時間ほど前にかけて最も高まるため，この時間帯は覚醒してから長時間経っているにもかかわらず入眠しにくく，禁止ゾーン（prohibited zone）と呼ばれる．メラトニンは朝に覚醒してからおおよそ14時間後（深夜0時に入眠，朝7時に覚醒しているヒトでは21時-22時頃）から分泌が開始する．メラトニンの血中濃度が高まると同時にMT$_1$受容体を介して視交叉上核の神経活動が急速に抑制される．その結果，我々は毎日定時のごく限られた時間帯で眠気が増大し，睡眠が生じると考えられている（禁止ゾーンの終了）．血中メラトニン濃度は午前2時-4時にピークを迎え，午前7時-9時頃に分泌が減少し，日中にはほとんど分泌されない．夜間時間帯の全域でメラトニンが分泌されることが睡眠維持に役立っていると推測される．実際，日中であってもメラトニンを服用すると血中濃度の上昇とともに眠気（入眠潜時の短縮など）が増大する．

メラトニン投与後に眠気と並行して急性かつ一過性の深部体温（直腸温，脳温）の低下が生じる．その低下幅は0.3-0.4℃の生理的変動内で起こる．また，夜間のメラトニン分泌の抑制により深部体温リズムの振幅は40%程度減衰することから，深部体温リズム振幅の一部は内因性メラトニンに起因すると考えられる．このような体熱制御（放熱と産熱）は睡眠覚醒と密接な関連をもつ．就床時刻での放熱は睡眠を誘発し，産熱は覚醒に先だって増大する．メラトニン以外にも，睡眠薬，入浴，カロリー摂取など，入眠を促進するさまざまな薬物や操作の多くは放熱を促進する．逆に，放熱が阻害されると睡眠の開始と維持が障害される．たとえば，末梢血管攣縮を生じるため熱放散

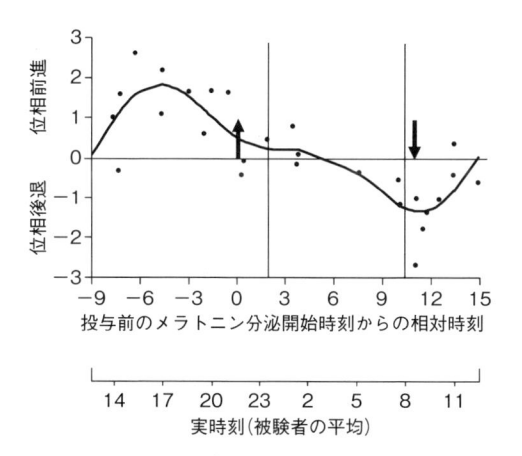

図IV.37 メラトニンによる位相反応曲線（phase response curve；PRC）（文献1から改変して引用）

経口メラトニン剤（3 mg）を3日間連続して投与したときのメラトニン分泌リズム位相反応．横軸上段はメラトニン分泌の開始時刻を0時としてある．横軸下段は相応する実時刻である．縦軸はメラトニン投与後に生じる位相変位幅（3日間の累積）を示す．

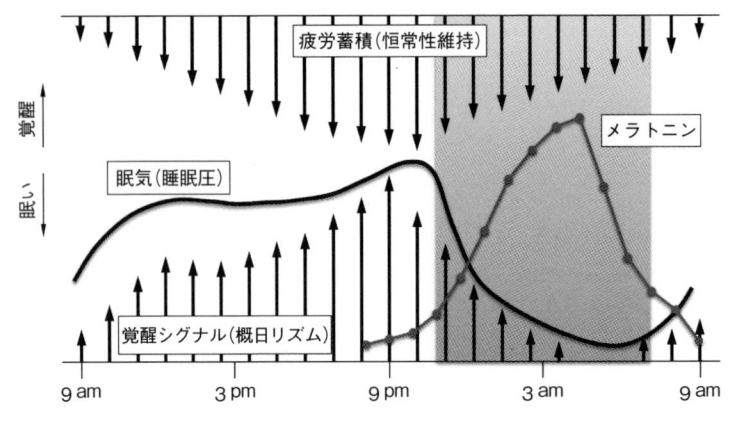

図 IV.38 ヒトの睡眠・覚醒とメラトニンとの関連（文献 2 から改変して引用）
覚醒中の眠気（睡眠圧）は，起床後から連続的に増大する睡眠欲求と，それに拮抗する覚醒シグナルのバランスで決定される．覚醒シグナルは視交叉上核により時刻依存的に決定され，夕刻から就床時刻の 2 時間ほど前にかけての時間帯（睡眠禁止ゾーン，prohibited zone）で最も高まる．メラトニンの分泌が開始すると MT_1 受容体を介して視交叉上核の神経活動が短時間で急速に抑制され，生理的な睡眠が誘発される．

が阻害される疾患（primary vasospastic syndrome）での睡眠障害が報告されている．

f. 睡眠医療とメラトニン
1） メラトニンによる睡眠障害治療

メラトニンの概日リズム位相変位作用および催眠作用を期待して，生物時計の調節障害に起因する睡眠障害（概日リズム睡眠障害，もしくは睡眠・覚醒リズム障害と呼ぶ）に対するメラトニンの臨床効果が検証されてきた．治療対象となる概日リズム睡眠障害には，時差型（時差ぼけ），交代勤務型（シフトワーカーの睡眠障害），睡眠相後退型，睡眠相前進型，およびフリーラン型（非同調型）などがある．多くの臨床研究，シミュレート試験，生理実験において，0.1 mg から数 mg オーダーの低用量のメラトニンにより概日リズム睡眠障害における低質な睡眠が改善されることが示されている．

また高齢者の睡眠障害も頻度が高いことから治療対象として注目され，とくに不眠高齢者に低用量のメラトニン補充療法が試みられている．これは加齢とともにメラトニン分泌量が減少すること，とくに不眠高齢者ではメラトニン分泌量が低いことを根拠にしている．

発達障害児の睡眠障害に対してもメラトニンが有効である．たとえば Smith-Magenis 症候群，Rett 症候群，そしてアスペルガー障害の睡眠障害に対してメラトニンが有効であるとされる．

2） メラトニン受容体アゴニストの臨床応用

数多いメラトニン受容体アゴニストの中で，睡眠障害，概日リズム障害の治療薬として有効性が確認され，臨床使用の認可もしくは認可予定のものが 3 種類ある（表 IV.5）．

ラメルテオン（ramelteon）はメラトニンに比較して MT_1 および MT_2 受容体に対する親和性がそれぞれ 5 倍および 3 倍以上高く，MT_3 やその他の受容体（ノルアドレナリン，GABA，グルタミン酸，セロトニン，ヒスタミン，アセチルコリン，ドーパミン等）にはごく弱い親和性しか有していない．ラメルテオンは不眠症者の入眠潜時を短縮し，睡眠時間を延長する効果を有するため，すでに米国で原発性不眠症の入眠障害に対して認可されており，日本でも 2010 年 4 月に承認された．ラメルテオンは睡眠構築をほとんど修飾せず，連用による蓄積効果がなく，依存形成や翌日の精神運動機能への影響もないため，慢性不眠症患者や高齢者で安全に服用できると期待されている．また，MT_2 受容体に対する親和性も高いことか

表 IV.5　臨床効果が期待される MT₁ および MT₂ 受容体親和性を有するメラトニン受容体アゴニスト

Ramelteon（TAK-365）
(S)-N-[2-(1,6,7,8-tetrahydro-2H-indeno-[5,4-b]furan-8-yl)ethyl]-propionamide

Agomelatine（S20098）
N-[2-(7-methoxy-1-naphthyl)ethyl]acetamide

Tasimelteon（VEC-162）
(1R-trans)-N-[[2-(2,3-dihydro-4-benzofuranyl)cyclopropyl]methyl]propanamide

ら，概日リズム睡眠障害に対する治療効果についても期待される．

アゴメラチン（agomelatine）は，強い MT₁ および MT₂ 受容体親和性を有すると同時に，5-HT2c 受容体（セロトニン受容体）遮断作用を合わせ持った新しいタイプの抗うつ薬である．アゴメラチンの抗うつ効果は既存薬と同等で，副作用はより少なかったという．また，アゴメラチンはうつ病患者の睡眠障害を主観的，客観的に改善し，入眠潜時を短縮し，中途覚醒時間を減らし，睡眠の安定性を高めることが示されている．

タジメルテオン（tasimelteon）は入眠促進と，睡眠効率および睡眠維持の改善に有用であることがわかり，概日リズム睡眠障害の不眠症状に有用ではないかと期待されている．

以上，ヒトの睡眠・覚醒，生物時計調節におけるメラトニンの役割について概説した．本項で記載したメラトニンの作用には薬理作用も多く含まれており，メラトニンの生理作用として確定していないものもある．今後，種々のメラトニン受容体アゴニスト，アンタゴニストを用いた臨床試験が積み重ねられることによって，その詳細が明らかにされるものと思われる．メラトニンに関する文献等については別著を参照していただきたい[4]．

（三島和夫）

参考文献

1) Burgess HJ, Revell VL, Eastman CI : A three pulse phase response curve to three milligrams of melatonin in humans. J Physiol 586：639-647, 2008.
2) Richardson GS : The human circadian system in normal and disordered sleep. J Clin Psychiatry 66 (Suppl 9)：3-9; quiz 42-43, 2005.
3) Wehr TA, Duncan WC Jr, et al : A circadian signal of change of season in patients with seasonal affective disorder. Arch Gen Psychiatry 58：1108-1114, 2001.
4) 三島和夫：メラトニン．日本睡眠学会（編）睡眠学．pp55-61, 朝倉書店, 東京, 2009.
5) 市川 新：松果体．坪井昭三, 佐藤清美, 中島邦夫（編）現代の生化学．pp695-700, 金原出版, 東京, 1987.

1.14　光と生殖（モデル生物）

a.　季節繁殖とは

日長の変化に対してさまざまな生理機能が変化する性質を光周性と呼ぶが（「IV.1.2 光環境応答―光周性」を参照），中でも次世代が食料の豊富な暖かい春に生まれるように特定の季節にのみ繁殖活動を行う性質を季節繁殖と呼ぶ．妊娠（あるいは孵卵）期間が数週間の小動物や約1年のウマなどは春に交尾と出産をする．一方，妊娠期間が約半年のヒツジやヤギなどは秋に交尾を行い，春に出産する．つまり動物は妊娠期間を逆算し，季節の変化を予知して生殖活動を行っているのである

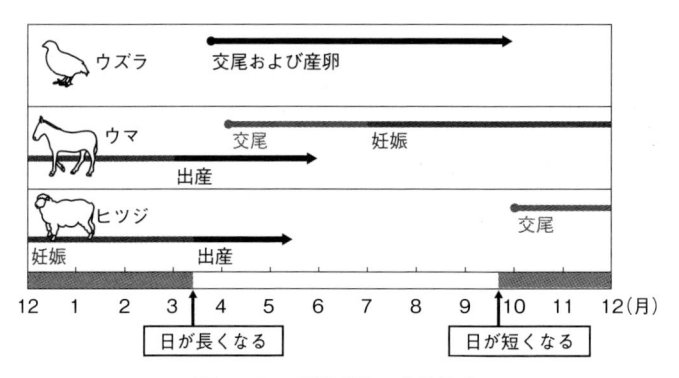

図 IV.39　脊椎動物の季節繁殖
ウズラ，ウマ，ヒツジの繁殖期間を示す．1年の中の長日期間を白色のバー，短日期間を灰色のバーで，交尾の開始時期を丸印，出産の終了時期を矢印で示した．

（図IV.39）．脊椎動物の生殖腺は視床下部から分泌される性腺刺激ホルモン放出ホルモン（GnRH）とそれによって下垂体前葉から分泌される性腺刺激ホルモン（LH，FSH）によってコントロールされており，これを視床下部-下垂体-性腺（HPG）軸と呼ぶ．すなわち，季節繁殖の制御機構を理解するためには，GnRH分泌の季節変化のしくみを解明することが重要なのである．

b. ウズラで明らかになった季節繁殖の制御機構

さまざまな脊椎動物の中で鳥類，とりわけウズラ（*Coturnix japonica*）は，日長の変化に急速かつ劇的に反応することが知られており，光周性のモデル生物として利用されてきた．1960-90年代の生理学的な研究により鳥類の光周性を制御する中枢は視床下部内側基底部（MBH）に存在することが指摘されていた．近年，ウズラのMBHにおいて長日刺激により発現誘導される遺伝子が探索され，季節繁殖を制御する鍵因子として2型脱ヨウ素酵素（DIO2）が同定された[1]．DIO2は活性の低い甲状腺ホルモンのサイロキシン（T_4）を活性型ホルモンのトリヨードサイロニン（T_3）へと変換する酵素であり，長日刺激により視床下部内で局所的にT_3が合成されることが明らかになった．甲状腺ホルモンは脳の発達や可塑性に関与することが知られていたが，長日条件下の視床下部でDIO2によって合成されたT_3は，GnRHニューロンの神経終末とそれを取り囲むグリア細胞の形態変化を引き起こすことでGnRHの季節性の分泌を制御することが明らかとなった．

c. 春ホルモンの発見

2004年末にニワトリのゲノム配列が解読されたことに伴って鳥類においてもDNAチップが実用化され，ウズラにおいてもゲノムスケールで遺伝子発現解析を行える環境が整った．そこで，短日条件下で飼育したウズラを長日条件下に移した際にMBHで生じる遺伝子発現の変化がDNAチップによって網羅的に解析された[2]．その結果，約3万個の遺伝子の中から日長の変化によって，明期の開始から約14時間後に下垂体の付け根に位置する下垂体隆起葉（pars tuberalis）において甲状腺刺激ホルモンのβサブユニットをコードする*TSHB*の発現が誘導されることが明らかになった（図IV.40）．TSHは甲状腺に作用すると甲状腺ホルモンの合成や分泌を促す下垂体前葉ホルモンとして古くから知られており，代謝や成長，体温を維持して恒常性を保っている．しかし，その後の機能解析により，長日刺激によって下垂体隆起葉で合成されるTSHは視床下部に発現するTSH受容体に作用し，季節繁殖を制御する鍵因子DIO2の発現を促し，生殖腺を発達させることが明らかになったのである．これまで下垂体隆起葉の機能はわかっていなかったが，日長の情報を春ホルモンTSHに変換して視床下部に伝える中継地とし

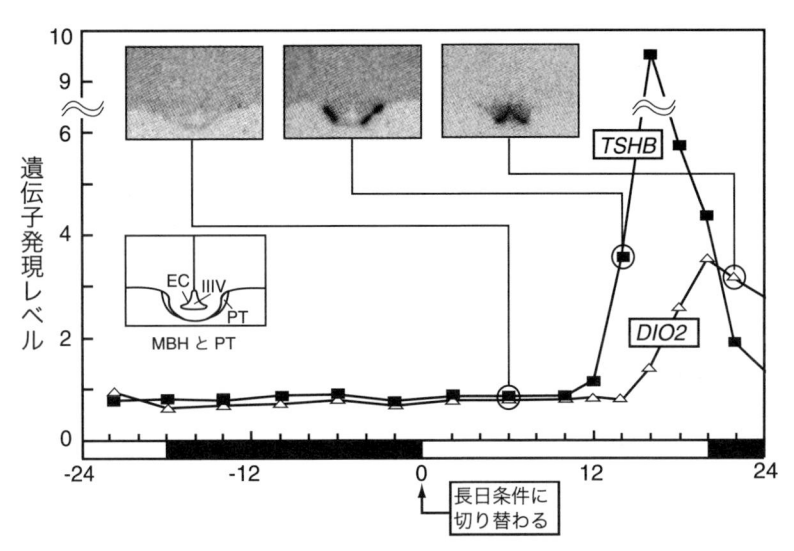

図 IV.40　鳥類において長日刺激によって発現誘導される2つの遺伝子
MBH と PT の冠状断面図と日長の変化に応じて発現が変動する2つの遺伝子．
TSHB は TSH の β サブユニットをコードする遺伝子．明期を白いバー，暗期を黒い
バーで示した．長日1日目の明期の開始を Time＝0 とした．EC：第三脳室上衣細
胞，PT：下垂体隆起葉，IIIV：第三脳室．

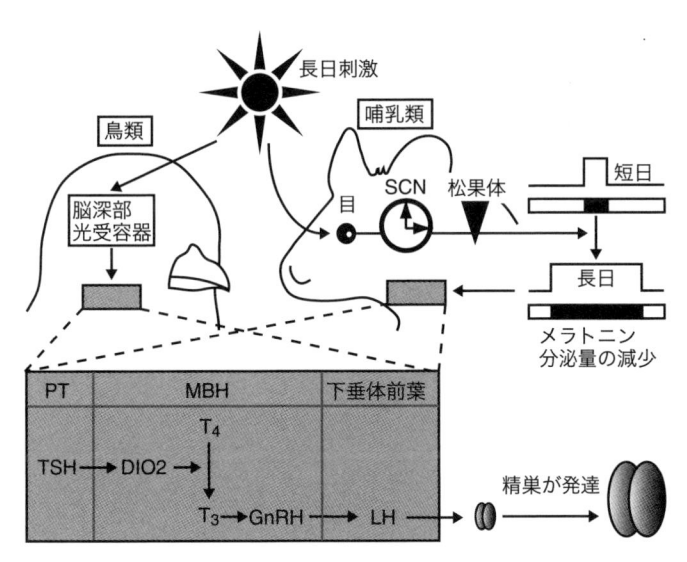

図 IV.41　鳥類と哺乳類の光周性制御機構のモデル
鳥類では脳深部光受容器で長日刺激を受容すると PT において TSH が
合成される．TSH は EC において DIO2 の発現を誘導して GnRH の分
泌を促し，精巣を発達させる．哺乳類（例として長日繁殖動物）では長
日刺激は目で受容され，概日時計の制御を受けてメラトニンの分泌量が
減少し，TSH によって GnRH の分泌が促される．SCN：視交叉上核．

ての機能があることが明らかとなった．

d. 光周性のモデル動物，マウス

　ウズラの研究によって鳥類においては TSH が春ホルモンであることが明らかになった．我々哺乳類では松果体で夜間分泌されるメラトニンが全身に日長の情報を伝えていることが明らかになっているが，哺乳類においても TSH は鳥類と同様に春ホルモンとして働いているのであろうか．哺乳類では季節繁殖する代表的なモデル動物として

ハムスターやヒツジが古くから使われてきた．しかし，これらの動物は遺伝子操作による機能解析ができないという欠点があった．生命科学研究に幅広く利用されているマウス（*Mus musculus*）は従来季節性を示さず，1年中繁殖する周年繁殖動物と考えられていた．しかし脳内での遺伝子発現を検討したところ，マウスも脳内では日長の変化を感じていることが示されたことから，遺伝子改変マウスを使って季節繁殖の制御機構を解析する道が開かれた．そこで実際に春ホルモンTSHの受容体のノックアウトマウスにおいて解析が行われたところ，TSH受容体を欠損しているマウスでは日長（メラトニン）の情報が脳に伝達されないことが証明され，我々哺乳類においてもTSHが春ホルモンとして機能していることが示された（図IV.41）[3]．古くからヒトのうつ病や季節性感情障害の治療に甲状腺ホルモンが一定の効果を持つことが知られていたが，モデル生物の研究から甲状腺ホルモンと季節の関係が明らかになってきた．今後モデル生物を使ったさらなる研究によってヒトの季節性疾患のメカニズムの解明につながることが期待される．

（高井直樹，吉村　崇）

参考文献
1) Yoshimura T, et al：Nature 426：178-181, 2003.
2) Nakao N, et al：Nature 452：317-322, 2008.
3) Ono H, et al：PNAS 105：18238-18242, 2008.

1.15　光と生殖（哺乳動物）

a.　生息地の緯度と光周反応性

季節による気候の変化は，低緯度地域では緩やかであるのに対して，高緯度地域では明確になる．その結果，繁殖に適した時期は春から夏の限られた期間に限定される．deer mouseやwhite-footed mouseは北米大陸に広く生息するげっ歯類であるが，その生息域内における日長の通年変化は緯度によって大きく異なる（図IV.42）．各地域における繁殖時期を調べると，高緯度地域では初夏の限られた時期にのみ繁殖するのに対して，低緯度地域では1年を通して繁殖する．これらの種を捕獲し，実験室において光周期に対する反応性を調べると，高緯度地域由来の個体は短日条件で生殖腺が退縮するのに対して，低緯度地域由来の個体は，生殖腺は短日条件の影響を受けない．一方，

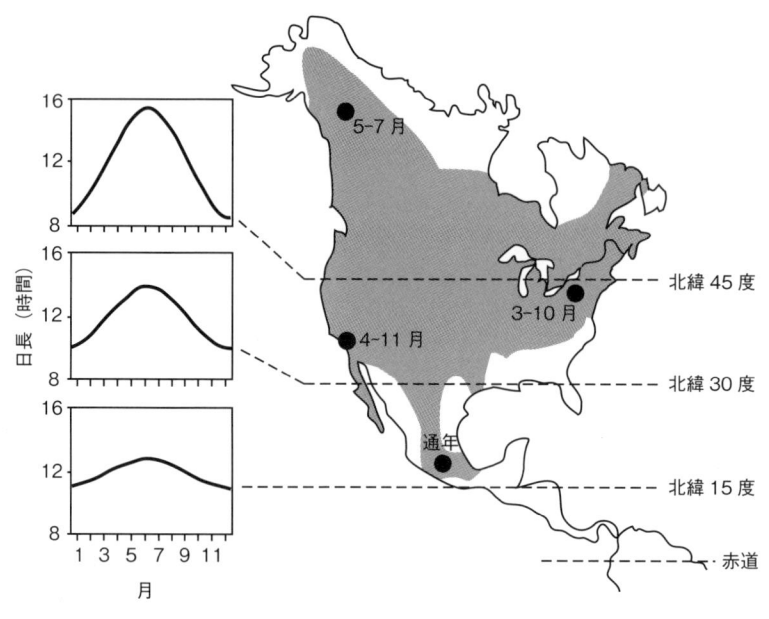

図IV.42　北米大陸におけるdeer mouseの生息域と日長の季節変化
deer mouseの北米大陸における生息域（灰色）と，代表的な地域（黒丸）における繁殖期を示した．地域によって繁殖の時期および期間が異なる．左のグラフは，北緯45，30，15度における日長の季節変化．

中緯度地域由来の個体には，短日条件に反応する個体としない個体が混在する．この短日への反応性の違いは，実験室で繁殖させても継続することから，遺伝的に決まっていると考えられる[1,2]．すなわち，環境条件が厳しい地域では，短日条件に反応することが有利な形質として受け継がれることを示唆している．

b. 出産時期の調整

季節性の繁殖をする動物では，妊娠期間に応じて交尾の時期が決定されている（「IV.1.14 光と生殖（モデル生物）」を参照）．しかし，交尾から出産までの期間が妊娠期間の長さと必ずしも一致しない動物種が存在する．アナグマ，スカンク，ミンク，ワラビーなどにおいては，着床遅延が季節繁殖に組み込まれている[2]．着床遅延とは，子育てに最も都合のよい時期に出産・子育てが可能なように妊娠時期・出産時期を体内で調節することである．交尾後，受精した卵はすぐには着床（胚が子宮に接着し，胎盤の形成が始まる現象）せずに子宮内を漂う．そして適切な時期に出産できるように着床時期をずらして妊娠するのである．クマの交尾期は5月上旬-8月上旬だが，受精卵は胚の状態で発育をほぼ停止して数カ月を過ごす．越冬前の母体の栄養状態が良ければ，12月頃に着床し，冬眠中の2月頃に出産する．逆に越冬前に栄養状態が悪ければ流産する．このような仕組みが繁殖の過程に組み込まれることにより，新生仔生存率の上昇につながると考えられる．

c. 繁殖の年周リズムと光周性

リス，ヒツジ，サルなど多くの哺乳動物では，季節性の生理変化に概年リズムが観察される．たとえば，これらの種においては，日長を一定に保って飼育しても，約1年（通常は1年以下）の周期で生殖腺の発達や体重変化のリズムが継続する．このとき，概年リズムを外界の季節変化に同調させる因子は日長であり，その結果，繁殖期の開始と終了が決定される．一方，日長によって繁殖期が決定されるが，概年リズムを示さない動物種も数多く存在する．寿命の短い小型げっ歯類がその代表的な例として挙げられる．シリアンハムスターでは，秋に日長が12.5時間以下になると生殖腺が退縮し繁殖期が終了する（図IV.43A）．ところが，春になって日長が12.5時間に達するよりもずっと前の真冬のうちに，翌年の繁殖期にむけた生殖腺の発達が開始する[1]．これは，一定期間以上短日にさらされると，短日という抑制的な光条件に反応しなくなる性質によるもので，「光不応（photorefractoriness）」と呼ばれる．実験室において，日長と精巣重量の関係を調べたときの例を図IV.43Bに示した．長日から短日に移行すると精巣は退縮するが，5-6カ月経つと光不応になり，精巣が再び発達する．その後，短日条件下での飼

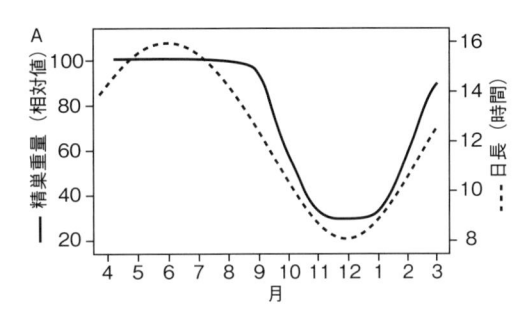

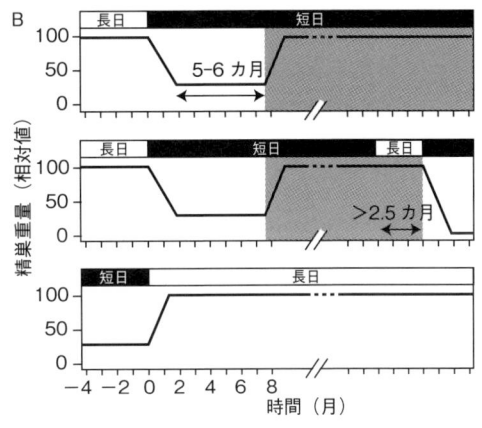

図IV.43　シリアンハムスターの例
A：野外で飼育したシリアンハムスターの精巣重量の季節変化と日長変化．精巣重量（実線）は春から夏にかけて高値を示し，秋に減少するが，冬の終わりを待たずに増加を始める．
B：実験室においてハムスターを飼育したときに見られる日長と精巣重量の関係．長日から短日に移行すると精巣は退縮するが，5-6カ月後に光不応となり精巣が発達する（上段）．光不応からの回復には，2.5カ月以上の長日が必要である（中段）．長日で長期間飼育しても，光不応にはならない（下段）．光不応の期間は，灰色で示した．

育を継続すると，生殖腺は発達した状態で維持される（図IV.43B上段）．光不応になったハムスターに光反応性（短日条件で生殖腺が退縮する）を回復させるためには，一定期間（2.5カ月）以上長日に暴露することが必要である（図IV.43B中段）．一方，短日から長日に移行すると精巣は発達し，長日条件に対しては光不応になることはない（図IV.43B下段）．短日繁殖動物であるヤギやヒツジでも，光不応は観察される．この場合，動物は長日に一定期間以上さらされると，長日の性腺抑制に不応となり生殖腺は発達する[2]．このように，光周期によって生殖腺の発達がコントロールされる機構に加えて，光不応期が存在することにより，非繁殖期の時期や長さの設定に自由度が加わる．オスの精巣は，非繁殖期の状態から完全な繁殖期の状態に移行するまでに約6週間を要することから，光不応により冬のうちに生殖腺の発達を開始することにより，最も好ましい季節を逃すことなく繁殖を開始することができるのである[3]．

d. 履歴効果

シベリアンハムスターを明期の長さが16時間，暗期の長さが8時間の明暗サイクル（明：暗＝16：8）で飼育すると，生殖腺は発達する．次に明期の長さを13.5時間（明：暗＝13.5：10.5）に短縮すると，生殖腺は退縮する．一方，明期の長さを10時間（明：暗＝10：14）から13.5時間（明：暗＝13.5：10.5）に延長すると，退縮していた生殖腺は発達する．このように，同じ13.5時間という明期の長さが，その直前の光周期によって生殖腺に対して抑制的にも促進的にも働きうる[1]．これは，光周期の履歴効果を示しており，明期の絶対的な長さよりも，直前に与えられた光周期の明期の長さとの相対的比が重要であることがわかる．

動物は光周期などの光情報を利用するとともに，生息環境に適応してさまざまな性質を発達させてきた．近年では，モデル動物を用いた遺伝子レベルの解析が進んでいることから，哺乳動物全般にわたる理解も深まるものと期待される．

〈吉川朋子〉

参考文献

1) Malpaux B：Seasonal regulation of reproduction in mammals. Neill JD（ed）Physiology of Reproduction. pp2231-2281, Elsevier, St. Louis, 2006.
2) 森　裕司，前多敬一郎：哺乳類の季節性（光周性）．千葉喜彦，高橋清久（編）時間生物学ハンドブック．pp244-255, 朝倉書店, 東京, 1991.
3) Dunlap JC, Loros JJ, DeCoursey PJ（eds）：Chronobiology：Biological Timekeeping. pp107-142, Circannual rhythm and photoperiodism. Sinauer Associates, Massachusetts, 2004.

2. 光とこころ

2.1 光環境のヒトへの影響

人間は本来，昼行性の動物である．電気のない昔は，太陽光のもとで日中に活動し，夜暗くなると起きていても物がよく見えず，活動することもできないので，その期間に身体を休め，睡眠に充てていた．ところが，電気が発明された19世紀終わり頃から，昼間働いて夜に眠る，という生活様式は激変することになる．とくにテレビやラジオ，インターネットの普及で，地球の裏側の情報も瞬時にわかるようになったこの四半世紀での変化は目覚しく，夜型社会，24時間社会と言われるまでになった．

国民の生命を守るため24時間体制で働く警察，病院，消防など，生産性をあげるために24時間フル回転で稼動する工場，世界の情報を24時間発信する報道関係，など交代勤務・深夜勤務を余儀なくされて働く人々が増えてきた．これらの人々の生活を支えるために，24時間営業のコンビニ，レストランなどが生まれた．さらに夜に眠る必然性がなくなったために昼夜逆転の生活をする者も出現し，彼らをターゲットとする深夜営業の娯楽産業も多く生まれた．まさに現代は"眠らない社会"となった．太陽に依存して生活してきた昔の生活とは異なり，建物の中で勉強をし，仕事をして1日の大半を過ごす現代の私たちは，人工光に終日曝されている．本稿では太陽光と人工光が私たちの生活にどのような影響を与えているのか，考察する．

a. 生体時計，メラトニンと光

現代の私たちは，起きていようと思えば深夜でも日中と何ら変りのない生活をすることができるが，これは短期間のことであって，昼夜逆転した生活を長期にわたって続けていれば，いずれ心身に不調をきたす．これは太古の昔から生まれ持っている生体リズムまでは変えることができないからである．

ヒトの行動，睡眠，自律神経機能，内分泌機能など，さまざまな生理機能には，1日を周期とする概日リズムがある．これは，24時間を周期とする外界の環境の変化に合わせて生活するための生体の適応機能である．この生体リズムを刻む時計機構は生物時計（生体時計）とよばれ，視床下部の視交叉上核に存在する．概日リズムは目などの感覚器を通して，外界からのさまざまな指標を受け取って生体時計に伝達し，休息-活動や睡眠-覚醒の行動リズム，体温，血圧などの自律神経リズム，メラトニンなどの内分泌リズムなどを発現させている（図IV.44）．指標となるものは，毎朝，光を浴びる，規則正しい時刻に食事をとる，日中運動をするなどの身体的活動や，毎日定刻に学校や会社へ行く，といった社会的活動などである．これらは同調因子とよばれ，概日リズムの周期（約25時間）と24時間サイクルとの1時間のずれを毎日修正している．その中で最も強い同調因子が"光"で，朝，十分な太陽光を浴びると，その光信号が目から入り，生体時計としての役割を果たす視交叉上核へ伝達されて，夜（暗環境）から日中（明環境）にスイッチしたことを認識し，この1時間のずれをリセットしている（図IV.45）．

朝の光を浴びて概日リズムがリセットされた時刻から12-13時間は代謝が高められる．体温や血圧も高めに維持され，覚醒して活動するのに適した状態が保たれる．約14時間が経過し，日没の

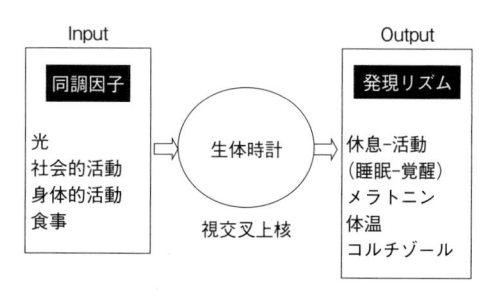

図IV.44 ヒトのサーカディアンシステム

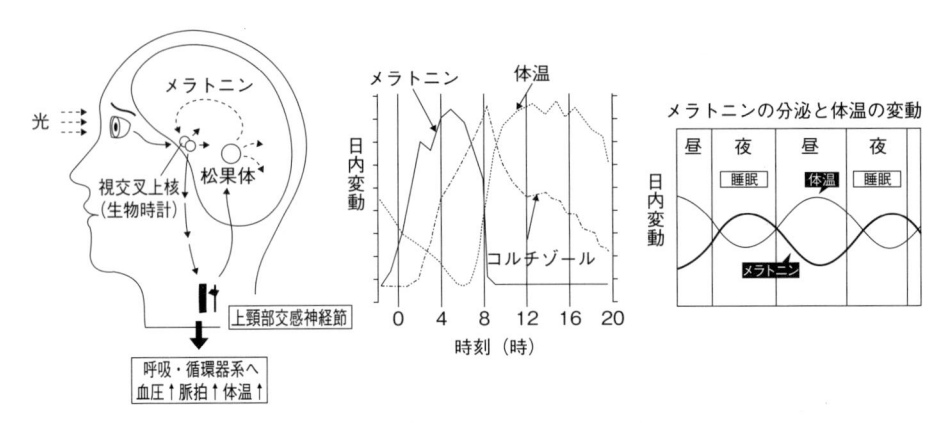

図 IV.45　生体時計の仕組みと概日リズム

頃になると，松果体からメラトニンの分泌が始まり，手足の末端から放熱が盛んになる．ちょうど母親が子どもの眠気を知るのはこのときである．こうした放熱により，身体の内部や脳の温度が低下してくると，1-2 時間のうちに自然な眠気が現れる．つまり，朝，起床して太陽光を最初に浴びた時刻に応じて，生体時計のリセット機能により夜に眠気が出現し，自然に眠くなる時刻が決定されるのである．このように睡眠に関連したホルモンであるメラトニンは，日没とともに合成・分泌され，日の出とともに分泌が抑制される．つまり，概日リズムとメラトニン分泌は，太陽光の影響を大きく受けているのである．生体時計とメラトニン代謝経過を図 IV.46 に示した．松果体は明暗情報を神経内分泌情報へと変換するインターフェースとして働いている．目から入った光信号は，視交叉上核，上頸部神経節を経て松果体という脳の奥にある小さな器官に伝達される．すると，血中にあるトリプトファンというアミノ酸が分解されてセロトニンが産生され，そしてメラトニンが代謝される．この代謝は，暗くなったときにはじめて N-アセチルトランスフェラーゼという酵素が活性化されて起こるのである．

では，不自然な時間帯に強い光を浴びたり，逆

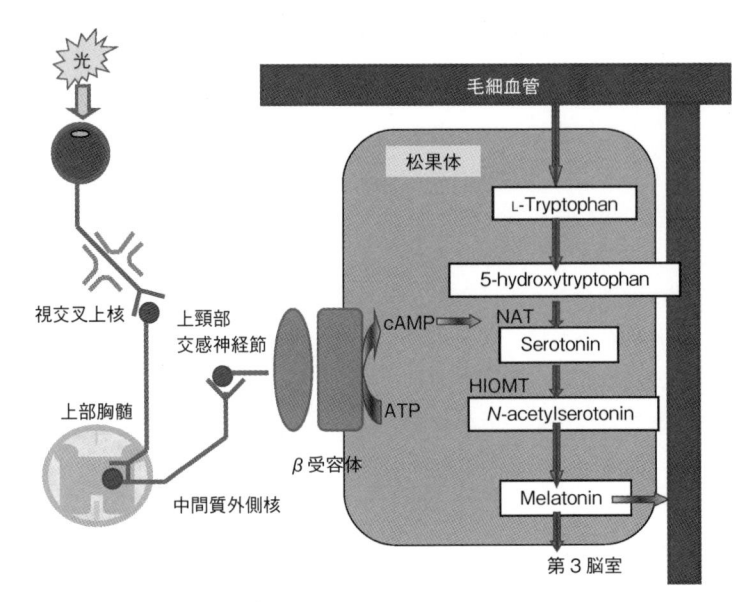

図 IV.46　メラトニン分泌と光による制御
HIOMT：5-hydroxyindole-O-methyltransferase, NAT：serotonin N-acetyltransferase.

に朝，太陽光に当たらなかったらどうなるのだろうか．たとえば天気のよくない日や部屋を真っ暗にして寝ている，などの光に当たらない環境下で過ごしていると，夜（暗環境）から日中（明環境）への切り替えがうまくいかず，その日の眠りにつく時刻（入眠時刻）が遅くなる．メラトニンの分泌も十分に抑制されない可能性がある．そうすると，眠気が消えない．昼間に強い眠気を感じる場合は，光の入らない暗い場所で過ごしていないか，見直してみるとよい．逆に，夜は暗い環境で過ごすのが普通であるが，現代人は夜も煌々とした灯の下で過ごしていることが多い．たとえば，夜のコンビニは照度が約1,500〜5,000ルクスもあり，非常に明るい．深夜テレビ，ゲーム，携帯電話，パソコンの画面も明るい．このような明るい人工光にさらされ続けていると，人によっては1日中メラトニンが分泌されないケースも考えられる．つまり，起床時に太陽光に当たることで概日リズムがリセットされ，その晩の入眠時刻が決まるので，より早い時刻に光に当たるとこのリセットが促進され，入眠時刻が早くなる．逆に遅い時刻に光に当たり続けていると，メラトニン分泌が低く保たれているため，入眠時刻が遅れるのである．

子どもの場合はさらに深刻である．たとえば，赤ちゃんを夜遅くまで明るい環境で過ごさせていると，寝つきの時間が遅れてしまう．メラトニン分泌のピークが低くなり，分泌量が減少する可能性がある．本来，子どもは夜間のメラトニン分泌量が多いので，その間にしっかり眠って，成長する．乳幼児を明るい環境で育てると，眠りの時間が短くなることから，成長への影響が考えられる．さらに夜更かし，朝寝坊の習慣をもつ子どもが，将来，社会生活に適応できるのかも懸念される．

b. 光とセロトニン代謝

セロトニンは前述のメラトニン代謝過程でメラトニン前駆物質であり（図IV.46），光に強く影響される．セロトニン神経の細胞は脳幹の縫線核に数万個存在しており，ヒトなど昼行性の動物では日昇とともに活動を開始し，覚醒時に活発に活動する．逆に，日没には活動は弱まる．睡眠に関連するメラトニンに対して，セロトニンは覚醒に関連している．

覚醒時には交感神経が，睡眠時には副交感神経が優位になるが，これらのバランスを保つ働きをしているのがセロトニン細胞である．また，食欲，性欲，喜び，快楽などプラスの感情面をつかさどるドーパミン神経と，不安，恐れ，驚き，ストレスなどマイナスの感情面をつかさどるアドレナリン神経の作用を制御して，精神のバランスをとっているのもセロトニン神経と言われている．セロトニン神経の働きが弱まると，バランスが崩れ，すっきりした目覚めが得られず，不安感，倦怠感，脱力感などのうつ状態やパニック障害，摂食障害を引き起こす遠因になると言われている．セロトニン欠乏状態ではラットの実験で衝動的攻撃行動を起こすことが知られており，ヒトでみられる衝動的な行動異常と関連していることが推測されている．

また，セロトニン神経機能は季節変動があり，その分泌量は健康な人でも冬に最も少なくなることが知られている（図IV.47）．冬季うつ病（季節性感情障害；seasonal affective disorder；SAD）の患者ではセロトニンが減少し，不眠や日中の眠気が生じ，食べすぎて体重が増加するというSADに特徴的な症状が出現すると考えられる．冬季うつ病が，日の出が遅く日照が不足する冬や，太陽をまったく見ない日のある北欧などの高緯度地方でみられることから，光とセロトニンが関係しているという説が最有力である．

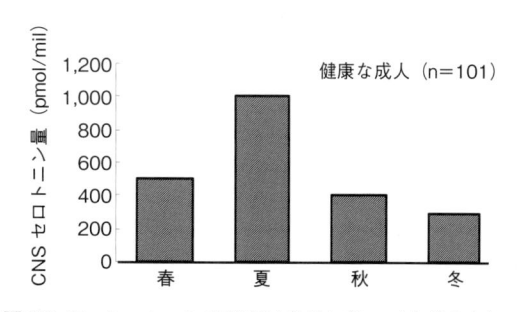

図IV.47 セロトニン代謝率は冬季に低い（文献5より一部改変）

したがって，生活空間における光の環境は大切である．午前中は明るく強い光を浴び，夕方以降は照明を徐々に落としていくのが理想で，このような環境下で生活していると，体温やメラトニン，セロトニンを始めとする内分泌のリズムが秩序正しく進行する．すると，夜間には気持ちよく眠れ，昼間はとても気分がよく，やる気がみなぎり，健康な生活が保証されるのである．

c. 人工光による治療法

昼夜逆転の生活を長期にわたって続けている，午前中に明るく強い光に当たらない，夜に強い光に曝される，など生体リズムに逆らった生活を続けていると，生体時計が障害され，心身に不調をきたす．このようなときは，人工光による高照度光療法が有効な場合が多い．

高照度光療法は，1982年にRosenthalらによってSADに対する有効性が初めて報告された．また，高照度光には概日リズムの位相を変化させる作用があり，高照度光療法は概日リズム睡眠障害や認知症性疾患でみられるせん妄，産褥期うつ病や月経前症候群に対する有効性が示されている．また，安全性が高く，単独での治療のみならず薬物治療などの補助療法としても効果がみられることから，その適応は広がってきている．

高照度光療法器は箱型の卓上タイプが一般的であるが，多数の蛍光灯を天井に埋め込んだ高照度光療法室を備えている施設もある．1週間程度で速やかな効果の発現がみられることが多く，さらに治療期間を延長することで，治療効果が高まることも期待できる．安全性が高く，これまでに重篤な副作用が出現したという報告はない．

先述したように，高照度光には，1) 朝の光は睡眠・覚醒リズムを前進させる働きがあり，ヒトが本来持っている約25時間の概日リズムを，朝，太陽光を浴びることで24時間にリセットすることができる，2) 夕方の光は睡眠・覚醒リズムを後退させる働きがあり，夜間強い照明を浴びて活動をしていると，睡眠相後退型の概日リズム睡眠障害に陥る危険性が高まる，3) 昼間に強い光を浴びると，睡眠・覚醒リズムと体温リズムの振幅を大きくし，メリハリのある生活ができるようになる，4) うつ気分のある人には光が気分を改善させる，ことがわかっている．光の重要性についてはまだまだ広く知られていないが，医療の現場では積極的に光療法を取り入れていこうという動きが出てきている．

日常生活では自然光と照明をうまく取り入れることにより，より良い睡眠とより質の高い生活が得られる．今後，私達の健康な生活を維持することと共に，さまざまな病気を持つ人々の回復のために，照明，建築技術が開発，応用されることを期待したい．

〔大川匡子〕

参考文献

1) Challet E：Entrainment of the suprachiasmatic clockwork in diurnal and nocturnal mammals. Endocrinology 148 (12)：5648-5655, 2007.
2) Fuller PM, Gooley JJ, Saper CB：Neurobiology of the sleep-wake cycle：sleep architecture, circadian regulation, and regulatory feedback. J Biol Rhythms 21 (6)：482-493, 2006.
3) Wirz-Justice A, Benedetti F, Terman M：Chronotherapeutics for Affective Disorders：A Clinician's Manual for Light and Wake Therapy. Karger, Basel, 2009.
4) 藤村俊雅，大川匡子：高照度光療法．臨床精神医学 35：551-558, 2006.
5) Lambert GW, Reid C, et al：Effect of sunlight and season on serotonin turnover in the brain. Lancet 360 (9348)：1840-1842, 2002.

2.2 現代社会の光環境

a. 社会生活における光環境

現代社会の生活において生理的心理的に影響を与える光環境として，可視光波長域の物理的特性を考察する．一般に，光環境（light environment）とは，太陽や人工光源などの発光体から放射される光の空間的時間的な分布状態を意味し，その構成要素として，明るさ（照度・放射照度）とその分布，影，まぶしさ，光の色合い（色温

度・分光分布）などがあげられる[4]．

　光の情報は，網膜の光受容器から視神経を経由し，脳で明るさや色彩の感覚（視覚）が生じるほか，途中で分岐して視覚とは異なる経路で視床下部に達し，概日リズム調整，覚醒水準上昇，夜間メラトニン分泌抑制などの非視覚的生理作用（non-visual physiological effects）をもたらす．非視覚的生理作用は青色付近の波長成分の光に対して顕著であり，その大きさは眼球付近での光暴露量にしたがって増大する．しかし，非視覚的生理作用が比較的小さいと考えられる低照度環境では，青色波長成分の量に依存する生物的な影響だけでは説明しきれない反応が生じる場合があり，視覚がもたらす影響も考慮する必要があると考えられる．たとえば，青色波長成分が比較的多く含まれる光源を低照度空間で用いた場合に生起される「寒々しい」という不快なイメージによって，照度低下に伴って生じるはずの大脳新皮質活動水準低下が妨げられる傾向がある[5]．

　このように，社会生活においては非視覚的生理作用と視覚による生理心理的作用とが複合すると考えられ，光環境の要素として，照度（illuminance），分光分布（spectral distribution），色温度（color temperature），光が目に入る時間帯などが重要であり，それらの要素の組み合わせによって，生理心理的影響の表れ方が変わる．生理心理的に好ましい空間の雰囲気は，〔昼間・高照度・高色温度 ⇔ 夜間・低照度・低色温度〕という軸に沿って分布すると考えられる．

b. 光環境の変遷
1） 人工光源技術開発の歴史

　人類が「火」を発生させる技術を得たのは，100万年以上も前であったとされ[2]，人工光源の歴史の大部分は，「火」を経済的かつ安定した状態で利用し，さらには周囲をできるだけ明るくする技術（灯火）の開発に費やされた期間であるといっても過言ではない．

　電力を利用する発光技術開発は，アーク灯（19世紀初め），エジソンの実用炭素電球（1879）を経て，タングステンをフィラメントとする電球が1908年に開発され現在の白熱電球（incandescent lamp）の基本となった．白熱電球の発光原理は炎と同様の黒体放射である．20世紀後半以降，黒体放射とは異なる発光原理を持つ光源が実用化され，蛍光ランプ（fluorescent lamp，1938年開発）が日本国内では1953年頃から普及し始め，1990年代にかけて，省電力や発光安定化をめざす開発が進められた．また，1996年に白色の発光ダイオード（LED；light emitting diode）が開発され，蛍光ランプより発光効率の高い光源として，発光量を増大させる技術開発とともに，一般照明用途への実用化が進行しつつある．

2） 人工光源光学特性の変遷[3]

　まず，発光能力を反映した環境の明るさの変遷を概説する．約1,000年前の灯火による夜間の明るさを『源氏物語』の記述から評価すると，炎の近傍でやっと墨書き文字が読める程度で，満月の方が優っていたようである．エゴマ油による灯火を試作して計測した結果，5W白熱電球を用いた場合の明るさの1/5程度であった．一般に，電力を用いる人工照明では，各光源の明るさは電力（ワット数）および光源の発光エネルギー効率にしたがって増大する．これらの明るさ特性を考慮して，21世紀初頭まで約1,000年間について，夜間の一般的な室内照明能力を推定した照度の増大傾向を図IV.48に示す．電力が安定的に供給されるにしたがって，照明に関する要求も，生活環境の安全を主とする単なる暗さの駆逐から，視作業や生活行動の効率化へと変化し，室内環境は高照度化していった．一般事務所での推奨照度が，20世紀初頭から数十年間で10年ごとに約2倍という増大傾向を示した時期もあった．

　次に，人工光源の分光分布特性の変遷を概説する．市販光源の分光分布について，50lxの照度を得られる地点での分光放射照度の計測例を図IV.49に示す．灯火については，白熱電球と分光分布曲線が相似的（黒体放射による「燃焼曲線」型）で，青色波長成分は白熱電球よりもさらに少ない．黒体放射によらない発光原理をもつ蛍光ラ

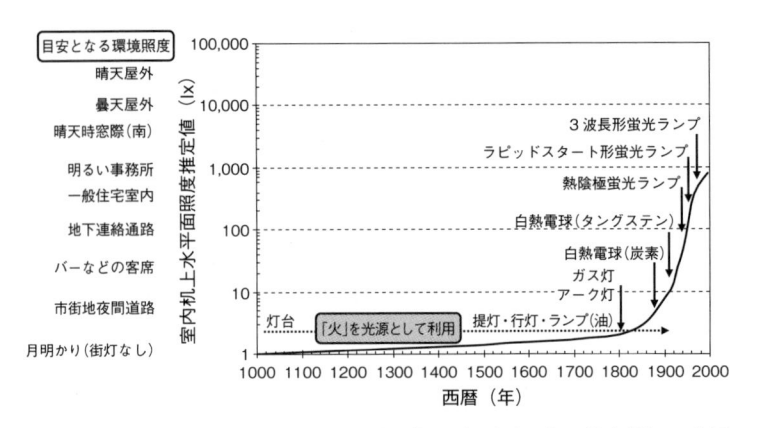

図 IV.48 人工光源による室内照明能力（机上水平面照度の推定値）の変遷（文献4を一部修正）

夜間室内照度の変遷を灯火実測例や電力，発光効率などから推定した．21世紀初頭までの1,000年間に明るさが1,000倍近く増大しただけでなく，電気照明が普及し始めた最近の100年間で約100倍という劇的な変遷をしたと推測される．人工光源が実用化されたおおよその年代を光源の種類とともに矢印で示す．照度軸目盛の左側には，目安となる環境照度の計測場所を示す．

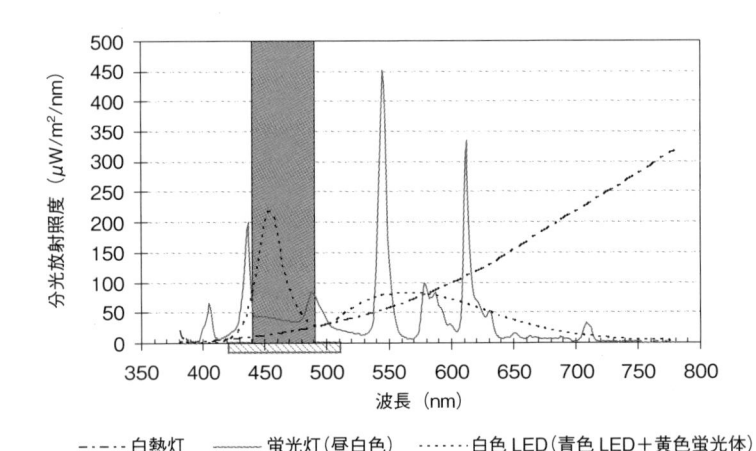

図 IV.49 人工光源の分光分布特性（分光放射照度）の例（文献4を一部修正）

水平面照度50 lxを得た地点における分光放射照度の計測例を示す．非視覚的生理作用が大きいとされる青色付近の波長成分（440-490 nm，グレー塗りつぶし部分）の分光放射照度積算値は，白熱電球に対して，昼白色蛍光ランプで約3倍，青色を励起光とする白色LED（青色成分相対比が大きいもの）では5倍を超える．メラトニン抑制の波長特性曲線[1]から得られる推定半値幅（420-510 nm）を波長軸の下に斜線塗りで示す．

ンプや白色LEDの分光分布曲線は，青色波長成分の割合が増える傾向にある．現時点で実用化が最も進んでいる白色LEDは，青色LEDを励起光として種々の蛍光体を組み合わせる発光方式であることから，白熱電球や三波長形蛍光ランプと比較すると，放射スペクトルの極大を示す青色付近の波長成分が相対的に大きくなることは避けられない．

このように，電気照明が普及して半世紀余りの間に，発光能力増大によって夜間の室内が明るくなっただけでなく，白熱電球，蛍光ランプ，LEDという光源開発の順に，分光分布に占める青色波長成分の割合が増大してきたのである．

c. 現代社会における光環境の現状と問題点
1) 非視覚的生理作用が出現し始める光暴露条件と分光分布

夜間にどのくらいの光暴露量から非視覚的生理作用が生じ始めるのか,社会生活における光環境を考える上で重要である.その露光限界を明らかにするために,白色光の暴露量に加えてその分光分布特性も考慮する必要がある.現時点で露光限界について結論が確定しているとはいえないが,先行研究について概説し,現代社会の光環境について問題点を考察する.

2000年頃までの先行研究においては,白色光の明るさの影響が主に注目され,白熱電球や蛍光ランプを光源として実験がなされてきた.ヒトの概日リズム(体温,メラトニン)や夜間メラトニン分泌も光に反応することが1980年代に示されたが,数千lxといういわゆる高照度の光暴露条件が必要であるという知見が一般的であった.ところが,その後の研究で,夜間のメラトニン分泌抑制反応や概日リズム位相変位が生じ始める明るさがさらに低照度であるという知見が得られるようになり(表IV.6),蛍光ランプを光源とする通常室内照度(30-200 lx)環境でも,光の暴露条件によっては種々の生理心理的反応が生じると考えられる.

1990年代後半から光源の波長特性も注目されるようになり,蛍光ランプ色温度の研究において,高色温度の光ほど非視覚的生理作用が大きいことが報告された.さらに,キセノンアークランプの光を分光した単波長光による夜間メラトニン抑制反応の作用スペクトルを得る研究では,460 nm付近で最大反応となることが示された[1].青色を励起光とする白色LEDは省電力光源として注目されているが,それを室内照明として利用する場合には,青色付近を極大とする作用スペクトルについて考慮する必要がある.日常生活での白色LED放射による反応の閾値を先行研究結果(表IV.6)から直接推算できるとは限らないが,440-490 nmにおける放射照度総和($\mu W/cm^2$)を分光放射照度の実測例(図IV.49)について計算すると,白熱電球で1未満,昼白色蛍光ランプで約2.4,市販の白色LED数種で5を超える値であったことから,青色を励起光とする白色LEDの場合,夜間における非視覚的生理作用は,昼白色蛍光ランプの半分程度の光暴露量(照度,暴露時間)から出現し始め,1時間を超える暴露の場合,夜間の一般的室内照明として低照度領域と考えられる数十lx程度から顕著になることが示唆される.した

表IV.6 光の非視覚的生理作用を生じ始める光暴露条件と使用光源

非視覚的生理作用	光暴露条件	使用光源	発表者	発表年・発表誌
メラトニン分泌ピーク付近時間帯の抑制	2,500 lx×2時間 (1,500 lxで部分抑制)	白熱電球(投光器)	Lewy et al	1980 Science
夜間睡眠の質低下 (浅眠化,遮光動作など)	50 lx×就寝中 睡眠後半では30 lx〜	蛍光ランプ(天井)	岡田 ほか	1981 家政学研究
メラトニン分泌 開始の抑制	250 lx×3時間	白熱電球(卓上箱)	Trinder et al	1996 J. Sleep Res
体温リズム位相反応における dose-response	180 lx×5時間×3夜	cool white 蛍光ランプ(天井)	Boivin et al	1996 Nature
メラトニン抑制;500〜5,000 lx 暴露結果による推定閾値	393 lx×30分 285 lx×2時間	cool white フルスペクトル蛍光ランプ	Aoki et al	1998 Neuroscience Letters
メラトニン抑制とメラトニンリズム位相反応	120 lx (dose-responseの中央照度)×6.5時間	cool white 蛍光ランプ (UVカット)	Zeitzer et al	2000 J. Physiology
メラトニン分泌ピーク付近時間帯の抑制	3.1 $\mu W/cm^2$×1.5時間	単波長光,460 nm付近(キセノンアークランプを分光)	Brainard et al	2001 J. Neuroscience

非視覚的生理作用を生じ始める光暴露条件を報告した先行研究結果を抜粋した.Lewyらの発表後,夜間の一般的室内照度レベルでも非視覚的生理作用を生じ始めることが示されたが,その光暴露条件は,ある環境の明るさだけでは決まらず,暴露時間や光源の波長特性にも依存すると考えられる.

がって，青色付近が突出した分光分布特性を有するような白色 LED を夜間の室内照明として利用するのは好ましくないと考えられる．白色 LED を用いた生理心理的反応の研究はまだ少なく，どのような分光分布特性であれば室内照明用として許容できるのかも含めて，課題を多く残している．

2）「24 時間社会」と概日リズム同調

現代は地球規模で「24 時間社会（24 hour society）」になったとよくいわれる．「24 時間社会」は，時間的あるいは空間的に自然環境からの逸脱現象が生じている社会であると考えられる[3]．光環境変遷と関連の深い「時間的逸脱」は，個人がそうしようと思えば昼夜の別なく行動を可能にするサービスや物品が実用に供されている社会の状態を意味すると解釈できる．時間的逸脱が可能となるためには，電力の安定供給や人工照明普及をはじめとする背景技術要素整備が必要である．日本では，時間的逸脱は 1980 年代に社会的に認知され始め，21 世紀にかけて 24 時間サービス提供の領域が拡大されている．人工衛星から得られる夜間可視画像において，人工照明の光で日本列島の形が明視できる状況にあり，光環境の時間的逸脱を視覚的に示している．つまり，都市部を中心として，現代社会における夜の光環境は，室内外ともに，生物が夜と認識するレベルよりも光の量が格段に増大しているのである．

一方，産業構造や生活様式の変化により屋外で過ごす時間が減少し，結果として昼間の光暴露量が激減していることが容易に推察される．人工光源の発光能力が増大したといっても，太陽光による明るさと比較すると 100 分の 1 程度である（図 IV.48）．したがって，昼夜光環境の明暗比は，夜間を 1 とすると，1,000 年前には 10^4 程度は確保されていたであろうものが，現代の生活様式によっては 10 未満という場合もあり得る．さらに，調光制御技術の普及によって明るさなどの制御が容易になりつつあるが，個人の好みに任せた制御が昼夜の明暗変動と連動するとは限らないので，明暗変動の昼夜区別がさらに不明瞭となり，同調因子（Zeitgeber）の弱体化が懸念される．

このような同調因子の物理的弱体化は，生物的進化の時間経過から考えると，最近 100 年間の光環境変化速度が生物の適応能力を超えて異常なものであることを示唆している．その結果，概日リズムにひずみが生じることが容易に推察される．日本における生活時間帯の夜型化と睡眠時間の短縮化の傾向が最近 30-40 年間で顕在化している．夜間物理的に暗かった 1,000 年前では，現代の平均的な起床習慣より数時間早いと推測される天文薄明の頃に起床できていたことが当時の生活資料より推察されていて，げっ歯類並みとはいかないまでも，夜明けの漸増自然光で概日リズムの同調をとることが可能であったと考えられる[3]．今後，概日振動の弱体化や 24 時間周期への同調不全が進行すると，睡眠の質低下や内的脱同調による健康リスク増大が直接的悪影響となり，さらに，眠気や疲労による事故発生などの 2 次的弊害が増える危険性も懸念される．

3） 有彩色光の照明利用について[5]

現代社会における人工光の利用は白色光の範疇にとどまらない場合もある．たとえば，カラー蛍光ランプなどを光源とする青色防犯灯の導入事例では，犯罪抑止効果が話題となっている．しかしながら，黒体軌跡近傍から外れた（この場合は，青色が際立つ）有彩色光（chromatic light）の光学特性と犯罪抑止との関連は不明で，心身のメカニズムとしても説明しづらい．カラー蛍光ランプの場合，厳密に単波長光という分光分布ではなく，電飾としての距離では青色に見えても，数 m 程度の至近距離では青色単色ではなく青白い光であるように見える．そのため，夜間低照度空間では，非視覚的生理作用が生じるかどうかにかかわらず，不快感や主観的覚醒作用が生じる可能性があり，物体色としての青色の心理的イメージ（一般的には「固い・冷たい・重い」など）がもたらすとされる「鎮静作用」が，少なくとも「落ち着かせる，ゆったりした気分にさせる」などの意味においては，青色光によってもたらされるとは考えられない．このように，夜間低照度の生活空間の評価としては，青白い光（青色波長成分の多い有彩

色光）を人の至近距離に配置すると心理的違和感が大きくなる．そのメカニズムは不明であるが，人類の進化の過程でこれまでに体感したことのない光学特性をもつ光であることが背景にあると考えられ，本能的に近づきたくないという感覚を生じることが推察される．

d. 現代社会の光環境問題点と対処方針について

青色波長成分を含む光の暴露量が増えると覚醒方向の影響が増大することから，昼行性動物としての人間の概日システムにしたがう生活においては，昼間はできるだけ明るくするとともに青色波長成分を白色光としてのバランスの範囲内で増大させ，夜間就寝前と就寝中は極力暗くするとともに青色波長成分を減らすのが原則的な光環境整備の考え方である[3]．しかしながら，現代社会における光環境は，光暴露量が昼間不足して夜間過剰となっていること，青色波長成分を多く含む光源の夜間利用が増えていることが，生物的問題点であり，概日システムを守るために，自然光利用に加えて照明環境を適正に制御し，光環境同調因子を強化する必要がある．

生活空間における光環境の適合性という観点では，非視覚的生理作用という生物的影響だけでなく，視覚がもたらす生理心理的影響とともに，安全確保という安心感をもたらし，形や色を知覚するのに必要な「あかり」本来の役割についても考慮する必要があり，とくに低照度領域では，視覚による心理的影響の重みが増すと考えられる．したがって，人工光源の一般照明用途においては，分光分布のバランスが重要となる．とくに，青色波長成分を相対的に多く含む光源は，非視覚的生理作用に加え，低照度環境における心理的違和感にも留意し，時間帯や目的に応じて利用することが必要である．また，防犯などの目的で有彩色光照明を利用する場合には，その光学特性のみに期待するのでなく，適宜白色光源と組み合わせてサインとして活用することが望ましいと考えられる．

〈小山恵美〉

参考文献

1) Brainard GC, Hanifin JP, et al：Action spectrum for melatonin regulation in humans：evidence for a novel circadian photoreceptor. J Neurosci 21 (16)：6405-6412, 2001.
2) 深津　正：燈用植物．ものと人間の文化史 50, pp1-5, 法政大学出版局, 東京, 1983.
3) 小山恵美：24 時間社会．本間研一, 彼末一之（編著）環境生理学．pp390-404, 北海道大学出版会, 札幌, 2007.
4) 小山恵美：光環境．石田直理雄, 本間研一（編）時間生物学事典．pp282-283, 朝倉書店, 東京, 2008.
5) 松島公嗣（編）：（特集）防犯照明と青色光照明．照明学会誌 92 (9)：620-658, 2008.

2.3 人工光環境がヒト睡眠・生体リズムへ及ぼす影響

人類が人工照明を手に入れたのはごく最近のことである．白熱灯の発明が 1879 年で，蛍光灯の普及は 1940 年以降である．すなわち，ヒトが明るい夜を過ごすようになってから，たかだか 50 年程度しか経っていない．その間，夜間の人工照明の利便性ばかり強調されてきたが，自然環境ではあり得ない高照度の人工光に夜間に暴露することで睡眠や生体リズムに異常をきたす人々の存在が知られるようになった．ここでは，自然光と人工照明がヒトの生物時計の調節に及ぼす影響について概説する．

a. 人工光による生物時計の位相調節

網膜に入射した高照度光は，その翌周期のヒト概日リズム位相を変位させる（機能発現のタイミングをずらす）という特性を持つ．図Ⅳ.50 は特定の時間帯（x 軸）に光刺激を受けた際に，生物時計位相（ここではメラトニン分泌リズム位相を指標としている）がどのように変位（前進もしくは後退；y 軸）するか示したものであり，位相反応曲線（phase response curve；PRC）と呼ばれる[2]．PRC から明らかなように，早朝から正午過ぎにかけての光刺激は生物時計の位相前進を生じ，逆に夕方から深夜にかけての光刺激は位相後退をもたらす．1 日を通じた位相変位の総計は位相反応曲線下の積分値となる．

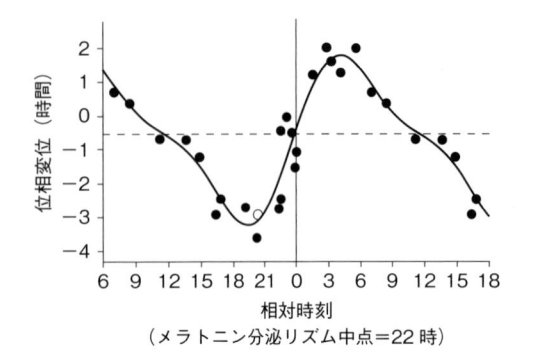

図 IV.50 光によるヒト生物時計の位相反応曲線（文献2を改変して引用）

横軸は相対時刻で，メラトニン分泌リズム位相（分泌開始および終了時刻の中点）が22時，深部体温の最低点が0時に相当する．光照射前に被験者のメラトニン分泌リズム位相を評価し，その翌日に6.7時間の高照度光に暴露させ，その2日後のメラトニン分泌リズム位相を再評価する．光照射時間帯の中点を横軸に，光照射前後のリズム位相変位幅を縦軸にプロットしている．その間，被験者は低照度下（2-7ルクス以下）で過ごさせる．光照射中には6分間は1万ルクス照度光を注視させ，6分間は自由方向に視線を向けることを許す（5,000-9,000ルクス）．水平の点線は光照射を行わなくても24時間超の生物時計周期によって自然に生じる位相後退幅（0.54時間）を示し，このラインを実質上のゼロ位相変位と考える．

また，ある範囲内では光照度がより高く照射時間がより長いほど位相前進幅が大きくなる（図

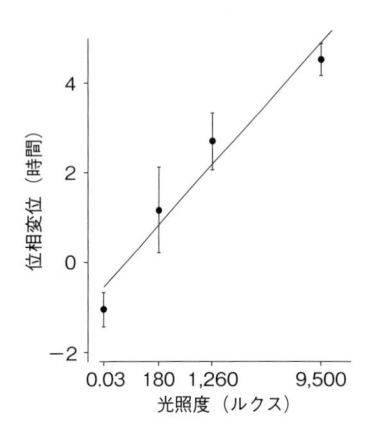

図 IV.51 光照度に依存したヒト生物時計の位相反応（文献1を改変して引用）

横軸は暴露した光照度（0.03, 180, 1,280, 9,500ルクス，5時間×3日間），縦軸は光照射後に生じた深部体温リズムの位相反応幅（平均±SEM）を示す．プラス側が位相前進，マイナス側が位相後退を意味する．0.03ルクスではほとんど位相前進が起こらず，24時間超の生物時計周期によって位相が後退している．しかし，180ルクスの低照度光では有意な位相前進が生じている．1万ルクスまでの照度範囲では，光照度と位相反応幅との間に直線的な相関関係が認められている．

IV.51)[1]．4, 5時間以上の生物時計位相の前進（もしくは後退）を短期間（数日以内）で引き出すには数千-1万ルクス程度の高照度光が必要となる．しかしながら，数十-数百ルクスの低照度光であっても変位幅は小さいものの生物時計の位相反応を引き起こしている．このような低照度人工光は一般生活環境下でもしばしば暴露する機会がある．たとえば，PCモニター使用時で1,000ルクス，比較的明るいコンビニ店内で千数百ルクス程度の光が眼球に入射するため，そのタイミングと持続時間（および期間）によっては睡眠・覚醒リズム障害をはじめとする深刻な生体機能リズム異常を生じることがある．

b. 人工光によるメラトニン分泌調節

メラトニンは松果体から分泌されるホルモンであり，ヒトの睡眠および生体リズムの調節作用を有する（「IV.1.13 メラトニンによる睡眠・生体リズムの調節」を参照）．メラトニン分泌量は加齢に伴い低下する．その原因として生物時計の機能変化や松果体の石灰化などが言われてきたが，高齢者をとりまく低照度光環境も無視できない要因であることがわかっている．ちなみに，家庭内照明は坐位，眼球部位での水平方向視で概ね数百-1,000ルクス程度の照度である．老人保健施設内で生活する高齢者では1日を通じて数百ルクスの低照度光にしか暴露できない場合もある．一方，晴天時には室内でも窓際に寄って外に視線を向ければ数千ルクス，曇天の戸外では数万ルクス以上の照度が得られる．すなわち，自然光に比較して家庭用照明はきわめて低照度であることがわかる．とりわけ，外出回数が少ない高齢者では高照度の自然光に暴露する機会が少ない．このような低照度環境下にある高齢者ではメラトニン分泌量の低下が著しいことが明らかになっているが，人工光によって日照不足を補うとメラトニン分泌量の著しい改善が認められ，同時に睡眠の質が改善する（図IV.52）[3]．このことは，これまで加齢に伴う生理的かつ非可逆的な老化現象と考えられていたメラトニン分泌低下が，実は光環境によって二次

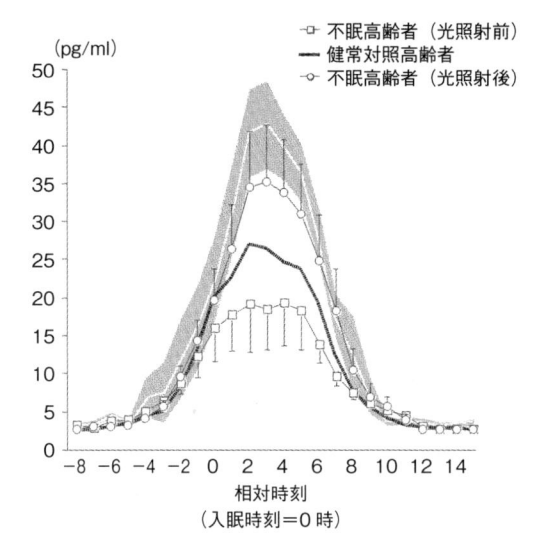

図 IV.52 人工光による高齢者のメラトニン分泌量の増加
（文献3を改変して引用）

健常若年者（白線とグレー領域），健常高齢者（破線），不眠高齢者の光照射前（□）および光照射後（○）の血中メラトニン分泌の日内変動（平均±SD）．高齢者では若年者に比較して夜間の血中メラトニン濃度が低く，低照度環境下にある不眠高齢者ではさらに分泌障害が著しい．坐位水平視で約3,000ルクスの高照度光が確保できる特殊な人工光照射ルームで，4週間にわたり光照射を受けた結果，不眠高齢者群のメラトニン分泌レベルは顕著に増大し，対照健常高齢者群での分泌量のレベルを越えて，対照若年者群とほぼ同等のレベルにまで増大した．

的に生じている可能性を示唆している．社会的接触の減弱，日中の活動量の減少，感覚受容器の機能低下などのハンディキャップを有する一部の高齢者にとっては，日常生活での光暴露量の減少が睡眠・生物時計機能を維持する上で重大な阻害要因となる可能性について留意する必要がある．「採光」を売り物にした住宅や施設でも，主に輝度を上げる視覚的な効果はあるものの，生物時計の調節に効果的な高照度光確保の観点からは不十分なものも多い．

c. 人工光による覚醒水準の上昇

高照度光はヒトの脳波活動の活性化，体温上昇，入眠潜時の延長，皮膚コンダクタンスの亢進，作業能率の上昇など覚醒効果を発揮すると報告されている．たとえば，20ルクス程度の低照度光に比較して1,000ルクス程度の高照度光のもとでは，準深夜勤務時の眠気や覚醒度の低下が抑えられ認知機能を高く維持することができる．動物実験では，ラット眼球に向けて高照度光照射を行うと，その後数時間にわたり交感神経系活動の亢進と副交感神経系活動の抑制が同時に生じるというユニークな作用が認められる．このような光による自律神経機能の機能修飾の一部は，人間の筋交感神経活動を用いた実験においても確認されている．したがって，高照度光の覚醒効果は自律神経系機能の緊張亢進を介しているのかもしれない．いずれにしてもこの覚醒効果は，人間においても生理学的指標で捉えることが可能なほどに顕著であり，かつ比較的短い潜時で出現する作用であるという点で意義深い．

d. 人工光による気分の調節

毎年秋から冬にかけて抑うつ状態を繰り返す冬季うつ病では，人工光が顕著な抗うつ効果を示す．本症では意欲減退や抑うつ気分などの標準的なうつ症状に加えて，過眠（長時間睡眠，覚醒困難，日中の眠気），食欲亢進（炭水化物の過剰摂取），体重増加などの非定型症状がみられることが多い．冬の日照不足が原因であり，そのため高緯度地域で発症率が高い．人工的に高照度光（数千から1万ルクス）を30分-2時間程度照射して日照不足を補ってやると症状は速やかに改善する．著効例では，光照射当日〜数日以内に抑うつ症状が消失する．作用機序には諸説あるが，網膜から入力した高照度光シグナルが視神経，視交叉上核の活動亢進を介して気分調節にかかわるセロトニン神経系システム（縫線核等）の機能修飾を行うと考えられている．実際，セロトニンの基質となる必須アミノ酸であるトリプトファンを人為的に枯渇させると人工光の抗うつ効果は消失してしまう．

e. 人工光波長の影響

睡眠，生物時計，メラトニン分泌に対する光の影響は，照度だけではなく，波長（光の色，スペクトル特性）によっても変化する．ヒトの目には380-770 nmの周波数の電磁波（いわゆる可視光線）が色として見えるが，その中で，生物時計に

対して最も影響力の強いのは460 nm付近の青い光である．この波長の影響は一般家庭で使用される蛍光灯のスペクトル特性（色温度）においても確認されている．電球色の低色温度の蛍光灯（3,000ケルビン，暖色系の赤っぽい色）と昼白色の高色温度の蛍光灯（6,500ケルビン，寒色系の青白っぽい色）の下でメラトニンの抑制率を比較すると，高色温度の蛍光灯でメラトニンの分泌の抑制が大きい．日本の家庭では昼白色の蛍光灯がよく使われているが，夜間のメラトニン分泌抑制を回避するという観点からは電球色の蛍光灯が好ましいと言える．また，高齢になると目の水晶体の黄変がおこり，網膜に到達する光のスペクトル成分が変わってくる．とくに短波長光（青色光）の透過率が悪くなるため，高齢者では青色の識別能力が低下する．色の見え方だけではなく，生体リズムに影響を与えやすい短波長（青色光）の光が網膜に届きにくくなるため，上記のような光の作用も受けにくくなると考えられる．

f. 人工光と現代社会生活

現代人の生活が夜型化していると言われて久しい．実際，睡眠相後退症候群（睡眠時間帯が大幅に遅れ，明け方にようやく入眠でき，昼過ぎに覚醒する）などの睡眠・覚醒リズムの異常を呈する若年者が増えている．この背景には現代人を取り巻く光環境も関係しているのではないだろうか．

図IV.50からもわかるように，ヒト生物時計の光による位相反応曲線の最大位相後退幅は前進幅を上回っている．すなわち，ヒト生物時計は"位相後退が生じやすく"セットされている．ヒトの睡眠・覚醒リズム周期は平均すると24時間超で後方にずれやすいため，それを日々補正するツールが位相反応曲線であり，位相前進域での適切な光暴露が重要であると考えられている．しかし，ともすれば位相後退に傾きがちになるよう位相反応曲線がセットされているという大きなリスクを我々は自身の生物時計内に抱えていることになる．実際，比較的大きな位相後退が睡眠時間帯以外（夕方から就床前）での光暴露でも生じることがわかる．家庭内照明程度の低照度光がヒト生物時計に及ぼす影響は限定されているが，PC作業や大画面液晶テレビ鑑賞などで位相後退域において長時間かつ長期間にわたり光暴露を受けることで，生物時計に無視し得ない影響を受ける可能性がある．

24時間超の周期を持つ生物時計を後退幅の大きい位相反応曲線で調節する．これは一見矛盾しているように見える．しかし，自然光を主たる光源として生活してきた近代以前では，夜間の位相後退域で高照度光に暴露する機会は少なかった．ヒトの生物時計周期は実は24時間にきわめて近似しており，中には24時間以下の短周期のヒトも少なくない．予想外に大きな位相後退メカニズムは，ヒトが生物時計を後退させる必要が生じた際に，夕方から夜間における微弱な光を最大限に活用するための適応機序であると思われる．

現代社会において，人工照明はなくてはならない存在である．しかし，生物時計調節にとっては人工光にはメリットだけではなくデメリットもあることを忘れてはならない．生物時計や睡眠への影響，いわゆる光の非視覚性作用はほとんど自覚されることはないため，不適切な時間帯での環境光への暴露は知らず知らずに長期間にわたり生体に悪影響を及ぼすことになるため注意が必要である．

〔三島和夫〕

参考文献

1) Boivin DB, Duffy JF, et al：Dose-response relationships for resetting of human circadian clock by light. Nature 379：540-542, 1996.
2) Khalsa SB, Jewett ME, et al：A phase response curve to single bright light pulses in human subjects. J Physiol 549：945-952, 2003.
3) Mishima K, Okawa M, et al：Diminished melatonin secretion in the elderly caused by insufficient environmental illumination. J Clin Endocrinol Metab 86：129-134, 2001.

2.4 光と認知症

加齢により，睡眠習慣が変化することはよく知られている．就床時刻が早くなり，より早朝に覚醒するようになる．これに伴い，中途覚醒や早朝覚醒などの睡眠障害が増加し，ある調査では60歳以上の高齢者では約3人に1人が睡眠障害を訴えているという．

高齢者の睡眠障害は，その特有の社会生活状況，身体的疾患が多くなること，加齢による脳の変化などさまざまな要因が関与して起こる．とくに脳に梗塞性病変やアルツハイマー型病変をもつ患者の睡眠覚醒が問題になることが多い．認知症の高齢者では健常高齢者に比べて，夜間のせん妄・徘徊が起こりやすく，睡眠・覚醒リズムが著しく不規則になりやすい．この夜間不眠や夜間異常行動が，認知症患者の家族による介護を困難にし，病院や施設に預かってもらうという経過をたどることが多い．さらにこれらの病院や施設においても，睡眠障害の治療が十分に行われず，身体的拘束を行ったり，鎮静剤や睡眠剤を使用することによる副作用や事故など多数，報告されている．

このような認知症患者に特有な睡眠障害は，睡眠・覚醒リズムの障害であり，同時に体温などの自律神経系リズムやメラトニン分泌などの内分泌系リズムの障害を伴うことが多い．このことから，認知症患者の睡眠障害と異常行動の背景には生体リズム障害があると考えられる．さらに，その治療法として，高照度光療法などの時間生物学的治療法が注目を集めている．

a. 加齢による睡眠の変化

第一に睡眠構築の変化があげられる．夜間睡眠をポリグラフ検査すると，入眠潜時（覚醒状態からステージ2に入るまでの所要時間）の延長，睡眠効率（全睡眠時間÷就床時間）の低下，睡眠段階1の低下，レム睡眠の減少がみられる．このような高齢者にみられる睡眠構築の変化は，睡眠の質の低下として考えられており，その要因として中枢神経系活動の加齢変化，すなわち脳細胞のシナプス活動の低下や代謝率の低下などが考えられる．

第二に生体リズムの変化があげられる．生体リズムの障害の主な原因として，昼夜を区別する時間的手がかり（同調因子）の減弱と，生体リズムに関与する中枢機構（生体時計）の機能的あるいは器質的障害があげられる．同調因子の中で最も重要なものは光である．高齢者は社会の第一線から退いているため外出する機会が減ることから，高照度光への曝露時間が減少し，光同調因子が減弱する．対人交流も限られたものとなり，日中の活動性が低下することで運動量は減少し，社会同調因子の低下が著しく，メリハリのない1日を過ごすことになる．さらに，白内障や網膜および視神経の退行性変化により視覚機能が低下することも生体リズム障害の一因になると考えられる．視覚のみならず，多くの感覚機能が低下していくために同調因子を受容する能力が衰えていく．このような同調因子の減弱により引き起こされると考えられる睡眠障害は認知症患者にかなり多くみられる．図IV.53は入院患者における受光量を比較したものであるが，認知症高齢者の方がかなり少ないのがわかる．

第三に，加齢による時計機構の変化があげられる．ヒトの生体時計は1日約25時間を周期とする固有の内因性振動を持つが，加齢とともにこの周期は短縮し，70-80歳では24時間に近づくことが報告されている．

第四に自律神経系リズムの変化があげられる．

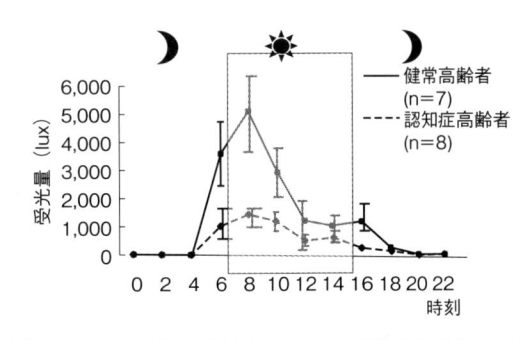

図IV.53 健康高齢者と入院している認知症高齢者の1日の受光量比較

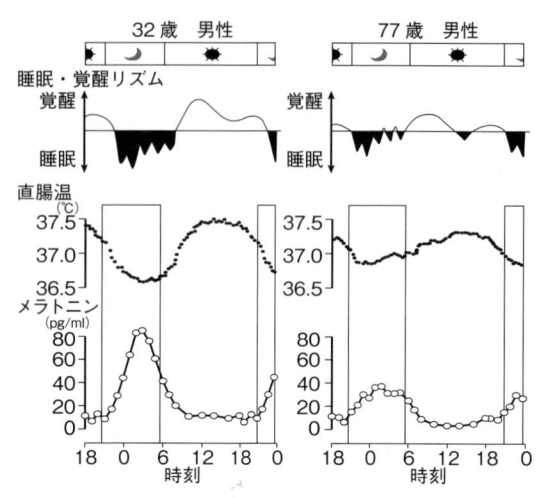

図IV.54 一般男性と高齢者の生体リズムの比較
睡眠・覚醒リズムについてはアクチグラムによる活動・休止リズムをもとに模式的に示した．直腸温は7日間連続記録のうち1日分，メラトニンは2時間おきの採血による記録である．若年者に比べて高齢者では睡眠・覚醒リズムの振幅および直腸温の振幅が低く，位相が前進している．またメラトニンリズムも夜間の分泌が低下し，振幅の低下もみられる．

図IV.54は77歳男性と32歳男性の直腸温，メラトニンリズムを比較したものである．高齢者では体温・メラトニンリズムの振幅が低下していることから，生体時計の出力が低下するために，中途覚醒や早朝覚醒などの睡眠障害が起こるのではないかと考えられる．

第五に生体時計の変化があげられる．Swaabらは，高齢者，とくにアルツハイマー型認知症患者

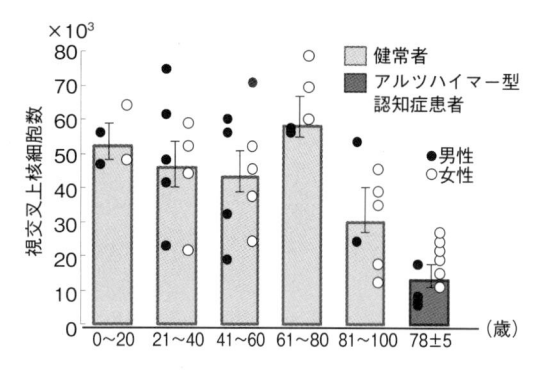

図IV.55 アルツハイマー型認知症患者と健常者の年齢別視交叉上核細胞数の比較（文献7より改変）
Swaabらのグループは，死後脳について視交叉上核（SCN）の容積，総細胞数などが80-100歳の年齢層で著明に減少することを報告した．さらに，同年齢の非認知症者に比べアルツハイマー型認知症群では，この現象がよりいっそう顕著であったと報告している．

で，生体時計と考えられている視交叉上核の容積や神経細胞の減少がみられることを報告した（図IV.55）．

b. 睡眠・覚醒リズム障害の時間生物学的治療

高齢者の睡眠障害は，生体リズムの発現機構における同調因子の減弱により引き起こされる場合が多いと考えられる．ここでは，認知症高齢者に対する同調因子を強化する方法を紹介する．

1）社会的接触の強化

入院中の認知症高齢者のうちで睡眠・覚醒リズムの異常を示している患者に対し，昼間に看護者が話しかけたり，散歩に連れ出したり，簡単な手作業をさせるなど，さかんにはたらきかけ，社会的接触の強化を試みた．その結果，睡眠・覚醒リズムの異常が著しく改善し，夜間の異常行動が減り，まとまった睡眠をとることが可能となった．

2）高照度光療法

高照度光療法は日中に光同調因子を与えて昼夜を明確に認知させることにより，日中の覚醒水準を高め，その結果として夜間には十分な睡眠を得られることを目的としたものである．治療法は，卓上型光治療器を用いて毎朝9時から11時までの2時間，患者に高照度光（約3,000 lux）を照射する．大川らは，睡眠・覚醒リズム障害と異常行動がある認知症患者に高照度光療法を施行した結果，症状改善に高い有効性がみられると報告している．図IV.56に，高照度光療法を開始して間もなく入眠障害の改善と異常行動の減少がみられた症例を示した．さらにこのような症例において，睡眠・覚醒のみならず体温リズムの改善がみられることもわかった．また，三島らは，高照度光療法により夜間メラトニン分泌量が上昇して夜間睡眠率が増加し，睡眠・覚醒リズムが改善することを報告している（図IV.57）．このことから高照度光が網膜を通して生体時計に働きかけ，メラトニン分泌リズム，睡眠・覚醒リズムや体温リズムを正常化させるものと考えられる．このような高照度光は認知症高齢者のみならず健康な高齢者においても，

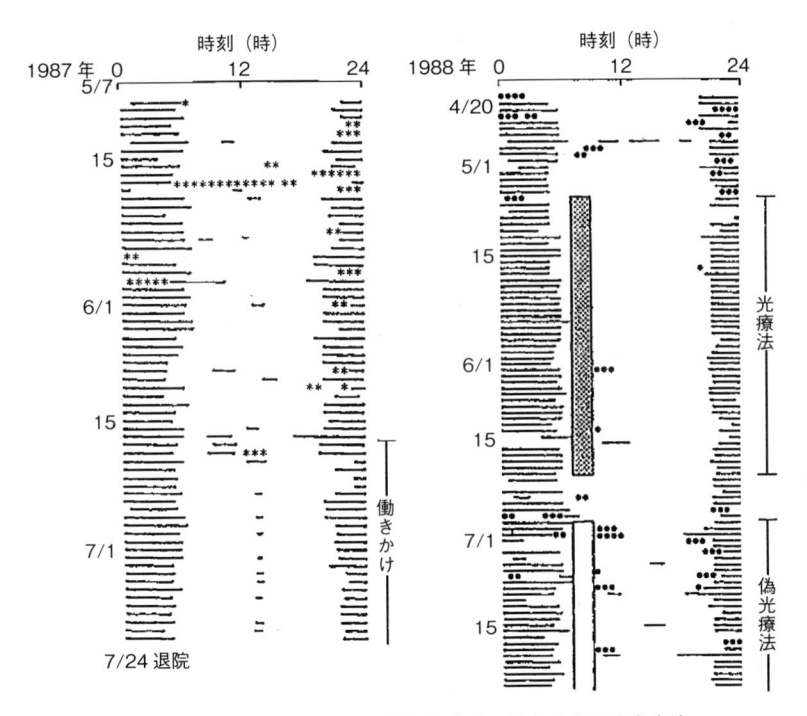

図 IV.56 アルツハイマー型認知症患者に対する高照度光療法

横軸は1日の時刻を，縦軸は月日を表す．黒い横棒は睡眠，●，＊印は徘徊，不穏，せん妄などの異常行動を示す．
（左図）84歳男性，多発梗塞性認知症患者．主として夜間眠っているが，しばしば不規則な午睡がみられ，覚醒しているときには昼夜を問わず頻繁に異常行動がみられた．6月中旬以降，看護者が働きかけを行うと睡眠は夜間にまとまり，昼間には定期的に昼寝がみられるようになった．また，異常行動もほとんどみられなくなった．
（右図）82歳男性，アルツハイマー型認知症患者．高照度光療法前には入眠時刻が一定せず，夜間には頻回に異常行動がみられた．5月初旬から光療法を開始したところ，約1週間後より入眠時刻と覚醒時刻がかなり規則的になり，異常行動もほとんど消失した．6月下旬には光療法を中止し，偽光療法（点灯しない状態で光療法器使用）を開始したところ，再び異常行動が増加し，睡眠・覚醒リズムも不規則になった．

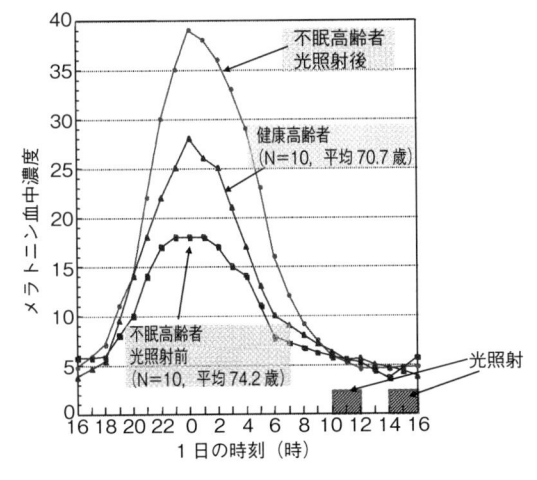

図 IV.57 不眠高齢者の光照射によるメラトニン血中濃度の上昇[8]

不眠を訴える高齢者10人に対して高照度光療法を午前2時間，午後2時間，1週間にわたって施行した．メラトニン分泌最高値が有意に上昇し，睡眠障害も改善した．

夜間の良質な睡眠と昼間の十分な覚醒を保つにあたり有効な方法であると考えられる．

認知症患者は，徘徊などの異常行動，夜間不眠を伴うことが多く，介護を担う家族や病院・施設の看護スタッフに大きな負担を強いることになる．しかし，社会的同調因子や光の同調因子を増強することで，大きく改善されることがわかってきた．朝に高照度光を照射することで，生体時計は明暗周期に同調したリズムを発振し，体温，血圧は活動に適した状態に高められる．日中に屋外に散歩に出かけたり，日光浴をすることで，さらに活性化され，生活にメリハリが生まれる．すると，日中のうたた寝が少なくなって，夜にぐっすり眠れるようになり，徘徊などの異常行動も激減するこ

とがわかってきた.さらに,話しかける,一緒に軽作業を行う,などの社会的同調因子の強化と組み合わせれば,より効果が高められる.

(大川匡子)

参考文献

1) Okawa M, Mishima K, et al：Circadian rhythm disorders in sleep-waking and body temperature in elderly patients with dementia and their treatment. Sleep 14：478-485, 1991.
2) 大川匡子：加齢と生体リズム；痴呆老年者の睡眠リズム異常とその新しい治療.神経進歩 36：1010-1019, 1992.
3) Mishima K, Okawa M, et al：Supplementary administration of artificial bright light and melatonin as potent treatment for disorganized circadian rest-activity and dysfunctional autonomic and neuroendocrine systems in institutionalized demented elderly persons. Chronobiol Int 17（3）：419-432, 2000.
4) 大川匡子：高齢者の睡眠障害と自律神経・内分泌系.老年精神医学雑誌 13（11）：1285-1296, 2002.
5) 大川匡子（編）：高齢者の睡眠障害.睡眠医療 3（2）：173-237, 2009.
6) Mishima K：Founding Congress of the Asian Sleep Research Society. Abstract 33：Tokyo, June 15-16, 1994.
7) Swaab DF, Roozendaal B, et al：Prader-Willis syndrome. De Kloet R, et al（eds）Neuropeptides and Brain Function；Progress in Brain Research. 72：301-310, Elsevier, Amsterdam, 1987.
8) Mishima K, Okawa M, et al：Diminished melatonin secretion in the elderly caused by insufficient environmental illumination. J Clin Endocrinol Metab 86：129-134, 2001.

V

光と衣・食・住

1. 光と衣生活（布による光防御）

a. 布の紫外放射防御指標（UPF）

太陽紫外放射の防御（以下 UV 防御）法としては，できるだけ肌から遠いところから行うというのが基本である．1980 年代後半から UV 防御への関心が高まり，最近では防御を目的とする日傘，帽子などの製品も登場している．布の UV 防御に関しては，これまでに多くの研究・総説などが報告されている．しかし，これらは，主に布帛の UV 透過率を測定して，遮蔽効果を評価している．また，UV 吸収剤を練り込む，あるいは後加工したタイプの UV 防止布が開発・市販されているが，これらについても同様に，加工前後の透過率の差で遮蔽効果を評価しているものがほとんどである．衣服着用時の UV 防御を考えると，布帛の UV 遮蔽効果とともに，布帛表面における UV の散乱および反射も考慮に入れる必要がある．日常生活で通常着用される布帛および衣服は，どの程度 UV 防御に有効なのか，実際に即した具体的な評価と指針が必要である．

布の紫外放射防御指標は，オーストラリアとニュージーランドで考案され[1]，2006 年に CIE（172：2006）の国際指標となった ultraviolet protection factor（紫外線防御指数，以下 UPF）[2] が唯一の指標である．UPF を（1）式に示す．UPF は人体の紅斑作用スペクトル[3] と太陽放射スペクトルとの積として求められる．布の UV 防御効果は，UPF 15-24 が good protection，UPF 25-39 が very good protection，UPF 40 以上が excellent protection と評価される．

$$UPF = \frac{\sum_{290}^{400} E_\lambda \cdot S_{er}(\lambda) \cdot \Delta\lambda}{\sum_{290}^{400} E_\lambda \cdot S_{er}(\lambda) \cdot T(\lambda) \cdot \Delta\lambda} \quad (1)$$

E_λ：太陽放射スペクトル（W/m²/nm）
　　　メルボルン（38°S）1990/1/17 正午
$S_{er}(\lambda)$：ISO/CIE 標準紅斑作用スペクトル
$T(\lambda)$：布の透過率
$\Delta\lambda$：波長間隔（nm）

図 V.1 はセルロース，ポリアミド，ポリエステルフィルムの UV 透過率[4]，図 V.2 はこれらのポリマーを素材とする白布の UV 透過率[5] である．白布の UV 透過特性は，布の素材高分子の UV 透

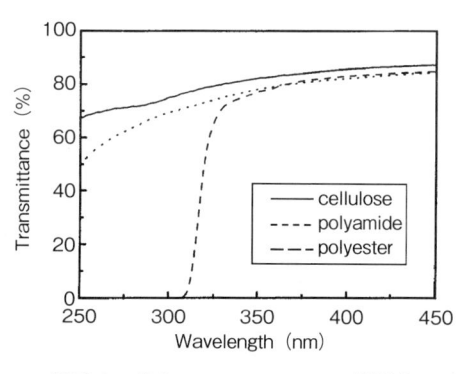

図 V.1　ポリマーフィルムの UV 透過率

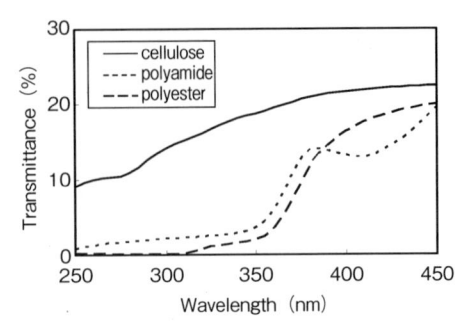

図 V.2 白布の UV 透過率（布の厚さは同じ）

過特性に大きく依存する．3種類のフィルムの中で，ポリエステルはセルロース，ポリアミドとは異なり 315 nm 以短の UVB 領域光を透過せず吸収する．つまり，ポリエステルは UVB 防御に適する素材である．UPF 値は UVB 防御能を示す指標とはなるが，必ずしも UVA 防御指標とはならない．

b. 布の UV 防御特性への織の影響[4-6]

表 V.1 は厚さ，織密度の異なる綿とポリエステル白布の UPF を示したものである．綿，ポリエステルともに，平織より綾織が UV 透過率は低く，UV 反射率が高い．しかし，綿とポリエステルでは波長依存性が大きく異なる．ポリエステルでは平織，綾織ともに 305 nm（UVB 域）の反射率はほぼ 0 で小さく，360 nm（UVA 域）においても綿布より反射率が小さい．

表 V.1 白布（無蛍光）の UV 防御能

Material	Weave	Sample No.		305 nm		360 nm		Porosity (%)	UPF	APE
				T	R	T	R			
Cotton	Plain-weave group	C-2	Kanakin B (JIS)	23.6	53.9	29.0	60.2	11.9	4.1	2.6
		C-3	Kanakin A	27.0	50.0	32.2	55.3	14.7	3.6	
		C-5	Broad B	16.3	55.5	23.6	63.8	0.8	5.8	
		C-8	Broad A	20.0	49.1	24.9	54.3	2.8	4.8	
		C-9	Dungaree	20.8	46.6	28.5	56.6	11.5	4.6	
	Twill group	C-4	Twill B	5.7	57.5	12.4	68.5	0.3	14.9	
		C-6	CinoCloth	7.8	55.7	14.3	66.0	0.8	11.4	
		C-7	Twill A	11.9	55.3	20.1	66.3	3.9	7.6	
		C-15	Gabadine	9.2	58.0	16.9	68.5	0.2	9.6	
	Others	C-10	Grosgrain	12.1	53.0	19.1	63.1	7.1	7.6	
		C-11	Satin	14.7	47.5	25.7	66.7	1.9	6.1	
Polyester	Plain-weave group	PES-1	Taffeta A (JIS)	2.5	6.7	32.7	30.8	13.2	12.8	
		PES-2	Taffeta B	2.1	7.0	22.5	28.7	12.7	17.9	
		PES-3	Muslin A	5.8	4.9	15.2	29.5	12.8	13.2	2.2
		PES-4	Muslin B	8.8	3.8	30.2	27.8	16.0	7.8	
		PES-8	Chiffon Georgette	39.1	3.1	57.1	25.7	38.1	2.4	1.4
		PES-9	Georgette	24.4	3.4	36.5	24.6	27.4	3.8	2.0
		PES-11	Dechine A	2.4	5.0	18.8	37.6	6.1	22.7	3.0
		PES-16	Dechine B	1.7	5.2	21.4	44.6	5.0	21.5	
		PES-20	Chirimen	2.7	4.6	20.2	42.3	6.9	19.2	2.5
		PES-23	Organdie	50.1	3.2	72.0	10.2	46.3	1.8	1.2
	Twill group	PES-12	French twill	1.2	6.1	22.8	56.9	3.4	23.9	
		PES-18	Twill A	0.2	4.6	1.7	34.7	0.2	191	6.9
		PES-27	Twill B	0.3	4.7	7.8	36.8	0.8	79.0	3.0
	Others	PES-6	Tuxedo Satin	1.7	9.0	11.0	47.5	6.5	39.6	6.6
		PES-26	Amunzen	0.9	4.5	10.7	37.0	4.6	41.9	6.3

T：Transmittance（%）　R：Reflectance（%）

UV防御効果を持つと評価されるUPF 15以上の布は，綿布では，平面重が最も大きなツイルB（C-4）のみである．これに対し，ポリエステルでは，14サンプル中8サンプルと多い．UPF 15以上の平織は，タフタB（PES-2），デシンA（PES-11），デシンB（PES-16），ちりめん（PES-20）で，凹凸のある綾織では，全サンプルがUPF値23以上，アムンゼン（PES-26），ツイルB（PES-27）では40以上で，ツイルA（PES-18）は最も高いUPF 191をもつ．同じ織組織を持つ布であっても，素材が綿とポリエステルではUPFに著しい違いがある．

c. 布のUVA防御指標（APE）[7]

人体が受ける太陽紫外放射によるリスクは，主として中波長紫外放射（UVB：280-315 nm）によって引き起こされると考えられ，UVBの変動や防御手法[2]についての研究が行われてきた．しかし，長波長紫外放射（UVA：315-400 nm）も薬剤性光線過敏症[8]をはじめ，DNAの損傷にも関与し，UVAの人体への影響は無視できない．

先に述べた通り，UPFはUVBの防御指標とはなるがUVAの防御指標とはならない．筆者らはUVA防御指標としてAPEを提案した[7]．

プラスミドDNAは通常，2本鎖閉環構造（closed circular；CC）として存在する．光増感剤としてUVA領域に吸収を持つ代表的な光線過敏症誘起薬剤であるスパルフロキサシン（sparfloxacin；SPFX）を共存させると，SPFXのUVA光増感反応によってDNAが損傷を受ける[9]．このDNA損傷反応は，CCのDNA 2本鎖の1本が切断された開環構造（open circular；OC）への変化と[9,10]，2本鎖が切断された直鎖構造（linear；L）への変化の2段階で起こる．布の有無と布の種類によるCCからのOCおよびLの生成量を求めて，布のUVA防御指標APE（UVA protection efficiency）を（2）式と定義した．

$$APE = \frac{[DNA光損傷反応量]_{no\ fabric}}{[DNA光損傷反応量]_{fabric}}$$

$$= \frac{[FI(OC) + FI(L)]_{no\ fabric}}{[FI(OC) + FI(L)]_{fabric}} \quad (2)$$

FI：Fluorescence Intensity
（エチジウムブロマイドの蛍光強度）
OC：Open Circular
L：Linear
$fabric$：布あり
$no\ fabric$：布なし

t_{max}が30分以上60分未満の布を＋（good protection），t_{max}が60分以上120分未満の布を＋＋（very good protection），t_{max}が120分以上の布を＋＋＋（excellent protection）とし，この評価基準から，＋評価の布はAPE 3.5以上4.5未満，＋＋評価の布はAPE 4.5以上5.5未満，＋＋＋評価の布はAPE 5.5以上に分類される．APEは透過率（360 nm）に逆相関し，反射率が高いほどAPEは高くなる傾向を示し，透過率が低く反射率が高い布ほどUVA防御能が高い．

ポリエステル布10種のAPEを表V.1に示す．UPF 15以下のUVB防御能のない布4種は，APEが3.5以下でUVA防御能もない．UPF 40以上の布4種は1種の例外を除き，APEが5.5以上となりUVB，UVAに対し優れた防御能を有する．しかし，UPF 15-25を示す布2種のAPEは3.5以下で，UVB防御能はあるがUVA防御能はない．これは，ポリエステルのUV透過率が約310 nmと約360 nm波長域で2段階大きく上昇すること，この急激な変化は布の厚さや織の影響を大きく受けていることによる．ポリエステル白布でUVBおよびUVA両方の防御能を有するのは，いずれも表面に凹凸のある厚手の布で，波長360 nmの透過率が11%以下のPES-6（タキシードサテン），PES-18（ツイルA），PES-26（アムンゼン）である．

d. 布のUV防御に与える色の効果[11]

染色布のUV防御能については，これまでにもいくつかの研究があるが系統的なものはない．筆者らは，染色布の素材，厚さ，色相，明度とUV防御能との関係について明らかにした[11]．

表 V.2 直接染料で染色された綿カナキンの測色値と UPF

Dye Conc.	Dyestuff	CIE LAB			UPF
		L^*	a^*	b^*	
Undyed		94.02	−0.35	2.46	3.7
3% o.w.f. [1]	Yellow 9	82.30	6.17	85.66	25.2
	Yellow 59	89.90	−4.62	47.58	12.0
	Red 2	39.53	53.13	29.15	26.8
	Red 45	54.10	44.66	6.18	16.0
	Blue 14	22.10	−3.42	−24.40	22.4
	Blue 78	35.67	−3.65	−25.16	18.4
	Black 167	47.02	−1.64	−10.29	14.6
5% o.w.f. [1]	Yellow 9	78.05	12.13	87.92	31.4
	Yellow 59	82.05	−4.97	62.72	20.0
	Red 2	34.24	41.31	24.81	39.8
	Red 45	38.15	42.82	10.00	32.5
	Blue 14	24.60	−0.19	−20.21	25.5
	Blue 78	26.41	−3.00	−21.32	20.7
	Black 167	31.82	−0.55	−9.24	21.1

1) o.w.f. : on the weight of fiber

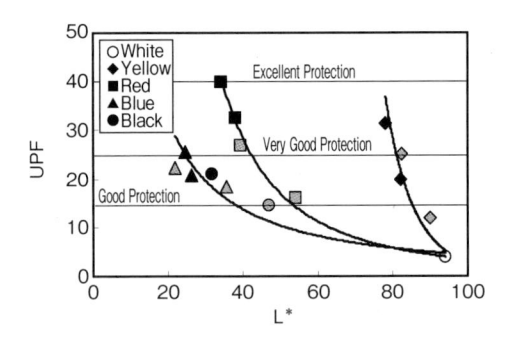

図 V.3 綿カナキン染色布（表 V.2）の L^* と UPF との関係
灰色：染色濃度3% o.w.f., 黒色：染色濃度5% o.w.f.

　黄，赤，青の同一染料で染色したセルロースフィルムと綿カナキンのUV透過スペクトルは，染色フィルムでは染料によってスペクトルが異なるが，綿カナキン染色布ではいずれの染料においても波長に関係なくほぼ一定の低い透過率を示す．表 V.2 に示す染色布の L^* 値と UPF との関係を図 V.3 に示す．L^* 値は黄＞赤＞青・黒の順で大きく，染色布の UPF は布の色相と明度に大きく影響を受ける．UPF が 15（good protection）を示す染色布の L^* 値は，黄が 85，赤が 53，青が 37 で，同じ UVB 防御能を得るための L^* 値は黄がもっとも大きく，次いで赤，青と黒は同程度でもっとも小さい．また，色別に明度と UPF との関係をみると，黄が L^* の低下による UPF の上昇率が最も高く，次いで赤，青・黒の順である．

　このように，白布では UVB 防御能をもたない綿カナキン（UPF 3.7）が，染色によって高い UVB 防御能を有するようになり，色相としては黄色が最も効果的である．同じ厚さの薄手の布の場合，ポリエステルがセルロースよりもはるかに UVB 防御能への色の効果は大きい．また，セルロース系では薄手の布では色相による効果が明確でないのに対し，ポリエステルでは黄と他の色では異なり，厚手の綿布と同様，色相による違いがあ

表 V.3 染色布の UPF が 15, 25, 40 になる時の L*値

Material	Fabric Name	Weight (g/m³)	Thickness (mm)	Color	L*		
					UPF=15	UPF=25	UPF=40
Cellulose	Kanakin (UPF 3.7)	103.0	0.29	Yellow	85	81	78
				Red	53	42	35
				Blue	37	26	18
				Black	37	26	18
	Twill (UPF 7.9)	127.3	0.41	Yellow	91	89	87
				Red	85	80	75
				Blue	85	80	75
	Broad (UPF 6.0)	122.0	0.26	Yellow	84	79	74
				Red	73	63	55
				Blue	73	63	55
	Taffeta (UPF 2.7)	25.2	0.09	Yellow	25	−	−
				Red	25	−	−
				Blue	25	−	−
				Black	25	−	−
				Orange	25	−	−
Polyester	Taffeta (UPF 8.8)	53.8	0.10	Yellow	86	78	−
				Red	67	40	25
				Blue	67	40	25
				Black	60	38	25

る.

厚さの異なる綿とポリエステルの黄,赤,青,黒染色布が UPF=15,25,40 になるときの L*値を表 V.3 に示す.染色布の UVA 防御能はツイル,ブロード以上の厚さでは,染色布の UV 透過率は波長に関係なく 10% 以下になり,APE が上昇して 3.5 以上となる.しかし,薄手のレーヨンタフタ,ポリエステルタフタでは,透過率はフィルムと同様,染料によって透過特性が異なる.タフタが UVB および UVA 両方の防御能をもつ条件は,染色布の L*が表 V.3 に示す数値以下であること,これに加えて UVA 領域の透過率が 10% 以下であることである.

e. 洗剤中の蛍光増白剤による UV 防御能の向上[12]

蛍光増白布は UVA 領域に吸収をもち,UVA 防御能を上げる.洗剤には,衣類を白く見せる目的で蛍光増白剤が配合されているものがあり,洗濯中に染着した蛍光増白剤が実際に十分な UV 防御能を与える.

蛍光増白剤を含まないものと含む市販洗剤 4 種を用いて,22 種の試料布(綿とポリエステル)を実験用洗濯機(ターゴトメーター)と家庭用洗濯機で洗った後,UPF と APE で評価した結果,洗剤中の蛍光増白剤は UVA 領域の透過率を下げ,UV 吸収剤は UVB 領域の透過率を下げ,UV 防御能を上昇させた.ポリエステル布より綿布での効果が大きく,光線過敏症対策には,綿布を蛍光増白剤と UV 吸収剤入りの洗剤で 2-3 回洗濯した後,着用,洗濯を繰り返すのがよい. (齊藤昌子)

参考文献

1) Australian/New Zealand Standard, AS/NSS 4399:1996, "Sunprotective clothing-Evaluation and classification".
2) CIE 172:2006:Technical Report "UV Protection and Clothing".
3) ISO 17166:1999/CIE S 007/E-1998:"Erythema Reference Action Spectrum and Standard Erythema Dose".
4) Sasaki M, Mishima E, et al:25th Session of The CIE,

Proceedings Vol.2 D6-52-D6-55, 2003.
5) Sasaki M, Kagami Y, Saito M：Photomed Photobiol 25：51, 2003.
6) 佐々木政子, 三島栄治, ほか：繊学誌 64：163, 2008.
7) 佐々木政子, 塩原みゆき, ほか：照学誌 93：300, 2009.
8) 松尾聿朗：薬剤による光過敏症. 光線過敏症. 改訂第3版, pp113-118, 金原出版, 2002.
9) Sayama K, Kobayashi Y, et al：Photodermatol Photoimmunol Photomed 21：287, 2005.
10) Tokura Y, Iwamoto Y, et al：Arch Dermatol Res 288：45, 1996.
11) 塩原みゆき, 齊藤昌子, ほか：繊学誌 65：229, 2009.
12) 塩原みゆき, 竹下 秀, ほか：繊消誌 50：1081, 2009.

2. 光と食生活

2.1 光と栄養

　地球上に生物が生存できるのは太陽からの光と熱に負うことはいうまでもない．光合成によって植物は有機物を合成し，これを動物が食物として摂取して生きているわけで，光は栄養素を作り出す重要な基盤といえよう．つまり光は栄養素供給の源泉でもある．しかしそこまで遡ると，独立栄養を営む植物の分野に踏み込んでしまうので，ここでは，この関係を指摘するにとどめ，従属栄養を営んでいる人間を含む動物の栄養に限って光との関係を述べることとする．

　上に述べたように，光は栄養にとって欠かすことができないものであるが，栄養を営む日常生活の中で光がどのように関連しているかを考えてみると，まことに多様多彩であることに気づく．たとえば生体にある生物時計に深く関わっていることはサーカディアン・リズムの例で知ることができよう．このリズムは栄養素の消化をつかさどる消化管をはじめとする消化器系にも影響を及ぼしている．また食物にたいして光が直接的に物理的化学的な変化を与えて変性させてしまうことも知られている．栄養素にたいしても同様である．とくにビタミン類にとっては光による分解や変性があることはよく知られている．ところが，光をあびることで，生体内でビタミンDを合成することが明らかになり，ビタミンの定義に疑問を投げかけるような作用もある．また，光照射が生体そのものに作用して細胞に障害を起こすことがわかっている．ことに食物中にはこれを助長する成分，すなわち光力学作用物質があり，これを摂食して光にあたると，光線過敏症を起こすことがある．このように考えてくると，光がもつ生体への影響は単純なものではないことがわかる．光と栄養の関連はまことに多様多彩なのである．

a. 光が直接的に食物あるいは栄養素に及ぼす影響

　光による食品成分の変性は光酸化あるいは光劣化と呼ばれ，食品や栄養の立場から，種々検討されてきた．光照射は活性酸素を生成することによって酸化による食品の劣化を助長する．フリーラディカル連鎖反応，光増感反応などによる劣化に伴い，毒性物質が生成されることが多い．これを防止する対策についての研究も進んでいる．抗酸化成分であるトコフェロール，カロテノイド，ポリフェノールなどの関連化合物がそれである．また光照射を防ぐために食品の包装や食品容器の着色なども行われている．

　光がこのように食品に対してマイナス効果を示すものが多いなかで，光によってプラス効果を示す場合がある．紫外線がコレステロール誘導体からビタミンDを合成することである．太陽光線のあたる率が低い地域に住んでいる人々に，ビタミンD欠乏による「くる病」の罹患率が高いことが知られている．ここでは光のマイナス効果とプラス効果それぞれの面について概略を述べる．

1）ビタミン

　光照射によって分解するビタミンとして挙げられるのは，ビタミンB_2（リボフラビン）である[1]．食物が調理や加工中に光にさらされるとリボフラビンが分解する．大量のリボフラビンが野菜の天日乾燥中に失われると考えられているが，損失の程度は正確にはわかっていない[2]．リボフラビンの光感受性は光照射療法などの場合，生体のリスクとなっているかもしれない．このほかのビタミンとしてはビタミンB_6をあげることができる．

2）脂質成分

　光によって酸化する油脂類は多い．一般的には多価不飽和脂肪酸が酸化されやすく，アルデヒドなどが生成するため悪臭を出すことが多く，食品成分の品質を落とす大きな原因となっている．さらに，毒性を持つことから油脂類の保存には遮光が必要である．なお，食用油脂などの場合，油脂

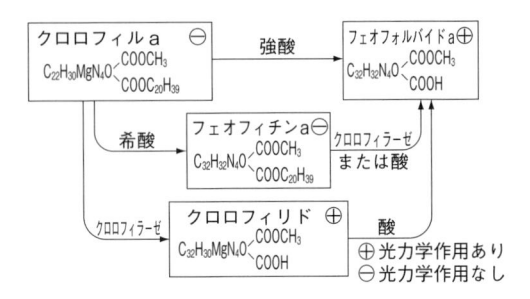

```
クロロフィル a ──強酸──→ フェオフォルバイド a ⊕
C₂₂H₃₀MgN₄O<COOCH₃/COOC₂₀H₃₉           C₃₂H₃₂N₄O<COOCH₃/COOH
   │希酸                   ↑
   ↓                      │クロロフィラーゼ
フェオフィチン a ⊖           または酸
C₃₂H₃₂N₄O<COOCH₃/COOC₂₀H₃₉
   │クロロフィラーゼ         ↑
   ↓                      │酸
クロロフィリド ⊕
C₃₂H₃₀MgN₄O<COOCH₃/COOH
                    ⊕ 光力学作用あり
                    ⊖ 光力学作用なし
```

図 V.4 クロロフィル a からフェオフォルバイド a の生成経路

中に含まれる成分により，影響のされかたが異なる．つまり抗酸化成分であるトコフェロールやポリフェノールなどは光酸化を抑制するが，クロロフィル類の残存が多ければ劣化を促進することになる[3]．クロロフィルが変性すると，光力学作用を示す物質が生じやすく，光照射によって活性酸素の分子種の1つである一重項酸素が生成されるからである．コレステロールもこの反応で変性することがわかっている（図 V.4）．

3）蛋白質成分

蛋白質も例外ではなく，光照射による光酸化によっては蛋白質中にある SH 基の S-S 結合への化学変化で蛋白質分子間で架橋ができるなど，あるいは糖との反応などに始まる蛋白質のさまざまな変性による光劣化現象が報告されている．

筆者らが行ったフェオフォルバイドによる光力学作用による赤血球膜蛋白質の分解では，とくに SH 基を多く含む蛋白質であるスペクトリンが破壊されることが示されている[3]．

b. 光が直接生体に及ぼす影響

1）ビタミン D の生体内合成

これまでと異なり，光による変性には違いないが，マイナス効果ではなく，プラス効果もある．しかしこれについては他の章で詳しく述べられるので，ここでは簡単に扱うことにする．

日光に当たらない環境で「くる病」患者が多いことは古くから多くの臨床家によって観察されている．この問題を解こうと多くの研究者が研究を重ねたが，1923年に Goldblatt と Soames は，ついに皮膚中に存在するビタミン D の前駆物質（7-デヒドロコレステロール）を日光や紫外線に当てるとビタミン D 作用を持つ物質が生成されることを確かめ[4]，1936年に Windaus らによりこれがビタミン D₃ として同定された[5]．また植物性ステロールであるエルゴステロールの紫外線照射でビタミン D₂ができることも Windaus らにより証明された．

2）光，とくに紫外線による皮膚の老化作用

日光による日焼けは皮膚組織にたいする侵襲であり，光の波長によってその度合は異なるが，紫外線 B（UVB）はきわめて強力な作用をもっている．紫外線は細胞の核に達するので，細胞への侵襲によっては細胞死や癌化が起こる可能性がある．生体はこれに対抗するため，皮膚にメラニン色素を合成して，光をさえぎる防護体制をとっている．日に焼けて肌が黒くなるのはこのせいである．アフリカなどの熱帯地方に住む人々にメラニンの多い黒人が多いことは光に適応して獲得したものであろう．日本では，昔から「秋田美人」という言葉がある．なぜ秋田県に美人が多いのかということをここでは論ずるつもりはない．しかしこれと関連する市橋正光らの興味ある報告がある[6]．皮膚の老化にはエイジングによる生理的な老化と光による老化がある．市橋らは秋田県と宮崎県（九州）に住む人々の1年間に浴びる光を測定して比較したところ，一生に受ける光の量の差を計算してみると，20年の差になるというのである．つまり，皮膚の老化を起こす光照射量が20年違うのではないかということになる．秋田の女性は日光にあたる時間が少ないだけ，皮膚の老化が遅いので色白となり，「秋田美人」という形容がついたのではないかというのである．よくハワイなどの海岸で肌を焼いている光景が観光写真にでてくるが，皮膚の老化を考えてから甲羅干しを決断すべきであろう．

3）食品中に含まれる光力学物質による光線過敏症の発症

光のもつ光子エネルギーが食品成分中の分子を励起させて生体を傷害することがある．現実的に起こったこととして，クロロフィルの変性物質フ

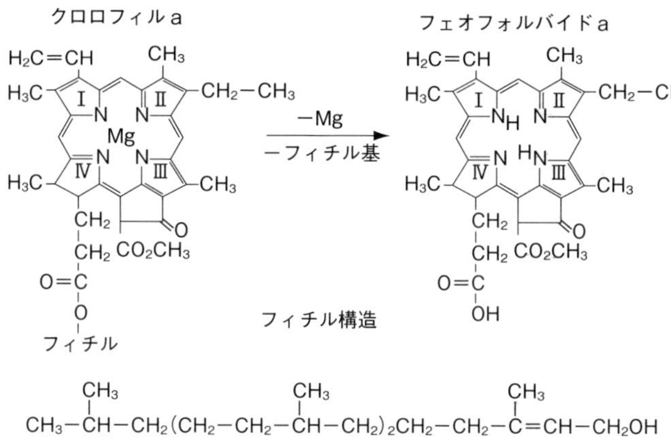

図 V.5 フェオフォルバイドの構造

ェオフォルバイドをあげることができる．欧米では家畜にしばしばみられたが，日本では「あわびのきも」による光線過敏症が最初の学術的な報告であった．またある会社で製造されたクロレラ錠剤を摂取した人に見られ，社会問題となった．製造上の問題と，異常に大量のクロレラ錠を摂取した人に発症した事件であった[7]．原因はそのクロレラ錠に大量のフェオフォルバイドが含まれたためであった．フェオフォルバイドはクロロフィルの分解物であるが，クロロフィルを多く含む葉菜の漬物などに生成しやすいため，身近に光線過敏症がみられることがある．筆者らはこのメカニズムを検討し，発生する活性酸素の分子種が一重項酸素であることを確かめた[8]．自家製の「どくだみ茶」で光線過敏症をおこした例があり，これもフェオフォルバイドによることを確かめた（図V.5）．紫外線をまったく含まない可視光線でも発症するので注意を要する物質である．またビタミン B_2（リボフラビン）も弱いながら光力学作用があることが知られている．

4） 生体リズムにたいする影響

私たちの生理現象の中にリズムのあることはいろいろな場面で知られている．季節や月などを周期とするリズムもあるが，睡眠と覚醒にあるような日周リズムもある．日常的な現象として気づくのはこの日周リズムであろう．ゴキブリやモモンガーなどの詳しい研究からこの日周リズムは正確に24時間ではなく個体によっては25時間もあるということで概日リズム（サーカディアン・リズム）と命名されたが，どちらかといえば24時間より長いほうが多い[9]．しかし上記の動物の集団のリズムをみると24時間周期になっていることから，ランニングの生物時計とこれをリセットしている刺激要因があることが推測されていた．太陽による光照射はこのリセット役をしている要因と考えられてきた．最近の急速な分子生物学の発展はこの疑問を解くことになった．すなわち時計遺伝子が見つかったのである．リズムを起こしている中心が脳の視交叉上核にあることは多くの研究者が推測していたが，ここに時計遺伝子のあることがわかってきた．

しかも，この時計遺伝子は肝臓その他の末梢臓器にも存在することがわかってきた．視交叉上核が中心時計となり，末梢臓器にある生物時計に伝えられるシステムになっているのである[10]．筆者らは一定のリズムをもつ摂食のリズム（暗期の初めに最も摂食が多い）が，光をつけっぱなしにすると崩れ，ランダムな摂食パターンになってしまうことをラットの実験で確かめた．これらのラットに対して規則的なパターン摂食を1週間続けると，このリズムに対応した日周リズムが戻ってくることが確かめられた．

さらに，この摂食行動が副腎皮質ホルモンの周期を介すことを示す成績を得ており，サーカディアンリズムの調節に光と摂食が関与していることを観察している．

〈木村修一〉

参考文献

1) Yagi K : Methods in Enzymology Vol 18B（McCormick DH, Weight LD eds）. p290, Academic Press, New York, 1971.
2) Wanner RI, Ahsrris RS, Roesecke HV（eds）: The Nutritional Evaluation of Food Proceeding. John Wiley, New York, 1960.
3) 木村修一：薬学雑誌 104（5）：423, 1984.
4) Goldblatt H, Soames KN : Biochem J 17 : 294, 1923.
5) Windas F, Von Werder : Hoppeseyler's Z, Physiol Chem 241 : 100, 1936.
6) Akiba S, Shinkura S, et al : J Epidemiol 9（6 suppl）: 136, 1999.
7) 天野立爾, 池　慶子, 内山　充：食品衛生研究 18：739, 1978.
8) 木村修一, 岩井邦久, ほか：フリーラジカルの臨床 59, 1990.
9) 木村修一：食事とそのタイミング. 佐々木隆, 千葉喜彦（編）時間生物学. 朝倉書店, 1978.
10) Kudo T, Horikawa K, Shibata S : J Pharmacol Sci 103 : 139, 2007.

2.2 光とビタミンD

a. ビタミンDの生合成と作用の概要

ビタミンDは脂溶性ビタミンの1つであり，カルシウム代謝において中心的な役割をはたすとともに，細胞の分化や増殖の根幹にもかかわるプロセスなどでも多彩な作用を有している．

ビタミンDはステロイド骨格をもち，スクワレンからコレステロールをへて，何段階かの反応によって合成される（図V.6）．この合成系は植物と動物に存在するが，植物性のビタミンDは ergocalciferol（ビタミンD_2），動物性のビタミンDは cholecalciferol（ビタミンD_3）であり，構造と活性に若干の差異がある．

ビタミンD生合成の初期段階には紫外線が必要であり，ヒトにおいてこの反応は皮膚で行われる．さらにビタミンDは肝臓における25位の水酸化と腎臓における1α位の水酸化によって活性化されることが，標的細胞における核内受容体への結合に必要である．標的遺伝子に対しては転写因子として作用の発現をもたらす．

ビタミンDは小腸や腎臓に作用しカルシウムの恒常性維持に深く関与するのみならず，骨芽細胞や破骨細胞前駆細胞といった骨組織の細胞自体にも作用する．このようにビタミンDは骨代謝において中心的な役割をはたす液性因子の1つであり，その摂取不足は骨粗鬆症の発症要因にもなる．さらにビタミンDに転倒予防効果があり，骨折予防に寄与していることも示唆されている．骨粗鬆症による代表的な骨折には脊椎圧迫骨折，大腿骨近

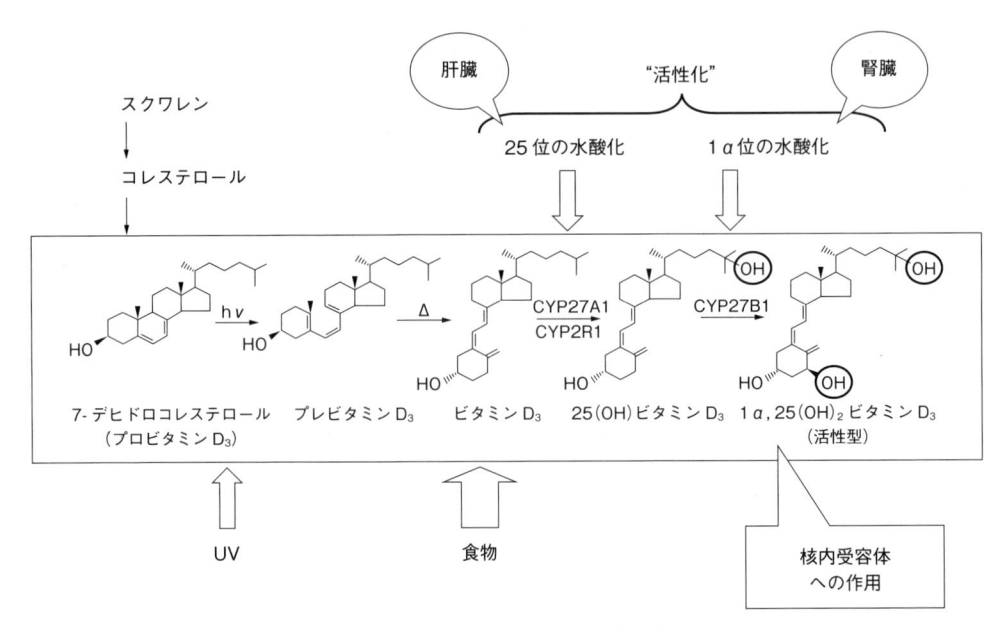

図V.6　ビタミンDの合成と活性化

位部骨折，前腕骨遠位端骨折，上腕骨近位端骨折があるが，重傷な大腿骨近位部骨折はそのほとんどが転倒に伴うものであり，転倒予防は骨粗鬆症性骨折の予防にきわめて重要である．

b. カルシウム代謝におけるビタミンDの役割

ビタミンDとならんでカルシウム代謝の主要因子としてあげられるものが副甲状腺ホルモン（parathyroid hormone；以下PTH）である．PTHは84個のアミノ酸からなる分子量8,500のペプチドホルモンである．N末端の1-34のアミノ酸部分に生物活性がある．

カルシウムは骨におけるミネラルの主成分であるのみならず，その血中濃度が厳格にコントロールされていることはすべての細胞が正常に機能するために必要なことである．とくに，神経，筋肉の機能は血中カルシウム濃度によって大きく影響をうける．ヒトでは血清カルシウム濃度は8-10 mg/dlの幅にコントロールされているが，これに携わる臓器は，腸管，腎臓，骨の3箇所である．これらの臓器に複数の調節因子が作用することによって臓器間の連携をとりながら，血清カルシウム濃度が制御されている．その調節因子としてとくに重要なものがPTHと活性型ビタミンD_3である．

腸管，とくに小腸上部では，活性型ビタミンD_3の影響下に能動的にカルシウム吸収が行われている．腎臓ではPTHが尿細管におけるカルシウムの再吸収を促進している．ビタミンDはその生理活性を得るために，1α位と25位が水酸化されなければならない．25位の水酸化は肝臓で行われ，その後腎臓で1α位の水酸化が行われる．この時に作用する酵素が25水酸化ビタミンD-1α水酸化酵素（1αハイドロキシラーゼ）である．この反応は近位尿細管で行われる．腎臓におけるビタミンD_3の活性化はPTHに依存している．つまり，PTHが欠如すると1αハイドロキシラーゼの活性が抑制される．一方，血清カルシウムの低下はこの酵素活性を直接的に促進し，カルシウムの恒常性を保つ方向に作用する．このようにPTHは腎臓と骨には直接的に，腸管にはビタミンDの活性化を通して間接的に作用するホルモンである．

c. ビタミンDの摂取源と充足状態

体内におけるビタミンDの量は食物からのビタミンD摂取とその吸収，紫外線による皮膚での生成などで規定されるが，これらは加齢とともに減少しがちである．日本人の食事摂取基準によると，1日4-5μgがビタミンD摂取の目安量となっているが，カルシウム代謝の面から調査した場合，少なくとも中高年女性の半数近くがビタミンD不足

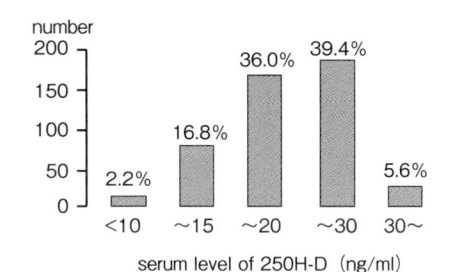

図V.7 血清25水酸化ビタミンD濃度の分布[1]

表V.4 骨粗鬆症治療のためのカルシウム，ビタミンD，ビタミンK摂取目標量

カルシウム	800 mg以上，食事で十分に摂取できない場合には，1,000 mgのサプリメントを用いる（グレードB）
ビタミンD	400-800 IU（10-20 μg）（グレードB）
ビタミンK	250-300 μg（グレードC）

IU：国際単位　　　　　　　　（骨粗鬆症の予防と治療ガイドライン2006年版より）
＊参考：推奨の強さの分類（グレード）
　A：行うよう強く勧められる
　B：行うよう勧められる
　C：行うよう勧めるだけの根拠が明確でない
　D：行わないよう勧められる
（福井・丹後による「診療ガイドラインの作成の手順ver4.3」より）

表V.5 ビタミンDを多く含む食品

食品	1回使用量（g）	ビタミンD（μg）[IU]
きくらげ	1	4.4 [176]
サケ	60	19.2 [768]
うなぎのかば焼き	100	19.0 [760]
サンマ	60	11.4 [456]
ヒラメ	60	10.8 [432]
イサキ	60	9.0 [360]
タチウオ	60	8.4 [336]
カレイ	60	7.8 [312]
メカジキ	60	6.6 [264]
なまり節	30	6.3 [252]

（「五訂増補日本食品標準成分表」より）

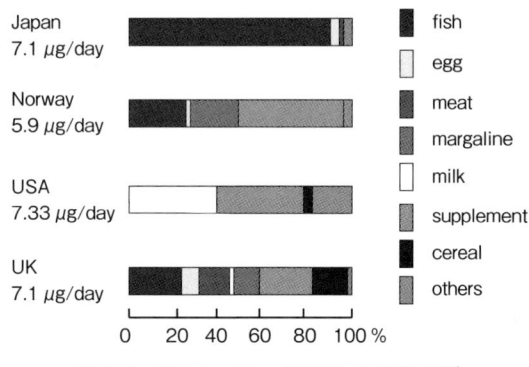

図V.8 ビタミンDの摂取源（国際比較）[3]

であることが報告されている（図V.7）[1]．これらの点を踏まえて，わが国における「骨粗鬆症の予防と治療ガイドライン2006年」では，骨粗鬆症の予防と治療に必要なビタミンDは1日あたり10-20μg（400-800 IU）とされている（表V.4）[2]．ビタミンDを多く含む食品としては，魚類やきのこ類があげられるが（表V.5），日本人においてはビタミンD摂取は魚類に大きく依存していることが国際的な比較でも明らかにされており（図V.8），今後の食生活の変容がある場合には，このような状況を踏まえてビタミンD摂取不足が広まらないようにする注意が必要である．

d. 骨粗鬆症の治療とビタミンD

骨粗鬆症治療薬は理論的には骨形成促進薬と骨吸収抑制薬とに分類されるが，現時点では骨形成促進作用を主要な作用機序とする薬剤はない．このため，わが国で用いられる骨粗鬆症治療薬は骨吸収抑制剤（ビスフォスフォネート製剤，選択的エストロゲン受容体，女性ホルモン）とそれ以外とに分類される．ビタミンD製剤はカルシウムホメオスタシスの正常化を通じて骨代謝を「改善」する作用をもつと考えられる．最近では，それ以外の機序，すなわち，筋力や平衡感覚の改善[3]や転倒抑制効果[4]を介した骨折予防効果の可能性が示唆され，総合的に骨折予防効果を発揮する薬剤としてとらえられてきている[5]．

活性型ビタミンD_3製剤の骨粗鬆症治療における特徴は，骨量増加効果がわずかであるにもかかわらず，脊椎圧迫骨折発生率を有意に低下させたという報告がある[6]．海外でも，脊椎圧迫骨折のみならず非脊椎圧迫骨折の発生率も低下させることが示され[7]，さらに，脊椎圧迫骨折の予防効果についてはメタアナリシスで確認されている[8]．

活性型ビタミンD_3製剤の副作用として重要なものは過量による高カルシウム血症であるが，使用早期と以降の定期的な血清カルシウム値の測定によって対処可能である．不整脈等の治療目的でジギタリス製剤が処方されている患者で高カルシウム血症が発生すると，ジギタリスの作用が増強され，ジギタリス中毒をひきおこす恐れがでてくる．

活性型でない「native」（活性化されていない）ビタミンDは処方薬としては発売されていないが，カルシウムと合わせたサプリメントが市販されている．また，点滴静注用複合ビタミン製剤には「native」ビタミンDが含まれていることがあるので，これらを使用する場合にも高カルシウム血症の危険性を念頭におく必要がある．

また，ビタミンDは腸管からのマグネシウムの吸収も促進するため，マグネシウム製剤を使用している場合には，高マグネシウム血症の危険性がある．とくに高齢者には，便秘治療の目的で酸化マグネシウムを処方することが多く注意を要する．透析患者では腎からのマグネシウム排泄が低下している場合があり，やはり高マグネシウム血症にたいする留意が必要である．このように，活性型

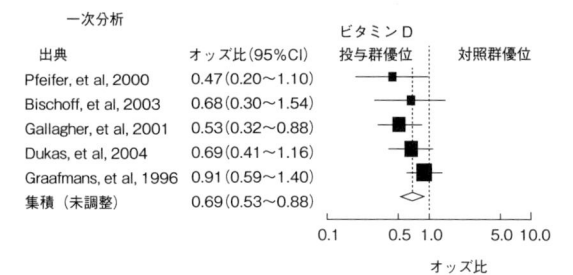

一次分析		ビタミンD
出典	オッズ比(95%CI)	投与群優位　対照群優位
Pfeifer, et al, 2000	0.47(0.20〜1.10)	
Bischoff, et al, 2003	0.68(0.30〜1.54)	
Gallagher, et al, 2001	0.53(0.32〜0.88)	
Dukas, et al, 2004	0.69(0.41〜1.16)	
Graafmans, et al, 1996	0.91(0.59〜1.40)	
集積(未調整)	0.69(0.53〜0.88)	

図V.9 ビタミンD投与群と対照群間の転倒リスクの比較（メタアナリシス）（文献9より改変）

ビタミンD_3製剤やサプリメントとしてのビタミンDの服用を開始する時には，服薬歴や，併発症の確認が重要である．

e．ビタミンDの転倒予防効果

ビタミンD製剤による転倒予防効果を検討した研究のメタ解析によると，その効果は統計学的に有意であり，相対リスク0.78とされている（図V.9）[9]．そのメカニズムはまだ不明であるが，血清25水酸化ビタミンD濃度が低いほど体幹動揺性が増すと報告されている[10]．筋細胞や神経細胞にビタミンD受容体が存在し，筋と神経の協調性にビタミンDが作用していることも考えられる．さらに大腿骨近位部骨折症例における筋組織を解析した報告によると，ビタミンD欠乏群では筋繊維萎縮が認められ[11]，筋における生化学的変化との関連も示唆されている．

（細井孝之）

参考文献

1) 岡野登志夫，ほか：Osteoporosis Jpn 12：76-79, 2004.
2) 骨粗鬆症の予防と治療ガイドライン作成委員会編集：骨粗鬆症の予防と治療ガイドライン2006年版．ライフサイエンス出版，東京，2006.
3) Calvo MS, et al：J Nutr 135：310-316, 2005.
4) Verhaar HJJ, et al：Muscle strength, functional mobility and vitamin D in older women. Aging Clin Exp Res 12：455-460, 2000.
5) Gallagher JC, et al：Combination treatment with estrogen and calcitriol in the prevention of age-related bone loss. J Clin Endocrinol Metab 86：3618-3628, 2001.
6) 折茂 肇：活性型ビタミンD_3製剤の新しい位置づけ．日本骨粗鬆症学会骨粗鬆症小事典 20：2-9, 2003.
7) Orimo H, et al：Effects of 1 alpha-hydroxyvitamin D3 on lumbar bone mineral density and vertebral fractures in patients with postmenopausal osteoporosis. Calcified Tissue Int 54：370-376, 1994.
8) Tilyard MW, et al：Treatment of postmenopausal osteoporosis with calcitriol or calcium. N Engl J Med 326：357-362, 1992.
9) Papadimitropoulos E, et al：Meta-analyses of therapies for postmenopausal osteoporosis. Ⅷ：Meta-analysis of the efficacy of vitamin D treatment in preventing osteoporosis in postmenopausal women. Endocrine Rev 23 (4)：560-569, 2002.
10) Bishoff-Ferrari HA, Dawson-Hughes B, et al：Effect of vitamin D on falls：a meta-analysis. JAMA 28：1999-2006, 2004.
11) Pfeifer M, Begerow B, et al：Vitamin D status, trunk muscle strength, body sway, falls, and fractures among 237 postmenopausal women with osteoporosis. Exp Clin Endocrinol Diabetes 109：87-92, 2001.
12) Sato Y, Inose M, et al：Changes in the supporting muscles of the fractures hip in elderly women. Bone 30：325-330, 2002.

2.3 光と抗酸化食品

a．抗酸化成分と予防医学

少子高齢社会を生き抜くためには，医薬品による治療医学よりも食品（ヘルスフード）による予防医学が重要な時代である．予防医学における食の担う役割は大きく，その研究開発の中で最も重要かつ需要が多い，すなわち必要とされている領域が活性酸素を消去する「抗酸化物質」の分野である．

中国5,000年の歴史上に残った生薬（漢方薬），ヨーロッパを中心としてひろがった西欧ハーブ類の生理活性物質の多くは抗酸化活性を含んでいる．また南方系の紫外線の強い土地で生育した植物の中にも多くの活性酸素消去物質が発見され，さらに植物の成長点，すなわち種子，芽，花というような生殖や生育に重要な部位に抗酸化物質が局在していることが多い．紫外線は生命維持に必要不可欠ではあるものの，過剰になるとDNA損傷を引き起こし脅威となるため，生物はしたたかに身を守ってきたといえよう．これらの自然界の智恵

をヒトに有効利用して疾病予防に役立てることが，ヘルスフードの中の抗酸化成分研究といえる．

活性酸素はヒトの体内で自然につくられ，人間が健康を維持する上で欠かせない物質の1つであるが，増えすぎると「悪玉」として体内で働く．問題はこれが紫外線，ストレスや不規則な生活習慣，偏った食生活によって大量につくられてしまうことにある．加えて，自動車の排気ガス，残留農薬，食品の添加物，焼却灰に含まれるダイオキシン，「シックハウス症候群」で知られるようになった新築住宅の接着剤や防腐剤，あるいは食物連鎖によって食べ物に蓄積された環境ホルモンなどによっても活性酸素は生じる．つまり通常の生活の中で息をする，あるいは街頭を歩くことで活性酸素が生じてしまうというように，避けがたい危険な環境に身をおいている．現代に生きる我々は，潜在的に寿命を縮めるようなリスクを背負って生きているといえる．

b. 活性酸素が生ずる原因

栄養素が酸素と反応してエネルギーを生み出すことを「エネルギー代謝」というが，すべての酸素が余すことなくエネルギーの産生に役立てられているわけではない．細胞に取り込まれた酸素の一部は活性化され，強力な酸化反応を持つ「活性酸素」へと変化する．鉄が水に濡れて錆びたり，使い古しの食用油を放置しておいたら黒ずんでいたり，封を切ったワインを時間を置いて飲もうとしたら飲めたものではない，という経験はないだろうか．これらは成分が酸素と接触することで起きた「酸化作用」の一種である．活性酸素について理解を深めることは，予防医学の実践上重要なことであるため，以下に概説する．

我々の体も酸素を吸って生きている以上，酸化と無縁ではいられない．体内では絶えず酸化作用が起きており，その原因は「活性酸素」にある．細胞が栄養素と酸素を取り込んでエネルギーを作り出すと先述したが，このエネルギー産生の役割は，細胞の中にある「ミトコンドリア」が担う．糖質や脂肪などの燃料が供給されると，それが酸素と反応してエネルギーを生み出す．この際，糖質や脂肪から取り出された電子の一部が酸素分子の軌道にまぎれ込むことによって，活性酸素が生じる．つまり活性酸素は細胞内でエネルギーが生み出される際の副産物として必然的に発生する．

活性酸素には電子の構造上，さまざまな形のものが存在するが，その代表的なものには4種あり，1. スーパーオキシド，2. 過酸化水素，3. ヒドロキシ・ラジカル，4. 一重項酸素，である．このうち，スーパーオキシドは，細胞のエネルギー代謝の過程で生じるほか，体内に侵入した細菌やウイルスなどをリンパ球が攻撃し，死滅させる際にも発生する．本来は，これら外部から侵入した細菌やウイルスをその強力な酸化作用で滅菌する役割を担っているのだが，強力な殺菌力ゆえに正常な細胞までも酸化してしまう性質がある．過酸化水素は，その水溶液がオキシドールという名の消毒・殺菌剤として知られているが，その殺菌作用は強く，細菌などの微生物には強力な防御システムとして作用している．「善玉酸素」の代表といえるわけだが，良い面ばかりではなく，過酸化水素が細胞の中にある鉄や銅などの金属イオンと反応すると，ヒドロキシ・ラジカルに変化するという性質をもつ．ヒドロキシ・ラジカルは，活性酸素の中でも最も活性が高く，強力な「悪玉酸素」として知られている物質である．実際に，細胞内で発生したヒドロキシ・ラジカルは，細胞を形づくる物質を無差別に攻撃し，酸化してしまう．その強烈な毒性ゆえに，癌をはじめとする生活習慣病の引き金に最もなりやすい物質といわれている．一重項酸素は，紫外線など強力な太陽光線を浴びることにより活性化されたものである．このため，一重項酸素による障害が長く続くと，皮膚癌になったり，白内障や黄斑変性症などの目の病気を引き起こしたりすると言われている．

このように，活性酸素は善玉と悪玉という，2つの面をもつことがわかる．細菌やウイルスなどから身を守ることができるのは，活性酸素の働きのおかげともいえる．活性酸素が体内で自動的に生成されるのも外敵の侵入に対して常に臨戦態勢

を敷いておくためであるが，必要以上の活性酸素にはよい面はないとはいえ，身の回りには必要以上のあるいは危険な状態に陥るほどの活性酸素を増やす要因があるといえる．

c. 活性酸素と疾病

体内に発生した活性酸素が本来の機能を超えて「悪玉」になると，その強力な酸化作用により正常な細胞を傷つけ，さまざまな病気を引き起こす「危険因子」となる．

病気と活性酸素との関係で，一番に挙げられるのは「悪玉コレステロール」により引き起こされる動脈硬化である．動脈は体内に新鮮な酸素や栄養素を運ぶ重要な血液の通り道である．動脈硬化は，その動脈の内側が狭くなり，あるいは脆くなり，最悪の場合詰まってしまう病態である．放置しておけば，徐々に血管が狭まり，脳梗塞，狭心症，心筋梗塞など生命に関わる重大な疾患を引き起こす．動脈硬化は血管の老化が大きな要因であると考えられているが，その進行を早めるさまざまな危険因子が存在する．その中でも「悪玉コレステロール」として知られているものがLDLコレステロールである．

コレステロールとは脂肪の一種で，細胞膜の材料として使われるなど，重要な役割を担っている．蛋白質と結合して「リポ蛋白」などに姿を変え，血液中を循環している．リポ蛋白には比重の違いからカイロマイクロン，超低比重リポ蛋白（VLDL），低比重リポ蛋白（LDL），高比重リポ蛋白（HDL）の4種類がある．このうち動脈硬化と関係が深いのはLDLとHDLであり，LDLは主に細胞に必要なコレステロールやリン脂質を運んで，細胞に渡す役割を担っている．しかし，運搬するコレステロールの量が多すぎると，LDLの中に含まれるLDLコレステロールが粥状の塊となって動脈の内側に付着していく．これが動脈硬化を進行させることから「悪玉コレステロール」とよばれている．

一方，HDLは細胞内の余分なコレステロールを回収して，肝臓まで運ぶ役割を持っていることから，「善玉コレステロール」とよばれている．このLDLやHDLが活性酸素の強力な酸化作用にさらされていると，必要なコレステロールを細胞に渡す，余分なコレステロール回収をするなどの機能が低下してしまい，その結果細胞に運ばれるはずのコレステロールが「悪玉」となって動脈内壁にこびりつき，動脈硬化を進行させることになる．活性酸素は日本人の死亡原因の上位を占める心疾患や脳疾患とこのように関わっている．

動脈硬化に関して，さらに加筆すべき点がある．「過酸化脂質」という言葉を聞いたことはあるだろうか．過酸化脂質（LOOH）とは，「酸化され過ぎた脂質」のことをさし，健康診断の際に動脈硬化の危険性を判断する重要な指標の1つとなっているが，血管，脳，肝臓などの老化を促す原因ともなる．コレステロールは脂肪の1種で，細胞膜の材料として使われていると先述したが，細胞膜とは細胞の中と外を仕切っている膜のことで，細胞を保護しながら，酸素や栄養素を取り込む，あるいは老廃物を外に排出するなどの機能を担っている．細胞膜は「不飽和脂肪酸（LH）」という非常にデリケートな脂からできているが，油が酸化に弱いのと同様に，不飽和脂肪酸も非常に酸化されやすい性質がある．この不飽和脂肪酸が強烈な活性酸素であるヒドロキシ・ラジカルの攻撃を受けると，やはり活性化された不安定な物質（フリーラジカル）である脂質ラジカル，さらに脂質ペルオキシ・ラジカルへと連鎖的に反応し，この脂質ペルオキシ・ラジカルが再び不飽和脂肪酸と反応して，過酸化脂質が作り出される．酸化した細胞膜は正常な機能を失い，細胞死を早める結果を招く．こうした現象が血管内で起きると，動脈硬化を促進し，肝臓の中で起きれば肝臓障害を引き起こし，脳の中で起きれば脳細胞の老化，ひいては痴呆などの原因へとつながっていく．

次に，活性酸素と癌との関係について述べる．癌は異常化した細胞が際限なく増殖して正常な細胞を蝕んでいく病気だが，その原因は細胞分裂に際して行われる遺伝子情報の伝達ミスにあるといわれている．活性酸素は遺伝子情報を正しくコピ

ーする機能を阻害するほか，細胞の癌化を防ぐための「癌抑制遺伝子」の働きを弱めるなどの悪影響を与えると考えられている．また放射線や抗癌剤による治療は，癌研究が進んだ今日においても有力な方法だが，これらの治療法を併用しても癌細胞を根絶することができないのは活性酸素の影響といわれている．紫外線が細胞の中に活性酸素を発生させることはすでに述べたが，放射線にも同じような作用がある．放射線は癌細胞にダメージを与える一方で，新たな癌細胞を引き起こす引き金になっている．

その他，活性酸素はほとんどの生活習慣病の直接の原因の1つ，もしくは引き金になっているといわれている．

d. 活性酸素とスカベンジャー

これまで活性酸素のヒトへ与える影響ばかりを述べてきたが，ヒトの体には活性酸素の害から細胞を守るためのさまざまな防御システムが備わっている．これは細菌やウイルスの攻撃に立ち向かう免疫反応と同じで，我々の体内では絶えず活性酸素との激しい攻防が繰り広げられている．この活性酸素の強力な酸化作用に立ち向かう働きを「酸化に抗する」という意味から，「抗酸化」とよばれている．この働きを担う物質を「抗酸化物質」あるいは「スカベンジャー（活性酸素除去物質）」とよんでいる．スカベンジャーにはいくつもの種類があり，これらがたくみに連携しながら活性酸素発生の抑制，体内に生じた活性酸素の除去，酸化によって傷ついた細胞の修復など，いろいろな働きをしている．

1） 生体内の抗酸化活性

スカベンジャーには，体内でつくられるものと，食品中に含まれるものがある．このうち，体内でつくられるものとしては，SOD（スーパーオキシドディスムターゼ），カタラーゼ，グルタチオン・ペルオキシダーゼの3種の酵素が知られている．

SODは細胞内の「ミトコンドリア」とよばれるエネルギー代謝の中枢部分に多く含まれ，エネルギー代謝により自然発生するスーパーオキシドを除去する働きをもっている．SODは，活性酸素に対する第一防衛ラインを担っている物質といえる．

しかしこれには問題がある．前述したように活性酸素には4種あり，SODはスーパーオキシドを消去するが，このスーパーオキシドとSODが反応すると，同じく活性酸素である過酸化水素が生じてしまう．この過酸化水素が再びスーパーオキシドと反応したり，鉄や銅などの金属イオンと反応すると，毒性の高いヒドロキシ・ラジカルが生じる．

ここで第二防衛ラインである，カタラーゼやグルタチオン・ペルオキシダーゼといったスカベンジャーが出動し，過酸化水素の消去に乗り出す．グルタチオン・ペルオキシダーゼには同時に活性酸素が作り出す過酸化脂質を無害化し，過酸化脂質が引き起こす，連鎖的な酸化反応を食い止める力があるといわれている．過酸化脂質が動脈硬化や脳の老化を早める元凶であることを考えれば，スカベンジャーの働きが大切であることがわかる．

また，ヒトが体内にて生合成できる抗酸化物質として最近よく知られるようになったものが，Coenzyme Q10（CoQ10；コーキューテン，化学名はユビキノン10という）であるが，このCoQ10はあらゆる細胞内でエネルギー生産（ATP生産）を行うミトコンドリアの中で生ずる活性酸素を消去する機能を持っている．このCoQ10は老化とともに減少する物質でもあり，近年きわめて多岐でかつ重要な機能を有するヘルスフードとして知られるようになったものである．

このような防御システムは，生物が進化する過程において自然に獲得した機能といえ，もし生物がこれらの防御システムを獲得しなかったならば，酸素を必要として生きる宿命でありながらも，同時に，生命は強烈な紫外線など地球発生初期の過酷な自然環境の中で活性酸素の害にさらされ，滅亡していたと考えられる．

2） 抗酸化食品素材の摂取

上述の本来生体内に備わった抗酸化機能では十分に疾病を予防できないことから，食品として抗酸化成分を摂取することが必要である．また体内

で作り出されるスカベンジャーには大きな弱点がある．それは加齢による老化とともにスカベンジャーの生成能力が衰えてくることである．一方では活性酸素が大量に作り出され，他方でスカベンジャーの防御力が衰えていけば，当然抵抗力は弱まっていき，年をとると病気になりやすくなる原因の1つとなる．これらを食い止めるには，体内のスカベンジャーの働きをサポートするものを外部から取り込む以外にはない．つまりSODと同様の抗酸化作用を持つ栄養成分を，食品を通じて取り込む必要がある．

このような抗酸化物質としてはビタミンC，ビタミンE，カロテノイド，フラボノイド，ポリフェノールなどが知られている．近年，これら代表的な抗酸化物質をしのぐ強力な抗酸化物質「アスタキサンチン」が知られるようになり，現在最強の抗酸化物質と言われている．

食物に含まれる抗酸化物質としては，ベータカロテン，ビタミンC，ビタミンEなどがよく知られているが，抗酸化物質にはこれらのほかに，野菜，果物，海藻類，あるいは木の実や植物の葉にも含まれる天然色素の成分が数多く存在している（表V.6：ビタミンCとビタミンEは割愛）．

e. スーパーカロテノイド（アスタキサンチン）

アスタキサンチンは天然色素カロテノイド類の一種で，赤橙色を呈する成分である．カロテノイド類では緑黄色野菜に多く含まれるベータカロテンがよく知られている．このベータカロテンは生活習慣病，慢性疾患，認知症などあらゆる病気に深く関わりのある「活性酸素」を消去する，いわゆる抗酸化作用をもつ「第7の栄養素」の代表としてビタミンEと共に注目されてきた．アスタキサンチンはこのベータカロテンやビタミンEに比べ，体内でより強い抗酸化作用を発揮することが近年の研究で明らかにされている．

1）アスタキサンチンの抗酸化力

アスタキサンチンが同じカロテノイドに属するベータカロテンやリコペンなどと異なるのは，ヘマトコッカスと呼ばれる藻類によって生み出される他，オキアミ，エビ，カニ，サケなど動物の体内に蓄積されている点である．エビ・カニを加熱したときに発色する殻の赤色や，サーモンピンクと呼ばれるサケの身の赤橙色は，すべてアスタキサンチンに由来する．

体内で活性酸素が発生したとき，最も標的にな

表V.6　食物中に含まれる代表的な抗酸化物質（ビタミンC，ビタミンEは割愛）

抗酸化物質			代表的食品
カロテノイド類	ベータカロテン		ニンジン，カボチャ
	リコペン		トマト，スイカ
	ルテイン		トウモロコシ，卵黄，ホウレンソウ
	フコキサンチン		ワカメ，ヒジキなどの海藻
	カプサンチン		トウガラシ，パプリカ
	アスタキサンチン		カニ，エビ，サケ，マダイ，イクラ，オキアミ
含硫化合物			ニンニク，キャベツ，カリフラワー
ベータ・ジケトン類	クルクミン		カレー粉，ショウガ
フェノール類	フラボノイド	ケルセチン	タマネギ，オレガノ，リンゴ
		イソフラボン	大豆
		ルテオリン	ミント，セージ，タイム，ルイボス茶
	アントシアニン		赤ワイン，ナス，ブルーベリー，黒豆，赤ジソ，赤キャベツ
	カテキン		緑茶
	テアフラビン		紅茶，ウーロン茶
	リグナン	セサミノール	ゴマ

りやすいのが細胞膜である．細胞膜は，細胞の枠組みとして重要なばかりか，細胞を出入りする物質の管理，ホルモン様生理活性物質の生成など，細胞の機能に大きく寄与している．我々の体を構成している約60兆個の細胞の1つ1つが生命活動の基盤を支えていることを考えると，細胞膜の役割はたいへん重要である．しかし細胞膜はその大部分が酸化されやすい脂肪（多価不飽和脂肪酸）から成り，活性酸素の攻撃を受けると膜が変性して細胞の機能が衰える他，活性酸素が細胞内の遺伝子（DNA）に直接作用すると細胞が癌化する危険性もでてくる．さらに酸化された細胞膜は悪玉の「過酸化脂質」に変化し，細胞膜を連鎖的に酸化してしまう．

「活性酸素」にはさまざまな種類が存在し，アスタキサンチンはすべてに抗酸化作用を示すが，主に紫外線から生じる「一重項酸素」に対してとくに顕著な抗酸化作用を示すことが明らかになっている．一重項酸素のみを発生させ，熱をかけず光の影響もない環境を人工的に作り，各種カロテノイドとビタミンEの抗酸化力を，直接的に一重項酸素を測定することにより比較した研究によれば，アスタキサンチンはベータカロテンの40倍，ビタミンEの550倍もの抗酸化活性を示した．

アスタキサンチンが他の抗酸化成分に比べ細胞膜で大きな抗脂質過酸化力を示す理由は，その構造と構造に由来する生体内での極在性にある（図V.10）．ベータカロテンは細胞膜の脂溶性部分でのみ作用するが，アスタキサンチンはその化学構造における水酸基が両端に存在することにより，細胞表面の水溶性部分から細胞質の境界部分まで，細胞膜を縦貫した形で存在する．そのためより早い段階から活性酸素の攻撃に対抗できることがアスタキサンチンの優位性となっている．アスタキサンチンの力で活性酸素をすみやかに消去できれば，細胞膜は本来の膜流動性（やわらかさ）を保ち，細胞機能から健康維持が可能となる．

さらにアスタキサンチンには，脳や眼の神経細胞に入り込めるという，もう1つの大きな特徴がある．脳と眼は生命活動を維持する上で最も重要でかつデリケートな部位であるため，その中に入ることができる物質は限られている．脳と目の入り口には，それぞれ「血液脳関門」「血液網膜関門」があり，不要な物質はほとんど通り抜けることができない仕組みになっている．抗酸化作用を持つ有効成分も例外ではなく，ベータカロテンでさえこの関門を通過できないが，アスタキサンチンはこの関門を通過することができる．つまり脳と目の機能を正常に保ち活性酸素から守る上でアスタキサンチンは不可欠であり，そこで直接抗酸化作用を発揮する希少な成分として，期待できるのである．

2） アスタキサンチンの美容効果

近年オゾン層の破壊が進み，地上に降り注ぐ太陽の紫外線の量が増えている．紫外線を受ける皮膚のダメージは想像以上に甚大で，肌の老化など

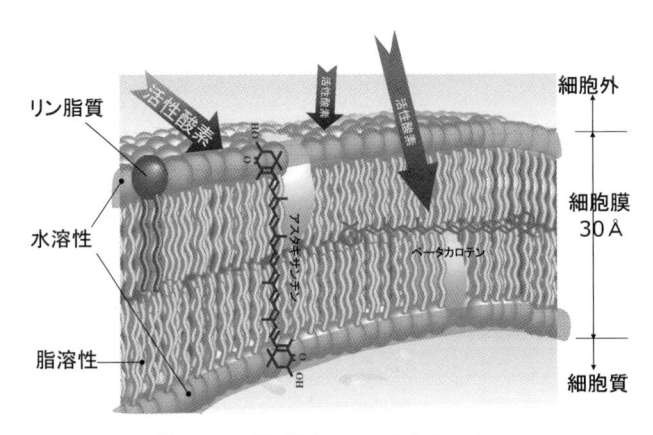

図 V.10 細胞膜中のアスタキサンチン

の問題も起こっている．こうした紫外線の害は，主に活性酸素によるものである．アスタキサンチンをヒト皮膚に塗布し紫外線照射を行った実験も数多く行われており，皮膚の弾力性，色素沈着抑制，保水効果などで，その抗酸化力を示す結果が報告されている．

一方，アスタキサンチンを経口摂取してもらい，肌の水分値を測定した実験も報告されている．結果，肌の水分値上昇および肌の皮脂量減少抑制が確認されており，アスタキサンチンは食べることによっても美容効果を期待できる抗酸化成分であることが示された．

活性酸素から逃れられない現代で生きる我々にとっては，当然生体内に本来備わっている抗酸化能力や抗酸化物質では不足している．不足を補うことがなければ，各種疾患に早期に陥る結果となる．食生活指導の中で多種類の食素材を摂り入れ，とくに緑黄色野菜などを多く摂取することが推奨されているが，それだけでは間に合わないのがこの現代である．現代を生き抜くために必要な知恵，それが「知的食生活」であり，より多くの種類の抗酸化食品素材を摂取することが重要である．

〔矢澤一良〕

2.4 光と旨み

太陽の光を浴び，光合成で成長した稲は刈り取られた後，田んぼで稲架（はさ）がけや棒はさがけで天日乾燥された後，脱穀されて籾となる．海から収穫された昆布も海岸の岩の上に置かれ，太陽の光を浴び天日乾燥される．アジやイカも内臓を取ったのち，干し竿で天日乾燥される．このようなさまざまな農水産物を天日で乾燥した乾燥物は昔から美味しいとされている．

このような天日乾燥法は，天然のお日さまと風の作用で乾燥する日本伝統の技であり，人工エネルギーを一切使わず，環境に与える負荷がゼロのエコ・テクノロジーと言える．天日乾燥法は稲穂以外にも，魚，昆布，海苔，椎茸，干し柿等の農水産物の乾燥に広く用いられている．たとえば，静岡県富士市特産の桜えびの天日乾燥は，天気の良い日を見計らって桜えびを早朝に収穫し，富士の浜に網を敷いて干すと，1-2日で桜えびが乾いて収穫される．エネルギーコストが一切かからず，太陽エネルギーと自然の風を有効に利用しているといえる．北海道日高地方の海岸で天日乾燥される日高昆布もダシが多くとれると評判である．

しかし，天日乾燥法は雨，風等の天候に左右され，乾燥品にハエがたかり鳥の糞が付着し不衛生となる．また所定の含水率になるまで乾燥するのに長時間かかり，天候状態によっては夕方一度室内に入れ，翌朝再び干すこともあり，人出がかかる等の問題が生じる．そのため天日乾燥法で行うところは次第に少なくなり，ほとんどが室内での温風乾燥法に変わっているのが現状である．

温風乾燥法は，風速の強い30-50℃程度の温風を乾燥器内に流し，原料の水分を強制的に除去する方法で，短時間に乾燥が行われ，でき上がる乾物の品質管理がやりやすく，大量生産ができる長所をもっている．しかし，温風を発生させるボイラーの燃料代，ファンの電気代等のエネルギーコストが高く，天日乾燥品に比べて味が落ちるという欠点がある．将来的には，石油を燃焼することによる環境汚染と温暖化の問題あるいは石油の枯渇に結びつくことも懸念される．

このように，昔から天日乾燥品の方が美味しいと言われているにもかかわらず，温風乾燥品の品質管理のし易さと消費者の意向から，ますます天日乾燥品が少なくなっているのが今日である．

a. 天日干しが旨い理由

乾燥装置内で作られる温風乾燥品より，太陽の光を浴びた天日干しが旨いとされる理由について，これまで，①外気が乾燥に適度な温度・湿度条件になっている，②ゆっくり乾燥するため味が熟成される，などの諸説があり，はっきり解明されていなかった．著者は，天日干しは屋外で太陽光の光を受けて乾燥されるので，太陽光線も関与しているのではないかと考え，イカの乾燥実験を行う

ことにより，太陽光線の効果を検討した．

太陽光を構成している赤，緑，青の可視光線，UVA，UVB，UVC（地上に届く太陽光には含まれていないが，殺菌灯から放射される）の計6種類の波長の光を選び，それぞれの光を両側からイカに照射しながら温風を流して乾燥させ，イカに含まれる水に溶け出す18種類の遊離アミノ酸の乾燥前後における含量変化を測定した．図V.11に各種波長によるアミノ酸量平均増加倍率を示す．波長のいちばん長い赤から順に波長が短くなるにつれて増加倍率が大きくなり，UVAの場合が最大値を示した．各アミノ酸については，18種類の遊離アミノ酸のうち，17種類でUVAを照射した乾燥イカが増加率でトップになった．この結果は太陽光線の中で波長の長い紫外線UVAに海産物などのうま味成分である遊離アミノ酸を増やす効果があることを示している．

漁獲時期が違うイカ，ワカメなどのさまざまな農水産物についても同様な実験を行ったところ，UVAが増加率トップの傾向を示した．これらの結果から，天日乾燥品が温風乾燥品より美味しいと言われている理由は，太陽光線の紫外線の中では波長の長いUVAの効果によるものであると言える．

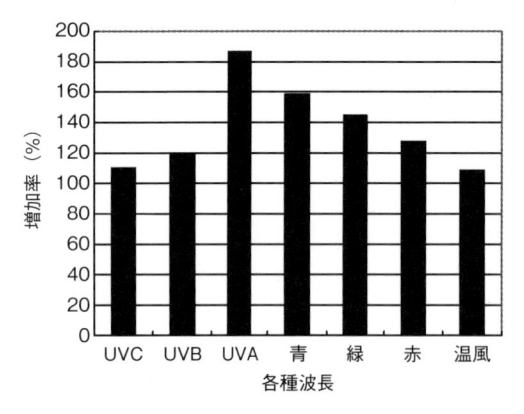

図V.11 平均アミノ酸増加率に及ぼす光の影響
図の縦軸は18種類の遊離アミノ酸の増加率を平均した値であり，増加率100%（比率1.0）は乾燥イカのアミノ酸量が生イカのアミノ酸量と変わらないこと，すなわち乾燥してもアミノ酸量が増えないことを示している．UVA照射の温風乾燥は乾燥前に比べて1.85倍増加した．

b. UVA照射乾燥

UVAを照射しながら温風乾燥すると，アミノ酸が増加した乾燥物が得られることが明らかになったが，他の効果として表面の色の変化が挙げられる．UVA照射乾燥すると表面の色が白っぽくなり，椎茸の場合，温風乾燥品に対する色差ΔEは6.8で，誰もが肉眼で識別できる色差値1.5を大きく上回り，肉眼で十分白っぽいと判断できる．品評評価では白っぽい椎茸の方が良いと言われている．桜えびを温風乾燥すると，いかにも加工品といったピンク色になってしまうのに対し，UVA照射乾燥は天日干しのように自然な薄いピンク色を再現する．生イカもUVA照射乾燥すると，イカ特有の茶褐色が薄くなったスルメが得られる．

農水産物の栄養分に及ぼす太陽光線の影響について，椎茸を天日で乾燥すると紫外線の効果でビタミンDが増えることは広く知られている（「V.2.2 光とビタミンD」参照）．また，可視光線より波長の長い遠赤外線で乾燥すると，食品の物理的な品質が良くなるということも知られている．しかし，食品に含まれる旨み成分が太陽光線の光を照射すると増大するという報告は，椎茸等のキノコ類を20時間天日乾燥すると，温風乾燥の場合より遊離アミノ酸量が1.31倍増加し，とくに旨みや甘味を呈するアミノ酸の増加が著しいという報告[1]程度しかない．次項では，さまざまな農水産物の旨みを増すUVA照射乾燥の適用例を紹介する．

1）椎茸のUVA照射乾燥

ほとんどの干し椎茸は，ボイラーによる40-60℃の温風で約20-30時間かけて水分十数%になるまで乾燥して作られる．天日乾燥は，晴天の続く頃を選んでも完全に乾燥することが難しいので，ほとんど行われていない．図V.12は，原木椎茸栽培農家から収穫されたばかりの椎茸（品種：冬菇）をその日のうちにUVA，可視光（赤，緑，青）を照射しながら乾燥し，含まれる16種類の遊離アミノ酸総量を光照射なしの温風乾燥法の場合と比較したグラフである．波長の長い赤，緑の照射の温風乾燥の場合，アミノ酸量は温風乾燥の

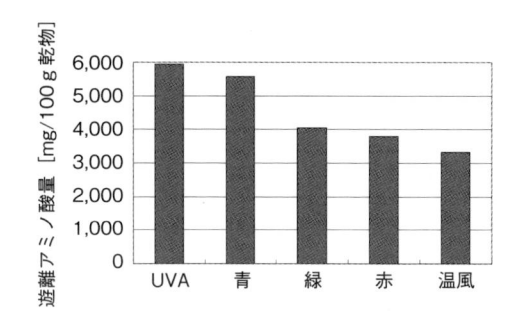

図 V.12 椎茸の遊離アミノ酸総量に及ぼす光の影響
図の縦軸は100g乾物あたりの16種類の遊離アミノ酸総量を示している．赤，緑，青，UVAと波長が短くなるにつれて，規則正しくアミノ酸量が増加し，UVA照射では光を照射しない温風乾燥に比べて1.8倍増加している．

場合とあまり変わらないが，波長の短い青色照射の温風乾燥で1.7倍，UVA照射の温風乾燥では1.8倍増加している．

2） 緑茶のUVA照射乾燥

これまで茶葉を天日乾燥すると，褐変が起きるので，熱風乾燥が行われてきたが，緑茶の乾燥工程に紫外線照射を行うと，どのような品質変化が生じるかの実験的検討を行った．茶葉は蒸熱・冷却工程のみを行った「やぶきた」二番茶を各種波長の光を照射しながら温風を流し，茶温は約35℃で水分約5％まで乾燥し荒茶を製造した．でき上がった茶葉の色，アミノ酸量等を測定した．

実験結果の一例として，お茶に含まれる遊離アミノ酸の半分以上を占める甘味成分のテアニンの増加率を図V.13に示す．イカの場合と同様にUVAを照射した場合の増加率がいちばん大きく，光を照射しない温風乾燥の場合に比べて約2.2倍増加した．UVA照射の場合，テアニン以外の遊離アミノ酸については，グルタミン酸が3.8倍，平均アミノ酸量も2.2倍増加した．また，心配された褐変も起こらず，色彩色度計で測定した色差もいちばん大きく，緑色の濃い甘味の強いお茶ができた．

3） 籾のUVA照射乾燥

日本で収穫される籾の大部分がカントリーエレベーター等による循環式乾燥法で乾燥されている．しかし，稲穂をはさ掛け，棒掛けなどにより太陽光をあて，田圃で2-3週間をかけて自然乾燥したものに比べて味が落ちると言われている．バットに敷いた籾米を通風乾燥装置で乾燥速度を調整しながら，水分含有率が15.6％になるまで乾燥を行った．乾燥はUVA照射の温風，UVA照射なしの温風，天日乾燥の3種類の条件で行い，乾燥後，所定の籾すり，精米を行い白米とした．

図V.14にぬか層に含まれる遊離アミノ酸量の変化を示す．UVA照射の温風乾燥はUVA照射なしの温風乾燥と比べて1.22倍，天日乾燥の場合と比べても1.1倍高かった．籾殻の可視光線と紫外線の透過率を測定したところ，透過率は可視光線で15-30％，UVAで数％であった．したがっ

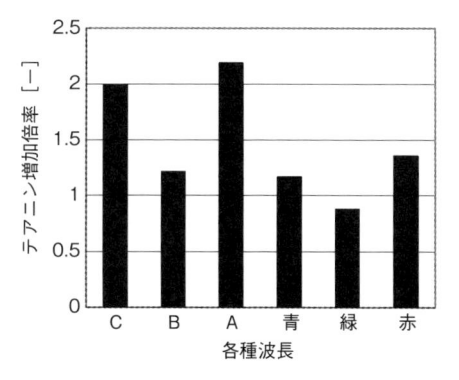

図 V.13 テアニン増加倍率に及ぼす光の影響
縦軸は光を照射しない温風乾燥の場合と比較した増加倍率の値であり，倍率1.0の値は光照射乾燥したお茶のテアニン量が温風乾燥を行ったお茶のテアニン量と変わらないこと，すなわち光照射乾燥の効果がないことを示している．

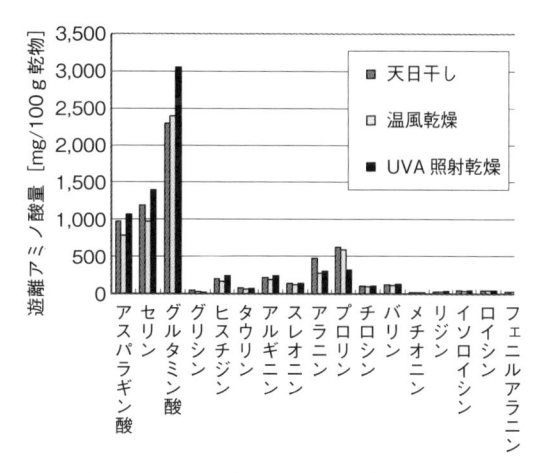

図 V.14 ぬか層の遊離アミノ酸量の変化
図の縦軸は17種類の遊離アミノ酸量を示している．ぬかには甘み成分のアスパラギン酸，セリン，旨み成分のグルタミン酸が多く含まれており，それらのアミノ酸が光で増大している．

て，UVA が籾殻を透過し，ぬか層の遊離アミノ酸に影響を及ぼしたものと考えられる．

食味官能試験では天日で乾燥した米を基準とし，総合・外観・香り・味・粘り・硬さについて7段階で評価した．その結果，天日乾燥米と比較すると，UVA 照射の温風で乾燥した米は外観，香りに差はみられなかったが，味が若干良く，若干軟らかく，粘りについては有意な差で粘りが強く，総合評価でも良いという結果が得られた．

このような紫外線照射の効果は太陽光線が届かない海中の水産物より，光合成のように太陽の恩恵を受けて成長した農産物に大きく表れている．太陽光エネルギーの5-6％を占める UVA を照射すると，なぜアミノ酸量が増加するのであろうか．蛋白質の基質としてカゼイン，酵素にトリプシン（牛の膵臓）を用い，試験管レベルで UVA 照射時間，温度を変えて分子量3,000以下の蛋白濃度，遊離アミノ酸量を測定し，検討を行った．その結果，UVA 照射なしの場合に比べ，UVA 照射によって分子量3,000以下の蛋白濃度の生成速度が増加し，遊離アミノ酸量も増加する結果が得られた．したがって，UVA 照射によって蛋白質分解が促進し，ペプチド，さらにアミノ酸に分解されると考えられる．詳細なメカニズムの解明は今後の課題である．

（青木秀敏）

参考文献

1) 桐渕壽子：日光または紫外線照射キノコの遊離アミノ酸の変化．日本家政学会誌 42：415-421，1991．
2) 青木秀敏：紫外線は魚をおいしくする．太陽紫外線防御研究委員会学術報告 15：17-20，2005．

3. 光と住生活

3.1 日射・光・紫外線の遮蔽用日除け

日除けは日射や紫外線を防ぐ最も有効な手段である．古代より樹木や斜面を利用して人類は日差しを避けてきた．布の発明によりさまざまな形状や寸法の日除けの製作が可能になり，現在は構造力学の進歩により，図 V.15 のような複雑な形状の膜構造物さえ建設されるようになった．この節では日除けのシステム設計を可能にするために，紫外線の性質と，日除け，紫外線日除けチャート，線日除け率，面日除け率について述べる．

a. 日除けのシステム設計

現在，日除けの設計・製作は個々の建物や施設，広場について行われ，広い空間においてシステム設計されることはない．日除けシステム設計とは，空間全体的に，動線と滞留の場所，時間，時刻，人数，移動距離などを勘案して総合的に日除けの大きさ・配置を決めていく手法をいう．日除けをシステム的に考えるには対象のアセスメントが必要となる．

①対象となる人数，年齢層，衣服
②活動する季節，時間帯，行動の内容
③活動する面積，位置（緯度，経度ほか）
④既存の人工日除けの面積，高さ，位置，形状
⑤樹木の樹冠面積，樹種，樹冠端の高さ，日影
⑥周辺の建物の日影，位置

b. 日射日除けと紫外線日除けの違い

日射に対する日除けと，紫外線を防ぐための日除けは大きく異なる．その理由は太陽からと天空からの放射の割合が図 V.16 のように異なるからである．日射は，夏季太陽南中・晴天時に直射が約 9 割，天空は約 1 割程度である．したがって直射を防ぐように製作すれば，暑い日差しやまぶしさから身を守れる．太陽高度や太陽方位は計算もできるし便利な図表も作られていて，収容人数さえ決まれば容易に日除けを設計製作できる．紫外線の場合，夏季太陽南中・晴天時に直射が約 5 割，天空が約 5 割であり，直射を遮断しても半分近くの紫外線が空のあらゆる方向から降り注ぐので，被曝してしまう．しかも紫外線は目に見えないので，その強度や来る方向を知ることはできない．直射のみを遮断しても屋外には倍の時間とどまれるに過ぎない．

c. 日射防御用の日除けの設計

日射を防御する日除けは，建設位置，敷地面積，使用月日，使用時間帯，太陽高度・太陽方位，収

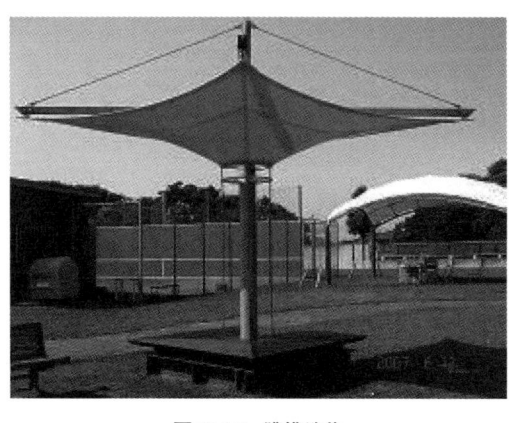

図 V.15 膜構造物
日除けにはテント，パラソル，オーニング，パーゴラなど多様なものがあるが，近年，構造力学と建築材料の発展により，膜構造物が作られ大規模で特殊な形状の日除けが建設されるようになった．

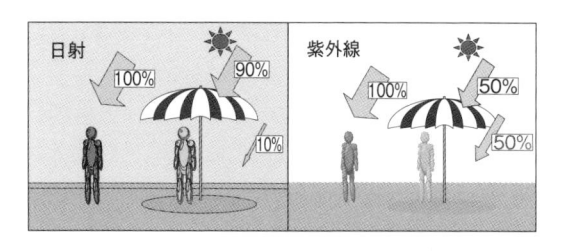

図 V.16 日射と紫外線の放射量の違い
日射の成分は太陽から直達するものが約 9 割を占め，空から来るものは少ない．しかし紫外線は波長が短く散乱性が大きいため，夏季太陽南中・晴天時の直達は 4 から 5 割で，天空から 6 割から 5 割到達する．直達のみを防いでも被曝する．

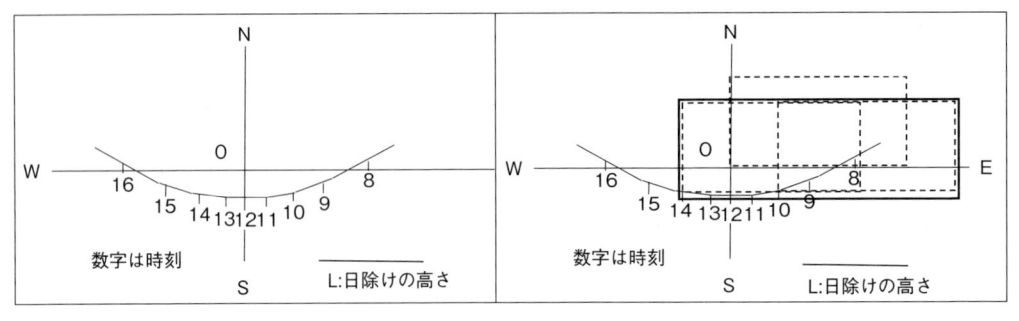

図 V.17 日差し曲線と日除け
日差し曲線は，月，日，時刻の太陽による影の長さと方位を推定できる曲線である．この曲線を用いれば，検討点における日除けの大きさと設置位置を決定できる．この図には夏至，北緯35度の曲線が描かれている．

容人数，日除け形状，などが決まれば容易に設計できる．収容人数から必要な日影の寸法と形状を決める．図 V.17 の日差し曲線[1]は北緯35度，夏至の時の1日の太陽移動にもとづいて作られている．図中の数字は時刻である．中央の O 点と線上の該当する時刻を結べば影の長さと方位がわかる．L は日除けの高さである．図の原点に日影を記入し，滞在し始める時刻と終える時刻に平行移動した日除けが点線で描かれている．平行移動した2つの日除け全体を囲めば滞在時間をカバーする日除けの大きさと位置が定まり，太線で記入されている．この図は10時から14時までの4時間用の日除けである．12時には太陽高度が高くなるので奥行きを広げてある．

d. 紫外線防御用の日除けの設計と UV 日除けチャート

1) 紫外線防御用の日除け

紫外線は太陽方向からのみでなく散乱され太陽方向以外の周辺の空からも降ってくるため，日除け下にいても空が見える限り紫外線が入る．したがって太陽のみを防ぐ日射用の日除けよりも間口も奥行きも延伸されるのが普通である．どのくらい延伸する必要があるかは，滞在時刻，滞在時間により決まる．ここでは太陽南中前後に滞在すると仮定する．見えない紫外線を遮蔽するには，紫外線を可視化した紫外線日除けチャートを用いる．

2) 紫外線日除けチャート

紫外線日除けチャート（UV shade chart）[2]と

は太陽方向以外の周辺の空から来る紫外線の強さを高度・方位別に図化したもので，強さは点の数で表現されている．夏季，晴天，太陽南中時が最も紫外線が強く人間にとって厳しい条件である．そのような最も厳しい条件下の日除けを設計しておけば，他の緩やかな条件では十分役立つ．夏季，晴天，太陽南中時の天空の紫外線輝度を高度別・方位別に測定し，紫外線輝度の強さを点の密度で表現したのが紫外線日除けチャートである．図 V.18 の円の中心が天頂，円周が地平線である．太陽とその近傍は点密度が高く集約して数字で表現してある．地平線付近では紫外線輝度が低くなる．太陽と反対方位でも低くなる．天空の紫外線は見ることができないが，このような図でどの高度・方位から紫外線が入ってくるかがわかる．現

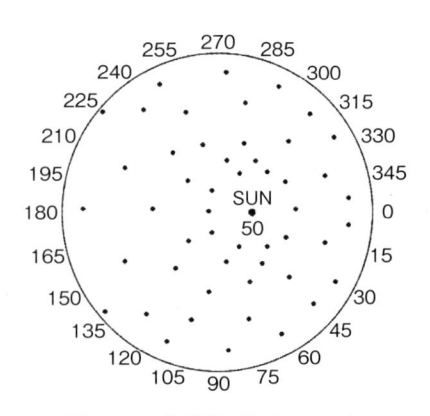

図 V.18 紫外線日除けチャート
チャートは，夏季太陽南中，晴天時の天空の紫外線輝度の強さが点の密度で描かれている．円の中心は天頂，円周は地平線を意味する．太陽は点が集中するので数値で表現されている．全点数は100である．

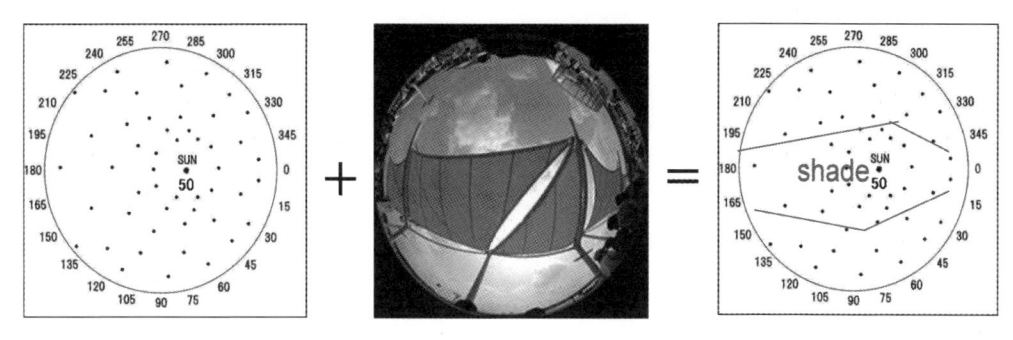

図 V.19 紫外線日除けチャートと魚眼写真の重畳
チャートと日除けの魚眼写真を円の大きさを合致させて重ねてある．天空部分の点数を数えて，100 をその点数で割った数字が建築的太陽紫外線防御指数となり，日焼けの発生を延長できる目安となる．

在観測された太陽高度 30 度から 70 度までの測定データで 10 度ごとに 5 種類の紫外線日除けチャートが作成されている．

紫外線日除けチャートに日除けの魚眼写真を図 V.19 のように重ねて，日除け外の天空部分の点を数える．天空部分の点をチャートの天空全体の点数で除すと，日除けが低減させた紫外線を定量的に算定できる．たとえば日除け下から見た天空部分の点数を 20，天空全体の点数を 100 とすると $20 \div 100 = 0.2$ で紫外線は 2 割に下がったことになる．この逆数は建築的太陽紫外線防御指数（ASPF）といい，日除け下にいると屋外で被曝したときに比較して皮膚の紅斑発生をおおよそ何倍遅らせることができるかを意味する．紅斑紫外放射量を UVIndex とすると次式で示せる．

ASPF ＝ 屋外の UVIndex
　　　　÷ 日除け下の UVIndex　　　(1)
　　＝ チャートの全天数
　　　　÷ 日除け下での空の領域の点数

e. 面日除け率，線日除け率
1）面日除け率

面日除け率とは敷地面積に対する日除けの割合である．図 V.20 のような配置の面日除け率は，次式で表現される．

$$面日除け率 = \frac{全日除け面積}{対象面積} \quad (2)$$

全日除け面積 ＝ 日除け面積
　　　　　　＋建物に付属する日除け面積＋樹冠面積

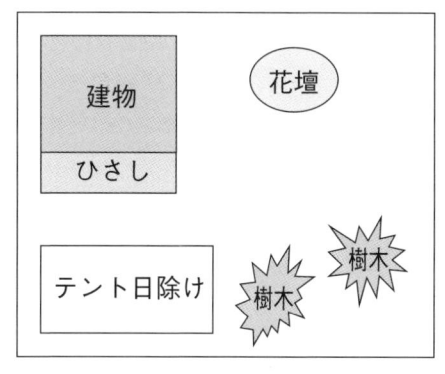

図 V.20 面日除け率
面日除け率とは日除け面積に対する敷地面積の割合で，1 に近づくほど日陰が増える．幼稚園，学校，イベント会場，公園，商店街，運動場などの日除け環境評価に使われる．

対象面積 ＝ 敷地面積 − 建物面積 − 非利用面積

ここで非利用面積とは花壇や池など立ち入れない場所であり，建物に付属する日除けとはひさしや軒，当該時刻の太陽直射の影などである．樹木の場合，樹冠下に人が入り日除けとして使えるものを意味する．

面日除け率は，幼稚園，学校，イベント会場，公園，商店街，歩道，運動場，リゾートホテルなどの日射・紫外線の空間環境評価に用いられる．面日除け率は幼稚園の夏季の紫外線防御の評価にも使える．近年，乳幼児の紫外線防御に関する意識が保護者や幼稚園関係者の間に高くなり，夏季になると園庭にネットなどの仮設の日除けを設けることが多くなった．また建物のひさしを長くしたり，園庭の樹木を増やすなど，日陰を増す工夫がされるようになった．イベント会場では建物入り口付近や，休憩する椅子の近く，食事スペース

など人々の滞留する場所があり，重点的に日除けを設置することが望ましい．

2） 線日除け率

線日除け率は街路，通路など人の移動する経路の日射・紫外線防御に対する環境評価として利用される．線日除け率は次式で示される．

$$線日除け率 = \frac{日除け長さ + 樹木の幅}{経路全長} \quad (2)$$

分母は移動経路の全長である．直線の場合もあれば，途中に樹木や障害物があり曲線の場合もあり，人間の行動動線によって定まる．分子は経路中の樹木など自然日除けと人工的な日除けである．人工的な日除けの中には建物の影が含まれる．図V.21の海浜のリゾートホテルの場合，宿泊棟から水際までの経路について算出する．イベント会場の場合，万博のように見学順路が推奨されるので，それに沿った経路中の線日除け率の検討を行う．線日除け率が高くても，経路中の日除け間隔が長い場合，途中に日除けを設け，全経路中にバランスを取るべきである．高齢化社会では経路中に日除けと休憩のための腰を下ろせる椅子があることが望ましい．また経路中に設置する日除けは均一なものでなく，樹木と人工日除けを交互に配置し，人工日除けの周囲に樹木を配置するなど，バリエーションに富ませる方が，人々にとって快適であ

ろう．人の移動に伴う経路の動線観察を行い，滞留する場所に日除けを設けるなどの工夫が望まれる．

（川西利昌）

参考文献
1) 日本建築学会：日照の測定と検討．p87，日本建築学会，1984．
2) Kawanishi T："UV Shade Chart" Proceeding of UV Conference. pp157-158, Davos, Switzerland, 2007.

3.2 照明と生体リズム

海外で生活した経験のある方ならすぐにピンとくるかもしれないが，日本における一般家庭の照明環境には欧米のそれと比べて明らかな特徴が存在する．まず一つは明るさ．欧米では，スタンドやブラケット照明を壁面やその周辺に配して間接光を主とする照明空間を構成するのに対し，日本では天井中央に大型のシーリング照明を配し，直接光で部屋全体を明るく照明するのが主流となっている．もう一つは光の質，すなわち光色．白熱電球を主体とした赤みのある落着いた照明空間を好む欧米に対し，日本では一般住宅に古くから蛍光灯が普及したこともあり，オフィス等と同じ昼白色の光が今もなお好まれている．

一方，最近の調査によると，日本人の5人に1人は睡眠に何らかの問題を抱えているとされている．上述のような日本特有の白く明るい照明環境は欧米のそれと比べて覚醒効果が高い印象を受けるが，我々の睡眠に何らかの影響を及ぼしているのであろうか？

このような疑問に答えるべく，本項では光が概日リズムと呼ばれる約24時間周期の生体リズムや睡眠/覚醒に及ぼす影響について概説し，それらを考慮した照明のあり方について述べる．

a． 網膜投射光の非視覚的作用

網膜へ投射される光が生体に及ぼす作用には，「視覚的作用」と「非視覚的作用」が存在する．前者が視覚機能を介して物体を認識する上での光の作用を意味するのに対し，後者は視覚的認識と

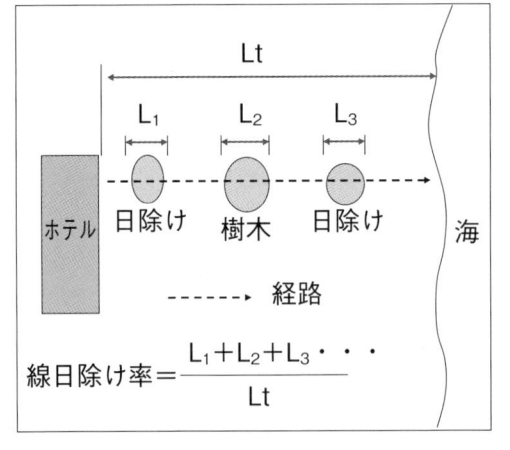

図V.21 線日除け率
移動経路の日除けの割合を示し，移動区間内の全日除けの長さを移動経路長で除した値である．経路は必ずしも直線ではなく，歩く経路により決まる．

は関係のない作用のことを指し，本項で述べる生物時計機構や睡眠/覚醒作用はその主たる存在である．以下にその概要について述べる．

1）即効的覚醒作用

網膜に入射した光は神経パルスとなり，体内時計システムのマスタークロックとされる視交叉上核から室傍核を通り，脳幹網様体へと伝達される．室傍核と脳幹網様体はそれぞれ，自律神経・内分泌機能と大脳新皮質全体の機能水準（いわゆる覚醒度）に深く関連しており，ヒトは受光により覚醒する．その覚醒作用は明るいほど高くなる．

2）概日リズムの位相反応

隔離実験室において，自然光などの約24時間周期で変化する環境要因，社会的要因，および時間的手がかりを排除すると，ヒトは24時間より長い周期の睡眠・覚醒リズムをとるようになることが古くから知られている．つまり，視交叉上核にあるとされるヒトの生物時計は，内因的には24時間より長い周期のサーカディアンリズムを発信するが，さまざまな同調因子の作用でその位相がコントロールされることにより，日常生活では地球の自転周期と同じ約24時間周期の睡眠・覚醒リズムが維持されている．その同調因子の中で光は最も大きな要因である．この光によるサーカディアンリズムの位相反応作用では，その作用の方向（前進・後退）と反応の感受性もリズム的支配を受けており，受光するタイミングにより位相の変化が異なる．具体的には，最低体温出現時刻の前（通常の生活では深夜）に光を浴びると位相は後退し，逆に最低体温出現時刻の後（通常の生活では早朝）に光を浴びると位相は前進することが明らかとなっている[1]（図V.22）．したがって，上述のように24時間より長い周期の概日リズム位相を毎日前進させ，約24時間の地球の自転周期へ同調することができるのは，朝の起床後から通勤・通学時にかけての自然光の受光によるものである．この作用が不十分，もしくは，逆に夜更かしをして位相を後退させる深夜に強い光を受光すると，サーカディアンリズム位相が遅れて生活リズムが夜型化し，入眠や起床に問題が生じやすくなる．

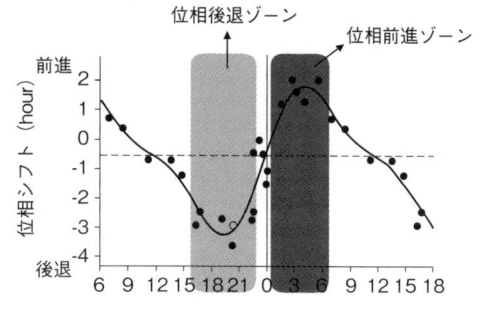

図V.22 受光による概日リズム位相反応曲線
（文献1の図を改変）

深部体温の最低点より前（深夜）に受光すると位相は後退（夜型化）し，後（早朝）に受光すると前進（朝型化）する．
横軸は最低体温出現時刻からの相対時間を示す．0は体温の最低点（起床の約2-3時間前）．

3）メラトニン分泌抑制作用

メラトニンは脳の視床下部にある松果体において生成されるホルモンである．その生理作用については未だ完全に解明されていないが，代表的な作用として生体リズム機能・睡眠への作用が挙げられ，経口投与などによる外因性のメラトニンでは，睡眠の維持を向上させること[2]などが報告されている．血中におけるメラトニン濃度は夜間にピークを迎え，日中はほとんど分泌されないという明瞭な概日リズムを示すが，その生理的背景には光によるメラトニン分泌抑制作用の存在がある．

哺乳類において，光によりメラトニン分泌が抑制されることは古くから知られていたが，ヒトにおける光によるメラトニン抑制は1980年に報告され[3]，以降，ヒトにおける光の作用が注目されることとなった．メラトニンは習慣的起床時刻の約14時間後から早朝にかけて分泌される．一般的な生活において，この時間帯は日没後であり自然光はほぼ存在しない．したがって，この時間帯に照明光によるメラトニン分泌抑制が生じるとすれば，それは非自然的な現象であり，地球上の明暗サイクルに適応して生命活動を行う上で不利な作用となることは自明と言える．そこで筆者らは13名のオフィスワーカーを対象として，20時から24時までの4時間，顔面照度100 lx（色温度5,000 K）の照明環境に滞在した場合の唾液中メラトニン濃

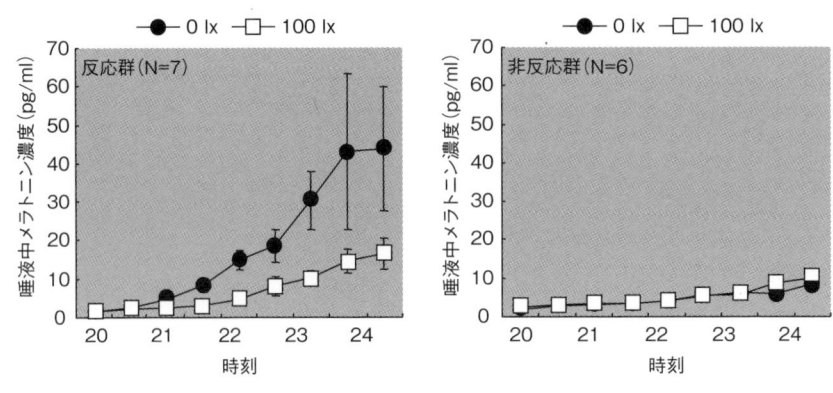

図 V.23 夜間の受光によるメラトニン分泌抑制
5,000 K の三波長型蛍光ランプにより曝露,照度は顔面部鉛直面照度.

度を調べたところ,暗黒条件でメラトニン濃度が顕著に増加した群においてはメラトニン分泌が顕著に抑制されることを確認した(図 V.23).顔面照度 100 lx という照明環境は日本の住宅には少なからず存在することを考慮すると,本作用を軽視することはできない.

b. 非視覚的作用における波長依存性

夜間の受光によるメラトニン抑制作用を回避するには,照明光の排除が最も確実な方法ではあるが,照明が夜間の生活における利便性と柔軟性を提供していることもゆるぎない事実である.このジレンマ解消の方策においては,非視覚的作用の波長依存性が1つのカギとなる.

1) 新たな光受容システムの発見

ヒトにおける光によるメラトニン分泌抑制が報告されて以来,その分光感度特性に関しても古くから研究が行われており,その感度特性が標準分光視感効率(すなわち V(λ))と異なることが報告されてきた.そのことから,錐体・杆体以外の新たな視細胞存在の可能性にも注目が集まった.Berson ら[4]は,遺伝子操作により作り出した錐体・杆体の欠損したマウスにおいても,生物リズムの光同調が感度の低下さえなく生じたという事実から,1-3%程度という少ない割合で存在する視交叉上核(ヒトにおける生物時計機構の中枢)への投射経路を有する神経節細胞(intrinsically photosensitive retinal ganglion cell;ipRGC)に着目した.蛍光色素によるマーキングにより,視交叉上核とのコネクションを有する神経節細胞(つまり,ipRGC)を特定し,光刺激に対する反応を調べたところ,錐体や杆体からの反応を薬物によりブロックした状態にもかかわらず脱分極が生じたことを確認,484 nm でその感度が最も高くなることを報告している.また,それとほぼ同時期に,ヒトにおける夜間の光曝露によるメラトニン分泌抑制の分光感度特性が報告され,464 nm をピークとする感度特性の存在が示唆されている[5].これらより,夜間の受光は ipRGC を主な受容器としてメラトニンの分泌を抑制し,500 nm よりやや短い波長域(つまり青色光)でとくに顕著に生じると考えられている.さらにその後,概日リズムの位相反応作用,即効的覚醒作用においても同様の分光感度特性を示唆する報告がなされていることから,生物時計機構および睡眠/覚醒への非視覚的作用は短波長光(青色光)で強く生じると考えられている.

2) 照明光の波長構成とメラトニン分泌抑制

上述のメラトニン分泌抑制の分光感度特性から,一般屋内照明における光源の波長構成とメラトニン分泌抑制の関係について考えてみる.光源の波長構成はその光の色を決定する要因であり,照明用に用いられる白色光源における光色は色温度(単位:K)で表される.電球や電球色の蛍光ランプ,LEDランプなどによるやや赤みを帯びた光では短波長光が相対的に少なく,色温度 2,800

K-3,000 K 程度である．一方で，オフィスや学校でよく見られ（日本では一般家庭にも多く普及），電球色と比べより白く感じられる蛍光ランプやLEDランプなどによる光では逆に，短波長光が相対的に多く含まれており，色温度5,000 K-6,700 K程度で昼白色や昼光色と呼ばれている．したがって，上述のメラトニン分泌抑制の分光感度特性を考慮すれば，同じ明るさであっても低色温度照明ほどメラトニン分泌抑制が生じにくいと考えられ，夜間は低色温度照明を採用することで受光によるメラトニン分泌抑制を低減できる可能性がある．しかしながら，上述のメラトニン分泌抑制の分光感度特性は，複数の単波長光（monochromatic light）へさまざまな強度で曝露された場合のメラトニン分泌濃度を計測することで導出されたものであり，その加法性については未だ検証されていない．したがって，一般照明で用いられているほとんどの光源が発する複合波長光（polychromatic light）において，その波長感度特性が適用できるかどうかは保証されていない．

そこで筆者らは，色温度の異なる複合波長光による照明環境下におけるメラトニン分泌量について調べた．深夜1:00から2:30まで12人の健常者に対し顔面照度200 lxの曝露を行ったところ，5,000 K条件においてメラトニン分泌が最も顕著に抑制され，2,300 K条件で抑制が低減される傾向が確認された[6]（図V.24）．この結果は上述の分光感度特性が複合波長光にも適用できる可能性を示唆するものであり，明視性を確保したうえで照明光による夜間のメラトニン分泌抑制を軽減するには低色温度照明の採用が望ましいと考えられる．

c. 健全な概日リズム維持のための照明のあり方

自然界における光環境の変化を考えてみると，日中は広がる青空からたくさんの太陽光が降り注ぎ，日暮れになると短波長光（青色光）が大気に吸収されて赤みを帯びた光，すなわち低色温度光となる．また，日没後においては，人類が誕生してから近代照明が発明されるまでの非常に長い間，焚き火や行灯，蝋燭など，炎を灯すことで生じる低色温度光により視環境が確保されてきた．一方，上述のメラトニン分泌抑制における分光感度ピーク（約464 nm）は，自然界における青空下の拡散光のピークに非常に近いとも言われている．つまり，ヒトの概日リズムを支えるホルモンや睡眠/覚醒リズムが短波長光をトリガーとして調整されているということは，地球の自転周期に同調した生命活動を行う上で非常に理にかなっているのである．したがって，現代における照明環境もまた，このような自然界の光環境変化を踏襲したものであるべきと考える．つまり，日中は短波長光を多く含む高色温度照明により明るい光環境を構成することで概日リズムの位相前進（朝型化）と覚醒度の維持を促し，逆に夜間は短波長光の少ない低色温度照明を用い，必要以上の受光を避けるような光環境を構成することで，速やかなメラトニン分泌と覚醒度低下を促すとともに概日リズム位相後退による夜型化を防止する．このように光の質と量を時間帯に応じてダイナミックに制御する照明方法が，健全な概日リズム維持において重要となる．

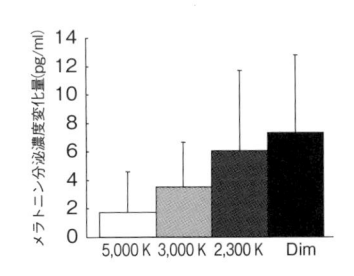

（野口公喜）

図V.24 夜間の受光における色温度とメラトニン分泌の関係
午前1:00から2:30までの曝露前後における変化量．光源には三波長型蛍光ランプを用い（2,300 K条件での色温度変換フィルタを使用），顔面部鉛直面照度200 lxで曝露を実施．Dimは被験者前方に設置された液晶ディスプレイからの発光のみ（5 lx以下）．

参考文献

1) Khalsa SB, Jewett ME, et al : A phase response curve to single bright light pulses in human subjects. J Physiol 549（Pt 3）: 945-952, 2003.
2) Wyatt JK, Dijk DJ, et al : Sleep-facilitating effect of exogenous melatonin in healthy young men and

women is circadian-phase dependent. Sleep 29 (5): 609-618, 2006.
3) Lewy AJ, Wehr TA, et al : Light suppresses melatonin secretion in humans. Science 210 (4475) : 1267-1269, 1980.
4) Berson DM, Dunn FA, Takao M : Phototransduction by retinal ganglion cells that set the circadian clock. Science 295 (5557) : 1070-1073, 2002.
5) Brainard GC, Hanifin JP, et al : Action spectrum for melatonin regulation in humans : evidence for a novel circadian photoreceptor. J Neurosci 21 (16) : 6405-6412, 2001.
6) Kozaki T, Koga S, Toda N, et al : Effects of short wavelength control in polychromatic light sources on nocturnal melatonin secretion. Neurosci Lett 439(3) : 256-259, 2008.

3.3 太陽を有効に利用する屋内照明

a. 建築と採光

建築の基本的な役割として外界に対する「シェルター性能」がある．ヨーロッパにおいては「建築の歴史は窓の歴史」と言われるほど，シェルター性を保ちつつ開口を設け，昼光を建物内に採り入れること（採光）は大きな課題であった．しかし，人工光の著しい発達により建築における「採光」の価値・必要性は低下し続けた．採光が見直されたのは1970年代の2度のオイルショック，さらに1990年代に入ってからの「地球環境破壊問題」といった事情によるものが大きい．そのため「採光」の理由としてエネルギーの損得が中心に考えられる場合も多い．残念ながら，エネルギー以上の説得力をもった「昼光の効用」を示す数値を得ることができていない．そのような状況でも現在は「採光＝開口から入ってくる光」というパッシブなものから，「昼光照明＝自然エネルギー利用」という，より積極的な方法が必要となったといわれる．

b. 直射日光と天空光

地表で利用する光（昼光）は太陽からの直射日光と大気で拡散して到達する天空光からなる．その量的バランスは大気の状態と対象点から見る太陽の位置によって変化する．たとえば地表の水平面直射日光照度および窓面の鉛直面直射日光照度は以下のように示される．

$$E_h = E_o\, P^{1/\sin h} \sin h$$
$$E_v = E_o\, P^{1/\sin h} \cos h \cos(A - A_v)$$

E_o：大気圏外法線面照度，E_h：水平面直射日光照度，E_v：大気圏外法線面照度，h：太陽高度，A：太陽方位角，A_v：窓面の方位角，P：大気透過率．

上式のように直射日光は時刻（地表に対する太陽の位置）や天候（大気の状態）の影響を受けて，量や方向が変動し，室内照明としては扱いが難しい．また，室内照明としては量が多すぎ，過剰な冷房負荷ともなる．一般に直射日光は遮蔽して，室内照明には天空光のみを用いることが勧められてきた．

図V.25に直射日光を遮蔽する装置を示す．

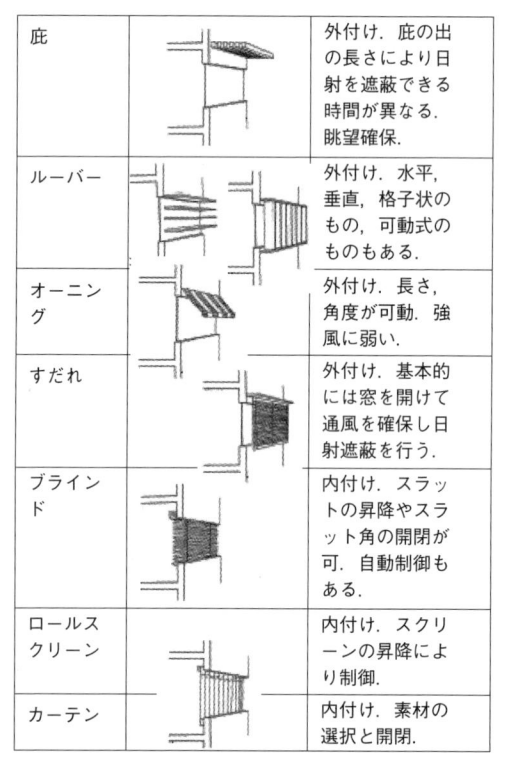

庇		外付け．庇の出の長さにより日射を遮蔽できる時間が異なる．眺望確保．
ルーバー		外付け．水平，垂直，格子状のもの．可動式のものもある．
オーニング		外付け．長さ，角度が可動．強風に弱い．
すだれ		外付け．基本的には窓を開けて通風を確保し日射遮蔽を行う．
ブラインド		内付け．スラットの昇降やスラット角の開閉が可．自動制御もある．
ロールスクリーン		内付け．スクリーンの昇降により制御．
カーテン		内付け．素材の選択と開閉．

図V.25 直射日光遮蔽装置

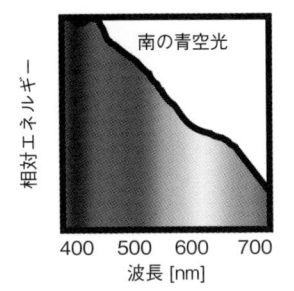

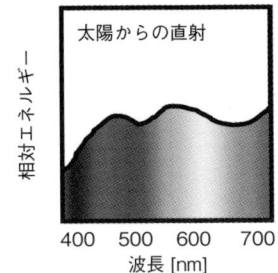

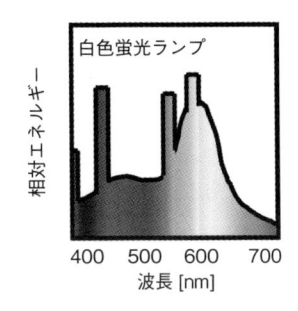

図 V.26　昼光の分光分布　　　　　　　　　　　図 V.27　蛍光ランプの分光分布

c. 昼光の光源としての特徴
1) 分光分布（スペクトル）

直射日光および天空光の分光分布はそのときの大気状態によって異なる．しかし，常に図 V.26 のようなおよそ連続したスペクトルになる．一方，人工光源では，白熱電球やハロゲン電球のように熱放射によるものは連続したスペクトルを持ち，蛍光ランプのようなルミネセンス発光のものはいくつかの特定の帯域に集中した形になる（図 V.27）．

照明の分光分布は物体表面の色の見え方，色の再現性や識別性に大きく影響する．光源による色の再現性を評価する方法として演色性評価数があり，この数値が高い光源は，基準光源による色に近い色を再現できることを意味する．昼光はこの基準光源の1つであり，色彩がもっとも自然に見える光源と考えてよい．

2) 変動

b. に述べたように地上に届く太陽からの光の量は地球と太陽の相対位置関係と大気の状態によって変化する．とくに直射日光は雲の影響によって大きく変動する場合もある．この変動が，一定の照度を求める作業空間には邪魔であるが，逆に時刻，天候など人にとって必要な情報をもたらす．

d. 昼光照明の問題点と対策
1) 省エネルギー

省エネルギーとなるかどうか，それは昼光導入によって消灯できるかにかかっている．日本では一部の地域を除き主に夏の冷房時の消費エネルギーが問題となり，昼光を採り入れることは熱も入れることになる．通常のガラスでは計算上は昼光照明によって室内に流入する熱の量は，それと同じ照度をつくるときに蛍光ランプが出す熱の量とほぼ等しいと考えることができる．すなわち，必要照度に制御できれば熱的には等しく，照明用電力分だけ省エネルギーになる．

オフィスのような視作業空間では，必要照度を確保するため昼光照明の不足分を人工照明で補わなければならない場合がある．現在は蛍光ランプも調光制御が可能になり，明るさセンサーなどを用いて昼光照度に応じて必要な分だけを補うように制御されている．

2) 照度の不均一

側窓がもたらす照度の不均一による問題は PSALI (permanent supplementary artificial light in interiors) として1950年代から言われている[1]．人間の目の順応特性に基づけば昼光を利用するほど多くの人工光が必要になるという説であり，少なくとも必要作業面照度となるように人工照明を補うだけでは明るさの不足感を緩和することはできない，ということになる．人工照明を窓からの距離によってゾーニング制御するか，昼光照度を窓付近で下げ，室奥で上げることが求められる．窓からの昼光の方向を変え，天井に導き反射させ，窓から遠いところへと導くような窓装置が有効である．

3) 不快グレア（まぶしさ）

グレアは視覚への影響では「減能グレア」と「不快グレア」に分けられる．「減能グレア」は高輝度部分が視野内に入り視対象物が見えにくくなる現象であり，「不快グレア」は人間が不快に感じ

3. 光と住生活

るまぶしさのことである．昼光照明空間で問題になるグレアは主に不快グレアである．緩和策としては窓面輝度を下げることであるが，景観がある場合の方が高輝度を許容できやすいという実験結果もあるので，景観を保持しつつ，輝度を下げることが望まれる．

4） 映り込み

オフィス，住宅，学校などではパソコンやテレビなどのディスプレイへの光源の映り込みが問題になることが多い．近年はディスプレイ自体の性能も飛躍的に向上しているが，オフィスでは視環境関連としては最も不満が多い項目である．窓とディスプレイ面は鉛直面どうしなので映り込みやすくなる．対策として窓面の輝度を落とすことがあげられるが，映り込みを完全に排除することは難しい．窓面とディスプレイ面および目の位置関係を工夫することが第一の解決策といえる．

e. 昼光照明空間

1） オフィス

オフィスでは「生産性の向上」が求められるが，現在のところ昼光照明による「生産性の向上」の証明が難しく，理由は主に「省エネルギー」にある．

2） 住 宅

住宅において「日照」（直射日光）は重要な要素であるが，都市部の狭小住宅地などでは，その土地の天空率（天空が見える割合）やプライバシーの問題から窓からの十分な昼光が期待できない場合もある．トップライトをはじめ，光ダクトなどさまざまな採光装置や建築的工夫が開発されており，住宅における昼光照明の重要さがうかがい知れる．

3） 病 院

1860年に出版されたフローレンス・ナイチンゲールの著書[2]の中には「陽光の入らない暗い家は，例外なく不健康な家であり，空気の汚い家であり，不潔な家である．光が射さないと，子供たちの成長は遅れ，るいれき，くる病などがはびこる．」「新鮮な空気に次いで病人が求める二番目のものは，陽光をおいてほかにはないということである．（中略）病人の場合は，身を起こしたり寝返ったりしなくともベッドのなかから窓の外が見え，たとえ何も見えるものがない場合でも，空と陽光だけは見えなくてはならない．」といった記述がある．まだ「疾病を回避すること」が「健康」と同義であった時代，また人工光源開発以前の時代において，病人にとっていかに窓からの光が大切であったかを訴えている．

昼光が病人の健康回復を促進させるという報告もいくつかある．直射日光が入射する明るい病室の方が，直射日光が対向建物で遮蔽された暗い病室よりも鎮痛剤の服用量が22％少なかったという[3]．また直射日光を浴びる時間帯によっても違いがある．夕方よりも朝に強い直射日光を浴びることで，躁うつ病の回復が早まったという結果がある[4]．

（岩田利枝）

参考文献

1) 宮田紀元：環境心理学的側面からの自然光の利用．照学誌 82-9：743-746，1998．
2) フローレンス・ナイチンゲール：看護覚え書 Note on Nursing—看護であること・看護でないこと—．第6版，p48，pp145-147，現代社，2006．
3) Walch JM, Rabin BS, et al：The effect of sunlight on postoperative analgesic medication use. A prospective study of patients undergoing spinal surgery. Psychosomat Med 67：156-163, 2005.
4) Bendetti F, Colombo C, et al：Morning sunlight reduces length of hospitalization in bipolar depression. J Affect Dis 62：221-223, 2001.

3.4 自然光を室内に導入する方法

1980年前後，都市過密化によりビルやマンションの陰になる日照障害が社会的問題になり，解決手段として太陽自然光を室内に導入する太陽光採光システムの研究開発・商品化が大学や企業でスタートした．1988年には，世界で初めて量産化されたレンズ集光・光ファイバー伝送方式の太陽光採光システム（以下「ひまわり」と略する）が慶應義塾大学理工学部・故森敬教授により実用化さ

れた[1].

最近では市街地での容積率規制が緩和されて，高層マンション建設や地下室の普及によって，さらに日照障害の問題が深刻化し，その解決手段としてこの太陽光採光システムが利用されてきている．「ひまわり」は，太陽エネルギーを電気や熱に変換せずに直接利用できるため，高効率でクリーンかつ省エネルギーで，地球環境に負荷の少ない環境商品としての利用が多くなってきている．

また，古くは，日中は太陽の光で生活し，夜間は蝋燭の明かりといった揺らぎのある照明で生活をしていたが，現代の住宅およびオフィス等では，常に均一なスペクトルと照度や色温度を提供する時代となってしまっていることによって，体が常に興奮状態にあるとも言われている．しかし，近年，太陽光の心理的かつ生理的な効果が見直されて，太陽光を室内に採光し，季節，時間，照度，色温度を感じることで「生体リズムの調整」や「ゆらぎによる癒し」を実現した室内空間が再認識され，設計，提供され始めている．

本稿では，非球面レンズと石英系の大口径光ファイバーを採用して飛躍的に伝送性能が向上した最新の「ひまわり」の概要とニーズを紹介する．

また，他の方式として，太陽光を主に建物の中庭や吹き抜けに採光するのに適したミラーやプリズム方式の太陽光採光システムも，参考比較として簡単に紹介する．

a. 太陽光採光システム「ひまわり」
1）「ひまわり」の概要

以下に「ひまわり」の構成と特徴について述べる．

a）「ひまわり」の構成

全体のシステム構成は，太陽光追尾センサーを備えた集光部，光ファイバー伝送部および照射部の3つの部分から成り立っている（図V.28）．

集光部は，非球面レンズで集光し，焦点位置に光ファイバーの入力端面を置くことで導光することが可能である．

また，光センサーで自動追尾する2軸（X-Y）

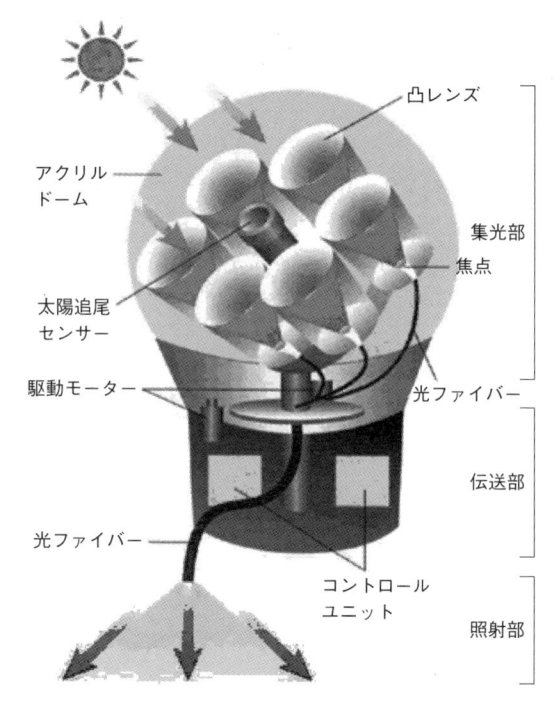

図V.28 集光部の構成

駆動方式が採用されている．また，雨天や曇天時は，光センサーによって太陽光を捉えられないため，コンピュータ内蔵の時計とあらかじめ設定された経度と緯度によって太陽位置を演算して位置調整を行い追尾している．透明なアクリルドームは，集光部を風雨，塵などから完全に保護し，紫外線吸収剤が添加されているので，紫外線カットフィルターの効果も有する．

b）「ひまわり」の特徴

①太陽光に正対して追尾するので集光効率が一定である．②レンズで集光された太陽光の焦点位置の色収差で紫外線や赤外線はほぼカットされ，可視光を主体とした光が集光可能となる（図V.29）．③伝送損失の少ない石英系光ファイバー

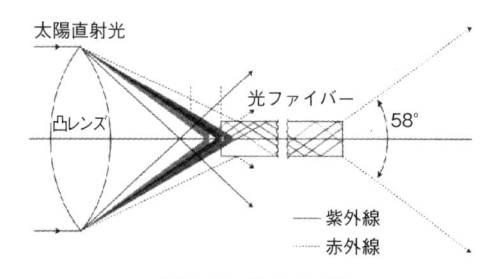

図V.29 集光の原理

で長距離伝送可能である．④フレキシブルで細い光ファイバーは通線工事が容易である．⑤人工光源を併用し調光制御すると任意の光質・光量が得られる．

c）「ひまわり」の仕様

「ひまわり」のレンズは，最密に配列され，レンズの枚数（以下「眼」と呼ぶ）を増やすことで集光光量が上がり，必要な光量に対応した5機種の眼数の製品がある．小型の6眼，12眼（図V.30）および中型の36眼，大型の90眼，196眼（図V.31）の5種類で共通化された非球面レンズを採用している．また，省エネ・プログラム設計のAC電源駆動で標準タイプの「12眼ひまわり」の電気代は，およそ1日約1円を実現している．

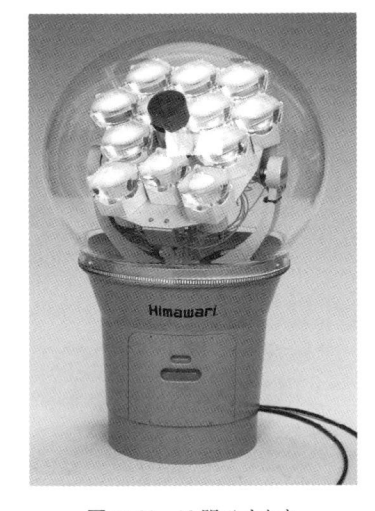

図V.30　12眼ひまわり

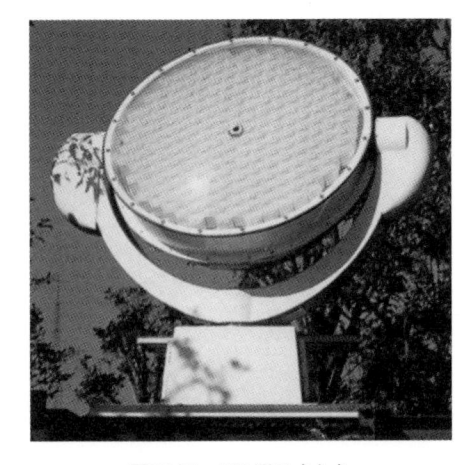

図V.31　196眼ひまわり

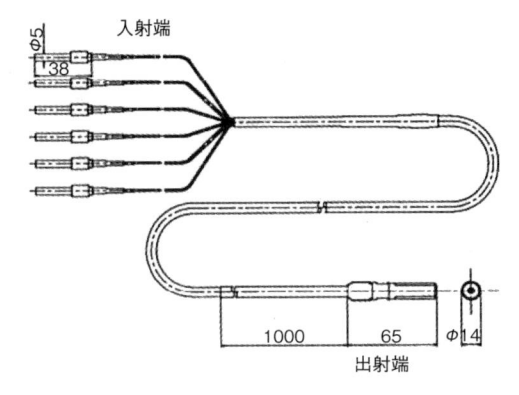

図V.32　光ファイバー伝送部

また，太陽電池駆動型も商品化されている．

d）光ファイバー伝送

伝送部については，1枚の集光レンズに単芯の大口径の光ファイバーが対となり，レンズで集光した太陽光をファイバーで伝送している．光ファイバーの材質は無水石英で，可視光域550 nmの光伝送損失は12 dB/km，伝送距離100 mで伝送損失は約20％と小さく，長距離伝送が可能である．各レンズで集光した単芯の光ファイバーは，6芯をバンドル化した1本ケーブルとなって1台の照射器具に接続させる（図V.32）．

2）「ひまわり」の光特性

a）伝送光量と出射配光

「12眼ひまわり」（光ファイバー：15 m×2本付き）は，伝送効率が約46％，直達照度98,000 lxの時で，伝送光量は光ファイバー2本分で約3,840 lmとなる．この光量は100 W白熱電球で換算すると約2.5灯分となる．また，30 W直管形蛍光灯で換算すると2.3灯分となる．光ファイバー（1本）からの出射角は，入射角と同じ約58度で，出射端から2 m離れたところで，直径約2.2 mの円（約4 m^2）に広がり，平均500 lxの照度になる．「12眼ひまわり」（2本の光ファイバー付き）は一般家庭の6～8畳程度の部屋の採光に使用されるのが標準的である．

b）「ひまわり」光の特徴

（1）快適な自然光の提供：「ひまわり」光は紫外線をカットした可視光中心の光で，赤外線も半分程度カットされた，やさしく自然な色合いの

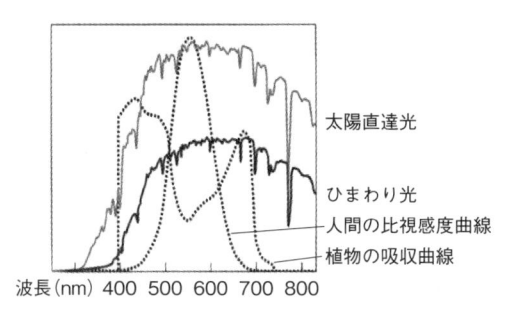

図V.33 伝送光のスペクトル分布

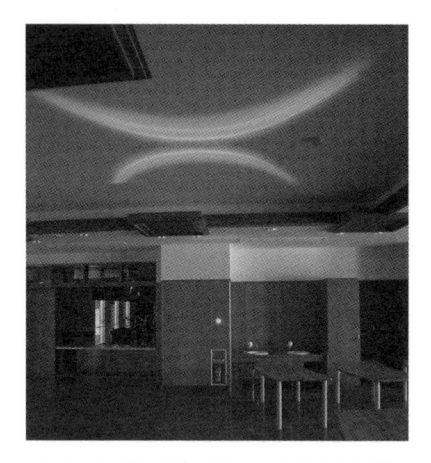

図V.34 「ひまわり」光による虹の再現

光である．人工照明とは異なり，太陽光と同じスペクトル分布（図V.33）を持つ「ひまわり」光は，人間や植物に有益な光を抽出しているため，長時間の日光浴も可能である．

(2) 表情のある光：「ひまわり」光は，図V.33でも明らかなように太陽光線の可視光線と同等の波長域が伝送されるので，正午をはさむ昼間は白色に近く，夕方になるにつれて，黄，オレンジ，赤色と光線の色も変化していく「表情のある」太陽光が室内でも同様に得られることになる．蛍光灯や白熱球といった人工光源では再現できないが，太陽光を採光している「ひまわり」光をプリズムに入射させると，7色の虹に分光することも可能である（図V.34）．

3) 「ひまわり」のニーズについて

現在，「ひまわり」の導入は主に住宅が約8割，オフィスおよび公共施設が2割である．建築上，心理的，省エネルギー化と地球環境保護，将来的ニーズについて以下に述べる．

a) 建築上のニーズ

近年，都市の過密化や建築物の高層化などによって，太陽光の届かない空間が増加し，太陽光採光が建築上のニーズとして採用されることが多くなってきている．具体的には，①周辺建物に囲まれた日照障害のある住宅への採光（図V.35,

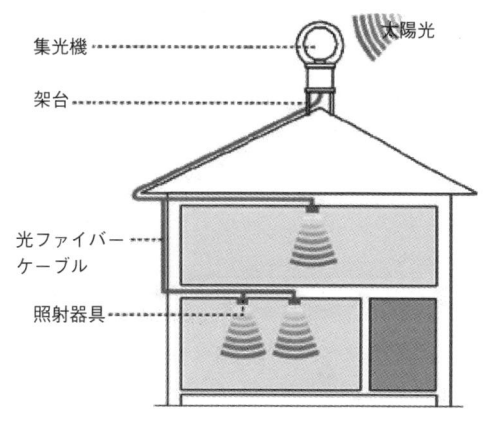

図V.35 戸建住宅の導入方法

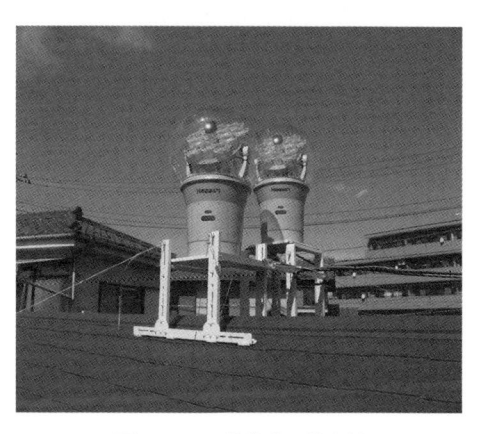

図V.36 戸建住宅の導入例

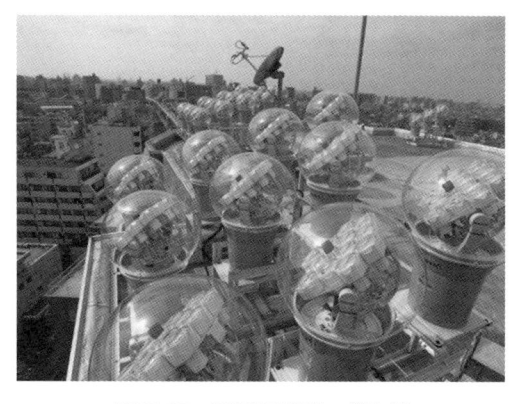

図V.37 日照障害解決の導入例

3. 光と住生活

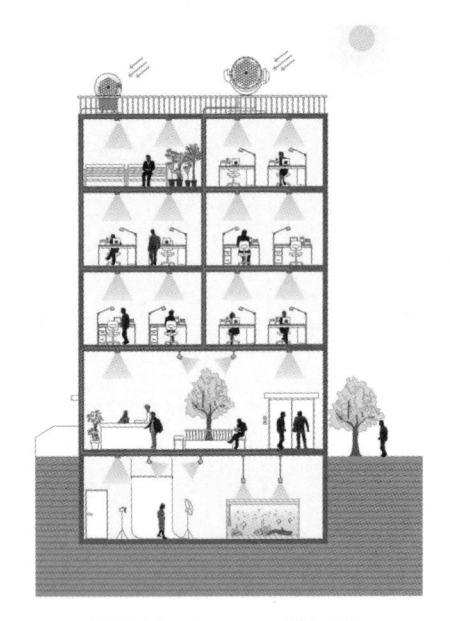

図 V.38　オフィスの導入方法

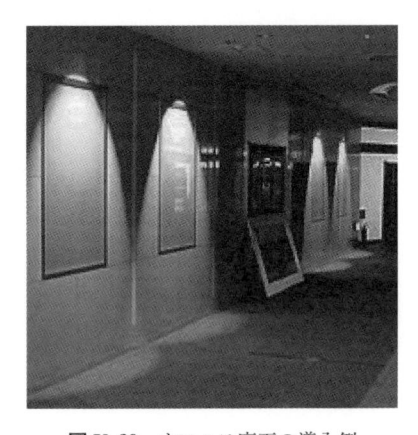

図 V.39　オフィス廊下の導入例

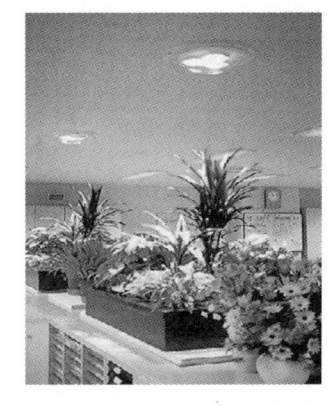

図 V.40　地下オフィスの導入例

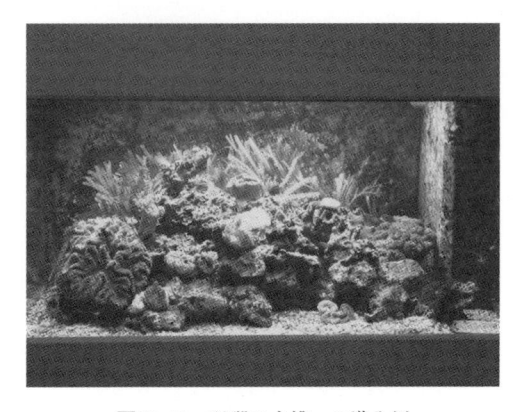

図 V.41　珊瑚の水槽への導入例

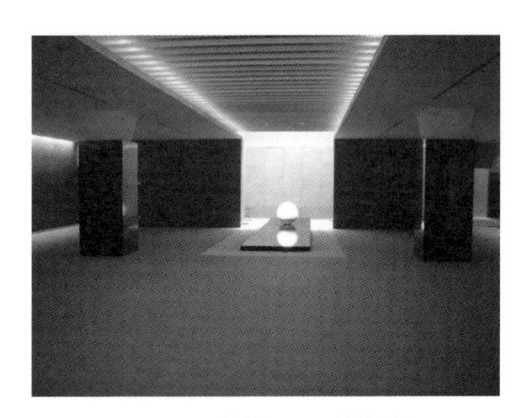

図 V.42　彫刻品への照射導入例

V.36)，②高層建物が隣地に建設されることで，日影となる建物への太陽光の代替提案としての採光（図 V.37），③太陽光が直接入らないオフィスや公共施設のエントランスや通路（図 V.38，図 V.39）等への導入が挙げられる．

　b）　心理的なニーズ

　年々高まっている健康志向の中で，「ひまわり」は居室空間での日光浴だけでなく，地下の監視室や事務所内（図 V.40）での長時間の労働のストレス緩和のためにも利用されている．また，「心の癒し」効果がある室内でのガーデニング，アクア水槽の珊瑚（図 V.41）や海草やペット飼育関連にも利用されている．

　特殊なニーズとして，太陽光による演色を必要とする商品の照明，室内空間のアメニティを高める太陽光による演出やパブリックアート（図 V.42）への照射などにも利用されている．

　c）　省エネルギー化と地球環境保護のニーズ

　現代の人工照明は，照度が一定にコントロール

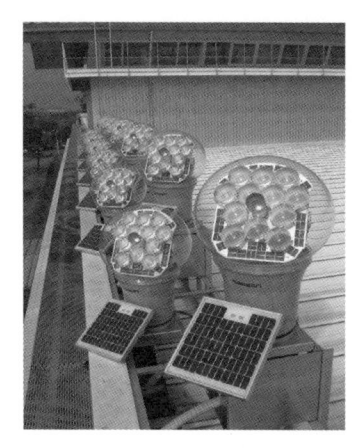

図 V.43 省エネ対策の工場導入例

された室内の光環境であるが，最近は，地球温暖化等の環境保護の観点で，企業の省エネルギー化や太陽光により脳内にある体内時計を調整するといったサーカディアンリズムを考慮して，より効率的に仕事ができる快適な環境づくりへの取り組み，工場（図 V.43）やオフィスでの太陽光照明が注目されてきている．

d) 将来的なニーズ

自然エネルギー利用や省エネルギー化のニーズに留まらず，バイオ，海洋，宇宙空間への「ひまわり」の活用が検討されている．

（1） 植物工場／バイオテクノロジー： 従来の人工光光源だけの植物工場から，太陽光を利用した高効率で太陽光と同様に時間的に変化があり，かつ紫外線や赤外線を任意に選択・カット可能なひまわり光による植物栽培は，地球温暖化対策に繋がる利用といえよう．また，植物バイオでの品種改良の際に細胞を成長させる上で，突然変異や成長阻害の要因となる紫外線を含まない「ひまわり」光は植物育成試験用として農業試験場や大学の農学部で使用されている．

（2） 地下利用： 最近，地下の立体的な有効活用のニーズの高まりの中で，地下に設けるホール，美術館，会議室，住居の一部，倉庫，植物工場等への「ひまわり」のニーズも高まってきており，既に，都市鉄道の地下駅や地下通路（図 V.44）に導入されている．

将来，「ひまわり」で地下 50 m 以上の大深度の

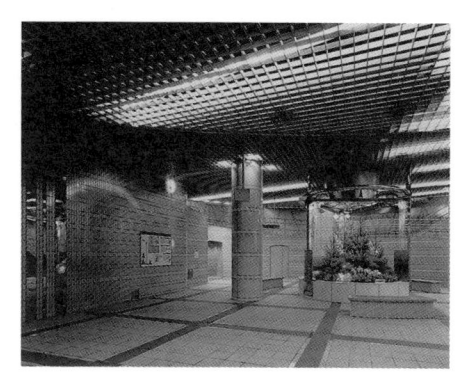

図 V.44 地下通路への導入例

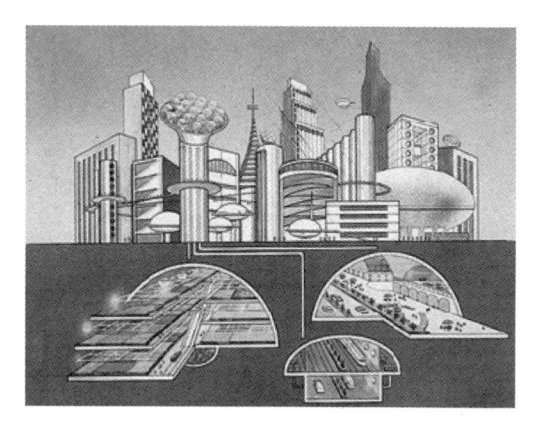

図 V.45 地下利用構想図

防災シェルターや交通幹線施設などに太陽光を導入することで，地上との一体感が得られ，心理的圧迫感から開放されるという，利用法等も期待されている．（図 V.45）

（3） 海洋利用： 最近は，近海の水質環境が悪化してきており，さまざまな水質浄化の取り組みが行われている．しかし，汚染された海中や海底といった水質浄化が望まれる水深 20 m 以上の海では太陽光が届かず，海洋植物が生育できない傾向にある．高知大学では，養殖海域の水質浄化の研究[2]に「ひまわり」を組み込んだ海洋実験が行われている．将来，「ひまわり」の光ファイバーで海面下数 m から数十 m まで太陽光を導き，藻類や海藻などの海洋植物を育成させることで，魚群も集まり，海中に食物連鎖系が形成された海洋牧場構想の実現が期待される（図 V.46）．

（4） 宇宙空間での利用： 人工衛星やスペースステーションでは空気や食料を持ち込む必要が

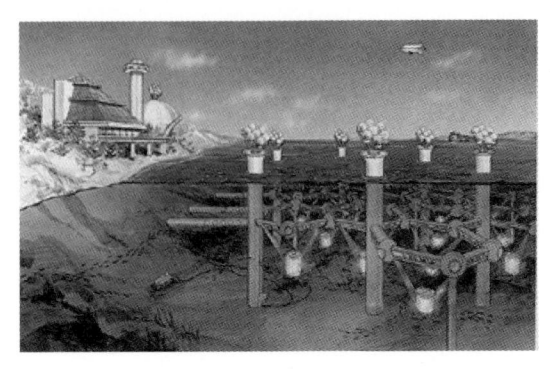

図 V.46 海洋牧場構想図[3]

あるが，将来的には長期滞在でライフサイクルを実現させるために，スペースステーション内において紫外線や赤外線カット可能な「ひまわり」光による野菜や穀物栽培，また健康維持や精神安定のための日光浴への応用等の実験として，1985年NASAや日本の宇宙関連研究機関で研究された[4]．

(5) 太陽光励起レーザーやその他応用技術利用：「ひまわり」システムの集光，追尾技術は，以下の3つの分野で検討されている．

①太陽光励起レーザーの集光・伝送装置[5]
②集光型太陽電池の集光追尾装置[6]
③太陽光熱発電用のミラー型太陽追尾装置[7]
　（ヘリオスタット）
④ブラインド制御用の直達照度追尾装置

以上に述べた技術は，「ひまわり」システムが太陽の光エネルギーを高効率，高密度に集光・伝送可能であることを利用し，大学や海外研究プロジェクトで応用されている例である．今後も，環境問題の解決や新たな応用技術利用への寄与が期待されている．

b. その他の採光方式

現在，太陽光採光システムとして，①ミラー，②複合・ミラー，③プリズム・ミラー併用方式の3種類の採光方式が商品化されている[8]．これらの採光方式も太陽光を採光するために，「ひまわり」と同様に太陽追尾装置を備えた採光部，伝送部，照射部で構成されている．以下にその特徴を紹介する．

1) 太陽追尾装置

太陽光を追尾する方式は，光センサーによって太陽の位置を正確に検出して追尾を制御する方式と，設置場所の緯度・経度と時刻からコンピュータで太陽軌道位置を演算するプログラム方式の2種類がある．最近は，両者を組み合わせて常に太陽の位置を正確に追尾して，雲の出現による追尾時間のロスを少なくするセンサーとプログラム併用方式も「ひまわり」と同様に採用されはじめている．また，太陽軌道位置算出に必要な設置位置を検出するためにGPSを採用している製品もある．

2) 採光部
a) ミラー方式

反射率の高いミラーで太陽光を反射し採光する方式である（図V.47）．必要に応じて二次ミラーで所定の場所に太陽光を導光する（図V.48）．光の伝送は投光させるか光ダクトの中を通して導光させる．

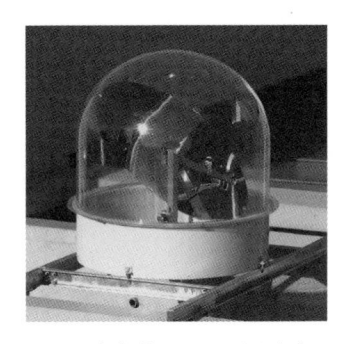

図 V.47 ミラー方式「ナチュライト」（テクネット）

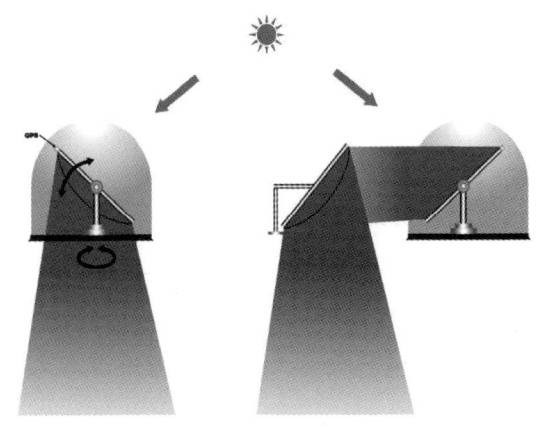

図 V.48 ミラー方式

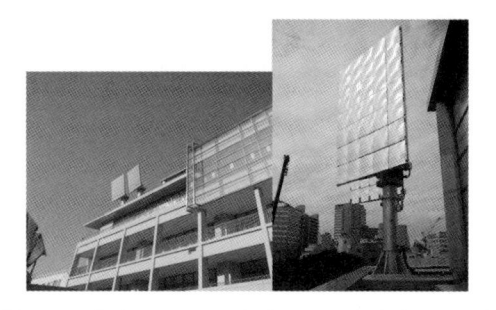

図V.49 複合・ミラー方式「サンダフル」(三井造船)

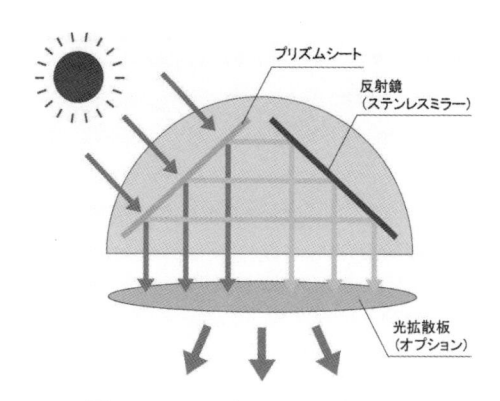

図V.52 プリズム・ミラー併用方式

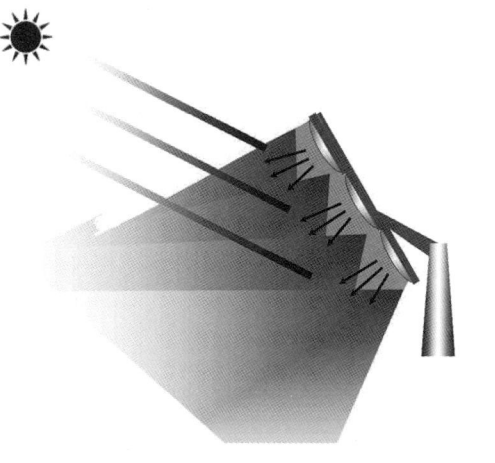

図V.50 複合・ミラー方式

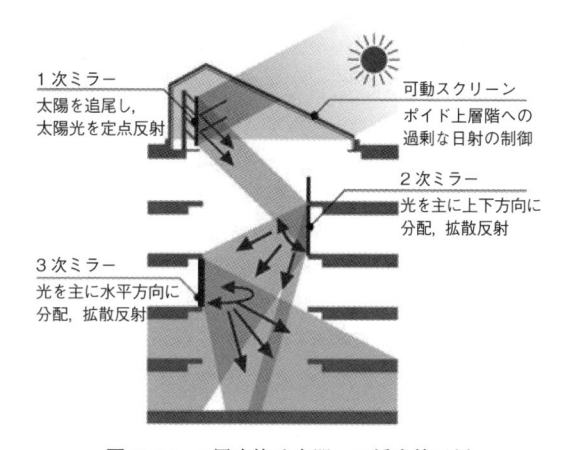

図V.53 5層吹抜け空間への採光施工例

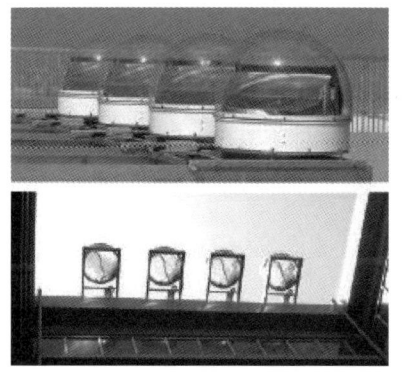

図V.51 プリズム・ミラー併用方式「ソラリス」(菱晃)

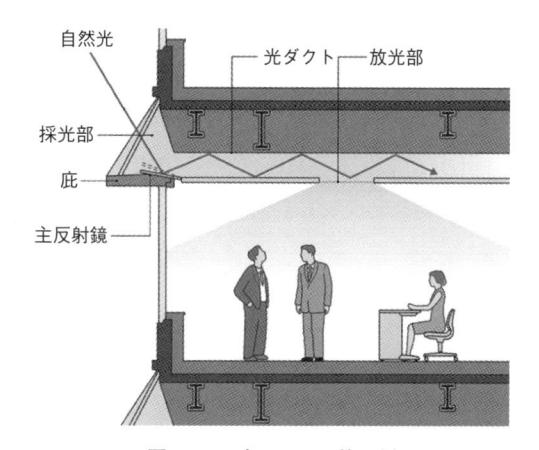

図V.54 光ダクトの施工例

b) 複合・ミラー方式

大型複合ミラーが太陽を自動追尾して，任意に一定範囲へ太陽光を照射させる（図V.49，V.50）．複数の曲面鏡を組み合せることで，見上げて目に入っても眩しくなく，屋外公園や校庭などへの大規模採光に適している．

c) プリズム・ミラー併用方式

全反射プリズムを太陽に正対させて受光し，直下方向の光はそのまま伝送させ，水平方向の光は平面ミラーで反射させて直下に伝送させる方式である（図V.51）．太陽高度が変化しても「ひまわ

3. 光と住生活　　391

り」と同様にプリズムが正対しているので採光効率が一定である（図V.52）．

3） 伝送と照射について

ミラー方式やプリズム・ミラー併用方式で採光された太陽光は，一方向に空中伝送させ，方向や配光を変える場合，二次ミラーや拡散板によって行う．最近は，これらミラーを多層に反射させて吹き抜け空間に拡散させる事例（図V.53）や，プログラムで駆動するミラーの採光部を装備し高反射率のミラーを内側に装着した光ダクトも商品化されている[9,10]（図V.54）．

4） 将来の展望

将来的にこれまで述べた以外で期待される分野は，以下に述べる光による治療や作業効率を改善させる人工光源とのハイブリッド化が挙げられる．

a） 光療法や癌治療への応用

高照度の太陽光を室内に伝送可能な「ひまわり」は，光療法室や老人介護施設での寝たきり老人の日光浴として利用されているが，最近，高照度光療法による睡眠障害や季節性感情障害等の生体リズム障害の治療で，実用化レベルにおいても期待されている[11]．また，光ファイバーで高密度の光エネルギーを伝送して癌細胞に照射して死滅させる治療研究[12]にも利用されている．

b） 作業効率の改善とハイブリッド化

オフィスや工場での照明は一定の人工光源に自然光を導光すると省エネだけでなく，ストレスが軽減され作業効率が改善する可能性もあると期待されている．また，近年，明るさセンサーを備えた調光制御型の蛍光灯やLEDが商品化されてきている．これら商品と「ひまわり」を組み合わせて，ハイブリッド化し，今後は，オフィスや工場の省エネルギー化に寄与するであろう．

（森　飛鳥，古畝宏幸）

参考文献

1) 森　敬：未来都市における太陽エネルギー技術．燃料協会誌 66（11）：948-959, 1987.
2) 深見公雄，ほか：光ファイバーを用いた底生性微細藻類の光合成活性促進による内湾底泥環境の貧酸素化防止．日本水産学会誌 70（6），2004.
3) 森　敬：太陽光集光装置ひまわり利用と海洋牧場構想．第1回日本マクロエンジニアリング学会年次研究大会予稿集2月，1986.
4) Mori K, et al：Design for a bioreactor with sunlight supply and operations systems for use in the space environment. Adv Space Res 9（8）：161-168, 1988.
5) 矢部　孝，ほか：新エネルギーサイクルに向けた高効率太陽励起レーザーの開発．レーザー研究 37（2）：131-138, 2009.
6) 荒木建次：集光型太陽電池．オプトニューズ2：26-29, 2006.
7) 玉浦　裕，ほか：東工大式ビームダウン集光太陽熱発電のアブダビプロジェクト．太陽／風力エネルギー講演論文集 441-443, 2007.
8) 古畝宏幸，小林清人：太陽光採光システムの技術開発の現状．太陽光エネルギー学会誌 26（6），2000.
9) 小林　光：太陽光採光システムの開発．大成建設技術センター報 No.41, 2008.
10) 海宝幸一，ほか：光ダクトによる自然光利用．照明学会誌10月号，2004.
11) 大川匡子，ほか：老年期痴呆の生体リズムと光療法．Dementia 4：333-342, 1990.
12) 立川敏明，ほか：ミリ波・サブミリ波カテーテル生体照射装置の開発．プラズマ・核融合学会誌 84（12）：906-908, 2008.
13) 参考サイト： http://www.himawari-net.co.jp http://www.sun.or.jp

VI 光と子供の健康

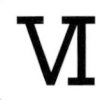

1. 日本の小学生の日常生活行動と紫外線曝露

WHO[1]によれば、「人は18歳までに生涯の紫外線曝露量の80%を浴びる。その理由として、子供は屋外で遊ぶことが好きであり、一方で、紫外線防御に対する意識が低いことが指摘されている。さらに、子供の皮膚は大人に比べて薄く紫外線に対して鋭敏であり、短時間の紫外線曝露により重大な日焼け（sunburn）を生じる。また、多くの疫学研究により、子供時代の紫外線曝露が高齢になっての皮膚癌（悪性黒色腫）の増加につながる。別の見方をすれば、子供の時の紫外線曝露は、十分な潜伏期間があるため、将来の皮膚癌や白内障発症のリスクになる」とされている。

地表における紫外線の強さ（UV-B, CIE紅斑紫外線量；後述）を決める主要な要因は、①太陽高度、②オゾン全量、③気象要素（雲量、他）、の3つである。日本についてみると、1年の内では夏に、1日の内では正午前後に、そして晴れて、雲のない日に、紫外線が強くなる。一方、紫外線の曝露量は紫外線の強さに加え、屋外生活時間パターンによって決定される。

WHOにより指摘された、"子供は屋外で遊ぶことが好きであり、一方で、紫外線防御に対する意識が低い"という指摘は、かつては日本においても正しかったと思われる。しかしながら、最近の日本にあっては、小学生さらには就学前からの学習塾をはじめさまざまな習い事、あるいは家庭用ゲーム機の普及により、屋外で過ごす時間が減少していると考えられる。

では実際の小学生の生活行動パターンはどうなっているのか。わが国における小学生の屋外生活時間を推定する統計としては、NHK放送文化研究所の国民生活時間調査[2]があげられる。国民生活時間調査は1960年より5年ごとに実施されており、直近では2005年に10歳以上の国民12,600名を対象に行われ、小学生342名も調査対象に含まれている。主要な行動分類ごとに、曜日別、時刻別の行動時間を調べるものである。行動分類は、大きく、必需行動（睡眠、食事、など）、拘束行動（仕事、学業、家事、など）、自由行動、からなり、小学生の行動に関しては、学業（授業・学内の活動と学校外の学習）、通学、スポーツ、テレビ等、に分類される。しかしながら、これらの行動のうち、紫外線曝露と強く関係する屋外活動に明示的に分類されるのは通学（電車、バスなど交通機関の利用を含む）、運動（一部、屋内競技を含む）のみであり、他の行動については屋内・屋外を区別するのは困難である。とはいえ、生活時間の概要を知ることには意義がある。国民生活時間調査から、具体例として、在宅時間と学業時間、スポーツ時間について紹介する。小学生の在宅時間は、平日14時間12分、土曜日17時間31分、日曜日16時間53分、週平均15時間3分である。ちなみに、社会生活基礎調査（総務省統計局）からもほぼ同程度の在宅時間が示されている。学校のない土曜日、日曜日には平日に比べ在宅時間が3時間19分、2時間41分長くなっている。一方、学業時間は、平日7時間26分（学校6時間21分、学校外1時間5分）、土曜日2時間16分（同36分、1時間40分）、日曜日1時間31分（16分、1時間15分）であり、在宅時間に学業時間を足した時間を求めると、平日21時間38分（学校外の学業を除く：20時間33分）、土曜日19時間47分（同：18時間7分）、日曜日18時間14

分（同：17時間9分）であった．スポーツ時間は土曜日1時間14分，日曜日56分，平日19分，週平均32分であった．

屋外での遊び，スポーツ時間を直接調べた調査として，Benesse教育研究開発センターが実施した，子ども生活実態基本調査[3]，放課後の生活時間調査[4]がある．全国の小学5・6年生を対象に行った調査（回収数4,200名，2,600名，他に中学生，高校生）で，それによると，平日の放課後過ごす（遊ぶ）場所で屋外活動と考えられるものとしては学校の運動場16.9％（男子20.3％，女子13.4％），公園や広場23.6％（27.4％，19.5％），自然のあるところ4.2％（5.7％，2.6％）である．放課後の生活時間で外遊び・スポーツは45分（男子54分，女子37分）であり，まったくしないものから3時間以上までさまざまであった（図VI.1，VI.2）．その他，各地で小学生，中学生を対象とした生活時間調査が行われており，遊び・運動・スポーツの時間について報告している．

以上，いくつかの調査結果を紹介したが，調査目的から必ずしも屋内・屋外の区別がなされていないものが多い．また，紫外線曝露を推定するには，屋外生活時間だけでなく，時間帯別の屋外生活時間が重要であり，公表されたこれらの調査結果から小学生の紫外線曝露量を推定するのは困難である．以下に，環境省が実施した小学生の紫外線曝露量調査を紹介する（本調査の詳細については，文献5，6を参照）．

小学5年，6年生の1日あたりの外遊び・スポーツの時間

	男子	女子	計
しない	20.0%	34.2%	27.3%
30分以下	31.4%	35.6%	33.5%
1時間	26.9%	16.9%	21.8%
2時間	15.4%	7.8%	11.5%
3時間以上	5.4%	4.5%	4.9%
不明	1.0%	1.0%	1.0%
	100.1%	100.0%	100.0%
平均時間	53.5分	36.7分	44.8分

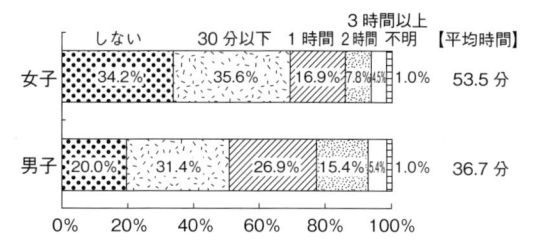

図VI.2 外遊び・スポーツの時間（割合）（参考文献4より一部改変）

放課後の使い方

（単位：分）

	男子	女子	計
睡眠	513	505	509
学習	66	76	71
外遊び・スポーツ	54	37	45
友達と過ごす	109	115	112
メディア	207	216	211
習い事	40	30	35
学習塾	18	16	17
計	1,007	995	1,000

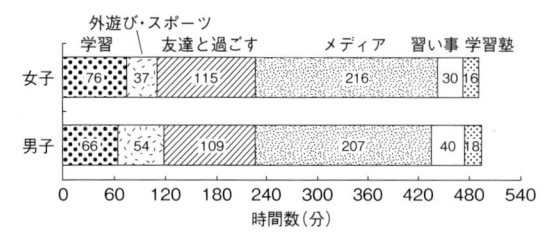

図VI.1 放課後の時間の使い方（文献4より一部改変）

【調査概要】
調査対象地域：札幌市中央区，つくば市，東京都杉並区，宮崎県国富町，那覇市．
対象：小学校5（～6）年生・各地区1クラス（約40名）．
調査期間：4季節（1994年10月，1995年1月，4月，7月）・各1週間．
調査内容：紫外線バッヂによる日積算曝露量測定．屋内・屋外の別を中心に，15分ごとの行動記録（日記）調査．

【結果】
1. 調査対象地区

調査対象地区は，札幌から那覇まで，紫外線照射量のみならず，気温，日昇・日没時刻など，大きな違いがある．

2. 屋外生活時間

表VI.1に各地区の性別，季節別，曜日別，時間帯別の屋外生活時間を示した．平均では宮崎が

表 VI.1　屋外生活時間

		札幌	つくば	東京	宮崎	那覇
平均[i)]		127.0	117.6	140.9	156.5	131.3
性[i)]	男子	145.7	131.4	147.7	171.0	157.4
	女子	113.2	107.0	133.3	139.5	110.1
季節[i)]	冬	108.3	91.3	105.9	165.4	152.3
	春	134.1	153.1	175.9	161.5	145.9
	夏	122.4	110.0	137.4	146.7	108.2
	秋	140.3	116.5	138.9	153.4	119.2
曜日[i)]	日曜日	116.8	113.4	132.7	236.1	168.4
	平日	124.6	112.1	136.5	135.9	115.0
	土曜日	148.1	153.6	159.9	200.6	177.7
時間帯[ii)]	〜9:00	14.8	16.9	17.3	29.0	16.3
	9:00〜15:00	67.6	52.5	66.2	62.9	56.8
	15:00〜	44.4	48.8	55.8	64.7	58.2

i) 1日の屋外生活（分）
ii) 時間帯の屋外生活時間（分）

最長で157分，最短はつくばの118分であった．男女の比較では，全地区とも男子の方が長かった．季節別にみると春が全般的に長い．その他，札幌では冬が短い，つくば，東京では春が最長，宮崎は全季節とも長い，那覇では夏が短い，といった特徴が見られた．曜日についてみると，宮崎（日曜日が最長）を除き，土曜日が最長で，平日と日曜日は同程度（那覇は日曜日が長い）であった．時間帯別にみると，週平均では9時-15時が40-53％，15時以降35-44％，9時以前12-18％であった（注：調査実施時，土曜日は午前中授業が行われていた）．

3. 紫外線曝露量

表 VI.2 に各地区の季節別，性別の紫外線曝露量を示した．紫外線量は，予備実験から決定した紫外線バッヂに用いたカラーフィルムの感光度と照射紫外線量（CIE 紅斑紫外線量）・反応曲線より求めた．推定年間曝露量は，宮崎が最も大きく，ついで，東京，札幌，那覇，つくばの順であった．季節についてみると，札幌，宮崎では夏が最大であったが，つくば，那覇では春が最大であった．東京は春と夏がともに高かった．男女の比較では那覇の夏を除き，男子の方が女子より曝露量は大きかった．なお，つくばの春，東京の春・夏は体育祭などの練習日が含まれており，それらを除くと，つくば，東京の曝露量は小さい．

曜日別の紫外線曝露量についてみると，宮崎では，日曜日，土曜日が平日に比べて大きかった．那覇もほぼ同様で，土曜日が最大で，ついで日曜日，平日が最低であった．一方，札幌と東京は平日が最大で，ついで土曜日，日曜日の順であった．つくばは，土曜日，平日，日曜日の順であった．1週間で浴びる紫外線量のうち平日の割合としてみると，宮崎と那覇は64-66％であったのに対し，札幌，つくば，東京では74-80％と大きな違いが見られた．

行動記録と紫外線観測値から，時間帯別（9時以前，9時-15時，15時以降）の紫外線曝露量を推定した．いずれの地区も9時-15時の曝露が最大であり，札幌，つくば，東京は78-82％，宮崎，那覇は68-75％であった．宮崎，那覇は15時以降の曝露が日積算量の20％を超えており，その理由としては，両地区は他の3地区に比べて西に位置しているため，太陽の南中時刻が遅く（札幌に比べて約1時間遅い）なり，15時以降の紫外線が比較的強いことが考えられる．

以上，地域の平均的な曝露量についてみてきたが，個人に注目してみると，1週間平均で日積算

表 VI.2　地区別，季節別，性別紫外線曝露量

		男女計	男子	女子	
札幌	冬	29.3 (30)	44.1 (14)	18.9 (16)	***
	春	123.0 (32)	139.8 (15)	110.2 (17)	
	夏	158.0 (32)	197.3 (14)	130.3 (18)	**
	秋	118.5 (33)	130.0 (15)	109.3 (18)	
	年間 i)	39,117			
つくば	冬	31.7 (29)	34.5 (14)	29.4 (15)	**
	春	140.3 (32)	151.3 (16)	129.8 (16)	
	夏	83.3 (32)	92.3 (16)	76.6 (16)	
	秋	90.2 (32)	116.1 (16)	76.1 (16)	
	年間 i)	31,520			
東京	冬	27.7 (37)	30.8 (20)	23.6 (17)	*
	春	161.6 (39)	162.4 (20)	160.7 (19)	
	夏	166.7 (39)	177.7 (20)	155.5 (19)	
	秋	91.1 (37)	96.0 (20)	85.4 (17)	
	年間 i)	40,789			
宮崎	冬	117.6 (39)	125.0 (21)	109.4 (18)	
	春	141.0 (38)	169.0 (21)	110.5 (17)	***
	夏	170.0 (38)	207.5 (21)	123.4 (17)	***
	秋	110.7 (37)	111.9 (21)	109.2 (16)	
	年間 i)	49,207			
那覇	冬	47.9 (35)	65.3 (15)	34.7 (20)	**
	春	136.5 (38)	146.5 (17)	128.6 (21)	
	夏	91.2 (39)	76.6 (18)	103.4 (21)	+
	秋	103.2 (38)	134.6 (17)	75.8 (21)	
	年間 i)	34,568			

週平均日積算量：$J/m^2/day$
（　）：対象数
i)　季節平均よりの推定値：J/m^2
*：$p<0.05$　**：$p<0.01$　***：$p<0.001$　（男子＞女子）
＋：$p<0.05$　（男子＜女子）

量が 1 MED（$200\,J/m^2$）を超えた児童は全地区で 8.1%（内 2 MED 以上 1.8%）であり，地区別にみると札幌 5.8%（2.9%），つくば 3.4%（0%），東京 10.4%（0.9%），宮崎 10.2%（2.0%），那覇 9.6%（2.9%）であった．　　　　　　（小野雅司）

参考文献

1) WHO：Protecting children from ultraviolet radiation. http://www.who.int/mediacentre/factsheets/fs261/en/index.html
2) NHK 放送文化研究所：2005 年国民生活時間調査報告書．2006. http://www.nhk.or.jp/bunken/research/life/life_20060210.pdf
3) Benesse 教育研究開発センター：第 1 回子ども生活実態基本調査報告書．2005. http://benesse.jp/berd/center/open/report/kodomoseikatu_data/2005/index.shtml
4) Benesse 教育研究開発センター：放課後の生活時間調査．2009. http://benesse.jp/berd/center/open/report/houkago/2009/soku/index.html
5) Munakata N, et al：Monitoring of solar-UV exposure among schoolchildren in five Japanese cities using spore dosimeter and UV-coloring labels. Jpn J Cancer Res 89：235-245, 1998.
6) Ono M, et al：UV exposure of elementary school children in five Japanese cities. Photo Photo 81：437-

2. 国内におけるサンケアプログラム

紫外線の浴びすぎによる健康への影響（紫外線の浴びすぎは，日焼け，しわ，シミ等の原因となるだけでなく，長年紫外線を浴び続けていると，時には良性，悪性の腫瘍や白内障等を引き起こすことがある）や紫外線を浴びることによるメリット（カルシウム代謝に重要な役割を果たすビタミンDを皮膚で合成する手助けをする）に関する正しい知識を持ち，紫外線の浴びすぎに注意しながら上手に紫外線とつきあっていくことが大切である．（環境省：紫外線環境保健マニュアル）

紫外線による健康影響を予防するための取り組み（サンケアプログラム）は，国際的にみると，WHO（INTERSUN）を始め，オーストラリア（SUNSMART）やニュージーランド（SUNSMART_NZ），アメリカ（SUNWISE），カナダ（UV Index program），ヨーロッパ各国など白色人種の国々で盛んに行われている．毎日の紫外線情報の提供にとどまらず，紫外線による健康影響，紫外線防御のためのさまざまな方策が，時には対象（学校，子供，社会，など）ごとに詳細に示されている．巻末に代表的なプログラムのホームページ（HP）を紹介する．

国内についてみると，上記諸外国に比べて紫外線予防対策は遅れていると言わざるを得ない．以下に，国や地方自治体，民間機関における取り組みを紹介する．

a. 紫外線情報の提供

【紫外線情報分布図・全国：気象庁】

気象庁は，札幌，つくば，那覇で紫外線観測を行い，観測結果をHPからリアルタイムで公開しているが，それとは別に，翌日の全国の（晴天時の）紫外線の強さの予測を行い，HP上でUVインデックスとして公開している．

【UVインデックス：国立環境研究所】

国立環境研究所では，全国の大学，自治体等と共同で紫外線観測を行っている（有害紫外線モニタリングネットワーク）．そのうち，リアルタイムでデータ収集を行っている全国17観測局について，測定結果に基づいてUVインデックスを求め，国立環境研究所HPから公開している．

［注］UVインデックス： UVインデックスは，地上に到達する紫外線量のレベルをわかりやすく表す指標として，WHO（世界保健機関）がWMO（世界気象機関），UNEP（国連環境計画）などと共同で開発したもので，一般の人々に紫外線対策の必要性を意識啓発することを狙っている．UVインデックスは，紅斑紫外線量を日常生活で使いやすい簡単な数値とするために$25\,mW/m^2$で割って指標化（$1\sim11^+$）したものである（図VI.3）．

［注］紅斑紫外線量： 紫外線の人体への影響

11⁺	極端に強い		日中の外出はできるだけ控えよう．必ず，長袖シャツ，日焼け止めクリーム，帽子を利用しよう．
10			
9	非常に強い		
8			
7	強い		日中はできるだけ日陰を利用しよう．
6			
5	中程度		
4			
3			
2	弱い		安心して外で過ごせます．
1			

図VI.3　UVインデックスで表される紫外線の強さ（WHO, 2002）

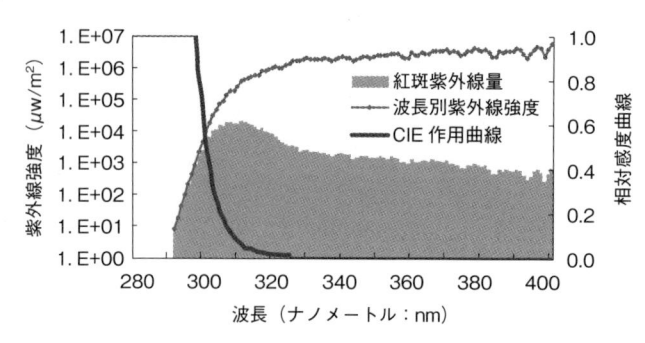

図 VI.4 CIE 作用曲線と紅斑紫外線量

度は波長によって異なる．波長毎の人体への相対影響度の一つに，ヒトの皮膚に赤い日焼けを引き起こす作用効果スペクトルがある．これを基にして求められた紫外線量が紅斑紫外線量である（図VI.4）．

【その他の紫外線情報】

上記2つの機関以外にも，紫外線観測結果を独自に公開している大学，研究所等がある．その他，複数の気象情報提供サービス会社が，独自の方式で計算した紫外線情報を提供している．また，これらの情報は，地方自治体あるいはテレビ局などへ配信され，気象情報の1つとして広く国民に提供されている．ただし，これら気象情報提供サービス会社が提供する紫外線情報は，気象庁や国立環境研究所が使用するUVインデックスとは異なり，定性的な情報（5段階：弱い，やや強い，強い，非常に強い，きわめて強い，4段階：弱い，やや強い，強い，非常に強い，3段階：弱い，やや強い，強い，など）であることには注意が必要である．

b. 紫外線防御のための情報提供

【紫外線環境保健マニュアル：環境省】

環境省では，保健師など保健活動に指導的にかかわっている人々をはじめ，多くの一般国民に，紫外線についての新しい科学的知見や関連情報を紹介するために「紫外線環境保健マニュアル」を作成している．マニュアルでは，紫外線の基礎知識，紫外線の浴び過ぎによるさまざまな健康影響，紫外線との上手な付き合い方などがやさしく紹介されている．

【自治体の取り組み】

いくつかの自治体では，生活安全情報の一環として紫外線情報の提供を行っている．一部では，登録者に対してメールでの情報提供を行っている．

・佐賀県：防災ネットあんあん（生活情報：光化学オキシダント情報，熱中症情報，紫外線情報，花粉情報）
・岐阜県関市：健康気象情報（熱中症予防情報，紫外線情報，かぜ指数，不快指数，花粉情報，ウォーキング指数：気象協会提供）

【紫外線に関する知識の普及：学会など】

いくつかの学会・委員会（太陽紫外線防御研究委員会，日本光医学・光生物学会，他）では，紫外線による健康被害を防ぎながら，紫外線と上手に付き合う方法を広く国民に知らせることを目的に，公開シンポジウムなどさまざまな啓発活動を行っている．

【その他】

民間会社，個人，NPOなどが独自の方法でHPから紫外線に関する情報提供を行っている．

【学校における紫外線対策】

「子供の皮膚は大人に比べて薄く紫外線に対して鋭敏なため短時間の紫外線曝露により重大な日焼け（sunburn）を生じる．子供時代の紫外線曝露が高齢になっての皮膚癌（悪性黒色腫）の増加につながる（WHO[1]）」ことが指摘されており，保育園，幼稚園を含む学校での紫外線対策・紫外線教育が重要である．しかしながら，国レベルはもちろん，県レベルでも学校での紫外線対策・紫外線教育に積極的に取り組んでいるところはないようである．市町村あるいは学校独自の判断で，運

動会でのテント使用，夏季水泳でのプールサイドのテント使用や日焼け止めクリームの使用（許可），紫外線防御用帽子の利用，などがわずかながら実施されている．

夏季の体育の授業時間，水泳時の日焼け止めクリームの使用，運動会など学校行事の実施時期など，学校生活における紫外線対策にはよりいっそうの配慮が必要である．

【日焼けサロン】

WHO（IARC）は，日焼けサロン（sun bed）の使用により皮膚癌リスクが高まるとして，日焼けサロンの発癌リスク Group 1 への引き上げを行った（2009 年 7 月）．また同時に，欧米では，日焼けサロンを法的に規制するとともに，18 歳以下の使用を禁止する方向に動いている．日本人が白色人種と同じ皮膚癌リスクがあるとするのは短絡的過ぎるが，日本においても適切な対応（日本人を対象とした疫学調査の実施，など）が必要である．

（小野雅司）

参考文献

1) WHO：Protecting children from ultraviolet radiation. http://www.who.int/mediacentre/factsheets/fs261/en/index.html

海外の紫外線関連ホームページ
- 世界保健機関（WHO）　http://www.who.int/uv/en
- オーストラリア対がん協会　http://www.cancer.org.au/cancersmartlifestyle/SunSmart.htm
- アメリカ環境保護庁（USEPA）　http://www.epa.gov/sunwise/uvindex.html
- カナダ気象サービス　http://www.msc-smc.ec.gc.ca/education/uvindex/index_e.html

国内の紫外線関連ホームページ
- 紫外線環境保健マニュアル　http://www.env.go.jp/chemi/uv/uv_manual.html
- 気象庁　紫外線情報　http://www.jma.go.jp/jp/uv/
- 国立環境研究所　有害紫外線モニタリングネットワーク　http://db.cger.nies.go.jp/gem/ozon/uv/uv.html
- 国立環境研究所　UV インデックス　http://db.cger.nies.go.jp/gem/ozon/uv/uv_index/index.html

3. 小学校における太陽紫外線防御の現状

紫外線の害に関する関心は，最近日本でも高まっているが，その多くの情報は成人に対するものである．子どもの紫外線防御対策の情報や，小学校での紫外線防御に関する対策の現状に関する知見は少なく，このような現状は，さまざまな媒体を通して紹介されている紫外線の危険から，子どもを守るための対策を実施する上で不十分であると考えられる．

小児皮膚疾患患者の保護者は，子どもの紫外線防御対策に対する意識が高い人が多く，われわれ皮膚科医は，臨床の場においてしばしば日焼け止めの選択の仕方や使用法についての質問を受ける．また，家庭においては保護者が，さまざまな紫外線防御対策を実施することが可能であるが，学校ではその規則に従わざるをえず，日焼け止め（サンスクリーン）が使用できなくなる事例を多く耳にする．とくに，水泳授業ではプールの水が汚れるからという理由で，その使用が禁止されている学校も存在する．このことから，学校は子どもが紫外線の害を受けやすい場であると予想できるが，その実態調査はこれまで行われてこなかった．

ところで，近年，文部科学省は日本医師会を通じて，学校保健現場に，整形外科医，産婦人科医，精神神経科医，皮膚科医を専門相談医として参画させるためのモデル事業をいくつかの県や地域で展開してきており[1]，皮膚科医も養護教諭・保護者・児童対象の講演や授業を行う機会が増え，あるいは学校医として活動できる地域もでてきた．これと併行して各皮膚科関連の学会も，相互に連携をとって全国的な講演活動を積極的に展開しつつある．

太陽紫外線防御研究委員会ならびに日本小児皮膚科学会は，全国小学校に紫外線防御対策の現状と，それに対する認識を調べるために，アンケート調査を実施した．今回，小学校の現状を知ることにより，これらの小学校での紫外線防御対策のあるべき姿を考え，教育現場への働きかけ方を提言する．

a. アンケート調査とその結果

1) 調査方法

a) 調査手法

調査は，アンケート方式で，全国23,633校（国公立23,454，私立179)[2]から，都道府県ごとの学校数に比例配分して無作為に抽出（国公立2,993，私立7）した3,000校を対象として実施した．また調査は，太陽紫外線防御研究委員会および日本小児皮膚科学会の名義で実施しており，調査票は各校長宛に送付したが，実際の回答は各校の養護担当教諭が担当した．

b) アンケート調査時期および回収率

アンケート調査は，平成18年11月15日から12月15日の1カ月間行い，回収された調査票1,147校分（回収率38.2％）を有効とし解析した．

c) アンケート調査内容

調査項目は，調査結果の中に併記した．

2) 調査結果

a) 紫外線防御実施状況

有効回答数1,147校のうち，何らかの紫外線防御対策を実施していると56％の小学校が回答した．紫外線対策実施率が70％を越えた都道府県は，岩手県，新潟県，富山県，長野県，山梨県，滋賀県，岐阜県，高知県，岡山県，島根県，長崎県，鹿児島県，沖縄県の13県に上った．

b) 紫外線防御対策実施校の意識および実施項目

現場で実施されている対策は「帽子の着用の指導」，「プールに日よけを設置」，「紫外線の傷害作用および予防方法についての指導」，「サンスクリーン（日焼け止め）の使用許可」の順に多かった．紫外線防御対策実施校が，今後実施した方がよいと考える項目は，「紫外線の傷害作用および予防方法についての指導」，「運動場に日よけを設置」，「長袖の服着用の指導」の順に多かった（図 VI.5）．

c) 紫外線防御対策未実施校の意識

紫外線防御対策未実施校のうち79％が，何らかの対策の実施が必要と回答した．今後必要と考える防御対策は，「帽子の着用の指導」，「紫外線の傷害作用および予防方法についての指導」，「プールに日よけを設置」，「サンスクリーン（日焼け止め）の使用許可」の順に多かった．紫外線防御対策未実施校での今後実施の必要がない対策は，「紫外線の強い時間帯の授業内容を変更（運動会・遠足）」，「紫外線の強い時間帯の授業内容を変更（体育）」，「運動場に日よけを設置」の順に多かった（図 VI.6）．

d) 日焼け止めの使用—現状と意識—

プール授業時における日焼け止めの使用については，「なんら明確にせず（53％）」がいちばん多く，「保護者の判断（28％）」が次に多く，「原則禁止」あるいは「すべての児童に禁止」と回答した

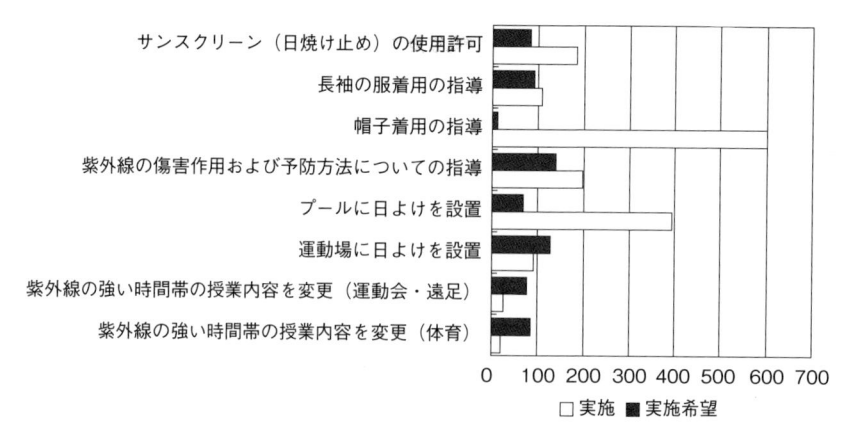

図 VI.5 現在実施しているあるいは今後実施したいと考える紫外線防御対策（既に紫外線対策をしていると回答した学校 n=637）

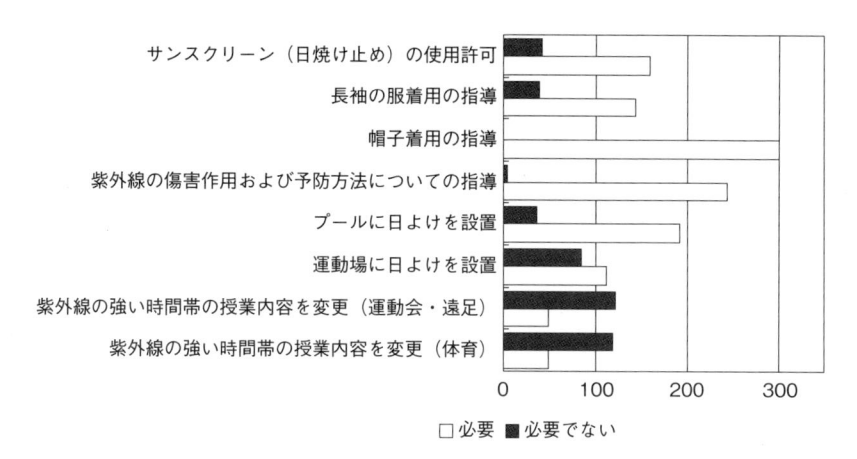

図 VI.6　現在紫外線対策をしていない学校が，今後必要あるいは必要と考える紫外線防御対策（n＝397）

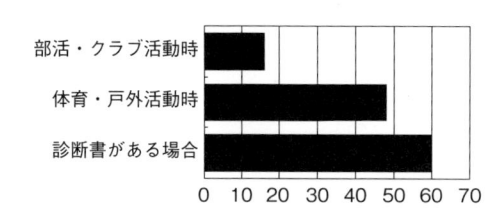

図 VI.7　プール授業以外で場合によっては許可すると回答した学校が，日焼け止めの使用を許可する状況（n＝116）

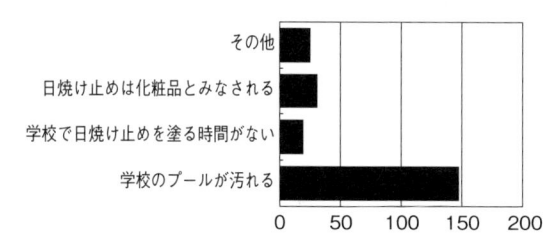

図 VI.8　日焼け止めの使用が禁止される理由（プール授業時に日焼け止めの使用を禁止もしくは原則禁止している学校 n＝164）

表 VI.3　水質指摘を受けたことが「ある」と回答した学校が受けた指摘元（N＝91）

指摘元	回答校数
学校薬剤師	9
体育担当	7
管理職・他の教員	5
教育委員会	2
学校医	1
保護者	1
その他	8
記載無し	58

表 VI.4　教育委員会からの指導内容（カッコ内は学校数）

・紫外線対策を実施するよう文書にて指示（46）
・校庭やプールサイドに日よけを設置（31）
・帽子着用の指導（26）
・紫外線保健指導マニュアルの配布（12）
・研修・講演会の実施（11）
・紫外線の強い時期・時間帯での活動留意点（9）
・熱中症，紫外線対策等（8）
・参考資料の配布（4）
・紫外線の皮膚への害について（2）
・「夏季における紫外線等による児童生徒の健康被害の防止」の通知，日焼け止めクリームの使用も可，サングラス装着の配慮（2）
・オキシダントについての訓練や，学校での児童の指導（1）
・プールの水質が汚染するので，プール時は使用しない（1）
・県保健主事会で，指導主事から「紫外線・熱中症対策に十分配慮するように」とは言われたが，具体策までは触れられていない（1）

学校は 14％であった．プール以外でも，「なんら明確にせず（76％）」がいちばん多く，「原則禁止」あるいは「すべての児童に禁止」は 11％であった．プール授業時以外で日焼け止めの使用が原則禁止されている学校で，使用が許可される理由としては「診断書がある場合」がいちばん多かった（図 VI.7）．「原則禁止」あるいは「すべての児童に禁止」と回答した小学校の 9 割近い学校が「学校のプールの水が汚れる」ことを禁止の理由としていた（図 VI.8）．「プールの水質が汚染されるから」と回答した小学校の 62％が，水質が汚染され

3．小学校における太陽紫外線防御の現状　**401**

ると外部から指摘されたことがあった．水質汚染の指摘は，「学校薬剤師」や「体育担当」，「管理職・他の教員」からが多く，その他「教育委員会」や「学校医」との回答があった（表Ⅵ.3）．

e）教育委員会からの指導

17％の小学校が，教育委員会から紫外線防御対策に関して指導があったと回答した．内容は，日よけの設置や帽子着用等，具体的な紫外線防御対策などが多かった．（表Ⅵ.4）．

b．考 察

学童期の子どもは，小学校で過ごす時間が長い．通常の診察などで受ける印象に比べ，約56％の小学校が何らかの紫外線防御対策を行っていると答えたことは予想を超える数字であった．また，現在紫外線防御対策がまだ行われていない小学校でも，その大部分（79％）は紫外線防御対策の必要性を感じていた．未実施校と実施校との間での具体的な紫外線対策に関する意識に差はほとんどないことが示唆される．つまり本調査により，既に紫外線対策を実施している小学校も未だ実施していない小学校でも，同様に紫外線防御対策への意識が高いことが明らかとなった．

また，未実施校での今後の実施予定項目の上位に「紫外線の障害作用および予防方法についての指導」が挙げられていた．これは学校側が紫外線防御に関する情報の必要性を示すものと考えられ，我々皮膚科医が貢献できる余地があることが示唆される．

次に，紫外線防御の実施内容を見ると，日よけをつくるなど，学校の施設面での対応がよく行われているのに対し，長袖の着用や日焼け止めの使用あるいはサングラスの着用など，児童が個別に対応する必要がある紫外線防御対策の実施割合は低かった．とくに日焼け止めの使用に関しては，基準を明確にしないか保護者任せと答えた学校が8割以上もあり，学校側に判断の迷いがあると推察される．さらに，各小学校のコメントから，判断のよりどころとなる情報の不足を指摘された．現在，子どもの紫外線防御対策に関して，一般的なマニュアルとしては，環境省発行の「紫外線保健指導マニュアル2008」[3]があるだけで，学校側としても紫外線防御対策を実施するにあたり，参考にする情報が不足し，現状では紫外線防御対策は各学校単位で手探り状態に行っているところが多いことがうかがえた．

小学校生活において日焼け止めの使用は簡単に行える紫外線防御方法の1つであるが，日焼け止め禁止校が挙げた理由の中でいちばん多く指摘（14％）があったのは「プールの水の汚れ」への不安であった．しかし，アンケートやヒアリングの結果から，日焼け止めを使用してプールに入る時に，プールの水の水質基準[4]との比較検証をした知見は乏しく，教育委員会や学校薬剤師からの指摘を挙げる学校もあったものの，学校側での「水の汚れ」の科学的基準に基づく判断は少なかった．以上のことから，実際にプールで日焼け止めを使用した際の，プールの水質に与える影響測定の試験結果など，サンスクリーンが水質に与える影響の科学的情報の補充が待たれるところである．

また，それ以外の日焼け止め使用禁止理由として，日焼け止めを学校側が「化粧品」とみなしていることで「管理」の面で問題が生じやすいことを挙げる意見も多かった．これは，日焼け止めについてヨーロッパやアメリカのように生活必需品としての認識が少なく，化粧品，言い換えれば教育に不必要なものと意識している学校が多いからだと思われる．日本人のような黄色人種においても，国際的なスキンタイプで白人が該当するタイプⅠに近いタイプの色白で，日光に当たると赤くなりやすく，黒くなりにくい人は白人に近い．タイプⅠの日本人は紫外線対策が必要とされることから，紫外線防御対策は子どもの早い段階から必要であろう．日焼け止めは単なる美しさだけを求める化粧品というより，生体防御のためのシールドの役目を果たすことなど，紫外線に関する啓発的な情報を強く求める必要があると考える．

今回の調査により，いくつかの地域においては教育委員会，公立小学校，一般教員や養護教員が連携し，積極的に紫外線に関する情報発信を行い，

紫外線防御対策に関して率先して実行していることが明らかとなった．しかし，実施率を県別に見ると，比較的南の県での紫外線防御実施率が高い傾向はあるが，地域によってばらつきが大きいこともわかる．とくに，千葉，東京，神奈川や京都，兵庫，大阪などの人口密集地域では全国平均より実施率が低く，保護者や教員の紫外線防御対策への意識差が大きいことが実施の障害になっているかもしれない．このようにまだ紫外線防御に関して積極的に参画していない小学校や地域も，率先して実施している地域の例に倣い，紫外線防御に関しての情報を増やしていく必要があると考える．

〈佐々木りか子〉

参考文献

1) 岩井雅彦：皮膚科専門校医の実現に向けて．第70回日本皮膚科学会東京支部学術大会ミニシンポジウム．
2) 文部科学省：学校基本調査 —平成17年度— 初等中等教育機関 専修学校・各種学校編 統計表一覧．
3) 環境省：紫外線保健指導マニュアル—2008年度版—．
4) 文部科学省：学校環境衛生（平成14年）．

4. プール授業の紫外線防御

1998年に母子手帳から日光浴のチェック項目が削除され，環境省から2003年，2006年に紫外線保健指導マニュアル[1,2]が，2008年には紫外線環境保健マニュアル[3]が発行されるなど，サンバーン，サンタン，光老化，皮膚癌，免疫力低下など紫外線によって起こる皮膚疾患の予防の重要性が叫ばれているにもかかわらず，学校のプール授業の紫外線対策は遅れている．この項では具体的な紫外線対策と，学校での紫外線対策の現状について述べたいと思う．

a. プールでの水泳授業時の紫外線対策

具体的な対策としては以下の6つがある．
①紫外線の強い時間帯を避ける．
②室内プールにする．
③水着を長袖長ズボンのダイビングスーツ様の水着にする．
④プールサイドにテントを設け，入水時以外はテントの中にいる．
⑤入水時以外はTシャツを着せる．
⑥サンスクリーン剤を使用する．

しかし，それぞれに次のような問題点がある．
①学校の水泳授業は6月の中旬から9月下旬と地域によって開始時期と終了時期は異なるが，クラブ活動以外に全校のクラスを10時から14時の紫外線の強い時間帯を避けて時間割を組むことは難しい．
②室内プールにするには費用がかかる．
③ダイビングスーツ様の水着は有用であるが，これも経済的負担が大きい．
④入水時以外は有用であるが，プールの中での紫外線防御はできない．水の中にほとんどつかっているので紫外線防御の必要がないと間違った考えを持った学校関係者もいるが，むしろ水面の反射は紫外線の暴露を約20%増やす．
⑤入水時以外は有用であるが，プールの中での紫外線対策はできず，低学年では着脱の手間がかかる．
⑥海外では一般的に利用されている方法であるが，日本では禁止している学校が少なくない．文部科学省は使用を制限しておらず各学校の判断にまかせているとしているが，実際の教育現場では，サンスクリーン剤を使用することによる水質汚染，化粧品に分類されているサンスクリーン剤を許可すると他の化粧品の使用が広がる懸念があることなどを理由に禁止していることが多いのである．

b. 学校におけるプールでのサンスクリーン剤使用の現状

現在，日本国内においてサンスクリーン剤使用について実態を把握し，使用の是非について皮膚科医会が統一見解を定めている都道府県はない．

大阪皮膚科医会はこの問題に着目し，平成17年度大阪府医師会医学会医学研究奨励費助成をうけて大阪府下の公立学校でのサンスクリーン剤使用の実態調査を実施した[4]．
①結果は，調査した1,200校のうち386校から

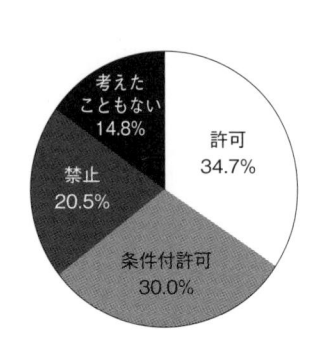

図VI.9 水泳授業時のサンスクリーン剤の使用について（n=386）大阪府下の学校に対するアンケート結果.

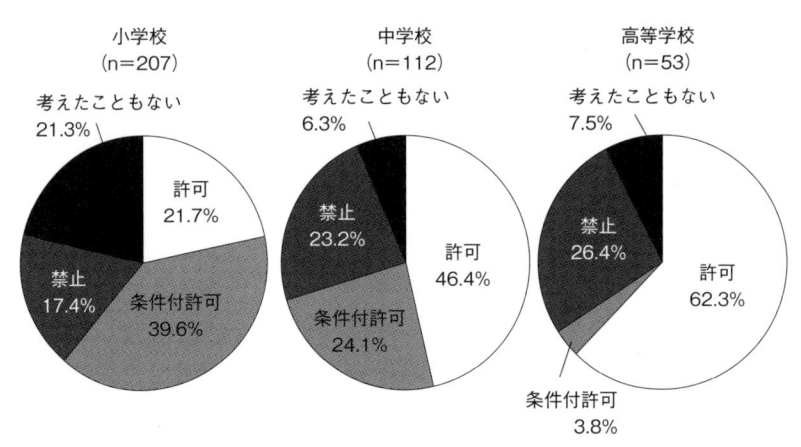

図VI.10 学校別に見た水泳授業時のサンスクリーン剤使用について 大阪府下の学校に対するアンケート結果.

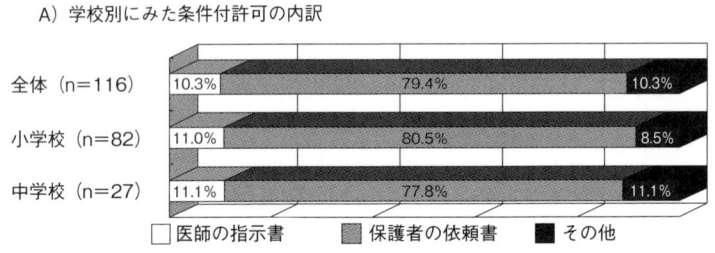

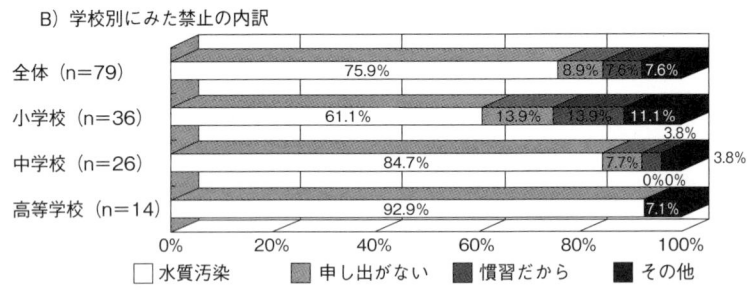

A）学校別にみた条件付許可の内訳

B）学校別にみた禁止の内訳

図VI.11 学校別に見た条件付許可・禁止の内訳

回答を得，許可していると答えた学校は134校（34.7％），条件付許可116校（30.0％），禁止79校（20.5％），考えたこともない（必要と思わない）57校（14.8％）であった（図VI.9）．

②学校別にみると，小学校，中学校，高等学校の順で許可する割合が高くなっている（図VI.10）．

③条件付許可校の条件としては保護者の依頼92校（79.4％），医師の指示書（診断書）12校（10.3％），その他12校（10.3％）であった（図VI.11）．

④禁止の理由としては水質汚染と回答した学校が60校（75.9％）と多数を占めた（図VI.11）．

一方，2005年に大阪皮膚科医会会員337名に対し，プールでのサンスクリーン剤使用に対する意識調査を実施したところ，124名から回答を得，結果は自由にしてよい59名（47.6％），積極的に勧めるべき32名（25.8％），日光過敏症など症状を認めたときに限るべき28名（22.6％），必要ない・禁止すべき3名（2.4％），無回答2名（1.6％）であり，サンスクリーン剤使用に関して許可する割合は学校に比べて大阪皮膚科医会会員で有意（p＜0.0001）に高く，両者の意識に明らかな差が認められた[4]（図VI.12）．

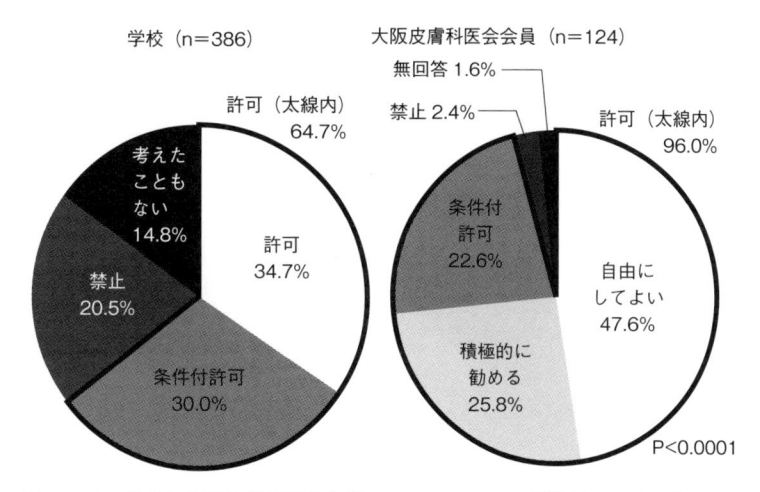

図VI.12　学校と大阪皮膚科医会会員のサンスクリーン剤使用に関する意識比較

c. プール授業前後の水質の比較

サンスクリーン剤使用でプール水が汚染されるか調査するため，2007年夏に大阪府内の公立中学校の協力を得て，プール授業ワンシーズン終了後の水質検査を実施し，プール授業開始直後の水質と比較した．結果は文部科学省の学校環境衛生の基準に定められている6項目（pH，濁度，遊離残留塩素，過マンガン酸カリウム消費量，大腸菌，トリハロメタン）のうち濁度，過マンガン酸カリウム消費量，大腸菌，トリハロメタンに関しては基準値からはずれた項目はなかった．遊離残留塩素，pHについてはサンスクリーン剤使用を自由または条件付許可の学校で基準値より低値を示す傾向にあった．統計的検討はサンプル数，各校の条件の違いで難しいが，定期的にプール水の残留塩素濃度を測定，管理し，補給水の追加をすれば，紫外線の害を予防する目的でサンスクリーン剤を使用することに問題はないと考える[5]．

d. 今後の課題

①サンスクリーン剤がプールの水質に及ぼす影響について，学校環境衛生の基準6項目については一応の結果が出たが，今後水質汚濁法の観点から，さらにデータの集積が望まれる．教育現場である学校は必要なデータがないために混乱している．行政はこの問題に対して教育現場の実情を把握し，積極的，具体的な対応をとるべきと考える．

②サンスクリーン剤使用の禁止理由として「水質汚染の心配」の他に，サンスクリーン剤が「化粧品」に位置づけられているためサンスクリーン剤の使用を許可すると他の化粧品の使用が広がる懸念が学校関係者にあり，禁止理由としている問題がある．オーストラリア，米国ともにサンスクリーン剤は「薬」であり，この位置づけの違いがプールに限らず，日本の学校内におけるサンスクリーン剤使用の壁になっていると考えられる．学校関係者にサンスクリーン剤は「薬」に相当するものだという理解をしてもらう運動が必要であると考える．大阪皮膚科医会会員の意識調査ではサンスクリーン剤は薬であると回答した医師は35.2％，化粧品であると回答した医師は13.1％であった[4]（図VI.13）．

③サンスクリーン剤を塗布するタイミングも問題である．大阪皮膚科医会会員の意識調査では，プール入水直前に塗布しないと効果がないと回答した医師が70.3％，登校前の塗布でも効果は持続すると回答した医師が29.7％であった[4]（図VI.13）．

文部科学省は学校環境衛生管理マニュアル[6]のなかでプールに入水する前には身体を十分に洗浄するようにと指導しており，サンスクリーン剤の使用については記述していない．

④使用するサンスクリーン剤の条件について基準がないことも問題である．大阪皮膚科医会会員

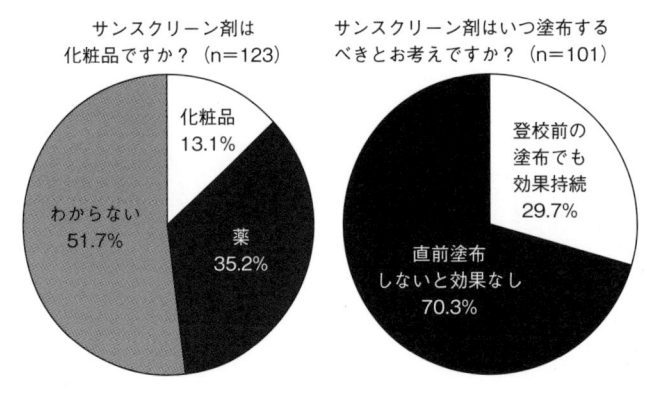

図VI.13 大阪皮膚科医会会員に対するサンスクリーン剤使用に関する意識調査結果

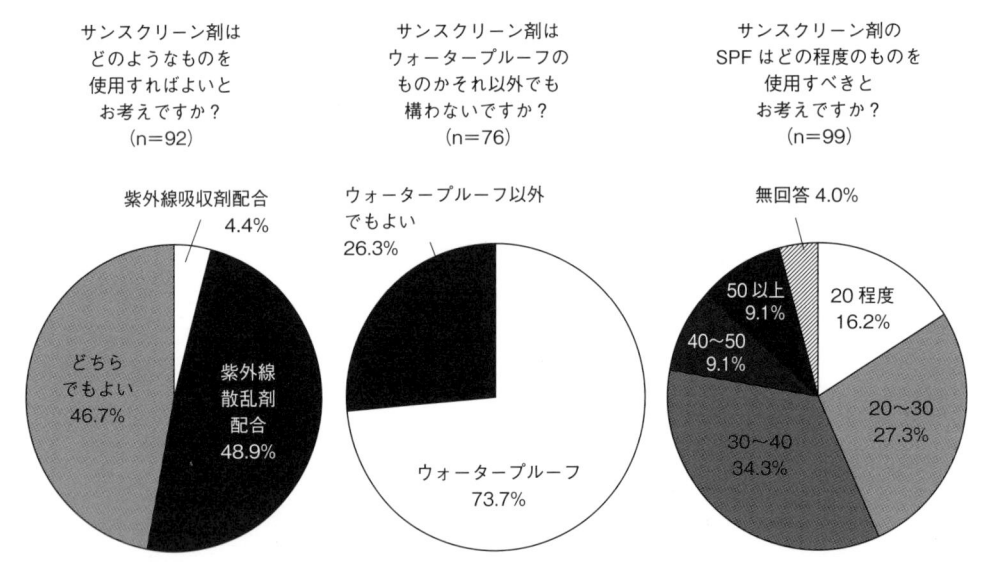

図VI.14 使用するサンスクリーン剤の種類に関する意識調査結果（複数回答可）

の意識調査では図VI.14のような結果になった[4]．

耐水性についてはアメリカのFDAの基準[7]やEUではCOLIPAのガイドライン[8]があり，日本でも耐水性があるとして販売されている製品はこれらの基準にしたがって製品開発をしていると考えられるが，コストと手間がかかるためガラス板や人工皮革に塗布して水流を負荷することで評価しているところもある．1999年に日本化粧品工業会は「耐水試験後のSPF値」表示を自粛することにした．この理由としてSPF値は測定法や測定条件により大きく異なるため，塗布後に大きな負荷をかける耐水性テスト後に測定されたSPF値は相互比較できず混乱するためとしている．しかし，使用する側としてはサンスクリーン剤を選ぶ際に重要なポイントとなるため，ぜひ表示してほしいと考える．

プールでの紫外線対策について，具体的な方法と，サンスクリーン剤使用について現在の学校での現状と問題点を述べた．

（西井貴美子）

参考文献

1) 環境省：紫外線保健指導マニュアル，初版，2003．
2) 環境省：紫外線保健指導マニュアル，2006．
3) 環境省：紫外線環境保健マニュアル，2008．
4) 西井貴美子，笹川征雄，ほか：学校における水泳プール授業時のサンスクリーン剤使用の実態調査．皮膚の科学6：235-241，2007．
5) 西井貴美子，山田秀和，ほか：水泳プール授業時のサ

ンスクリーン剤使用がプールの水質におよぼす影響について. 日本皮膚科学会雑誌 119（14）: 3037-3044, 2009.
6) 文部科学省: 学校環境衛生管理マニュアル「学校環境衛生の基準」の理論と実践, 2004.
7) U.S. Food and Drug Administration: Sunscreen drug products for over-the-counter human use. Final monograph. Federal Register 1999. 64（98）: 27666-27693, 1999.
8) The European Cosmetic Toiletry and Perfumery Association COLIPA: Guidelines for evaluating sun product water resistance. 2005.

5. 子供の時からのサンケア（紫外線ケア）

a. 子供の時からのサンケアの必要性

　日焼けはもちろんのこと、将来にわたる紫外線の影響を防止するためにサンケアが必要だとの認識は一般化している。いつから、どの程度、どのような紫外線ケアをしたらよいのかが次の課題である。「いつから」に関しては、母子手帳から日光浴の記載が消えたことでもわかるように誕生後からと言える。その根拠としてよく挙げられるのが次のWHOの報告である。

　WHO（世界保健機関）では、メラノーマを含む皮膚癌の増加に危機感を抱き紫外線ケアを推進している。とくに子供には特別なケアが必要であり、5つの理由を挙げている（表 VI.5）[1]. それについて日本での日本人の場合を考察してみる。

　①③の、子供の皮膚の状態、そして盛んに成長を続けている細胞を考えると、紫外線傷害を受けやすく、その後の長い人生の中で発症する危険性が高くなることは、皮膚色が異なっても同様である。

　WHOが太陽紫外線の重大な影響として認識しているのは②からもわかるようにメラノーマを含む皮膚癌である。一方日本では、皮膚癌はあまりよく聞く病名ではない。なかでも死に至るメラノーマについては、その発症頻度は低く、好発部位が必ずしも太陽曝露部ではないことなどから、太陽紫外線の影響を考える際にあまり問題にしない。

表 VI.5　WHOが掲げる子供の紫外線ケアの必要性

1	子供の皮膚は薄く、敏感であり、短時間の戸外活動でひどい日焼けを起こすこと。
2	疫学的調査では、子供時代に繰り返し太陽紫外線に曝露をされたり、日焼けを経験した人は、後々メラノーマを起こしやすい。
3	子供は、その後の人生が長く、潜伏期間の長い病気が発症する機会が多い。寿命が延びるにつれ、皮膚癌や白内障発症の危険性がましていく。
4	子供はより紫外線にさらされている。18歳になるまでに、人生において受ける紫外線の80％以上を受けてしまうとの推計がある。
5	子供は戸外で活動することを好むが、太陽紫外線の影響については何も知らない。

（WHO Fact Sheet No 261, July 2001. より）
WHOのHP : http://www.who.int/mediacentre/factsheets/fs261/en

　また皮膚癌や日光角化症については、その大きな原因が太陽紫外線曝露であり、平均寿命が延びていることもあり、日本でも近年増加していると言われる。しかし、これも皮膚の変化は早期発見がしやすく、治療法もあり致命的ではなく、一般の認識は低い。日本でサンケアの必要性を大きく発信したのは化粧品会社であり、その際に日焼けに加えて、光老化（しみ、しわ、老人性疣贅等）を大きなターゲットとした。そのため、光老化、特にしみ防止として浸透している。サンケアを医療の問題としてとらえるWHOをはじめオーストラリア等の白人種の国と、光老化を主なターゲットととらえる日本ではおのずとサンケアの程度・方法も異なってくる。とはいえ、寿命がのび元気に美しくあり続けたいという長寿社会のQOLの観点からは、サンケアは、日本でも十分重要な問題である。

　次に子供時代に浴びる紫外線量であるが、④に挙げられている1986年の報告から、一生に受ける紫外線の80％を18歳以下で浴びてしまうというメッセージが使われているが、それに対しても疑問を呈する報告も出ている。日本人については、個人差が非常に大きく単純に決めつけることはできないと考える。日々サッカーに明け暮れる子供と電子ゲーム等に時間を費やす子供、成人後も、職業による差、余暇活動の嗜好など、さらに最近

ではサンケアに対する関心度・実施度なども総被曝紫外線量に大きな影響を与えている．

従来より，サンケアの徹底により，ビタミンDの不足を起こし骨形成に影響を与えることが懸念されていた．さらに最近妊婦・授乳婦のビタミンD不足を問題とする報告も出てきた．そのような懸念に対しては，魚をはじめビタミンDを多く含有する食品をとるように推奨したい．実際に子供の皮膚を観察していると，日常的に戸外に出ることにより春から夏にかけて知らず知らずに黒くなっていく．つまり日陰や帽子の利用によっても防ぎきれない紫外線により皮膚は影響を受けているので，ことさらビタミンDの合成のために日光浴をする必要はないと考える．

日本におけるサンケアについて現在確実に言えることは，一生のうちに浴びる紫外線総量をなるべく低減させる，つまり誕生後からサンケアに注意を払うことである．とくに子供の感受性が高いと考えられていることと，潜伏期間の長い反応である光老化防止には，子供の時からの，とくに顔面の紫外線被曝量を低減させることが効果的である．

b. 子供のサンケア

サンケアの方法については，基本は大人と同じである（「Ⅲ.3.1 皮膚の光線防御」の項参照）．ここではいつからどんな配慮が必要かについて考えてみた（表Ⅵ.6）．子供は，新生児・乳児期，幼児期，学童期と3期に分けた．

なお大人との違いを列挙してみた．

①帽子での防御： 一般の幼児用の帽子はそれほどつばが広くなく，紫外線防御としてはあまり効果的ではない．ただし熱中症予防には有用であり，必ず帽子をかぶらせることは暑い時期の戸外活動では必須である．また最近はサンケアを目的として，首も隠れるようになった帽子も発売されているのでそれらを利用することもできる．

②衣類での防御： 目の積んだ色の濃い布地の衣類がよいと報告されている．しかし，熱を籠もらせ熱中症になる危険性があるため，風通しがよく，色・布地の厚さが薄いものを着用してもよい．それでも紫外線の防御には有用である．

③日焼け止め（サンスクリーン）： 子供が1人で歩くようになったら，炎天下での活動もあるため必要に応じて使用する．また一般には，戸外活動をする前に，そして塗り直しを行うように指導しているが，小学生の場合，学校へ持っていくことが禁止されていたり，周囲の目があって学校で塗付しにくいことが多い．そこで4月-9月の戸外活動のある晴れた日には，登校前に塗っておくことが，曝露紫外線の低減には意味がある．途中で落ちてしまう場合もあるが，つけないよりはよい．

子供のサンケアで重要なことは，紫外線曝露量を低減させることであり，ゼロにしようとするこ

表Ⅵ.6 子供のサンケア対策

時期	年齢	対策
新生児乳児期	1歳まで	緊急時以外は紫外線の強い時間帯に炎天下に出ない．戸外では子供の露出部に直射日光が当たっていないか常に注意する．バギーなどに乗せている時は要注意．日陰を作れるようにタオルとそれを止める洗濯バサミなどを持って行くのもよい．
幼児期	1歳から就学前まで	紫外線の強くない時間帯に外遊びをさせる．しかし子供の強い要求がある時には，紫外線ケアをして戸外活動を楽しむ．ただしあまり長時間にならないように要注意． 紫外線ケアは，帽子，薄手のTシャツ等で露出部を少なくする．しかし炎天下に出ることも十分予想されるので，日焼け止めを，顔を重点的に手足にも塗る．保護者の行動をまねする時期に，保護者ともども"戸外活動の前には日焼け止め"の習慣をつけるのにはよい機会． 日焼け止めは，子供用のものを使用するとよい．ただし海水浴，水遊び等で長時間戸外炎天下にいることが予測される場合は，耐水性のある大人用のものを使用．
学童期	小学生	紫外線の強い時期の晴れた日には朝一度日焼け止めを塗る．とくに晴れた日の戸外活動（学校活動：プール・校外学習，およびレジャー活動：ハイキング・海水浴・動物園・遊園地などへの行楽時）には要注意．暑い時期であれば耐水性の高い大人用のものを使用し，付け足すことも．通常は子供用の日焼け止めを使用するとよい．

とではない．また光老化や皮膚癌でいちばん問題となる部位は顔面であることから，とりあえず顔のサンケア，ついで余裕があれば手足と考えてもよい．サンケアをしっかりしないと外遊びをさせないなどといって戸外活動を制限するべきではなく，その時その時にできる最大の配慮をするという心構えを持つことが重要である．あまり神経質になりすぎず，子供の健全な成長を第一に考え，賢い選択をしたい．

c. 子供用日焼け止め

子供用あるいはベビー用と書かれた日焼け止めがある．それらと一般のものとの違いは，日本においては，安全性のより高い日焼け止めを意味することが多い．中には実際に子供を使って安全性を確認している日焼け止めもある．

一般的には，紫外線吸収剤，防腐剤，アルコール，鉱物油などが含まれず，アレルギー性や刺激性の少ない成分からなっている．また皮膚が乾燥しやすい子供のために，保湿に配慮されている．紫外線防止効果は，SPF30PA＋＋前後のものが多く，耐水性も高くなく，せっけんや普通の洗浄料で十分落ちる．ただし，表VI.6でも示したが，海水浴などのレジャー時，サッカーなど戸外でのスポーツ，日中の長時間に及ぶ炎天下での滞在が予測される時は，子供用にこだわらず，紫外線防止効果がより高く，耐水性に優れた日焼け止めを使用するべきである．この時は専用のクレンジングオイルやシートでやさしく溶かし落とすことも大切である．

アトピーなどの疾患肌の場合や，異常に日焼けしやすい場合には，皮膚科医と相談し，サンケアを考えるとよい．

海外製品では，WHOの報告や，大人より子供の紫外線防止が重要との考えから，大人の製品より高いSPFを持っているものが多い．より使いやすく高いSPFを得るために，紫外線吸収剤をかなりの高濃度で配合している．また塗りムラがわかるように色のついたものもある． （**長沼雅子**）

6. 国内外の子供の太陽紫外線防御対策

太陽紫外線に関する研究は，1990年代を境として計測法・評価法も含めて格段の進歩をとげた．当初はヒトの健康への太陽紫外線影響として，オゾン層破壊による太陽紫外線UV-B（280-315 nm）の地上到達量の増加に視点がおかれ，皮膚癌，白内障，免疫機能低下などの悪影響（UNEP/WMO Scientific Assessment of Stratospheric Ozone：1989）に論点が絞られがちであった．しかし，太陽光中に占める紫外線量の95%以上を占めるUV-A（315-400 nm）の重要性も論じられるようになり，太陽紫外線の有害性とともに有用性にも目が向けられるようになった．さらに人類が太陽紫外線とともに進化を遂げてきたメカニズムの解明も進み，太陽紫外線防御に関する指標，UVインデックスが国際的に利用され始めている．この指標は，1994年から2002年までに，World Meteorological Organization（WMO：世界気象機関），World Health Organization（WHO：世界保健機関），United Nations Environment Programme（UNEP：国連環境計画）およびInternational Commission on Non-Ionizing Radiation Protection（ICNIRP：国際非電離放射防護委員会）が普及に取り組んできたGlobal Solar UV Indexが，International Commission on Illumination（CIE：国際照明委員会）からInternational Standard Global Solar UV Index（国際標準太陽UV Index：UVインデックス）（CIE Standard：CIE S 013/E：2003）として2003年に発信されたものである．UVインデックスは，日本では環境省の「紫外線保健指導マニュアル」（2003年6月）で紹介され，気象庁も2005年からUVインデックス情報のWeb配信を開始した．

なお，近年国外では太陽紫外線防御に関する情報は，"Sun Protection"という表現で発信されている．太陽紫外線だけでなく，夏の赤外線による熱中症防御も考慮すれば，我々に必要なのはまさにサンプロテクションなのである．太陽紫外線防

御という表現がサンプロテクションに変化したのは当然といえよう．一方，日本では紫外線防御の考え方はいまだ普及・定着しているとはいい難い．太陽紫外線防御は中年以上の女性に広まっているが，その防御手法には間違いも多々見られ，最も配慮されるべき幼児，児童への教育現場での取り組みには未だの感が否めない．本稿では，諸外国のサンプロテクション教育プログラムの概況を述べ，日本での取り組みと筆者が現在進めている"SunFriend プログラム"を簡単に紹介する．

a. 国外の太陽紫外線防御に関する教育プログラム

ここでは，衣類，サンスクリーン，サングラスなどの紫外線防御用品などに関する情報は他節にゆずり，諸外国の太陽紫外線防御に関する教育プログラム，1) SunSmart（The Cancer Council Australia：オーストラリア癌協議会），2) SunWise（United States Environmental Protection Agency；EPA：米国環境保護庁），3) Sun Protection（WHO），および 4) その他を紹介する．

1） オーストラリア癌協議会の SunSmart 教育プログラム

SunSmart キャンペーンは，1980 年にオーストラリアのヴィクトリアでかもめ（Sid Seagull）キャラクターを使い，Slip on a shirt! Slop on sunscreen! Slap on hat! Wrap on sunglasses!（シャツを着て，サンスクリーンを塗って，帽子をかぶって，サングラスをかけて）のスローガンと共に開始された．今ではオーストラリア全土で，各地域ごとに特色ある SunSmart プログラムが展開されている．皮膚癌の発症率が世界一といわれるオーストラリアは，皮膚癌対策週間（National Skin Cancer Action Week）が設けられている．例として 2004 年 11 月 14 日-20 日に行われた，子供への UV 防御，皮膚癌の初期診断・処置キャンペーンの新聞報道記事（図 VI.15）を示す．なお，この癌協議会には，子供たちに太陽下での過ごし方を理解させるためのポスターやテキスト（図 VI.16），早期に皮膚癌を子供が自分で発見するた

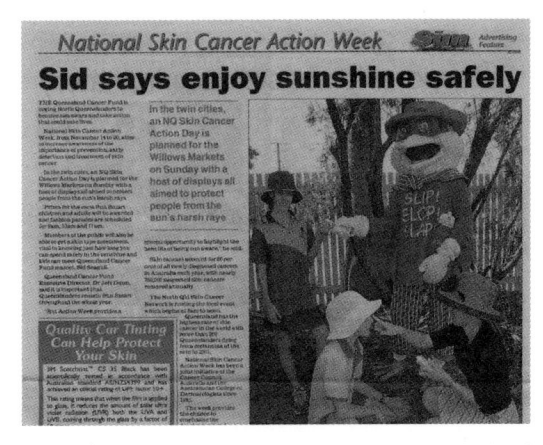

図 VI.15　皮膚癌の初期診断・処置キャンペーン報道記事

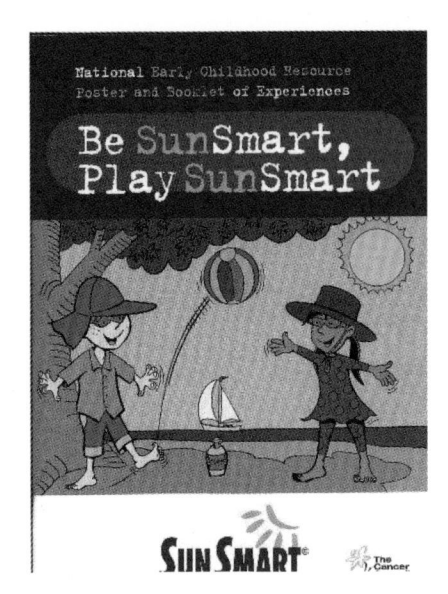

図 VI.16　SunSmart プログラムのテキスト

めのテキストなど豊富な資料が用意されている．クイーンズランド癌基金による教育プログラム（The Queensland Cancer Fund, Australia：http://www.sunsmart.com.au）や教師のための教育用キット等もある．

2） 米国 EPA の SunWise 教育プログラム

SunWise 学校教育プログラム（United States Environmental Protection Agency：http://www.epa.gov/sunwise/）は，子どもの時から"過剰の太陽 UV から自分を守る"サンセイフ習慣を身につけさせる目的で，米国環境保護庁によって開発された．SunWise 学校教育プログラムには，遊びながら"サンプロテクション"を学ぶための UV

発見キットが作られていて，子供用テキストブック，教師用ガイドブックがある．子供用テキストブックは，キーワード：SLIP, SLOP, SLAP, WRAP, CHECK the UV INDEX, and PLAY in the SHADE（シャツを着て，サンスクリーンを塗って，帽子をかぶって，サングラスをかけて，UVインデックスをチェックして，日陰で遊ぼう）を理解させるための読本と塗り絵本の他に，オゾン層破壊漫画などがセットされている．教師用として説明に用いるOHPなども入っており，どこででも授業できるように工夫されている．テキストブックの題名は"Mission SunWise"で，英語とスペイン語がある．UV発見キットは，UVで着色するビーズとフリスビー（図VI.17），UV検出器などで構成されている．フリスビーは，紫外線UV-Aが当たっていないときは無色（右上）で，UV-Aが当たると赤紫色に変化する．図右下は，筆者が室内に差し込む紫外線UV-Aをブラインド越しに検出し，ブラインドのUVカット効果を示したものである．指導書はこのフリスビーが濃く着色したら日陰で遊ぶようにと指示している．

3） WHOのSun Protection教育プログラム

WHOでは2003年に，各国で開発実施されてきた紫外線防御プログラムをまとめて，学校でのサンプロテクションプログラム3冊組み本を出版した．3冊の題名は「SUN PROTECTION Primary Teaching Resource」，「SUN PROTECTION AND SCHOOLS How to Make a Difference」，「EVALUATING SCHOOL PROGRAMS To Promote Sun Protection」である．指導指針「SUN PROTECTION」は，目次，まえがき，サンプロテクションとは，指導戦略，学際的アプローチ，背景，指導の進め方，各国情報，用語，付録：ワークシートで構成されている．「SUN PROTECTION AND SCHOOLS」は，日向と日陰，日焼けと安全，白内障と正常眼などを比較して理解させるためのカリキュラム開発を目的としている．「EVALUATING SCHOOL PROGRAMS」は，サンプロテクションプログラムを社会全体に普及させるには評価が必要であり，学校でのサンプロテクションの成功が，サンプロテクションプログラムを市民レベルに普及させるためのロールモデルと位置づけている．WHOの取り組みはThe Global UV Project Intersun：http://www.who.int/phe/uv で詳しく紹介されている．

4） その他の国外教育プログラム

オーストラリア，米国以外の各国もサンプロテクションプログラムをWeb上（ホームページ：HP）で紹介している．以下に数例を示す．

ドイツのHPでは，自分で皮膚変化の有無を毎日チェックするようにとその方法を示している（図VI.18）．

フランスのHPには，スキンタイプ別にUVインデックス予報が発信されている．

各国のHP情報を文献3）に示す．いずれのHPも更新されたり，休止されたりすることがある．

b. 日本での取り組み

環境省の「紫外線保健指導マニュアル」は2003年に刊行後，数回改訂され2008年6月には名称も「紫外線環境保健マニュアル」となっている．また，国立環境研究所の地球環境研究センターでは，

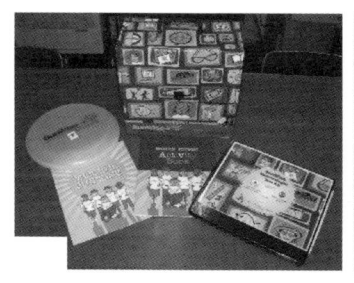

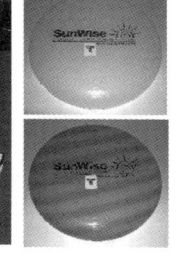

図VI.17　UV発見キット

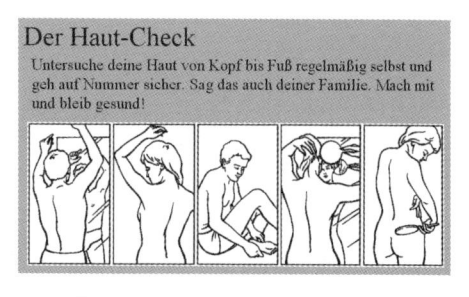

図VI.18　ドイツの教育プログラム

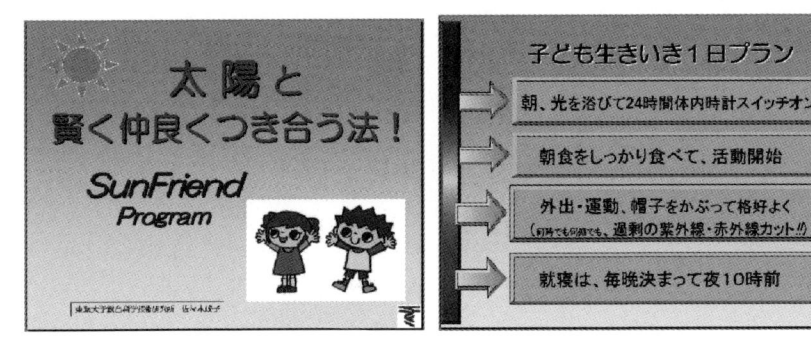

図 VI.19　SunFriend Program

国内の研究機関，大学などと連携し，UV モニタリングネットワークを構築し UV インデックスを HP 上で公開している（http://-cger2.nies.go.jp/ozone/uv/uv_index/index.html）．また，気象庁のホームページの紫外線情報：http://www.jma.go.jp/jma/index.html をクリックすると毎正時の UV インデックス全国分布図を見ることができる．明日の快晴日予測値も掲載されている．

また，東海大学総合研究機構の地球情報調査プロジェクトで，筆者らは太陽放射観測プロジェクトを担当し，地球環境教育用電子教材「太陽光の不思議なパワー」（http://www.yc.ycc.u-tokai.ac.jp/ns/cholab/chikyu/chikyu.htm）を開発した．また，文部科学省サイエンスパートナーシッププログラム（spp 教育連携 165）で，サイエンスセミナー「なるほどサイエンスセミナー in 西表島」を東海大学沖縄地域センターで実施した．太陽光があふれる西表島に生活する中学生に紫外線の有用性と有害性を理解させ，大自然と人間との関係を考え，紫外線と上手に付き合う法を学習してもらうことを狙いとした．これらのプログラム開発・セミナーなどを契機に，小中高生を対象とする SunFriend Program（図 VI.19）を開発し，現在推進中である．

なお，拙著「絵とデータで読む太陽紫外線 ―太陽と賢く仲良くつきあう法―」（国立環境研究所の地球環境研究センター：CGER-M018-2006：ISSN 1341-4356）は Web 上で見ることができる．さらに，同時に作成した"かるた"「太陽と紫外線」は太陽と紫外線の重要性と共に，紫外線防御についても読み札を通して児童・生徒達が学べるように配慮してある．有効活用を期待したい．

縦割り行政の日本にあって，環境省，厚生労働省，文部科学省等が共有し，児童・生徒・学生・一般市民が安全・安心に暮すための生活指針"サンプロテクションプログラム"を構築していくことが今後の課題の一つであろう．　　（佐々木政子）

参考文献

1) 佐々木政子：絵とデータで読む太陽紫外線 ―太陽と賢く仲良くつきあう法―（国立環境研究所 地球環境研究センター：CGER-M018-2006：ISSN 1341-4356）．
2) 佐々木政子，上出良一：知って防ごう有害紫外線．少年写真新聞社，2008．
3) Canada：Children's UV Index Sun Awareness program
　　http://www.msc-smc.ec.gc.ca/uvindex/
　France：Vivre avec Le soleil
　　www.infosoleil.com/vivresveclesoleil.php
　Northern Ireland：Care in the Sun
　　http://www.careinthesun.org/
　United Kingdom：Sunsafe
　　http://www.doh.gov.uk/sunsafe

索　引

ア

亜鉛　110
青い光　348
赤あざ　270
アクションスペクトル　79
悪性黒色腫　82, 120, 129
悪性皮膚T細胞リンパ腫　262
悪玉コレステロール　367
悪玉酸素　366
アクチン線維　146
アゲハ　31
アゴメラチン　331
朝活動型　308
アショフの法則　283
アスタキサンチン　369
N-アセチルトランスフェレス　338
アデノシン　313
アトピー性皮膚炎　155, 193, 262
アドレナリン神経　339
アポトーシス　108, 112, 152, 220, 255
アモルファス　42
綾織　354
アラキドン酸　101
アラキドン酸代謝産物　147
アリルアルキルアミンN-アセチルトランスフェラーゼ　320
アルカリ溶出法　81
アルゴン　279
アルゴンレーザー　275
アルツハイマー型認知症　350
アレキサンドライト　269
アレスチン　201
合わせガラス　44, 245
暗回復　57
アンカリング複合体　164
暗環境　339
暗順応　323
安全ガラス　245
アントシアニジン　26
アントシアニン　20, 26

イ

硫黄欠乏性毛髪発育異常症　173
異常行動　350, 351

位相後退　345
位相前進　345
位相反応曲線　282, 304, 329, 345, 346
イソプラスタン異性体　101
イチゴ状血管腫　270
一重項酸素　99, 276, 360, 361, 370
一酸化窒素　123
遺伝子異常　174
遺伝子変異マウス　310
イネの紫外線防御機構　19
刺青　269
色温度　341, 343
色収差　198
インターフェロン　296
インドシアニングリーン　225

ウ

ウズラ　286
宇宙ステーション　49
宇宙ステーション曝露部利用実験　50
宇宙放射線による人体影響　51
うつ　315
映り込み　384
旨み　371
ウロカイン酸　160
ウロカン酸　83
ウロポルフィリノーゲンIII合成酵素　178
ウロポルフィリノーゲン脱炭酸酵素　177
ウロポルフィリン　178

エ

エアロゾル　4
エキシマダイレーザー　266
エキシマライト　254, 257
エキシマレーザー　257, 279
液性調節機構　313
エチレン　24
エネルギー代謝　296
エラスチン　92, 94, 97, 162
エラスチン線維　135
エリテマトーデス　194
エルビウムグラスレーザー　138

塩基除去修復　106
遠視　205, 278
遠紫外線　1
炎症後色素沈着　269
演色性　383
円柱レンズ　204
遠点　204
エンドセリン1　147

オ

黄体形成ホルモン　287
黄斑　226
黄斑円孔　226
黄斑浮腫　226
大型スペクトログラフ　55
オキシベンゾン　181
8-オキソグアニン　118
屋外生活時間　394
オゾン　4
オゾン全量　393
オゾン層　7, 23
オゾン破壊係数　8
オプシン　32, 301
織密度　354
オレキシン　310, 314
温室効果　3
温暖化　29
温熱　136
温熱刺激　97
温風乾燥法　371

カ

概日時計　285, 300, 302
　——の発生　296
概日光受容体　300-302
概日リズム　281, 297, 307, 324, 343
概日リズム睡眠障害　304, 330
回折型多焦点眼内レンズ　216
回折格子　56
外的符号モデル　285
概年時計　297
概年リズム　297, 335
回避　15
界面張力　42
海洋懸濁物　5

海洋生態系 37
夏季瘡 195
角化細胞 140, 160, 163
覚醒作用 379
覚醒中枢 311
核内受容体 362
核帽 165
角膜 196, 278, 280
過酸化脂質 84, 367, 370
可視光 1
可視光応答型光触媒 48
可視光線 27, 69
果実着色 24
下垂体隆起部 299, 332
カタプレキシー 316
学校薬剤師 402
活性型ビタミン D_3 111, 364
活性酸素 20, 82, 95, 99, 114, 124, 149, 210, 233, 366
活性酸素消去能 235
カドミウム 110
金しばり 315
カフェイン 313
カフェオレ斑 270
かゆみ 154
　難治性の── 154
かゆみ閾値 156
カルコンシンターゼ 27
カルボニル化 158
加齢黄斑変性症 217, 224, 226, 228, 265, 274
加齢性疾患 91
カロチノイド 227
カロテノイド 26, 103
感桿 31
環境汚染物質 47
環境光 326
環境適応能力 290
環境変動 29
汗孔角化症 194
患者調査 128
乾癬 257, 260
完全制御型植物工場 63
乾燥物 372
桿〔杆〕体 30, 197, 300
眼底自家蛍光分光法 230
眼底反射光測定法 229
眼内レンズ 208
肝斑 270
眼部紫外線被曝 248
眼部紫外線被曝量 248
癌抑制遺伝子 368

キ

キイロショウジョウバエ 303
菊栽培業従事者 184
気候変動 10
キサントフィル 272
季節性感情障害 288, 309, 339
季節繁殖 323, 331
キセノン短アークランプ 56
基礎生物学研究所 55
気体吸収線データベース 6
喫煙 218
基底細胞癌 118, 121, 129, 131, 266
基底層 162
基底膜 96
輝度 64
キネシン 146
揮発性有機化合物 47
気分障害 309
吸収スペクトル 55
急性角膜炎 234
球フラックス 2
球面収差 198
球面レンズ 204
キューティクル 158
強化ガラス 245
共刺激分子 152
共焦点光学系 224
共鳴ラマン分光法 230
局所免疫抑制 152
魚卵 39
距離の2乗則 66
銀河宇宙線 51
近視 206, 278
近紫外光 23
近紫外線 1
禁止ゾーン 329
菌状息肉症 262
近赤外線 1
近赤外半導体レーザー 274, 278
近点 205

ク

屈折 204
屈折型多焦点眼内レンズ 216
屈折矯正手術 279
屈折力 204
雲 4
クリスタリン 91
クリプトクロム 302
クリプトスポリジウム 57
グルタチオン・ペロキシダーゼ 111
グレア 216
クロルプロマジン 180

クロロキン 192
クロロフィル 26
クロロフルオロカーボン 7, 23

ケ

蛍光眼底造影検査 224
蛍光増白布 356
蛍光灯 58, 72
蛍光ランプ 341
経瞳孔温熱療法 274
化粧品基準 240
血液脳関門 370
血液網膜関門 370
血管腫 270
血管新生 164
血球貪食症候群 190
血中カルシウム 363
ケトプロフェン 181, 184
ケラチノサイト 84, 96
ケルセチン 27
幻覚 315
検眼鏡 223
建築的太陽防御指数 377
瞼裂斑 213, 247

コ

コアループ 295
高圧ナトリウムランプ 62
光学解析室 57
交感神経 339
後期反応生成物 134
抗菌・抗ウイルス効果 48
抗原提示細胞 186
光合成活性 289
光合成有効放射 37, 59
虹彩切開術 275
交差感作反応 185
抗酸化作用 324
抗酸化食品素材 368
抗酸化能 27, 237
抗酸化物質 365, 368
光子 69
光周期 336
光周性 285, 299
光周性反応 297
光周時計 297
甲状腺刺激ホルモン 332
甲状腺ホルモン 332
高照度光 349
高照度光療法 304, 340, 350
口唇ヘルペス 132
光線過敏型薬疹 179
光線過敏症 167, 360
光線性細網症 187

光線性爪甲剥離症　195
光線性弾性線維症　98
光線防御機構　235
光線力学的診断　267
光線力学的療法　264,276
光束　64
交代勤務型　307,330
交代勤務症候群　307
好中球由来のMMP-8　97
後嚢　213
後発白内障　276
紅斑　190
紅斑曲線　238
紅斑紫外線量　397
紅斑線量　80
紅斑発生　377
抗ヒスタミン薬　192
高分子の光吸収種　41
口吻伸展反射　35
光量子　71
光量子束密度　60
個眼　31
国際疾病分類　127
黒体放射　341
国民生活時間調査　393
コケイン症候群　105,173
骨髄性プロトポルフィリン症　167,175
骨折　362
骨粗鬆症　362,364
骨粗鬆症治療薬　364
固定シフト　307
子供用日焼け止め　409
コラーゲン　94,162,233
コラーゲン分解　102
コレステロール　101
コレステロールヒドロペルオキシド　102
コレラトキシン　110
混合乱視　206
コンタクトレンズ　208,251

サ

細隙灯顕微鏡　277
採光装置　384
最少光毒量　260
最少紅斑線量　81
最少紅斑量　53,125,170,182,183,244,254
最小視角　198
最小持続型即時黒化量　53
最小分離閾　198
最小弁別波長差　32
最大許容露光量　210

サイトカイン　95,111
細胞外基質　148
細胞回復能　174
細胞株　293
細胞死　80
細胞周期　295
細胞周期チェックポイント　107
細胞の老化　148
細胞分裂　296
材料劣化の経時変化　40
サイロキシン　332
サーカディアン性　314
サーカディアンリズム　321,324,361,379
柵機能　208
殺菌ランプ　58
雑性乱視　206
作用スペクトル　9,16,55
作用波長　181,186
酸化亜鉛　242
酸化還元状態　290
酸化ストレス　134,147,227
　――によるシグナルトランスダクション誘導　76
酸化的損傷　81,114
酸化チタン　46,242
酸化的〔型〕DNA損傷　88,131
サングラス　218,249
サンケア　407
サンスクリーン　175,185,187,238,399,408
サンスクリーン剤　137,238,403
サンタン　123,125
サンバーン　123,238,239
サンバーン細胞〔セル〕　110,142

シ

シアノバクテリア　288
椎茸　372
ジェットラグ型　306
紫外Aレーザー照射システム　56
紫外線　11,69,162,171,375
紫外線安定剤　41
紫外線A　233
紫外線環境保健マニュアル　398
紫外線感受性試験　174
紫外線吸収剤　239,409
紫外線吸収材料　44
紫外線吸収物質　20
紫外線ケア　407
紫外線散乱剤　239,242
紫外線障害　29
紫外線照射試験　182
紫外線照射量　58

紫外線性角膜炎　247
紫外線対策　165
　プールでの――　403
紫外線耐性　58
紫外線適応応答　77
紫外線曝露量　395
紫外線発癌　119,129
紫外線バッヂ　395
紫外線反射　35
紫外線B　19,232
紫外線被曝量　248
紫外線日除けチャート　376
紫外線防御　175,376,409
紫外線防御指数　353
紫外線防止剤　239
紫外線免疫抑制　118,159
紫外線誘導細胞死　112
紫外線療法　155
視覚の2重作用説　301
時間療法　305
色素異常　220
色素性乾皮症　104,117,167,171
シグナルトランスダクション　74
シクロブタン型チミン2量体　79
シクロブタン型ピリミジンダイマー　114,172
シクロブタン型ピリミジン2量体　17,21,79,86,104,117,123
視交叉上核　281,287,297,300,321,324,326,328,337
視細胞　30,196,217
時差型　330
視索前野　319
時差症候群　306
時差症状　306
時差ぼけ　330
脂質ヒドロペルオキシド　100
視床下部内側基底部　287
シス型ウロカン酸　83
システイン　110
11-シスレチナール　200
自然光　345
自然老化　133
持続型即時黒化　244
持続性光反応　187
耳側半盲　197
シーソーモデル　312
実効作用曲線　240
自動車用ガラス　245
ジハイドロキシアセトン　111
視物質　32,211
シフトワーカー　330
しみ　407
社会的同調因子　351

索　引　**415**

弱光層　38
雀卵斑　270
瀉血療法　178
自由継続リズム型　306
12眼ひまわり　386
受光量　349
樹枝状細胞　143
樹状細胞　151,161
受動感覚説　310
種痘様水疱症　168,188
寿命予測　40
ジュワー型光産物　18
消炎鎮痛薬〔剤〕　179,185
松果体　287,297,320,324,326,338
小眼球症関連転写因子　125
ショウジョウバエ　291,300,302
掌蹠膿疱症　257
焦点曲面　55
照度　64,341
情動脱力発作　316
照度の不均一　383
除去修復　18
除去修復機構　21
除去修復酵素　18
職業性光接触皮膚炎　184
食生活　364
植物工場　59,389
植物プランクトン　37
食味官能試験　374
自律神経系リズム　337,349
視力　198
視路　196
しわ　407
神経冠細胞　144
神経伸長因子　155
神経成長因子　147
神経堤　144
神経反発因子　155
神経変性　174
人工照明　345
人工的タンニング装置　252
人口動態統計　126
尋常性乾癬　194
尋常性白斑　261
真皮樹状細胞　153
深部体温　329
深部体温低下作用　324
心理物理学的方法　229

ス

水泳授業　399
水酸化ラジカル　110
水晶体　196,213,278
水晶体核　213

水晶体上皮細胞　213
水晶体囊　213
錐体　30,196,199,301
水柱　37
水疱性類天疱瘡　193
睡眠　329
睡眠・覚醒リズム　350,379
睡眠・覚醒リズム障害　308,330
睡眠構築　315
睡眠障害国際分類第二版　304
睡眠障害治療　330
睡眠相後退型　305,330
睡眠相後退症候群　305,308,348
睡眠相前進型　305,330
睡眠相前進症候群　305,309
睡眠中枢　311
睡眠調節機構　310
睡眠麻痺　316
睡眠誘導　324
スカベンジャー　368
スカラー照度　2
スキンフォトタイプ　236
ストレス緩和　24
ストレス蛋白質　108,109
スーパーオキサイドラジカル　110
スーパーオキシド　100
スパルフロキサシン　180
スペクトラルドメインOCT　226
スペクトルミスマッチエラー　13
スペクトログラフ　16

セ

ゼアキサンチン　227
制御性T細胞　161,255
正視　205
生殖腺　336
青色波長成分　341,342,345
青色防犯灯　344
成人T細胞性白血病/リンパ腫　188
性腺刺激ホルモン放出ホルモン　286
成層圏　7
成層圏塩素量　11
生体時計　337
生体内金属　109
生体リズム　349,361
　──の調整　385
清澄槽　43
性的二型　35
整髪料　184
生物・化学計測　11
生物学的影響量　16
生物時計　293,307,308,321,323,337,346

生物リズム　293
生理的有効放射　59
生理的老化　95,148
世界保健機関　132
赤外線　69,233
赤外線照射　97,136
赤色光　26
赤色歯牙　178
雪眼炎　212
赤血球蛍光　177
接触過敏症　161
接触過敏反応　83,151
ゼブラフィッシュ　300,302
ゼラチナーゼ　164
セラミックメタルハライドランプ　62
セルロース　353,356
セロトニン　338,340
セロトニン神経　339
線維芽細胞　148
線維柱帯形成術　275
全国癌罹患患数・率の推計値　128
洗剤とUV防御能　357
善玉コレステロール　367
善玉酸素　366
前囊　213
線日除け率　378

ソ

早期肺癌　264
増強波長　191
双極性障害　309
走査型レーザー検眼鏡　224
走査レーザー断層法　225
創始者効果　174
相対的瞳孔求心路障害　199
相補性群試験　174
ゾウリムシ　50
即時型黒化　236
即時型色素沈着　125
粗死亡率　127
測光量　64
ソーラーシミュレーター　53,88,244
損傷乗り越え修復　172
損傷乗り越えDNA合成　107,115

タ

帯域分光計測　12
体温リズム　350
体外循環式光化学療法　262
耐久性向上　40
対光反射　198
体色変化　323
耐性　15

体内時計　304,306
ダイニン　146
ダイピリミジン光産物　129
タイムドメインOCT　226
太陽光　69
太陽光採光システム　384
太陽高度　393
太陽光併用型植物工場　63
太陽紫外線　7
太陽紫外線UV-B　409
太陽追尾装置　390
太陽放射　1
太陽粒子線　49,51
多価不飽和脂肪酸　99,359
多形紅斑　193
多形日光疹　168,185,189
ターゲット型光線療法　255
ターゲット型照射　255
タジメルテオン　331
多重化　96
多焦点眼内レンズ　216
ダメージ　158
炭酸ガスレーザー　138
短日性繁殖動物　299,336
単純ヘルペス　195
弾性線維　233
蛋白質異常凝集　91
蛋白質の酸化　158
蛋白質のユビキチン化　76
蛋白の酸化的修飾　149
短波長紫外線　1
断裂　96

チ

遅延型過敏反応　151,185
遅延型色素沈着　125
地球環境　25
地球放射　1
地上紫外線　9
窒素固定　289
遅発型黒化　236
チミン　57
茶アザ　270
着床遅延　335
着色眼内レンズ　215
中間透光体　223
昼光　382
中心窩　197
中枢時計　294
中波長紫外線　1
昼夜逆転　337
超音波水晶体乳化吸引術　215
調光ガラス　247
長日性繁殖動物　299

調節　204
調節異常　207
調節力　205
長波長紫外線　1
澄明細胞　144
チョウ目昆虫　34
チョウ類の配偶行動　35
直射日光　382
チロシナーゼ　125,145
チロシナーゼ関連蛋白-1　145

ツ

ツイル　356

テ

テアニン　373
低圧水銀ランプ　58
適応　17
デスモシン　97
電気性眼炎　212
天空光　382
電磁波　1,69
転写因子 AP-1　149
転写因子 NF-1B　150
転倒予防効果　365
天然保湿因子　163
天日乾燥法　371
天日干し　371
天疱瘡　193

ト

灯火　341
冬季うつ病　339,347
瞳孔反射　301
倒像鏡　277
同調　289
同調因子　344,345
糖尿病　315
糖尿病網膜症　224,273
動物プランクトン　38
同名半盲　197
時計遺伝子　283,308,324,361
時計突然変異　291
土壌浄化　47
突然変異　80
ドーパクロム　145
ドーパクロム・トウトメラーゼ　145
ドーパミン神経　339
トランスグルタミナーゼ　141
トランスジェニックラット　221
トリアシルグリセロール　99
トリヨードサイロニン　332
ドルーゼン　217
トレチノイン　139

ナ

ナイアシンアミド　139
内因性サンスクリーン　111
内因性プロトポルフィリンIX　265
内視鏡的PDT　264
内的符号モデル　285
内服照射試験　182
内分泌リズム　337
ナルコレプシー　311,314
ナローバンドUVB　254
南極オゾンホール　8
難治性のかゆみ　154

ニ

2型脱ヨウ素酵素　332
二次代謝　27
24時間社会　344
日内変動　324
日光角化症　121,266
日光紫外線　116
日光蕁麻疹　168,180,190
日光弾性線維症　137
日光黒子　139
日射防御　375
日周鉛直移動　39
日周リズム　321
日照　384
日本化粧品工業連合会 SPF 測定法基準　53
日本化粧品工業連合会 UVA 防止効果測定法基準　53
入射角度特性　65
入眠時幻覚　316,317
ニューキノロン　179
認知症　349
認知症患者　349

ヌ

ぬか層　373
ヌクレオチド除去修復　104,115,117,171,172
布のUVA防御指標 APE　355

ネ

ネクローシス　112
熱陰極蛍光ランプ　62
熱線　71
年周リズム　328,335
年齢調整死亡率　127

ノ

脳機能障害　305
脳深部光受容器　288

農水産物　372
ノンケミカルサンスクリーン　239
ノンパラメトリック同調　282,298
ノンレム睡眠　310

ハ

1α ハイドロキシラーゼ　363
白内障　247,393,409
白内障手術　215,219
白熱電球　72,341
白斑　257
波長　347
波長スペクトル　25
波長走査型 OCT　226
発火自爆型細胞死　166
発癌　263
発光ダイオード　63,72,209,341
発色団　78
バナナ　50
　──の光回復能　51
波面収差　280
パラメトリック同調　283,298
バリア　163
パルス光　269
春ホルモン　332
ハロー　216
反射・散乱による紫外線被曝　249
繁殖時期　334
バンドギャップ　43
晩発性皮膚ポルフィリン症　168, 175

ヒ

非架橋酸素イオン　43
日陰　235
日傘　234,251
非画像形成機能　301
光　69
光アブレーション　210
光アレルギー性反応　168,179, 183
光異性化　87
光回復　39,57
光回復酵素　16,18,19,21
光回復酵素遺伝子　19
光化学反応　276
光化学療法　73,259
光環境　25,340,345
光感作　185
光感受性　165
光感受相　285
光干渉断層計　209,225
光凝固　273
光呼吸　38

光酸化劣化の防御メカニズム　41
光修復機構　21
光受容分子　55
光触媒反応　46
光生物学　71
光接触皮膚炎　188
光増感　116
光増感剤　74
光増感酸化反応　100
光増感反応　359
光増感物質　73,88
光貼付試験　182
光同調　282
光同調機構　290
光動力作用　114
光と栄養　359
光毒性反応〔作用〕　168,179,183, 263
光の直進性　71
光の波動性　71
光の粒子性　71
光発癌　129
光不応　335
光不応期　336
光分解反応　41
光放射　69
光飽和点　60
光補償点　60
光免疫学　159
光誘起親水化反応　46
光誘起分解反応　46
光誘導相　285
光溶血現象　177
光力学作用　360
光療法　73
光老化　94,98,125,133,137,149, 233,407
庇　382
非視覚の生理作用　341,343,378
皮質　213
微絨毛　31
ヒスタミン　190,312
ビタミン D　359,362,364,397,408
ビタミン D 製剤　365
非着色眼内レンズ　215
非同調型　330
被動転嫁試験　191
ヒートショック蛋白質　108
ヒト生物時計　220
8-ヒドロキシグアニン　116
4-ヒドロキシ-2-ノネナール　101
ヒドロキシラジカル　100
非 24 時間睡眠覚醒症候群　306,309
ヒノキチオール　111

ピノプシン　302
皮膚癌　117,173,233,393,407,409
皮膚癌死亡数　126
皮膚筋炎　195
皮膚色　165
皮膚の老化作用　360
皮膚の若返り　135,271
ヒポクレチン　310
ひまわり　385
　──の光特性　386
ひまわり光　387
肥満細胞　190
日焼け　239,375,393
日焼けサロン　252,399
日焼け止め　234,238,399,408
日焼け止めクリーム　399
表在性皮膚悪性腫瘍　266
標準分光視感効率　380
表皮　163
表皮基底層　143
表皮内知覚神経線維　154
日除け　375
平織　354
ピリミジンダイマー　129
ピリミジン(6-4)ピリミジノン型光産物　18

フ

ファイトトロン　59
フィトクロム　27
フィードバック制御　291
フィードバックループ　294
フィルボール・アセテート　110
フェオフォルバイド　360
フェオメラニン　130,144
フェニルアラニンアンモニアリアーゼ　27
フェムトセカンドレーザー　280
フェロケラターゼ　176
不快グレア　383
不規則睡眠覚醒型　305
不規則睡眠覚醒パターン　305
腹外側視索前野　319
複眼　31
副甲状腺ホルモン　363
副次的ループ　295
複製後修復　172
4-tert-ブチル-4′-メトキシベンゾイルメタン　242
フッ素　279
物理計測　11
不定期 DNA 合成能　174
不同視　207
不等像視　207

不飽和脂肪酸　367
プライバシーガラス　246
ブラインド　382
フラクショナルレーザー　138
フラノクマリン類　36
フラボノイド　15,18,20
プランクトン　36
フーリエドメインOCT　226
ブリューワー分光光度計　9
フリーラジカル　110
フリーラジカル連鎖反応　99,100
フリーラン　282
フリーラン型　330
フリーランリズム　281
プール　399
フルオレセインナトリウム　225
プール授業前後の水質　405
プールでのサンスクリーン剤使用　403
プールでの紫外線対策　406
ブルーライトハザード　219
プロスタグランジン　123,313
ブロード　356
フロート法　42
プロトポルフィリン　177
フロン　7
フロントガラス　245
フロントドアガラス　246
分光感度　30
分光感度特性　380
分光計測　13
分光視感効率　64
分光分布　341
分光放射照度　341-343
分子系統樹　32

ヘ

平均光合成作用曲線　59
ペースメーカー　291
ベータカロテン　369
ベッカー母斑　270
ヘモグロビン　272
変性近視　206
扁平苔癬　194
扁平母斑　270
ヘンレ線維層　227

ホ

訪花行動　34
帽子　250
胞子光産物　87
放射エネルギー　64
放射エネルギー密度　2
放射基準　6

放射輝度　1,11,64
放射強度　64
放射コード　6
放射照度　1,11,64,210
放射線生物学　71
放射線適応応答　76,77
放射束　64
放射場　1
放射フラックス　1
放射量　64
膨疹　190
放熱　329
防腐剤　409
ボーエン病　266
ポジティブリスト　240
補足粒子線　51
母斑性基底細胞癌症候群　131
ホメオスタシス性　314
ポリアミド　353
ポリエステル　353
ポリエステルタフタ　356
ポリビニルブチラール　44,245
ポルフィリン症　175

マ

マイクロ波　1
マスキング　282,284
末梢時計　294
マトリックスメタロプロテアーゼ　134
マネキン型紫外線センサーシステム　248
まぶしさ　383
慢性活動性EBウイルス感染症　190
慢性光線過敏症　183
慢性光線過敏性皮膚炎　168,187

ミ

ミオシン　146
ミツバチ　31
蜜標　34
ミドリムシ　50

ム

無機系紫外線吸収剤　45
無光層　38

メ

目　287
明環境　339
メイラード反応　90,149
眼鏡　207,250
メキタジン　180
メソゼアキサンチン　227

メタアナリシス　364
メタルハライドランプ　62
メタロチオネイン　109
メチルフェニデート　319
メトキシケイヒ酸エチルヘキシル　240
メラトニン　220,284,287,298,304,306,307,320,324,337,338,340,343,346,348,379
メラトニン関連受容体GPR50　322
メラトニン受容体　322,327
メラトニン受容体アゴニスト　330
メラトニン分泌リズム　350
メラニン　125,143,236,272
　──の表層への移行　165
メラノサイト　125,143,273
α-メラノサイト刺激ホルモン　147
メラノソーム　146
メラノフォア　301
メラノプシン　284,298,301,326
メラノーマ　82,120,407
綿　354
免疫機能低下　409
免疫抑制　83,151,159,264
綿カナキン　355
面日除け率　377

モ

毛髪　157
網膜　30,196,297,320
網膜色素細胞　144
網膜色素上皮細胞　217
網膜色素変性　204,220
網膜-視床下部神経路　321
網膜前膜　226
網膜電図　221
網膜動静脈閉塞症　224
網膜光障害　221
毛様体光凝固　276
網様体賦活系説　311
モノアミン系神経細胞　312
モノクローナル抗体　86
モノ不飽和脂肪酸　99
籾　373
モンシロチョウ　30

ヤ

薬剤性光線過敏症　168,355

ユ

有機系紫外線吸収剤　45
有棘細胞癌　118,121,129
有光層　38
有彩色光　344

索　引　**419**

誘発試験　191
遊離アミノ酸　372
雪眼　209
ユビキチンリガーゼ　76
ユーメラニン　144
ゆらぎによる癒し　385

ヨ

溶融金属　42
翼状片　212,247
抑制波長　191
予防医学　365
夜活動型　308
Ⅳ型アレルギー　185

ラ

ラセミ化　92,99
ラメルテオン　330
ランゲルハンス細胞　84,151,186
乱視　206

リ

リカバリン　203
陸上生態系　37
リチウム　310
リノール酸　101
リポ蛋白　367
リポフスチン　209,230
リヤガラス　247
リヤドアガラス　247
緑茶　373
緑内障　225
履歴効果　336
臨界日長　287
リンゴ　26
リン酸化　292

ル

ルテイン　211,227
ルビー　269

レ

冷陰極蛍光ランプ　62
レーザー　268
レーザー屈折矯正手術　279
レーザー脱毛　271
レーザー治療　268
レチナール　32,139,211,301
劣化　40
レム睡眠　310
レーヨンタフタ　356

ロ

老化遅延　24

老視　207
老人性色素斑　135,270
(6-4)光産物　18,21,79,87,104,114,123,129,172
露光部　164
ロドプシン　199,221,301
ロドプシンキナーゼ　201
ロドプシン視サイクル　199
濾胞刺激ホルモン　287

欧文

actinic reticuloid　187
A2E　230
AGE　99
AIDS　188
Akt　142
ALA　264
5-aminolevulinic acid　264
antioxidant　142
AP-1　95,125
APエンドヌクレアーゼ　106
ARE　143
AREDS2　229
ASK-1　142
D-Asp　90
ATR　108

bath-PUVA　261
Bloom症候群　192
BSO　110

CFC　7,23
cGMP gated channel　201
Chk1　108
chromophore　86,186,191
CHS　83
Clock　291
CML　134
Coolverre　246
COX-2　124
CPD　18,86,115,123
CPD光回復酵素遺伝子の変異　22
cryptochrome　291
CsPHR　19
cys-syn型CPD　86
cytosine hydrate　87

Darier病　194
DDB　105
Dewar異性体　114,115
Dewar光産物　87
DNA 1本鎖切断　87
DNAグリコシラーゼ　106

DNA修復　171
DNA損傷　79,104,117,123,171
DNAの吸収スペクトル　79
DNAポリメラーゼ　107
double-time　291

EBウイルス　189
E-box　291
ERK　141

FAD　21
FaPy-A　88
FaPy-G　88
Fas依存型アポトーシス経路　113
*FECH*遺伝子　176
ferrochelatase　265
Foxn1/Whn/Hfh11　126
Fpg　81
fractional laser resurfacing　271

G蛋白質　200
G蛋白質共役型受容体ファミリー　322
gelatinases　96
granzyme B　189

HB-eyelet　292
HIV　188
HNE　131
*hPer2*遺伝子　305
HPLC-MS/MS法　86
HPRT locus　82
HSP　134,238
*HSP*遺伝子　108
Hsp27,72　109

ICD　127
IL-10　160,162
iNOS　124
INTERSUN　397
IPL　139,235
ipRGC　300,301,303,380
ISO9050　246

JNK　141

K5,14　141
Keap1　143
Kindler症候群　193
KonopkaとBenzer　291

L*値　355
Langerhans細胞　160
Langerin　153

laser skin resurfacing　271
LASIK　279

MAPキナーゼ　140
MECLR　83
MED　170,183,254,396
microfibril　97
MITF　125
MMP　95,97,102,134,164,233

Na^+/K^+-ATPase locus　82
Nanda-Hamner 共鳴実験　286
Nd：YAG レーザー　138,269,275,276
near UV 照射量割合　24
NFκB　125,140
NGF　156
NK/T 細胞リンパ腫　189
NO　131
NO_x　8
N_2O　8
nonablative laser　271
n－r* 遷移　44
Nrf2　143

Ogg1-/-　130
Ogg1 ノックアウトマウス　130
Okazaki Large Spectrograph　55
ORAC　235
ouabain 抵抗性　82
8-oxodG　87,130
OX1,2R　317

p38　141
p53　109,116,126,140
p53 依存型アポトーシス経路　112
p53 癌抑制遺伝子　118
PA　53,234
PA 分類　244
PAS ドメイン　291
PDD　267
PDE　201
PDT　264,276
PER 蛋白質　303
period　291,303
peroxynitrite　131

persistent light reaction　181,187
PFA　244
PGE_2　160
photoallergen　191
photo recall 現象　181
PI3 キナーゼ　142
platyfish　82
pol η　115
64PP　115
Pp IX　265
PPD　125
PRC　282
PRK　279
Pro23His　221
PSALI　383
psoralen　185,259
PTC　131
PTCH　118
PUVA　254,259
PUVA 療法　156,259
PVB　44

Q スイッチ　269
Q スイッチレーザー　138

RANK　162
RANKL　153,162
ras 癌遺伝子　118
RCS ラット　222
regulatory T 細胞　153
ROS　82,131
Rothmund-Thomson 症候群　193

SAD　288
selective retina treatment　274
semaphorin 3A　155
solar elastosis　134
solar-UV signature　116
SPF　53,234,242
SPF 上限値　243
SPFX　355
spore photoproduct　87
SSL　88
sunburn　393
Sun Protection　409
SunSmart　410

SunWise　410
Sweet 病　193

T cell vaccination　262
telomere　149
T4 endo V　81
TGF-β　96
6-thioguanine 抵抗性　82
thymine glycol　87
TIA-1　189
timeless　291
TNF-α　131,160
triplet mutation　115
TSH　332
two-process model　313

UPF　353
UV インデックス　9,397,409
UV カットフィルム　175
UV 吸収剤　357
UV 照射バランス　25
UV 透過率　353
UV の影響評価　24
UV 防御　353
UV 誘導アポトーシス　112
UVA　15,34,78,162,354
UVA1　254
UVA 照射乾燥　372
UVA 防止効果　243,244
UVA fingerprint　117
UVB　9,15,16,19,26,34,78,162,353
UVB 受容体　27
UVB signature　118
UVC　57,78
UV shade chart　376
UV signature　114,115
UVverre　247

VOC　47

Wee1　295

Xiphophorus　82
XP 患者家族会　175
XP バリアント　172
XPA 欠損マウス　119

	からだと光の事典	定価は外函に表示

2010年11月25日　初版第1刷

編集者	太陽紫外線防御研究委員会
発行者	朝　倉　邦　造
発行所	株式会社　朝倉書店 東京都新宿区新小川町6-29 郵便番号　162-8707 電話　03(3260)0141 FAX　03(3260)0180 http://www.asakura.co.jp

〈検印省略〉

© 2010〈無断複写・転載を禁ず〉

新日本印刷・渡辺製本

ISBN 978-4-254-30104-5　C 3547

Printed in Japan

佐藤愛子・利島　保・大石　正・井深信男編

光と人間の生活ハンドブック

10135-5　C3040　　　　A 5 判　388頁　本体16000円

快適光環境づくりのための基礎データと知見を，実際に役に立つ形でものづくりにかかわる人に提供。〔内容〕光は生活とどのようなかかわりをもつか（光と眼，光と皮膚，光と性・成長・発達）／光と行動について意外に知られていないことは―人間の光行動学的基礎データ（光の測定，視覚機能の適応範囲，光環境の下での視覚生活とその変容，視覚機能の個人差）／人間の日常生活にとっての快適光環境とは（野生生活と光，動物の光刺激選択と学習，快適環境とは）／他

産総研　石田直理雄・北大　本間研一編

時 間 生 物 学 事 典

17130-3　C3545　　　　A 5 判　340頁　本体9200円

生物のもつリズムを研究する時間生物学の主要な事項を解説。生理学・分子生物学的な基礎知識から，研究方法，ヒトのリズム障害まで，幅広く新しい知見も含めて紹介する。各項目は原則として見開きで解説し，図表を使ったわかりやすい説明を心がけた。〔内容〕生物リズムと病気／生物リズムを司る遺伝子／生殖リズム／アショフの法則／レム睡眠／睡眠脳波／脱同調プロトコール／社会性昆虫／ヒスタミン／生物時計の分子システム／季節性うつ病／昼夜逆転／サマータイム／他

溝口昌子・大原國章・相馬良直・高戸　毅・日野治子・松永佳世子・渡辺晋一編

皮 膚 の 事 典

30092-5　C3547　　　　B 5 判　388頁　本体14000円

皮膚は，毛・髪・爪・汗腺などの付属器をも含めて，からだを成り立たせ，外界からの刺激に反応し対処するとともに，さまざまなからだの異変が目に見えて現れる場所であり，人の外見・印象をも左右する重要な器官である。本書は，医学・生物学的知識を基礎として，皮膚をさまざまな角度から考察して解説するもの。皮膚のしくみ，色，はたらき，発生，老化，ヒトと動物の比較，検査法，疾患，他臓器病変との関連，新生児・乳児，美容，遺伝，皮膚と絵画・文学など学際的内容。

医歯大　佐々木成・明薬大　石橋賢一編

か ら だ と 水 の 事 典

30094-9　C3547　　　　B 5 判　372頁　本体14000円

水分の適切な摂取・利用・排出は人体の恒常性の維持に欠かせないものであり，健康の基本といえる。本書は，分子・細胞・器官・臓器・個体の各レベルにおいて水を行き渡らせるしくみを解説。〔内容〕生命の誕生と水（体内の水，水輸送とアクアポリン，水と生物の進化，他）／ヒトの臓器での水輸送とその異常（脳，皮膚と汗腺，口腔と唾液腺，消化管，腎臓，運動器，他）／病気と水代謝（高血圧，糖尿病，心不全，肝硬変，老化，妊娠，熱中症，他）／水代謝異常の治療（輸液療法，利尿薬）

酸素ダイナミクス研究会編

か ら だ と 酸 素 の 事 典

30098-7　C3547　　　　B 5 判　596頁　本体19000円

生体と酸素のかかわりを，物理学，化学，生物学，基礎医学，臨床医学，工学など，広範な分野に渡るテーマについて取り上げ，それぞれを第一人者が解説し，総合的にまとめた成書。医療，保健，保育，教育，看護，衛生，介護，リハビリテーション，福祉，健康科学，環境科学，生活科学，スポーツ科学，各種身体活動，心理学などの学生，研究者，実務家に有益。〔内容〕地球と酸素と生命の歴史／生体における酸素の計測／生体と酸素／酸素と病気／酸素の利用／酸素とextremity／他

早大　彼末一之監修

か ら だ と 温 度 の 事 典

30102-1　C3547　　　　B 5 判　640頁　本体20000円

ヒトのからだと温度との関係を，基礎医学，臨床医学，予防医学，衣，食，住，労働，運動，気象と地理，など多様な側面から考察し，興味深く読み進めながら，総合的な理解が得られるようにまとめられたもの。気温・輻射熱などの温熱環境因子，性・年齢・既往歴・健康状態などの個体因子，衣服・運動・労働などの日常生活活動因子，病原性微生物・昆虫・植物・動物など生態系の因子，室内気候・空調・屋上緑化・地下街・街路などの建築・都市工学の因子，など幅広いテーマを収録

上記価格（税別）は 2010 年 10 月現在